2017 第33卷

中国药学年鉴

CHINESE PHARMACEUTICAL YEARBOOK

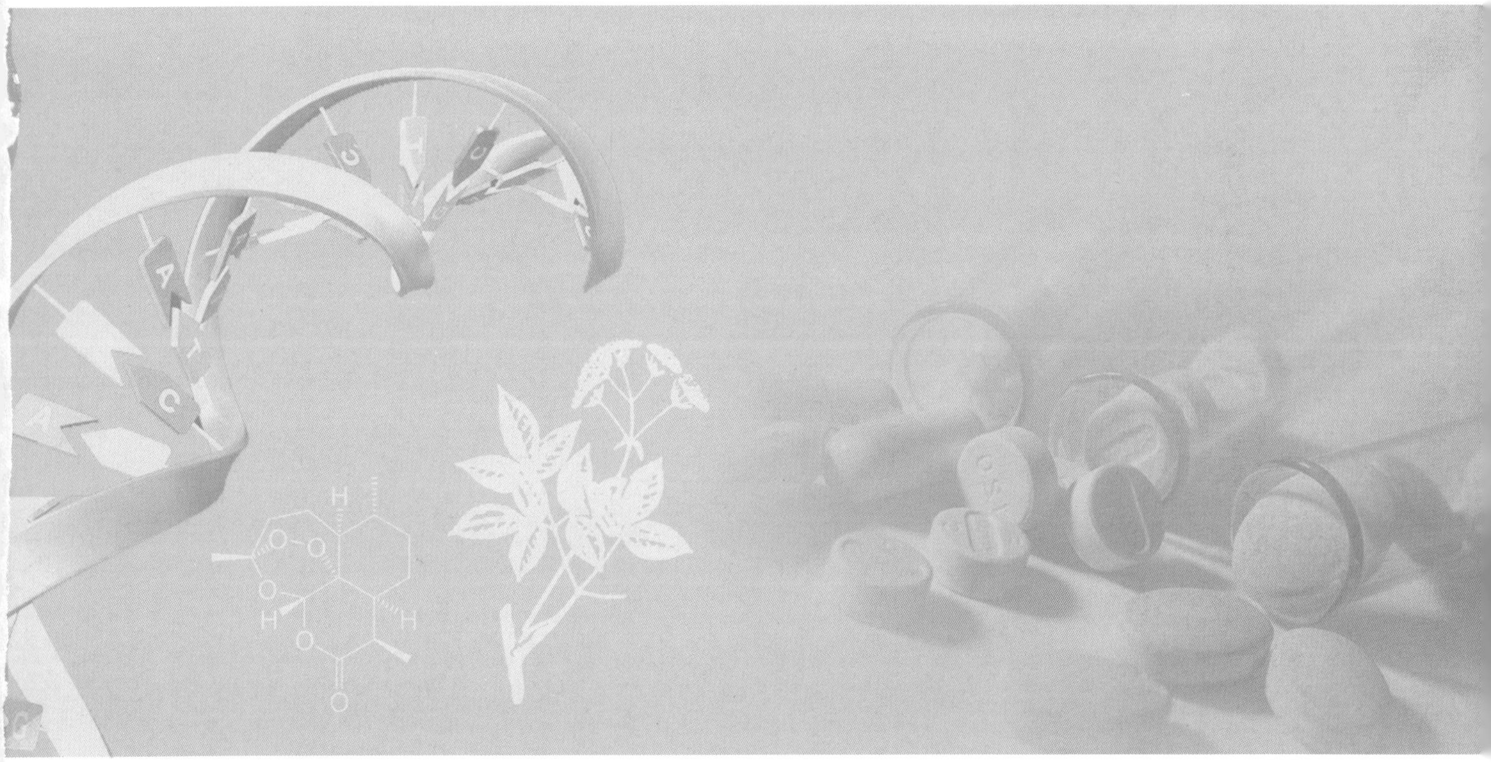

中国医药科技出版社

图书在版编目(CIP)数据

中国药学年鉴.2017,第33卷/彭司勋主编.—北京:中国医药科技出版社,2018.11

ISBN 978-7-5214-0553-8

Ⅰ.①中… Ⅱ.①彭… Ⅲ.①药物学—中国—2017—年鉴 Ⅳ.①R9—54

中国版本图书馆CIP数据核字(2018)第250408号

中国药学年鉴(2017)

编　　辑:《中国药学年鉴》编辑委员会

责任编辑:浩云涛　赵　敏　李　娜　郑　民

地　　址:南京市童家巷24号　邮编:210009

电　　话:025—83271478　83271458(传真)

出　　版:中国医药科技出版社

地　　址:北京市海淀区文慧园北路甲22号　邮编:100082

电　　话:010—62227427(发行)　010—62236938(邮购)

网　　址:www.cmstp.com

印　　刷:南京文博印刷厂

规　　格:889×1194mm　1/16

印　　张:正文:25.25　彩插:12

字　　数:1160千字

版　　次:2018年11月第1版

印　　次:2018年11月第1次印刷

经　　销:全国各地新华书店

南京东汉文化传播有限公司(电话:025—83750085)

书　　号:ISBN 978-7-5214-0553-8

定　　价:**320.00**元

广告经营许可证号:3200004050738

《中国药学年鉴》编委会（2017）

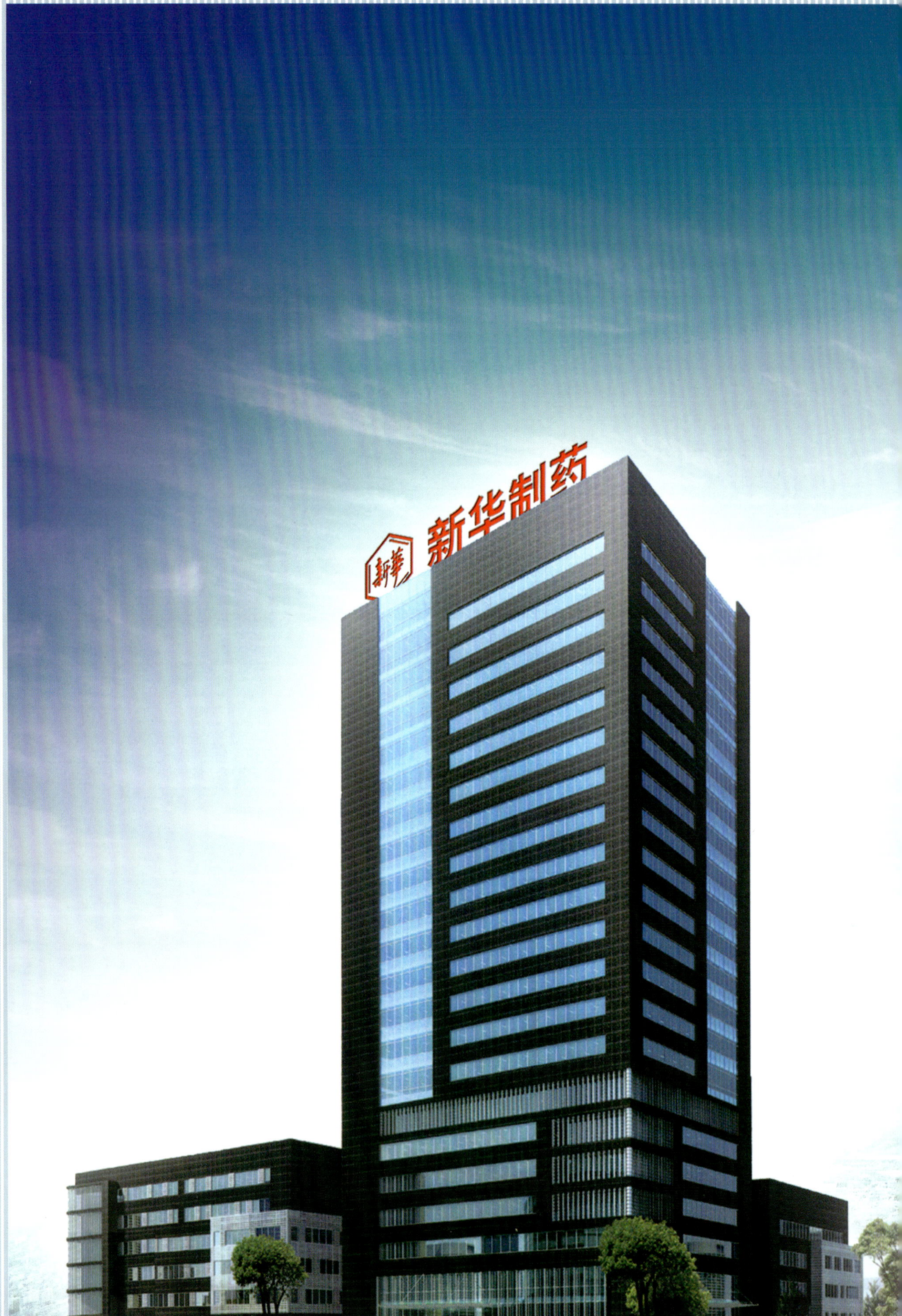
新華
新华制药

BrightGene BrightGene Bio-Medical Technology Co.,Ltd

The development of BrightGene

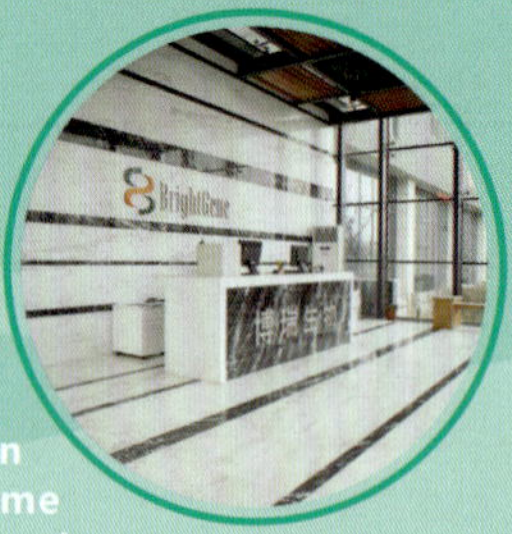

BrightGene Bio-Medical Technology Co.,Ltd was established in 2001

With the help of BrightGene, Entecavir was developed successfully and was made a generic version by Chia Tai Tianqing Pharmaceutical Group Co., Ltd in 2006.

The first subsidiary named BrightGene Pharmaceutical Co., Ltd. was founded in 2010 meanwhile BrightGene was formally filed for new drug application at home and aboard, providing technology services and medical intermediates to foreign countries. Sales reached over 10 million RMB.

In 2011, BrightGene made the acquisition of Chongqing BioTech company and began to enter the field of fermentation by cooperating with international famous generics firms such as TEVA, sales reached tens of millions.

BrightGene Fermentation Technology Co., Ltd. was founded and started making scale production of active pharmaceutical ingredients, intermediates and fermented product. Tenofovir was granted Category 1.1 new drug clinical trial approval certificate. The BrightGene had certain popularity in the world, sales revenue exceeded one hundred million yuan in 2012.

The API workshop passed FDA certification, several kinds of API declared DMF in 2013.

A drug research institute was founded in 2014. International Business and domestic technology transfer service are developing together.

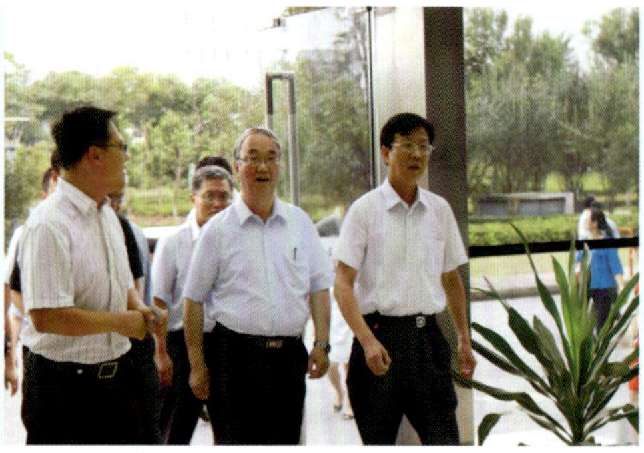

Vice chairman Sangguowei ,academician of National People's Congress visited BrightGene in Sept. 2014.

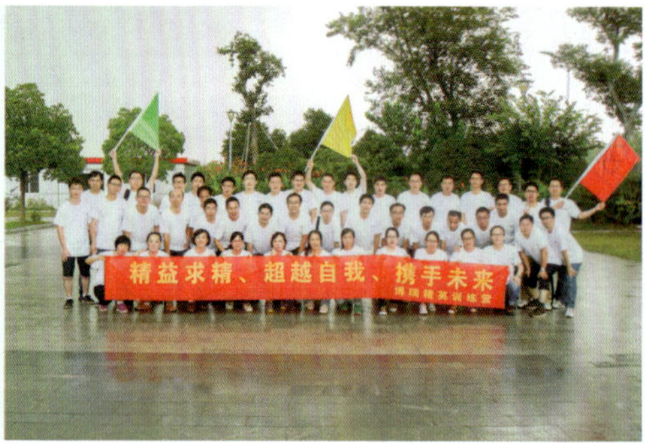

Elite Training Club of BrightGene

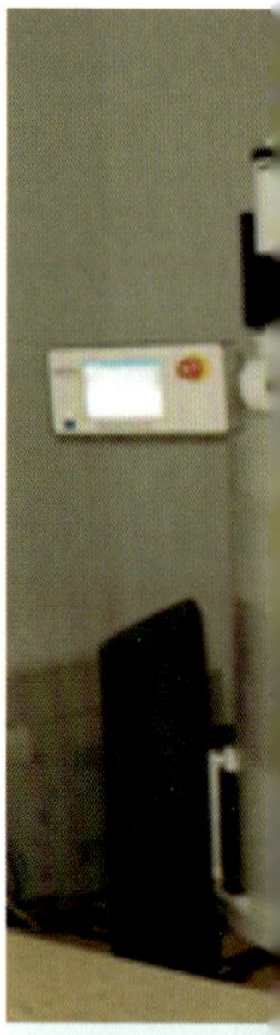

NMR

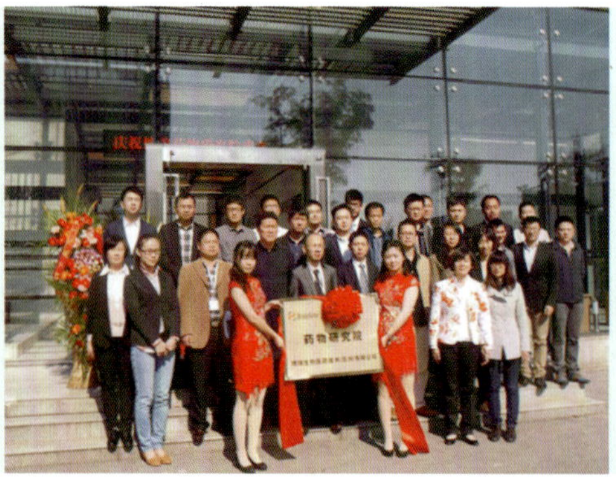

The BrightGene Drug Research Institute was founded in Nov. 2014. The institute covers an area of 7600m including 280 staffs of R&D and contains with synthesis, analysis, preparation laboratories and pilot plants.

The company building of BrightGene

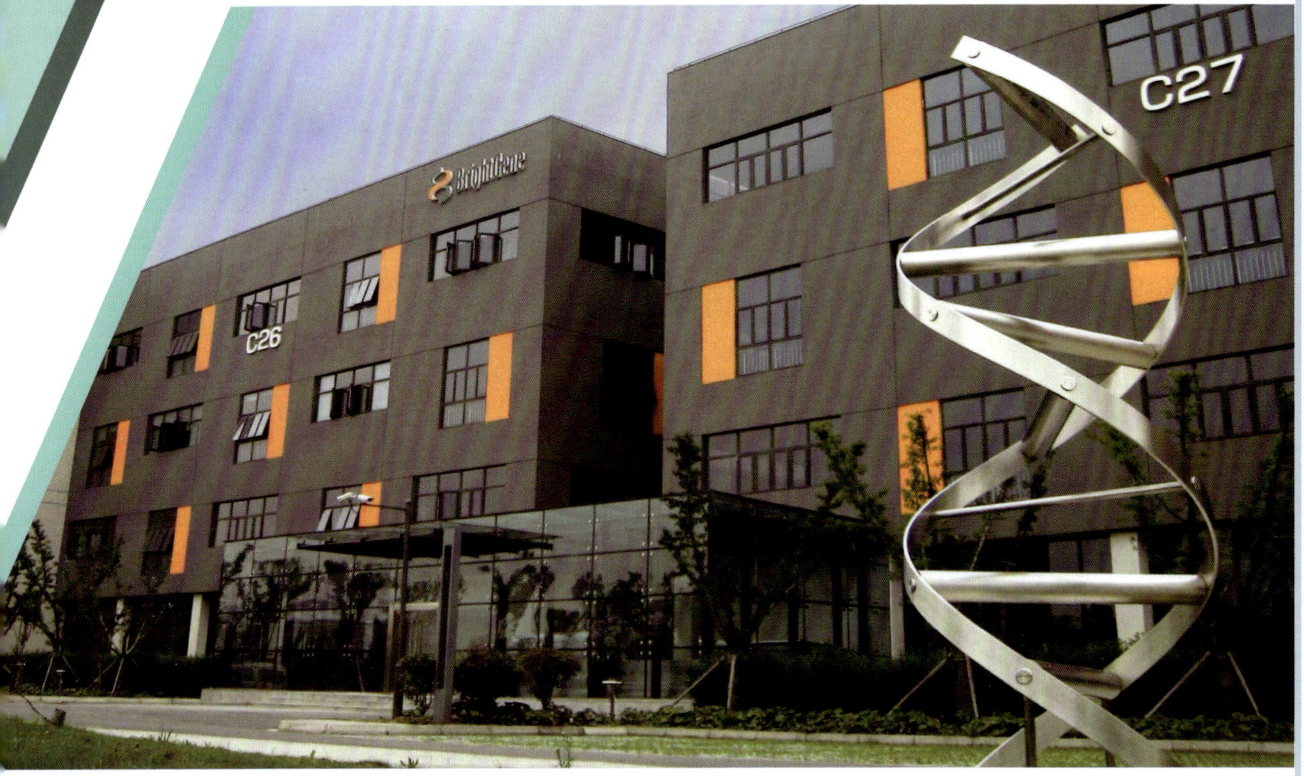

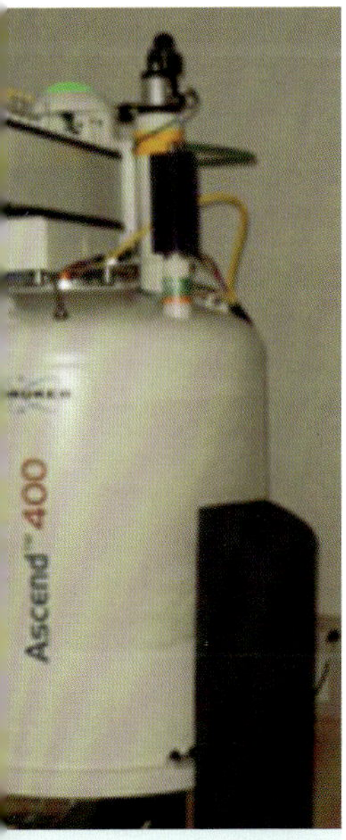

Syntech API Mfg Comply with:GMP &cGMP

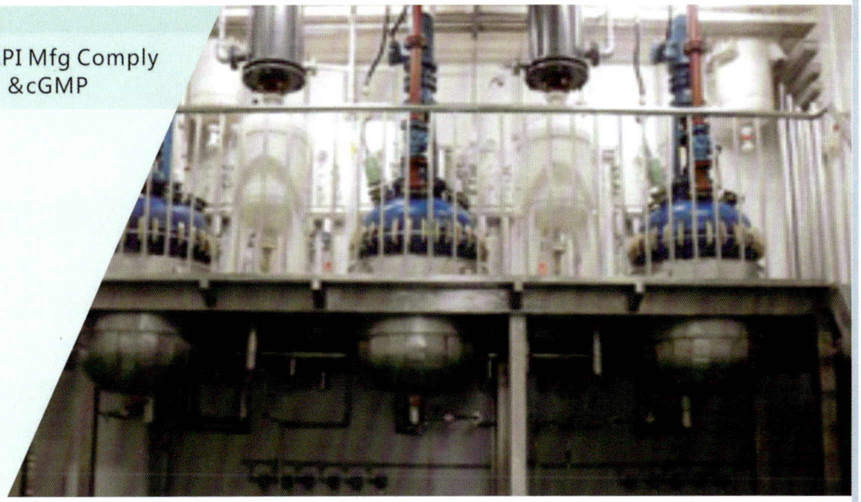

博瑞生物医药技术（苏州）有限公司
信泰制药（苏州）有限公司

总部地址：苏州市工业园区星湖街218号生物纳米园C25-C31栋
邮编：215123
电话：0512-62620988（总机）0512-62551801/62551767（销售）
0512-62551811（项目转让）
传真：0512-62551799

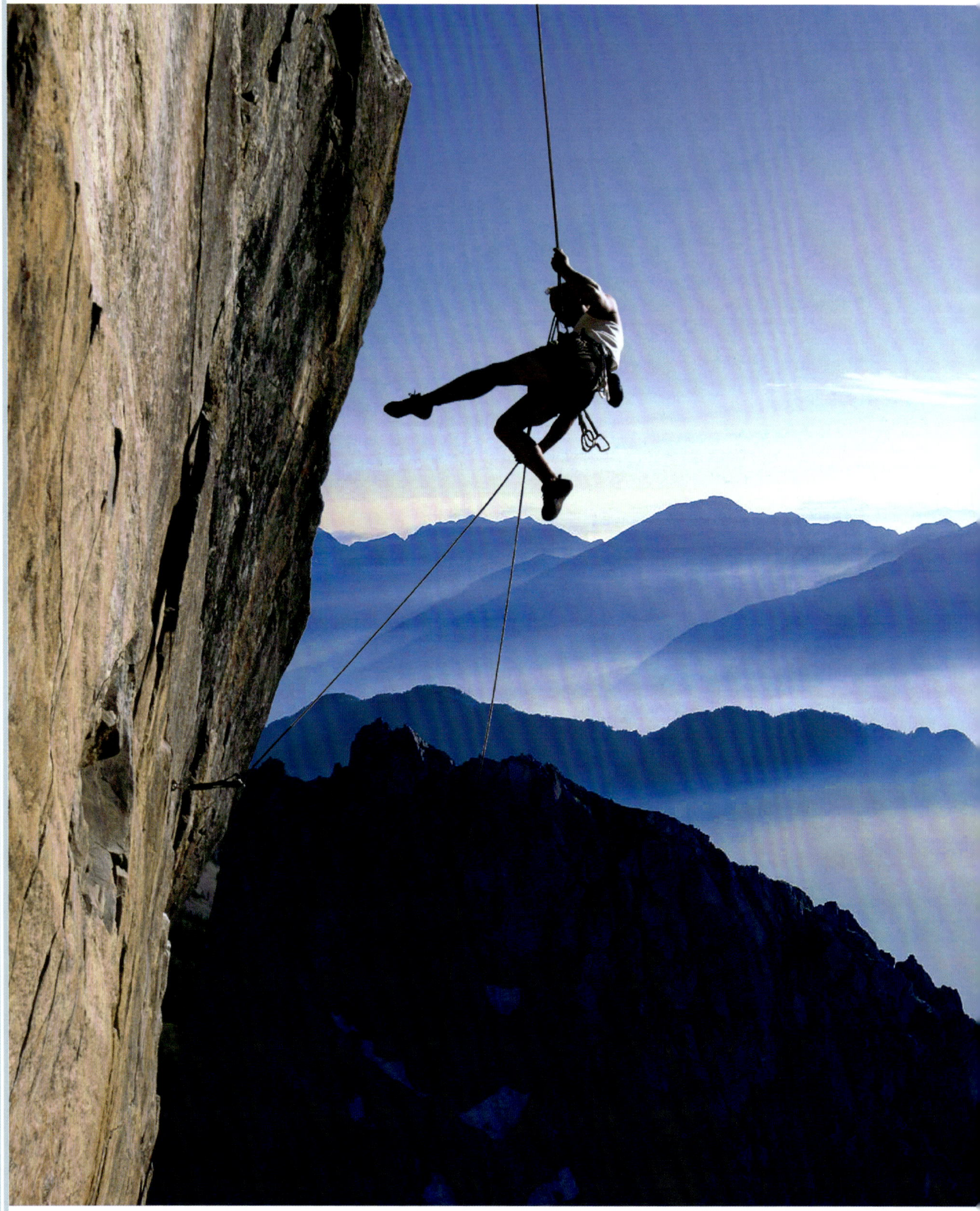

贵阳新天药业股份有限公司

贵阳新天药业股份有限公司成立于1995年8月，地处贵阳国家高新技术产业开发区，是一家集科研、生产、销售为一体的现代化中成药制药企业。属国家高新技术企业、农业产业化国家重点龙头企业、全国民族用品定点生产企业、贵阳市重点制药企业。

公司致力于中成药研究与开发，不断提高自身的科研水平和自主创新能力，年均投入研发资金过千万元，已形成以“泌尿外科、妇科、心脑血管”三大体系为主的50余个药品品种，拥有知名产品宁泌泰胶囊、和颜®坤泰胶囊、苦参凝胶、夏枯草口服液等。

公司全国市场发展中心位于上海。全资子公司上海海天医药有限公司承担新药的研发工作。上海已成为新天药业的又一中心。2000年在上海建立营销中心，负责统筹全国市场策划和销售，强化对市场的快捷服务和监督管理，逐步形成一个多层次、多渠道的营销网络。企业视产品质量为生命，严格把关，确保药品的质量稳定。现有硬胶囊剂、凝胶剂、合剂、颗粒剂、片剂、糖浆剂六条生产线，已能基本满足各种口服制剂的生产需求。

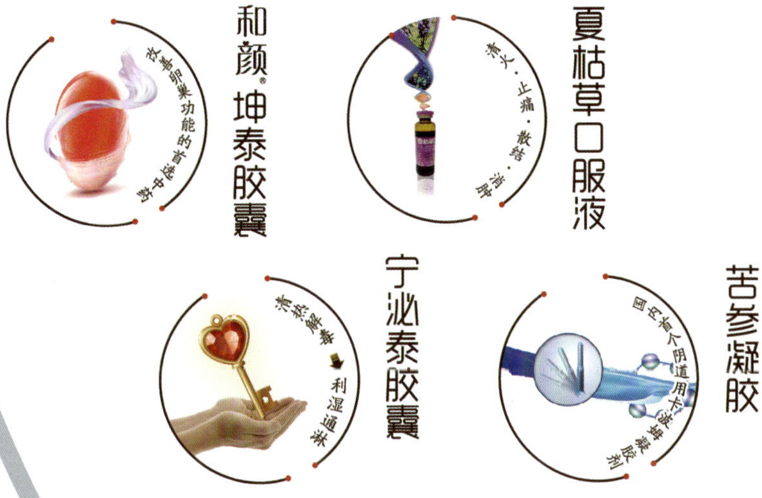

中国药科大学

CHINA PHARMACEUTICAL UNIVERSITY

中国药科大学是一所历史悠久、在药学界享有盛誉的教育部直属“211工程”重点建设的大学，坐落于历史文化名城古都南京。前身为始建于1936年的国立药学专科学校（四年制），是我国历史上第一所由国家创办的高等药学学府。1986年与筹建中的南京中药学院合并成立中国药科大学。近80年来，学校秉承“精业济群”的校训精神，走出了一条“不唯药，需围药，应为药”的特色兴校之路。

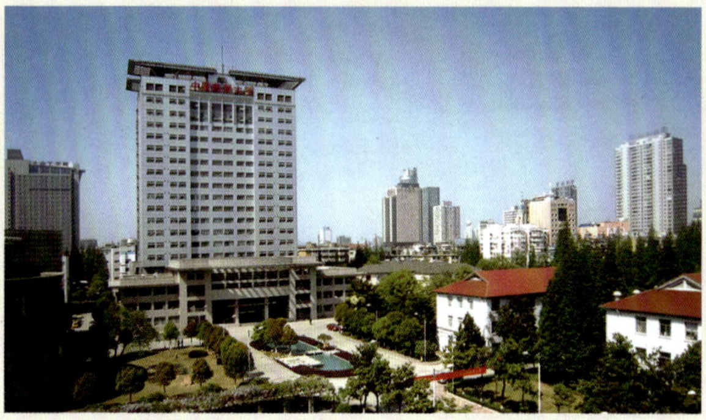

学校学科涵盖理学、医学、工学、经济学、管理学、文学、法学7个学科门类。药学一级学科为国家重点学科。药理与毒理学、化学两个学科领域的ESI排名进入全球前1%。学校拥有24个本科专业，5个专科（高职）专业；药学、中药学2个一级学科博士点，24个二级学科博士点，5个一级学科硕士点，30个二级学科硕士点，3个专业学位授权点；药学、中药学2个博士后流动站，23个学科专业可招收博士后研究人员。

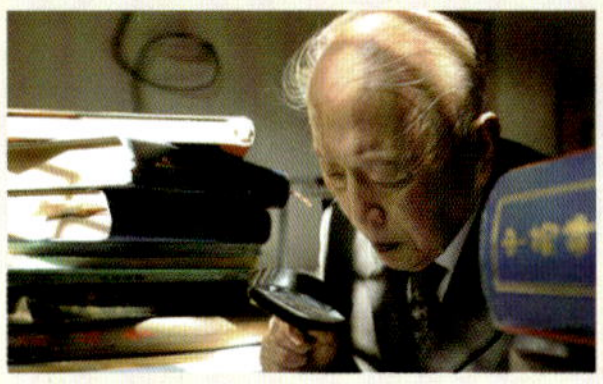

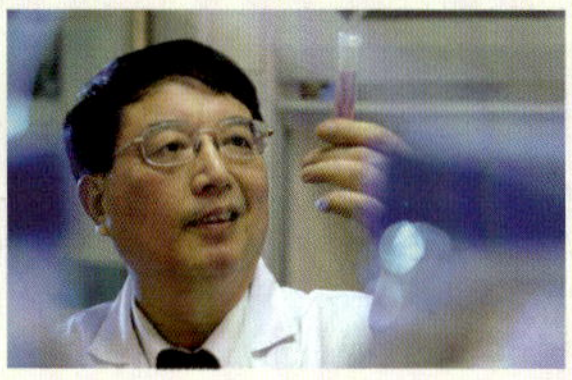

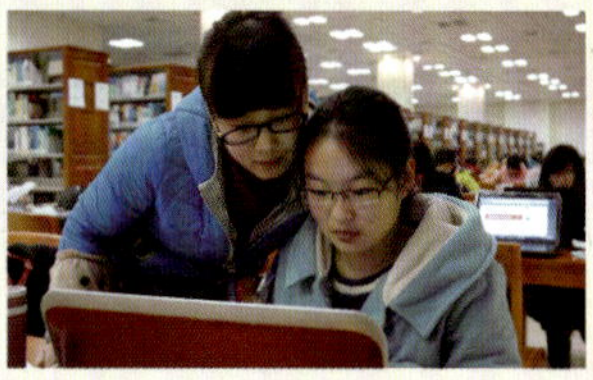

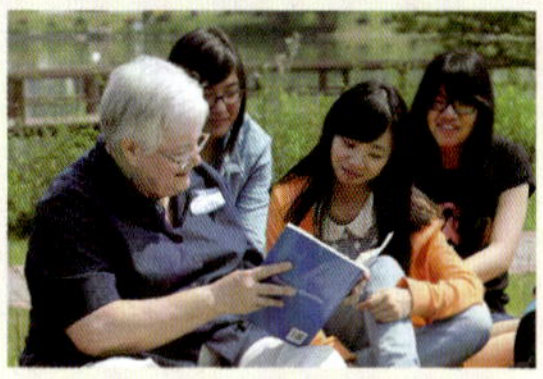

学校坚持“学术第一、师生为本、共生共赢的”的办学理念，实施融合知识、能力、素质为一体的药学人才培养模式，重视学生创新思维教育，致力于培养和造就未来药界精英。学校是全国医药院校中唯一一所连续三次获得国家级教学成果一等奖殊荣的高校。学校就业率一直位列教育部直属高校及江苏省高校前茅。

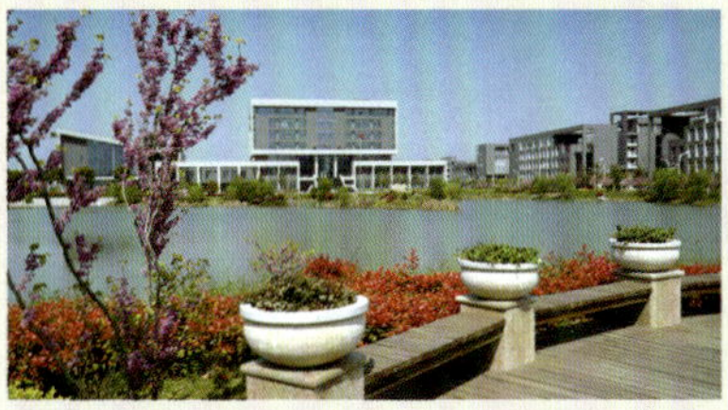

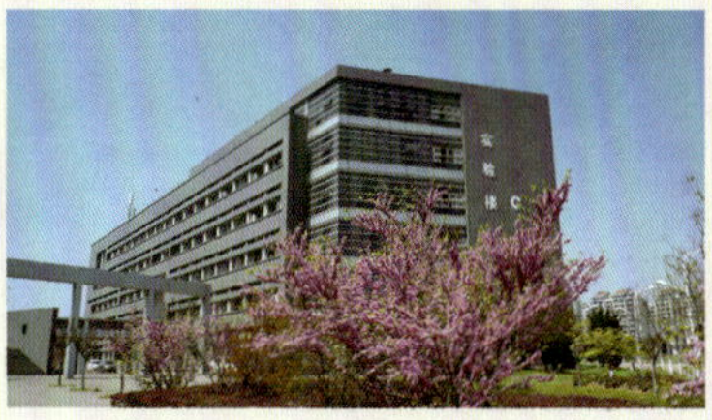

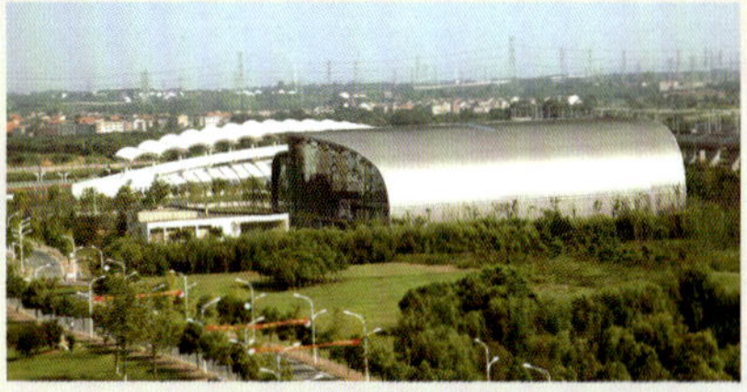

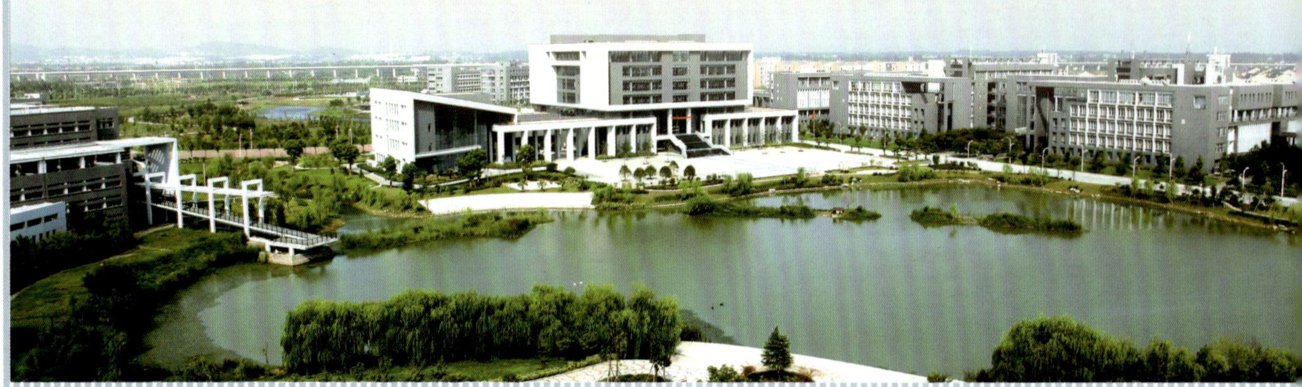

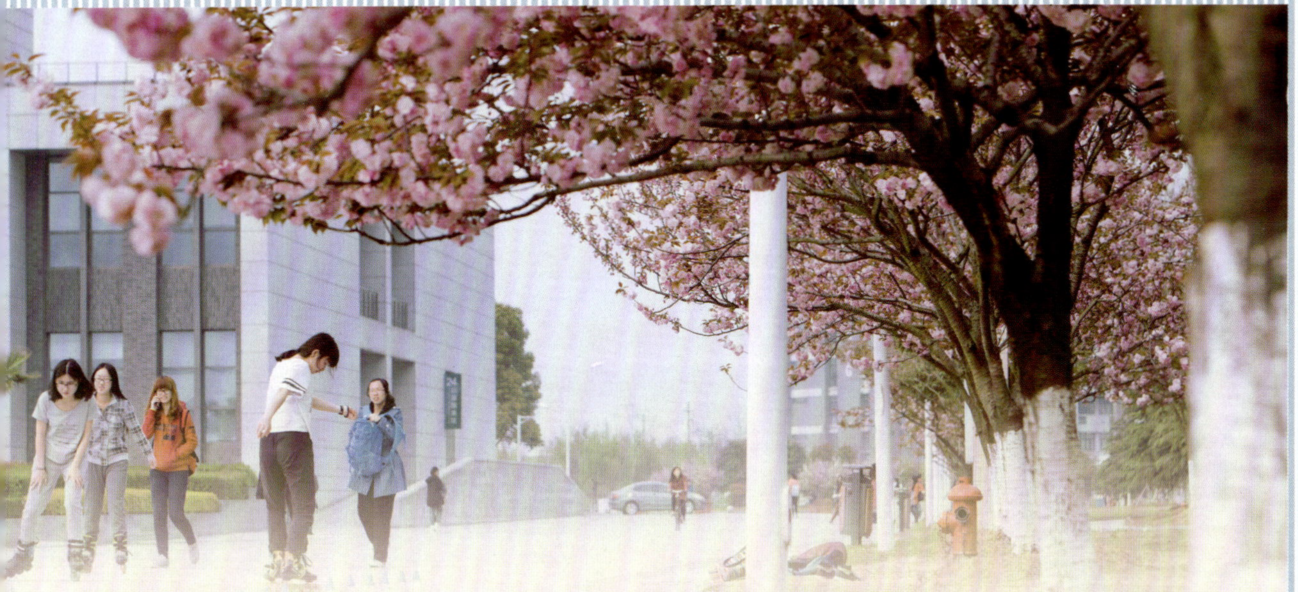

学校推进科研创新，研发普惠良药。建有“天然药学活性组分与药效”国家重点实验室和省部级重点实验室、工程技术中心、创新平台18个。与海外40多个国家和地区的院校及科研机构建有学术联系。“十一五”期间获国家“重大新药创新”科技重大专项项目40余项，经费资助2.15亿元，获批项目数、经费数均居全国高校之首。“十一五”以来，获得授权发明专利400余项、新药临床批文11个、国家新药证书9个、国家科技进步二等奖2项。近年来，2项技术转让单个合同经费突破1亿元。

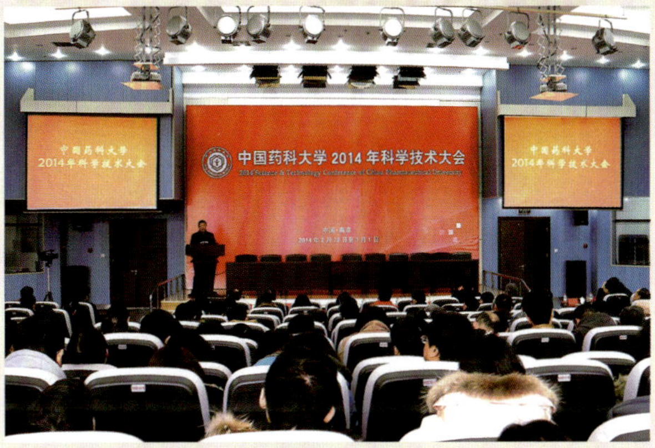

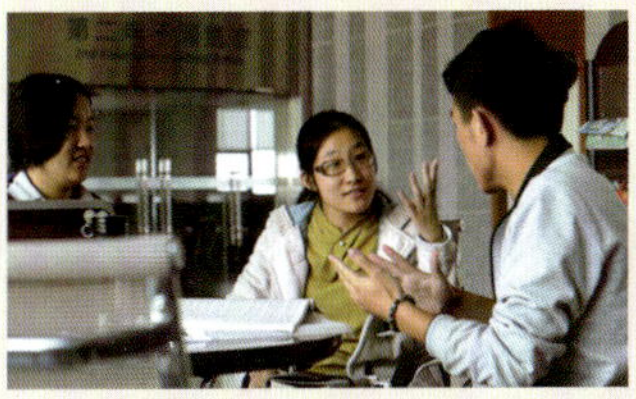

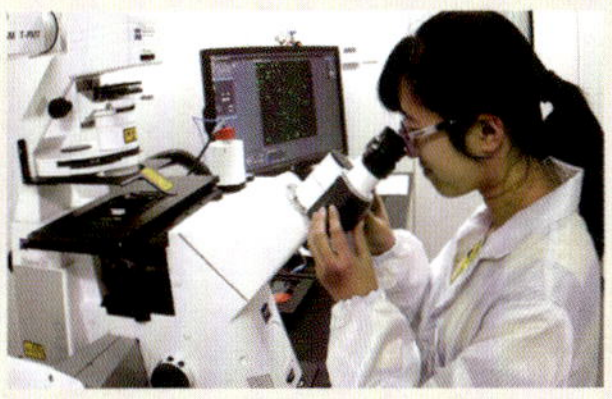

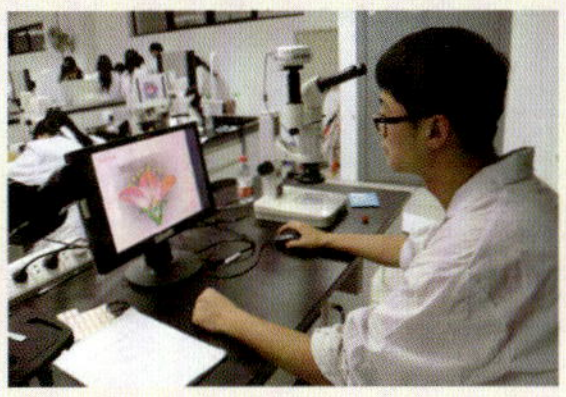

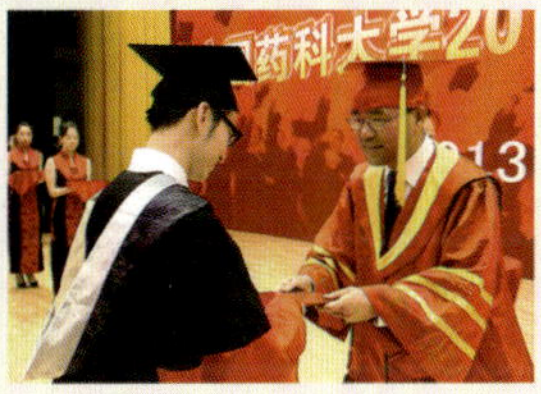

截至2013年底，学校全日制在校生15000余人，其中：研究生3300余人，本专科生近12000人。专任教师859人，其中中国工程院院士2人、德国科学院院士1人、“国家杰出青年科学基金”获得者3人、“长江学者”4人、“千人计划”1人、“万人计划”1人、“国家级教学名师”2人。学校拥有玄武门、江宁2个校区，占地2200多亩。

今天的中国药科大学，正朝着建设国际知名的高水平研究型大学的目标努力迈进。

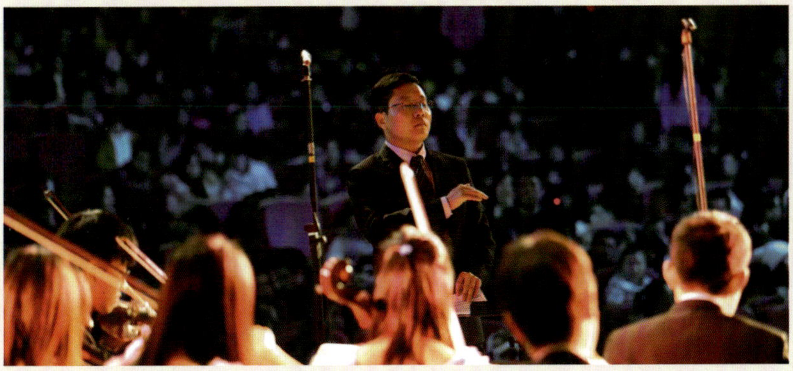

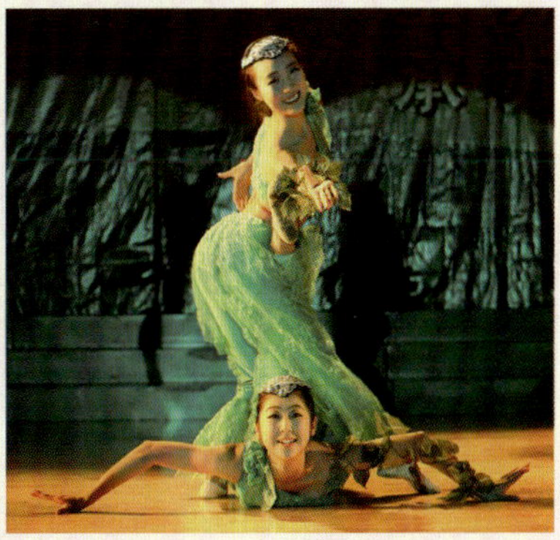

地址：南京市童家巷24号　邮编：210009

目　次

专　论

药学研究

药学教育

药物生产与流通

医院药学

药品监督管理

药学人物

学会与学术活动

药学书刊

药学记事

附　录

索　引

彩页目次

MAIN CONTENTS

Review

Pharmaceutical Research

Pharmaceutical Education

Drug Production, Supply and Distribution

Hospital Pharmacy

Drug Supervision and Administration

Prominent Figures

Association and Academic Activities

Pharmaceutical Publications

Event

Appendix

Index

专论

Review

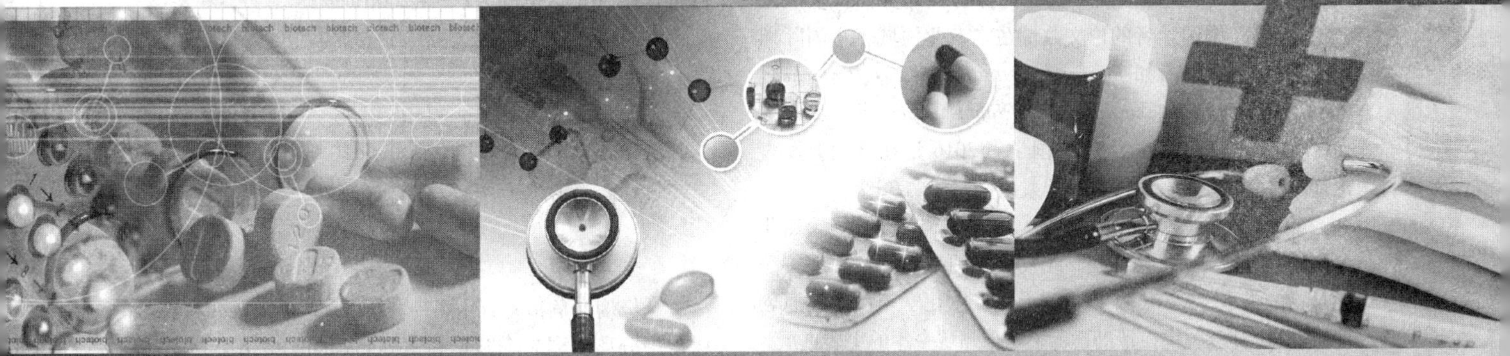

天然产物化学研究进展

杨国勋，熊　娟，胡金锋

（复旦大学药学院天然药物化学教研室，上海 201203）

摘要　本文综述我国学者于2016年在天然产物化学领域所取得的主要原创性研究成果。文中所选取的天然化合物具有较新颖的结构和/或较显著的生物活性。据此，共选取本年度发表在国内外相关刊物共计89篇文献中的106个具有代表性的化合物，介绍其来源、结构特征和生物活性。

正如前文所言[1]，我国已经成为天然产物化学研究的中坚力量。2016年我国天然产物研究保持强劲势头。仅从发表论文而言，中国学者的论文数量在本专业领域多个国际期刊中继续保持领先，如 *Journal of Natural Products*、*Phytochemistry*、*Organic Letters*、*Tetrahedron* 和 *Planta Medica* 等。以 *Journal of Natural Products* 为例，中国学者2016年在该刊上发表论文122篇，约占该刊物全年所载论文总数的30%。

参照上一年度统计与归纳的模式[1]，本文选取的天然化合物均具有较新颖的结构和/或较显著的生物活性。现按照化合物的类型，对2016年度中国天然产物化学工作者的原创性研究进行梳理，旨在帮助读者了解该领域一年的主要进展。

1　萜类

1.1　单萜

从海莲（*Bruguiera sexangula*）树枝的内生菌 *Pestalotiopsis foedan* 的液体培养物中分离到一个单萜内酯（**1**）。该成分对葡萄孢菌（*Botrytis cinerea*）和烟草疫霉（*Phytophthora nicotianae*）显示出较强抗菌作用，最小抑菌浓度（MIC）分别为3.1和6.3 μg/ml，与已知抗真菌药物酮康唑相当[2]。Litsecol A（**2**）是从山苍子（*Litsea cubeba*）的根和茎中分离得到的一个多羟基薄荷烷型单萜[3]。

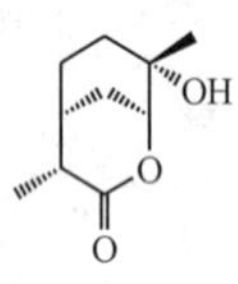

1

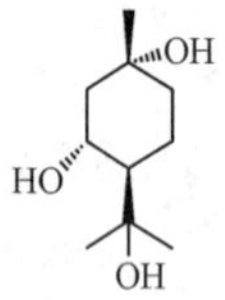

2

1.2　倍半萜

从柳叶蜡梅（*Chimonanthus salicifolius*）的地上部分分离到8-羟基-T-木罗醇（**3**），该化合物具有显著剂量依赖的免疫抑制作用[4]。从黑老虎（*Kadsura coccinea*）的茎中得到的一个笼状结构的倍半萜 kadcoccinin A（**4**），化合物**4**具有三环$[4.4.0.0^{3,10}]$癸烷骨架，其对尖孢镰刀菌（*Fusarium oxysporum*）、小麦全蚀病菌（*Gaeumannomyces graminis*）和三七丝核病原菌（*Verticillium cinnabarium*）显示弱的抗真菌作用[5]。分离自烟管头草（*Carpesium cernuum*）的高度氧化的大根香叶内酯化合物 cernuumolide H（**5**），对四种肿瘤细胞显示中等细胞毒作用，IC_{50}值范围为0.9～2.0μmol/l[6]。

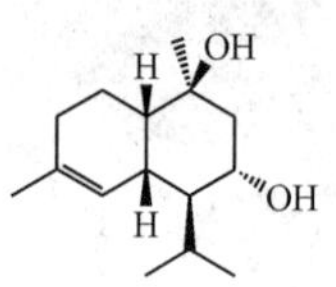

3

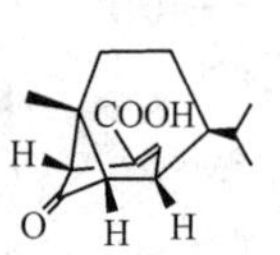

4

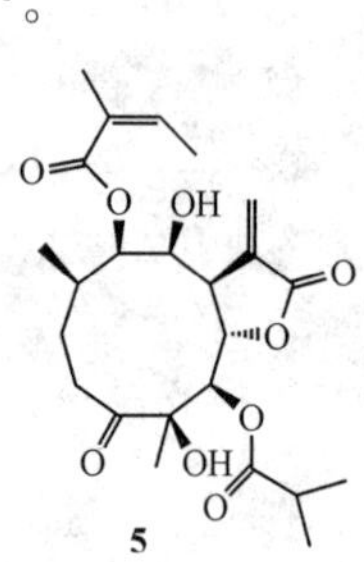

5

从极度濒危植物百山祖冷杉（*Abies beshanzuensis*）脱落的树皮中分离得到2个罕见的重排 cuparane 型倍半萜 beshanzuenones A（**6**）和B，二者均显示一定程度抗甲型流感病毒H3N2活性[7]。从鹰爪花（*Artabotrys hexapetalus*）的根中得到几个新颖的没药烯型（bisabolene）倍半萜。其中，artaboterpenoid A（**7**）具有C-2/C-10连接的新型碳骨架特征；而 artaboterpenoid B 则是第一个1,2-开裂的没药烯型倍半萜，并已经证实该化合物实际为一对对映异构体的混合物。活性研究发现，（-）-8*R*-artaboterpenoid B（**8**）对HCT-116、HepG2、A2780、NCI-H1650和BGC-823细胞系均显示细胞毒性作用，IC_{50}值范围为1.4～8.2μmol/L[8]。从海洋红藻 *Pterocladiella tenuis* 内部组织的内生菌鲜红青霉（*Penicillium chermesinum* EN-480）的培养物中分离到补身烷（drimane）型倍半萜 chermesin A（**9**），化合物**9**对条件致病菌藤黄微球菌（*Micrococcus luteus*）具有抑制作用，MIC值为8.0μg/ml[9]。

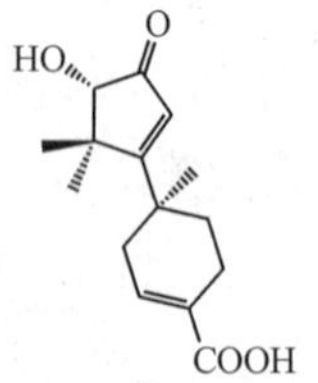

6

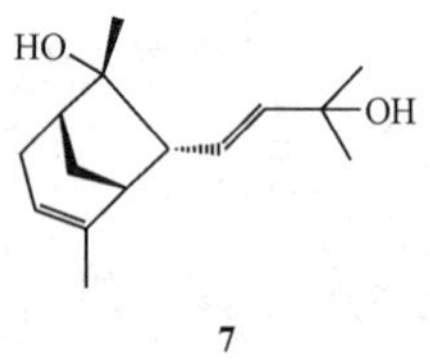

7

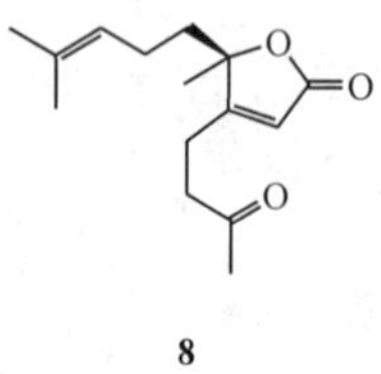

8

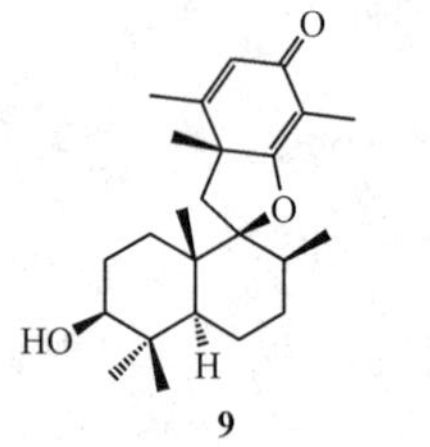

9

1.3 二聚倍半萜

从金粟兰科植物银线草（*Chloranthus japonicus*）的全草中得到的 chlorajaponilide F（**10**）对野生型 HIV-1 病毒复制有抑制作用，IC_{50}值为 3.1μmol/L；化合物 **10** 同时对两种非核苷反转录酶耐药的 HIV 病毒株也有类似的抑制作用[10]。对侧茎橐吾（*Ligularia pleurocaulis*）全草化学成分的研究过程中发现了艾里莫芬内酯（eremophilenolide）型二聚物 biligupleurolide（**11**），其对 MCF-7、HepG2 和 A549 肿瘤细胞具有中等抑制作用[11]。

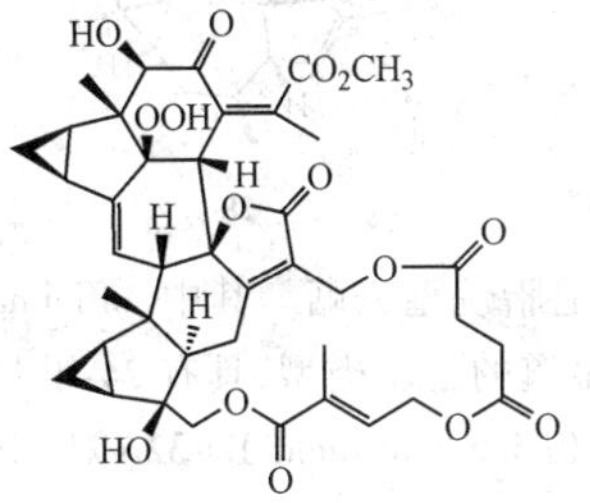
10

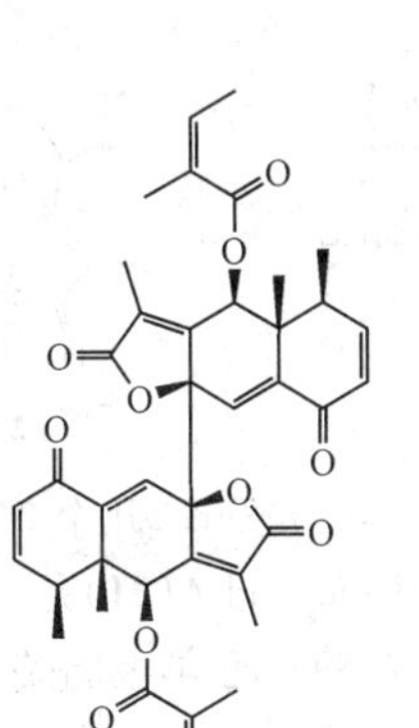
11

1.4 二萜

从台湾金粟兰（*Chloranthus oldhamii*）的根中分离得到 chlorabietin C（**12**）等多个对映松香烷型二萜。化合物 **12** 可抑制 LPS 诱导 BV-2 小胶质细胞中一氧化氮（NO）的生成，IC_{50}值为 16.4μmol/L，显示抗神经炎症作用[12]。对红雀珊瑚（*Pedilanthus tithymaloides*）化学成分研究发现 13 个假白榄烷型（jatrophane）二萜，其中 8 个为新结构。对所得化合物进行结构修饰共得到 22 个衍生物，其中的衍生物 **13** 体外显示明显的代谢稳定性以及良好的体内抗肿瘤作用[13]。

对唇形科植物溪黄草（*Rabdosia serra*）提取物的疏水性部分研究得到 7 个对映 6,7-开裂贝壳杉烷型二萜，按照骨架分成两种类型：即分别以化合物 rabdosins E（**14**）和 K（**15**）为代表的对映-6,20-环氧-6,7-裂环-贝壳杉烷-7,1-内酯和对映 6,7-裂环-贝壳杉烷-7,20-内酯[14]。分离自三宝木（*Trigonostemon chinensis*）中的 chinensipene B（**16**）对 LPS 诱导鼠小神经胶质细胞 BV-2 中 NO 的生成有抑制作用，IC_{50}值为 10.2μmol/L[15]。

从卵叶巴豆（*Croton caudatus*）的茎和叶的甲醇提取物中得到巴豆烷（tigliane）型二萜 crotusin C（**17**）。化合物 **17** 对五种人肿瘤细胞系显示显著抑制活性，IC_{50}值范围为 0.5～4.2μmol/L[16]。从铁海棠（*Euphorbia milii*）地上部分得到高度修饰的对映玫瑰烷型（*ent*-rosane）二萜 euphomilone A（**18**），其对核因子 κB 受体活化因子配体（RANKL）诱导破骨细胞的生成具有抑制作用（IC_{50}值为 12.6μmol/L）[17]。从甘蓝链格孢菌（*Alternaria brassicicola*）中分离到 3 个新颖的经高度修饰的 fusicoccane 型二萜。其中，brassicicene M（**19**）具有独特的包含桥头双键的三环[9.2.1.$0^{3,7}$]十四烷核心骨架[18]。

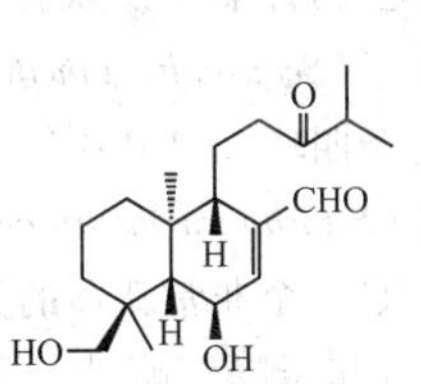
12

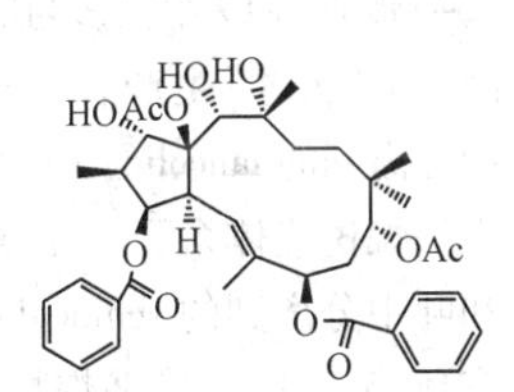
13

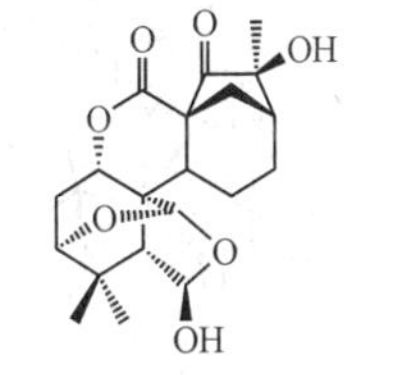
14

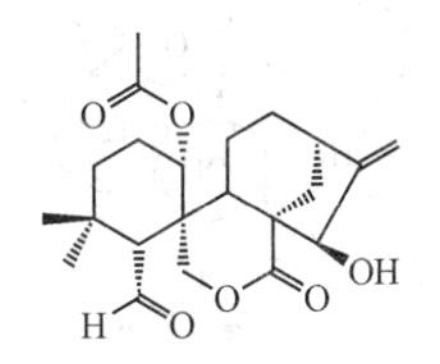
15

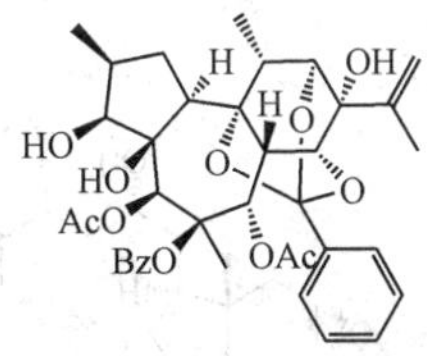
16

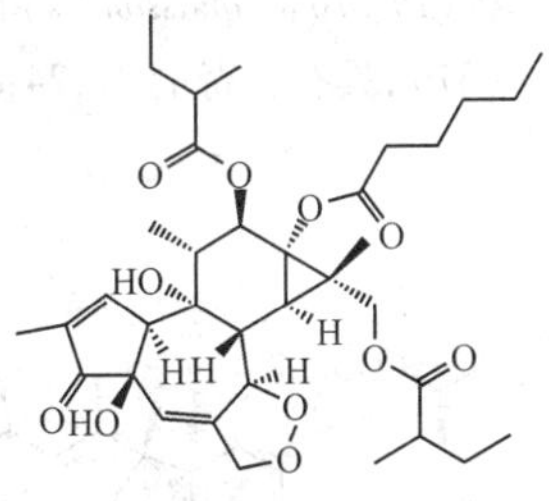
17

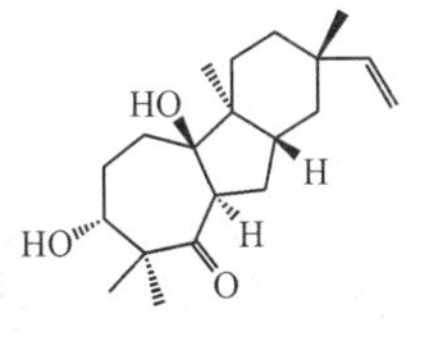
18

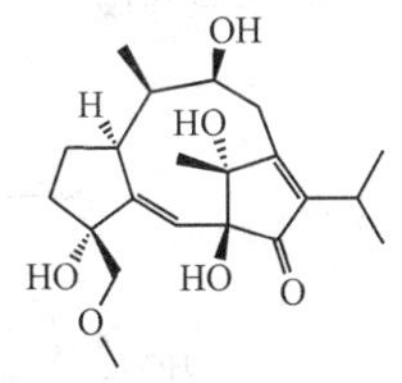
19

从海洋褐藻内生菌桔绿木霉（*Trichoderma citrinoviride* cf-27）中分离得到一个具有罕见碳骨架结构的新型降二萜 citrinovirin（**20**）。它可以抑制金黄色葡萄球菌的生长，MIC 值为 12.4μg/ml[19]。从粗榧（*Cephalotaxus sinensis*）中得到 4 个多环降二萜，其中 cephalotanins A（**21**）和 C（**22**）是 2 个均具有高度刚性环体系的独特碳骨架化合物。此外，化合物 **21** 显示出良好 NF-κB 抑制活性，IC_{50}值为 4.1μmol/L[20]。分离自西双版纳粗榧（*Cephalotaxus mannii*）中的 mannolide A（**23**），是具有完整 C_{20}骨架的一类新型二萜化合物，被称作 cephalotane 型二萜。这种新型二萜有可能是该属植物中共存的稀有 *Cephalotaxus* troponoid 型 C_{19}降碳二萜生物合成的关键中间体[21]。Euryachin A（**24**）是从米碎花（*Eurya chinensis*）树枝中分离到的一个新型四环二萜。其对 LPS 诱导 RAW264.7 细胞产生 NO 具有抑制作用，抗炎作用与阳性对照物左旋单甲基精氨酸（*L*-NMMA）作用强度相当[22]。从南欧大戟（*Euphorbia peplus*）中得到 3 个高度修饰的二萜，即 pepluacetal（**25**）、pepluanols A（**26**）和 B（**27**），它们分别具有新颖的 5/4/7/3、5/6/7/3 和 5/5/8/3 环系。所有化合物均可抑制已证实的自身免疫疾病靶点 Kv1.3。其中,化合物 **27** 作用最强,其 IC_{50} 值为 9.5μmol/L[23]。从甘遂(*Euphorbia kansui*)的根中分离到的二萜内酯 euphorikanin A(**28**),对 HeLa 和 NCI-446 两种人肿瘤细胞株显示中等细胞毒作用[24]。

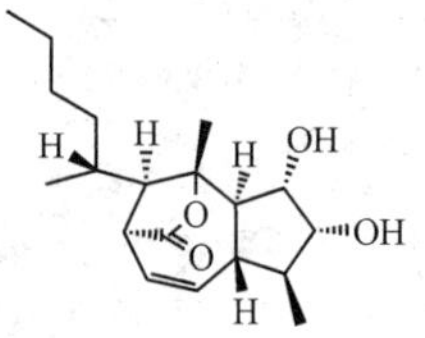
20

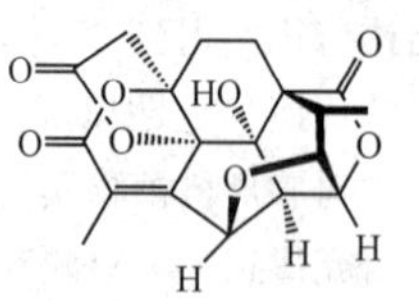
21

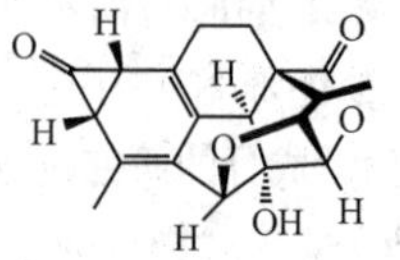
22

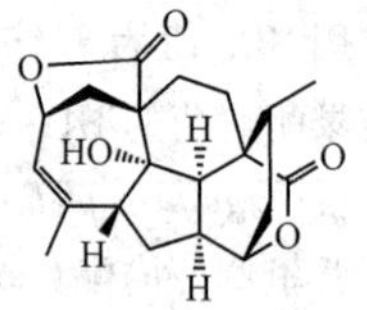
23

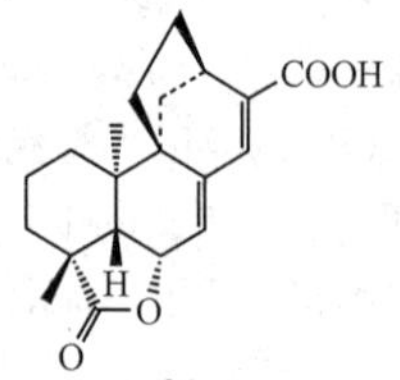
24

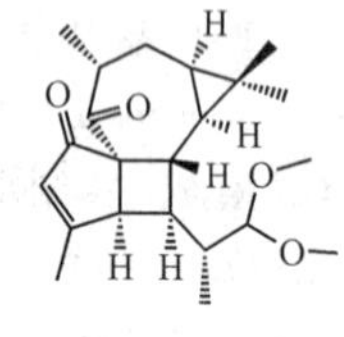
25

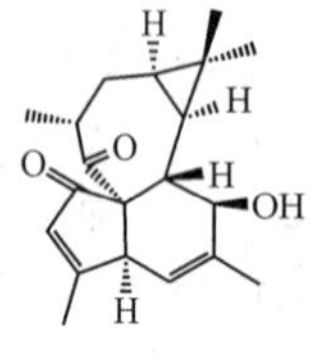
26

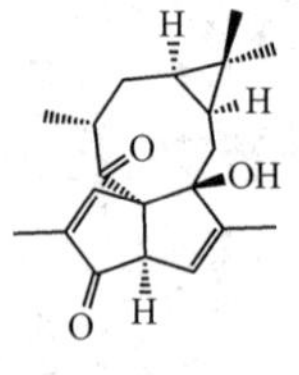
27

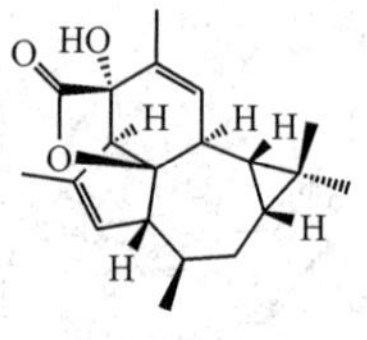
28

1.5 二倍半萜

从猴头菇(*Hericium erinaceus*)菌丝的乙醇提取物分离到 erinacine S(**29**)。经为期 30 天口服试验,化合物 **29** 可以减缓 5 月龄雌性 APP/PS1 转基因小鼠大脑中淀粉样蛋白的斑块负荷。而且,该化合物还可显著升高大脑皮层中胰岛素降解酶水平[25]。从红树内生菌土曲霉(*Aspergillus terreus* H010)中分离得到的 aspterpenacid A(**30**),具有新颖的 5/3/7/6/5 环系碳骨架[26]。

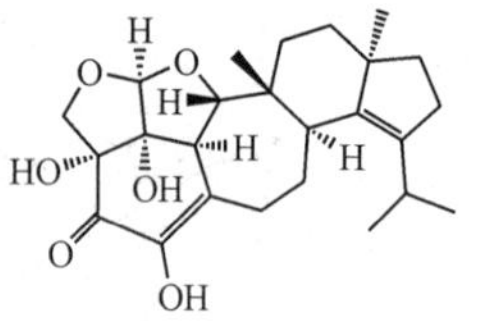
29

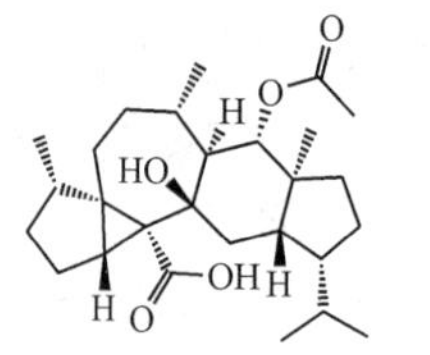
30

1.6 三萜

对药用层孔菌(*Fomes officinalis*)的子实体部分开展的化学研究发现,几个 24-甲基羊毛脂烷型三萜。其中,officimalonic acid A(**31**)是一类未见报道的三萜类型,具有 24-甲基-7(89)-迁-羊毛脂烷型骨架;officimalonic acid D(**32**)对 LPS 诱导 RAW264.7 中 NO 生成具有较强抑制作用(IC_{50} 值为 6.8μmol/L)[27]。Tsugalide A(**33**)属于重排羊毛脂烷型三萜,它是从长苞铁杉(*Tsuga longibracteata*)茎的甲醇提取物中分离而来[28]。从脚骨脆(*Casearia balansae*)叶子中分离到 6 个葫芦烷(cucurbitane)型三萜衍生物。其中,balanterpene A(**34**)带有 C-19 甲基参与的 B 环扩环三萜骨架[29]。从五味子降三萜"天才"生产者——狭叶五味子(*Schisandra lancifolia*)中分离到的 lancolide E(**35**),具有复杂四环[5.4.0.$0^{2,4}$.$0^{3,7}$]十一烷桥连体系[30]。自兴山五味子(*Schisandra incarnate*)茎和叶中分离到的 schincalide A(**36**),是一个非常新颖的具有三环[5.2.1.$0^{1,6}$]癸烷桥连体系的五味子降三萜[31]。从苦树(*Picrasma quassioides*)的茎中分离得到的 picraquassin A(**37**),具有新奇的 21,24-cycloapotirucallane 骨架[32]。

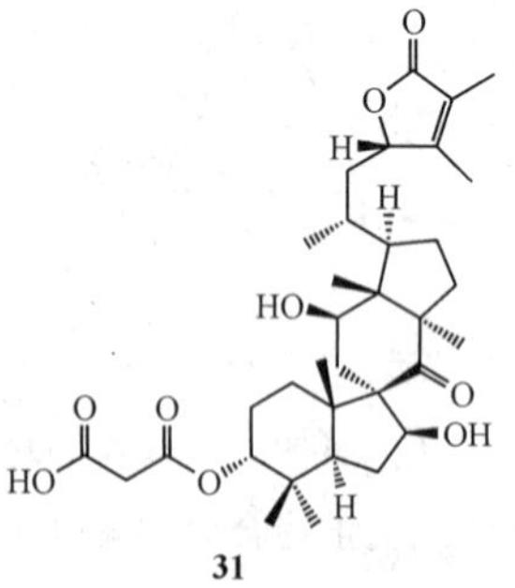
31

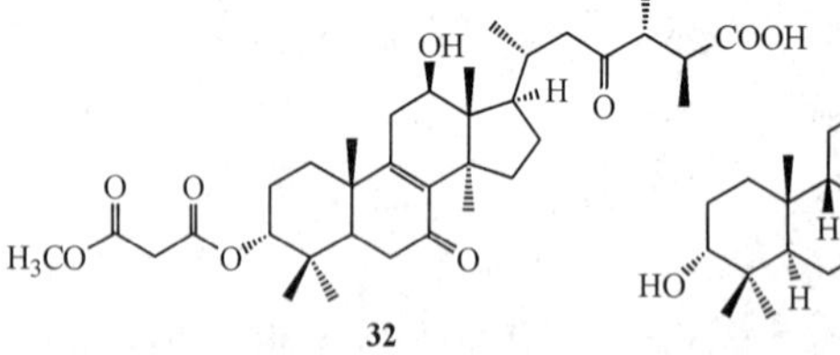
32

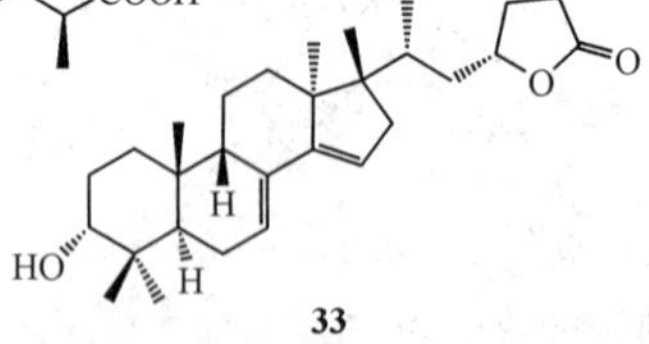
33

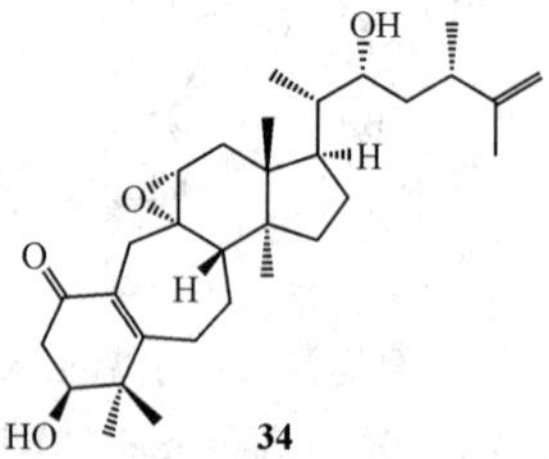
34

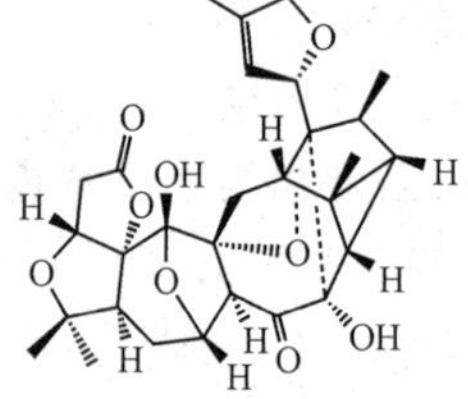
35

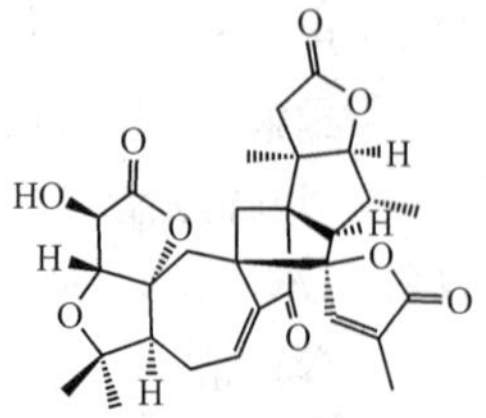
36

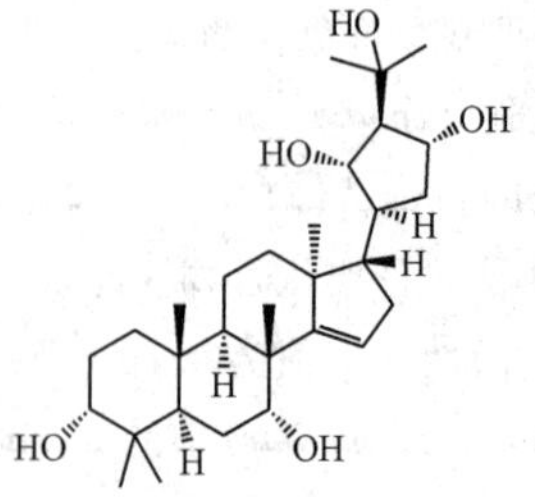
37

从灰毛浆果楝（*Cipadessa cinerascens*）中鉴定了 20 个新的柠檬苦素类成分，其中 cipacinoid A（**38**）具有中等蛋白酪氨酸磷酸酶 1B（PTP1B）抑制作用[33]。从鹧鸪花（*Trichilia connaroides*）的果实中得到多个新颖的柠檬苦素类。其中，spirotrichilin A（**39**）是全新的 A/B/C 环系的螺［环戊烷［*b*］呋喃-2,1′-环戊烷］柠檬苦素类型，其对 LPS 诱导 RAW264.7 细胞产生 NO 具有轻微抑制作用[34]；trichiconlide A（**40**）具有全新的 5/6/5/6/5 碳骨架；而 trichiconlide B（**41**）在 A/C 环之间形成笼状结构。生物活性研究显示，化合物 **40** 对脂多糖诱导 RAW264.7 细胞中 NO 的生成具有中等抑制作用[35]。从红椿（*Toona ciliata*）中得到 3 个 B 环开裂的柠檬苦素类 ciliatonoids A-C。其中 ciliatonoids A（**42**）和 B 具有全新的柠檬苦素分子构架，而 ciliatonoid C（**43**）是一类稀少的柠檬苦素类型且对 HL-60 和 P-388 细胞株显示一定细胞毒作用，IC_{50} 值分别为 1.2 和 2.5μmol/L[36]。从牛筋果（*Harrisonia perforata*）的树叶中分离到 perforanoid A（**44**），且通过十步反应实现了该化合物的不对称全合成。初步研究显示，化合物 **44** 对 HEL、K562 和 CB3 肿瘤细胞显示细胞毒作用，IC_{50} 值分别为 6.2、4.2 和 3.9μmol/L[37]。

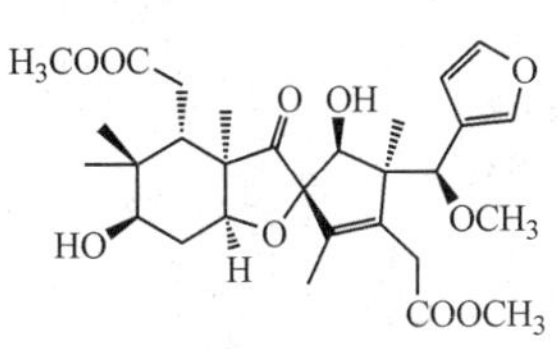

38

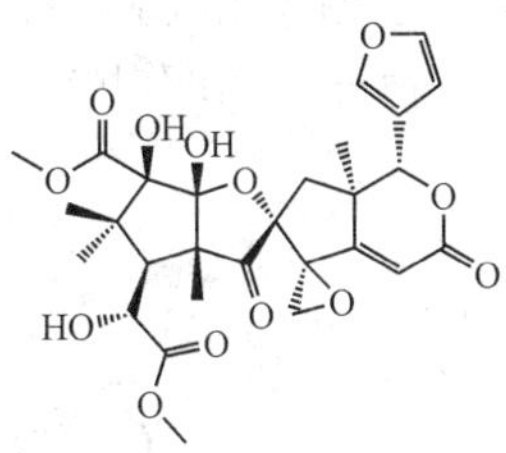

39

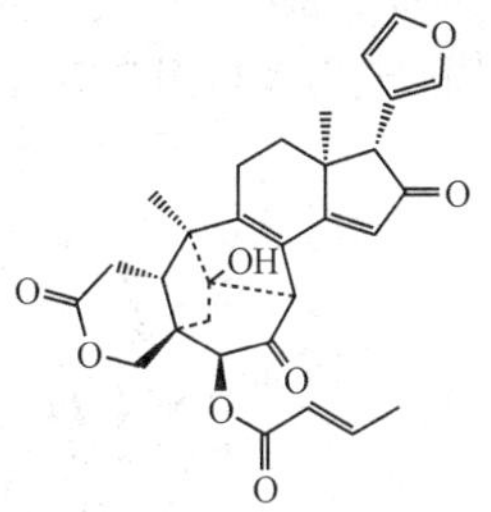

40

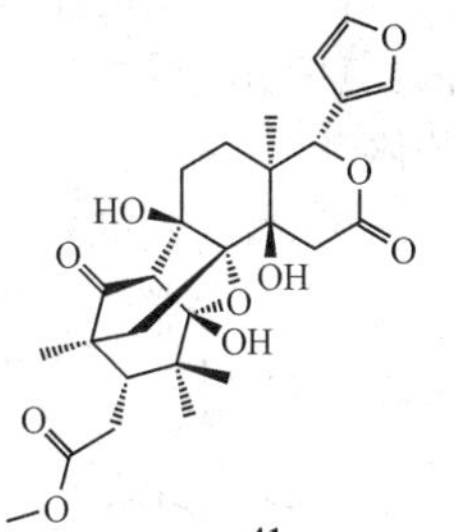

41

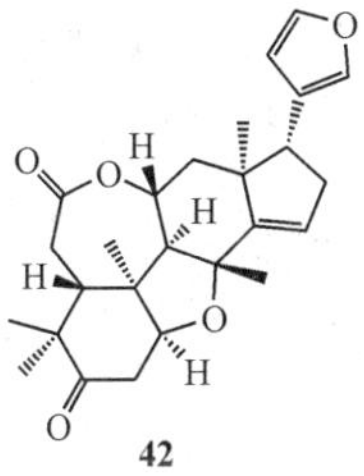

42

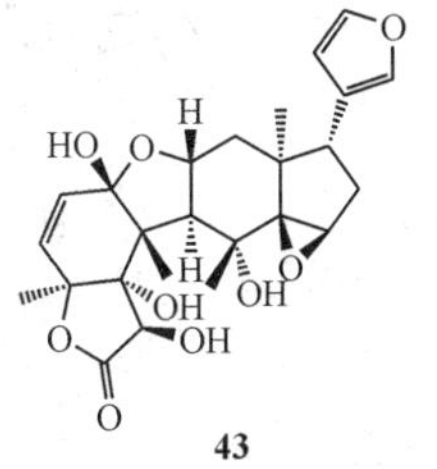

43

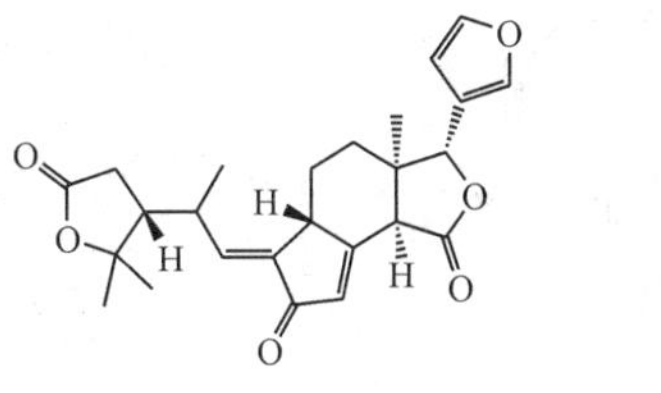

44

1.7 杂萜

分离自中国南海海绵 *Dysidea* sp. 中的四环杂萜 dysiherbol A（**45**），具有奇特的 6/6/5/6 骈合四环碳骨架。化合物 **45** 显示较强 NF-κB 抑制作用和对骨髓瘤细胞 NCI H-929 的细胞毒活性，IC_{50} 值分别为 0.5 和 0.6μmol/L[38]。自草珊瑚（*Sarcandra glabra*）种子中得到新颖的具有过氧桥的倍半萜-降单萜偶联物 sarglaperoxide A（**46**）。化合物 **46** 在 25μg/ml 时对金黄色葡萄球菌显示 64.5% 抑制作用，在 25μmol/L 时对 LPS 诱导 RAW264.7 细胞生成 NO 产生 53.6% 的抑制作用，这些均与草珊瑚的传统药用相吻合[39]。Curcuterpene G（**47**）是从姜黄（*Curcuma longa*）甲醇提取物的低极性部位得到的姜黄素类成分，其对肿瘤细胞 HepG2、A549 和 CT-26 具有抑制作用，IC_{50} 值分别为 4.8、8.8 和 5.4μmol/L[40]。

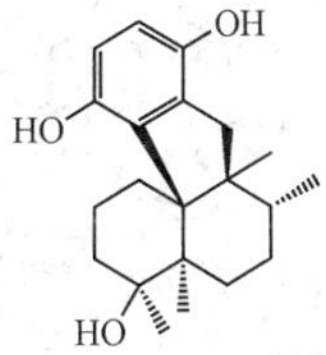

45

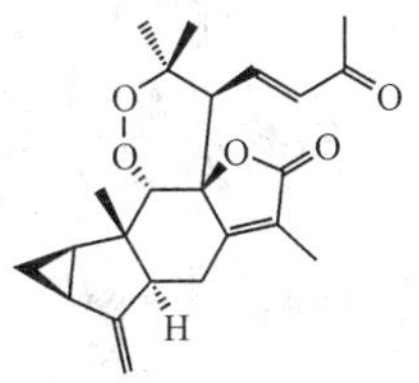

46

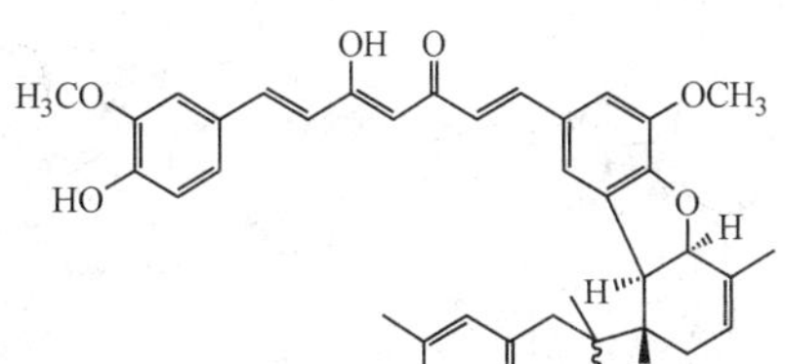

47

1.8 间苯三酚-萜加成物

从匙萼金丝桃（*Hypericum uralum*）全草中得到 11 个新的多环多异戊烯基取代的酰基化间苯三酚（PPAPs）。其中，uralione A（**48**）对 PC-12 细胞诱发损伤具有显著保护作用[41]。Garmultin A（**49**）是从同一植物中得到的一对光学对映体。通过对五种人肿瘤细胞进行细胞毒作用测试，化合物 **49** 的左旋体比右旋体显示出更强抑制作用[42]。从元宝草（*Hypericum sampsonii*）的地上部分分离到 hypersampsonone A（**50**）。该化合物对一种作为哮喘和慢性阻塞性肺病治疗的药物靶标磷酸二酯酶-4（PDE4）具有抑制作用，IC_{50} 值为 8.1μmol/L[43]。

从红千层（*Callistemon rigidus*）的树叶中分离得到的 callistrilone A（**51**）是第一个三酮-间苯三酚-单萜杂合物。化合物 **51** 对包括多重耐药的革兰氏阳性菌显示中等抑制作用[44]。从阔鳞鳞毛蕨(*Dryopteris championii*)中分离到一个新的以倍半萜为基础的杂萜 drychampone A(**52**),它具有11/6/6骈合环偶联吡喃酮片段构建而成的新颖碳骨架[45]。从地耳草(*Hypericum japonicum*)中分离到以外消旋混合物的形式存在的 hyperjapone A(**53**),该化合物对 HeLa 和 HepG2 细胞系显示中等细胞毒作用[46]。从桃金娘(*Rhodomyrtus tomentosa*)的树叶中得到多个结构新颖的杂萜:一对 C-11′差向异构的与石竹烯偶联的间苯三酚 tomentodiones A(**54**)和B,并成功实现了对该类化合物的仿生全合成[47];Rhodomentones A(**55**)和 B(**56**),具有全新的结合了石竹烯的氧杂螺[5.8]十四烷二烯骨架[48];Rhodomyrtial A(**57**)是一个新奇的三酮-倍半萜-三酮加合物,同时还分离得到其7-位差向异构体[49]。

从香桃木(*Myrtus communis*)的树叶中得到几个具有新骨架的杂萜。其中化合物 **58** 具有新奇八氢螺[双环[7.2.0]十一烷-2,2′-苯并吡喃]四环体系。变温 NMR 试验表明,该化合物在溶液中是以两种构型(**58a** 和 **58b**)的混合物的形式存在[50]。从大叶桉(*Eucalyptus robusta*)的叶子中得到9个倍半萜和酰基间苯三酚的聚合物,其中 eucarobustol A(**59**)是第一个马兜铃烷和酰基间苯三酚的加合物;而 eucarobustol C(**60**)是通过 C-4-C-7′新型耦合方式形成的愈创木烷和酰基间苯三酚聚合物。此外,化合物 **59** 对 PTP1B 具有抑制作用,IC_{50}值为 1.3μmol/L[51]。自番石榴(*Psidium guajava*)的树叶中分离到基于倍半萜的二聚化杂萜 guajavadimer A(**61**),可抑制 *N*-乙酰基对氨基酚(APAP)诱发的 HepG2 细胞毒性,显示中等保肝作用[52]。

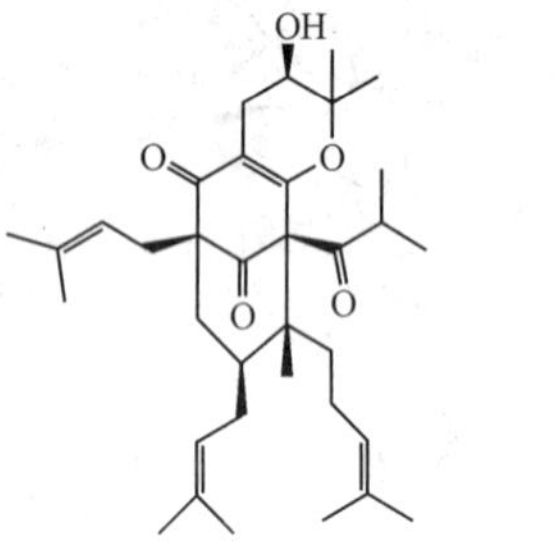
48

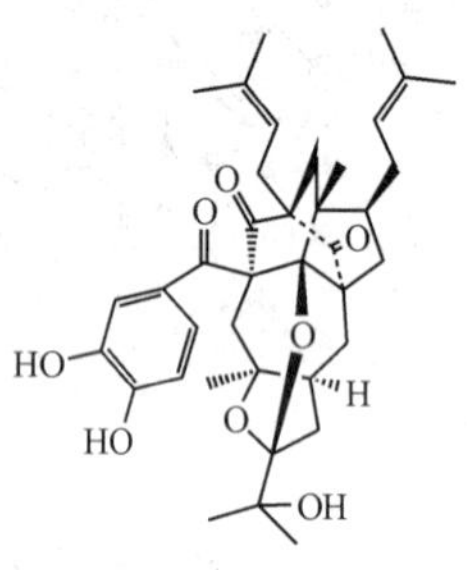
49

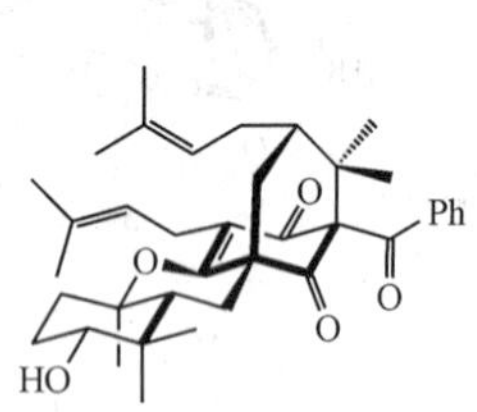
50

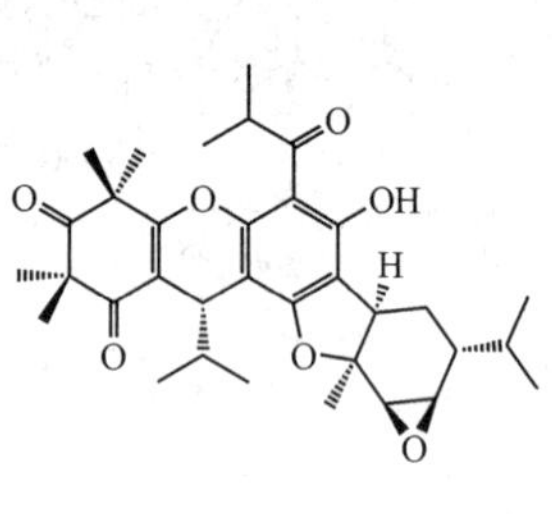
51

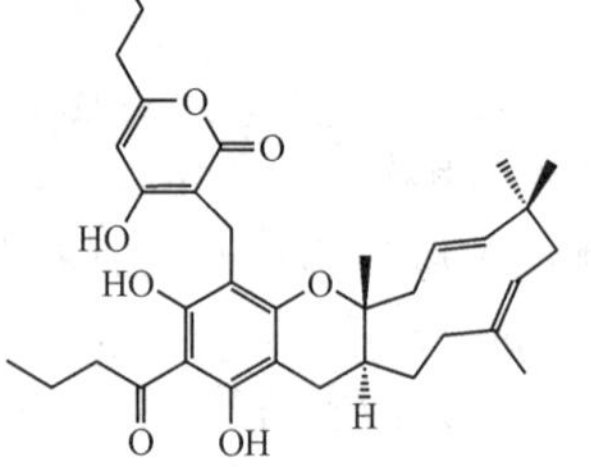
52

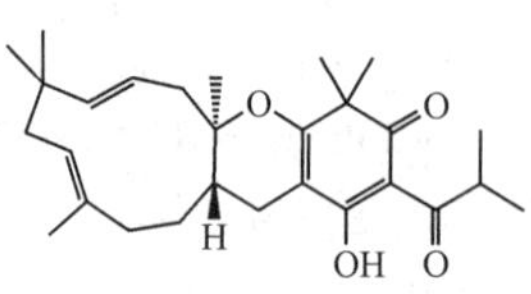
53

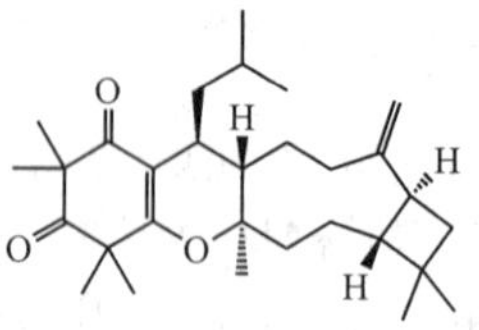
54

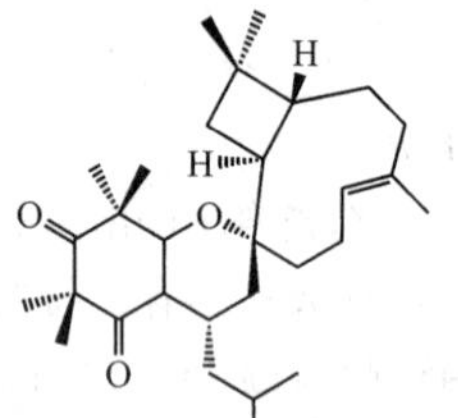
55

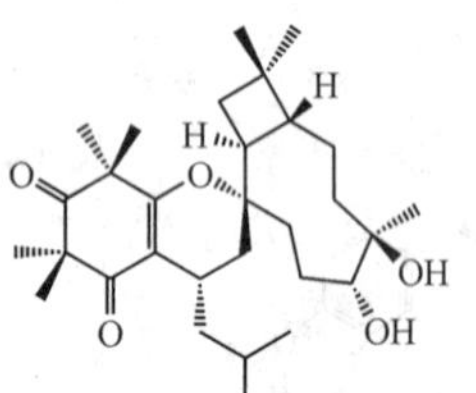
56

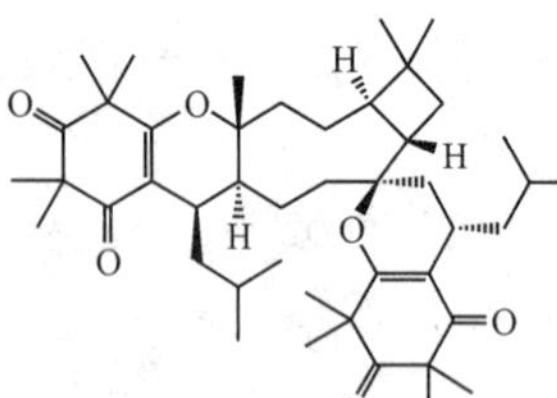
57

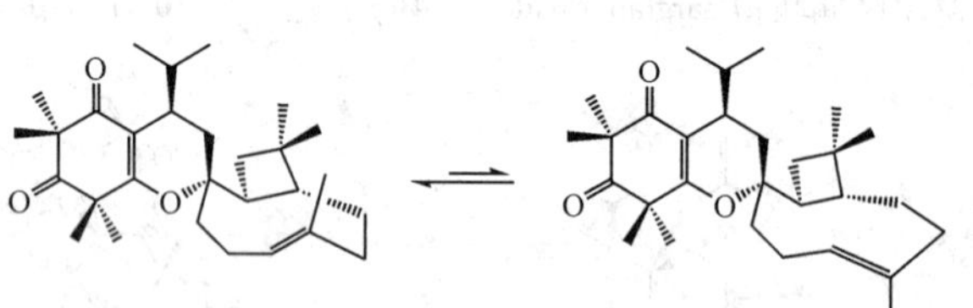
58a **58b**

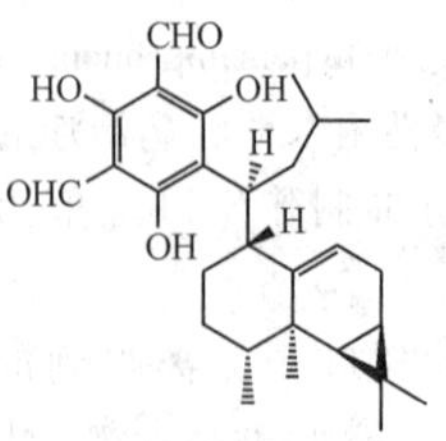
59

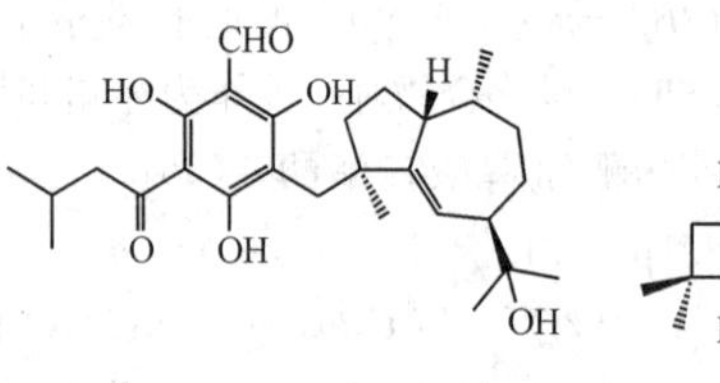
60

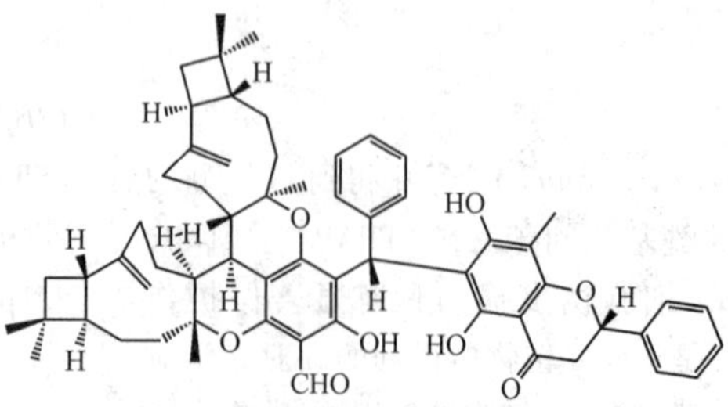
61

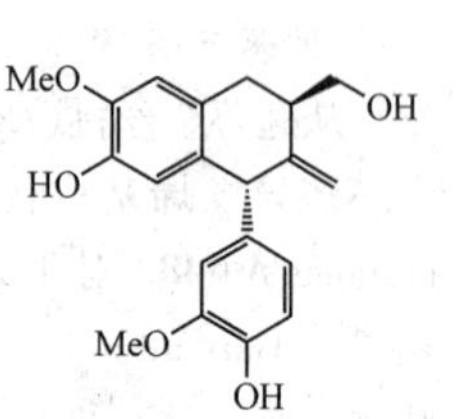
62

2 木脂素

从羽叶丁香(*Syringa pinnatifolia*)的树皮中分离到 alashinol A(**62**),它对脂多糖诱导 RAW 264.7 细胞产生 NO 具有抑制作用,也可以在 40 ~ 160μmol/L 浓度依赖地减少 TNF-α 和 IL-6 水平,同时对谷氨酸引起的 PC12 神经细胞损伤也具有一定的保护作用[53]。从黄芩(*Scutellaria baicalensis*)的根中得到 baicalensinoside A(**63**),该化合物在 10μmol/L 浓度下与对照组相比可以升高护骨素转录相对激活率 1.83 倍[54]。从石菖蒲(*Acorus tatarinowii*)的根茎中分离到的 acorusin A(**64**),是一个罕见的苯基二氢萘型氨基木脂素。同时分离得到一个独特的杂合降木脂素衍生物 acorusin B(**65**)。化合物 **65** 对五种肿瘤细胞显示中等细胞毒活性,IC_{50} 值为 3.6 ~ 8.8μmol/L[55]。

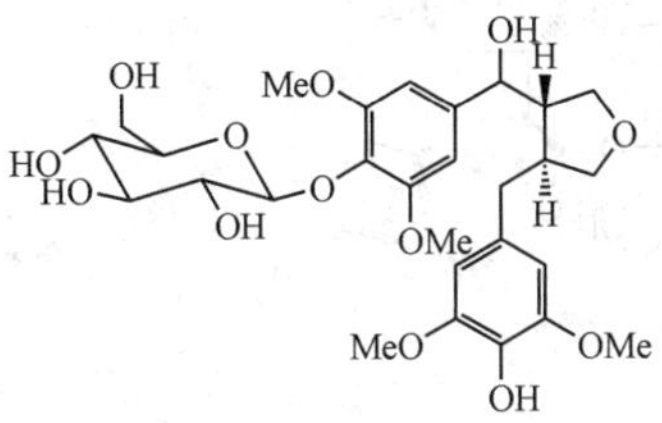

63

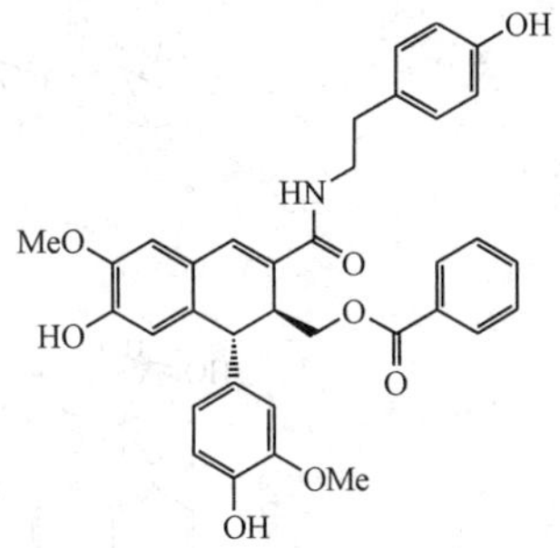

64

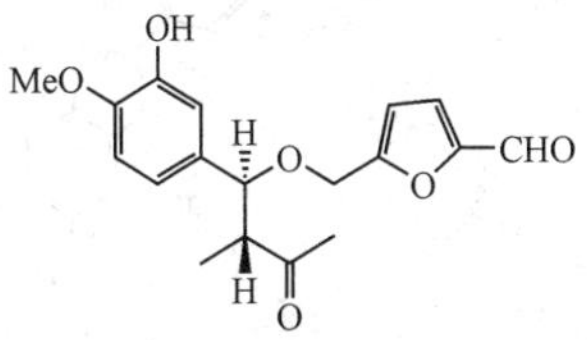

65

3 香豆素

从飞龙掌血(*Toddalia asiatica*)中分离得到包括(+)-spirotriscoumarin A(**66**)在内的两对具有螺二烯酮-倍半萜骈合骨架的寡聚香豆素对映异构体,外消旋混合物对流感病毒 A(H3N2)的抑制作用是对应的光学对映体的 3 ~ 6 倍[56]。从杭白芷(*Angelica dahurica* cv. Hangbaizhi)的根中分离到 andafocoumarin B(**67**),它对 LPS 诱导 RAW264.7 巨噬细胞中 NO 的生成显示较强抑制作用,IC_{50} 值为 13.9μmol/L[57]。从反柄紫芝(*Ganoderma cochlear*)的子实体分离得到 cochlearoid F(**68**),它对 TGF-1 诱导的人近端肾小管上皮细胞 HKC-8 纤连蛋白过量生成具有较强抑制作用[58]。

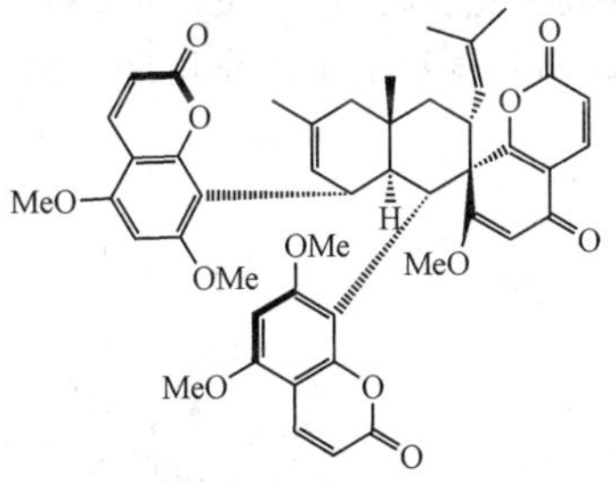

66

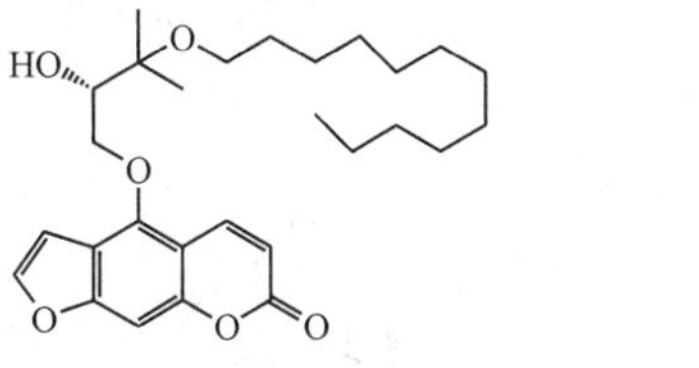

67

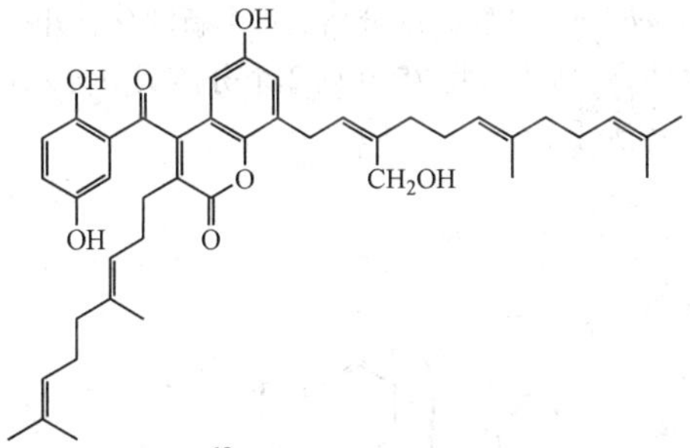

68

4 黄酮

从单花山竹子(*Garcinia oligantha*)树叶 95% 乙醇提取物中鉴定了一个双苯吡酮衍生物 oliganthin I(**69**)。它对四种人肿瘤细胞生长具有抑制作用,IC_{50} 值为 3.2 ~ 6.4μmol/L[59]。从黄瑞香(*Daphne giraldii*)的茎和根皮中分离到 daphnegiravone B(**70**)。体外试验显示化合物 **70** 对 U251、A549、HepG2、MCF-7 和 Bcap37 五种肿瘤细胞显示细胞毒作用,IC_{50} 值范围为 4.3 ~ 20.8μmol/L[60]。Leontopodioside A(**71**)分离自火绒草(*Leontopodium leontopodioides*)的全草,其对葡萄糖苷酶具有抑制作用,IC_{50} 值为 55.6μmol/L,优于阳性对照阿卡波糖(IC_{50} 值为 626.3μmol/L)[61]。

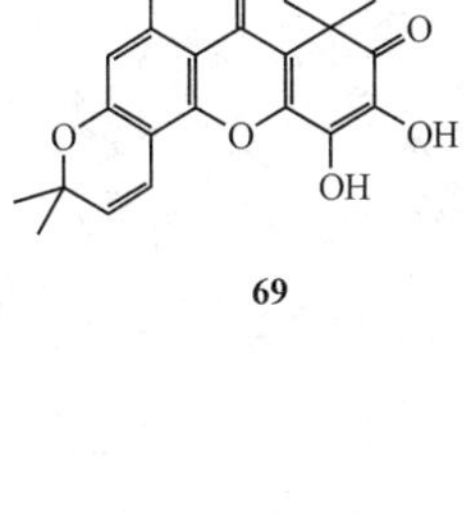

69

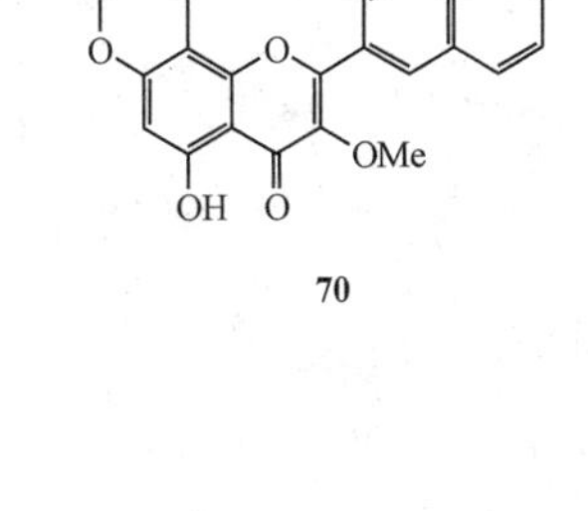

70

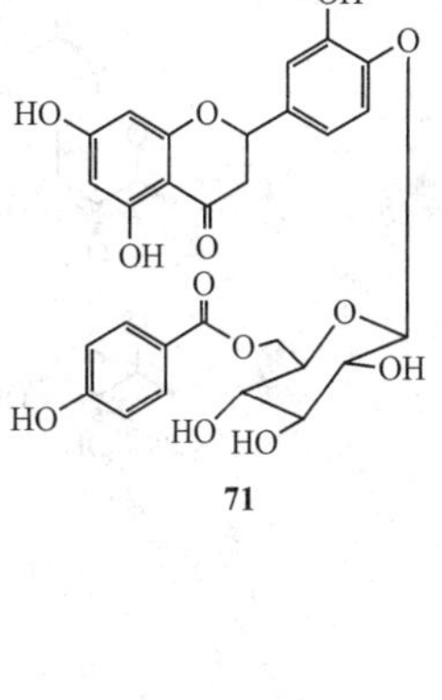

71

一个查尔酮-黄酮组成的双黄酮 hydroxydaphnodorin A(**72**)是从了哥王(*Wikstroemia indica*)的根茎中得到分离。化合物**72**对 HepG2 和 CNE2 肿瘤细胞具有微弱的细胞毒作用[62]。从银杏(*Ginkgo biloba*)叶提取物中意外得到 9 个微量 truxinate 型或 truxillate 型黄酮醇苷环化二聚体,其中,biginkgoside E(**73**)对 LPS 诱导 BV-2 小胶质细胞 NO 的生成具有显著抑制作用,IC_{50} 值为 2.9μmol/L[63]。

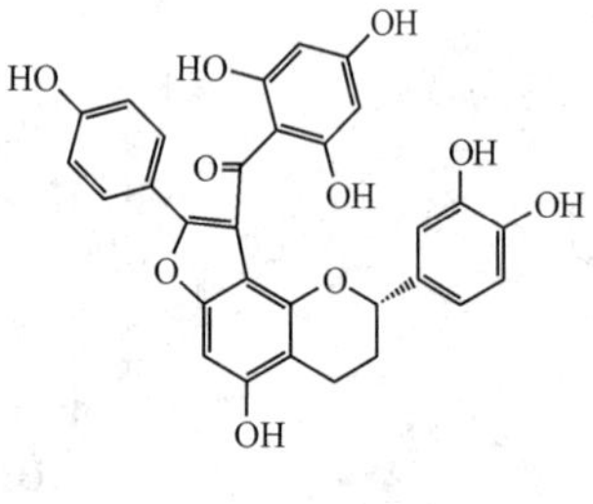

72

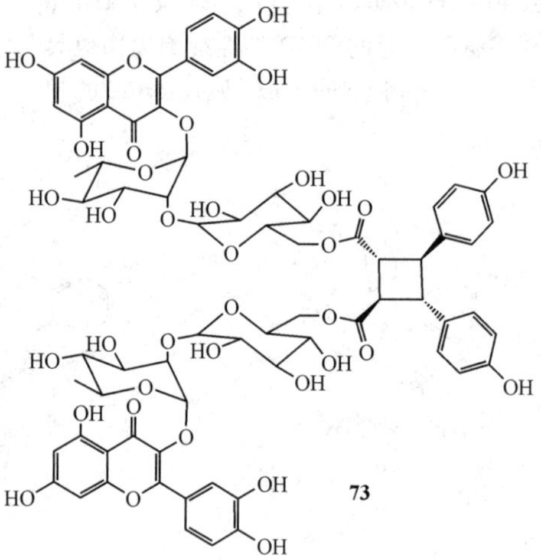

73

5 甾体

自中国南海海绵 *Xestospongia testudinaria* 中分离到具有麦角-22,25-二烯边链的新型甾酮(**74**),它具有显著抑制 PTP1B 作用,IC_{50} 值为 4.3μmol/L[64]。从通光藤(*Marsdenia tenacissima*)的藤条中分离到 4 个新的含有开链糖片段的 C_{21} 甾体,包括化合物 **75** 在内 2 个分离成分显示广谱反转化疗耐药活性[65]。

从尖尾芋(*Alocasia cucullata*)的块茎中分离到 alocasgenin A(**76**)。其对 MGC-803 和 HT-29 肿瘤细胞具有中等抑制作用[66]。Lyciumsterol G(**77**)为枸杞子(*Lycium chinense*)的根皮中分离得到的一个八羟基化的 C_{21} 甾体,可以剂量依赖地保护胰岛细胞并显示出自噬激活功能[67]。从采集自中国南海的海绵 *Topsentia* sp. 中得到化合物 topsensterol B(**78**),该化合物对胃癌细胞 SGC-7901 显示细胞毒作用,IC_{50} 值为 8.0μmol/L[68]。

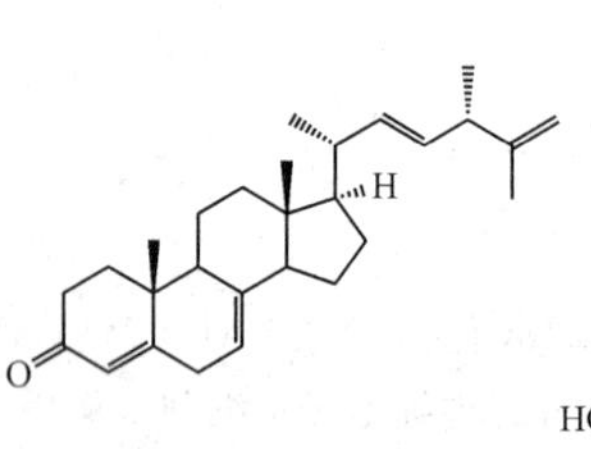

74

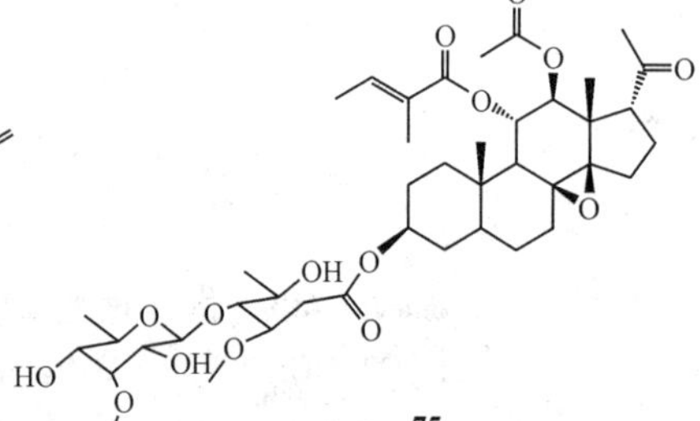

75

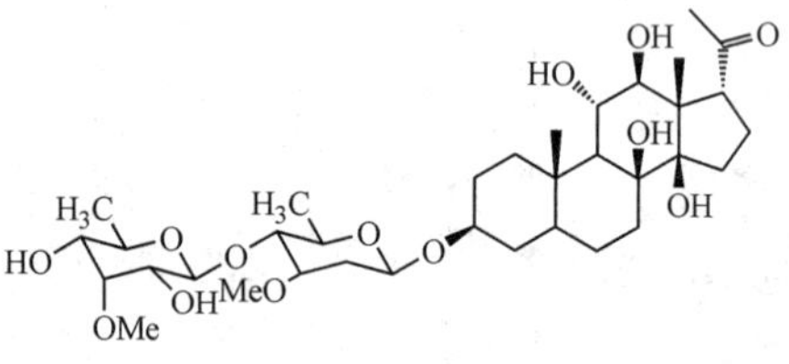

76

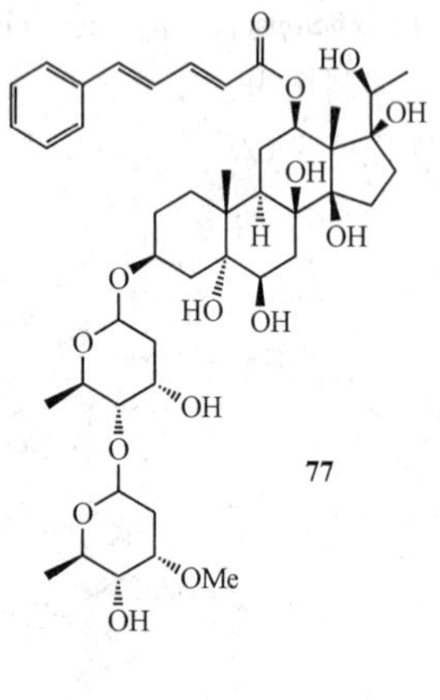

77

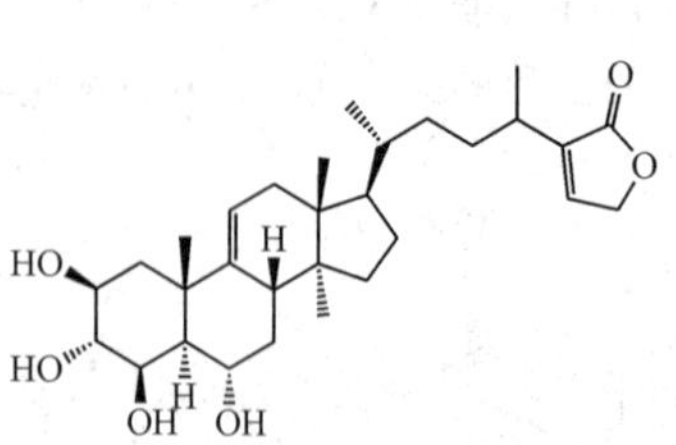

78

6 生物碱

从石松植物多穗石松（*Lycopodium annotinum*）中成功分离出 3 个骨架新颖的 lycopodane 生物碱，即 annotinolides A（**79**）、B（**80**）和 C（**81**），分别具有环丙烷、环丁烷及螺环--内酯结构特征。它们在 50μmol/L 时均具有一定的抗-淀粉样多肽（$A\beta_{1-42}$）聚集的作用[69]。从石松植物金丝条马尾杉（*Phlegmariurus fargesii*）中分离到一个新型的 $C_{16}N_2$ *Lycopodium* 生物碱 phlefargesiine A（**82**）。它具有全新的 6/7/6/6 四环骨架。该化合物在 40μmol/L 时对 AChE 产生 36.2% 的抑制作用[70]。从椭圆马尾杉（*Phlegmariurus henryi*）中分离到一个结构相近的生物碱 phleghenrine D（**83**），同时得到具有 9-氮杂原金刚烷胺片段的 *Lycopodium* 生物碱 neophleghenrine A（**84**）。与阳性对照物他克林相比，化合物 **83** 对 AChE 抑制作用强而对 BuChE 没有抑制作用[71]。

从海洋真菌 *Paraconiothyrium sporulosum* YK-03 分离得到新颖的由 bergamotane 倍半萜衍生的具有 6/4/5/5 四环体系的螺缩醛胺衍生物 sporulaminal A（**85**）[72]。对尼泊尔的西藏虎皮楠（*Daphniphyllum himalense*）进行研究得到 himalensines A（**86**）和 B（**87**）。化合物 **86** 是第一个天然的 C_{19} 虎皮楠生物碱；而 **87** 具有 22-降-1，13-裂环-daphnicyclidin 骨架，其对 PTP1B 和 IKK-β 两种蛋白激酶具有微弱抑制作用[73]。大环内酰胺衍生物 nivelactam（**88**），分离自雪白链霉菌（*Streptomyces niveus*）的发酵物中，它对一组人肿瘤细胞显示中等抑制作用[74]。从植物内生菌构巢裸胞壳（*Emericella nidulans* HDN12-249）分离得到 emericellolide A（**89**），其具有全新的包含罕见 *L*-谷氨酸片段以及异吲哚酮和倍半萜片段的大环内酯骨架[75]。

从柳珊瑚内生菌杂色曲霉（*Aspergillus versicolor* LZD-14-1）的发酵物中得到一种 *Fumiquinazoline* 型生物碱 versiquinazoline B（**90**），它对硫氧还蛋白还原酶（TrxR）显示抑制作用[76]。源于白姑鱼的真菌 *Curvularia* sp. IFB-Z10 产生骨架独特的吲哚嗪生物碱 curindolizine（**91**），该化合物对 LPS 诱导 RAW264.7 巨噬细胞产生 NO 具有抑制作用，并下调 TNF-α、IL-6 和 IL-1β 基因的表达，IC_{50} 值为 5.3μmol/L，与已上市对照药物地塞米松相当（IC_{50} 值为 2.2μmol/L）[77]。从骆驼蓬（*Peganum harmala*）的提取物中分离得到四对局部外消旋的 β-咔啉生物碱。其中，pegaharmine D（**92**）对 HL-60、PC-3 和 SGC-7901 细胞显示显著细胞毒作用[78]。

从红树的内生菌 *Penicillium brocae* MA-231 中鉴定了 4 个新二酮哌嗪类。其中，brocazine A（**93**）具有罕见的 6/5/6/5/6 环系的螺环骨架；brocazine G（**94**）是一个新的二硫双酮哌嗪衍生物，它对敏感及顺铂耐受的人卵巢癌细胞 A2780 和 A2780 CisR 都显示强烈细胞毒作用，同时对致病金黄葡萄球菌显示强抗菌作用[79]。从苦参（*Sophora flavescens*）的根中分离到 6 个结构独特的苦参碱型生物碱二聚体。其中，flavesine A（**95**）是第一个天然苦参碱型生物碱二聚体，而 flavesine F（**96**）是一类全新的苦参碱和（-）金雀花碱的聚合物[80]。

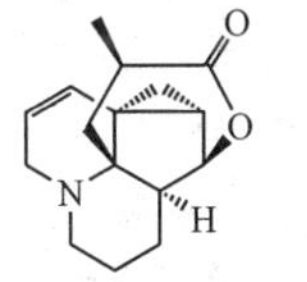
79

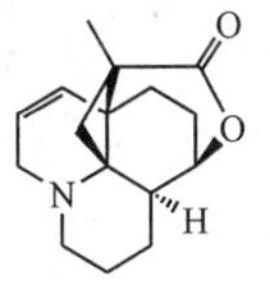
80

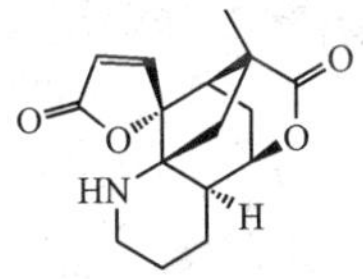
81

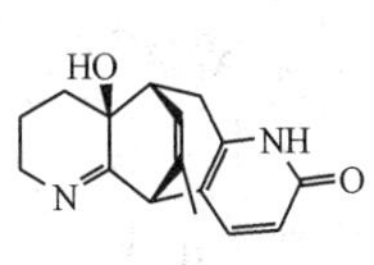
82

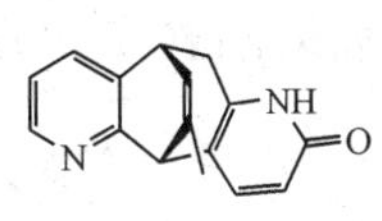
83

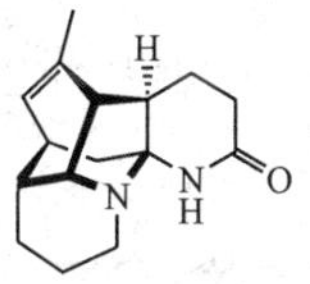
84

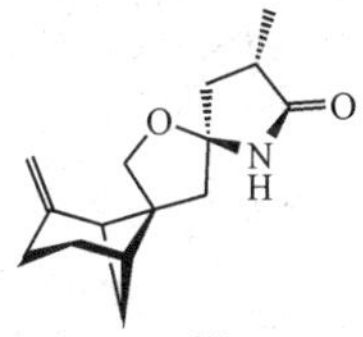
85

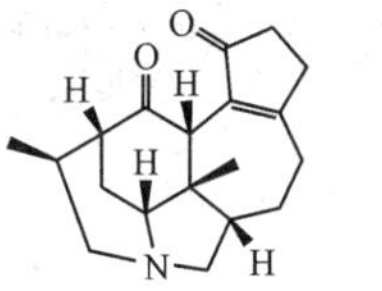
86

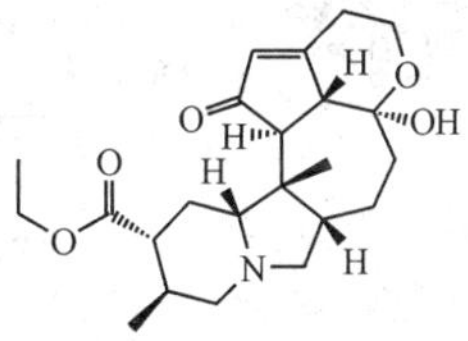
87

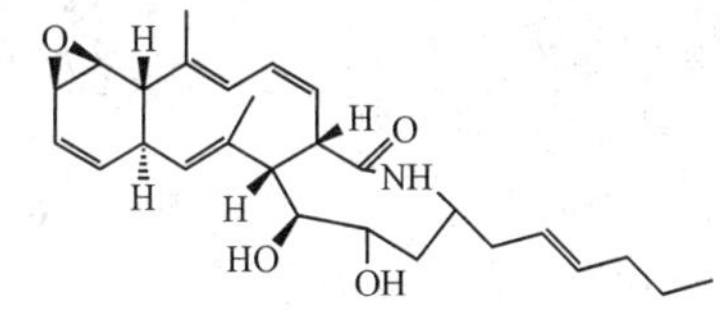
88

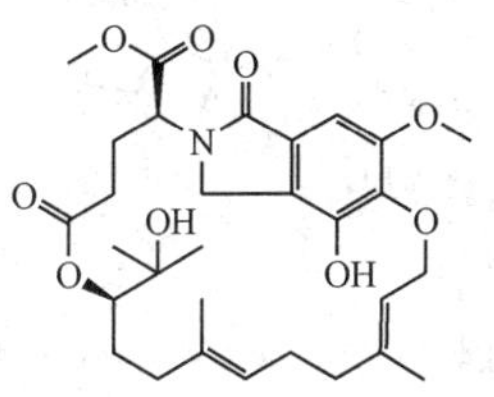
89

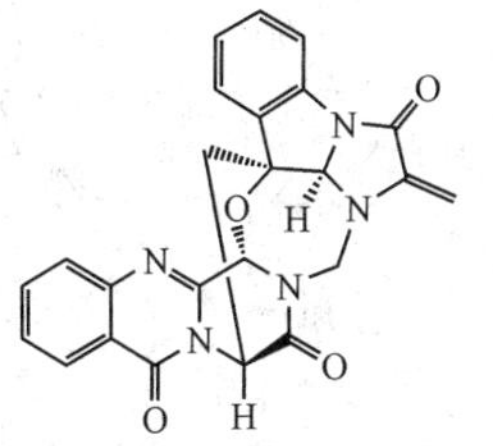
90

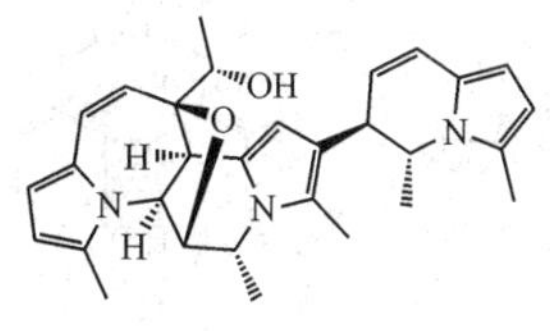
91

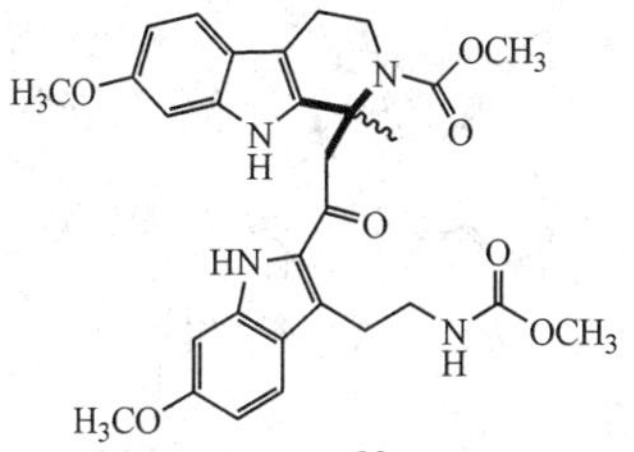
92

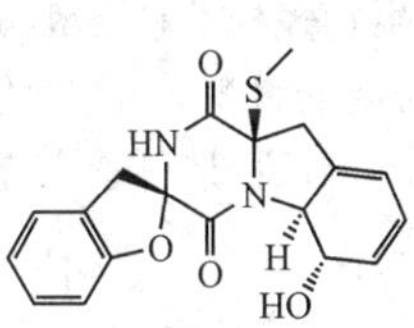
93

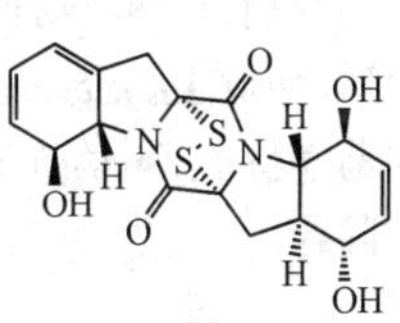
94

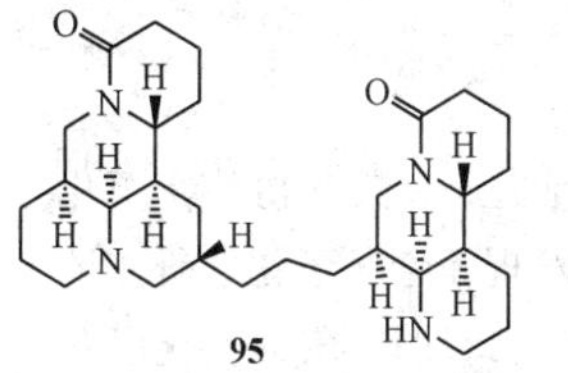
95

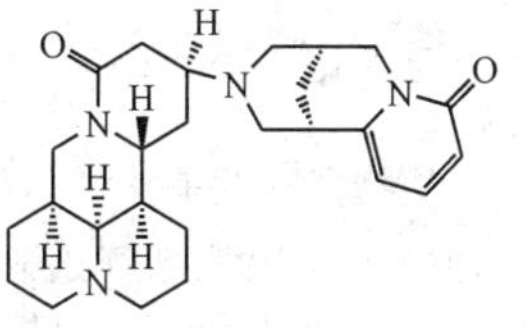
96

7 聚酮

从疏花毛萼香茶菜（*Isodon eriocalyx*var. *laxiflora*）茎的内生菌青霉菌 *Penicillium*sp. sh18 培养物中得到的 penicilfuranone A（**97**），是一个新颖的糠酸化合物[81]。从链霉菌 *Streptomyces* sp. HK-2006-1 中得到 6 个新的具有罕见分枝辛糖单元的十六元大环内酯。其中，aldgamycin O（**98**）对金黄葡萄球菌 *Staphylococcus aureus* 209P 显示良好抗菌作用，MIC 为 16μg/ml[82]。

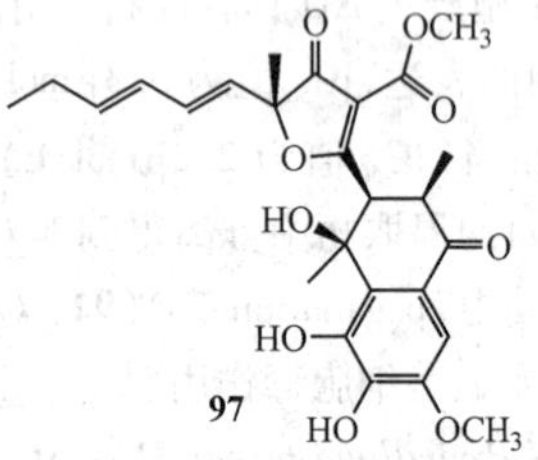

97

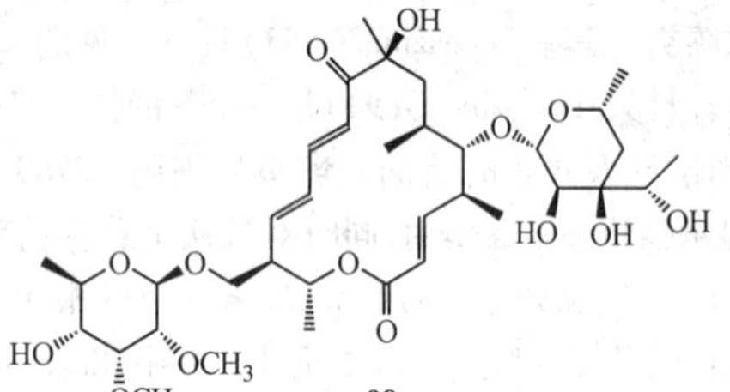

98

8 其 他

从植物内生菌茶轮斑病菌（*Pestalotiopsis theae* N635）的固体培养基发酵物中分离到的 chlorotheolide B（**99**），是一个新的螺缩酮化合物。化合物 **99** 可抑制人肿瘤细胞 HeLa 增殖并诱导细胞自噬[83]。（+）-Denobilone A（**100**）及其对映体一起从石斛（*Dendrobium nobile*）茎 70% 乙醇提取物中得到分离。两个成分均对 HeLa、MCF-7 和 A549 细胞产生中等抑制作用[84]。从海绵内生真菌的变异株 *Emericella variecolor* XSA-07-2-M3 中得到 diasteltoxin A（**101**）在内的 3 个包含 asteltoxin 单元的二聚体，所得成分均对硫氧还蛋白还原酶（TrxR）显示显著抑制作用[85]。自海洋灰色链霉菌（*Streptomyces griseus* strain M268）分离到第一例具有新颖醚桥体系的含硫 angucyclinone 型 grisemycin（**102**），它对 HL-60 具有适度的选择性抑制活性[86]。自光轮层炭壳菌（*Daldinia eschscholzii* IFB-TL01）的培养物中分离的 selesconol（**103**），是一个骨架新奇的大鼠骨髓间质干细胞分化为神经细胞的诱导物[87]。分离自粉红粘帚霉（*Clonostachys rosea* YRS-06）的次级代谢产物中的 dihydrotrichodimer ether A（**104**）是罕见的具有 γ-吡喃酮片段的 bisorbicillinoid 类化合物。化合物 **104** 对大肠杆菌具有强抑制作用，MIC 值为 25μg/ml[88]。Lecanicillone A（**105**），一个独特的通过［2+2］环加成形成的具有酰化环丁烷环系的 spiciferone 二聚体，是从昆虫致病真菌 *Lecanicillium* sp. PR-M-3 中分离得到。化合物 **105** 对 HL-60 细胞具有中等细胞毒作用[89]。Tadehaginoside D（**106**）是从葫芦茶（*Tadehagi triquetrum*）中分离得到的化学成分，它可以显著提高骨骼肌细胞 C2C12 的基础糖摄取和胰岛素刺激引起的糖摄取[90]。

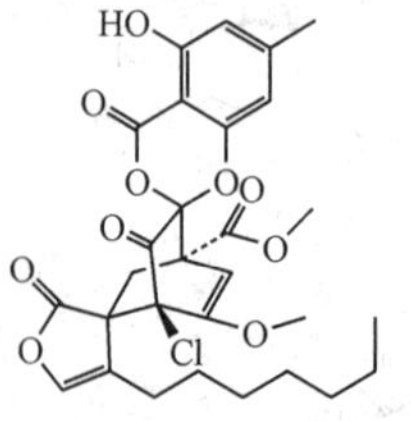

99

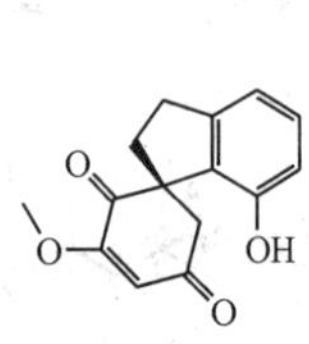

100

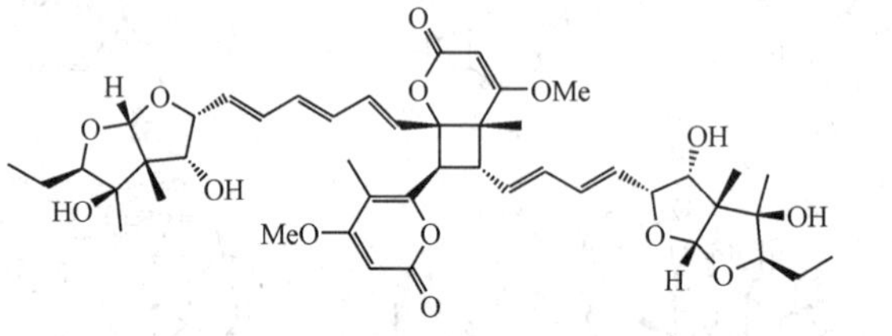

101

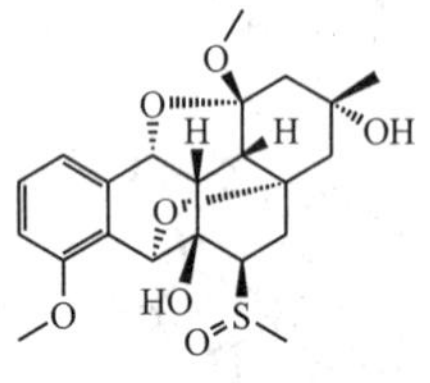

102

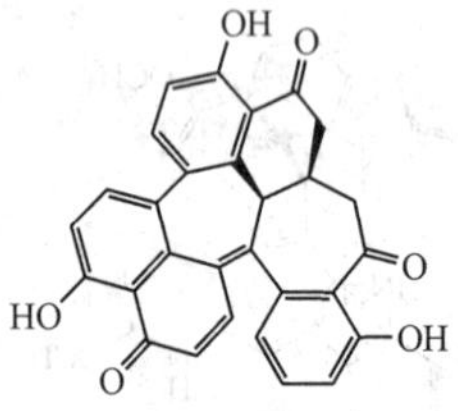

103

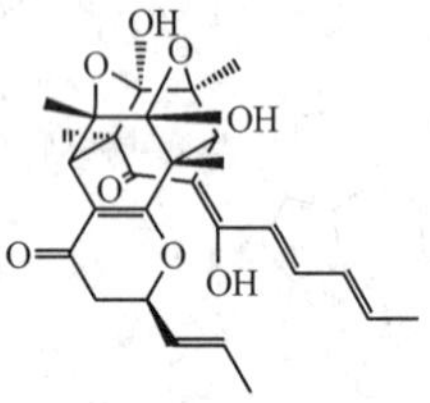

104

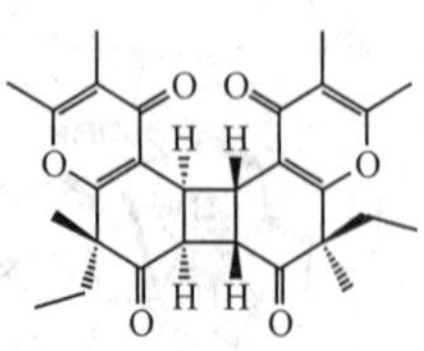

105

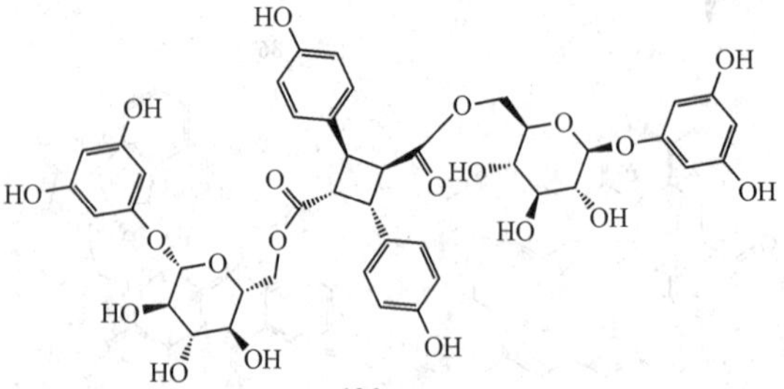

106

9 结 语

生物多样性是化学多样性的前提。天然产物是新颖化合物的丰富来源，新颖化学成分的发现无论对于化学研究还是药物开发均具有重要价值。由于人口增长、气候变化以及人类活动等影响，自然界物种灭绝导致生物多样性在不断减少。对珍稀、濒危生物资源进行适当、必要的科学研究，努力使其潜在药学价值、科学价值得到认识和利用，是科学家需要思考的问题。

参考文献

1 杨国勋,熊娟,胡金锋.天然产物化学研究进展[D].//彭司勋.中国药学年鉴 2016(第 32 卷)[M].北京:中国医药科技出版社,2018:2-13.

2 Xu D,Zhang BY,Yang XL. Antifungal Monoterpene Derivatives from the Plant Endophytic Fungus *Pestalotiopsis foedan* [J]. *Chem Biodivers*,2016,13(10):1422-1425.

3 Guo Q,Bai RF,Su GZ,*et al.* Chemical constituents from the roots and stems of *Litsea cubeba*[J]. *J Asian Nat Prod Res*,2016,18(1):51-58.

4 Li D,Jiang YY,Jin ZM,*et al.* Isolation and absolute configurations of diastereomers of 8α-hydroxy-T-muurolol and (1α,6β,7β)-cadinane-4-en-8α,10α-diol from *Chimonanthus salicifolius*[J]. *Phytochemistry*,2016,122:294-300.

5 Hu ZX,Shi YM,Wang WG,*et al.* Structural characterization of kadcoccinin A:a sesquiterpenoid with a tricyclo[4.4.0.$0^{3,10}$]decane scaffold from *Kadsuracoccinea* [J]. *Org Lett*, 2016, 18(9):2284-2287.

6 Liu QX,Yang YX,Zhang JP,*et al.* Isolation,structure elucidation,and absolute configuration of highly oxygenated germacranolides from *Carpesium cernuum*[J]. *J Nat Prod*,2016,79(10):2479-2486.

7 Hu CL,Xiong J,Li JY,*et al.* Rare sesquiterpenoids from the shed trunk barks of the critically endangered plant *Abies beshanzuensis* and their bioactivities. [J]. *Eur J Org Chem*, 2016, 2016(10):1832-1835.

8 Xi FM,Ma SG,Liu YB,*et al.* Artaboterpenoids A and B,bisabolene-derived sesquiterpenoids from *Artabotrys hexapetalus*[J]. *Org Lett*,2016,18(14):3374-3377.

9 Liu H,Li XM,Liu Y,*et al.* Chermesins A-D:meroterpenoids with a drimane-type spirosesquiterpene skeleton from the marine algal-derived endophytic fungus *Penicillium chermesinum* EN-480[J]. *J Nat Prod*,2016,79(4):806-811.

10 Yan H,Ba MY,Li XH,*et al.* Lindenane sesquiterpenoid dimers from *Chloranthus japonicus* inhibit HIV-1 and HCV replication[J]. *Fitoterapia*,2016,115:64-68.

11 Xie GB,Xie Y,Hu YZ,*et al.* Cytotoxic sesquiterpenoids from *Ligularia pleurocaulis*[J]. *Phytochemistry*,2016,125:99-105.

12 Xiong J,Hong ZL,Xu P,*et al.* *ent*-Abietane diterpenoids with anti-neuroinflammatory activity from the rare Chloranthaceae plant *Chloranthus oldhamii*[J]. *Org Biomol Chem*,2016,14(20):4678-4689.

13 Zhu J,Wang R,Lou L,*et al.* Jatrophane diterpenoids as modulators of P-glycoprotein-dependent multidrug resistance(MDR):advances of structure-activity relationships and discovery of promising MDR reversal agents[J]. *J Med Chem*,2016,59(13):6353-6369.

14 Wang WQ,Xuan LJ. *ent*-6,7-Secokaurane diterpenoids from *Rabdosia serra* and their cytotoxic activities[J]. *Phytochemistry*,2016,122:119-125.

15 Xu J,Peng MQ,Sun XC,*et al.* Bioactive diterpenoids from *Trigonostemon chinensis*:structures,NO inhibitory activities,and interactions with iNOS[J]. *Bioorg Med Chem Lett*,2016,26(19):4785-4789.

16 Chen YY,Yang KX,Yang XW,*et al.* New cytotoxic tigliane diterpenoids from *Croton caudatus*[J]. *Planta Med*,2016,82(8):729-733.

17 Liu SN,Huang D,Morris-Natschke SL,*et al.* Euphomilones A and B,*ent*-rosane diterpenoids with 7/5/6 and 5/7/6 skeletons from *Euphorbia milii*[J]. *Org Lett*,2016,18(23):6132-6135.

18 Tang Y,Xue YB,Du G,*et al.* Structural revisions of a class of natural products:scaffolds of aglycon analogues of fusicoccins and cotylenins isolated from fungi[J]. *Angew Chem Int Edit*, 2016, 128(12):4137-4141.

19 Liang XR,Miao FP,Song YP,*et al.* Citrinovirin with a new norditerpene skeleton from the marine algicolous fungus *Trichoderma citrinoviride*[J]. *Bioorg Med Chem Lett*,2016,26(20):5029-5031.

20 Xu JB,Fan YY,Gan LS,*et al.* Cephalotanins A-D,four norditerpenoids represent three highly rigid carbon skeletons from *Cephalotaxus sinensis*[J]. *Chem Eur J*,2016,22(41):14648-14654.

21 Ni G,Zhang H,Fan YY,*et al.* Mannolides A-C with an intact diterpenoid skeleton providing insights on the biosynthesis of antitumor *Cephalotaxus* troponoids[J]. *Org Lett*,2016,18(8):1880-1883.

22 Song JL,Yuan Y,Tan HB,*et al.* Euryachins A and B,a new type of diterpenoids from *Eurya chinensis* with potent NO production inhibitory activity[J]. *Rsc Adv*,2016,6(89):85958-85961.

23 Wan LS,Nian Y,Ye CJ,*et al.* Three minor diterpenoids with three carbon skeletons from *Euphorbia peplus*[J]. *Org Lett*,2016,18(9):2166-2169.

24 Fei DQ,Dong LL,Qi FM,*et al.* Euphorikanin A,a diterpenoid lactone with a fused 5/6/7/3 ring system from *Euphorbia kansui*[J]. *Org Lett*,2016,18(12):2844-2847.

25 Chen CC,Tzeng TT,Chen CC,*et al.* Erinacine S,a rare sesterterpene from the mycelia of *Hericium erinaceus*[J]. *J Nat Prod*,2016,79(2):438-441.

26 Liu Z,Chen Y,Chen SH,*et al.* Aspterpenacids A and B,two sesterterpenoids from a mangrove endophytic fungus *Aspergillus terreus* H010[J]. *Org Lett*,2016,18(6):1406-1409.

27 Han JX,Li LY,Zhong JL,*et al.* Officimalonic acids A-H,lanostane triterpenes from the fruiting bodies of *Fomes officinalis*[J]. *Phytochemistry*,2016,130:193-200.

28 Xiao SJ,Shi DB,Yuan ZL,*et al.* Two new rearranged lanostane triterpenoids from *Tsuga longibracteata*[J]. *Chin J Org Chem*,2016,36(7):1686-1689.

29 Xu J,Kang J,Sun XC,*et al.* Di- and Triterpenoids from the leaves of *Casearia balansae* and neurite outgrowth promoting effects of PC12 cells[J]. *J Nat Prod*,2016,79(1):170-179.

30 Shi YM,Cai SL,Li XN,*et al.* LC-UV-guided isolation and structure determination of lancolide E:a nortriterpenoid with a tetracyclo[5.4.0.$0^{2,4}$.$0^{3,7}$] undecane-bridged system from a "talented" *Schisandra* plant[J]. *Org Lett*,2016,18(1):100-103.

31 Zhou M,Liu Y,Song J,*et al.* Schincalide A,a schinortriterpenoid with a tricyclo[5.2.1.$0^{1,6}$]decane-bridged system from the stems

and leaves of *Schisandra incarnate*[J]. *Org Lett*, 2016, 18(18): 4558-4561.

32 Xu J, Xiao D, Lin QH, *et al*. Cytotoxic tirucallane and apotirucallane triterpenoids from the stems of *Picrasma quassioides*[J]. *J Nat Prod*, 2016, 79(8): 1899-1910.

33 Yu JH, Liu QF, Sheng L, *et al*. Cipacinoids A-D, four limonoids with spirocyclic skeletons from *Cipadessa cinerascens*[J]. *Org Lett*, 2016, 18(3): 444-447.

34 An FL, Luo J, Li RJ, *et al*. Spirotrichilins A and B: two rearranged spirocyclic limonoids from *Trichilia connaroides*[J]. *Org Lett*, 2016, 18(8): 1924-1927.

35 An FL, Luo J, Wang XB, *et al*. Trichiconlides A and B: two novel limonoids from the fruits of *Trichilia connaroides*[J]. *Org Biomol Chem*, 2016, 14(4): 1231-1235.

36 Liu CP, Wang GC, Gan LS, *et al*. Ciliatonoids A and B, two limonoids from *Toona ciliata*[J]. *Org Lett*, 2016, 18(12): 2894-2897.

37 Lv C, Yan XH, Tu Q, *et al*. Isolation and asymmetric total synthesis of perforanoid A[J]. *Angew Chem Int Edit*, 2016, 55(26): 7539-7543.

38 Jiao WH, Shi GH, Xu TT, *et al*. Dysiherbols A-C and dysideanone E, cytotoxic and NF-κB inhibitory tetracyclic meroterpenes from a *Dysidea* sp. marine sponge[J]. *J Nat Prod*, 2016, 79(2): 406-411.

39 Wang P, Li RJ, Liu RH, *et al*. Sarglaperoxides A and B, sesquiterpene-normonoterpene conjugates with a peroxide bridge from the seeds of *Sarcandra glabra*[J]. *Org Lett*, 2016, 18(4): 832-835.

40 Li R, Jia K, Fu Q, *et al*. LC-MS guided discovery, structural elucidation of a new curcuminoids, and its cytotoxicity[J]. *Chin Tradit Herbal Drugs*, 2016, 47(14): 2418-2423.

41 Zhou ZB, Li ZR, Wang XB, *et al*. Polycyclic polyprenylated derivatives from *Hypericum uralum*: neuroprotective effects and antidepressant-like activity of uralodin A[J]. *J Nat Prod*, 2016, 79(5): 1231-1240.

42 Tian DS, Yi P, Xia L, *et al*. Garmultins A-G, biogenetically related polycyclic acylphloroglucinols from *Garcinia multiflora*[J]. *Org Lett*, 2016, 18(22): 5904-5907.

43 Zhang JS, Zou YH, Guo YQ, *et al*. Polycyclic polyprenylated acylphloroglucinols: natural phosphodiesterase-4 inhibitors from *Hypericum sampsonii*[J]. *Rsc Adv*, 2016, 6(58): 53469-53476.

44 Cao JQ, Huang XJ, Li YT, *et al*. Callistrilones A and B, triketone-phloroglucinol-monoterpene hybrids with a new skeleton from *Callistemon rigidus*[J]. *Org Lett*, 2016, 18(1): 120-123.

45 Chen NH, Zhang YB, Huang XJ, *et al*. Drychampones A-C: three meroterpenoids from *Dryopteris championii*[J]. *J Org Chem*, 2016, 81(19): 9443-9448.

46 Yang XW, Li YP, Su J, *et al*. Hyperjapones A-E, terpenoid polymethylated acylphloroglucinols from *Hypericum japonicum*[J]. *Org Lett*, 2016, 18(8): 1876-1879.

47 Liu HX, Chen K, Tang GH, *et al*. Isolation and biomimetic total synthesis of tomentodiones A-B, terpenoid-conjugated phloroglucinols from the leaves of *Rhodomyrtus tomentosa*[J]. *RSC Adv*, 2016, 6(53): 48231-48236.

48 Liu HX, Chen K, Yuan Y, *et al*. Rhodomentones A and B, novel meroterpenoids with unique NMR characteristics from *Rhodomyrtus tomentosa*[J]. *Org Biomol Chem*, 2016, 14(30): 7354-7360.

49 Zhang YL, Chen C, Wang XB, *et al*. Rhodomyrtials A and B, two meroterpenoids with a triketone-sesquiterpene-triketone skeleton from *Rhodomyrtus tomentosa*: structural elucidation and biomimetic synthesis[J]. *Org Lett*, 2016, 18(16): 4068-4071.

50 Liu C, Ang S, Huang XJ, *et al*. Meroterpenoids with new skeletons from *Myrtus communis* and structure revision of myrtucommulone K[J]. *Org Lett*, 2016, 18(16): 4004-4007.

51 Yu Y, Gan LS, Yang SP, *et al*. Eucarobustols A-I, conjugates of sesquiterpenoids and acylphloroglucinols from *Eucalyptus robusta*[J]. *J Nat Prod*, 2016, 79(5): 1365-1372.

52 Li CJ, Ma J, Sun H, *et al*. Guajavadimer A, a dimeric caryophyllene-derived meroterpenoid with a new carbon skeleton from the leaves of *Psidium guajava*[J]. *Org Lett*, 2016, 18(2): 168-171.

53 Su GZ, Zhang RF, Yang XY, *et al*. Lignans from the stem bark of *Syringa pinnatifolia*[J]. *Fitoterapia*, 2016, 114: 63-68.

54 Long HL, Zhang HJ, Deng AJ, *et al*. Three new lignan glucosides from the roots of *Scutellaria baicalensis*[J]. *Acta Pharm Sin B*, 2016, 6(3): 229-233.

55 Ni G, Shi GR, Zhang D, *et al*. Cytotoxic lignans and sesquiterpenoids from the rhizomes of *Acorus tatarinowii*[J]. *Planta Med*, 2016, 82(7): 632-638.

56 Tang ZH, Liu YB, Ma SG, *et al*. Antiviral spirotriscoumarins A and B: two pairs of oligomeric coumarin enantiomers with a spirodienone-sesquiterpene skeleton from *Toddalia asiatica*[J]. *Org Lett*, 2016, 18(19): 5146-5149.

57 Wei W, Wu XW, Deng GG, *et al*. Anti-inflammatory coumarins with short- and long-chain hydrophobic groups from roots of *Angelica dahurica* cv. Hangbaizhi[J]. *Phytochemistry*, 2016, 123: 58-68.

58 Wang XL, Zhou FJ, Dou M, *et al*. Cochlearoids F-K: phenolic meroterpenoids from the fungus *Ganoderma cochlear* and their renoprotective activity[J]. *Bioorg Med Chem Lett*, 2016, 26(22): 5507-5512.

59 Tang YX, Fu WW, Wu R, *et al*. Bioassay-guided isolation of prenylated xanthone derivatives from the leaves of *Garcinia oligantha*[J]. *J Nat Prod*, 2016, 79(7): 1752-1761.

60 Sun Q, Wang D, Li FF, *et al*. Cytotoxic prenylated flavones from the stem and root bark of *Daphne giraldii*[J]. *Bioorg Med Chem Lett*, 2016, 26(16): 3968-3972.

61 Xiao YY, Xie HI, Zhao L, *et al*. Acyl flavone and lignan glucosides from *Leontopodium leontopodioides*[J]. *Phytochem Lett*, 2016, 17: 247-250.

62 Shao M, Huang XJ, Liu JS, *et al*. A new cytotoxic biflavonoid from the rhizome of *Wikstroemia indica*[J]. *Nat Prod Res*, 2016, 30(12): 1417-1422.

63 Ma GL, Xiong J, Yang GX, *et al*. Biginkgosides A-I, unexpected minor dimeric flavonol diglycosidic truxinate and truxillate esters from *Ginkgo biloba* leaves and their antineuroinflammatory and neuroprotective activities[J]. *J Nat Prod*, 2016, 79(5): 1354-1364.

64 He WF, Xue DQ, Yao LG, *et al.* A new bioactive steroidal ketone from the South China Sea sponge *Xestospongia testudinaria* [J]. *J Asian Nat Prod Res*, 2016, 18(2): 195-199.

65 Yao S, To KK, Ma L, *et al.* Polyoxypregnane steroids with an open-chain sugar moiety from *Marsdenia tenacissima* and their chemoresistance reversal activity[J]. *Phytochemistry*, 2016, 126: 47-58.

66 Peng W, Liang S, Hu JL, *et al.* The cytotoxic and tyrosine kinase inhibitory properties of C_{21} steroids and iridoids from the tubers of *Alocasia cucullata*[J]. *J Nat Med*, 2016, 70(3): 602-609.

67 An YW, Zhan ZL, Xie J, *et al.* Bioactive octahydroxylated C_{21} steroids from the root bark of *Lycium chinense*[J]. *J Nat Prod*, 2016, 79(4): 1024-1034.

68 Chen M, Wu XD, Zhao Q, *et al.* Topsensterols A-C, cytotoxic polyhydroxylated sterol derivatives from a marine sponge *Topsentia* sp. [J]. *Mar Drugs*, 2016, 14(8): 146.

69 Tang Y, Xiong J, Zhang JJ, *et al.* Annotinolides A-C, three lycopodane-derived 8,5-lactones with polycyclic skeletons from *Lycopodium annotinum*[J]. *Org Lett*, 2016, 18(17): 4376-4379.

70 Meng WJ, Xiong J, Wang WX, *et al.* Phlefargesiine A, a $C_{16}N_2$ lycopodium alkaloid with an unprecedented[6/7/6/6]-tetracyclic skeleton from *Phlegmariurus fargesii.* [J]. *Tetrahedron Lett*, 2016, 57 (29): 3218-3221.

71 Dong LB, Wu XD, Shi X, *et al.* Phleghenrines A-D and neophleghenrine A, bioactive and structurally rigid *Lycopodium* alkaloids from *Phlegmariurus henryi*[J]. *Org Lett*, 2016, 18(18): 4498-4501.

72 Zhang LH, Feng BM, Chen G, *et al.* Sporulaminals A and B: a pair of unusual epimeric spiroaminal derivatives from a marine-derived fungus *Paraconiothyrium sporulosum* YK-03 [J]. *RSC Adv*, 2016, 6 (48): 42361-42366.

73 Zhang H, Shyaula SL, Li JY, *et al.* Himalensines A and B, alkaloids from *Daphniphyllum himalense* [J]. *Org Lett*, 2016, 18 (5): 1202-1205.

74 Li LY, Cai YP, Jiang Y, *et al.* A unique macrolactam derivative via a [4 + 6]-cycloaddition from *Streptomyces niveus* [J]. *Bioorg Med Chem Lett*, 2016, 26(6): 1599-1604.

75 Zhou HB, Sun XH, Li N, *et al.* Isoindolone-containing meroperpenoids from the endophytic fungus *Emericella nidulans* HDN12-249. [J]. *Org Lett*, 2016, 18(18): 4670-4673.

76 Cheng ZB, Lou LL, Liu D, *et al.* Versiquinazolines A-K, fumiquinazoline-type alkaloids from the gorgonian-derived fungus *Aspergillus versicolor* LZD-14-1[J]. *J Nat Prod*, 2016, 79(11): 2941-2952.

77 Han WB, Zhang AH, Deng XZ, *et al.* Curindolizine, an anti-inflammatory agent assembled via Michael addition of pyrrole alkaloids inside fungal cells[J]. *Org Lett*, 2016, 18(8): 1816-1819.

78 Wang KB, Li DH, Hu P, *et al.* A series of -carboline alkaloids from the seeds of *Peganum harmala* show G-quadruplex interactions[J]. *Org Lett*, 2016, 18(14): 3398-3401.

79 Meng LH, Wang CY, Mándi A, *et al.* Three diketopiperazine alkaloids with spirocyclic skeletons and one bisthiodiketopiperazine derivative from the mangrove-derived endophytic fungus *Penicillium brocae* MA-231[J]. *Org Lett*, 2016, 18(20): 5304-5307.

80 Zhang YB, Zhan LQ, Li GQ, *et al.* Dimeric matrine-type alkaloids from the roots of *Sophora flavescens* and their anti-hepatitis B virus activities[J]. *J Org Chem*, 2016, 81(15): 6273-6280.

81 Wang WG, Li A, Yan BC, *et al.* LC-MS-guided isolation of penicilfuranone A: a new antifibrotic furancarboxylic acid from the plant endophytic fungus *Penicillium* sp. sh18 [J]. *J Nat Prod*, 2016, 79 (1): 149-155.

82 Wang CX, Ding R, Jiang ST, *et al.* Aldgamycins J-O, 16-membered macrolides with a branched octose unit from *Streptomycetes* sp. and their antibacterial activities [J]. *J Nat Prod*, 2016, 79 (10): 2446-2454.

83 Liu L, Han Y, Xiao JH, *et al.* Chlorotheolides A and B, spiroketals generated via Diels-Alder reactions in the endophytic fungus *Pestalotiopsis theae*[J]. *J Nat Prod*, 2016, 79(10): 2616-2623.

84 Zhou XM, Zheng CJ, Gan LS, *et al.* Bioactive phenanthrene and bibenzyl derivatives from the stems of *Dendrobium nobile*[J]. *J Nat Prod*, 2016, 79(7): 1791-1797.

85 Long HL, Cheng ZB, Huang W, *et al.* Diasteltoxins A-C, asteltoxin-based dimers from a mutant of the sponge-associated *Emericella variecolor* fungus[J]. *Org Lett*, 2016, 18(18): 4678-4681.

86 Xie ZP, Zhou L, Guo L, *et al.* Grisemycin, a bridged angucyclinone with a methylsulfinyl moiety from a marine-derived *Streptomyces* sp. [J]. *Org Lett*, 2016, 18(6): 1402-1405.

87 Zhang AH, Tan R, Jiang N, *et al.* Selesconol, a fungal polyketide that induces stem cell differentiation [J]. *Org Lett*, 2016, 18 (21): 5488-5491.

88 Zhai MM, Qi FM, Li J, *et al.* Isolation of secondary metabolites from the soil-derived fungus *Clonostachys rosea* YRS-06, a biological control agent, and evaluation of antibacterial activity[J]. *J Agric Food Chem*, 2016, 64(11): 2298-2306.

89 Wang ZY, Sang XN, Sun K, *et al.* Lecanicillones A-C, three dimeric isomers of spiciferone A with a cyclobutane ring from an entomopathogenic fungus *Lecanicillium* sp. PR-M-3[J]. *RSC Adv*, 2016, 6 (85): 82348-82351.

90 Zhang XP, Chen CY, Li YH, *et al.* Tadehaginosides A-J, phenylpropanoid glucosides from *Tadehagi triquetrum*, enhance glucose uptake via the upregulation of PPARγ and GLUT-4 in C2C12 myotubes[J]. *J Nat Prod*, 2016, 79(5): 1249-1258.

药物作用靶点研究进展

江振洲，徐登球，杨　航，张陆勇

（中国药科大学江苏省新药筛选中心，南京 210009）

摘要　本文通过对我国学者2016年在国内外发表的相关研究论文进行检索和整理，分类综述针对神经退行性疾病（如阿尔兹海默病、帕金森病等）、脑血管疾病、神经障碍性疾病、心血管疾病（如高血压、心绞痛、心衰、动脉粥样硬化等）、代谢类疾病（如肥胖症、脂肪肝、糖尿病等）、感染性疾病、自身免疫性疾病、肿瘤等多种重大疾病的作用靶点研究的最新进展，为后续药物靶点研究提供参考和借鉴。

恶性肿瘤、神经退行性疾病、精神障碍性疾病、心血管疾病、脑血管疾病、感染性疾病、自身免疫性疾病、代谢类疾病等重大疾病在全球发病率和死亡率居高不下，寻找这些疾病靶点，并研究将疾病靶点转化为药物作用靶点，是新药开发前期需要解决的关键工作之一。这些药物治疗相关作用靶点涉及受体、酶、离子通道、转运体、基因等。本文通过检索2016年我国学者在恶性肿瘤、神经退行性疾病等重大疾病作用靶点研究方面发表的相关文献，对所取得的主要研究进展进行分类综述，为推动这些疾病的药物作用靶点研究和治疗重大疾病的新药研发提供依据和思路。

1　神经退行性疾病作用靶点

随着人口老龄化的加剧，神经退行性疾病的患病率不断升高，其中阿尔茨海默病（AD）和帕金森病（PD）是患病率最高的两种疾病。

1.1　AD作用靶点

研究表明，AD与胆碱能神经递质不足、β淀粉样蛋白沉积（Aβ）、Tau蛋白过度磷酸化、氧化应激等有关。

1.1.1　血管紧张素-(1-7)　在脑内的肾素-血管紧张素系统（RAS）中，血管紧张素-(1-7)[Ang-(1-7)]、血管紧张素转换酶酶Ⅱ（ACEⅡ）及其受体Mas形成ACEⅡ/Ang-(1-7)/Mas轴，在保持人体和动物的正常认知方面起重要作用。在SAMP散发性AD小鼠模型中的研究发现，在AD进展过程中，小鼠脑内血管紧张素-(1-7)的水平显著下调，而血管紧张素-(1-7)的水平与Tau蛋白的过度磷酸化的程度呈负相关的关系，导致Tau蛋白过度磷酸化，加速AD的进展，提示血管紧张素-(1-7)可能是治疗AD的潜在靶点，应用血管紧张素转化酶抑制剂可能有助于缓解AD[1]。

1.1.2　FAAH　在受损的脑组织内，由大麻素（AEA）及其受体和代谢酶-脂肪酸酰胺水解酶（FAAH）组成的内源性大麻素系统（ECS）能够调节中枢神经系统的多种病理通路。FAAH抑制剂能够减少AEA的水解，增加AEA的水平，从而发挥抗氧化应激，抗细胞凋亡和抗炎的作用。在3×Tg-AD小鼠体内研究N-硬脂酰基酪氨酸（NSTK）的神经保护作用时发现，NSTK通过抑制FAAH来调节ECS，发挥治疗AD的作用，提示FAAH可能作为治疗AD的潜在靶点[2]。

1.1.3　miR-98-5p　miRNA是由18-24个核苷酸组成的非编码RNA，能够抑制信使RNA（mRNA）翻译或使其降解。在AD的发生时，miR-98-5p的表达显著上调。研究发现，miR-98-5p能够靶向作用于SNX6 mRNA的3′-UTR从而下调SNX6的表达，进而增加β淀粉样前体蛋白水解酶（BACE1）和Aβ的水平，加速AD的发生发展，提示miR-98-5p可能是治疗AD的新靶点[3]。

1.1.4　apoE　载脂蛋白E（apoE）作为主要的胆固醇转运载体，通过介导脂质从一种组织或细胞到另一种组织或细胞的转运来调节脂质在体内的平衡。在中枢神经系统中，apoE主要由星形胶质细胞产生，能够将胆固醇转运至神经元。在5xFAD小鼠模型中研究槲皮素的抗AD作用时发现，槲皮素通过抑制apoE的降解显著增加apoE的水平，apoE能促进Aβ的清除，进而发挥抗AD的作用，提示apoE可能作为治疗AD的潜在靶点。增加apoE的水平和增强apoE的稳定性，可能会成为治疗AD的一个新方向[4]。

1.1.5　ROS　活性氧（ROS）是由线粒体产生的，能够介导氧化应激，通过破坏神经元膜脂质、蛋白质、核酸和线粒体呼吸导致神经变性。在PC12细胞中研究姜黄素逆转Aβ产生的细胞毒性时发现，姜黄素通过抑制ROS介导的氧化应激削弱Aβ聚积产生的细胞毒性，从而发挥治疗AD的作用，提示ROS作为治疗AD的潜在靶点[5]。

1.1.6　Rab5　研究发现，AD发病早期异常增多的淀粉样前体蛋白（APP）及其代谢产物β-羧基末端片段（β-CTF，C99）能够使小G蛋白（small GTPases）Rab5的活性增加，导致NGF信号在神经元轴突的逆向运输障碍，基底前脑胆碱能神经元变性死亡，致使AD的发生进展，提示Rab5作为一种新的药物靶点为AD的治疗提供了可能[6]。

1.1.7　cdk5　cdk5作为一种细胞周期蛋白依赖性激酶，参与AD的发生发展。嗅觉障碍是诱发AD发生发展的一个危险因素。将小鼠的两侧嗅球（OBX）切除能够加剧Tau蛋白的过度磷酸化、胆碱能神经元的丢失，这些改变一定程度上由cdk5的激活导致，说明cdk5是治疗AD的潜在靶点[7]。

1.2 PD作用靶点

帕金森病(PD)最主要的病理改变是中脑黑质多巴胺(dopamine,DA)能神经元的变性死亡,由此而引起纹状体DA含量显著性减少而致病。研究108位确诊为AD的患者的ABCA1/R219基因型多态性和血清中ABCA1蛋白的浓度与PD的发病机理和PD分级的关系时发现,血清中ABCA1蛋白的浓度与PD的分级呈负相关,与ABCA1基因对应的等位基因可能是一种保护性的遗传因子[8]。研究发现,TRPV4沉默能够有效改善帕金森小鼠模型症状及酪氨酸羟化酶含量,表明TRPV4在帕金森病发展中起到重要作用,并有可能成为帕金森病的潜在治疗靶点[9]。研究发现过表达A53T突变α-synuclein(α-突触核蛋白)具有细胞毒性,且与正常细胞相比更容易受到损伤,可能与自噬敏感性增高、加速自噬耗竭有关,因此增加突变型α-synuclein的清除或增加自噬合成的相关蛋白诱导自噬可能会成为PD的潜在治疗靶点[10]。用5736例PD患者和4786例健康志愿者做meta分析,发现LRRK2 R1628P基因突变能够增加PD患病的风险[11]。

2 脑血管疾病作用靶点

2.1 糖原合成激酶3β(GSK-3β)

GSK-3β的异常活化与精神病和神经变性疾病有关,尚无研究确定GSK-3β对脑缺血/再灌注损伤的作用。通过剥夺糖氧/复氧(OGD/R)和大脑中动脉阻塞的缺血/再灌注大鼠模型体内外实验,发现敲除GSK-3β,总Nrf2和核Nrf2的表达增加,超表达GSK-3β则产生了相反的效果,大鼠脑内注射GSK-3β siRNA能改善神经功能,减少脑梗死面积及脑损伤[12]。本研究首次表明GSK-3β参与脑缺血再灌注损伤,可能成为临床治疗中风的潜在靶点。而且,通过体内外实验研究也发现GSK-3β在脑缺血再灌注损伤中通过下调Nrf2及Nrf2/ARE通路降低脑损伤,可能成为脑缺血再灌注损伤治疗靶点[13]。

2.2 甘氨酸转运蛋白1

甘氨酸在中枢神经系统属于抑制性神经递质。研究发现,高剂量甘氨酸转运蛋白1抑制剂NFPS对短暂性脑缺血再灌注损伤大鼠模型具有神经保护作用,能显著降低梗死面积,减轻神经元损伤,其保护作用可以被GlyR α1拮抗剂反转,说明其发挥作用可能通过改变甘氨酸受体α亚基,因此可甘氨酸转运蛋白1抑制剂NFPS可能成为治疗短暂性局部脑缺血新靶点[14]。

2.3 谷氨酸羧肽酶II

谷氨酸是人类神经系统重要的兴奋性神经递质,在疾病发生过程中发挥着重要作用。研究发现,神经细胞给予$CoCl_2$处理后,GCPII、mGluR3 mRNA和蛋白质水平表达均有所增加,表明谷氨酸相关通路参与了脑缺血的病理过程[15]。研究也发现,CoCl2处理后,细胞大量凋亡,敲除GCPII,抑制caspase 3、caspase 9的表达,进而改善神经细胞凋亡进程。因此,GCPII可能成为治疗缺血性脑卒中的新靶点。

2.4 let-7f/NDRG3

NDRG3是氧调蛋白,通过大鼠皮质神经元慢病毒转染及人类基因双荧光素酶分析,确定let-7f是NDRG3上游调节器,进一步通过双色荧光原位杂交实验发现,在脑缺血大鼠模型中let-7f表达增加,而NDRG3 mRNA表达水平降低,此研究确定了脑缺血低氧反应中let-7f对NDRG3的表达调节机制,提出let-7f/NDRG3通路可能成为治疗缺血性脑卒中的潜在靶点[16]。

2.5 circRNA

circRNA通过cirRNA-miRNA-基因通路调节基因表达。研究了OGD/R模型HT22细胞中cirRNA与正常对照组表达差异,发现mmu-circRNA-015947表达显著上调,此过程可能通过与miRNA作用进而影响基因表达[17]。同时KEGG通路分析发现,mmu-circRNA-015947可能也参与了与脑缺血再灌注病理相关的凋亡、代谢、免疫相关通路。

2.6 混合系列蛋白激酶样结构域(MLKL)

MLKL是调节细胞坏死性凋亡的关键分子,但它在脑损伤中的作用尚不清楚。通过氧糖剥夺及给予Caspase抑制剂引发神经元坏死性凋亡,发现与坏死性凋亡相关蛋白RIP1和RIP3表达上调,并且与MLKL相互作用增强。抑制MLKL,RIP1-RIP3-MLKL相互作用减弱,并且改善神经元死亡[18]。动物实验进一步证明,抑制MLKL能减轻低氧诱导的脑损伤,MLKL可能成为缓解低氧诱导脑损伤新的靶点。

2.7 lncRNA C2dat1

通过对局部脑缺血再灌注大鼠模型LncRNA阵列分析发现,CAMK2D相关转录物1(C2dat1),是首个CAMK2D相关LncRNA,能够上调CaMKIIδ的表达,CaMKII是神经元重要的蛋白激酶家族之一,进而提高神经元存活率,因此其可能成为治疗缺血性脑损伤的靶点[19]。

2.8 miRNAs

miRNAs在脑缺血发生发展过程中有重要作用,并起到一种调节作用。通过总结最新研究进展发现,其可能成为缺血性脑卒中诊断和治疗靶点[20]。通过对神经细胞氧糖剥夺及小鼠中脑闭塞处理研究发现,miR-455能抑制神经元死亡,降低小鼠脑梗死面积[21]。TRAF3是miR-455直接作用靶点,TRAF3沉默具有神经保护功能,并且能增强miR-455对缺血性脑损伤正面作用,miR-455抑制TRAF3蛋白表达在神经元保护中起到重要作用,可能成为治疗缺血性脑卒中新的潜在治疗靶点。

PPARγ在防护脑损伤方面有重要作用,但PPARγ的调节机制还不清楚。研究发现,miR-383在大鼠脑缺血半球表达上调,过表达miR-383能增加梗死面积,加重脑损伤,抑制miR-383则产生相反作用[22]。而且,miR-383过表达PPARγ蛋白表达水平下调,抑制miR-383,PPARγ蛋白表达水平则上调。miR-383能够抑制携带PPARγ3非翻译区载体荧光素酶活性,而结合区域突变则能降低 miR-383 抑制作用。因此,miR-383 可能通过调节 PPARγ 转录后表达水平进而在脑缺血中发挥重要作用,成为脑卒中潜在治疗靶点。

2.9 同型半胱氨酸

脑微出血(CBMs)的严重程度影响急性脑血管病的预后。通过对大动脉粥样硬化引发的急性脑卒中病人研究发现,血清同型半胱氨酸水平与 CBMs 等级呈很强的正相关,血清同型半胱氨酸水平可能为 CBMs 的潜在治疗靶点[23]。

2.10 NAMPT

NAMPT 是由脂肪细胞分泌,发现 NAMPT 是 NAD 合成限速酶,是机体重要的防御蛋白,可以通过多种机制及信号通路发挥抗脑卒中作用,改善神经系统功能,有望成为治疗脑卒中新策略[24]。

2.11 死亡蛋白激酶 1(DAPK1)

DAPK1 是与细胞凋亡有关的蛋白激酶,总结最近研究发现其通过与 NMDA 受体结合介导细胞的死亡,促成脑卒中的发生,DAPK1 可能成为治疗脑卒中的新靶点[25]。

2.12 泛素-蛋白酶体系统(UPS)

UPS 介导细胞内非溶酶体途径蛋白质降解,其功能异常可导致多种疾病发生。通过对最近研究进行综述,提出对 UPS 调节机制进行深入探究,有可能发现治疗缺血性脑血管疾病新靶点[26]。

3 精神障碍性疾病作用靶点

精神障碍性疾病的种类多种多样,随着现代生活压力的不断增加,越来越多的人患上此症状,常见的有精神分裂症、老年性痴呆、抑郁症等。

3.1 TLX-miR-219

发现 TLX 的过表达或 miR-219 作用的抑制改善 SCZ 神经干细胞(NSCs)的增殖性缺陷[27]。研究表明,TLX 和 miR-219 都可能是 SCZ 的潜在治疗靶标,TLX 诱导剂或 miR-219 抑制剂可能作为潜在的治疗工具,以维持 SCZ 患者的正常 NSC 增殖。

3.2 NRGN

NRGN 基因位于 11q24 上,并且编码在没有钙的情况下结合钙调素的突触后蛋白激酶底物。研究表明,NRGN 是汉族精神分裂症、重性抑郁症和双相情感障碍的共同易感基因,可能为这些精神障碍疾病的诊断和治疗提供新的靶标[28]。

3.3 TSPO

AC-5216 为易位蛋白 18kDa(TSPO)的配体,产生抗焦虑和抗抑郁样效应。研究表明 AC-5216 对 HFD-STZ 大鼠的抗抑郁样效应,表明 TSPO 可能代表 2 型糖尿病(T2DM)抑郁症的新型治疗靶点[29]。

3.4 PPARγ

过氧化物酶体增殖物激活受体 γ(PPARγ)是调节炎症和小胶质细胞极化的核受体,因此是解决抑郁症的潜在目标。提出吡格列酮是一种调节抗炎活性的小神经胶质细胞调节药物,可以部分地解释所观察到的抗抑郁反应。这一发现表明,靶向小胶质细胞可以为新的抑郁症治疗铺平道路[30]。

3.5 SCL25A37

研究表明,SCL25A37 是一种 MDD 易感基因,其表达可能影响患 MDD 风险,MDD 患者 SCL25A37 下调,表明 SCL25A37 可以用作 MDD 诊断的潜在生物标志物[31]。

3.6 EphB2

肝配蛋白 B2(EphB2)受体是与突触发育和成熟相关的酪氨酸激酶受体。研究结果表明 EphB2 是应激漏洞的关键调节器,可能是治疗抑郁症的潜在靶标[32]。

3.7 OCT3

研究表明,有机阳离子转运蛋白 3(OCT3)在控制释放的单胺神经递质的细胞外浓度中发挥重要作用,OCT3 可能是治疗抑郁症有前途的靶标[33]。

3.8 NLRP3

研究表明,雌激素缺乏导致 NLRP3 炎症小体激活,从而导致海马神经炎症和抑郁和焦虑,NLRP3 炎症小体可能是雌激素缺乏相关情感障碍的潜在治疗靶点[34]。

3.9 p11

抑郁症是干扰素 α(IFN-α)治疗的主要副作用之一。研究表明,IFN-α 处理导致 p11 下调,其随后在体外或体内降低 5-HTR1b 和 5-HTR4,说明 p11 可能是 5 HTR1b 和 5 HTR4 的一个潜在的调节器,以及 IFN-α 诱导抑郁症的预测或治疗靶标[35]。

3.10 其他

研究表明,在奖励回路中拓扑组织的破坏与认知缺陷和 MDD 患者的抑郁程度显著相关[36]。除了抗抑郁治疗,标准化的奖励回路应该是改善抑郁和 MDD 患者认知缺陷的焦点和靶标。提出,红细胞生成素途径是治疗抑郁症的潜在靶标[37];确定在 PBMCs 改变的 miR-124 的表达可能参与 MDD 的发病机制和治疗,这提供了 miRNA 参与 MDD 和抗抑郁作用的病理生理过程的新信息[38];研究表明,成功构建了可在细胞中表达 NAP 的重组腺伴随病毒(rAAV)载体,NAP 可能是抗抑郁治疗的治疗作用的潜在靶标[39];研究表明,减少的 CB1 受体表达可能与中风后抑郁症的发展相关,并且 CB2 受体可能是治疗中风后抑郁障碍的潜在治疗靶标[40];研究发现 PTPRR/ERK 通路可能是抑郁症治疗的潜在靶标[41];揭示了 P2X7 受体的抗抑郁样表型的重要性[42];研究表明,ATP 敏感的钾(K ATP)通道参与抑郁症的发病机制,可能是治疗抑郁症的有前途的靶标[43]。

4 心血管疾病作用靶点

4.1 动脉粥样硬化

4.1.1 氯离子通道蛋白 1 氯离子通道蛋白 1(chloride

channel 1,CLIC1)属于 CLIC 家族的一员,由 241 个氨基酸组成的蛋白质。在哺乳动物中分布广泛,存在形式多样,具有重要的生物学作用。发现 $ApoE^{-/-}$ 小鼠中,CLIC1 蛋白表达上调。在动脉粥样硬化发生发展过程中,CLIC1 蛋白促进了内皮细胞的氧化损伤和炎症反应,并引起内皮功能的紊乱,CLIC1 有望成为治疗动脉粥样硬化的新靶点[44]。

4.1.2 Orial 介导的钙池操纵性钙通道　Orial 介导的钙池操纵性钙内流(store-operated calcium entry)发生在内质网膜和质膜的衔接处,是非兴奋细胞调节细胞内外钙平衡的主要途径之一。高胆固醇饮食的 $ApoE^{-/-}$ 小鼠的动脉粥样硬化斑块中,Orial 表达增加;siRNA 沉默 Orial 基因或者采用抑制剂抑制 Orial 介导的钙池操纵性钙内流均能显著抑制高胆固醇饮食的 $ApoE^{-/-}$ 小鼠的动脉粥样硬化斑块的形成[45]。该试验研究的结果表明,Orial 介导的钙池操纵性钙通道可能通过促进泡沫细胞的形成和血管的炎症发生,促进动脉粥样硬化的发展。因此,Orial 介导的钙池操纵性钙通道可作为动脉粥样硬化治疗的潜在靶点。

4.1.3 HULC-miR-9 途径　HULC(highly upregulated in liver cancer)是肝癌中高表达的一种长链非编码 RNA,与恶性肿瘤及其他疾病密切相关。研究阐明了 HULC 在 TNF-α 诱导的细胞凋亡中的作用[46]。TNF-α 能够剂量依赖性地诱导血管内皮细胞的凋亡和减少 HULC 的数量;HULC 的过表达则减少了 TNF-α 诱导的细胞凋亡。HULC 与 DNA 甲基转移酶相互作用并诱导 miR-9 启动子 CpG 的甲基化而抑制 miR-9 的表达,从而减少 TNF-α 诱导的细胞凋亡。因此,HULC-miR-9 途径有可能成为治疗动脉粥样硬化的新靶点。

4.1.4 M2 型丙酮酸激酶　血浆同型半胱氨酸水平升高与动脉粥样硬化及斑块形成有关,同型半胱氨酸能够激活 B 细胞和抗体分泌。研究发现,在体内外同型半胱氨酸均能正向调节 B 细胞中 M2 型丙酮酸激酶(pyruvate kinase muscle isozyme 2,PKM2)的表达和酶活性,从而增加 B 细胞在基础条件和应激条件下的糖酵解和氧化代谢[47]。应用 PKM2 抑制剂柴草素,可通过抑制 PKM2 酶活性直接减弱同型半胱氨酸激活 B 细胞的功能,并且能够改善同型半胱氨酸引起的动脉粥样硬化。因此,PKM2 可能成为由同型半胱氨酸引起的动脉粥样硬化的治疗新靶点。

4.1.5 NADPH/ROS/JNK 信号途径　在探讨晚期糖基化终产物如何与内皮祖细胞相互作用而促进动脉粥样硬化时发现,糖基化终产物作用于相应受体引起 JNK 途径的激活导致内皮祖细胞的凋亡,部分是由于 NADPH 氧化酶的活性和 Rac1 的表达增加造成活性氧簇的增多[48]。晚期糖基化终产物诱导的细胞凋亡破坏了内皮祖细胞维持和修复内皮的作用,进而引发动脉粥样硬化相关的病理变化。因此,NADPH/ROS/JNK 信号途径可能成为治疗动脉粥样硬化的潜在靶点。

4.1.6 TRPM7　瞬时感受器电位 M7 通道(transient receptor potential melastatin 7,TRPM7)是非兴奋细胞中介导钙内流的重要通道。研究表明,ox-LDL 在诱导血管平滑肌细胞增殖和迁移的同时,TRPM7 的活性也显著上调;应用 TRPM7 抑制剂或者 siRNA 沉默 TRPM7 基因,血管平滑肌细胞的增殖和迁移相应受到抑制,因此 TRPM7 有望成为治疗动脉粥样硬化的新靶点[49]。

4.1.7 TRPC1/TRPC3　研究表明,在冠状动脉平滑肌细胞中,TRP 通道 C 亚族蛋白 1(TRPC1)和 TRPC3 通过激活促凋亡蛋白 Bax 和 cleaved caspase-3 以及抑制抗凋亡蛋白 Bcl-2 和 pAkt 激酶,参与溶血磷脂酸诱导的钙内流和细胞凋亡[50]。因而,TRPC1/TRPC3 可能成为溶血磷脂酸引起的动脉粥样硬化治疗的新靶点。

4.1.8 miR-497　近年来,miRNA 与疾病的关系成为研究热点。研究显示[51],miR-497 在动脉粥样硬化的发生发展中起重要作用。人脐静脉内皮细胞在 ox-LDL 刺激后,miR-497 明显上调。异位表达 miR-497 抑制了细胞增殖,促进了细胞凋亡,增加了 caspase9/3 的活性。miR497 调节 Cyclin D2 靶基因阻滞细胞周期,经 Bcl2/Bax-caspase9/caspase3 途径促进细胞凋亡,miR-497 有望成为治疗动脉粥样硬化的潜在靶点。

4.1.9 miR-24　研究表明,miR-24 表达失调能够促进高糖饮食诱导的血管平滑肌细胞增殖和迁移;miR-24 过表达直接抑制 HMGB1/NF-κB 相关的信号途径,减少了血管平滑肌细胞的炎症,进而起到了抗增殖和迁移的作用,miR-24 有可能成为治疗糖尿病患者的动脉粥样硬化的潜在靶点[52]。

4.1.10 miR-92a 和 EZH2　高同型半胱氨酸血症与甲基化异常有关,表观遗传机制在同型半胱氨酸水平升高引起的动脉粥样硬化中起重要作用。研究表明,$ApoE^{-/-}$ 小鼠的高同型半胱氨酸血症通过 miR-92a 在转录和翻译水平对 EZH2 (enhancer of zeste homolog 2)调控,引起 EZH2 过表达,miR-92a 和 EZH2 均有可能成为治疗由于同型半胱氨酸水平升高引起的动脉粥样硬化的新靶点[53]。

4.1.11 Kir2.1　内向整流钾通道 2.1(inward rectifier K + channel 2.1,Kir2.1)是钾离子通道的一种,主要分布在心脏、神经组织和肌肉中。发现,Kir2.1 基因敲除显著抑制了血小板源性生长因子 BB 引起的血管平滑肌细胞的增殖和迁移及损伤后颈动脉内膜的形成,因此 Kir2.1 可能作为治疗动脉粥样硬化等心血管疾病的新靶点[54]。

4.1.12 PIAS3　PIAS3 是 PIAS(protein inhibitor of activated STAT)家族的一员,能够抑制 STAT 的转录活性,参与多种细胞功能的调控。研究显示,动脉粥样硬化病变中,PIAS3 表达下降,且 PIAS3 表达下降的同时 IL-6 表达水平和动脉粥样硬化严重程度均增加;PIAS3 过表达能够有效抑制 ox-LDL 引起的炎症反应、脂质堆积和血管平滑肌细胞的增殖。因此,PIAS3 是动脉粥样硬化发生发展的重要抑制蛋白,有望成为治疗动脉粥样硬化的新靶点[55]。

4.2 心力衰竭

4.2.1 TRIM32　TRIM32(Tripartite motif 32)是一种转录因

子，具有 E3 泛素连接酶的活性，在肌肉系统和神经系统中起重要作用。研究发现，心力衰竭患者和小鼠肥厚的心脏中，TRIM32 表达下降；过表达的 TRIM32，可以改善压力超负荷诱导的心肌肥厚和心力衰竭；相反，CRISPR/Cas9 敲除 TRIM32 基因则加剧压力超负荷诱导的心肌肥厚和心力衰竭。因此，TRIM32 可能成为治疗心力衰竭的新靶点[56]。

4.2.2 miR-99a 研究发现，miR-99a 表达水平与心力衰竭小鼠心肌功能高度相关。进一步研究表明，miR-99a 对 mTOR 的表达和 P70/S6K 的激活有负向调控作用，已证实 mTOR/P70/S6K 信号途径在压力诱导下的心肌肥厚中有着重要角色[57]。因而，miR-99a 有可能是心力衰竭治疗的潜在靶点。

4.2.3 miR-218 和 miR-497 心肌肥厚是心力衰竭的重要危险因素之一。研究表明，miR-218 可能通过负向调节 REST (RE1-silencing transcription factor) 的表达而在心肌肥厚中发挥重要作用[58]。的研究也证实了，miR-497 通过负向调节 Sirt4 抑制心肌肥厚的发生发展。因而，miR-218 和 miR-497 有可能成为治疗心力衰竭的潜在靶点[59]。

4.2.4 miR-503 心肌纤维化是心力衰竭产生的主要原因之一。研究发现，在主动脉狭窄（TAC）小鼠的左心室组织和 AngⅡ处理的新生小鼠心肌成纤维细胞中，miR-503 表达增加。过表达的 miR-503 促进新生小鼠心肌成纤维细胞的增殖和胶原生成，抑制 TAC 小鼠的 miR-503 并减少 CTGF 和 TGF-β 的产生[60]。因此，miR-503 有可能成为治疗心力衰竭的新靶点。

4.2.5 miR-138 和 Lcn2 的研究表明，在缺氧条件下，miR-138 上调通过抑制脂质运载蛋白 2（lipocalin-2，Lcn2）基因的表达提高了心肌细胞的存活率并抑制凋亡的发生[61]。在研究心力衰竭患者血清中 miR-138 表达水平时发现，相比于对照组，心力衰竭患者血清中 miR-138 表达水平升高，且与 NYHA 心功能分级成正相关[62]。因此，miR-138 和 Lcn2 可能成为治疗心力衰竭的潜在靶点。

4.2.6 AKAP150 AKPA150 是一种 A 型激酶锚定蛋白（A-kinase anchoring protein），调控细胞的生命活动。研究表明，病理应激条件下 AKAP150 具有心肌保护作用，心脏 AKAP150 基因敲除促进了心梗后心肌的病理性重塑、功能下降及心力衰竭的发生发展[63]。因此，AKAP150 有可能成为心力衰竭治疗的新靶点。

4.2.7 SIKE IKKε 属于 IκB 激酶家族，与代谢性疾病和肿瘤密切相关。研究表明，在啮齿类和灵长类动物中，IKKε 的抑制因子 SIKE（suppressor of IKKε）经抑制 TBK1/Akt 信号途径能够抑制病理性心肌肥厚[64]。因而，SIKE 有望成为治疗心力衰竭的新靶点。

4.3 缺血/再灌注损伤

铁是人体所必需的微量元素之一，但细胞内铁超载又会诱导活性氧簇的产生进而威胁细胞的存活。线粒体是细胞内铁代谢的最主要细胞器，铁代谢受到严格的调控。研究发现，缺血再灌注损伤后，线粒体铁含量显著增加，胞质中铁含量则没有明显变化；心肌细胞中 ABCB8 的过表达能够减少线粒体铁，并对心肌缺血再灌注损伤具有保护作用，铁螯合剂调节线粒体铁的水平也能够抑制缺血再灌注损伤[65]。因此，线粒体铁有可能成为缺血/再灌注损伤治疗的潜在靶点。

4.4 高血压

利用全基因组关联分析技术揭示了全新的高血压易感基因-L3MBTL4[66]。自发性高血压大鼠模型中，L3MBTL4 的表达上调且其主要在血管平滑肌细胞中表达。L3MBTL4 过表达，大鼠的血压明显升高，心肌肥厚明显加重。进一步的机制研究表明，L3MBTL4 过表达引起 LTBP1 蛋白表达量下降以及 MAPK 信号通路的磷酸化激活。因而，L3MBTL4 可能是治疗高血压的潜在靶基因。

5 代谢性疾病作用靶点

5.1 糖尿病

5.1.1 miR-451 研究发现，miR-451 通过甘油激酶靶向调控肝脏糖异生，在维持血糖稳态中发挥重要作用，揭示了甘油激酶调控糖异生的分子机制[67]。提示 2 型糖尿病时血糖和胰岛素升高可能通过上调肝脏 miR-451 而抑制 Gyk 表达，进而抑制糖异生，从而有利于改善血糖。因此，miR-451 和 Gyk 是治疗 2 型糖尿病的潜在靶标。

5.1.2 VEGF-B 研究发现，VEGF-B 为 PGC-1α/ERR-α 信号传导途径的下游靶标，并强调 PGC1α 作为主要代谢传感器的作用，通过调节 VEGF-A 和 VEGF-B 的表达水平协调血管生长和 FA 摄入与线粒体 FA 氧化，所以 VEGF-B 可能为治疗 2 型糖尿病的靶标[68]。

5.1.3 miR-200c miR-200 家族包含 miR-200c、miR-200a、miR-200b、miR-141 和 miR-429，在糖尿病并发症的发展中起作用。miR-200b 的下调增加血管内皮生长因子表达，促进血管发生，改善糖尿病性视网膜病变，而升高的 miR-200b 通过促进 COX-2 和 MCP-1 在血管平滑中的表达而诱导炎症肌肉细胞。增加的 miR-200 家族（miR-200b 和 miR-200c）可促进糖尿病肾病（DN）中纤维化基因的表达。然而，miR-200c 在糖尿病内皮功能障碍中的参与研究较少。研究发现，iR-200c 是糖尿病内皮功能障碍的新调解者，提示 miR-200c 可作为药物干预糖尿病血管损伤并发症的靶标[69]。

5.1.4 MiR-23b G3BP2 通过 NF-κB 与 Ras 信号传导通路以及丝裂原活化蛋白激酶途径发挥作用。氧化应激和炎症过程已被证明是包括几种慢性糖尿病及糖尿病肾病并发症的发病机制中的重要原因。研究发现，高血糖通过 p38MAPK 和 p53 的 miR-23b/G3BP2 负反馈调控调节糖尿病肾病的致病过程，提示 miR-23b 可能是潜在治疗靶标[70]。

5.1.5 miR-21 miRNA 在许多疾病包括糖尿病和其并发症中起重要作用。miR-21 可通过抑制代谢途径促进肾脏坏死，可保护 db/db 小鼠免受 DN 诱导的肾小球系膜细胞增殖损害，也可通过提高 TGF-β1 诱导的 EMT 来促进肾纤维化。研究发现，miR-21 通过抑制 smad7 保护肾功能，从而提示血清 miR-21 可能是糖尿病肾病的潜在治疗靶点[71]。

5.1.6 HDAC3/miR-10a/CREB1　研究发现，miR-10a 的通过 CREB1 显著抑制细胞外基质纤连蛋白和肾损伤的产生，并证实 HDAC3 通过调节 miR-10a 的表达在糖尿病肾病的发展中发挥作用[72]。结果提示 HDAC3/miR-10a/CREB1 作为肾损伤的新机制，提供 2 型糖尿病中潜在的治疗靶点。

5.1.7 MiR-130b　巨噬细胞导致肥胖相关的炎症和代谢综合征，它可产生各种促炎因子如 TNF-α、IL-1 和 IL-6 等，抑制胰岛素功能，并渗透脂肪组织引起肥胖。研究发现，miR-130b 是巨噬细胞极化的新型调节器，并通过抑制 PPAR-γ 导致脂肪组织炎症和胰岛素耐受，所以 miR-130b 可能是治疗 T2DM 的潜在靶标[73]。

5.2 脂肪肝

5.2.1 AMPK α1　AMP 活化蛋白激酶（AMPK），是生物能量代谢调节的关键分子，是研究糖尿病及其他代谢相关疾病的核心。AMPK 蛋白以异源三聚体复合体形式存在，包括 α-催化亚基、β-调节亚基和 γ-调节亚基。研究表明，AMPK α1 在调节肝脏脂质代谢中发挥重要作用。用饱和脂肪酸诱导 L02 细胞建立脂肪肝细胞模型，结果显示，AMPK α1 过表达时能抑制细胞质中脂质积累，降低甘油三酯水平，并通过灭活 P38 丝裂原活化蛋白激酶（P38MAPK）减轻炎症反应[74]。因此，AMPK α1 可作为治疗非酒精性脂肪性肝炎（NAFLD）的新靶点。

5.2.2 GPR40　GPR40 是一种 G 蛋白偶联受体，能介导游离脂肪酸所诱导的胰岛素抵抗，在糖尿病治疗中具有重要作用。肝脂肪变性与胰岛素抵抗和 2 型糖尿病密切相关。研究发现，GPR40 激动后通过激活 AMPK 相关依赖性通路，抑制肝 X 受体（LXR）诱导的肝脏脂质堆积，表明 GPR40 可作为治疗肝脂肪变性的潜在靶标[75]。

5.2.3 TFE3　转录因子 E3（TFE3）在调节自噬通量和溶酶体功能中发挥重要作用。构建了过表达/敲低表达 TFE3 的 L02 肝细胞系模型，发现 TFE3 过表达能显著缓解肝细胞脂肪变性，其主要调控自噬诱导的脂吞途径和 PCG-1α 介导的脂肪酸 β 氧化途径，为肝脂肪变性的治疗提供了新见解[76]。

5.2.4 Traf5　研究发现，肿瘤坏死因子受体相关因子 5（Traf5）过表达通过阻断 c-Jun 氨基末端激酶（Jnk1）信号通路，调节肝脂肪变性，可作为肥胖相关的 NAFLD 的潜在治疗靶点[77]。

5.2.5 锌 α2 糖蛋白　锌 α2 糖蛋白（ZAG）在刺激脂肪组织的脂肪动员和分解中具有重要作用。研究表明，ZAG 过表达能显著抑制脂肪生成，促进脂肪分解和脂肪酸 β 氧化，减轻棕榈酸所诱导的细胞内脂肪蓄积，使其成为治疗脂肪肝的潜在靶点[78]。

5.2.6 Micro-RNA223　酒精性脂肪性肝炎（ALD）的一项标志是肝脏中嗜中性粒细胞浸润，miR-223 是中性粒细胞中含量最丰富的一种 miRNA，调节嗜中性粒细胞功能。研究表明，miR-223 过表达通过抑制 IL-6-P47phox-ROS 信号通路，阻断 ALD 中嗜中性粒细胞浸，miR-223 可能是治疗 ALD 的新靶点[79]。

5.2.7 Micro-RNA421　线粒体功能障碍在 NAFLD 的发生发展中具有重要作用。研究表明，在 NAFLD 小鼠模型中，miR-421 上调，其靶向 SIRT3，通过抑制 SIRT3/FOXO3 途径，加重 HFFA 诱导的氧化应激损伤，miR-421 可作为 NAFLD 的潜在治疗靶点[80]。

5.2.8 Micro-RNA149 和 Micro-RNA212　研究表明，miR-149 和 miR-212 通过靶向下调成纤维细胞生长因子 21（FGF-21）蛋白表达水平，促进 HepG2 细胞中脂肪的生成，miR-149 和 miR-212 可能成为治疗 NAFLD 的新靶点[81-82]。

5.2.9 Gab2　Grb2（生长因子受体结合蛋白 2）协同结合蛋白 2（Gab2）在肝细胞中响应于各种疾病因子的刺激。研究表明，Gab2 能抑制肝脏脂质积累，激活多个细胞信号通路，如 PI3K-AKT、Socs3-Stat3 和 Shp2-ERK 通路，介导脂肪肝病理进程[83]。因此，Gab2 为脂肪肝疾病的预防和治疗提供了一个新靶点。

5.3 肥胖

研究表明，甲状腺素运载蛋白（TTR）通过降低动物下丘脑背内侧核的神经肽 Y（NPY）水平，诱导大鼠厌食和调节能量平衡，同时表明 TTR 不会诱导动物内脏疾病和条件性味觉厌恶，因此甲状腺素运载蛋白可能是治疗肥胖及相关疾病安全有效的靶点[84]。

研究发现，G 蛋白偶联受体基因 Gpr45 的失活会引起小鼠高脂蛋白血症和高胰岛素血症[85]。Gpr45 不改变动物的摄食量，通过破坏动物的基础能量代谢途径减少能量消耗。分子机制研究发现，Gpr45 通过 JHK2/STAT3 信号通路调节阿黑皮素原（POMC）的表达，Gpr45 很可能是肥胖症的潜在有效治疗靶标。

过氧化物酶体增殖物激活受体 γ（PPARγ）是脂肪细胞分化和功能的主要调节受体。研究发现，FK506 结合蛋白-51（FKBP51）敲除老鼠可抗体重增加和肝脂肪变性，降低白色脂肪组织（WAT）含量，增加棕色脂肪组织（BAT）的含量，进一步研究发现，在 WAT 中 FKBP51 是 PPARγ 的重要调节因子，因此 FKBP51 可能成为治疗肥胖和糖尿病的潜在新靶点[86]。

研究发现，POMC 缺乏肌醇需求激酶 Iα（IRE1α）会引起下丘脑中 α-黑素细胞刺激激素的产生增加，进而促进能量代谢，IRE1α 缺乏可能是肥胖及肥胖相关代谢疾病的新治疗靶点[87]。CUL4B 在多种实体瘤如肝癌、结肠癌和胃癌等肿瘤组织中高表达，研究发现，下调 CUL4B 导致 PPARγ 基因的上调，进而促进脂肪形成，同时 CUL4B 敲除小鼠具有抵抗高脂饮食诱导的葡萄糖不耐受和胰岛素抵抗，CUL4B 可能是治疗肥胖和代谢综合征的潜在治疗靶点[88]。

研究发现，miR-503 能直接作用于骨形成蛋白受体 1A(Bmpr1A)，通过 PI3K/Akt 信号通路参与脂肪细胞分化，因此 miR-503 可能为治疗脂肪生成疾病如肥胖、高脂血症和 2 型糖尿病提供新的治疗靶点和策略[89]。

6 感染性疾病作用靶点

6.1 细菌感染

铜绿假单胞菌(Pseudomonas aeruginosa，PA)诱发的角膜炎是一种急性进行性感染性疾病，常导致炎性上皮细胞水肿、基质浸润、组织破坏、角膜溃疡和视力丧失。研究表明，三结构域蛋白家族 8(TRIM8)对 PA 诱导的角膜炎具有促炎作用，并建议将 TRIM8 作为角膜炎的潜在治疗靶标[90]。产肠毒素性大肠杆菌(ETEC)可导致幼畜及幼崽水样性腹泻，严重影响畜牧养殖业。发现，C 感染后小鼠肠组织中长链非编码 RNA(LncRNA)存在差异表达，提出 LncRNA ENSMUST00000122226 可能调控 ETEC 引起的感染性腹泻的炎症反应的发生与发展，LncRNA 很可能是研究感染性腹泻的新靶点[91]。

6.2 病毒感染

RIP 家族即受体相互作用蛋白激酶，属于丝氨酸/苏氨酸蛋白激酶家族，参与病原菌感染、DNA 损伤、炎症及细胞因子诱导的免疫细胞活化以及细胞死亡过程等。发现，受体相互作用蛋白激酶家族的 RIP1-RIP3 蛋白复合物与 RNA 病毒活化 NLRP3 炎症小体过程有关，在细胞坏死中起关键作用，该复合物有望成为病毒感染相关炎症性疾病的治疗靶点[92]。鸡马立克氏病(MD)是由 MD 疱疹病毒引起的传染病，可以诱导肿瘤的初始形成。发现，微小 RNA gga-miR-130a 可调控 HOXA3 及 MyoD 蛋白水平，从而抑制 MD 淋巴瘤增殖及迁移[93]。

6.3 真菌感染

近年来各种侵入性操作、化疗、放疗、免疫抑制剂、广谱抗生素和糖皮质激素类物质的广泛应用使侵袭性真菌感染的发病率激增，其中一半以上为白色念珠菌感染。研究表明，白念珠菌性脓毒症患者外周血高迁移率族蛋白 B1(HMGB1)与 PCT、CRP 和 BDG 成正相关[94]。侵袭性白念珠菌感染组小鼠外周血、肺、肝和肾组织中 HMGB1mRNA 和蛋白表达明显增高，而丙酮酸乙酯(HMGB1 抑制剂)组能明显抑制 HMGB1 的表达和释放，降低小鼠肺、肝和肾组织损伤，减少死亡率，即 HMGB1 可能为侵袭性白念珠菌感染的治疗提供新的靶点。

由于广谱抗生素和糖皮质激素的滥用以及角膜接触镜佩戴的增加，真菌性角膜炎(FK)的发病率逐年增多，该病具有极高的感染性和严重的致盲率。提出，吲哚胺 2,3 双加氧酶(IDO)及其下游炎症因子在烟曲霉菌性角膜炎的发病机制中起重要作用[95]。烟曲霉菌通过 Dectin-1/IDO 信号通路诱导角膜上皮细胞中 IDO 及其相关信号分子的表达，进而诱导 Treg 反应，抑制 Th17 反应，以介导烟曲霉菌的免疫耐受，从而促进 FK 炎症反应的慢性化，因此 IDO 可能成为新的治疗靶点。发现，人永生化角膜上皮细胞(THCEs)感染烟曲霉菌后产生的胸腺基质淋巴细胞生成素(TSLP)能促进 T、B 淋巴细胞增殖、活化，从而启动获得性免疫，并能诱导 $CD4^+$ T 细胞向 Th2 分化[96]。另外，THCEs 来源的 TSLP 可增强 B 细胞介导的体液免疫，TSLP 可能是 FK 的治疗靶点。则认为，穿透素 PTX3 在角膜上皮细胞抗烟曲霉菌免疫发挥了重要作用，Syk、MEK1/2 和 JNK 是调控烟曲霉菌刺激时角膜上皮表达 PTX3 的靶点[97]。

6.4 结核病

PD-1 是一种抑制性细胞表面受体，主要在激活的 T、B 和骨髓细胞表达。PD-1 与其配体 PD-L1 和 PD-L2 作用，从而以抗原特异性方式抑制 T 细胞效应功能。对肺结核的免疫发病机制进行探讨后发现，活动性肺结核(病人的 $CD4^+$ 总 T 细胞及 T 细胞亚群 Treg、Tresp($CD4^+$ $CD25^-$)和 Teff($CD4^+CD25^+Foxp3^-$)中的 PD-1 和 PD-L1 的表达显著高于健康人，提示 PD-1/PD-L1 通路对 CD4 亚群的调节可能是控制结核病的免疫治疗靶标[98]。

7 自身免疫性疾病作用靶点

7.1 类风湿关节炎(RA)

7.1.1 分选连接蛋白 10(SNX10) SNX 是含有 phox 同源结构域的磷酸肌醇结合蛋白，作为 SNX 家族中结构最简单的成员之一，SNX10 已被报道在体内/溶酶体途径中具有调节功能，包括吞噬和消化病原体，抗原加工和表达，炎症反应以及维持组织稳态，对巨噬细胞的功能至关重要。研究发现，SNX10 基因敲除可以抑制 CIA 小鼠的骨质流失和关节损坏，显著降低血清 TNF-α、IL-17β 水平，通过干扰肌动蛋白带的形成显著抑制破骨细胞成熟和骨重吸收功能[99]。因此，SNX10 可以作为 RA 中抑制炎症和骨侵蚀的潜在治疗靶点。

7.1.2 免疫球蛋白 D(IgD) 免疫球蛋白(Ig)指具有抗体活性或化学结构，与抗体分子相似的球蛋白，IgD 按表型分为膜免疫球蛋白(mIgD)和分泌型免疫球蛋白(sIgD)。研究发现，RA 病人体内 sIgD、mIgD 和 IgD 受体(IgDR)水平显著升高，RA 患者 sIgD 的浓度与 NF-κB 配体的可溶性受体激活剂(sRANKL)、类风湿因子(RF)和 C-反应蛋白(CRP)呈正相关[100]。IgD 能够增强外周血单核细胞(PBMCs)的增殖作用，并诱导 IL-1α、IL-1β、TNF-α、IL-6 和 IL-10 的产生，因此 IgD 可以成为 RA 免疫新疗法的潜在靶点。

7.1.3 miR-10a 研究发现，与骨性关节炎(OA)对照组相比，RA 患者的成纤维样滑膜细胞(FLSs)中 miR-10a 下调，这种下调作用以 NF-κB 依赖的方式，由 TNF-α 和 IL-1β 激活，显著促进多种炎症细胞因子的产生，包括 TNF-α、IL-1β、IL-

6、IL-8[101]。此外 miR-10a 抑制剂的转染会加速 FLSs 增殖及迁移。杨海等[102]发现，TAK1 和 BTRC 是 miR-10a 的靶基因，进一步验证了 miR-10a 通过影响 NF-κB 通路的活性而影响 FLS 的迁移。因此，miR-10a 可以成为 RA 诊断治疗的新靶点。

7.1.4 白介素 36(IL-36)亚族、白介素 37(IL-37)、白介素 33(IL-33) IL-36 属于 IL-1 家族的成员，在自身免疫监控和免疫应答中发挥重要作用。其中，IL-36α、IL-36β、IL-36γ、IL-33 为促炎细胞因子，IL-36Ra、IL-37、IL-38 为抗炎细胞因子。研究发现，与健康对照组相比，RA 患者 IL-36α、IL-36β、IL-36Ra、IL-38 和 IL-33 显著升高[103]。IL-36Ra 升高的患者红细胞沉降率和类风湿因子更高，升高的 IL-36α 与 C 反应蛋白呈正相关。因此，上述 IL-1 家族的新成员为 RA 的治疗提供了新的靶点。

7.2 系统性红斑狼疮(SLE)

7.2.1 白介素-39(IL-39) 白细胞介素-12 家族细胞因子已经作为免疫的关键调节剂，其中 IL-12、IL-23 与疾病发病相关，而 IL-27、IL-35 则会减轻自身免疫性疾病。发现了一种新的 IL-12 家族成员 IL-39，由 IL-23p19 和 Ebi3 异源二聚体组成，由 LPS 刺激的 B 细胞和狼疮小鼠模型中 $GL7^+$ 激活的 B 细胞分泌[104]。研究表明，由激活的 B 细胞分泌的 IL-39 介导了 MRL/lpr 小鼠的狼疮样疾病，与其他 IL-12 家族的细胞因子相比，IL-39 显著上升。这提示 IL-39 在 SLE 的病理生理学中起重要作用，可能成为 SLE 治疗的靶点。

7.2.2 长链非编码 RNA(lncRNAs) lncRNA 是人类基因组中非编码序列的主要组成部分，参与表观遗传、可变剪接、入核转运等过程，也能作为小 RNA 前体发挥功能，其转录和功能失调往往伴随着疾病的发生。近年来，lncRNAs 被认为与多种自身免疫性疾病联系紧密。研究发现，lncRNA NEAT1 主要表达于人类单核细胞中，其表达在 SLE 患者中急剧上调，由 LPS 通过 p38 激活的方式诱导。沉默 NEAT1 则显著降低疾病相关细胞因子和趋化因子，lncRNA 在 SLE 发病机制中起促进作用，为 SLE 的介入治疗提供了潜在的靶点[105]。

7.3 多发性硬化(MS)与格林-巴利综合征(GSB)

多发性硬化(MS)是中枢神经系统的一种与自身免疫有关的脱髓鞘疾病，实验性变态反应性脑脊髓炎(EAE)为其动物实验模型；格林-巴利综合征(GSB)是一种自身免疫性周围神经病，实验性自身免疫性神经炎(EAN)为其动物实验模型。二者都属于脱髓鞘疾病，发病机制及治疗有相似之处[106]。

7.3.1 窖蛋白 Caveolin-1(Cave-1) Caveolin-1 是胞膜窖(Caveolae)的支架蛋白，参与调节血管完整性和细胞内转运。之前的研究中，尽管发现了 EAE 和其他神经退行性疾病中 Caveolin-1 的表达增加的现象，但其功能仍不明确。研究发现，脑脊髓炎阳性的野生型小鼠血清和脊髓组织 Caveolin-1 表达上升，与疾病的发生率和严重程度相关；而 Caveolin-1 敲除的小鼠疾病发生率降低，症状减轻，展现出极强的抵抗力[107]。此外，Caveolin-1 敲除小鼠中与病变相关的黏附分子 ICAM-1 和 VCAM-1 表达减少，减轻致病性 T 细胞运输到 CNS。因此，Caveolin-1 可以作为神经炎症疾病如多发性硬化的潜在治疗靶点。

7.3.2 经典瞬时受体电位(TRPC)通道 瞬时受体电位通道(TRP)是细胞膜上重要的通透 Ca^{2+} 的通道，最早发现于黑腹果蝇视觉传导系统。TRP 亚家族中 TRPC 与黑腹果蝇 TRP 同源性最高，现已发现 TRPC 在神经系统中广泛表达，与神经系统病变与细胞内钙稳态的失衡有关。研究发现，TRPC 通道在 IL-17 的诱导下促进 Ca^{2+} 内流的增加[108]；MIP-1α 的表达通过 TRPC 通道，由 IL-17 介导；TRPC 通道还参与了由 IL-17 介导的小鼠星形胶质细胞的激活。因此，TRPC 通道在 IL-17 介导的 MIP-1α 表达和星形胶质细胞激活中具有重要作用，TRPC 通道可作为神经炎症疾病的潜在治疗靶点。

7.3.3 消退素 ResolvinD1(RvD1) Resolvins 是一种新发现的典型内源性介质，可促进炎症的消退并刺激体内平衡的恢复，RvD1 是消退素家族的重要成员。研究发现，RvD1、RvD1 合成酶及 RvD1 受体在 EAN 恢复阶段的外周神经系统(PNS)中大量增加[109]。内源性和外源性 RvD1 增加调节性 T 细胞(Treg)和 PNS 中的抗炎性巨噬细胞数量，增强炎症消退，并促进 EAN 大鼠的疾病恢复。RvD1 增强凋亡 T 细胞引起的巨噬细胞吞噬，减少了凋亡 T 细胞在 PNS 的积累，诱导 TGF-β 产生，引起 Treg 细胞促进 EAN 中的炎症消退和疾病恢复。

7.3.4 $CD8^+$ 巨噬细胞 巨噬细胞在自身免疫介导的神经损伤中起关键作用。已有研究显示，消耗巨噬细胞或抑制其活性，对 EAN 的临床发展起抑制作用。也有研究表明，巨噬细胞在 EAN 恢复期间发挥组织保护活性。研究发现，$CD8^+$ 细胞积累大量于 EAN 大鼠的坐骨神经，这种现象与 EAN 中神经系统症状的严重程度呈正相关，$CD8^+$ 巨噬细胞在 EAN 的病理过程中发挥重要作用，有望成为 EAN 甚至 GSB 的潜在治疗靶点[110]。

7.4 自身免疫性甲状腺炎(AIT)

7.4.1 白介素 1β(IL-1β) 自身免疫性甲状腺炎(AIT)又叫侨本氏甲状腺炎(HT)，是非感染性的自身免疫性疾病。IL-1β 是 IL-1 的主要分泌形式，在炎症和自身免疫性疾病中发挥着重要作用。研究发现，尽管 HT 患者体内的 IL-1β 水平与正常对照组相比无显著差异，但 IL-1β 的 mRNA 和蛋白质的水平显著升高[111]；另外，IL-1β 在患者的甲状腺组织中也增加，临床样本的相关分析证实了高 IL-1β 水平与 HT 的发病机制的关联。因此，IL-1β 可能是 HT 发病机理中的活性致病因子，为 HT 的诊断和治疗提供了新的靶点。

7.4.2 CXC 趋化因子受体 4(CXCR4)拮抗剂 AMD3100 趋化因子是一类小分子量多肽，能够诱导各种亚型白细胞趋化，主要功能是将白细胞募集到炎症部位。CXCR4 或

CXCL12 的表达水平升高与多种自身免疫性疾病有关。利用 NOD. H-2^{h4} 小鼠研究发现，与对照组相比，AIT 组中 $CD19^+$ $IL10^+$ B 细胞和 $CD4^+IL10^+$T 细胞的百分比以及 IL10 mRNA 的表达水平降低[112]；然而在 AMD3100 处理后上述指标增加。与 AIT 组相比，AMD3100 组中 $CD4^+$T 细胞、$CD8^+$T 细胞、$CD19^+$B 细胞和 $CD8^+IFN\gamma^+$T 细胞的百分比和 IFNγ 的 mRNA 表达水平降低。与未治疗的 AIT 小鼠相比，AMD3100 治疗的小鼠具有较低的血清甲状腺球蛋白抗体滴度和减少的甲状腺淋巴细胞浸润。因此，AMD3100 作为这条趋化因子轴的抑制剂为 AIT 的治疗提供了潜在的靶点。

7.5 重症肌无力(MG)

7.5.1 白介素 17A(IL-17A) IL-17A 是 Th17 细胞分泌的一种促炎性的细胞因子，在机体病原清除和炎症发生过程中发挥重要作用，近年来研究发现 IL-17 在多种自身免疫性疾病中发挥重要作用。研究发现，IL-17A 在患者体内的水平高于对照组，无胸腺肿瘤的早期发病的女性 IL-17A 的水平更高[113]。逻辑回归分析表明，无胸腺肿瘤是 IL-17A 上升的决定性因素而不是其他。升高的 IL-17A 水平与更严重的 MG 相关。因此，IL-17A 在一类特殊病人的发病机制中起着关键作用，可以作为这类病人治疗的潜在靶点。

7.5.2 miR-181c(miR-181c) miRNA 是小非编码 RNA，可以通过结合互补靶向 mRNA 调节基因表达，抑制翻译。miRNA 对于调节许多生物学过程至关重要，并提供许多潜在靶点。有研究表明，单个 miRNA 可以深刻改变免疫反应的表型和结果。研究显示，与健康对照相比，MG 患者的外周血单核细胞(PBMC)中 miR-181c 显著下调[114]。MG 患者也具有升高的血清 IL-7 和 IL-17 水平，IL-7 水平与 IL-17 水平正相关。miR-181c 水平与患者血清 IL-7 和 IL-17 水平呈负相关。荧光素酶报告基因测定显示，miR-181c 可以直接结合白细胞介素-7 的 30-UTR，miR-181c 强制表达导致培养的 PBMC 中 IL-7 和 IL-17 释放减少，而 miR-181c 的消耗增加这两种促炎细胞因子的分泌。因此 miR-181c 可成为 MG 治疗的新靶点。

7.6 肝脏疾病

7.6.1 白介素 17C/白介素 17RE(IL-17C/IL-17RE)轴 自身免疫性肝炎(AIH)是一种预后不良同时人们了解有限的全球性肝病，可导致肝纤维化、肝硬化最终引起肝癌。研究发现，在人及小鼠 AIH 肝脏样品中检测到 IL-17C 表达升高[115]；在刀豆蛋白(ConA)诱导的肝损伤中，肝细胞产生的 IL-17C 及其特异性受体 IL-17RE 必不可少；其机制与 IL-17C 通过肝内 $CD4^+$T 细胞增强 IL-2 的表达促进 NK 细胞活化和肝损伤有关。因此 IL-17C/IL-17RE 轴可以作为 AIH 治疗的潜在靶点。

7.6.2 B1a 细胞 原发性胆汁性肝硬化又称原发性胆汁性胆管炎(PBC)，是一种伴有进行性胆汁淤积和肝纤维化的自身免疫性疾病。通过研究 $p40^{-/-}$ IL-$2R\alpha^{-/-}$ 小鼠的 B1a 细胞，发现 B1a 细胞的增殖随着 Ki67 的减少显著降低，造成了 $p40^{-/-}$ IL-$2R\alpha^{-/-}$ 小鼠腹腔(PC)中 B1a 细胞减少[116]；$CD4^+$ 和 $CD8^+$T 细胞则随着 INF-γ 的产生而增加。B1a 细胞的比例与自动反应性 $CD8^+$ 细胞的出现成负相关。B1a 细胞的机能障碍导致了有缺陷的免疫调节功能，因此 B1a 细胞可以作为 PBC 治疗的新靶点。

7.7 其他疾病

7.7.1 Leptin/OB-R 信号通路 原发性干燥综合征(SjS)是一种系统性自身免疫性疾病。研究发现，在疾病的进展过程中 SjS 小鼠模型 Leptin 及其受体 OB-R 的表达在局部和全身均有升高[117]。将表达 OB-R shRNA(rAAV2-shOB-R)或不表达(rAAV2-null)的 2 型重组腺相关病毒(rAAV2)载体注射到 4 或 16 周龄 BALB/cNOD/LtJ(NOD)小鼠，发现 SjS 模型中腺体炎症适度减少，Leptin/OB-R 信号通路可以作为 SjS 治疗的潜在靶点

7.7.2 妊娠诱导非编码 RNA(PINC) 川崎病(KD)是一种身体中等大小血管发炎的自身免疫性疾病。研究发现，PINC mRNA 在 HUVECs 炎症模型中存在显著高表达，其在 KD 患儿的血中也存在表达[118]。RNAi 技术敲低 PINC 组可显著上调 HUVECs 在 TNF-α 炎症模型中的抗凋亡基因表达，并抑制促凋亡基因的表达，从而提高人脐静脉血管内皮细胞(HUVECs)HUVECs 生存能力。因此 PINC 可能成为 KD 治疗的新靶点。

7.7.3 变化的外周 B 淋巴细胞亚型 1 型糖尿病(T1D)的特征为胰腺的自身免疫性破坏 B 细胞，主要由 T 淋巴细胞介导，导致胰岛素缺乏和终生外源胰岛素依赖。成人潜伏性自身免疫性糖尿病(LADA)是自身免疫性糖尿病的亚型，但自身免疫性 B 细胞破坏的进展缓慢；因此，在发病初期 LADA 患者不是胰岛素依赖性的。研究了 T1D 和 LADA 患者，发现 T1D 或 LADA 患者边缘带 B 细胞(MZB)比例增加，滤泡状 B 细胞(FoB)比例降低[119]；与 LADA 患者相比 T1D 病人产生 IL-10 的调节性 B(B10)细胞比例最低；MZB 与 FoB 细胞比例呈负相关，与空腹 C 肽(FCP)正相关；而 B10 细胞的比例与空腹 C 肽(FCP)正相关，与血红蛋白 A_{1c} 正相关。因此，B 淋巴细胞与自身免疫的丧失有关，变化的外周 B 淋巴细胞亚型可以作为免疫疗法的潜在靶点。

7.7.4 前动力蛋白 2(PK2) PK2 也称为 Bv8，是一种分子量为 8kDa 蛋白质，首先发现在青蛙的皮肤分泌物中，属于 PK 蛋白家族，具有 AVITGA 和 10 个半胱氨酸的保守 N 末端序列。研究发现，前动力蛋白 2(PK2)对银屑病的发病起着重要作用[120]。PK2 激活 IL-1 是产生炎症的核心，而 IL-1 激活又能促进 PK2 分泌和角质细胞增生，导致持续炎症。此外，PK2 通过激活其受体而诱导血管增生。因此，PK2 可以诱导银屑病的组织病理学特征。动物模型研究显示，PK2 基因敲除可以抑制银屑病症状，而过表达则恶化银屑病。因此，PK2 可成为治疗银屑病药物的新靶点。

7.7.5 锚定在内质网膜上的泛素连接酶 Hrd1 Hrd1 是跨

越内质网(ER)膜的 E3 泛素连接酶,最初被鉴定为酵母 Hrd1p/Der3p 的人类同源物。Hrd1 的功能是催化错折叠/未折叠蛋白质的降解,称为 ER 相关性降解(ERAD)。研究发现,在小鼠中敲除 Hrd1 可抑制 T 细胞增殖,IL-2 生成,Th1 和 Th17 细胞分化,使小鼠免患实验性自身免疫性脑脊髓炎[121]。Hrd1 通过破坏细胞周期蛋白(cyclin)依赖性激酶抑制子 p27kip1 促进了 T 细胞增殖。与健康个体相比,多发性硬化患者 T 细胞中表达较高水平的 Hrd1,Hrd1 敲除可抑制人类 $CD4^+$ T 细胞激活及 Th1 和 Th17 细胞的分化。因此,Hrd1 是一种 T 细胞未知的正调控因子,说明 Hrd1 可以作为自身免疫性疾病的潜在治疗靶点。

8 肿瘤作用靶点

近年来肿瘤特别是恶性肿瘤的发病率和死亡率持续升高,恶性肿瘤已经成为全球重大的公共卫生问题之一,对人类的健康有着极大的危害。

8.1 相关蛋白靶点

8.1.1 c-Met/FRA1/HEY1 肝细胞癌(HCC)是世界上最常见和最致命的恶性肿瘤之一,越来越多的证据表明,肿瘤起始细胞(T-ICs)对于肿瘤治疗失败和肿瘤复发非常关键,癌相关成纤维细胞(CAF)通过分泌肿瘤支持性生长因子和营养物质来调节癌症生长和转移,在肿瘤发展中的突出作用。发现,CAFs 通过旁分泌来丰富肝 T-ICs 的群体,这种作用可以通过 CAF 和 HCC 细胞之间的相互作用而增强,且肝细胞生长因子(HGF)是条件培养基中最有效的介质,而 FRA1 则是 HGF/c-Met 诱导的 T-IC 调节的重要介质,因此,CAFs 衍生的 HGF 介导的 c-Met/FRA1/HEY1 级联可以是用于治疗 HCC 的潜在目标[122]。

8.1.2 E2/ERα/miR-124/AKT2 乳腺癌(BC)是最常见的妇科恶性肿瘤之一,暴露于雌激素(雌酮和雌二醇)是 BC 风险的重要决定因素,雌激素通过激活雌激素受体 α(ERα)激发许多细胞信号通路,ERα 对于大部分乳腺肿瘤的增殖至关重要。miR-124 是受雌激素水平调节的 miRNA 之一,在许多癌症中起着肿瘤抑制剂的作用,v-AKT 鼠胸腺瘤病毒基因同源物 2(AKT2)是 AKT 家族的同种型,是 PI3K/AKT 途径的重要成员,活化的 AKT2 磷酸化 ERα 并促进 ERα 的转录活性,ERα 也可以激活 AKT2。AKT2 为 miR-124 的靶标,可能成为治疗乳腺癌提供了新的治疗靶点[123]。

8.1.3 POSTN 胰腺癌(PaC)是一种高度恶性肿瘤,患者总体 5 年生存率低于 5%,且治疗方法很少。PaC 的特征在于突出的发育反应,基质为 PaC 进展提供了结构支持,基质是主要由胰星状细胞(PSC)组成的动态细胞微环境。PaC 发展反应的典型特征是静止 PSCs 转化为活化的 PSCs,分泌蛋白骨膜素(POSTN),参与了许多人类癌症,PSC 是 PaC 中唯一的 POSTN 来源,一旦被肿瘤细胞刺激,PSCs 将永久地被激活并产生过量的细胞外基质,通过自分泌的 POSTN 环进行膨胀并包裹正常的实质,从而产生一个支持肿瘤的微环境。肿瘤转移是癌症相关死亡的主要原因,细胞外信号调节激酶(Erk)及其下游血管内皮生长因子(VEGF)信号通路在血管生长中具有关键作用。发现 POSTN 在 PaC 通过 Erk/VEGF 信号促进肿瘤血管生成,可能是癌症抗血管治疗的新目标[124]。

8.1.4 CDC6 细胞分裂周期蛋白 6(CDC6)是 DNA 复制的必要调节物,与人类癌症中的致癌活性相关。发现,CDC6 水平在上皮性卵巢癌(EOC)组织中与正常卵巢组织相比上调,表明高表达的 CDC6 与细胞增殖加速和上皮性卵巢癌的不良预后相关,CDC6 可作为预后标记物,并为 EOC 患者提供了潜在的新的治疗靶标[125]。

8.1.5 MAGE-A9 黑素瘤相关抗原(MAGE)家族是一个大型基因家族,MAGE-A9 是在睾丸癌中表达的 MAGE 家族的新成员,MAGE-A9 在膀胱癌和睾丸癌中异常表达,而在正常组织中表达较低。发现,MAGE-A9 在结肠直肠癌(CRC)中高度表达,与淋巴结转移和患者预后密切相关,MAGE-A9 预期成为 CRC 治疗的新靶标[126]。

8.1.6 TRIM11 TRIM11(含有三部分基序的蛋白质 11)最近被鉴定为恶性胶质瘤和肺癌中致癌基因的 E3 泛素连接酶。发现,结肠癌(CC)组织中 TRIM11 的表达增加,miR-24-3p 下调有助于 CC 中的 TRIM11 上调,并且 TRIM11 过表达促进细胞增殖和集落形成并抑制细胞凋亡,miR-24-3p/TRIM11 轴可能是治疗 CC 患者的新靶标[127]。

8.1.7 Serpine2 早期黑色素瘤可通过手术切除来治疗,但一旦进展到转移期,尚无有效的治疗方法。发现,丝氨酸蛋白酶抑制剂 2(Serpine2)通过糖原合成激酶 3β,GSK-3β 信号通路参与黑色素瘤细胞的转移促进黑素瘤转移,因此 Serpine2 可能作为治疗黑色素瘤的新干预目标[128]。

8.1.8 HIF-1 顺铂是目于治疗卵巢癌的有效化疗药物之一,然而对顺铂的耐药性常见。大多数卵巢癌细胞高度增殖,高度依赖于葡萄糖的代谢,在高增殖性癌细胞中,葡萄糖主要进行糖酵解,调节糖酵解流的酶主要受三种主要转录因子的调控:缺氧诱导因子-1(HIF-1)、p53 和 Myc。HIF-1 几乎可以调节糖酵解过程中导致葡萄糖分解的所有酶,除了刺激糖酵解之外,HIF-1 还以多种方式抑制线粒体呼吸链功能。发现,缺氧诱导因子-1(HIF-1)调节癌症代谢途径,可能是克服卵巢癌治疗中顺铂耐药性的新靶标[129]。

8.1.9 COX-2 和 CPSF4 通过研究确定裂解和聚腺苷酸化特异性因子 4(CPSF4)作为 COX-2 的新监管因子,并证明 CPSF4/COX-2 信号通路在调节肺癌生长和进展中的作用,CPSF4 的过度表达或敲低,会上调或抑制 COX-2 在 mRNA 和蛋白水平的表达,促进或抑制肺癌细胞中的细胞增殖、迁移和侵袭。CPSF4 以两种不同的方式调节肺癌细胞中的 COX-2 表达,一方面 CPSF4 通过间接靶向 NF-κB 信号通路的上游分子并激活 NF-κB 途径作为癌基因提高 COX-2 表达;另一方面 CPSF4 能够直接结合至 COX-2 启动子作为 NF-κB 的转录共激活因子以促进 COX-2 表达，而 COX-2 的抑制或诱导逆转了 CPSF4 介导的肺癌细胞生长的调节，而且 CPSF4 与肺癌患者肿瘤组织中的 COX-2 水平呈正相关，因此 CPSF4/COX-2 可能为肺癌治疗提供了潜在的靶点[130]。

8.1.10 CDC27 失调的细胞周期进程在肿瘤发生中具有关键作用，细胞分裂周期 27（CDC27）是后期促进复合物/环体的核心亚基，负责结合 CDH1 和 CDC20，从而激活 APC/C 以识别和降解靶底物。发现，CDC27 通过调节 ID1 介导的 p21 调节有助于结肠直肠癌（CRC）细胞增殖，因此为 CDC27 作为 CRC 治疗的预后生物标志物和治疗靶标[131]。

8.1.11 ST3GalⅢ 肿瘤细胞表面碳水化合物结构的变化是癌症转移的一个重要特征，乳腺癌中的 α2，3-唾液酸残留与转移潜能相关。发现，α2，3-唾液酸转移酶（ST3GalⅢ）在各种肿瘤中过表达，并且酶活性与肿瘤转移相关，ST3GalⅢ 通过改变侵袭相关分子的表达调节乳腺癌细胞的黏附和侵袭，为乳腺癌治疗提供了新目标[132]。

8.1.12 EHF E26 转录因子家族在结构上分为 11 个亚家族，其中，ETS 因子在各种疾病包括癌症中具有关键作用，EHF/ESE-3 是 ETS 转录因子的新成员，EHF 表达的改变可能影响上皮细胞分化的正常过程，帮助细胞转化，在上皮衍生的肿瘤发生中具有重要作用。EHF 通过调节人类表皮生长因子受体家族的受体酪氨酸激酶，显著降低胃癌细胞的体外和体内致癌潜力，因此 EHF 可能成为治疗胃癌的新靶标[133]。

8.1.13 MnSOD 发现具有高水平的锰超氧化物歧化酶（MnSOD）的癌细胞对剪切力诱导的细胞凋亡表现出更强的抗性，并在小鼠中形成更多的肺转移，这些转移的细胞显示对化疗药多柔比星具有更高的抗性[134]。因此，MnSOD 可以作为识别转移性乳腺癌的新生物标志物以及用于抑制转移和破坏多柔比星抗性乳腺癌细胞的治疗靶标。

8.1.14 COX-2/Wnt/β-连环蛋白途径 幽门螺杆菌是胃癌发生中的重要致病因子，血管生成与胃癌的发生和发展密切相关，环氧合酶（COX）是花生四烯酸转变为前列腺素和血栓素的关键限速酶，它以 COX-1 和 COX-2 两种形式存在，COX-1 负责保持正常的生理功能，在大多数组织中表达，COX-2 是由生长因子、促炎细胞因子、肿瘤启动子和细菌毒素诱导的早期反应基因。发现幽门螺杆菌感染通过 COX-2/Wnt/β-连环蛋白途径诱导 VEGF 上调，COX-2/Wnt/β-连环蛋白途径是幽门螺杆菌相关胃癌的新治疗靶标[135]。

8.1.15 CCL20 肿瘤炎症微环境被认为在肿瘤细胞对肺癌患者的治疗和预后的敏感性中起作用，CCL20 负责树突状细胞募集的趋化因子（C-C 基序）配体 20。发现人类非小细胞肺癌（NSCLC）肿瘤组织与正常肺样品相比，显著过表达 CCL20，IL-1β 可通过激活 MAPK 和 PI3K 信号通路刺激肺癌细胞产生 CCL20，CCL20 通过激活 ERK1/2-MAPK 和 PI3K 通路以自分泌方式促进肺癌细胞迁移和增殖，表明 CCL20 可能是肺癌的新治疗靶点[136]。

8.1.16 SALL4-CD44 干细胞因子 SALL4（Sal 样蛋白 4）在癌症的发展和进展中起重要作用，SALL4 参与肿瘤生长、转移和治疗耐药性，负责 SALL4 的致癌作用的基础机制尚未被很好地表征。发现，SALL4 结合 CD44 启动子区域和转录激活 CD44，CD44 过表达拮抗 SALL4 敲低介导的胃癌细胞增殖、迁移和体内侵袭和体内胃癌生长的抑制，表明 SALL4 通过直接激活 CD44 表达促进胃癌进展，表明 SALL4-CD44 通路可能成为胃癌治疗的新靶标[137]。

8.1.17 GSK-3β 糖原合酶激酶-3β（GSK-3β）是参与癌症发展的丝氨酸/苏氨酸激酶，在子宫内膜癌（EC）中过表达，并与 FIGO 分期、去分化和子宫浸润深度呈正相关。发现，si-GSK-3β 转染通过下调 NF-kB、细胞周期蛋白 D1 和 MMP9 表达而上调 P21 表达，抑制细胞增殖、迁移、侵袭并促进细胞凋亡[138]。另外，miR-129 转染减少 GSK-3β 表达，miR-129 对 GSK-3β 表达的抑制可能是 EC 的有效治疗策略，GSK-3β 可用于治疗 EC 的新治疗靶标。

8.1.18 UBE2F 发现 UBE2F 在非小细胞肺癌（NSCLC）中过表达，并预测患者的生存率低，尽管 UBE2F 过表达在体外和体内促进肺癌生长，通过激活 CRL5 来泛素化和降解 NOXA 选择性地促进肺癌细胞存活，因此 UBE2F 可以作为一种新型癌症靶标[139]。

8.1.19 TGFBR2 TGFBR2 是 TGF-β 家族所有成员的主要结合蛋白，作为 TGF-β 信号通路的初始调节剂，其表达的丧失或减少导致不受控制的细胞生长和侵袭，TGFBR2 在胃癌的癌发生和恶性过程中起关键作用。发现，miR-17-5p 通过直接结合 TGFBR2 mRNA 的 3′UTR 而负调节 TGFBR2 表达，从而促进细胞生长和迁移，TGFBR2 可作为胃癌中的新的治疗靶标[140]。

8.1.20 SEMA3A 轴突导向分子信号素 3A（SEMA3A），神经系统中的轴突指导分子，在肿瘤发生中起抑制作用。发现，SEMA3A 在头颈部鳞状细胞癌（HNSCC）患者中具有独立的预后重要性，遗传和重组 SEMA3A 蛋白抑制细胞增殖和集落形成和诱导凋亡，伴随着减少的细胞周期蛋白 E、细胞周期蛋白 D、CDK2、CDK4 和 CDK6 和增加的 P21、P27 以及活化的 caspase-5 和 caspase-7，此外，SEMA3A 的过表达抑制了迁移、侵袭和上皮-间质转变，表明 SEMA3A 在 HNSCC 肿瘤发生期间可作为肿瘤抑制剂，是治疗 HNSCC 的新靶标[141]。

8.1.21 IL-17RB 炎症是涉及肿瘤进展的关键组分，白细胞介素-17（IL-17）属于相对新的细胞因子家族。发现，IL-17B/IL-17RB 信号可以促进肿瘤细胞的生长和迁移，并通过激活胃癌中的 AKT/β-连环蛋白途径上调干细胞，提示 IL-17RB 可能是靶向人胃癌治疗的新目标[142]。

8.1.22 USP42 泛素特异性蛋白酶 42（USP42）是去泛素化酶（DUB）的成员，DUB 的改变涉及多种肿瘤的发病机理。

发现,USP42 的表达水平在 GC 组织中显著高于非肿瘤组织,USP42 表达与肿瘤大小、TNM 分期、淋巴结转移和 GC 患者的总体生存率显著相关,促进细胞周期进程的蛋白在 USP42 抑制的细胞中下调,此外,在 GC 细胞中抑制 USP42 通过影响基质金属蛋白酶(MMP)和上皮-间质转化(EMT)调节剂的表达而影响细胞侵袭,因此 USP42 过表达可能是 GC 的潜在预后标志物,调节 GC 的存活和侵袭性质,可代表该肿瘤的新治疗靶标[143]。

8.1.23 OGT O-GlcNAc 转移酶(OGT)是哺乳动物中唯一催化 β-D-N-乙酰葡糖胺(GlcNAc)与靶蛋白的丝氨酸/苏氨酸残基连接的酶,超 O-GlcNAc 化逐渐成为癌症的一般特征,并且有助于癌细胞的快速增殖。发现,O-GlcNAc 和 OGT 水平在所有六种胃癌细胞系中增加,通过调节细胞周期相关蛋白和 ERK 1/2 信号显著促进胃癌细胞增殖,表明 OGT 抑制可能是胃癌的潜在治疗靶点[144]。

8.2 miRNA

有证据表明,miRNA 可作为肿瘤治疗的新靶点,通过直接靶向 mRNA 的 3′-UTP,而阴性调控靶基因的表达,导致 mRNA 的解聚,从而后续影响癌症细胞的活动。

8.2.1 关于肝细胞癌的 miRs MiR 在 HCC 的起始和进程中至关重要,发现 miR-1299 在 HCC 细胞和组织中显著下调,而过表达可以在 G0/G1 期阻滞细胞周期,敲除后会促进细胞增殖,CDK6 是 miR-1299 的靶点,miR-129 可通过 CDK6 来抑制增殖,并可能作为 HCC 的治疗靶点[145]。研究表明在 HCC 细胞中,miR-638 显著下调,且与肿瘤大小呈负相关[146]。MiR-638 在体外实验表明抑制 HCC 细胞生长,VEGF 是其直接靶点,这提示 miR-638 是新颖的治疗靶点,通过抑制 VEGF 信号通路,可过表达 miR-638 而抑制肿瘤生长。提示 miR-384 显著抑制 HCC 细胞增殖,miR-384 降低了其靶点胰岛素受体底物(IRS1)的表达,继发性下调 CD1,上调 p-21 和 p-Rb 的表达[147]。因此,miR-384 可能作为新的治疗靶点。指出抑制 Bel-7042 细胞系的 miR-33a-3p 会导致细胞生长、扩散增加,过表达则抑制[148]。

8.2.2 关于前列腺癌的 miRs 研究指出 Fzd7 在各种癌症类型中是致癌基因,通过促进 Wnt 信号通路而导致癌症细胞的转移等,在前列腺癌中有普遍地 Wnt/β-catenin 通路异常激活[149]。而过表达 miR-613 可以下调此通路,而抑制肿瘤细胞侵袭等,通过部分靶向 Fzd7,作为前列腺癌的潜在靶点。指出 miR-382 通过抑制靶基因 COUP-TF Ⅱ 而抑制前列腺癌细胞的转移等[150]。

8.2.3 关于乳腺癌的 miRs 乳腺癌严重危害女性生理健康,而肿瘤的侵袭和转移是其死亡率高的主要原因,而 miRNA 与此密切相关。测定了乳腺癌细胞系,发现了 miR-340 的低表达[151]。并证明 MYO10 在乳腺癌细胞的转移和侵袭中至关重要,而 miR-340 则通过靶向 MYO10 抑制肿瘤,因此可作为潜在治疗乳腺癌的靶点。发现 miR-944 在乳腺癌中起促进作用,并通过靶向 BNIP3 与顺铂的耐药性相关[152]。用抑制剂敲除后显著增加了顺铂的细胞毒性,并促进了线粒体膜电位的损失,激活 caspase-3 等。MiR-944-BNIP-MMP-caspase-3 通路可作为乳腺癌化疗的靶点。

8.2.4 miR-4262 骨桥蛋白(OPN)在骨肉瘤(OS)的侵袭中起重要作用,而 miR 能够调节此过程。首次报道了 miR-4262 在骨肉瘤中的抑制作用,且与 OPN 成负相关,miR-4262 通过靶向 OPN 的 mRNA 中的 3′-UTP 来抑制其翻译,从而指出 miR-4262 可作为 OS 的潜在靶点[153]。

8.2.5 关于舌鳞状细胞癌的 miRs 研究发现 miR-335 或 miR-182 的表达增加会显著抑制舌鳞状细胞癌细胞系的增殖,流式检测表明其在 G1 期受到阻滞[154]。Surivivin 对凋亡和细胞周期的调控起抑制作用,其表达的升高会促进恶性肿瘤的进程。miR-335 和 miR-182 能够通过靶向 survivin 起抗肿瘤作用,辅助治疗舌鳞状细胞癌。

8.2.6 miR-320 已有研究表明,在宫颈癌中有 Mcl-1 的过表达,其过表达机制尚未阐明。根据相关文献,从 miR-320 入手,检测到宫颈癌中 miR-320 水平的上升与 Mcl-1 水平的下降相对应[155]。MiR-320 负性调节 Mcl-1 的表达,并通过下调 Mcl-1 和激活 caspase-3 而诱导凋亡,抑制宫颈癌细胞侵袭等,提示其可作为宫颈癌的重要生物标志物或是诊断治疗靶点。

8.2.7 关于结肠直癌的 miRs 已有研究表明 miRNA 能够调控肿瘤细胞对化学药物的敏感性,miRNA 功能的调节异常则可能导致对化疗药物的获得性耐受。阐明了 miR-425-5p 能通过调节体内外 PDCD10 的表达而调控 CRC 细胞的药物拮抗性,是一种干预 CRC 新的治疗靶点[156]。在 215 个结肠直癌样本中检测 miR-98 的水平,发现其显著下调,并通过己糖激酶 2 或 HK2 抑制糖酵解,miR-98 作为抑瘤基因抑制结肠癌细胞的瓦博格效应,为临床治疗提供潜在靶点[157]。研究发现抑制 miR-544a 会减少 HCT116 细胞的迁移和侵袭,HOXA10 是其直接靶点[158]。

8.2.8 关于肺癌的 miRs 根据病理学特征,肺癌可分为非小细胞肺癌和小细胞肺癌,miR 的治疗给肺癌带来新的曙光。已有研究发现,FOXO1 能够调节血管生成、细胞代谢、免疫调节、干细胞的自我更新和分化。研究发现,在肺癌细胞中有 miR-441 的上调,过表达 miR-411 会直接抑制其靶点 FOXO1,促进细胞增殖。所以,miR-441 可作为肺癌治疗的靶点[159]。实验结果表明 miR-9600 明显抑制 STAT3 的蛋白质表达,抑制细胞生长,阻碍细胞周期相关蛋白的表达,在 NSCLC 中作为重要的调节因子[160]。已有研究表明 miR-452 可作为肿瘤的抑制剂,研究发现 miR-452 通过腺病毒载体抑制非小细胞肺癌的增殖、侵袭和转移,此外,miR-452 阻断 PI3K/AKT 通路的激活,提示其可作为新的治疗靶点[161]。

8.2.9 关于肾癌的 miRs 肾细胞癌预后较差,对于转移性 RCC 的治疗更是一大难关,新颖的药物治疗靶点具有重大价值。首次研究证明 miR-630 的表达与肾癌的进程有关，下调 miR-630 能抑制肿瘤发展，可作为药物治疗靶点[162]。发现，在 RCC 组织样中，miR-362-3p 表达水平下调，而合成的拟态物能够上调 miR-362-3p，抑制细胞增殖、迁移、侵袭，并诱导细胞凋亡和 G_1 期阻滞，miR-362-3p 可作为潜在的治疗靶点[163]。

8.2.10 miR-186 研究发现在多发性骨髓瘤细胞中，miR-186 的表达普遍下调，过表达 miR-186 能够在体内外显著抑制细胞生长，诱导细胞 G0/G1 期阻滞，诱导其靶点 Jagged1 蛋白表达下调，首次阐明了 miR-186 在多发性骨髓瘤中的特定功能，提示其对肿瘤的抑制活性[164]。

8.2.11 miR-134 指出，胶质瘤中 miR-134 的表达下调，ERK 通路对胶质瘤细胞的生长和增殖起重要作用，上调 miR-134 可通过其作用靶点 KRAS 抑制 U251 细胞进程，并调节 ERK 通路，可能作为胶质瘤的诊断生物标志物或治疗靶点[165]。

8.2.12 miR-124 MiR-124 在多种肿瘤中有下调趋势，包括乳腺癌、肝细胞癌和胃癌等，而 Notch1 和 Hes1 的水平，在胃癌组织中与正常组织相比较高，提示 Notch1 信号通路在 GC 进程中起重要作用，而 miRNA 与 Notch1 的相互作用有待研究。发现，miR-124 在胃癌样本和细胞系中表达下调，其能通过作用于 Notch 的配体 JAG1，而调控 Notch1 信号[166]。通过 γ-分泌酶抑制剂阻断 Notch1 信号通路，导致 miR-124 表达上调，抑制 GC 细胞生长。MiR-124 可以起肿瘤抑制作用，miR-124/Notch 作为潜在的治疗靶点。

9 结语

近些年随着科研水平的不断提升，越来越多的药物作用靶点被发现。中国学者对神经退行性疾病、心血管疾病、脑血管疾病、感染性疾病、肿瘤等领域的药物作用靶点的研究，均取得了一定的成果。然而，将疾病作用靶点转化为药物作用靶点的研究，仍有大量的技术难题需要克服。相信在未来密切的学科间合作和新技术的发明，以及更多的研究资金的投入，可以有效地推动中国科研工作者对于疾病作用靶点的研究进程，为中国新药的研发和发展做出更大的贡献。

参考文献

1 Jiang T, Zhang YD, Zhou JS, *et al.* Angiotensin-(1-7) is reduced and inversely correlates with Tau hyperphosphorylation in animal models of Alzheimer's disease[J]. *Mol Neurobiol*, 2016, 53(4): 2489-2497.

2 Liu S, Tang SQ, Cui HJ, *et al.* Dipotassium *N*-stearoyltyrosinate ameliorated pathological injuries in triple-transgenic mouse model of Alzheimer's disease[J]. *J Pharmacol Sci*, 2016, 132(1): 92-99.

3 Li Q, Li X, Li W, *et al.* miR-98-5p acts as a target for Alzheimer's disease by regulating Aβ production through modulating SNX6 expression[J]. *J Mol Neurosci*, 2016: 1-8.

4 Zhang X, Hu J, Zhong L, *et al.* Quercetin stabilizes apolipoprotein E and reduces brain Aβ levels in amyloid model mice[J]. *Neuropharmacol*, 2016, 108: 179-192.

5 Fan CD, Li Y, Fu XT, *et al.* Reversal of beta-amyloid-induced neurotoxicity in PC12 cells by curcumin, the important role of ROS-mediated signaling and ERK pathway[J]. *Cellul Mol Neurobiol*, 2016: 1-12.

6 佚 名. 丁健青和陈生弟课题组在阿尔茨海默病发病机制研究领域获得新突破[J]. 上海交通大学学报(医学版), 2016(5).

7 Li K, Liu FF, He CX, *et al.* Olfactory deprivation hastens Alzheimer-like pathologies in a human Tau-overexpressed mouse model via activation of cdk5[J]. *Mol Neurobiol*, 2016, 53(1): 1-11.

8 Dong X, Liu T, Xu S, *et al.* The relevance of ABCA1, R219K polymorphisms and serum ABCA1 protein concentration to Parkinson's disease pathogenesis and classification: a case-control study[J]. *Genes Genomics*, 2016, 38(3): 1-8.

9 朱会杰, 曹 林. TRPV4 沉默对帕金森模型小鼠的影响[J]. 免疫学杂志, 2016(10): 864-868.

10 东惟玲, 方 琪, 王达鹏, 等. 过表达 A53T 突变型 α-synuclein 细胞毒性及对损伤性刺激的影响[J]. 中华神经外科疾病研究杂志, 2016, 15(1): 29-32.

11 Wang X, Zhang X, Xue L, *et al.* The association between the LRRK2 R1628P variant and the risk of Parkinson's disease in Asian: a meta-analysis[J]. *Neurosci Lett*, 2016, 623: 22-27.

12 LI Y, ZHU J, LIU Y, *et al.* Glycogen synthase kinase 3β influences injury following cerebral ischemia/reperfusion in rats[J]. *Int J Bio Sci*, 2016, 12(5): 518-531.

13 Chen X, Liu Y, Zhu J, *et al.* GSK-3 downregulates Nrf2 in cultured cortical neurons and in a rat model of cerebral ischemia-reperfusion[J]. *Sci Rep*, 2016, 6: 20196.

14 Huang B, Xie Q, Lu X, *et al.* GlyT1 inhibitor NFPS exerts neuroprotection via GlyR alpha1 subunit in the rat model of transient focal cerebral ischaemia and reperfusion[J]. *Cell Physiol Biochem*, 2016, 38(5): 1952-1962.

15 Zhang W, Zhang Z, Wu L, *et al.* Suppression of glutamate carboxypeptidase II ameliorates neuronal Apoptosis from ischemic brain injury[J]. *J Stroke Cerebrovascul Dis*, 2016, 25(7): 1599-1605.

16 Yao Y, Wang W, Jing L, *et al.* Let-7f regulates the hypoxic response in cerebral ischemia by targeting NDRG3[J]. *Neurochem Res*, 2016, 42(2): 446-454.

17 Lin SP, Ye S, Long Y, *et al.* Circular RNA expression alterations are involved in OGD/R-induced neuron injury[J]. *Biochem Biophy Res Commun*, 2016, 471(1): 52-56.

18 Qu Y, Shi J, Tang Y, *et al.* MLKL inhibition attenuates hypoxia-ischemia induced neuronal damage in developing brain[J]. *Exp Neurol*, 2016, 279: 223-231.

19 Xu Q, Deng F, Xing Z, *et al.* Long non-coding RNA C2dat1 regulates CaMKIIδ expression to promote neuronal survival through the NF-κB signaling pathway following cerebral ischemia[J]. *Cell Death Dis*, 2016, 7(3): e2173.

20 Zhu R, Liu X, Zhu Y, *et al.* MiRNAs: potential diagnostic and thera-

peutic targets for cerebral ischaemia[J]. *Neurol Res*, 2016, 38(1): 86-92.

21 Yao S, Tang B, Li G, *et al.* miR-455 inhibits neuronal cell death by targeting TRAF3 in cerebral ischemic stroke[J]. *Neuropsychiatr Dis Treat*, 2016, 12: 3083-3092.

22 Pei L, Meng S, Yu W, *et al.* Inhibition of MiR-383 Ameliorates Injury After Focal Cerebral Ischemia via Targeting PPARγ[J]. *Cell Physiol Biochem*, 2016, 39(4): 1339.

23 Wang BR, Ou Z, Jiang T, *et al.* Independent correlation of serum homocysteine with cerebral microbleeds in patients with acute ischemic stroke due to large-artery atherosclerosis[J]. *J Stroke Cerebrovascul Dis*, 2016, 25(11): 2746-2751.

24 缪朝玉. 脑卒中治疗靶点和药物研究[J]. 中国药理学与毒理学杂志, 2016, 30(12): 1264-1272.

25 陈 阳, 张兆辉, 石昭坤, 等. 死亡相关蛋白激酶1与*N*-甲基-*D*-天冬氨酸受体相互作用在脑卒中的研究进展[J]. 职业与健康, 2016, 32(9): 1287-1289.

26 何芳梅, 李亚军, 赵西耀. 泛素-蛋白酶体系统与缺血性脑血管病关系的研究进展[J]. 中国脑血管病杂志, 2016, 13(12): 659-663.

27 Murai K, Sun G, Ye P, *et al.* The TLX-miR-219 cascade regulates neural stem cell proliferation in neurodevelopment and schizophrenia iPSC model[J]. *Nat Commun*, 2016, 7: 10965.

28 Wen Z, Chen J, Khan RA, *et al.* Polymorphisms in NRGN are associated with schizophrenia, major depressive disorder and bipolar disorder in the Han Chinese population[J]. *J Affect Disord*, 2016, 194: 180-187.

29 Qiu ZK, He JL, Liu X, *et al.* The antidepressant-like activity of AC-5216, a ligand for 18KDa translocator protein (TSPO), in an animal model of diabetes mellitus[J]. *Sci Rep*, 2016, 6: 37345.

30 Zhao Q, Wu X, Yan S, *et al.* The antidepressant-like effects of pioglitazone in a chronic mild stress mouse model are associated with PPARgamma-mediated alteration of microglial activation phenotypes [J]. *J Neuroinflammation*, 2016, 13(1): 259.

31 Huo YX, Huang L, Zhang DF, *et al.* Identification of SLC25A37 as a major depressive disorder risk gene[J]. *J Psychiatr Res*, 2016, 83: 168-175.

32 Zhang RX, Han Y, Chen C, *et al.* EphB2 in the medial prefrontal cortex regulates vulnerability to stress[J]. *Neuropsychopharmacology*, 2016, 41(10): 2541-2556.

33 Hu T, Wang L, Pan X, *et al.* Novel compound, organic cation transporter 3 detection agent and organic cation transporter 3 activity inhibitor, WO2015002150 A1: a patent evaluation[J]. *Expert Opin Ther Pat*, 2016, 26(8): 857-860.

34 Xu Y, Sheng H, Bao Q, *et al.* NLRP3 inflammasome activation mediates estrogen deficiency-induced depression- and anxiety-like behavior and hippocampal inflammation in mice[J]. *Brain Behav Immun*, 2016, 56: 175-186.

35 Guo J, Zhang W, Zhang L, *et al.* Probable involvement of p11 with interferon alpha induced depression[J]. *Sci Rep*, 2016, 6: 17029.

36 Gong L, Yin Y, He C, *et al.* Disrupted reward circuits is associated with cognitive deficits and depression severity in major depressive disorder[J]. *J Psychiatr Res*, 2017, 84: 9-17.

37 Ma C, Cheng F, Wang X, *et al.* Erythropoietin Pathway: A Potential Target for the Treatment of Depression[J]. *Int J Mol Sci*, 2016, 17(5).

38 He S, Liu X, Jiang K, *et al.* Alterations of miR-124 expression in peripheral blood mononuclear cells in pre- and post-treatment patients with major depressive disorder[J]. *J Psychiatr Res*, 2016, 78: 65-71.

39 Ma XC, Chu Z, Zhang XL, *et al.* Intranasal delivery of recombinant NT4-NAP/AAV exerts potential antidepressant effect[J]. *Neurochem Res*, 2016, 41(6): 1375-1380.

40 Wang S, Sun H, Liu S, *et al.* Role of hypothalamic cannabinoid receptors in post-stroke depression in rats[J]. *Brain Res Bull*, 2016, 121: 91-97.

41 Li X, Liu Z, Li W, *et al.* PTPRR regulates ERK dephosphorylation in depression mice model[J]. *J Affect Disord*, 2016, 193: 233-241.

42 Zhang K, Liu J, You X, *et al.* P2X7 as a new target for chrysophanol to treat lipopolysaccharide-induced depression in mice[J]. *Neurosci Lett*, 2016, 613: 60-65.

43 Fan Y, Kong H, Ye X, *et al.* ATP-sensitive potassium channels: uncovering novel targets for treating depression[J]. *Brain Struct Funct*, 2016, 221(6): 3111-3122.

44 Xu Y, Zhu J, Hu X, *et al.* CLIC1 Inhibition attenuates vascular inflammation, oxidative stress, and endothelial injury[J]. *PLoS One*, 2016, 11(11): e0166790.

45 Liang SJ, Zeng DY, Mai XY, *et al.* Inhibition of orai1 store-operated Calcium channel prevents foam cell formation and atherosclerosis [J]. *Arterioscler Thromb Vasc Biol*, 2016, 36(4): 618-628.

46 Ma Y, Huang D, Yang F, *et al.* Long noncoding RNA highly upregulated in liver cancer regulates the tumor necrosis factor-α-induced apoptosis in human vascular endothelial cells[J]. *Dna Cell Biol*, 2016, 35(6): 296-301.

47 Deng J, Lyu S, Liu H, *et al.* Homocysteine activates B cells via regulating PKM2-dependent netabolic reprogramming[J]. *J Immunol*, 2016, 198: 170-183.

48 Chen J, Jing J, Yu S, *et al.* Advanced glycation endproducts induce apoptosis of endothelial progenitor cells by activating receptor RAGE and NADPH oxidase/JNK signaling axis[J]. *Am J Trans Res*, 2016, 8(5): 2169-2178.

49 Lin J, Zhou S, Zhao T, *et al.* TRPM7 channel regulates ox-LDL-induced proliferation and migration of vascular smooth muscle cells via MEK-ERK pathways[J]. *FEBS Lett*, 2016, 590(4): 520-532.

50 Wang Y, Wang Y, Li GR. TRPC1/TRPC3 channels mediate lysophosphatidylcholine-induced apoptosis in cultured human coronary artery smooth muscles cells [J]. *Oncotarget*, 2016, 7 (32): 50937-50951.

51 Wu R, Shi T, Wang M, *et al.* MiR-497 induces apoptosis and suppresses proliferation via the Bcl-2/Bax-Caspase9-Caspase3 pathway

and cyclin D2 protein in HUVECs[J]. *PLoS One*, 2016, 11(12):e0167052.

52 Jian Y, Chen L, Ding J, *et al.* MiR-24 inhibits high glucose-induced vascular smooth muscle cell proliferation and migration by targeting HMGB1[J]. *Gene*, 2016, 586(2):268-273.

53 Yang X, Zhao L, Li SQ, *et al.* Hyperhomocysteinemia in ApoE$^{-/-}$ mice leads to overexpression of enhancer of zeste homolog 2 via miR-92a regulation[J]. *PLoS One*, 2016, 11(12):e0167744.

54 Yong Q, Tang C, Wang Q, *et al.* Kir2.1 regulates rat smooth muscle cell proliferation, migration, and post-injury carotid neointimal formation [J]. *Biochem Biophys Res Commun*, 2016, 477(4):774-780.

55 Rong W, Zhang Y, Xu L, *et al.* Protein inhibitor of activated STAT3 suppresses oxidized LDL-induced cell responses during atherosclerosis in apolipoprotein E-deficient mice[J]. *Sci Rep*, 2016, 6:36790.

56 Chen L, Huang J, Ji Y, *et al.* Tripartite motif 32 prevents pathological cardiac hypertrophy[J]. *Clin Sci (Lond)*, 2016, 130(10):813-828.

57 Li Q, Xie J, Wang B, *et al.* Overexpression of miR-99a attenuates cardiac hypertrophy[J]. *PLoS One*, 2016, 11(2):e0148480.

58 Liu JJ, Zhao CM, Li ZG, *et al.* MiR-218 involvement in cardiomyocyte hypertrophy is likely through targeting REST[J]. *Int J Mol Sci*, 2016, 17(6):848-858.

59 Xiao Y, Zhang X, Fan S, *et al.* MiR-497 inhibits cardiac hypertrophy by targeting sirt4[J]. *PLoS One*, 2016, 11(12):e0168078.

60 Zhou Y, Deng L, Zhao D, *et al.* MiR-503 promotes angiotensin II-induced cardiac fibrosis by targeting Apelin-13[J]. *J Cell Mol Med*, 2016, 20(3):495-505.

61 Xiong H, Luo T, He W, *et al.* Up-regulation of miR-138 inhibits hypoxia-induced cardiomyocyte apoptosis via down-regulating lipocalin-2 expression[J]. *Exp Biol Med*, 2016, 241(1):25-30.

62 伏继伟，孙志军. miR-138 与心力衰竭关系的研究[J]. 中国医药科学，2016，6(6):19-21.

63 Li L, Li J, Drum BM, *et al.* Loss of AKAP150 promotes pathological remodelling and heart failure propensity by disrupting calcium cycling and contractile reserve[J]. *Cardiovasc Res*, 2016, 113(2):147-159.

64 Deng KQ, Wang A, Ji YX, *et al.* Suppressor of IKKε is an essential negative regulator of pathological cardiac hypertrophy[J]. *Nat Commun*, 2016, 7:11432.

65 Chang HC, Wu R, Meng S, *et al.* Reduction in mitochondrial iron alleviates cardiac damage during injury[J]. *Embo Mol Med*, 2016, 8(3):247-267.

66 Xin Liu, Cheng Hu, *et al.* Genome wide association study identifes L3MBTL4 as a novel susceptibility gene for hypertension[J]. *Sci Rep*, 2016, 6:30811.

67 Zhuo S, Yang M, Zhao Y, *et al.* MiR-451 negatively regulates hepatic glucose production and glucose homeostasis by targeting glycerol kinase-mediated gluconeogenesis [J]. *Diabetes*, 2016, 65(11):3276-3288.

68 Mehlem A, Palombo I, Wang X, *et al.* PGC-1alpha coordinates mitochondrial respiratory capacity and muscular fatty acid uptake via regulation of VEGF-B[J]. *Diabetes*, 2016, 65(4):861-873.

69 Zhang H, Liu J, Qu D, *et al.* Inhibition of miR-200c restores endothelial function in diabetic mice through suppression of COX-2[J]. *Diabetes*, 2016, 65(5):1196-1207.

70 Zhao B, Li H, Liu J, *et al.* MiR-23b targets ras GTPase-activating protein SH3 domain-binding protein 2 to alleviate fibrosis and albuminuria in diabetic nephropathy[J]. *J Am Soc Nephrol: JASN*, 2016, 27(9):2597-2608.

71 Wang J, Duan L, Tian L, *et al.* Serum miR-21 may be a potential diagnostic biomarker for diabetic nephropathy[J]. *Exp Clin Endocrinol Diabetes*, 2016, 124(7):417-423.

72 Shan Q, Zheng G, Zhu A, *et al.* Epigenetic modification of miR-10a regulates renal damage by targeting CREB1 in type 2 diabetes mellitus[J]. *Toxicol Appl Pharmacol*, 2016, 306:134-143.

73 Zhang M, Zhou Z, Wang J, *et al.* MiR-130b promotes obesity associated adipose tissue inflammation and insulin resistance in diabetes mice through alleviating M2 macrophage polarization via repression of PPAR-gamma[J]. *Immunol Lett*, 2016, 180:1-8.

74 Zhang HA, Yang XY, Xiao YF. AMPKα1 overexpression alleviates the hepatocyte model of nonalcoholic fatty liver disease via inactivating p38MAPK pathway[J]. *Biochem Biophys Res Commun*, 2016, 474(2):364-370.

75 Li M, Meng X, Xu J, *et al.* GPR40 agonist ameliorates liver X receptor-induced lipid accumulation in liver by activating AMPK pathway [J]. *Sci Rep*, 2016, 6(1):1-10.

76 Xiong J, Wang K, He J, *et al.* TFE3 alleviates hepatic steatosis through autophagy-induced lipophagy and PGC1α-mediated fatty acid β-oxidation[J]. *Int J Mol Sci*, 2016, 17(3):387.

77 Gao L, Wang PX, Zhang Y, *et al.* Tumor necrosis factor receptor-associated factor 5 (Traf5) acts as an essential negative regulator of hepatic steatosis[J]. *J Hepatol*, 2016, 65(1):125-136.

78 Xiao X, Li H, Qi X, *et al.* Zinc alpha2 glycoprotein alleviates palmitic acid-induced intracellular lipid accumulation in hepatocytes[J]. *Mol Cell Endocrinol*, 2017, 439:155-164.

79 Li M, He Y, Zhou Z, *et al.* MiR-223 ameliorates alcoholic liver injury by inhibiting the IL-6-p47phox-oxidative stress pathway in neutrophils[J]. *Gut*, 2017, 66(4):705-715.

80 Cheng Y, Mai J, Hou T, *et al.* MiR-421 induces hepatic mitochondrial dysfunction in non-alcoholic fatty liver disease mice by inhibiting sirtuin 3[J]. *Biochem Biophys Res Commun*, 2016, 474(1):57-63.

81 Xiao J, Lv D, Zhao Y, *et al.* miR-149 controls non-alcoholic fatty liver by targeting FGF-21[J]. *J Cell Mol Med*, 2016, 20(8):1603-1608.

82 Xiao J, Bei Y, Liu J, *et al.* miR-212 downregulation contributes to the protective effect of exercise against non-alcoholic fatty liverviatargeting FGF-21[J]. *J Cell Mol Med*, 2016, 20(2):204-216.

83 Chen S, Kang Y, Sun Y, *et al.* Deletion of Gab2 in mice protects against hepatic steatosis and steatohepatitis: a novel therapeutic target for fatty liver disease[J]. *J Mol Cell Biol*, 2016, 8(6):492-504.

84 Zheng F, Kim YJ, Moran TH, *et al.* Central transthyretin acts to decrease food intake and body weight[J]. *Sci Rep*, 2016, 6:24238.

85 Cui J, Ding Y, Chen S, *et al.* Disruption of Gpr45 causes reduced

hypothalamic POMC expression and obesity [J]. *J Clin Invest*, 2016,126(9). :3192-3206.

86 Stechschulte LA, Qiu B, Warrier M, *et al.* FKBP51 null mice are resistant to diet-induced obesity and the PPARγ agonist rosiglitazone[J]. 2016:en20151996.

87 Xiao Y, Xia T, Yu J, *et al.* Knockout of inositol-requiring enzyme 1α in pro-opiomelanocortin neurons decreases fat mass via increasing energy expenditure[J]. *Open Biol*, 2016, 6(8).

88 Li P, Song Y, Zan W, *et al.* Lack of CUL4B in adipocytes promotes PPARγ-mediated adipose tissue expansion and insulin sensitivity [J]. *Diabetes*, 2017, 66(2):300.

89 Man X, Tan S, Tang H, *et al.* MiR-503 inhibits adipogenesis by targeting bone morphogenetic protein receptor 1a[J]. *Am J Trans Res*, 2016, 8(6):2727.

90 Guo L, Dong W, Fu X, *et al.* Tripartite motif 8 (TRIM8) positively regulates pro-inflammatory responses in pseudomonas aeruginosa-induced keratitis through promoting K63-linked polyubiquitination of TAK1 protein[J]. *Inflamm*, 2017 , 40(2):454-463

91 赵 宁. 产肠毒素性大肠杆菌感染小鼠致腹泻 LncRNA 表达谱的构建[D]. 宁夏大学,2016.

92 王夏琼. RNA 病毒活化 NLRP3 炎症小体的机制研究[D]. 中国科学技术大学,2016.

93 Han B, Lian L, Li X, *et al.* Chicken gga-miR-130a targets HOXA3 and MDFIC and inhibits Marek's disease lymphoma cell proliferation and migration[J]. *Mol Biol Rep*, 2016, 43(7):667-676.

94 王姣焦. 白念珠菌性脓毒症中 HMGB1 的表达及其作用的临床和动物实验研究[D]. 重庆医科大学,2016.

95 姜 楠. IDO 在真菌性角膜炎真菌免疫耐受中的作用及调控机制的研究[D]. 青岛大学,2016.

96 王露萍. TSLP 在角膜上皮细胞烟曲霉菌感染中对 Th2 型获得性免疫的作用研究[D]. 山东大学,2016.

97 张 杰. PTX3 在角膜上皮抗真菌固有免疫阶段作用的研究[D]. 青岛大学,2016.

98 Shen L, Shi H, Gao Y, *et al.* The characteristic profiles of PD-1 and PD-L1 expressions and dynamic changes during treatment in active tuberculosis[J]. *Tuberculosis (Edinb)*, 2016, 101:146-150.

99 Zhou C, You Y, Shen W, *et al.* Deficiency of sorting nexin 10 prevents bone erosion in collagen-induced mouse arthritis through promoting NFATc1 degradation[J]. *Ann Rheum Dis*, 2016, 75(6): 1211-8.

100 Wu Y, Chen W, Chen H, *et al.* The elevated secreted immunoglobulin D enhanced the activation of peripheral blood mononuclear cells in rheumatoid arthritis[J]. *PLoS One*, 2016, 11(1):e0147788.

101 Mu N, Gu J, Huang T, *et al.* A novel NF-κB/YY1/miR-10a regulatory circuit in fibroblast-like synoviocytes regulates inflammation in rheumatoid arthritis[J]. *Sci Rep*, 2016, 6:20059.

102 杨 海,穆 楠,顾锦涛,等. miR-10a 对类风湿性关节炎滑膜细胞侵袭、迁移能力的影响及机制[J]. 生物技术通讯,2016,27(4):468-473.

103 Wang M, Wang B, Ma Z, *et al.* Detection of the novel IL-1 family cytokines by QAH-IL1F-1 assay in rheumatoid arthritis [J]. *Cell Mol Biol (Noisy-le-grand)*, 2016, 62(4):31-34.

104 Wang X, Wei Y, Xiao H, *et al.* A novel IL-23p19/Ebi3 (IL-39) cytokine mediates inflammation in Lupus-like mice [J]. *Eur J Immunol*, 2016, 46(6):1343-1350.

105 Zhang F, Wu L, Qian J, *et al.* Identification of the long noncoding RNA NEAT1 as a novel inflammatory regulator acting through MAPK pathway in human lupus [J]. *J Autoimmun*, 2016, 75: 96-104.

106 王超然,吴 云. 格林巴利综合征与多发性硬化发病机制及治疗的比较[J]. 国际免疫学杂志,2016,39(4):392-395.

107 Wu H, Deng R, Chen X, *et al.* Caveolin-1 is critical for lymphocyte trafficking into central nervous system during experimental autoimmune encephalomyelitis[J]. *J Neurosci*, 2016, 36(19):5193-5199.

108 Zhang Y, Huang R, Zhang Y, *et al.* IL-17 induces MIP-1α expression in primary mouse astrocytes via TRPC channel[J]. *Inflammopharmacology*, 2016, 24(1):33-42.

109 Luo B, Han F, Xu K, *et al.* Resolvin D1 programs inflammation resolution by increasing TGF-β expression Induced by dying cell clearance in experimental autoimmune neuritis[J]. *J Neurosci*, 2016, 36(37):9590-9603.

110 Zhang Z, Shi R, Chen H, *et al.* Lesional accumulation of CD8(+) cells in sciatic nerves of experimental autoimmune neuritis rats[J]. *Neurol Sci*, 2016, 37(2):199-203.

111 Sun L, Zhang X, Dai F, *et al.* Elevated interleukin-1β in peripheral blood mononuclear cells contributes to the pathogenesis of autoimmune thyroid diseases, especially of Hashimoto thyroiditis [J]. *Endoc Res*, 2016, 41(3):185.

112 Xin L, Mao J, Cheng H, *et al.* CXCR4 antagonist AMD3100 ameliorates thyroid damage in autoimmune thyroiditis in NOD. H-2h4 mice [J]. *Mol Med Rep*, 2016, 13(4).

113 Xie Y, Li HF, Jiang B, *et al.* Elevated plasma interleukin-17A in a subgroup of Myasthenia Gravis patients [J]. *Cytokine*, 2016, 78: 44-46.

114 Yong Z, Guo M, Ning X, *et al.* Decreased miR miR-181c expression in peripheral blood mononuclear cells correlates with elevated serum levels of IL-7 and IL-17 in patients with myasthenia gravis[J]. *Clin Exp Med*, 2016(3):1-9.

115 Huang J, Yuan Q, Zhu H, *et al.* IL-17C/IL-17RE augments T cell function in autoimmune hepatitis[J]. *J Immunol*, 2016.

116 Yang Y, Yang W, Yao Y, *et al.* Dysregulation of peritoneal cavity B1a cells and murine primary biliary cholangitis[J]. *Oncotarget*, 2016, 7(19):26992-27006.

117 Xu T, Xie W, Ma Y, *et al.* Leptin/OB-R signaling is elevated in mice with Sjögren's syndrome and is implicated in disease pathogenesis[J]. *Biochem Biophys Res Commun*, 2016.

118 Jiang C, Fang X, Jiang Y, *et al.* TNF-α induces vascular endothelial cells apoptosis through overexpressing pregnancy induced noncoding RNA in Kawasaki disease model[J]. *Int J Biochem Cell Biol*, 2016, 72:118-124.

119 Deng C, Xiang Y, Tan T, *et al.* TNF-α inducesB-Lymphocyte subsets in type 1 diabetes and latent autoimmune diabetes in adults[J]. *Diabetes Care*, 2015, 39(3): dc151765.
120 He X, Shen C, Lu Q, *et al.* Prokineticin 2 plays a pivotal role in Psoriasis[J]. *Ebiomedicine*, 2016, 13(C).
121 Xu Y, Zhao F, Qiu Q, *et al.* The ER membrane-anchored ubiquitin ligase Hrd1 is a positive regulator of T-cell immunity[J]. *Nat Commun*, 2016, 7: 12073.
122 Lau EY, Lo J, Cheng BY, *et al.* Cancer-associated fibroblasts regulate tumor-initiating cell plasticity in hepatocellular carcinoma through c-Met/FRA1/HEY1 signaling[J]. *Cell Rep*, 2016, 15(6): 1175-1189.
123 Jiang CF, Li DM, Shi ZM, *et al.* Estrogen regulates miRNA expression: implication of estrogen receptor and miR-124/AKT2 in tumor growth and angiogenesis[J]. *Oncotarget*, 2016, 7(24): 36940.
124 Yang L, Fan L, Feng G, *et al.* Periostin promotes tumor angiogenesis in pancreatic cancer via Erk/VEGF signaling[J]. *Oncotarget*, 2016, 7(26): 40148-40159.
125 Deng Y, Jiang L, Wang Y, *et al.* High expression of CDC6 is associated with accelerated cell proliferation and poor prognosis of epithelial ovarian cancer[J]. *Pathol Res Pract*, 2016, 212(4): 239-246.
126 Zhan W, Zhang Z, Zhang Y, *et al.* Prognostic value of MAGE-A9 expression in patients with colorectal cancer[J]. *Clin Res Hepatol Gastroenterol*, 2016, 40(2): 239-245.
127 Yin Y, Zhong J, Li SW, *et al.* TRIM11, a direct target of miR-24-3p, promotes cell proliferation and inhibits apoptosis in colon cancer[J]. *Oncotarget*, 2016, 7(52): 86755.
128 Qw W. Serpine2, a potential novel target for combating melanoma metastasis[J]. *Am J Transl Res*, 2016, 8(5): 1985-1997.
129 Ai Z, Lu Y, Qiu S, *et al.* Overcoming cisplatin resistance of ovarian cancer cells by targeting HIF-1-regulated cancer metabolism[J]. *Cancer Lett*, 2016, 373(1): 36-44.
130 Yi C, Wang Y, Zhang C, *et al.* Cleavage and polyadenylation specific factor 4 targets NF-kappaB/cyclooxygenase-2 signaling to promote lung cancer growth and progression[J]. *Cancer Lett*, 2016, 381(1): 1-13.
131 Qiu L, Wu J, Pan C, *et al.* Downregulation of CDC27 inhibits the proliferation of colorectal cancer cells via the accumulation of p21Cip1/Waf1[J]. *Cell Death Dis*, 2016, 7: e2074.
132 Cui HX, Wang H, Wang Y, *et al.* ST3Gal III modulates breast cancer cell adhesion and invasion by altering the expression of invasion-related molecules[J]. *Oncol Rep*, 2016, 36(6): 3317-3324.
133 Shi J, Qu Y, Li X, *et al.* Increased expression of EHF via gene amplification contributes to the activation of HER family signaling and associates with poor survival in gastric cancer[J]. *Cell Death Dis*, 2016, 7(10): e2442.
134 Fu A, Ma S, Wei N, *et al.* High expression of MnSOD promotes survival of circulating breast cancer cells and increases their resistance to doxorubicin[J]. *Oncotarget*, 2016, 7(31): 50239-50257.
135 Liu N, Zhou N, Chai N, *et al.* Helicobacter pylori promotes angiogenesis depending on Wnt/beta-catenin-mediated vascular endothelial growth factor via the cyclooxygenase-2 pathway in gastric cancer[J]. *BMC Cancer*, 2016, 16: 321.
136 Wang B, Shi L, Sun X, *et al.* Production of CCL20 from lung cancer cells induces the cell migration and proliferation through PI3K pathway[J]. *J Cell Mol Med*, 2016, 20(5): 920-929.
137 Yuan X, Zhang X, Zhang W, *et al.* SALL4 promotes gastric cancer progression through activating CD44 expression[J]. *Oncogenesis*, 2016, 5(11): e268.
138 Chen S, Sun KX, Liu BL, *et al.* The role of glycogen synthase kinase-3β (GSK-3β) in endometrial carcinoma: a carcinogenesis, progression, prognosis, and target therapy marker[J]. *Oncotarget*, 2016, 7(19): 27538-27551.
139 Zhou W, Xu J, Li H, *et al.* Neddylation E2 UBE2F promotes the survival of lung cancer cells by activating CRL5 to degrade NOXA via the K11 linkage[J]. *Clin Cancer Res*, 2016, 23(4): 1104.
140 Qu Y, Zhang H, Duan J, *et al.* MiR-17-5p regulates cell proliferation and migration by targeting transforming growth factor-β receptor 2 in gastric cancer[J]. *Oncotarget*, 2016, 7(22): 33286.
141 Wang Z, Chen J, Zhang W, *et al.* Axon guidance molecule semaphorin3A is a novel tumor suppressor in head and neck squamous cell carcinoma[J]. *Oncotarget*, 2016, 7(5): 6048-6062.
142 Bie Q, Sun C, Gong A, *et al.* Non-tumor tissue derived interleukin-17B activates IL-17RB/AKT/beta-catenin pathway to enhance the stemness of gastric cancer[J]. *Sci Rep*, 2016, 6: 25447.
143 Hou K, Zhu Z, Wang Y, *et al.* Overexpression and biological function of ubiquitin-specific protease 42 in gastric cancer[J]. *PLoS One*, 2016, 11(3): e0152997.
144 Jiang M, Qiu Z, Zhang S, *et al.* Elevated O-GlcNAcylation promotes gastric cancer cells proliferation by modulating cell cycle related proteins and ERK 1/2 signaling[J]. *Oncotarget*, 2016, 7(38): 61390-61402.
145 Zhu H, Wang G, Zhou X, *et al.* miR-1299 suppresses cell proliferation of hepatocellular carcinoma (HCC) by targeting CDK6[J]. *Biomed Pharmacother*, 2016, 83: 792-797.
146 Cheng J, Chen Y, Zhao P, *et al.* Downregulation of miRNA-638 promotes angiogenesis and growth of hepatocellular carcinoma by targeting VEGF[J]. *Oncotarget*, 2016, 7(21): 30702-30711.
147 Lai YY, Shen F, Cai WS, *et al.* MiR-384 regulated IRS1 expression and suppressed cell proliferation of human hepatocellular carcinoma[J]. *Tumour Biol*, 2016, 37(10): 14165-14171.
148 Han SY, Han HB, Tian XY, *et al.* MiR-33a-3p suppresses cell migration and invasion by directly targeting PBX3 in human hepatocellular carcinoma[J]. *Oncotarget*, 2016, 7(27): 42461-42473.
149 Ren W, Li C, Duan W, *et al.* MiR-613 represses prostate cancer cell proliferation and invasion through targeting Frizzled7[J]. *Biochem Biophys Res Commun*, 2016, 469(3): 633-638.
150 Zhang W, Liu J, Qiu J, *et al.* MiR-382 inhibits prostate cancer cell proliferation and metastasis through targeting COUP-TFII[J]. *Oncol Rep*, 2016, 36(6): 3707-3715.

151 Chen CP, Sun ZL, Lu X, *et al.* MiR-340 suppresses cell migration and invasion by targeting MYO10 in breast cancer[J]. *Oncol Rep*, 2016, 35(2):709-716.

152 He H, Tian W, Chen H, *et al.* MiR-944 functions as a novel oncogene and regulates the chemoresistance in breast cancer[J]. *Tumor Biol*, 2016, 37(2):1599-1607.

153 Song K, Ning L, Yan Y, *et al.* Regulation of osteosarcoma cell invasion through osteopontin modification by miR-4262 [J]. *Tumor Biol*, 2016, 37(5):6493-6499.

154 Ou D, Wu Y, Liu J, *et al.* MiRNA-335 and miRNA-182 affect the occurrence of tongue squamous cell carcinoma by targeting survivin [J]. *Oncol Lett*, 2016, 12(4):2531-2537.

155 Zhang T, Ping Z, Wang T, *et al.* Down-regulation of miR-320 associated with cancer progression and cell apoptosis via targeting Mcl-1 in cervical cancer[J]. *Tumor Biol*, 2016, 37(7):1-10.

156 Zhang Y, Hu X, Miao X, *et al.* MiR-425-5p regulates chemoresistance in colorectal cancer cells via regulation of Programmed Cell Death 10[J]. *J Cell Mol Med*, 2016, 20(2):360-369.

157 Zhu W, Huang Y, Pan Q, *et al.* MiR-98 suppress warburg effect by targeting HK2 in colon cancer cells[J]. *Digestive Dis Sci*, 2016: 1-9.

158 Sun S, Su C, Zhu Y, *et al.* MiR-544a regulates migration and invasion in colorectal cancer cells via regulation of homeobox A10[J]. *Digestive Dis Sci*, 2016(9):1-10.

159 Zhao Z, Qin L, Shu L. miR-411 contributes the cell proliferation of lung cancer by targeting FOXO1[J]. *Tumor Biol*, 2016, 37(4): 5551-5560.

160 Sun CC, Li SJ, Zhang F, *et al.* The novel miR-9600 suppresses tumor progression and promotes paclitaxel sensitivity in non-small-cell lung cancer through altering STAT3 expression[J]. *Mol Ther Nucleic Acids*, 2016, 5(11):e387.

161 Zhang Y, Lu H, Jian P, *et al.* Expression of miR-452 via adenoviral vector inhibits non-small cell lung cancer cells proliferation and metastasis[J]. *Tumor Biol*, 2016, 37(6):8259-8270.

162 Zhao JJ, Chen PJ, Duan RQ, *et al.* miR-630 functions as a tumor oncogene in renal cell carcinoma[J]. *Arch Med Sci Ams*, 2016, 12(3):473-478.

163 Zou X, Zhong J, Li J, *et al.* miR-362-3p targets nemo-like kinase and functions as a tumor suppressor in renal cancer cells[J]. *Mol Med Rep*, 2016, 13(1):994.

164 Liu Z, Zhang G, Yu W, *et al.* miR-186 inhibits cell proliferation in multiple myeloma by repressing Jagged1[J]. *Biochem Biophys Res Commun*, 2016, 469(3):692-697.

165 Zhao Y, Pang D, Wang C, *et al.* MiR-134 modulates glioma cell U251 proliferation and invasion by targeting KRAS and suppressing the ERK pathway[J]. *Tumor Biol*, 2016, 37(8):1-9.

166 Jiang L, Lin T, Xu C, *et al.* miR-124 interacts with the Notch1 signalling pathway and has therapeutic potential against gastric cancer [J]. *J Cell Mol Med*, 2016, 20(2):313.

神经药理学研究进展

武琦梅，葛　建

（上海华汇拓医药科技有限公司，上海 201203）

摘要　近年来，随着神经科学、结构生物学、分子影像学等学科的迅速发展，我国神经药理取得了丰富的研究成果。本文通过对我国学者2016－2017年在重要的学术期刊中发表的论文进行检索整理，从阿尔兹海默病、帕金森病、脑卒中、抑郁等方向对我国学者在神经药理方向所取得的研究进展进行综述。

1　阿尔兹海默病（AD）

1.1　发病机制及早期诊断

阿尔茨海默病（Alzheimer's disease，AD）是一种常见的中枢神经系统退行性疾病，由于AD的病因及发病机制尚不明确，迄今仍没有针对AD的特异性治愈方法。目前认为，以现有的诊断方式发现的病人，基本都属于晚期，难以进行有效干预，是现有治疗策略失败的原因之一。因此，发现新的生物标志物对AD早期精确诊断和干预治疗至关重要。

有研究表明，AD患者的大脑中的Aβ以可溶性Aβ（sAβ）和不可溶性Aβ（insAβ）两种形式存在，sAβ出现在AD早期，且神经毒性显著高于insAβ。sAβ选择性小分子探针CRANAD-102在小鼠体内成像实验中可检测四个月AD转基因小鼠脑中的sAβ蛋白，同时监测脑中sAβ蛋白的浓度随年龄的变化情况。该研究提供了sAβ蛋白在AD病理进程中的作用的新理论依据，也为AD治疗药物的开发提供了新的思路[1]。

在APPswe/PS1dE9转基因AD小鼠与野生型同窝小鼠

构建的联体共生模型中，源自转基因 AD 模型小鼠的 Aβ 进入循环并在野生型小鼠的脑中累积，野生型小鼠在 12 个月后出现 Aβ 斑块、tau 异常磷酸化、神经变性、神经炎症等症状[2]。在小鼠腹膜透析模型中，腹膜透析可以显著清除 APP/PS1 小鼠脑内的 Aβ 沉积，缓解脑内炎症反应，恢复脑内微环境的稳定，并改善脑内 AD 相关病理指标[3]。

通过对 861 名对照受试者、81 名 AD 患者、70 名血管性痴呆患者和 13 名额颞痴呆患者的样品进行血液硫胺素焦磷酸酯（TDP）、硫胺素单磷酸盐（TMP）和硫胺素水平的检测发现，硫胺素代谢功能状态是 AD 良好的诊断标志物，敏感度为 80.2%，特异度为 87.2%，ROC 曲线下面积为 0.91[4]。为了阐明 TDP 的减少机制，研究者考察了自愿招募的 45 名 AD 患者和 38 名年龄和性别匹配的无痴呆对照者血中 TDP、TMP 和硫胺素的含量，以及硫胺素二磷酸酶（TDPase）、硫胺素单磷酸酶（TMPase）和硫胺素焦磷酸激酶（TPK）的活性。结果发现，AD 患者 TDPase 和 TMPase 活性明显高于对照组，且血 TDP 水平与 TDPase 活性呈负相关，与 TPK 活性呈正相关。因此，TDPase 和 TMPase 活性增强可能是 AD 患者的 TDP 水平较低的原因[5]。上述研究为硫胺素代谢异常假说提供了依据，也提示硫胺素和葡萄糖代谢相关的磷酸化-去磷酸化失衡可能是 AD 预防和治疗的潜在靶点。

1.2 AD 潜在的治疗靶点研究

1.2.1 γ-分泌酶 γ-分泌酶是 APP 蛋白经过一系列蛋白酶切割产生 β-淀粉样沉淀的关键酶。γ-分泌酶由 4 个跨膜蛋白亚基组成，分别为早老素蛋白-1（PS1）、Pen-2、Aph-1 和 Nicastrin。其中，编码 PS1 的基因中有 200 多个突变与 AD 病人相关。采用高度纯化的重组 γ-分泌酶，检测了 138 个 AD 来源的 PS1 突变对 β 淀粉样蛋白（Aβ42、Aβ40）产量的影响，结果显示这些突变中约有 90% 可导致 Aβ42 和 Aβ40 的产量减少，同时有 10% 可导致 Aβ42/Aβ40 的比率下降，但含有特定 PS1 突变的 γ-分泌酶变体所产生的 Aβ42/Aβ40 比率，与患者发病时的平均年龄，没有统计学上的显著关联[6]。另一项研究使用突变的 γ-分泌酶考察其对野生型 γ-分泌酶活性的作用，发现突变的 γ-分泌酶通过与野生型的 γ-分泌酶形成异寡聚体，对其剪切产生 Aβ42/40 的作用发挥显性失活效应[7]。这也为进一步理解 γ-分泌酶在 AD 病程中的作用，以及该靶点是否具有药物开发的价值提供重要理论依据。

1.2.2 Tau 蛋白 将果蝇 a-tubulin 蛋白的第 40 位赖氨酸点突变为谷氨酰胺，研究发现模拟乙酰化微管可以改善 Tau 蛋白过表达导致的微管网络和神经突触的发育异常。Tau 蛋白过表达的果蝇发育到一定阶段后，再在食物中加入 HDAC6 的特异抑制剂，微管破坏的表型也能得到部分改善，表明在特定时期提高微管乙酰化水平可以修复已破坏的微管网络[8]。该研究揭示了 Tau 蛋白病发病过程中 Tau 蛋白破坏微管的机制，并为开发防治 Tau 蛋白相关疾病的药物提供了新思路。另一项研究发现，过表达人类野生型 Tau 蛋白的小鼠，Tau 蛋白异常累积激活钙调神经磷酸酶（CaN），进而导致 CREB 去磷酸化。使用 FK506 抑制 CaN 可以减弱 Tau 诱导的 CREB 失活，从而有效改善神经突触和记忆功能[9]。这项研究不仅揭示了 AD 记忆能力损伤的新机制，也提供了一个改善 tau 蛋白病变的潜在治疗靶标。

1.2.3 RBO-PI4KIIIα 复合物 磷酸肌醇及其代谢酶参与 Aβ42 代谢和 AD 的发病机制被一项研究揭示。在酵母和哺乳动物中 EFR3（果蝇中为 RBO）、磷脂酰肌醇-4-激酶 IIIa 型（PI4KIIIα）和支架蛋白形成膜定位复合物，调控膜磷脂酰肌醇-4-磷酸（PI4P）的水平。在表达 Aβ42 的果蝇模型中，下调 RBO/EFR3-PI4KIIIα 复合体的表达或抑制 PI4KIIIα 的酶活性能促进细胞释放 Aβ42，减少果蝇模型中神经细胞内的 Aβ42 积累，并减轻果蝇模型的神经退行性变化。该项研究提示 RBO-PI4KIIIα 可以作为抗 AD 的潜在治疗靶点[10]。

1.2.4 硫胺素 AD 是硫胺素代谢异常诱发脑葡萄糖代谢障碍和多级联病理生理反应的代谢性疾病的假说得到一项研究的支持。硫胺酸转运体 Slc25a19、硫胺素合成酶 Tpk1 及硫胺素载体 Slc19a3 这三种硫胺素代谢相关的蛋白，被发现与神经系统疾病相关。在原代大鼠海马神经元中减少 Tpk1、Slc25a19 或 Slc19a3 的表达，可以显著降低树突复杂性，总树突分枝尖端数 TDBTN 和总树突分枝长度 TDBL 的变化与胞体大小的减少密切相关，表明硫胺素对胞体和树突生长均有影响。该研究结果进一步支持了硫胺素代谢可能是 AD 的病因，也为以硫胺素为靶点开发抗 AD 药物提供进一步证据[11]。

1.2.5 胰岛素样生长因子-1 胰岛素样生长因子-1（IGF-1）和 AD 的关系被进一步证实。研究发现用 IGF-1 预处理，能够以剂量依赖性方式抑制 Aβ25-35 诱导的细胞活力下降和细胞凋亡，同时，也抑制细胞中活性氧（ROS）的产生并增加抗氧化剂活性。进一步研究发现 IGF-1 通过 PI3K/Akt-Nrf2 信号通路，促进 Nrf2 的核易位，并上调其下游基因 HO-1 的表达，清除 ROS，从而保护细胞免于 Aβ25-35 诱导的细胞损伤，提示 IGF 是潜在的抗 AD 治疗靶点[12]。

1.2.6 Rab5 通过建立原代基底前脑胆碱能神经元培养体系和 NGF 在神经元轴突内逆向运输动态观测体系发现，在 AD 早期异常增多的 APP 及其代谢产物 β-羧基末端片段（β-CTF，C99）可导致 Rab5 的活性增加。应用 Rab5 显性负性突变体-Rab5S34N 抑制由 APP 或 C99 诱导的 Rab5 的异常激活后，NGF 信号在轴突逆向运输的异常得到显著改善。本研究证实了 AD 中 NGF 信号轴突逆向运输异常的机制可能是由异常积聚的 APP 或 C99 所诱导的 Rab5 异常激活所致，为 Rab5 作为一种可能的抗 AD 药物的新靶点提供了强有力的实验依据[13]。

1.2.7 神经肽 RGBA-1 一项研究发现秀丽隐杆线虫的一个全新的神经肽（RGBA-1）及其受体（NPR-28）编码基因上存在 SNP，这些遗传多态性导致了野生型线虫交配、进食和运动能力等能力行为退化速度不同。RGBA-1神经肽由胶质细胞释放，作用于5-羟色胺能和多巴胺能神经元上NPR-28受体，抑制由SIR-2.1介导的线粒体应激反应，进而调控线虫衰老速度，该研究提示RGBA-1及其受体NPR-28可能成为抗AD的新型治疗靶点[14]。

1.2.8 TREM2 TREM2的胞外可溶性片段(sTREM2)在AD病人的脑脊液中大量沉积，并与AD的病理特征Tau蛋白水平密切相关。研究发现，sTREM2通过调控PI3K/Akt激酶增强脑中小胶质细胞的存活，并刺激NF-κB介导的炎症因子的释放[15]。TREM2的缺失会显著降低小胶质细胞的存活及增殖能力，造成细胞周期停滞于G0/G1期并引发细胞凋亡。通过不同手段恢复TREM2缺失的小胶质细胞内的β-catenin蛋白水平可显著改善小胶质细胞的存活状态[16]。该研究表明了TREM2介导的Wnt/β-catenin通路是调控小胶质细胞存活的重要因素，为治疗AD提供了一个新的潜在靶点。

1.3 AD药物治疗研究

1.3.1 槲皮素 天然产物槲皮素可通过抑制ApoE蛋白的降解而不是增加其转录水平，从而增加ApoE蛋白水平并影响Aβ的清除，在5xFAD AD小鼠模型中发现给予槲皮素可显著降低不溶性Aβ水平及Aβ斑块的数量，为开发天然产物抗AD提供了新的证据[17]。

1.3.2 TH006 降低脑内异常聚集的Tau蛋白是抗AD治疗的重要策略，研究人员通过设计合成一系列包含Tau蛋白识别部分和E3连接酶结合部分等多个功能域的分子，可特异性下调Tau蛋白。在这些分子中筛选发现TH006活性最好，其通过增加Tau蛋白泛素化来诱导Tau蛋白降解。转基因小鼠中的结果也证实TH006可以调节AD小鼠模型大脑中的Tau蛋白水平[18]。该研究不仅发现一种新的抗AD候选药物，也进一步证实了降低脑内异常聚集的Tau是治疗AD的重要策略。

2 帕金森病(PD)

2.1 PD病因及发病机制研究

许多临床证据显示，应激状态也可能会影响PD的疾病进程，但应激在PD的发生发展过程中所扮演的角色，目前仍不明确。使用携带致病突变A53T α-突触核蛋白的转基因小鼠，用慢性不可预知温和刺激模拟日常生活的压力，发现慢性温和不可预知刺激处理加速雄性A53T转基因小鼠的病程进展，但对同龄野生型小鼠没有影响。同时慢性温和不可预知刺激加速A53T转基因小鼠病程进展的现象具有性别差异，雌性小鼠对刺激的敏感性较雄性小鼠弱。进一步考察脑内炎症反应，发现慢性温和不可预知刺激诱导雄性A53T转基因小鼠黑质小胶质细胞的激活和炎症因子表达的增加是其诱发PD的可能原因[19]。

越来越多的证据表明，黑质中的铁沉积参与了PD的发病过程，但其机制仍不明确。研究使用原代多巴胺能神经元和体外培养的SH-SY5Y细胞发现，铁负载增加细胞中的α-突触核蛋白和ROS的水平，但不影响细胞内α-突触核蛋白mRNA水平。同时，铁负载显著下调Beclin-1水平并降低LC3 II/LC3 I的比率。雷帕霉素处理后，铁负载诱导的α-突触核蛋白水平的增加显著逆转，ROS生成减少。这些结果表明，自噬的抑制是由铁负载诱导的α-突触核蛋白的病理学改变的关键[20]。

2.2 PD潜在的治疗靶点研究

2.2.1 Clk1 Clk1是合成辅酶Q必需的线粒体羟化酶。研究发现，小胶质细胞中用siRNA干扰Clk1表达，可以增强LPS诱导的促炎反应并促进有氧糖酵解，抑制糖酵解消除Clk1缺陷引起的炎症反应增强。机制研究表明，mTOR/HIF-1α和ROS/HIF-1α信号通路参与了Clk1缺陷诱导的有氧糖酵解。$Clk1^{+/-}$小鼠给予MPTP造模后，DA神经元丢失的增加是由于小胶质细胞炎症反应加剧所致，而不是MPTP的神经毒作用。该研究提示，可以通过调控Clk1抑制神经炎症治疗帕金森症[21]。

2.2.2 c-Abl 在MPTP处理的小鼠纹状体及黑质致密部c-Abl显著被激活，神经元中特异性敲除c-Abl可以显著减少MPTP导致的多巴胺神经元死亡。注射c-Abl抑制剂可以显著减少MPTP诱导的神经元死亡，并且显著改善小鼠运动协调能力。在氧化压力下，c-Abl主要激活了下游底物p38α被证实。p38α的抑制剂也能够显著抑制MPTP导致的多巴胺神经元的死亡及改善小鼠的运动协调能力。这项研究显示，开发特异性的能够顺利通过血脑屏障的c-Abl或p38α抑制剂在预防或者治疗PD中具有重要的应用前景[22]。

2.2.3 Aquaporin 使用AQP4敲除小鼠和星形胶质细胞-小胶质细胞培养体系研究发现，AQP4 KO可以促进NF-κB活化，IL-1β和TNF-α的产生。进一步研究发现，小胶质细胞并不表达AQP4，AQP4缺陷引起的小胶质细胞的活化是通过星形胶质细胞与小胶质细胞相互作用产生的[23]。另一项研究显示，AQP4 KO小鼠和野生型小鼠对MPTP损伤的敏感性不同，野生型小鼠SNc区的DA神经元比VTA区的DA神经元对MPTP的敏感性高，而AQP4 KO小鼠两个脑区的DA神经元对MPTP的敏感性没有差异，该结果表明，胶质细胞的AQP4参与SN和VTA之间DA神经元的易感性差异[24]。上述研究为以AQP4和胶质细胞为抗PD靶点提供新的依据。

2.2.4 Atp13a2 以Atp13a2基因缺失小鼠建立慢性MPTP/p PD小鼠模型，发现ATP13A2通过抑制星形胶质细胞NLRP3炎症小体的激活，抑制神经炎症反应从而延缓PD进程中DA神经元损伤，发挥神经保护作用。该结果表明，可以通过靶向调控星形胶质细胞ATP13A2的表达或NLRP3炎症小体的激活，调节PD病理进程中神经炎症反应的发生，为延缓PD病理进程抗炎药物的研发提供新的思路[25]。

2.3 PD药物治疗研究

聚集形式的α-突触核蛋白的累积与帕金森病的发病机

制相关。研究发现，银杏内酯 B 或白果内酯预处理可保护 SH-SY5Y 细胞抑制 α-突触核蛋白诱导的细胞活力降低，并在聚集的 α-突触核蛋白刺激后减少细胞凋亡。银杏内酯 B、白果内酯可能作为抗 PD 的潜在候选化合物[26]。

3 脑卒中(Stroke)

3.1 脑卒中发病机制研究及潜在的治疗靶点研究

3.1.1 Drp-1 CA3 区神经元对缺血耐受和缺血预处理(IPC)后神经元对缺血耐受是两种重要的内源性神经保护机制。采用大鼠海马神经元氧糖剥夺(OGD)模型和四血管闭塞(4-VO)模型研究发现，在海马 CA3 区，局部缺血选择性诱导线粒体动力蛋白相关蛋白 1(mtDrp-1)的表达；而在海马 CA1 区，mtDrp-1 不受局部缺血的影响，但 IPC 可以诱导其表达上调。抑制 Drp-1 增加神经元对 OGD 和全脑缺血的敏感性，该结果表明 Drp-1 诱导表达增加是海马 CA3 神经元对缺血耐受和 IPC 后神经元对缺血耐受的原因，提示 Drp-1 可以作为抗脑卒中的潜在治疗靶点[27]。

3.1.2 Nix 研究利用 Parkin 基因敲除小鼠等多种手段，发现脑缺血复灌过程中并非 Parkin 介导线粒体自噬，而是神经元中线粒体外膜蛋白 Nix 通过一种 Parkin 非依赖的途径介导了线粒体自噬。Nix 通过第 81 位丝氨酸磷酸化激活了其介导线粒体自噬，发挥神经保护作用。本研究首次明确了 Nix 在脑缺血复灌过程中介导线粒体自噬的重要作用，为今后通过调控线粒体自噬进而干预脑缺血损伤提供了潜在的靶点[28]。

3.1.3 Tau 分别使用 3 月龄和 12 月龄的正常鼠和 tau 基因敲除鼠，构建缺血性脑卒中模型。研究发现，在 3 月龄 tau 基因敲除小鼠中，tau 蛋白的缺失能够缓解脑卒中发生后的损伤，但 12 个月龄的 tau 基因敲除鼠中脑卒中症状并没有缓解。12 月龄的小鼠注射铁死亡抑制剂 Liproxstatin-1 和 Ferrostatin-1 后，损伤得到了明显的改善。该研究解释了 tau 蛋白、缺血性脑卒中和铁离子三者之间的联系，提示通过调节 tau 蛋白或铁离子转运是抗脑卒中的新的治疗方向[29]。

3.2 脑卒中药物治疗研究

3.2.1 益母草碱 益母草碱(SCM-198)是一种从中药益母草中提取并化学合成的单体。研究者在大鼠中动脉闭塞(tMCAO)模型中，发现用 SCM-198 处理能够抑制血脑屏障(BBB)损伤进而减少梗死体积，改善神经损伤。进一步的研究表明，SCM-198 通过调节 HDAC4/NOX4/MMP-9 紧密连接途径来保护 BBB 完整性，该研究结果进一步确证 SCM-198 抗缺血性卒中作用的可靠性[30]。

3.2.2 P7C3-A20 Nampt 是缺血性中风的一种新型治疗靶点。研究者使用原代神经元氧糖剥夺/再灌注损伤模型和大脑中动脉闭塞模型，发现 Nampt 激动剂 P7C3-A20 通过增加脑组织内烟酰胺腺嘌呤二核苷酸(NAD)水平，发挥神经保护作用。该研究为 Nampt 激活剂作为抗脑卒中药物提供了进一步证据[31]。

3.2.3 甲磺酸萘莫司他 甲磺酸萘莫司他(NM)是一种广谱丝氨酸蛋白酶抑制剂，常用于治疗炎性疾病。研究者在大鼠短暂性大脑中动脉(tMCAO)模型中发现，给予 NM 可以减少梗死面积，改善行为功能。机制研究表明，NM 通过抑制 NF-κB 信号传导通路和炎症小体激活，降低促炎症因子的表达，促进抗炎因子的表达。此外，NM 通过抑制 MCP-1、ICAM-1、VCAM-1 的表达显著抑制炎症细胞的浸润[32]。远期药效学结果显示，NM 治疗可以减少脑梗死体积，改善运动和认知功能。机制研究表明，NM 通过下调 Cdk5 活性和上调 TrkB-ERK1/2-CREB 通路，促进神经轴突和树突再生[33]。

3.2.4 芬戈莫德 芬戈莫德(FTY720)是治疗多发性硬化症的新型免疫抑制剂。在脑卒中模型中，给予 FTY720 可以减少模型动物神经元细胞凋亡和缺血梗死体积，促进神经功能恢复。机制研究发现，FTY720 通过调节 mTOR/p70S6K 信号通路有效减少神经元自噬，从而减轻小鼠的缺血性脑损伤[34]。用双侧颈总动脉狭窄诱发慢性白质缺血性损伤模型，发现 FTY720 可以减少模型动物认知能力下降并改善白质损伤。机制研究发现，FTY720 通过抑制 STAT3，使小胶质细胞从 M1 转变为 M2 极化状态，从而促进少突胶质细胞的增加[35]。

4 抑郁症

4.1 抑郁症的病因及发病机制研究

对 421 名重度抑郁症患者和 488 名对照受试者采集的目前世界上最大的抑郁症静息态脑影像数据进行深度分析后发现，抑郁症能够影响部分非奖赏功能相关的脑区——外侧眶额皮层，并且这些区域与自我功能相关的脑区连接增强。此外，抑郁症患者与奖赏相关的功能脑区——内侧眶额皮层，与负责记忆的脑区连接减弱。该研究首次精确定位了抑郁症异常功能脑区，有助于更深入地了解抑郁症的病理机制，可能为当前抑郁症临床治疗技术如精神药物疗法以及认知行为疗法等带来新的变革[36]。

为更好研究和模拟人类抑郁症，研究人员成功构建了 24h 束缚的新型抑郁症小鼠模型。小鼠在 24h 束缚发生 35d 后，表现出了类似抑郁的行为，伴有大脑对葡萄糖吸收减少以及成体神经干细胞的减少。表达谱差异分析发现，抑郁和其他精神疾病相关的基因在前额皮层(PFC)和海马中都出现差异化表达。使用抗抑郁药物氟西汀可以逆转这种由长期束缚导致的类抑郁症状，该模型的成功开发为阐明抑郁病因及抗抑郁药物的研发提供帮助[37]。

4.2 抑郁症潜在的治疗靶点研究

4.2.1 EphB2 Ephrin B2(EphB2)受体是与突触发育和成熟有关的酪氨酸激酶受体。研究发现，易受慢性社交失败应激影响的小鼠内侧前额叶皮层(mPFC)EphB2 水平及其下游分子均显著降低。在 mPFC 中注射 EphrinB1-Fc 激活 EphB2 受体，可以降低易感小鼠对应激的敏感性，产生抗抑郁样行为效应。在 mPFC 敲低 EphB2 受体增加动物对慢性社交失败应激的易感性，诱发抑郁样行为。机制研究表明，cofilin 的磷酸化和 AMPA 受体转运参与了该过程。这些结果表明 EphB2 可能是治疗抑郁症的潜在靶点[38]。

4.2.2 GALR1 研究人员分析了慢性温和应激大鼠抑郁模型动物不同脑区甘丙肽及其两个受体（GALR1 和 GALR2）的转录本，发现中脑导水管周围灰质腹侧（vPAG）的 Galr1 mRNA 显著增多。敲低 vPAG 区域的 Galr1，可以逆转大鼠的抑郁症行为。这项研究指出，大鼠的抑郁症行为很可能与 vPAG 中 Galr1 表达水平升高有关，GALR1 有望成为抗抑郁治疗的新靶标[39]。

4.2.3 TREK1 TREK-1 是双孔钾离子通道（K2p）家族的重要成员。研究人员通过理论计算发现，TREK1 通道胞外结构域存在一个动态空腔，是潜在小分子结合位点。开展靶向该动态空腔的药物设计并获得了 TREK1 抑制剂。分子动力学模拟研究揭示，抑制剂通过变构调节的机制实现对通道胞外侧的堵塞，进而抑制通道。动物模型中慢性给药实验结果发现，TREK1 抑制剂起效时间明显快于阳性药氟西汀，TREK1 可能成为快速起效抗抑郁药物的潜在靶标[40]。

4.2.4 UCP2 线粒体解耦联蛋白 2（UCP2）是位于线粒体内膜上的载体蛋白家族成员。在 UCP2 敲除小鼠的慢性温和不可预知刺激模型（CMS）中，UCP2 敲除加重 CMS 所致小鼠的抑郁样症状，加重 CMS 抑制 SGZ 细胞增殖的作用和星形胶质细胞的损伤。机制研究表明，UCP2 通过负调节 NLRP3 炎性体的活化并抑制星形胶质细胞中的 ROS-TXNIP-NLRP3 通路发挥抗抑郁作用。该研究结果表明，UCP2 通过调节星形胶质细胞的炎症反应，在抑郁症的发病机制中发挥重要作用，UCP2 可能成为治疗抑郁症的潜在靶点[41]。

4.2.5 *5-羟色胺羟化酶*（TPH） 研究结果显示，抑郁症大鼠脑组织的神经细胞 TPH2 基因启动子甲基化显著升高，造成 TPH2 基因表达降低，脑组织的 5-羟色胺（5-HT）浓度减少，从而诱导抑郁症的发生；帕罗西汀能改变 TPH2 基因启动子甲基化程度，促进 TPH2 基因表达和 5-HT 的合成。该研究发现抑郁症发生过程中 TPH 基因表观遗传学的改变，为设计全新机制的抗抑郁症药物提供理论基础[42]。

4.3 *抑郁症药物治疗研究*

4.3.1 SOMCL-668 SOMCL-668 是 sigma-1 受体的一种新型别构调节剂。在慢性温和不可预知 CMSCMS 模型中，SOMCL-668 可以在一周内迅速改善动物快感缺失的症状，同时伴随着海马 BDNF 表达增加和 GSK3β 磷酸化水平增高。该研究结果显示，SOMCL-668 是一种新型的快速抗抑郁候选药物，变构调节 sigma-1 受体可能是新的抗抑郁药物开发方向[43]。

4.3.2 *越鞠丸* 近年来，作为快速抗抑郁药的氯胺酮及其作用机制成为该领域的研究热点，但是氯胺酮的成瘾性和毒性限制了其广泛临床应用。研究人员发现，传统中药复方越鞠丸通过激活抑郁相关脑区 PKA/CREB 通路，快速且持久诱导表达 BDNF，发挥其抗快速抑郁作用；给予 PKA 抑制剂后，越鞠丸不能诱导 BDNF 表达，亦不能发挥抗抑郁作用，而氯胺酮快速抗抑郁作用不受影响。该研究为利用传统中医药用于快速抗抑郁的治疗提供了新的思路[44]。

5 其他神经系统疾病

5.1 *多发性硬化症*（MS）

研究发现，IL-17 在中枢神经系统内作用于少突胶质前体细胞，激活 NOTCH 信号通路，从而影响 MS 疾病的发生发展。使用特异的肽段阻断 IL-17RA-NOTCH1 的相互作用，可以减轻小鼠 EAE 模型的症状。该研究提示，NOTCH 抑制剂可能可以开发为多发性硬化症的治疗药物[45]。

Kappa 阿片受体（KOR）对少突胶质前体细胞向少突胶质细胞的分化非常重要。激活 KOR 可以促进 MBP 阳性的成熟少突胶质的形成，促进其对神经轴突的包裹。在多发性硬化症小鼠模型中，敲除 KOR 会导致疾病恶化，而用小分子化合物激活 KOR 则可以通过促进髓鞘再生缓解病情。在药物导致脱髓鞘动物模型中，激活 KOR 同样有效，提示 KOR 可以作为多发性硬化症治疗的潜在靶点[46]。

5.2 *疼痛*

5.2.1 MOR 地佐辛是国内广泛应用的阿片类镇痛药。研究发现，地佐辛镇痛作用由 MOR-NRI 介导，即通过激动脊髓 μ-阿片受体（占 60%）和抑制去甲肾上腺素重摄取（占 40%），而不涉及其他药理学机制。研究也证明，抑制脊髓去甲肾上腺素重摄取与地佐辛产生较少的镇痛耐受作用有关[47]。在 MOR 偏向性激动剂的研究中，新型氧杂螺环衍生物-SHR9352 体外可选择性激活 Gi 通路，而不影响 β-arrestin 信号通路，SHR9352 也能提高大鼠手术切口疼痛模型的阈值，且不影响小鼠小肠推进，提示该类化合物可以用于治疗疼痛和疼痛相关疾病[48]。

5.2.2 Nav1.7 一项研究根据单细胞 RNA 测序和功能异质性将小鼠背根神经节（DRG）的躯体感觉神经元进行分类。其中，小 DRG 神经元分为一类低阈值机械感器和五类机械热伤害感受器（MHN）。每一种 MHN 又可进一步分为两个亚类。大 DRG 神经元被分为四个类型，包括表达 neurexophilin 1 的 MHN 和表达 Baiap2l1 的机械伤害感受器[49]。在不同类型的神经元中，成年小鼠神经系统中 FGF13 选择性地在各类伤害性机械与热感觉神经元中高表达，在其他神经组织和神经元中表达水平较低。在背根节伤害性感觉神经元中特异性地敲除 FGF13 基因的小鼠模型中，FGF13 可以通过与 Nav1.7 的羧基端相互作用，调控热痛。该研究为痛觉理论体系增加了新的内容，同时也提供了新的镇痛药物靶点[50]。

5.2.3 *GLP-1 受体* 一项研究发现，GLP-1 受体激动剂通过 PKA 依赖的 p38β MAPK/CREB 信号通路增加小胶质细胞 β 内啡肽的表达，从而发挥其镇痛作用[51]。另外一项研究发现，IL-10 的镇痛作用是由脊髓小胶质细胞释放 β-内啡肽介导，而不是由 IL-10 的抗炎作用所导致。脊髓 IL-10/β-endorphin 镇痛通路可被 GLP-1 受体激动剂及其他镇痛药或镇痛疗法激活[52]。这两项研究进一步支持了 GLP-1 受体成为治疗慢性疼痛的潜在新靶点。

5.3 焦虑

在临床上，芳香疗法可以有效缓解焦虑症状。依兰精油在动物模型上体现抗焦虑作用，但仅对雄性小鼠有效。其中，苯甲酸卞酯、芳樟醇、苯甲醇是其主要有效成分。研究还发现，依兰精油的抗焦虑作用与小鼠脑区 DA 和 5-HT 系统有关，该研究为抗焦虑的治疗提供了新的思路[53]。

6 神经系统疾病作用的分子机制研究进展

6.1 蛋白异常聚集及自噬

一项研究运用 X 射线晶体衍射分析技术，成功解析了 OPTN/TBK1 的复合物以及相关的 TBK1/NAP1 复合物结构。进一步研究发现，OPTN 的 E50K 突变不仅能增强与 TBK1 的相互作用，而且还能改变 OPTN 在细胞内的聚集状态；在细胞内，TBK1 E696K 点突变能特异性地打破 TBK1 与 OPTN 的相互作用，但并不显著影响 TBK1 与其他受体蛋白的相互作用。此项研究为进一步理解和阐明 TBK1 和 OPTN 相关的基因突变引起神经退行性疾病的致病机理提供了重要的结构基础[54]。

另一项研究发现磷酸化 p38α 在蛋白酶体损伤的过程中可以调节自噬进而影响细胞凋亡。抑制 p38α 的磷酸化，LC3-II 蛋白水平升高，而自噬底物 SQSTM1 蛋白水平降低，说明磷酸化 p38α 负向调控自噬。进一步研究发现，抑制 p38α 的磷酸化可以抑制 mTOR 通路从而激活自噬，而激活的自噬减少了细胞凋亡。该研究阐述了磷酸化 p38α，在蛋白酶体损伤模型中自噬和凋亡之间的重要作用，为研究自噬和凋亡之间的关系提供了新的思路[55]。

6.2 炎症及免疫功能异常

一项最新研究发现，蛋白酪氨酸磷酸酶 SHP2 可在 NLRP3 激活剂 ATP、尿酸盐结晶以及尼日利亚菌素等的刺激下，依靠线粒体定位基序向线粒体转位。在线粒体外膜蛋白 Tom20/Tom40 复合物以及线粒体内膜蛋白 Tim23 复合物的协助下，穿越线粒体外膜和内膜，在线粒体基质与线粒体内膜蛋白 ANT1 结合，去磷酸化，从而稳定线粒体膜电位，抑制线粒体 DNA 以及活性氧的释放、下调由此引发的 NLRP3 炎症小体的过度活化[56]。该研究发现了机体精细调控炎症反应维持内环境稳定的一种机制，为炎症相关疾病的防治提供了新的思路。

以中药苏木的关键活性成分苏木酮 A 为分子探针的研究中发现，苏木酮 A 可通过直接作用于神经小胶质细胞中靶点蛋白 IMPDH2 的 140 位半胱氨酸位点，诱导其发生变构失活，进而抑制下游 NF-κB 等炎症相关信号通路，发挥抗神经炎症作用[57]。该研究的意义在于阐明了苏木酮 A 抗神经炎症的直接靶点，也为靶向 IMPDH 的药物设计提供了思路。

6.3 表观遗传调控异常

缺血预适应是脑组织经一次或多次短暂的、低于损伤性缺血的刺激后获得的，对随后长时程、损伤性缺血耐受的一种保护性反应。研究发现，缺血预适应通过 calpain 激活而导致的 HDAC3 去乙酰化功能下调，激活内源性保护机制，特异性上调保护性基因的表达的调控过程。该研究提出了一种新的 HDAC 亚型参与形成脑卒中损伤与保护的机制，为脑卒中神经保护剂的开发提供新的思路和尝试[58]。

另一项在过表达 A53T 突变的 α-突触核蛋白的细胞和转基因动物模型上的研究发现，HDAC4 参与了神经毒素和遗传因素相互作用的过程。研究证实，在神经毒素诱导过表达 A53T α-突触核蛋白细胞损伤过程是通过 PKCε-HDAC4-CREB/MEF 信号通路发挥作用。给予 PKCε 特异激动剂可以阻止神经毒素引起的过表达 A53T α-突触核蛋白细胞的损伤[59]。

一项研究发现慢性低氧处理后的 APPSwe/PS1dE9 转基因小鼠，表现出 AD 相关神经病理表型的加重，空间学习记忆能力的下降。表观遗传性分析表明，慢性低氧通过降低小鼠脑内 DNMT3b 的表达来降低基因组 DNA 甲基化的水平，并下调 γ 剪切酶组分相关基因启动子区域的甲基化水平，从而进一步影响这些基因在蛋白水平的表达。通过表观遗传学干预，上调 DNMT3b 可以逆转这些改变[60]。

O-GlcNAc 糖基化修饰是一种细胞内普遍存在、动态可逆的蛋白质翻译后修饰现象。研究发现 SIRT1 蛋白 549 位的丝氨酸有 O-GlcNAc 修饰，O-GlcNAc 修饰增加 SIRT1 与底物蛋白的亲和力且脱乙酰化酶活性增加。进一步研究表明，在应激条件下细胞内 SIRT1 的 O-GlcNAc 修饰显著增加，并促进其对 p53、FOXO3 等靶蛋白的脱乙酰化从而发挥细胞保护作用。该研究发现 O-GlcNAc 修饰是 SIRT1 抵抗应激的分子开关，提示 O-GlcNAc 修饰可能成为抗老年痴呆症的新靶点[61]。

7 结语

神经科学是当前发展很快的一门科学，也是一个前沿的研究领域。近年来，我国神经药理学队伍不断壮大，研究更加深入，在基础研究和药物开发方面均取得了较好的成果。尽管相关领域的药物开发困难重重，但相信在国内学者的不断努力下，从基础领域到应用领域的研究将越来越深入，进而实现突破。

参考文献

1 Li Y, Yang J, Liu H, *et al*. Tuning the stereo-hindrance of a curcumin scaffold for the selective imaging of the soluble forms of amyloid beta species[J]. *Chem Sci*, 2017, 8(11): 7710-7717.

2 Bu XL, Xiang Y, Jin WS, *et al*. Blood-derived amyloid-beta protein

induces Alzheimer's disease pathologies[J]. *Mol Psychiatry*, 2017, [Epub ahead of print].
3 Jin WS, Shen LL, Bu XL, *et al.* Peritoneal dialysis reduces amyloid-beta plasma levels in humans and attenuates Alzheimer-associated phenotypes in an APP/PS1 mouse model [J]. *Acta Neuropathol*, 2017, 134(2): 207-220.
4 Pan X, Fei G, Lu J, *et al.* Measurement of blood thiamine metabolites for Alzheimer's disease diagnosis[J]. *EBioMed*, 2016, 3: 155-162.
5 Pan X, Sang S, Fei G, *et al.* Enhanced activities of blood thiamine diphosphatase and monophosphatase in Alzheimer's disease[J]. *PloS One*, 2017, 12(1): e0167273.
6 Sun L, Zhou R, Yang G, *et al.* Analysis of 138 pathogenic mutations in presenilin-1 on the *in vitro* production of Abeta42 and Abeta40 peptides by gamma-secretase [J]. *PNAS*, 2017, 114 (4): E476-E485.
7 Zhou R, Yang G, Shi Y, Dominant negative effect of the loss-of-function gamma-secretase mutants on the wild-type enzyme through heterooligomerization[J]. *PNAS*, 2017, 114(48): 12731-12736.
8 Mao CX, Wen X, Jin S, *et al.* Increased acetylation of microtubules rescues human tau-induced microtubule defects and neuromuscular junction abnormalities in Drosophila[J]. *Dis Model Mech*, 2017, 10 (10): 1245-1252.
9 Yin Y, Gao D, Wang Y, *et al.* Tau accumulation induces synaptic impairment and memory deficit by calcineurin-mediated inactivation of nuclear CaMKIV/CREB signaling[J]. *PNAS*, 2016, 113 (26): E3773-81.
10 Zhang X, Wang WA, Jiang LX, *et al.* Downregulation of RBO-PI4KIIIalpha facilitates Abeta42 secretion and ameliorates neural deficits in Abeta42-expressing Drosophila[J]. *J Neurosci*, 2017, 37 (19): 4928-4941.
11 Liu H, Sang S, Lu Y, *et al.* Thiamine metabolism is critical for regulating correlated growth of dendrite arbors and neuronal somata[J]. *Sci Rep*, 2017, 7(1): 5342.
12 Wang Z, Xiong L, Wang G, *et al.* Insulin-like growth factor-1 protects SH-SY5Y cells against beta-amyloid-induced apoptosis via the PI3K/Akt-Nrf2 pathway[J]. *Exp Gerontol*, 2017, 87(Pt A): 23-32.
13 Xu W, Weissmiller AM, White JA, *et al.* Amyloid precursor protein-mediated endocytic pathway disruption induces axonal dysfunction and neurodegeneration[J]. *J Clinl Invest*, 2016, 126(5): 1815-33.
14 Yin JA, Gao G, Liu XJ, *et al.* Genetic variation in glia-neuron signalling modulates ageing rate[J]. *Nature*, 2017, 551(7679): 198-203.
15 Zhong L, Chen XF, Wang T, *et al.* Soluble TREM2 induces inflammatory responses and enhances microglial survival [J]. *J Exp Med*, 2017, 214(3): 597-607.
16 Zheng H, Jia L, Liu CC, *et al.* TREM2 Promotes Microglial Survival by Activating Wnt/beta-Catenin Pathway[J]. *J Neurosci*, 2017, 37 (7): 1772-1784.
17 Zhang X, Hu J, Zhong L, *et al.* Quercetin stabilizes apolipoprotein E and reduces brain Abeta levels in amyloid model mice[J]. *Neuropharmacol*, 2016, 108: 179-192.
18 Chu TT, Gao N, Li QQ, *et al.* Specific Knockdown of Endogenous Tau Protein by Peptide-Directed Ubiquitin-Proteasome Degradation[J]. *Cell Chem Biol*, 2016, 23(4): 453-461.
19 Wu Q, Yang X, Zhang Y, *et al.* Chronic mild stress accelerates the progression of Parkinson's disease in A53T alpha-synuclein transgenic mice[J]. *Exp Neurol*, 2016, 285(Pt A): 61-71.
20 Wan W, Jin L, Wang Z, *et al.* Iron deposition leads to neuronal alpha-synuclein pathology by inducing autophagy dysfunction[J]. *Frontiers in neurology*, 2017, 8: 1.
21 Gu R, Zhang F, Chen G, *et al.* Clk1 deficiency promotes neuroinflammation and subsequent dopaminergic cell death through regulation of microglial metabolic reprogramming[J]. *Brain behav Immun*, 2017, 60: 206-219.
22 Wu R, Chen H, Ma J, *et al.* c-Abl-p38alpha signaling plays an important role in MPTP-induced neuronal death. *Cell Death Differ*, 2016, 23(3): 542-52.
23 Sun H, Liang R, Yang B, *et al.* Aquaporin-4 mediates communication between astrocyte and microglia: Implications of neuroinflammation in experimental Parkinson's disease[J]. *Neurosci*, 2016, 317: 65-75.
24 Zhang J, Yang B, Sun H, *et al.* Aquaporin-4 deficiency diminishes the differential degeneration of midbrain dopaminergic neurons in experimental Parkinson's disease[J]. *Neurosci Lett*, 2016, 614: 7-15.
25 Qiao C, Yin N, Gu HY, *et al.* Atp13a2 deficiency aggravates astrocyte-mediated neuroinflammation via NLRP3 inflammasome activation [J]. *CNS Neurosci Ther*, 2016, 22(6): 451-60.
26 Hua J, Yin N, Yang B, *et al.* Ginkgolide B and bilobalide ameliorate neural cell apoptosis in alpha-synuclein aggregates[J]. *Biomed Pharmacother*, 2017, 96: 792-797.
27 Zuo W, Yang PF, Chen J, *et al.* Drp-1, a potential therapeutic target for brain ischaemic stroke[J]. *Br J Pharmacol*, 2016, 173 (10): 1665-1677.
28 Yuan Y, Zheng Y, Zhang X, *et al.* BNIP3L/NIX-mediated mitophagy protects against ischemic brain injury independent of PARK2 [J]. *Autophagy*, 2017, 13(10): 1754-1766.
29 Tuo QZ, Lei P, Jackman KA, *et al.* Tau-mediated iron export prevents ferroptotic damage after ischemic stroke [J]. *Mol psych*, 2017, 22 (11): 1520-1530.
30 Zhang QY, Wang ZJ, Sun DM, *et al.* Novel therapeutic effects of leonurine on ischemic stroke[J]: New Mechanisms of BBB Integrity. *Oxidative medicine and cellular longevity* 2017, 2017, 7150376.
31 Wang SN, Xu TY, Wang X, *et al.* Neuroprotective Efficacy of an Aminopropyl Carbazole Derivative P7C3-A20 in Ischemic Stroke[J]. *CNS Neurosci Ther*, 2016, 22(9): 782-788.
32 Li C, Wang J, Fang Y, *et al.* Nafamostat mesilate improves function recovery after stroke by inhibiting neuroinflammation in rats [J]. *Brain, behavior, and immunity* 2016, 56, 230-245.
33 Liu Y, Li C, Wang J, *et al.* Nafamostat Mesilate Improves Neurological Outcome and Axonal Regeneration after Stroke in Rats[J]. *Molecular neurobiology* 2017, 54(6): 4217-4231.
34 Li X, Wang MH, Qin C, *et al.* Fingolimod suppresses neuronal auto-

phagy through the mTOR/p70S6K pathway and alleviates ischemic brain damage in mice[J]. *PloS One*,2017,12(11):e0188748.

35 Qin C,Fan WH,Liu Q,*et al.* Fingolimod protects against ischemic white matter damage by modulating microglia toward M2 polarization via STAT3 pathway[J]. *Stroke*,2017,48(12):3336-3346.

36 Cheng W, Rolls ET, Qiu J, *et al.* Medial reward and lateral non-reward orbitofrontal cortex circuits change in opposite directions in depression[J]. *Brain: a journal of neurology*,2016,139(Pt 12):3296-3309.

37 Chu X,Zhou Y,Hu Z,*et al.* 24-hour-restraint stress induces long-term depressive-like phenotypes in mice[J]. *Sci Rep*, 2016, 6:32935.

38 Zhang,RX,Han Y,Chen C,*et al.* EphB2 in the medial prefrontal cortex regulates vulnerability to stress[J]. *Neuropsychopharmacology*, 2016,41(10):2541-2556.

39 Wang P, Li H, Barde S, *et al.* Depression-like behavior in rat: Involvement of galanin receptor subtype 1 in the ventral periaqueductal gray[J]. *PNAS*,2016,113(32):E4726.

40 Luo Q,Chen L,Cheng X,*et al.* An allosteric ligand-binding site in the extracellular cap of K2P channels[J]. *Nat Commun*, 2017, 8(1):378.

41 Du RH,Wu FF,Lu M,*et al.* Uncoupling protein 2 modulation of the NLRP3 inflammasome in astrocytes and its implications in depression[J]. *Redox biol*,2016,9:178-187.

42 Yi C, Xu H, Zhu M, *et al.* Stress inhibits tryptophan hydroxylase expression in a rat model of depression[J]. *Oncotarget*, 2017, 8(38).

43 Wang Y, Guo L, Jiang HF, *et al.* Allosteric modulation of Sigma-1 receptors elicits rapid antidepressant activity[J]. *CNS Neurosci Ther*, 2016,22(5):368-377.

44 Xue W,Wang W,Gong T,*et al.* PKA-CREB-BDNF signaling regulated long lasting antidepressant activities of Yueju but not ketamine[J]. *Sci Rep*,2016,6:26331.

45 Wang C,Zhang CJ,Martin BN,*et al.* IL-17 induced NOTCH1 activation in oligodendrocyte progenitor cells enhances proliferation and inflammatory gene expression[J]. *Nat Commun*,2017,8:15508.

46 Du C,Duan Y,Wei W,*et al.* Kappa opioid receptor activation alleviates experimental autoimmune encephalomyelitis and promotes oligodendrocyte-mediated remyelination [J]. *Nat Commun*, 2016, 7:11120.

47 Wang YX,Mao XF,Li TF,*et al.* Dezocine exhibits antihypersensitivity activities in neuropathy through spinal mu-opioid receptor activation and norepinephrine reuptake inhibition[J]. *Sci Rep*, 2017, 7:43137.

48 Li X,He W,Chen Y,*et al.* Discovery of SHR9352:a highly potent G protein-biased μ-opioid receptor agonist[J]. *ACS Omega* 2017,2(12),9261-9267.

49 Li CL,Li KC,Wu D,*et al.* Somatosensory neuron types identified by high-coverage single-cell RNA-sequencing and functional heterogeneity. *Cell Res*,2016,26(1):83-102.

50 Yang L, Dong F, Yang Q, *et al.* FGF13 Selectively regulates heat nociception by interacting with Nav1.7[J]. *Neuron*,2017,93(4):806-821e9.

51 Wu HY, Mao XF, Fan H, *et al.* p38beta Mitogen-activated protein kinase signaling mediates exenatide-stimulated microglial beta-endorphin expression[J]. *Mol Pharmacol*,2017,91(5):451-463.

52 Wu HY,Tang XQ,Mao XF,*et al.* Autocrine interleukin-10 mediates glucagon-like Peptide-1 receptor-induced spinal microglial beta-endorphin expression[J]. *J Neurosci*,2017,37(48):11701-11714.

53 Zhang N,Zhang L,Feng L,*et al.* The anxiolytic effect of essential oil of Cananga odorata exposure on mice and determination of its major active constituents[J]. *Phytomedicine*,2016,23(14):1727-1734.

54 Li F,Xie X,Wang Y,*et al.* Structural insights into the interaction and disease mechanism of neurodegenerative disease-associated optineurin and TBK1 proteins[J]. *Nat Commun*,2016,7:12708.

55 Guo F,He XB,Li S,*et al.* A central role for phosphorylated p38alpha in linking proteasome inhibition-induced apoptosis and autophagy [J]. *Mol Neurobioly*,2017,54(10):7597-7609.

56 Guo W,Liu W,Chen Z,*et al.* Tyrosine phosphatase SHP2 negatively regulates NLRP3 inflammasome activation via ANT1-dependent mitochondrial homeostasis[J]. *Nat Commun*,2017,8(1),2168.

57 Liao LX,Song XM,Wang LC,*et al.* Highly selective inhibition of IMPDH2 provides the basis of antineuroinflammation therapy [J]. *PNAS*,2017,114(29):E5986.

58 Yang X,Wu Q,Zhang L,*et al.* Inhibition of Histone Deacetylase 3 (HDAC3) Mediates Ischemic Preconditioning and Protects Cortical Neurons against Ischemia in Rats[J]. *Front Mol Neurosci*, 2016, 9:131.

59 Wu Q, Yang X, Zhang L, *et al.* Nuclear accumulation of histone deacetylase 4(HDAC4) exerts neurotoxicity in models of Parkinson's disease[J]. *Mol Neurobiol*,2017,54(9):6970-6983.

60 Liu H,Qiu H,Yang J,*et al.* Chronic hypoxia facilitates Alzheimer's disease through demethylation of gamma-secretase by downregulating DNA methyltransferase 3b[J]. *Alzheimer's Dementia*,2016,12(2):130-143.

61 Han C,Gu,Y,Shan H,*et al.* O-GlcNAcylation of SIRT1 enhances its deacetylase activity and promotes cytoprotection under stress[J]. *Nat Commun*,2017,8(1):1491.

心血管药理学研究进展

张林丽，张　琪

（上海华汇拓医药科技有限公司，上海 201203）

摘要　近年来，我国心血管药理工作者在冠心病、心肌梗死、缺血再灌注、动脉粥样硬化等心血管疾病方面进行了系统深入的研究，探讨了与心血管疾病相关的机制和干预靶点、药物作用的药理作用及机理。本文通过检索我国学者2016－2017年在国外高水平学术期刊上发表的文献，综述我国学者主要取得的研究进展。

心血管药理学主要研究心血管药物的药理作用及其机制、不良反应和临床应用，并结合分子生物学、细胞生物学、影像学、计算机等技术，探讨心血管疾病的病因，病理机制，指导临床合理用药以及发现新的心血管药物，为心血管疾病的防治提供理论基础。

1　心血管疾病相关的药理学研究进展

1.1　冠心病

1.1.1　冠心病发病相关因素　冠心病是典型的多基因、多因素疾病，由遗传因素和环境因素等相互作用。有多个危险因素与冠心病相关，包括抽烟、年龄、性别、2型糖尿病、高脂饮食等。其中，家族病史是冠心病众多因素中最为严重的影响因素之一[1]。

在冠心病系列风险因素中，营养问题已经引起关注。虽然生活习惯、饮食以及个体健康各不相同，已有的临床样本统计结果表明，高尿酸血症会显著增加冠心病的发病风险，尤其会导致女性死亡[2]。也有研究表明，高尿酸血症与多种肥胖相关的心血管疾病有关，血尿酸水平与高血压的发生密切相关[3]。同时，非高密度脂蛋白胆固醇（Non-HDL-C）水平增加会导致冠心病病人的死亡风险增加，冠心病病人的基础Non-HDL-C水平可以作为是否死亡的指示因子[4]。

社会经济学状态如收入、教育、职业、压力等因素也与冠心病的发病率息息相关。一项大型的统计学研究发现，发展中国家的人群社会经济地位越高，冠心病患病率越高，发达国家正好相反。同时，过去几十年的统计结果表明，发展中国家冠心病的发病率在逐年升高，而发达国家逐年降低。所以发展中国家的医疗资源需要更加合理的分配，以控制冠心病发病的风险因素[5]。

1.1.2　冠心病治疗　硒作为一种重要的具有抗氧化和免疫调节功能的金属，在心血管疾病的研究中也越来越重要。硒缺乏会导致出现冠心病的风险。临床研究发现补充硒能降低血清中CRP（C-reactive protein）含量，增加谷胱甘肽过氧化物酶（GSH-PX）水平，这两者都是影响冠心病的重要因素。临床样本统计结果还发现，补充硒可以降低氧化应激和炎症，增强对冠状动脉的保护作用[6]。

老药联用终身服用阿司匹林和氯吡格雷来减缓心血管疾病导致的死亡、心肌梗死及中风等已经被认可。国内的临床研究发现，联合使用阿司匹林和复方丹参滴丸对冠心病病人是一种有效而安全的治疗方法，同时能降低TC、TG、LDL水平，升高HDL水平，比单用阿司匹林更加有效[8]。

1.2　心肌梗死

心肌梗死（myocardial infarction，MI）导致心肌细胞大量死亡，心脏微环境改变，形成纤维化瘢痕，梗死区域血液供应缺乏等改变。研究表明，miRNA、lncRNAs、NF-κB、糖化酶PKM2、干细胞、炎症等参与心肌梗死进程，可能是药物治疗的靶点。

1.2.1　miRNA　心肌梗死模型大鼠miR-208a含量显著增加，心肌组织中cAMP-PKA蛋白水平显著增高，所以心梗组织中miR-208a过表达和血浆中的miRNA高表达可能与cAMP-PKA信号通路有关[9]。另有研究发现，心肌梗死后的2周和4周，miR-24表达显著降低，TGF-βmRNA表达升高，并随着心肌梗死时间延长进一步增加。miR-24水平与左室舒张末期内径，左室收缩末内径、左室射血分数呈现正相关，而蛋白质或TGF-β1呈负相关。所以心肌梗死后纤维化进程中miR-24的表达异常具有重要作用，可能为心肌梗死后的纤维化治疗提供药物靶点[10]。

1.2.2　lncRNAs　非-编码RNAs（long non-coding RNA，lncRNAs）在心血管疾病中具有重要作用。已有研究鉴定出39个与心肌梗死通路相关的关键lncRNAs，并预测了lncRNAs-H19的新功能，这种调控细胞凋亡信号调节激酶会促进心肌梗死后心脏重构的病理进程[11]。

1.2.3　炎症相关因子　NF-κB是一种广泛存在的转录因子，调控炎症反应各阶段的细胞因子，包括TNF-α、IL-β-2、IL-6、IL-8、IL-12、iNOS、COX-2等。他克莫司改善心肌梗死模型小鼠的存活率，心脏功能，减少心肌梗死面积，炎症反应和坏死，主要是通过抑制、下调NF-κB和mTOR通路，增加心肌细胞的自噬进程，减少炎症反应，改善缺血早期进程而起到心脏保护作用[12]。延胡索白麻叶能抑制炎症、心肌纤维化、血小板聚集而产生保护作用，能下调心肌中p-p65、p-IκBα、P-JAK2、P-STAT3、MMP-2、MMP-9的表达，以及心肌梗死区域炎症细胞的浸润，抑制THR、AA等血小板聚集[13]。

1.2.4　PKM2途径　ω-炔基花生四烯酸可以减少心肌梗死

小鼠模型上的梗死面积，减缓心脏损伤以及心肌酶 CK-MB 的表达。它是通过抑制糖化酶 PKM2 的核转录和表达，破坏 PKM2 和 HIF-1α 的联系，解除 HIF-1α 结合到 iNOS 启动子上的 HRE 序列，进而起到抗炎作用[14]。

1.2.5 干细胞 干细胞疗法（Stem therapy）通过补充细胞的方式来治疗心脏梗死类疾病。临床前和临床研究表明，心脏功能得到有效改善。近年来，已经开发出多种新细胞类型来生成心肌细胞，并开发出新的治疗策略来增加局部细胞含量，包括细胞预处理、基因疗法、胞外质粒加载以及免疫调节等[15-16]。

1.2.6 BMSCs 研究发现七氟烷预处理能促进急性心肌梗死骨髓间充质干细胞移植（BMSCs）的治疗作用，通过抑制凋亡，增强旁分泌功能，激活 CSCs。同时，七氟烷预处理能抑制缺氧的 BMSCs 凋亡并促进其迁移和细胞因子分泌，调节 miR-210 及其靶基因和 PTPN2 Casp8ap2[17]。

1.2.7 炎症 研究表明炎症生物标志物与急性心肌梗死（AMI）患者风险增加直接相关。临床研究显示，患有系统性炎症反应（SIRS）的 AMI 入院患者，其死亡风险增加，短期不良反应事件和长期不良反应事件均增加，这些不良事件包括 90 天死亡率，90 天主要不良心血管事件等[18]。

此外，为解决心肌梗死过程中炎症过度和早期诊断延迟问题，研究者建立了超分子纳米系统（PP/PS@ MIONs）。通过外部磁场控制靶向和磷脂酰丝氨酸（PS）靶向给药，增强梗死区域药物聚集，加速解决早期炎症反应。此外，PCB 质子化能促进化系统纳米立方体从内体/溶酶体中释放，有助于准确 MRI。这种纳米系统在 MI 模型大鼠中显示出良好的炎症-分辨效果和成像能力，实现准确的可视化，显著提高 MI 早期的治疗效果[19]。

1.2.8 TGF-β1 细胞内信号转导转化生长因子（TGF）-β1 介导心肌细胞肥大和间质纤维化的发展。研究发现，辛伐他汀显著改善血流动力学参数，左心室重量指数、心肌组织结构和胶原容积分数、TGF-β1、TAK（TGF 激活酶）显著降低。辛伐他汀治疗后，Smad7 水平明显增加。这些结果表明，他汀类通过 TGF-β1 信号通路改善心肌梗死大鼠心室重构，保护心血管系统[20]。

1.3 缺血再灌注

缺血再灌注损伤（Ischemia Reperfusion injury，IR）是指损伤组织恢复血流供应后，过量的自由基攻击这部分重新获得血液供应组织内的细胞，使缺血所致功能代谢障碍和结构破坏进一步加重的现象。现有的模型研究表明，其机制与治疗包括 NF-κB、PI3K/Akt、AMPK 等信号通路及 NLRPP3、VEGF-B 等的调节，自噬进程和内皮细胞等都参与这一进程。

1.3.1 TLR4/NF-κB 高压氧能缓解大鼠心肌缺血灌注损伤，抑制 TLR4/NF-κB 通路，抑制炎症因子释放，减少心肌细胞坏死，增加心肌酶含量，同时减少由 mTOR 通路激活导致的自噬过度，从而起到保护心肌缺血再灌注损伤和改善心肌梗死的作用[21]。

1.3.2 PI3K/Akt 和 HIF-1α 来自于藤茶（*Ampelopsis grossedentata*）枝叶的二氢杨梅素，能增加抗氧化作用，抑制凋亡进程，主要是通过 PI3K/Akt 和 HIF-1α 信号通路进行，上调 Bcl-2、Bcl-xl、半胱天冬酶-3、半胱天冬酶-8、半胱天冬酶-9 的蛋白表达，下调 HIF-1α、Bnip2、Bax、Cyt-c、半胱天冬裂解酶-3、半胱天冬裂解酶-8、半胱天冬裂解酶-9 的蛋白表达，在心肌缺血再灌注中起到保护作用[22]。研究表明，丹参和川芎嗪可以减轻心肌细胞的 IR 损伤，通过 Akt-eNOS 信号通路激活抑制细胞凋亡下调促凋亡因子表达水平，包括 caspase-3[23]。

1.3.3 AMPK 芦荟中的芦荟苷能增加心肌缺血再灌注大鼠血流动力学，减少梗死面积而产生保护作用。研究发现，它主要通过激活腺苷酸活化蛋白激酶（AMPK）通路，缓解心肌氧化应激，减少丙二醛（MDA）含量，增加超氧化物歧化酶（SOD）含量，减少炎症反应而起到心肌保护作用[24]。

1.3.4 NLRP3 炎症小体 黄蜀葵花提取的黄酮成分对大鼠缺血再灌注具有保护作用。它抑制 Nod 样受体蛋白 3（NLRP3）活性，减少丙二醛（MDA）含量，增加超氧化物歧化酶（SOD）含量，减少血清中的肌酐酶、IL-6、IL-1β、TNF-α 含量，减少心肌梗死面积而起到保护作用[25]。

脑肠肽显著改善心脏功能也与 NLRP3 相关。缺血再灌注 24h 后，脑肠肽显著减少心肌梗死面积和细胞凋亡，降低心肌细胞损伤标记酶水平，减轻氧化应激损伤和炎症反应，降低 TLR4、NLRP3 和 caspase-1 表达[26]。

1.3.5 PEDF 色素上皮衍生因子（PEDF）是一种多功能分泌型糖蛋白，研究发现，PEDF 通过色素上皮衍生因子受体/钙依赖性磷脂酶 A2（PEDFR/iPLA2）降低新生儿心肌细胞中 NLRP3 炎症小体的活化。同时，PEDF 通过 PEDFR/iPLA2 减少 Drp1 诱导的线粒体分裂和线粒体裂变诱导的线粒体 DNA（mtDNA）以及线粒体活性氧（mtROS）释放到细胞溶质中。PEDF 抑制线粒体裂变诱导的 NLRP3 炎性体激活。所以，PEDF 通过抑制 PEDFR/iPLA2 来防止缺氧诱导的 NLRP3 炎性体激活[27]。

也有研究表明，过量表达 PEDF 导致活性氧生成减少，线粒体膜电位损耗降低。此外，PEDF 抑制细胞凋亡通路激活，包括 caspase-依赖型（caspase-9 和 caspase-3）和独立型（凋亡诱导因子和核酸内切酶 G）。同时，过表达 PEDF 也促进自噬，提示 PEDF 通过抗氧化、抗凋亡因子及促进自噬在 H/R 损伤中起关键作用[28]。

1.3.6 VEGF-B 大鼠缺血再灌注损伤模型中，白藜芦醇能上调血管内皮生长因子 B（VEGF-B）mRNA 和蛋白水平，上调 MnSOD 表达，阻止 ROS 生成。进而显著减少细胞死亡和 H9C2 细胞凋亡，对心肌缺血再灌注具有潜在的治疗作用[29]。

1.3.7 自噬 心肌缺血中的自噬具有保护作用。研究表明，慢性缺血时心肌激活自噬进程，抑制细胞凋亡进程，进而限制慢性缺血造成的伤害，防止进一步缺血。长期缺血时，自噬的抑制伴随着心肌梗死面积的扩大，表明自噬能保护心肌细胞。发现缺血诱导的自噬通过AMPK依赖性信号通路，而再灌注上调刺激Beclin-1和BNIP3，但没有AMPK激活[30]。

传统中药丹参素(DSS)能显著提高细胞存活率，保护缺血再灌注中心脏的恶化。细胞的存活和mTOR激活相关(S6K和S6的磷酸化增加)，伴随着自噬量下调，自噬和凋亡相关蛋白下调(包括p62、Beclin-1、LC3-II、Bax、Caspase-3)。所以，丹参素预处理可能是通过mTOR激活抑制过度自噬和凋亡减轻心脏I/R损伤[31]。

细胞骨架的负调节器CLP36，在Atg7缺失的心肌细胞中出现累积。心肌细胞特异性基因敲除ATG7加重缺血/再灌注损伤，心肌肥厚、收缩功能障碍，肌原纤维排列紊乱和严重的心肌纤维化，可能是心肌细胞中CLP36积聚造成。自噬通过清除CLP36可以保护缺血/再灌注损伤中的心肌细胞[32]。

1.3.8 内皮细胞 缺血再灌注中血管内皮功能异常使其成为潜在的治疗靶点。内皮细胞的激活以及与内皮氧化还原反应有关的干预措施都能减轻再灌注后的心肌损伤。内皮原始细胞作为细胞疗法的靶点，能改善血管修复，恢复微血管再灌注。此外，与内皮细胞功能异常有关的NO、EDHF等干预方法，如连接蛋白、离子通道，也为心肌缺血提供了潜在的治疗策略[33]。

1.4 动脉粥样硬化

近年来，国内学者对动脉粥样硬化(atherosclerosis，AS)疾病的研究较集中在与自噬相关的通路以及影响AS进程的因素如Ca^{2+}调节等方面。

1.4.1 PI3K/Akt/mTOR 很多研究表明，自噬参与抑制炎症和坏死进程。自噬进程可以选择性抑制PI3K/Akt/mTOR通路，减少斑块中巨噬细胞聚集，保护细胞提高斑块稳定性，减少炎症因子分泌，增加巨噬胆固醇流出，成为治疗AS的潜在靶点。木犀草素也通过激活自噬进程，显著抑制ox-LDL诱导的脂质形成和巨噬细胞的坏死进程，作用是通过增加自噬体标记物LC3-II/LC3-I比率和Beclin-1的表达[34]。

1.4.2 NF-κB 人参皂苷对心血管疾病具有多种调节和治疗作用，通过抑制NF-κB信号通路来抑制LPS诱导的PAI-1表达，促进纤维蛋白溶解，阻止人脐静脉内皮细胞中的血栓形成。其提取物Rb1可通过调节血液中的脂类，产生抗血小板活性，降低血压及抗氧化应激来起到抗AS的作用。人参皂苷Rp1能抑制胶原诱导的血小板活性和血栓形成，可能和血管舒张诱导的磷酸化激活有关，以及p38MAPK通路有关。人参皂苷Rb1能阻止豚鼠心脏分离出的心肌细胞的钙流和钾外流。人参皂苷Re通过抑制钠内流，瞬时钾外流起到抗心律失常的作用。人参皂苷通过下调肾素-血管紧张肽系统来减少左心室重塑。通过连接蛋白43所伴随的p21-激酶1/蛋白磷酸酶2A以及蛋白激酶RNA-类的内质网激酶信号通路的调节作用减少心肌受损[35]。

1.4.3 AMPK 人参皂苷Rb1，通过增加LC3II水平和SQSTM1/p62降解来诱导巨噬细胞自噬进行，提高动脉粥样斑块AMPK磷酸化进程，减少巨噬泡沫细胞和动脉粥样斑块中脂质积聚，同时通过修饰斑块组成来增加动脉粥样斑块的稳定性[36]。

1.4.4 Ca^{2+}调节 有研究表明，白藜芦醇作为Ca^{2+}调节剂影响Ca^{2+}相关的蛋白，包括LCCs、SOCs(store-operated Ca^{2+})和位于细胞膜表面的NCX、RyRs及SERCA，以及肌钙蛋白C。此外，还可调节K_{ATP}和BKca通道，调节膜电势。而且多酚类化合物能在正常和病理情况下，通过刺激NO的生成来特异性地调节Ca^{2+}以维持Ca^{2+}的稳态[37]。

1.4.5 IDO1 大多数哺乳细胞的色氨酸代谢是通过犬尿氨酸进行的，生成活性代谢产物如犬尿氨酸等。代谢产物浓度增加会出现严重的心血管疾病，包括心脏病、动脉粥样硬化后内皮功能失常。IDO酶抑制剂可能是心血管疾病的治疗策略[38]。慢性系统性轻度炎症反应(CSLGI)通常伴随着色氨酸(Trp)代谢的增加以及IDO1的过表达。因而与炎症相关的Trp降解增加时，血浆中的Tyn/Trp比也会相应增加。动脉粥样硬化进程早期伴随着长期炎症进展，对于IDO1具有重要影响。一组大样本的统计学数据表明，IDO1的活性(KTR)与动脉粥样硬化早期进程以及颈动脉IMT正相关。IDO1和IDO1通路对于免疫炎症反应具有重要的调节作用，因而对AS进程具有重要影响，可以作为AS进程中的动态指示因子[39]。

1.4.6 PDGF 血小板衍生生长因子(Plated derived growth factor，PDGF)包括血小板和血清分裂素，具有调节神经胶质细胞、平滑肌细胞和纤维原细胞功能。在动脉粥样硬化的动脉壁和炎症细胞中都检测到了PDGF的表达增高。同时，PDGFR也出现高表达。PDGF的亚型PDGF-AA在动脉粥样硬化早期中非常重要。在人动脉粥样硬化斑块中，PDGF会刺激VSMC的增殖。此外，PDGF家族的新成员PDGF-C和PDGF-D以及它们的受体也是心血管系统中的重要调节因素。它们在各种细胞中大量表达，并发挥着不同的作用。体内外研究表明，使用PDGF-C和PDGF-D进行治疗能改善心脏功能，增加血管生成，PDGF-C、PDGF-D的拮抗剂和相应的受体可能作为抑制纤维化和AS的治疗方法[40]。

1.4.7 氧化应激 研究表明，动脉粥样硬化病人与线粒体氧化应激有关。氧化应激和炎症相互关联，他们在动脉粥样硬化斑块过程中相互作用形成恶性的前馈循环。氧化应激激活转录因子影响炎症因子、调节子和趋化因子。出现动脉粥样硬化斑块的细胞会出现坏死，包括SMCs、淋巴细胞、内皮细胞和巨噬细胞[41]。多酚类物质可以抑制氧化应激酶生成，减少超氧化物的产生，减少内皮细胞损伤，抑制OxLDL形成，抑制VSMC增殖和迁移，减少血小板聚集，增加线粒体氧化应激，从而减少ROS产生，减缓动脉粥样硬化过程。同时部分临床研究发现，多酚还能抑制急性心肌缺血中的PI3K/Akt信号通路，进而阻止NF-κB活性，同时还能增加NO酶活性而降低血压，减少末端器官损伤[42]。此外，白藜芦醇调节氧化还原基因，抑制 NADPH 氧化酶介导的 ROS 产生，下调其表达，降低氧化酶活性，增加各种抗氧化酶的表达，加快 ROS 的解毒作用。白藜芦醇的基因调节作用主要是由组蛋白/蛋白脱乙酰酶去乙酰化酶 1 介导，或是 NF-E2 相关的 F-2 介导[43]。

2 心血管药理的相关机制研究

心血管药理在基础研究方面也取得了许多进展，如在生物标记物的鉴定、靶点研究和通路研究等。

2.1 Biomarker

心血管疾病检测已经鉴定出越来越多的生物标记物，包括心肌损伤标记物：心肌肌钙蛋白、高敏感的肌钙蛋白（hs-cTn）、心型脂肪酸结合蛋白（H-FABP）。炎症标记物：高敏感 C 反应蛋白（hsCRP）、生长分化因子-15、纤维蛋白原、尿酸。斑块破裂标记物：妊娠相关血浆蛋白 A、过氧化物酶、基质金属蛋白酶。血小板活化标记物：脂蛋白相关性磷脂酶 A2、分泌型磷脂酶 A2、可溶性 CD40 配体。神经激素活化标记物：肽素、肾上腺髓质中段肽。其他生物标记物：利尿肽、ST2、内皮素-1、半乳凝素-3、神经调节蛋白、微小 RNA 等[44]。

2.2 miRNA

微小 RNA（miRNA）是长约 22nt 的短 RNA 序列，它们作为基因表达的负调控子，可以抑制 mRNA 转录或增加 mRNA 降解。近期研究证实，miRNA 参与了包括心血管疾病在内的许多疾病的病理生理进程。它们能调节多种基因表达，伴随着各种疾病的发展进程，可用作为疾病的治疗靶点。其中 miR RNA-155，在造血分化，免疫，血管重塑中具有重要作用，在动脉粥样硬化和冠状动脉疾病中已进行了充分研究，并且已成为急性心肌梗死后的心脏死亡的诊断标记[45]。

miR-499 属于 Myoirs 家族，在心肌梗死，心肌缺血再灌注损伤，心肌肥大，心肌电生理传导和心脏异常等各类疾病的病理过程中具有重要作用。它也可以作为潜在的生物标记物。miR-499 的表达调节可减少心肌肥大，心肌纤维化，减轻心肌细胞坏死，增加心肌细胞再生和分化，为 AMI 病人提供新的治疗策略[46]。

miR-21 是纤维原细胞增殖和纤维化过程中的重要调节子，因而在心肌梗死后的心脏纤维化激活进程中具有重要作用，通过 TGF-β/Smad7 信号通路进行，可能作为心肌梗死损伤后心脏纤维化的潜在治疗靶点[47]。

2.3 Nrf2

研究表明 Nrf2 激活后的病理生理结果与心肌重构过程中心肌细胞自噬功能完整性直接相关。自噬不受影响时，Nrf2 参与心脏适应性反应。然而，自噬功能障碍时可能关闭 Fyn 控制的 Nrf2 核内转出，激活 Nrf2 驱动的 Agt 转录，从而加剧心脏适应不良导致功能障碍[48]。

2.4 RhoA/ROCK

研究表明，西他列汀和艾塞那肽可以改善糖尿病动物的动脉血管内皮功能，是通过 RAGE/RhoA/ROCK 和 AMPK 介导 NF-κB 信号通路。重要的是，这些药物抑制 AGE/RAGE 诱导的 RhoA/ROCK/NF-κB/IκBα 信号通路的蛋白表达水平，激活 AMPK、p-eNOS、iNOS、ET-1 等目标蛋白也发生改变[49]。研究结果表明，选择性尾加压素 II（UII）受体拮抗剂 sb-710411 能显著降低心肌 I/R 诱导的大鼠心肌梗死面积、心肌组织损伤、抑制血流动力学参数，升高 ECG 中 ST 段，血清 LDH、CK-MB 水平，抑制心肌 I/R 导致的 RhoA 活性和 UTR、ROCK1 和 ROCK2 蛋白表达。这种心肌保护作用可能与抑制 UTR RhoA/ROCK 通路有关[50]。

2.5 气体信号分子

含硫的信号分子包括 H_2S 和 SO_2，它们通过含硫氨基酸代谢在心血管系统中生成，并调节离子通道，在心血管生理和病理过程中产生重要作用[51]。最新研究发现 AngII 导致模型动物的血压升高，主动脉壁增厚，PCNA 表达增加。SO_2 降低全身性高血压以及血管壁厚，抑制 PCNA 和 P-ERK 诱导的表达增加。所以，SO_2 通过 ERK 信号通路抑制 AngII 诱导的高血压小鼠的 VSMC 增殖[52]。

2.6 FGF21

成纤维细胞生长因子 21（fibroblast growth factor，FGF21）是心血管系统的保护因子，与骨中的矿物沉积有关，并增加骨形态蛋白（BMP）的成骨活性。数据表明 FGF21 体外是通过 FGF21/FGFR1/3/β-Klotho 活化/Runx-2 信号转导通路抑制平滑肌细胞钙化[53]。非诺贝特可以防止 1 型糖尿病引起的心脏病理和功能异常，与上调 SIRT1 介导的自噬有关[54]。研究表明，FGF21 能保护糖尿病性心肌病，通过激活 AMPK 信号通路，增强 PON1 表达进而抑制 HG 诱导的氧化应激，减轻局部炎症、纤维化和心肌细胞凋亡[55]。

2.7 CRISPR/Cas9

CRISPR/Cas9 因其简单、特异性而被用于转录调节，并且从细胞水平干扰、修护和疾病相关的基因。而且 CRISPR/Cas9 在技术上具有多样性，可以同时进行多个基因的编辑操作，所以运用 CRISPR/Cas9 调节心血管细胞为心血管药物开辟了一个新的机会。PRKAG2 心脏综合征是由基因突变导致的常染色体显性遗传病。通过基因小鼠模型确认 h530r 突变与 PRKAG2 心脏综合征有关。体内研究表明，CRISPR/Cas9 基因编辑是治疗 PRKAG2 心脏疾病以及选择性致病突变导致的其他显性遗传性心脏病的治疗工具[56]。

2.8 脂质

超重和肥胖会导致代谢异常及心血管疾病。内脏白色脂肪细胞组织（WAT）扩张和相关纤维化会促进胰岛素抵抗和心血管疾病。WAT 的扩大由过氧化物酶体增殖物激活受体 γ 和雷帕霉素/核糖体 S6 激酶信号途径决定。因此，脂肪细胞功能障碍、免疫和炎症反应以及相关代谢障碍相互作用，导致系统性低炎反应、胰岛素抵抗以及心血管疾病的风险增加[57]。

3 心血管疾病药物治疗研究

已上市的心血管疾病治疗药物较为丰富，大多数心血管疾病能得到较完善的治疗。近年来对于心血管疾病药物治疗一般结合了作用机制的研究。

大量中药治疗研究表明，中药对于心血管风险因素的调控具有重要作用，如高血压、血脂异常、糖尿病，并在 ASCVD 和慢性心脏问题中具有保护作用。中药中分离出的各种化合物，如多元酚类、类萜烯、皂素类、生物碱类等，都具有心血管系统的保护作用。其中，多元酚常用于高血压和 CAD 的治疗，其对心血管的保护作用主要是源于它们的抗氧化、抗炎、降血脂、抗细胞毒作用。来自于丹参的丹参酮则是类萜烯，临床前和临床研究都表明，丹参酮具有抑制动脉粥样硬化形成、病理性心肌肥大的效果，以及抑制脂质过氧化、抑制血管炎症反应和血小板聚集的作用，在心肌缺血中具有改善血管生成，减少坏死而产生心脏保护作用[58]。

药物抗炎疗法对于炎症性关节炎的心血管病人具有保护作用，尤其是抗-TNF 疗法能改善心血管风险因子、内皮功能、动脉僵硬度，进而降低心血管发病率和死亡率[59]。

4 结语

近年来，我国心血管药理学研究在探索心血管疾病发病的分子机制、新药物靶点、药物的药理作用及机制、研发新型药物等方面取得了较大的进展。通过深入研究心血管疾病的病理机制，促进了新的药物治疗靶点发现，为临床心血管疾病的防治提供理论依据和药物开发的思路。

参考文献

1 Yu G, Wang J. Susceptible gene polymorphisms for blood stasis syndrome of coronary heart disease[J]. *Chin J Integr Med*, 2016, 22(4):1-8.

2 Li M, Hu XL, Fan YL, *et al.* Hyperuricemia and the risk for coronary heart disease morbidity and mortality a systematic review and dose-response meta-analysis[J]. *Sci Rep*, 2016:1-11.

3 李晓娟，周 春，刘叔文. 2014 年抗炎免疫药理学研究进展[M]//彭司勋. 中国药学年鉴. 北京：中国医药科技出版社，2015:47-54.

4 Liao PD, Zeng RX, Zhao XJ, *et al.* Prognostic value of Non-High-Density lipoprotein cholesterol for mortality in patients with coronary heart disease: a systematic review and metaanalysis[J]. *Int J Cardiol*, 2017, 227:1-22.

5 Zhu KF, Wang YM, Zhu JZ, *et al.* National prevalence of coronary heart disease and its relationship with human development index: a systematic review[J]. *Eur J Prev Cardiol*, 2016, 23(5):1-14.

6 Ju W, Li X, Li Z, *et al.* The effect of selenium supplementation on coronary heart disease: A systematic review and meta-analysis of randomized controlled trials[J]. *J Trace Elem Med Bio*, 2016, 7:1-41.

8 Huang JC, Tang XJ, Ye FX, *et al.* Clinical therapeutic effects of aspirin in combination with Fufang Danshen Diwan, a traditional chinese medicine formula, on coronary heart disease: a systematic review and meta-analysis[J]. *Cell Physiol Biochem*, 2016, 39:1955-1963.

9 Feng G, Yan Z, Li C, *et al.* microRNA-208a in an early stage myocardial infarction rat model and the effect on cAMP-PKA signaling pathway[J]. *Mol Med Rep*, 2016, 14(2):1631-1635.

10 Chen Z, Lu S, Xu M, *et al.* Role of miR-24, furin, and transforming growth factor-β1 signal pathway in fibrosis after cardiac infarction[J]. *Med Sci Monit.*, 2017, 23:65-70.

11 Wang P, Fu H, Cui J, *et al.* Differential lncRNAmRNA coexpression network analysis revealing the potential regulatory roles of lncRNAs in myocardial infarction[J]. *Mol Med Rep*, 2016, 13(2):1195-1203.

12 Wang YL, Lu J, Cheng WL, *et al.* FK506 protects heart function via increasing autophagy after myocardial infarction in mice[J]. *Biochem Biophys Res Commun*, 2017, 493(3):1-17.

13 Bai RF, Yin X, Feng X, *et al.* Corydalis hendersonii Hemsl. protects against myocardial injury by attenuating inflammation and fibrosis via NF-κB and JAK2-STAT3 signaling pathways[J]. *J Ethnopharmacol*, 2017:1-30.

14 Cheng YY, Feng YB, Xia ZY, *et al.* ω-Alkynyl arachidonic acid promotes anti-inflammatory macrophage M2 polarization against acute myocardial infarction via regulating the cross-talk between PKM2, HIF-1α and iNOS[J]. *Biochim Biophys Acta*, 2017, 1862(12):1-36.

15 苏定冯，陈丰原，缪朝玉. 心血管药理学[M]，第 4 版. 北京：人民卫生出版社，2011.

16 Huang PS, Tian XQ, Li Q, *et al.* New strategies for improving stem cell therapy in ischemic heart disease[J]. *Heart Fail Rev*, 2016, 21(6):1-16.

17 Wen T, Wang L, Sun XJ, *et al.* Sevoflurane preconditioning promotes activation of resident CSCs by transplanted BMSCs via miR-210 in a rat model for myocardial infarction[J]. *Oncotarget*, 2017, 8(70):114637-114647.

18 Huang WC, Chou RH, Chang CC, *et al.* Systemic inflammatory response syndrome is an independent predictor of one-year mortality in patients with acute myocardial infarction[J]. *Acta Cardiol Sin*, 2017, 33:477-485.

19 Chen J, Yang J, Liu R, *et al.* Dual-targeting theranostic system with mimicking apoptosis to promote myocardial infarction repair modulation of macrophages[J]. *Theranostics*, 2017, 7(17):4149-4167.

20 Xiao X, Chang G, Liu J, *et al.* Simvastatin ameliorates ventricular remodeling via the TGF-β1 signaling pathway in rats following myocardial infarction[J]. *Mol Med Rep*, 2016, 13(6):5093-5101.

21 Chen CX, Chen W, Li YX, *et al.* Hyperbaric oxygen protects against myocardial reperfusion injury via the inhibition of inflammation and the modulation of autophagy[J]. *Oncotarget*, 2017, 8, (67):111522-111534.

22 Liu SS, Ai QD, Feng K, *et al.* The cardioprotective effect of dihydromyricetin prevents ischemia-reperfusion-induced apoptosis *in vivo* and *in vitro* via the PI3K/Akt and HIF-1α signaling pathways[J]. *Apop-*

tosis,2016,21(12):1-20.
23 Huang W, Yang Y, Zeng Z, *et al.* Effect of Salvia miltiorrhiza and ligustrazine injection on myocardial ischemia/reperfusion and hypoxia/reoxygenation injury[J]. *Mol Med Rep*,2016,14(5):4537-4544.
24 Zhang PY,Liu XC,Huang GT,*et al.* Barbaloinpretreatment attenuates myocardial ischemia-reperfusion injury via activation of AMPK[J]. *Biochem Biophys Res Commun*,2017,490:1215-1220.
25 Lv DL,Cheng XH,Tang LY,*et al.* The cardioprotective effect of total flavonoids on myocardial ischemia/reperfusion in rats[J]. *Biomed. Pharmacother*,2017,88:277-284.
26 Wang Q,Lin P,Li P,Feng L,*et al.* Ghrelin protects the heart against ischemia/reperfusion injury via inhibition of TLR4/NLRP3 inflammasome pathway[J]. *Life Sci*,2017,186:1-42.
27 Zhou Z,Wang Z,Guan Q,*et al.* PEDF inhibits the activation of NLRP3 inflammasome in hypoxia cardiomyocytes through PEDF receptor/phospholipase A2[J]. *Int J Mol Sci*,2016,17(12):2064.
28 Kuo HF,Liu PL,Chong IW,*et al.* Pigment epithelium-derived factor mediates autophagy and apoptosis in myocardial hypoxia/reoxygenation injury[J]. *PLoS One*,2016,11(5):1-14.
29 Yang L,Zhang Y,Zhu MM,*et al.* Resveratrol attenuates myocardial ischemia/reperfusion injury through upregulation of vascular endothelial growth factor B[J]. *Free RadiC Biol Med*,2016,101:1-9.
30 Li M,Gao P,Zhang JP. Crosstalk between autophagy and spoptosis: potential and emerging therapeutic targets for cardiac diseases[J]. *Int J Mol Sci*,2016,17,332:1-19.
31 Fan GW,Yu JH,Patrick Fordjour Asare,*et al.* Danshensu alleviates cardiac ischaemia/reperfusion injury by inhibiting autophagy and apoptosis via activation of mTOR signaling[J]. *Cell Mol Med*,2016:1-12.
32 Li SG,Liu CH,Gu L,*et al.* Autophagy protects cardiomyocytes from the myocardial ischaemia-reperfusion injury through the clearance of CLP36[J]. *Open Biol*,2016,6(8):1-12.
33 Yang Q,He GW,Underwood MJ,*et al.* Cellular and molecular mechanisms of endothelial ischemia/reperfusion injury: perspectives and implications for postischemic myocardial protection[J]. *Am J Transl Res*,2016,8(2):765-777.
34 Zhang BC,Zhang CW,Wang C,*et al.* Luteolin attenuates foam cell formation and apoptosis in Ox-LDL-stimulated macrophages by enhancing autophagy [J]. *Cell Physiol Biochem*, 2016; 39: 2065-2076.
35 Sun YY,Liu Y,Chen KJ. Roles and mechanisms of ginsenoside in cardiovascular diseases:progress and perspectives[J]. *Sci China Life Sci*,2016,59 (3):292-298.
36 Qiao L,Zhang X,Liu MH,*et al.* Ginsenoside Rb1 enhances atherosclerotic plaque stability by improving autophagy and lipid metabolism in macrophage foam cells[J]. *Front Pharacol*,2017,8:1-10.
37 Liu WJ,Chen PY,Deng JX,*et al.* Resveratrol and polydatin as modulators of Ca^{2+} mobilization in the cardiovascular system[J]. *Ann NY Acad Sci*,2017:1-10.
38 Song P,Ramprasath T,Wang H,*et al.* Abnormal kynurenine pathway of tryptophan catabolism in cardiovascular diseases[J]. *Cell Mol Life Sci*,2017,74(16):1-18.
39 Liu G,Chen S,Zhong J,*et al.* Crosstalk between tryptophan metabolism and cardiovascular disease, mechanisms, and therapeutic implications[J]. *Oxid Med Cell Longev*,2017:1-6.
40 Lee CS,Li XR. Platelet-derived growth factor-C and -D in the cardiovascular system and diseases[J]. *Mol Aspects Med*,2017:1-10.
41 Yang XY,Li Y,Li YD,*et al.* Oxidative Stress-mediated atherosclerosis:mechanisms and therapies[J]. *Front Physiol*,2017,8:1-16.
42 Cheng YC,Sheen JM,Hu WL,*et al.* Polyphenols and oxidative stress in atherosclerosis-related ischemic heart disease and stroke[J]. *Oxid Med Cell Longev*,2017:1-17.
43 Xia N,Daiber A,Förstermann U,*et al.* Antioxidant effects of resveratrol in thecardiovascular system [J]. *Br J Pharmacol*, 2017, 174 (12):1-14.
44 Wang J,Tan GJ,Li-Na Han LN,*et al.* Novel biomarkers for cardiovascular risk prediction[J] . *J Geriatr Cardiol*,2017,14:135-150.
45 Cao RY,Li Q,Miao Y,*et al.* The emerging role of microRNA-155 in cardiovascular diseases[J]. *BioMed Res Int*,2016(3):1-6.
46 Yang YY,Yu T,Jiang SY,*et al.* miRNAs as potential therapeutic targets anddiagnostic biomarkers for cardiovascular diseasewith a particular focus on WO2010091204[J]. *Expert Opin Ther Pat*,2017,27 (9):1-22.
47 Yuan JX,Chen HT,Ge DW,*et al.* Mir-21 promotes cardiac fibrosis after myocardial infarction via targeting smad7[J]. *Cell Physiol Biochem*,2017,42:2207-2219.
48 Qin QY, Qu C, Niu T, *et al.* Nrf2-mediated cardiac maladaptive remodeling and dysfunction in a setting of autophagy insuffciency [J]. Hypertension,2016,67(1):107-117.
49 Tang ST,Zhang Q3,Tang HQ,*et al.* Effects of glucagon-like peptide-1 on advanced glycation endproduct-induced aortic endothelial dysfunction in streptozotocin-induced diabetic rats:possible roles of Rho kinase- and AMP kinase-mediated nuclear factor κB signaling pathways[J]. *Endocrine*,2016,53(1):107-116.
50 Luo SY,Chen S,Qin YD,*et al.* Urotensin-Ⅱ receptor antagonist SB-710411 protects rat heart against ischemia-reperfusion injury via RhoA/ROCK pathway[J]. *PLoS One*,2016,11(1):e0146094.
51 Yu W,Jin HF,Tang CS,*et al.* Sulfur-containing gaseous signal molecules,ion channels and cardiovascular diseases[J]. *Br J Pharmacol*,2017,21:1-37.
52 Wu HJ,Huang YQ,Chen QH,*et al.* Sulfur dioxide inhibits extracellular signal-regulated kinase signaling to attenuate vascular smooth muscle cell proliferation in angiotensin II-induced hypertensive mice [J]. *Chin Med J*,2016,129(18):2226-2232.
53 Cao FY,Wang SP,Cao XR,*et al.* Fibroblast growth factor 21 attenuates calcification of vascular smooth muscle cells *in vitro* [J]. *J Pharm Pharmacol*,2017,69(12):1802-1816.
54 Zhang J,Cheng Y,Gu J,*et al.* Fenofibrate increases cardiac autophagy via FGF21/SIRT1 and prevents fibrosis and inflammation in the hearts of type 1 diabetic mice[J]. *Clin Sci (Lond)*,2016,130(8):

625-641.
55 Wu F, Wang BL, Zhang SS, *et al*. FGF21 ameliorates diabetic cardiomyopathy by activating the AMPK-paraoxonase 1 signaling axis in mice[J]. *Clin Sci*, 2017, 131: 1877-1893.
56 Xie C, Zhang YP, Song L, *et al*. Genome editing with CRISPR/Cas9 in postnatal mice corrects PRKAG2 cardiac syndrome[J]. *Cell Res*, 2016, 26: 1099-1111.
57 Jia GH, Jia Y, Sowers JR. Contribution of maladaptive adipose tissue expansion to development of cardiovascular disease[J]. *Compr Physil*, 2016, 7(1): 253-262.
58 Hao PP, Jiang F, Cheng J, *et al*. Traditional Chinese medicine for cardiovascular disease: evidence and potential mechanisms[J]. *J Am Coll Cardiol*, 2017, 69(24): 2952-2966.
59 Shen J, Shang Q, Tam LS. Targeting inflammation in the prevention of cardiovascular disease in patients with inflammatory arthritis[J]. *Transl Res*, 2016, 167(1): 1-14.

（本文转载自《中国药科大学学报》）

微球给药系统载体材料研究进展

陆新月，吕慧侠

（中国药科大学药剂学教研室，南京 210009）

摘要 微球给药系统具有广阔的开发和应用前景，一直是药剂学研究的热点。通过检索2016年我国学者在国内外期刊上发表的相关论文，从天然高分子材料、合成高分子材料和无机材料三个方面，分类综述了我国在微球给药系统载体材料领域的研究进展。

微球（microspheres）是指药物溶解或分散在成球材料中，形成的骨架型微小球形或类球形微粒，其粒径范围一般在1～250μm，可以供口服、注射、滴鼻或皮下埋植使用。与普通剂型相比，微球包裹药物后掩味、提高药物的稳定性、减少药物对胃肠道的刺激、液体药物固体化便于应用与贮存、缓控释和靶向给药等优点。借助特定高分子材料的生物降解性和降解时间的可控性，微球给药可以实现超长时间的缓控释作用，并使药物浓集于靶区，可以实现提高药物疗效、降低其毒副作用和延缓给药周期，提高用药顺应性。对微球给药系统的载体材料、制备方法以及应用范围等的研究已成为目前药剂学的热点。

载体材料的选择对微球的制备方法以及临床应用至关重要。本文精选2016年我国学者在微球给药系统领域发表的高质量文章，以Web of Science、Science Direct和中国知网等数据库为搜索平台，以“微球给药系统”、“微球载体材料”、“国内学者2016年发表的论文”等为搜索条件，对微球给药系统的研究进展进行搜集整理，按制备微球所采用的材料不同，从天然高分子材料、合成高分子材料和无机材料这三个方面进行简要综述。

1 天然高分子材料

天然高分子材料是指没有经过人工合成的，天然存在于动物、植物和微生物体内的大分子有机化合物。常用天然高分子材料根据其化学结构的不同可以分为5类：①多糖，如淀粉、纤维素、甲壳素、海藻酸、透明质酸和果胶；②聚酰胺，如酪蛋白、明胶、骨胶原和大豆蛋白等；③类聚异戊二烯，如天然橡胶；④聚酯，如聚羟基脂肪酸酯（PHA）和聚苹果酸酯（PMLA）；⑤聚酚，如木质素。

天然高分子材料具有如下优异特性：①来源广泛、种类多样；②可再生，符合可持续发展的需要；③优异的生物相容性；④生物可降解，能在机体生理环境下，通过水解、酶解等多种方式从大分子物质逐渐降解成为机体本身就存在的小分子物质，最后通过新陈代谢被完全吸收或排泄；⑤易于改性，用途广泛。许多天然高分子含有多种功能基团，可通过化学、物理、生物等多种手段对其进行改性，从而获得种类繁多的衍生物及性能各异的新材料。

1.1 壳聚糖及其衍生物

壳聚糖（chitosan）是由自然界广泛存在的几丁质经过脱乙酰作用得到的一种天然阳离子多糖，因其安全性高、生物相容性好，且具有广谱抗菌、促进组织修复、止血以及提高人体免疫力等作用，被广泛应用于生物医学和药物递送领域[1]。壳聚糖作为药物载体常被制成微球或纳米球，通过控制壳聚糖的分子量和脱乙酰度可以调节药物的释放动力学。壳聚糖微球的制备方法有乳化交联法、离子诱导凝胶法和喷雾干燥法。

采用乳化交联法制备载罗哌卡因壳聚糖微球，载药量为7.3%，包封率为91.2%，平均粒径为2.62±0.76μm。所制得的微球其释放行为呈明显的两相模式，在最初的2h有一个突释的过程，突释量为40%，然后维持长时间的缓慢释放，24h内累积释放约65%。对Sprague Dawley大鼠皮下注射游离药物溶液和载药微球溶液，药动学试验结果显示，微球组的血药浓度时间曲线下面积是普通注射剂组的4.27倍。小鼠热板刺激模型药效学试验结果证明，载药微球不仅可延长罗哌卡因的作用时间，还可以降低给药剂量[2]。

基于Box-Behnken设计的响应面分析，以壳聚糖浓度、搅拌速度和聚合物/药物比例这三个因素为自变量，以载药量、包封率和粒径为因变量，筛选出乳化交联法制备载去甲异波尔定微球的最优处方，其包封率和载药量分别为38.89±1.72%和4.25±0.15%，平均粒径为105μm。体外释放试验显示，载药微球有较严重的突释行为，1h内累积释放约60%，24h内累积释放约90%[3]。

将载丹酚酸B壳聚糖微球吸附在多孔羟基磷灰石支架上，并利用海藻酸盐和壳聚糖之间的静电相互作用增强这种吸附。体外释放试验显示，单纯的载药微球在最初2天突释约21%，然后缓慢持续释放，30天内累积释放约60%；同样的，羟基磷灰石支架-壳聚糖微球复合物的释药过程也由突释和缓释两个阶段组成，但其释放量略小于单纯的载药微球，30天内累积释放约55%。大鼠颅骨成骨细胞（RCOs）增殖试验表明，在细胞培养的第3天和第7天，培养在羟基磷灰石支架/载药壳聚糖微球复合物上的RCOs的增殖明显多于培养在羟基磷灰石支架或羟基磷灰石支架/未载药壳聚糖微球复合物上的RCOs[4]。

通过乳液交联法合成壳聚糖微球并负载骨形态发生蛋白，再将其复合于脱细胞基质的小牛松质骨支架上，制备了壳聚糖微球/小牛松质骨支架复合缓释体系。释放实验表明，微球在体外持续释放达21天，骨形态发生蛋白在第21天时浓度仍有239.1±20.0mg/L。体外细胞实验表明，该缓释体系有利于小鼠前成骨细胞MC3T3-E1的生长，促进其向成骨方向分化[5]。

由于分子内、分子间氢键作用，壳聚糖呈紧密的晶态结构，不溶于水和有机溶剂，只有当脱乙酰度为50%左右时，二级结构受到最大程度的破坏，结晶度降低，才能较好的溶于水，溶解性差成为限制壳聚糖应用的主要因素[6]。以羧甲基壳聚糖为载体、戊二醛为交联剂，采用乳化交联法制备葛根素羧甲基壳聚糖微球。以载药量、包封率和平均粒径为评价指标，应用单因素试验和星点设计-效应面法优化处方。所得优化工艺为葛根素与羧甲基壳聚糖质量比为1:1，羧甲基壳聚糖浓度为2.5%，油水比为6:1，戊二醛用量为1mL。优化所得的微球近似呈球形，表面较光滑，载药量、包封率和平均粒径分别为25.73±0.15%、51.47±0.31%和78.8±0.7μm。载药微球在0.1mol/L盐酸和pH 6.8磷酸盐缓冲液中均存在较显著的突释效应，2h累积释放约39%，24h时累积释放约68%[7]。

以壳聚糖和β-环糊精为原料，首先合成出单-6-对甲苯磺酰-β-环糊精（6-OTs-CD），再将壳聚糖与6-OTs-CD连接，得到壳聚糖接枝β-环糊精聚合物，然后以三聚磷酸钠为交联剂，通过静电自组装的方法得到了聚合物空心微球，并以5-氟尿嘧啶为模型药物，研究了聚合物空心微球对药物的负载性能。当投药比为40%时，微球的包封率最高，为30.25%；当投药比为80%时，微球的载药量最高，为27.60%[8]。

1.2 海藻酸钠

海藻酸钠（sodium alginate）是从褐藻中提取的天然阴离子多糖，由β-D-甘露糖醛酸（M段）和α-L-古罗糖醛酸（G段）通过1,4-糖苷键连接而成[9]。海藻酸钠无毒、生物相容性好，其分子链含有游离的羟基和羧基，可以与多数二价或多价阳离子发生交联反应生成不溶于水、具有三维网状的水凝胶结构，其中钙离子因其安全性好而成为最常用的交联剂。海藻酸钠所形成的水凝胶微球对外界pH敏感，若外环境pH偏酸性，三维网状结构中的羧基阴离子与氢离子结合形成羧酸，分子间作用力减弱，微球收缩；若外环境pH偏中性或碱性，羧基以阴离子形式存在，负电荷相互排斥，微球溶胀，可以释放出所包封的活性成分或药物。目前，常用的制备海藻酸钠水凝胶微球的方法主要有喷雾法、乳化法和凝聚法。

以盐酸氟西汀为模型药物，采用离子凝胶-烘干法制备海藻酸钠胃漂浮微球，并以百忧解为参比制剂，测定微球体外释放情况和胃肠运转行为。试验结果显示，在0.5% SDS溶液中，百忧解分散片10min累积释放约100%，而胃漂浮微球仅释放30%，具有缓释的效果。大鼠灌胃给药后，受试制剂在胃中维持较高浓度长达8h，而参比制剂自2h起胃中浓度开始大幅度下降，在吸收部位小肠近段浓度较低，而在非吸收部位小肠远段浓度较高[10]。

壳聚糖与海藻酸钠水凝胶结合使用是科研人员常用的策略。壳聚糖带正电，海藻酸钠带负电，两者通过静电相互作用可以形成聚合电解质，降低水凝胶的孔隙率，减少了被包封药物的渗漏，可以达到更好的缓控释作用。制备出一种结肠定位的载淫羊藿苷壳聚糖-海藻酸盐口服微球，用于治疗溃疡性结肠炎。在模拟胃液中，2h内仅有10%的药物被释放，而在模拟肠液中有65.6%的药物被释放。荧光示踪显示靶向微球在结肠中的滞留时间超过12h。结肠炎动物模型试验表明这种微球既能够减少结肠损伤，又能够减少炎性反应[11]。以乳化交联法制备出载万古霉素壳聚糖-海藻酸盐微球，用于治疗骨髓炎。微球中药物2h累计释放约20%，24h累计释放约68%，血药浓度时间曲线下面积和消除半衰期分别为游离药物溶液的1.7倍和3.1倍[12]。将海藻酸钠微球分散在壳聚糖热敏凝胶中，以双氯芬酸钠为模型药物，制备出一种可关节内注射的原位凝胶给药系统。其中海藻酸钠微球可以弥补了壳聚糖热敏凝胶机械强度差、不能长期缓慢释药的缺陷。体外释放试验表明，微球凝胶复合给药系统可持续释药长达5天，且随着海藻酸钠微球比例的增加，释药速率逐渐减小。在新西兰兔体内进行的抗炎试验显示，关节内注射载药微球凝胶复合给药系统 3 周后，关节炎关节的肿胀速率下降到(17.98 ±2.22)%，低于游离药物溶液和载药水凝胶(23.31 ±3.10)% 和(21.79 ±2.66)%[13]。

1.3 明胶

明胶(gelatin)是动物的结缔或表皮组织中的胶原部分变性或降解的产物[14]，是由 18 种氨基酸与多肽交联形成的直链聚合物，在结构上明胶分子主要由甘氨酸-脯氨酸-羟基脯氨酸重复序列组成，该序列构成了凝胶结构的基本模块[15]。明胶因其良好的生物相容性、生物降解性和生物吸附性，被广泛应用于医药学领域。明胶微球制备方法主要有喷雾干燥法、冷冻干燥法、单凝聚法、复凝聚法和乳化法。

为了增强海藻酸盐水凝胶支架的生物活性，将载四环素明胶微球和羟基磷灰石均匀分散在海藻酸钠和碳酸钙的混悬液中，然后加入新鲜的葡萄糖内酯溶液并进行均质化，得到海藻酸盐/羟基磷灰石/明胶微球复合水凝胶。研究者考察了羟基磷灰石和明胶微球对凝胶支架的 pH 值、胶凝时间、机械性能、溶胀比、降解行为和药物释放的影响。研究表明，羟磷灰石和载药微球的存在减少了凝胶支架的孔隙度。如果单独用海藻酸盐水凝胶或明胶微球包载四环素，7 天内药物释放超过 60%，且明胶微球在最初的 3 天就已释放 57.4% 的药物。而通过复合支架则可显著抑制药物的突释行为，21 天累积释药量仅为 46.4%[16]。

通过去势法建立兔骨质疏松模型，利用乳化交联法分别制备负载不同浓度降钙素基因相关肽(CGRP)和 P 物质(SP)的明胶缓释微球，将微球植入骨质疏松兔的股骨缺损中，观察其对骨缺损修复的影响。扫描电镜可见明胶微球形态规则，表面光滑，没有明显的裂纹以及微孔、褶皱等，平均粒径为 12 ±4.93μm。体外释药试验显示，SP 在第 8 天释放达 50%，在第 27 天被完全释放，CGRP 在第 6 天释放达 50%，在第 20 天被完全释放。负载不同浓度 CGRP 及 SP 的明胶缓释微球均能有效促进成骨。影像学结果显示 SP 在 10^{-6}mol/L 时其骨体积分数最高，并能有效提高骨小梁数量，降低骨小梁间距。CGRP 在浓度为 10^{-8}mol/L 时其新生骨组织比例最高[17]。

1.4 淀粉

淀粉微球一般由淀粉或其改性产物经交联反应形成，淀粉作为一种优良的微球载体材料，其具有无毒、可降解、无免疫原性、良好的生物相容性以及载药能力强、成本低等优点，目前已在鼻腔给药、动脉栓塞、靶向给药、免疫分析等领域得到广泛应用[18]。

以可溶性淀粉为原料，N，N′-亚甲基双丙烯酰胺为交联剂，双氯芬酸钠为模型药物，通过反相乳化交联法制备双氯芬酸钠淀粉微球。淀粉微球的粒径分布在 9μm 左右，给药后 0 ~8h 释药较快，36h 后释药速率基本为零，48h 内累积释放约 78%[18]。

采用复乳化交联法制备天麻素淀粉微球，以蟾蜍上颚黏膜为评价模型，黏膜平均滞留时间为指标，评价天麻素淀粉微球的黏膜黏附力。结果表明无黏附性粉末的平均滞留时间为 176.92 ±23.25s，折算为人体鼻黏膜滞留时间仅为 20 ~30min，而天麻素淀粉微球的平均滞留时间延长至 944.33 ±68.29s，折算为人体鼻黏膜滞留时间约为 3h。天麻素淀粉微球 3h 累积释药达 90% 以上，释药过程符合 Weibull 模型，t_{50}(释放 50% 所需时间)为 40.08min，t_{90}(释放 90% 所需时间)为 245.73min[19]。

多孔淀粉微球相较于普通淀粉微球孔隙发达、质地轻，所以负载能力更强，扩散速率更快。司晓菲等[20]考察了不同致孔方法对交联玉米淀粉微球的致孔效果，包括冷冻干燥法、加入致孔剂 PEG6000、PVP K15 或 DMPE2000。结果显示，PEG6000 可使微球的表面及内部形成多孔网状结构，随着致孔剂用量的增加，微球形貌由少孔到密集多孔到多孔网状结构变化，但是过量的致孔剂会导致微球骨架塌陷，孔隙率下降。在药物负载方面，以亚甲基蓝为模型药物，当 PEG6000 的添加量为 0.3g/g 时，多孔微球孔隙率可达 89%，载药量为 158mg/g。

2 合成高分子材料

2.1 聚乳酸

聚乳酸(polylactic acid，PLA)是以速生资源玉米为主要原料，经发酵制得乳酸，再经乳酸缩合得到的直链脂肪族聚酯，是第一批通过美国食品药品监督管理局(FDA)认证，被正式作为药用辅料收录进美国药典的可生物降解材料。PLA 因具有良好的生物相容性、可生物降解性，已成为医用材料领域中最受重视的材料之一，被广泛应用于手术缝合线、骨固定器、药物缓控释系统以及组织工程支架等领域[21]。自从 1996 年，TAP Holdings 研发的适用于前列腺癌和子宫内膜异位症的亮丙瑞林 PLA 微球被 FDA 批准后，陆续有不少以 PLA 为载体的缓释制剂上市，PLA 及其共聚物 PLGA 也因此成了制剂研发领域的热点。

以 PLA 为载体材料制备微球时最常用的方法是复乳(W/O/W)法。然而，载有亲水药物，尤其是低分子亲水药物的微球仍面临两个主要问题：低载药量和突释行为。导致这两大问题的原因有药物的迁移、微球的多孔结构和药物在聚合物基质中的不均匀分布等。为了解决上述问题，采用油包固体(solid in oil，S/O)喷雾干燥法制备载异烟肼 PLA 微球，首先使微粉化的异烟肼分散在二氯甲烷之中，接着溶解 PLA，最后用纳米喷雾干燥仪 B-90 对混悬液进行喷雾干燥。不同于 W/O/W 乳化法，S/O 法使用的是微粉化的异烟肼粉末而非药物溶液，避免了药物在乳化和干燥过程中随水相迁移，同时，药物的微粉化也使得药物的分布更加均匀。使用该法制得的微球形态规则、表面光滑，包封率高达 87.3%，能够在大鼠肺部维持相对稳定的药物浓度长达 4 周，有望用于肺结核的临床治疗[22]。

同样是用于肺部药物递送，采用一步高压静电抗溶剂法制备左旋聚乳酸(PLLA)多孔微球。研究者考察了致孔剂薄荷醇和PLLA的比例、PLLA的浓度、电压和推速四个因素对PLLA多孔微球的形态以及空气动力学特性的影响，最终制备出几何学平均直径为19.1±0.4μm，无显著毒性，适宜肺部给药的PLLA多孔微球[23]。

PLA多孔微球因其相互连接的内部孔道和高比表面积，且药物可以通过溶液浸渍法整合到多孔微球上，从而避免了剧烈的制备条件导致药物的失活，因此非常适宜于蛋白多肽类药物的载药。但单独使用PLA制备多孔微球时，常需加入致孔剂，如四氢呋喃、油酸钠、普朗尼克等，同时去除致孔剂耗时长，也给大生产带来不必要的困难。将PLA衍生化。采用两亲性聚合物mPEG-PLA代替疏水性的PLA，用二氯甲烷作为油相，开发出一种无需加入传统致孔剂的制备方法。所得微球形状规则，平均直径为9.82μm，微球内部孔隙的平均直径为4.10nm[24]。

2.2 聚乳酸-羟基乙酸共聚物

聚乳酸-羟基乙酸共聚物[(poly(lactic-co-glycolic acid), PLGA]是由一定比例的乳酸和羟基乙酸聚合而成的高分子材料，也已被美国食品药品监督管理局(FDA)和欧洲药品管理局(EMA)收录为药用辅料。PLGA具有良好的生物相容性和生物降解性，其材料降解产物与机体代谢产物相同，不会对机体产生毒副作用，因此被广泛应用于医学工程材料和药物递送领域[25]。PLGA的降解程度随单体(PLA:PGA)比例不同而有差异，一般来说，乙交酯比例越大越易降解。在所有已上市的微球产品中，PLGA是最常用的载体材料，Lurpon Depot®、Zoladex®、Sandotatin LAR®、Risperdal Consta®等均是以PLGA为载体制备的微球。

利用PLGA载药微球局部给药治疗肺结核一直是研究热点，尽管目前还没有相关产品成功上市。结核分枝杆菌主要存在于肺部巨噬细胞，只有粒径适宜(约3μm)的微球才能成功被巨噬细胞摄取。发现传统的机械乳化法会因为转子旋转不均而导致微球粒径不均。因此，他们在传统制备工艺的基础上，引入直径4~6mm的玻璃珠作为辅助剂，省去了高压均质机的使用。把玻璃珠和转子共同投入待乳化溶液之中，玻璃珠在机械搅拌的条件下旋转，不同于转子，由于缺乏固定轴，它们会分散在溶液之中，使得机械分散力分布得更加均匀。新方法制备的载利福平PLGA微球，其粒径分布明显变窄。通过设置合适的离心参数，研究者得到大量直径在3μm左右的微球。体外释放试验显示，药物释放速率在第1天达到最大，接近25μg/day，然后随着时间的推移逐渐减小，在第15天趋近于0。考虑到PLGA微球表面带负电，不利于细胞摄取，研究者又用阳离子聚合物聚乙烯亚胺对微球表面进行修饰。巨噬细胞摄取试验表明，被聚乙烯亚胺包裹的微球给药效率更高[26]。

PLGA微球常用于注射给药，以解决普通注射剂给药频繁、患者顺应性差的问题。通过水包油包水复乳法，将治疗Ⅱ型糖尿病药物利拉鲁肽载入PLGA微球。体外释放试验显示药物持续缓慢释放长达30天，累积释放多达90%。Ⅱ型糖尿病大鼠体内试验证明在给药后的第10到25天，载药微球的降糖能力不弱于普通注射剂。另外，对关键器官的病理研究表明，利拉鲁肽微球不会影响心脏、肾脏和肝功能，且能够防止肝脏出现脂肪沉积[27]。

将Pluronic® F127(F127)-PEG结合物用于PLGA微球的制备。大分子降糖药艾塞那肽被固定在F127-PEG的亲水PEG段。F127-PEG多凝胶核在不同时期发挥不同的功能。在微球制备过程中，其作为保护剂，在PLGA有机溶液和药物溶液之间形成保护结构，避免艾塞那肽的生物活性被有机溶剂破坏；在药物释放过程中，F127-PEG接触到介质溶液后开始溶胀，形成原位凝胶，降低了PLGA降解和药物释放的速度。皮下注射这种新型微球后，KKAy小鼠的血糖浓度得到有效控制长达2周，优于已上市Bydureon®微球[28]。

3 无机材料

无机材料是由硅酸盐、铝酸盐、硼酸盐、磷酸盐、锗酸盐等原料或氧化物、氯化物、碳化物、硼化物、硫化物、硅化物、卤化物等原料经一定的工艺制备而成的材料，是除金属材料、高分子材料以外所有材料的总称。无机材料种类繁多，用途各异，目前还没有完善的分类方法，一般将其分为传统和新型无机材料两大类。传统上的无机材料是指以SiO_2及其硅酸盐化合物为主要成分制成的材料，因此又称硅酸盐材料，主要有陶瓷、玻璃等。新型无机材料是用氧化物、氯化物、碳化物、硼化物、硫化物、硅化物以及各种无机非金属化合物经特殊的先进工艺制成的材料。主要包括新型陶瓷、特种玻璃、多孔材料等。

3.1 四氧化三铁

四氧化三铁(Fe_3O_4)是常用的磁性纳米材料，它除了具有一般纳米材料特有的表面效应、量子尺寸效应、体积效应以外，还可以呈现出一些独特优异的物理特性，比如超顺磁性、高饱和磁化强度、生物相容性、低毒性等。目前，四氧化三铁纳米粒子在体内药物靶向传递、DNA的分离转染、免疫检测、基因载体制备以及医学诊断方面都有广泛的应用前景[29]。

通过层层自组装技术合成核-壳结构的四氧化三铁/氧化石墨烯微球，并以布洛芬为模型药物，考察了微球结构和氧化石墨烯含量对载药特性的影响。结果显示，当氧化石墨烯含量相同时，20层结构微球的载药量和缓释效果均优于10层结构的微球；氧化石墨烯含量越高，微球载药能力越强，但最高不宜超过15%[30]。

以聚(甲基丙烯酸-co-丙烯酰胺)(P(MAA-co-AAm))为高分子基材、四氧化三铁(Fe_3O_4)为磁性内核，制备出P(MAA-co-AAm)/Fe_3O_4磁性复合微球。扫描电镜照片显示，复合微球呈现明显的交联结构特征，分散性较好。将茶碱负载到 P(MAA-coAAm)/Fe_3O_4 磁性交联复合微球上，在 pH 7.4 的碱性缓冲溶液及去离子水中，药物释放速率较快，于 8h 左右达到释放平衡；而在 pH 1.4 的酸性缓冲溶液中，药物释放缓慢，证明 P(MAA-co-AAm)/Fe_3O_4 磁性复合微球有很好的 pH 值响应性，能够在酸性胃液和碱性肠液中自动调节药物释放速率，具有靶向药物释放效果[31]。

3.2 羟基磷灰石

羟基磷灰石(Hydroxyapatite,HAP)是人类牙齿和骨骼中最重要的无机成分，其晶体的结构式为 $Ca_{10}(PO_4)_6(OH)_2$，人工合成的羟基磷灰石在成分和结构上与自然骨组织的钙盐一致。HAP 因其具有良好的生物相容性、生物降解性和生物活性，在药物递送、骨修复和组织工程领域受到广泛关注。近些年，许多研究致力于将 HAP 应用于药物控释系统，其中多孔中空羟基磷灰石微球(Porous hollow hydroxyapatite microspheres,PHHMs)被认为是最有潜力的药物载体。PHHMs 具有如下优势：(1)良好的生物相容性、生物降解性和生物活性；(2)比表面积大、孔隙大小均匀、孔隙体积大，易于负载大量药物并且恒速缓慢释放；(3)HAP 的羟基能够和含有羟基的药物发生氢键相互作用，增加载药量，改善释药特性。目前为止，PHHMs 的制备方法主要有水热法、微波辅助法、模板法、喷雾干燥法、溶剂热法等。

通过水热法在 120℃条件下反应 1 小时制备了平均直径 1.3μm、平均孔径 24.27nm 的 PHHMs，其表面是由宽约 20nm、长约 300nm 的 HAP 纳米纤维规则组装而成。载药 PHHMs 在 pH 4.5～7.4 的 PBS 溶液中表现出相似的释放趋势，即缓慢、持续释药超过 96h。但 PHHMs 在 pH 4.5 的 PBS 溶液中累积释药率最高，部分原因是 PHHMs 在低 pH 溶液中的溶解度更高。细胞毒性试验和 MTT 分析表明，载药 PHHMs 能够有效杀死癌细胞且对正常细胞伤害很小[32]。

以庆大霉素为模型药物，将 O/W 乳剂体系引入到喷雾干燥法中，以聚乙烯醇作为乳化剂和黏合剂，制备出粒径约 20μm，孔径约 0.6μm 的 PHHMs。研究发现，载药量和油水两相比例密切相关，随着油水两相的比例从 1:4增加到 1:2，载药量从 45.6% 增加到 51.4%[33]。

HAP 能够被阳离子取代，如单价的 Ag^+，二价的 Zn^{2+}、Sr^{2+}、Cu^{2+}，三价的 Al^{3+}、Fe^{3+} 等，这些离子取代 HAP 可以促进成骨细胞的增殖分化和骨生成。用 Sr 取代 HAP(SrHAP)和海藻酸盐制备出复合微球。与传统海藻酸盐微球相比，复合微球通过释放具有骨诱导性和成骨性的 Sr^{2+} 离子促进了成骨细胞的增殖[34]。

以球形碳酸钙颗粒为硬模板，辅以水热，制备羟基磷灰石微球。以盐酸阿霉素为药物模型，用合成的碳酸钙颗粒、羟基磷灰石微球对其分别进行有效负载和可控释放研究。结果表明羟基磷灰石微球的负载能力要强于碳酸钙颗粒。且药物释放过程中，碳酸钙有突释，而羟基磷灰石与药物通过氢键或者静电作用结合，控制药物释放能力较强[35]。

3.3 碳酸钙

碳酸钙($CaCO_3$)是主要的生物矿物之一，不仅广泛存在于生物体中，也大量存在自然界中。因其具有成本低廉和性能优良等特点，被广泛应用于橡胶、医药、造纸和食品等行业。$CaCO_3$ 具有方解石、文石和球霰石 3 种晶型结构，常温常压下方解石最稳定，球霰石热力学稳定性较差。$CaCO_3$ 微球具有体积小、比表面积大、孔隙率大等特点，被广泛应用于生物技术、医药等高端行业[36]。

为了减少有机溶剂的污染，避免氧化石墨烯的聚集，以乙醇为包封介质，使 $CaCO_3$ 和氧化石墨烯(GO)自组装形成核-壳结构的微球。然后以布洛芬为模型药物，比较了传统 $CaCO_3$ 微球和 $CaCO_3$@ GO 微球。实验结果表明，$CaCO_3$@ GO 微球的载药量和释药时间分别为 52% 和 6h，高于传统 $CaCO_3$ 微球的 38% 和 4.5h[37]。

以四乙烯五胺-石墨烯(rGO-TEPA)诱导 $CaCO_3$ 的矿化，成功构建具有多孔表面结构和中空内部结构的$CaCO_3$/rGO-TEPA 微球。作为潜在药物载体，$CaCO_3$/rGO-TEPA 微球对阿霉素的载药量高达 94.7%。在 pH7.4 的 PBS 溶液中，先是有 9.1% 的药物在4h 内被迅速释放，而后有 13.8% 的药物在 48h 内被缓慢释放，表明 $CaCO_3$/rGO-TEPA 微球在正常组织环境下能够较为稳定的包载药物；在 pH5.0 的 PBS 溶液中，微球 4h 释药 59.3%，48 小时释药 91.7%，这可能是因为在弱酸条件下，$CaCO_3$/rGO-TEPA 的结构被破坏，并且阿霉素的溶解度提高。这种 pH 敏感的释药特性使 $CaCO_3$/rGO-TEPA 微球有望用于肿瘤靶向药物递送[38]。

以毒死蜱为模型农药，十二烷基硫酸钠为表面活性剂，氯化钙和碳酸钠为反应物，在室温下制备了毒死蜱/碳酸钙复合微球。复合微球为不规则的球形粒子，粒径大约 1～2μm，药物以非晶形式存在于微球中。最优制备条件下的包封率和载药量分别为 70.7% 和 12.4%。复合微球具有良好的缓释性能，4～10h 时，累积释放率在 90% 左右[39]。

4 结语

作为长效缓控释制剂中最具开发潜力的微球制剂，美国 FDA 已批准了 8 种可注射的微球制剂，目前我国尚无国产的微球制剂产品正式上市。

2016 年我国在微球剂型的新药注册申请方面取得较大的进展。微球制剂相关的各类申请共有 6 个，其中国产化药申请 2 个，1 个为化药新药临床申请，来自陕西麦科奥特科技有限公司的注射用艾塞那肽微球；1 个为化药补充申请，为北京博恩特药业有限公司的注射用醋酸亮丙瑞林缓释微球。已发批件的申请共有 13 个，其中国产化药申请 6 个，均为化药新药临床申请，4 个来自山东绿叶制药有限公司，分别为注射用艾塞那肽微球(化药 1.6 和化药 2)、注射用醋酸曲普瑞林缓释微球和注射用醋酸戈舍瑞林缓释微球，1 个为北京世桥生物制药有限公司的眼玻璃体内注射用环孢素微球，1

个为齐鲁制药有限公司的注射用艾塞那肽微球。

上述产品中，除了作为超声造影剂的八氟丙烷脂质微球所用材料为脂质类，其余所有微球的载体材料均是PLGA，这与2016年国内学者研究的热点相一致。与此同时，无机材料凭借其独特的优势也被深入开发。多种高分子材料或无机、高分子材料联合使用制备复合微球已经成为一种趋势。从目前的研究结果来看，微球材料改性后引发的生物相容性、生产过程中的包封率、溶剂处理、生产效率以及临床应用中的突释现象等问题仍亟待解决，相信随着科学技术水平的不断提高，微球载体材料、制备技术、生产效率以及临床应用方面的研究也将随之得到进一步的加强与完善。

参考文献

1 赵晶晶，沈灵佳，周建平，等. 纳米靶向给药系统载体材料的研究进展[J]. 药学进展，2015(3)：161-169.

2 Ni Q，Chen W，Lei T，*et al.* Preparation of novel biodegradable ropivacaine microspheres and evaluation of their efficacy in sciatic nerve block in mice[J]. *Drug Des Dev Ther*，2016，10：2499-2506.

3 He M，Wang H，Dou W，*et al.* Preparation and drug release properties of norisoboldine-loaded chitosan microspheres[J]. *Int J Biol Macromol*，2016，91：1101-1109.

4 Li J，Wang Q，Zhi W，*et al.* Immobilization of salvianolic acid B-loaded chitosan microspheres distributed three-dimensionally and homogeneously on the porous surface of hydroxyapatite scaffolds[J]. *Biomed Mater*，2016，11(5)：055014.

5 李 箐，于 欣，周 钢，等. 壳聚糖微球/小牛松质骨支架复合缓释体系的制备及体外生物活性评价[J]. 北京大学学报(医学版)，2016，48(6)：1043-1048.

6 吴晓莉，张 灿，平其能. 改性壳聚糖在药物传递中的应用进展[J]. 中国天然药物，2009，(06)：458-464.

7 刘诗雨，柏希慧，董林娟，等. 葛根素羧甲基壳聚糖微球的工艺优化及其体外释放[J]. 中国医药工业杂志，2016，47(3)：299-304.

8 高玉荣，于娜娜，李桂英. 壳聚糖接枝β-环糊精聚合物空心微球的制备及其载药性能[J]. 离子交换与吸附，2016(5)：414-422.

9 Feng Y，Kopplin G，Sato K，*et al.* Alginate gels with a combination of calcium and chitosan oligomer mixtures as crosslinkers[J]. *Carbohydr Polym*，2016，156：490-497.

10 沈龙华，邓艳平，汪效英，等. 盐酸氟西汀胃漂浮海藻酸钙缓释微球体内外研究[J]. 福建医科大学学报，2016，50(2)：82-87.

11 Wang QS，Wang GF，Zhou J，*et al.* Colon targeted oral drug delivery system based on chitosan/alginate microspheres loaded with icariin in the treatment of ulcerative colitis[J]. *Int J Pharm*，2016，515(1-2)：176-185.

12 Mao YM，Zhao M，Ge Y，*et al.* Novel alginate-chitosan composite microspheres for implant delivery of vancomycin and *in vivo* evaluation[J]. *Chem Biol Drug Des*，2016，88(3)：434-440.

13 Qi X，Qin X，Yang R，*et al.* Intra-articular administration of chitosan thermosensitive *in situ*，hydrogels combined with diclofenac sodium-loaded alginate microspheres[J]. *J Pharm Sci*，2016，105(1)：122-130.

14 胡诗保，刘 军，丁克毅. pH敏感型明胶-壳聚糖载药微球的制备及表征[J]. 中国皮革，2016，45(11)：23-28.

15 Chou SF，Luo LJ，Lai JY，*et al.* On the importance of bloom number of gelatin to the development of biodegradable *in situ* gelling copolymers for intracameral drug delivery[J]. *Int J Pharm*，2016，511(1)：30-43.

16 Yan J，Miao Y，Tan H，*et al.* Injectable alginate/hydroxyapatite gel scaffold combined with gelatin microspheres for drug delivery and bone tissue engineering[J]. *Mater Sci Eng C*，2016，63：274-284.

17 刘 伟，陈 杰，胡开进，等. 负载CGRP及SP的明胶缓释微球用于修复家兔骨质疏松模型骨缺损的研究[J]. 口腔医学研究，2016，32(3)：228-233.

18 隋小宇，张 琳，刘 畅，等. 双氯芬酸钠淀粉微球的制备及其质量评价[J]. 中国药学杂志，2016，51(7)：554-560.

19 石森林，李晓琦，施笑晖，等. 天麻素淀粉微球的制备及其鼻黏膜黏附性与体外释药特性考察[J]. 中草药，2016，47(4)：585-590.

20 司晓菲，吕继祥，李 沅，等. 多孔淀粉微球的制备及应用[J]. 大连工业大学学报，2016(6)：452-456.

21 唐志民，马新宾. 聚乳酸的化学改性及研究进展[J]. 现代化工，2016(5)：17-20.

22 Zhang L，Li Y，Zhang Y，*et al.* Sustained release of isoniazid from polylactide microspheres prepared using solid/oil drug loading method for tuberculosis treatment[J]. *Sci China*，2016，59(7)：1-8.

23 Wang Y，Zhu LH，Chen AZ，*et al.* One-step method to prepare PLLA porous microspheres in a high-voltage electrostatic anti-solvent process[J]. *Materials*，2016，9(5)：368.

24 Wei Y，Wang Y，Zhang H，*et al.* A novel strategy for the preparation of porous microspheres and its application in peptide drug loading[J]. *J Colloid Interface Sci*，2016，478(9)：46-53.

25 卢 晴，车鸿泽，陈楠楠，等. 野菊花总黄酮-PLGA缓释微球的制备及其工艺优化[J]. 吉林大学学报(医学版)，2016，(03)：617-621.

26 Liu Z，Xia L，Xiu B，*et al.* A novel and simple preparative method for uniform-sized PLGA microspheres：Preliminary application in antitubercular drug delivery[J]. *Colloids Surf B Biointerfaces*，2016，145：679-687.

27 Wu J，Williams G R，Branford-White C，*et al.* Liraglutide-loaded poly(lactic-co-glycolic acid) microspheres：Preparation and *in vivo* evaluation[J]. *Eur J Pharm Sci*，2016，92：28-38.

28 Wang P，Wang Q，Ren T，*et al.* Effects of pluronic F127-PEG multi-gel-core on the release profile and pharmacodynamics of Exenatide loaded in PLGA microspheres[J]. *Colloids Surf B Biointerfaces*，2016，147：360-367.

29 吕言云. 基于超顺磁性纳米粒子的药物载体和基因载体制备及其性能研究[D]. 吉林大学，2013.

30 Li L，Wu Y Q，Sun K K，*et al.* Controllable preparation and drug loading properties of core-shell microspheres Fe_3O_4 @ MOFs/GO[J]. *Mater Lett*，2016，162：207-210.

31 邸宏伟，曹江平，魏娟娟. P(MAA-co-AAm)/Fe_3O_4 交联磁性复合微球的表征与药物释放研究[J]. 江西师范大学学报(自然科学版),2016,40(1):93-97.
32 Lai W, Chen C, Ren X, *et al.* Hydrothermal fabrication of porous hollow hydroxyapatite microspheres for a drug delivery system[J]. *Mater Sci Eng C*, 2016, 62:166-172.
33 Xiao Q, Zhou K, Chen C, *et al.* Hollow and porous hydroxyapatite microspheres prepared with an O/W emulsion by spray freezing method[J]. *Mater Sci Eng C*, 2016, 69:1068-1074.
34 Li H, Jiang F, Ye S, *et al.* Bioactive apatite incorporated alginate microspheres with sustained drug-delivery for bone regeneration application[J]. *Mater Sci Eng C*, 2016, 62:779-786.
35 钟奇伟,蔡玉荣.球形碳酸钙/羟基磷灰石的制备及药物控释[J].浙江理工大学学报:自然科学版,2016,35(5):685-690.
36 陈继伟,沈娟,胡文远,等.碳酸钙微球的制备及其机理[J].中国粉体技术,2016(6):69-74.
37 Zhou Z, Li Y, Yao S, *et al.* Preparation of calcium carbonate@graphene oxide core-shell microspheres in ethylene glycol for drug delivery[J]. *Ceramics Int*, 2016, 42(2):2281-2288.
38 Li J, Jiang H, Ouyang X, *et al.* $CaCO_3$/Tetraethylenepentamine-graphene hollow microspheres as biocompatible bone drug carriers for controlled release[J]. *Acs Appl Mater Interfaces*, 2016, 8(44):30027.
39 徐　华,李应安,周红军,等.毒死蜱/碳酸钙复合微球的制备及缓释性能[J].化工新型材料,2016(12):137-139.

(本文转载自《中国药科大学学报》)

中药及保健品中非法添加物的分析技术研究进展

侯晓芳,施迎娣,王嗣岑

(西安交通大学药学院,西安 710061)

摘要　随着广大人民群众对健康问题的普遍关注,中药保健品市场表现出了高速增长的态势。然而,不法商贩为了谋求高额利润,在中药及保健品中添加化学药物以假乱真,不仅扰乱了中药市场,还给人民群众的健康造成了极大的危害。因此,开发快速、灵敏、准确的检测方法显得尤为重要。通过查阅2016年国内外发表的相关文献,本文对中药和保健品中非法添加化学药物的各类分析技术的应用进行了归纳总结。微红外吸收光谱法、表面增强拉曼光谱法、传感器技术等方法较为适用于现场快速分析和筛查;HPLC-PDA方法适用于非法添加物的常规定性与定量分析,而LC-MS/MS技术通常适用于最终的结果确认以及痕量物质的精确筛查和定量分析。大力发展简便的样品预处理技术以及便携性的定量检测仪器是未来非法添加物筛查的发展方向。

目前,全球有40亿人使用中草药产品,占世界总人口的80%。全球中草药市场年交易额已接近5000亿元,并以每年10%~20%的速度递增。然而近年来,不法商贩为了谋求高额利润,在中药及保健品中非法添加化学药物的案例时有发生,而且添加的成分也越来越隐蔽和复杂,对人民群众的用药安全产生了越来越大的威胁。如二氢吡啶类钙拮抗剂药物临床效果好、价格便宜、容易获得,适用于各型高血压尤其是重症高血压,现已成为降压类健康产品非法添加的主要化学药物之一[1];将抗组胺的化学药物添加至中药制剂中,以致消费者产生药物过敏[2];包括中药材及饮片染色情况也较为常见[3]。

这些危害性大、影响面广的事件引发了药政管理者的重视,值得我们关注和研究。日常检验过程中,发现一些减肥类、降血脂类和润肠通便类保健食品在功能宣传和非法添加的药物类型上往往具有交叉,例如在降脂类保健食品中掺入泻下通便的药物,既能迅速达到所宣传的功效,又规避了非法添加降脂类化学药物的检测,因此需建立全面有效的检测方法,打击此类多种类、隐蔽性强的非法添加行为[4]。本文主要针对从2016年高效液相色谱法、液相色谱-质谱联用法、气相色谱-质谱法、离子迁移谱法、红外光谱法和拉曼光谱法等方法在中药及保健品中非法添加化学药物的应用进行介绍。

1　高效液相色谱技术

在监督检验工作中,需要对海量样品中可能添加的多种化学成分进行快速分析,这使得检测机构面临巨大的样品测试压力,迫切需要高通量的快速检测方法。HPLC技术因其稳定性好、重复性好、准确度高、易于操作等优势,在中药及保健品中非法添加剂的检测应用是最为广泛的。HPLC是目前国内外药物定性及定量分析的主要手段,提高HPLC的分析效率将大大提高监督检验效率。

陈国权等[1]采用HPLC技术建立了40min内同时测定氨氯地平、硝苯地平、尼群地平、尼莫地平、尼索地平和非洛地平6种抗高血压成分的方法,检出限为56mg/kg。对市场收集的200批样品进行测定,非法添加二氢吡啶类化学成分的阳性样品有15批，涉及成分有硝苯地平、氨氯地平、尼群地平和尼莫地平，混合添加2种以上化学成分的占53.3%。其中，清脂降压素检出氨氯地平和尼群地平，罗布麻胶囊检出硝苯地平、尼群地平和尼莫地平等。

与HPLC相比，基于1.7μm填料的超高效液相色谱仪(UPLC)具有更高的灵敏度、更快的分析速度和更强的分辨率[5]。韩春晓等[6]采用UPLC技术实现了5min内快速检测鱼腥草、柴胡、维生素C、盐酸林可霉素、黄芪多糖等注射液中的非法添加地塞米松磷酸钠，检出限为10.0mg/L。Heo等[7]采用UPLC技术建立了30min内同时测定氨氯地平、阿替洛尔、坎地沙坦西酯、美开朗、塞利洛尔、地尔硫卓、多沙唑嗪、非洛地平、依拉地平、乐卡地平、氯沙坦、米诺地尔、纳多洛尔、硝苯地平、尼伐地平、尼索地平、奥美沙坦、喷布特罗、酚妥拉明、吲哚洛尔、哌唑嗪、普萘洛尔、特拉唑嗪、替米沙坦以及缬沙坦，检出限为0.2～1.0mg/L，并应用于15种片剂、4种硬胶囊、18种软胶囊、22种粉剂、19种液体制剂以及19种丸剂等97种药品的检测，其中分别在1种丸剂和1种片剂中检测到16.81和28.07mg/kg阿替洛尔。黄芳等[8]通过UPLC技术建立了同时测定17种壮阳类化合物的方法，检测了包括胶囊、片剂、酒、咖啡、糖果等300多个保健样品，其中检出频率最高的是西地那非和他达那非，另有少部分检出羟基硫代豪莫西地那非、去甲西地那非、硫代豪莫西地那非等成分，保健酒中药物的添加量一般为0.01%～0.05%，咖啡中的添加量为0.1%～1.0%，片剂及胶囊中的添加量为0.2%～20%。

UPLC价格较贵、维护费用高、抗污染能力差，其应用受到一定的限制。为了达到低柱压、高柱效的效果，需要寻求粒径与压力的平衡点，核壳或熔融(Fused-Core)技术应运而生。基于Fused-Core技术的亚3μm填料色谱柱成为关注焦点，将多孔硅壳熔融到实心硅核上制备成色谱柱固定相，其亚3μm(2～3μm)填料产生的柱压明显低于亚2μm填料产生的柱压，可用于常规HPLC仪器，同时其柱效显著优于传统4.5μm色谱填料[9]。雷毅等[10]采用Agilent Poroshell 120 EC-C_{18}色谱柱(50mm×4.6mm，2.7μm)，1.5ml/min的流速，20min内同时快速测定壮阳类保健品中的阿扑吗啡、酚妥拉明、育亨宾、那红地那非、红地那非、氨基他达拉非、艾地那非、羟基豪莫西地那非、豪莫西地那非、那莫西地那非、伪伐地那非、硫代艾地那非、羟基硫代豪莫西地那非、硫代西地那非、硫代豪莫西地那非、他达拉非、枸橼酸西地那非、伐地那非等18种非法添加物，检出限均为1.0mg/kg。对市场收集的500批(其中网购样品50批)样品进行检测，发现非法添加的样品有42批，检出率为8.4%，涉及育亨宾、西地那非、羟基豪莫西地那非、艾地那非、他达拉非、氨基他达拉非、红地那非、伐地那非、硫代艾地那非、硫代西地那非、羟基硫代豪莫西地那非、硫代豪莫西地那非等12种化合物。非法添加频率较高的化合物依次为西地那非、他达拉非、硫代艾地那非，还同时存在混合添加2种成分的情况；主要剂型依次为胶囊剂、片剂、丸剂。阳性样品主要来源于网购，表明网络销售的壮阳类保健品存在较大安全风险。何睿偲等[11]基于亚3μm核壳填料色谱柱技术建立了高效液相色谱法20min内快速筛查乙酰氨基酚、氨基比林、甲氧苄啶、水杨酰胺、磺胺甲唑、阿司匹林、水杨酸、非那西丁、氢化可的松、吡罗昔康、地塞米松、醋酸泼尼松、酮洛芬、萘普生、芬布芬、醋酸地塞米松、保泰松、双氯酚酸钠、吲哚美辛、布洛芬、泼尼松、盐酸奈福泮等21种抗风湿类化合物，萘普生的检出限为0.8mg/kg，其余化合物的检出限为2.0mg/kg。对70批抽检样品进行检测，发现18批阳性样品。

HPLC法常采用的含量测定方法为外标法，但在药品快速检测现场往往缺少对照品，因此外标法不适用于快检时的含量测定。采用相对校正因子法，可在物理性质或结构相似的一类化合物中选择其中的一个化合物为内标，检测时可少用或不用对照品，加快检测分析速度。采用相对容量因子和紫外光谱相似度双指标进行定性，相对校正因子法定量分析了中成药及保健食品中非法添加的普伐他汀钠、苯扎贝特、阿托伐他汀钙、氟伐他汀钠、氯贝丁酯、美伐他汀、吉非罗齐、洛伐他汀、辛伐他汀9种调血脂类药物成分[12]。

2 高效液相色谱-质谱串联技术

质谱技术因具有灵敏度高、特异性好、响应速度快等特点，在食品安全、药物分析和物证分析等领域得到了广泛应用。确证非法添加物的一般模式为：将串联质谱法和HPLC-PDA法结合起来，相互佐证，最大限度地提供非法添加物的信息，为非法添加物的确证提供了双重保险。若供试品中发现添加物，采用HPLC-PDA法进行初筛，将所得添加物的紫外光谱图与已建立的数据库进行匹配。若匹配成功，找到疑似添加物，用HPLC-PDA法对添加物进行确证；若匹配不成功，用串联质谱法采集添加物质谱信息，分析准分子离子峰并与已建立的一级质谱数据库进行匹配，同时根据所给出的质谱信息推导结构特征，找到疑似添加物，再建立串联质谱法或HPLC-PDA法对添加物进行确证。

表1为2016年CNKI核心数据库中采用液质联用技术检测中药及保健品中非法添加剂的代表性文献。可见，50%的文献使用的是Waters公司1.7μm粒径的BEH-C_{18}色谱柱，采用UPLC-MS/MS方法，以多离子反应监测(MRM)为测定模式，可实现多成分同时快速分析[13-16]。如，建立的方法可在15min之内同时测定37种具有减肥、降脂、通便功能的化合物[13]；可在12min之内检测同时测定减肥类中成药及保健食品15种非法添加物，阳性率为86.0%[15]。建立的方法可在15min之内同时测定38种糖皮质激素类化合物。可见非法添加现象普遍存在[16]。

四极杆/静电场轨道阱高分辨率质谱仪具有优秀的定量分析能力和高分辨率的特点，对化合物的分辨率可达

100 000，相对质量偏差在 0.1～1×10^6 之间[17-18]，目前已被广泛应用于蛋白质组学、中药安全控制、代谢组学和食品安全领域中小分子和大分子的研究。课题组采用四极杆/静电场轨道阱高分辨率质谱仪，Phenomenex 公司的 C_{18}色谱柱(粒径为 2.6μm)所建立的方法，实现了中药及保健品中非法添加的化学药物快速定性与定量测定，可在 10min 内同时准确检测出声称缓解体力疲劳(抗疲劳类)、辅助降血压类、辅助降血糖类、改善睡眠功能类共 4 类 42 种非法添加的化学药物[19]。测定了 31 批样品，包括蜂胶胶囊、功能饮料、褪黑素、鱼油胶囊、大豆磷脂胶囊、玛卡胶囊等。在 4 批保健品中发现了非法添加的化学药物，其中 3 批保健品(褪黑素、促睡眠胶囊、中成药)添加了盐酸二甲双胍，添加量分别为 165.9、11.3 和 3.6ng/g；1 批螺旋藻中添加了西地那非，添加量为 83.3ng/g；1 批玛咖胶囊添加了羟基莫豪西地那非，添加量为 12.6ng/g；阳性样品的检出率为 12.9%。

传统的质谱技术存在基体耐受性差，需进行繁琐的样品预处理过程等不足[20]。2004 年，Cooks 课题组提出了在无需样品预处理情况下直接对表面样品进行质谱分析的电喷雾解吸电离质谱技术[21](DESI-MS)，掀起了基于直接离子化技术的常压质谱分析研究热潮。目前，常见的常压质谱分析技术主要包括实时在线分析、介质阻挡放电电离、低温等离子体探针、空气动力辅助离子化、电喷雾辅助激光解吸电离、表面解吸常压化学电离和电喷雾萃取电离等。其中，一种衍生于电喷雾电离技术的常压电离质谱—固体基质电离质谱(solid-substrate electrospray ionization mass spectrometry)[22]，因具有操作简便、取样量少、灵敏度高、分析速度快等特点，已应用于人体内脏、组织、血液以及尿液等复杂基体样品化学成分的快速分析。应用牙签电喷雾电离质谱(Wooden-tip ESI-MS)技术建立了同时测定 33 种常见非法添加化合物的方法，检出限达 0.1ng/g，分析速度达 15s，大大提高了分析效率。他们将该方法应用于 144 种中草药的检测。与传统的分析方法相比，Wooden-tip ESI-MS 法具有无需样品预处理、取样量少、操作简便、检出限低、无化学试剂引入等优点，可用于中草药等复杂基体物质中非法添加剂的快速分析[23]。

目前，文献报道测定的样品涵盖胶囊剂、片剂、丸剂、粉剂、液体制剂等。因此对于含量大于 0.01% 的成分采用高效液相色谱-紫外检测法定量更加准确可靠；对于含量低的成分采用基质匹配标准溶液的方法以抵消基质效应，满足定量的要求[8]。另外对于基质复杂的胶囊样品，直接用甲醇提取测定时，由于部分成分存在基质抑制效应而导致回收率偏低。分别在甲醇和胶囊空白基质中添加系列浓度的标准品，配制基质混合标准溶液，得到基质标准曲线，考察基质效应(Matrix Effect)[24]。采用公式 $ME = B/A\times100\%$ 计算(式中 B 为基质标准曲线的斜率，A 为溶剂标准曲线的斜率)，若计算结果在 85%～115% 之间，则无需考虑基质效应；若在这范围之外，则需考虑采取固相萃取等措施消除基质干扰[25-26]。

表 1　HPLC-MS/MS 法检测药品及保健品中非法添加化学药物的典型文献

编号	色谱柱及分析时间	待测化合物	LOD	捡样结果	文献
1	Agilent Eclipse Plus C_{18} 色谱柱(2.1×50mm，3.5μm)(8min)	氯雷他定、盐酸苯海拉明、盐酸赛庚啶、盐酸西替利嗪、盐酸异丙嗪、咪唑斯汀和马来酸氯苯那敏(7 种)	0.5～2.5ng/ml	共检样 12 批，阳性结果 7 批，阳性率 58%	[2]
2	Waters BEH Shield RP_{18} 色谱柱(2.1×100mm，1.7μm)(15min)	阿昔莫司、烟酸、麻黄碱、氯噻嗪、氢氯噻嗪、咖啡因、甲基安非他明、番泻苷 B、番泻苷 A、氨苯蝶啶、氯噻酮、呋塞米、安非他酮、芬氟拉明、维拉帕米、吲达帕胺、布美他尼、苄氟噻嗪、酚酞、氟西汀、苯扎贝特、*N*-单去甲基西布曲明、大黄酸、西布曲明、*N*,*N*-双去甲基西布曲明、吡沙可啶、舍曲林、芦荟大黄素、氟伐他汀、吉非罗齐、洛伐他汀、辛伐他汀、非诺贝特、大黄酚、大黄素、大黄素甲醚、普罗布考(37 种)	0.01～5.12ng/ml	共捡样 74 批，阳性结果 9 批，阳性率 12%	[13]
3	Waters Acquity BEH-C_{18} 色谱柱(2.1×100mm，1.7μm)(13min)	对乙酰氨基酚、阿司匹林、非那西丁、马来酸氯苯那敏、罗非昔布、吡罗昔康、氯诺昔康、美洛昔康、醋酸泼尼松、舒林酸、萘普生、醋酸地塞米松、保泰松、奥沙普秦、塞米昔布、双氯芬酸钠、吲哚美辛(17 种)	0.3～5.0ng/g	共检样 55 批，阳性结果 26 批，阳性率 47%	[14]
4	Waters Acquity BEH-C_{18} 色谱柱(2.1×100mm，1.7μm)(12min)	硫酸特布他林、EH、茶碱、咖啡因、多索茶碱、CH、TH、BH、FH、呋塞米、吲达帕胺、酚酞、SH、盐酸 *N*-单去甲基西布曲明、盐酸 *N*,*N*-双去甲基西布曲明(15 种)	0.1～5.0ng/g	共检样 86 批，阳性结果 74 批，阳性率 86%	[15]
5	Waters Acquity BEH-C_{18} 色谱柱(2.1×50mm，1.7μm)(15min)	曲安西龙、泼尼松龙、氢化可的松、泼尼松、可的松、甲基泼尼松龙、倍他米松、氟米松、倍氯米松、曲安奈德、氟氢缩松、曲安西龙双醋酸酯、泼尼松龙醋酸酯、氟米龙、氢化可的松醋酸酯、地夫可特、氟氢可的松醋酸酯、泼尼松醋酸酯、可的松醋酸酯、甲基泼尼松龙醋酸酯、倍他米松醋酸酯、氢化可的松丁酸酯、地塞米松醋酸酯、氟米龙醋酸酯、氢化可的松戊酸酯、曲安奈德醋酸酯、二氟拉松双醋酸酯、倍他米松戊酸酯、泼尼卡酯、哈西奈德、阿氯米松双丙酸酯、安西奈德、氯倍他索丙酸酯、氟替卡松丙酸酯、莫米他松糠酸酯、倍他米松双丙酸酯、倍氯米松双丙酸酯、氯倍他松丁酸酯(38 种)	0.37～1.62ng/ml	共检样 13 批，阳性结果 9 批，阳性率 69%	[16]

（续表）

编号	色谱柱及分析时间	待测化合物	LOD	捡样结果	文献
6	Phenomenex C_{18} 色谱柱（4.6×100mm，2.6μm）（10min）	甲苯磺丁脲、格列苯脲、格列齐特、格列吡嗪、格列喹酮、格列美脲、马来酸罗格列酮、瑞格列奈、盐酸吡格列酮、盐酸二甲双胍、盐酸苯乙双胍、那红地那非、红地那非、伐地那非、羟基豪莫西地那非、西地那非、豪莫西地那非、氨基他打拉非、他达拉非、硫代艾地那非、伪伐地那非、那莫西地那非、地西泮、硝西泮、氯硝西泮、氯氮卓、奥沙西泮、马来酸咪哒唑仑、劳拉西泮、艾司唑仑、阿普唑仑、三唑仑、苯巴比妥、异戊巴比妥、司可巴比妥、氯美扎酮、阿替洛尔、盐酸可乐定、氢氯噻嗪、卡托普利、哌唑嗪、硝苯地平（42 种）	1.5～10ng/ml	共检样 31 批，阳性结果 4 批，阳性率 12.9%	[19]
7	Acquity UPLC Hss T3 色谱柱（2.1×100mm，1.7μm）（11min）	二甲双胍、苯乙双胍、咖啡因、氨苯蝶啶、马来酸氯苯那敏、伐地那非、氯噻酮、西地那非、托拉塞米、呋塞米、卡马西平、酚酞、吲达帕胺、他达那非、格列吡嗪、布美他尼、格列齐特、格列本脲、尼群地平、格列美脲、大黄素、格列喹酮、非洛地平、育享宾、洛伐他汀、立莫那班（26 种）	0.5～2.0ng/g	共检样 94 批，阳性结果 5 批，阳性率 5%	[25]
8	Zorbax SB-C_{18} 色谱柱（2.1×150mm，3.5μm）（10min）	三唑仑、阿普唑仑、艾司唑仑、地西泮、硝西泮、奥沙西泮、劳拉西泮（7 种）	0.1～2.1ng/g	共检样 13 批，阳性结果 0 批，阳性率为 0	[26]
9	Zorbax SB-C_{18} 色谱柱（2.1×150mm，3.5μm）（10min）	盐酸二甲双胍、盐酸丁二胍、盐酸苯乙双胍、甲苯磺丁脲、格列吡嗪、格列齐特、格列波脲、盐酸罗格列酮、格列本脲、盐酸吡格列酮、格列美脲、瑞格列奈、格列喹酮（13 种）	0.1～0.3ng/ml	共检样 13 批，阳性结果 6 批，阳性率 46%	[27]

3　离子迁移谱技术

离子迁移谱，IMS（ion mobility spectrometry）是以离子漂移时间的差别来进行离子分离定性的一种技术[28]，与传统的质谱、色谱法比较，IMS 技术具有分析速度快、灵敏度高、无溶剂和气体消耗等优点。尤其 IMS 技术在小型化以及微型化方面则具有其独特之处：第一，不需要真空系统，整个装置可以做得很小。第二，其灵敏度极高，在不加任何富集的情况下，IMS 就可以达到皮克（pg）量级，这些特点使得其很适合于现场在线快速分析；第三，具有很好的结构区分性，能对同分异构体等实现很好的区分。该技术在爆炸物、毒品和化学毒剂等国土安全领域中使用很广泛，但在药物筛查分析中的应用还较少。冯雪等[29]建立了快速检测保健食品中非法添加的西地那非、那红地那非、他达拉非、氨基他达拉非、伪伐地那非、那莫西地那非、二乙胺他达拉非 7 种 5 型磷酸二酯酶抑制剂的离子迁移谱方法。采用正离子模式，离子源电压为 2.5kV，迁移管电压为 7.5kV，进气口温度和迁移管温度均为 180℃。7 种 5 型磷酸二酯酶抑制剂迁移时间在 13.8～16.2ms 之间，检出限为 0.05～2μg/ml。利用所建立方法对 20 批市售缓解体力疲劳类保健食品进行非法添加筛查，20 批市售样品中 13 批检出西地那非，2 批检出他达拉非，2 批同时检出西地那非与他达拉非，与 LC-MS 检测结果一致。焦建东[30]等采用离子迁移谱技术，建立改善睡眠类保健品中苯巴比妥、异戊巴比妥、司可巴比妥的非法添加快速检测方法。采用离子迁移谱负离子模式，离子源电压 1.9kV，漂移管电压 7.5kV，进气温度 180℃，漂移管温度 180℃，栅电压 45V，栅脉冲宽度 120μs，漂移管流速 1.2L/min，排气泵 0.8L/min，运行时间 30s，光谱范围 25ms；对市场中抽查的 9 批次改善睡眠类样品（归枣、睡博士、活脑、枣仁、睡乐、睡宝、安睡、贝齿、金眠乐）进行分析，发现 2 个样品添加了苯巴比妥，并通过 LC-MS 进行了确认。

4　气相色谱-质谱技术

近年来，气相色谱-质谱联用技术得到较快发展，已广泛应用于各领域，成为分析复杂混合物最为有效的手段之一。Paraschos，S.[31]通过 GC-MS 技术建立了天然乳香油的防伪方法，他们采用手性色谱柱分离并测定了 30 种成分的含量，确定其中两种主要成分（－）/（＋）-alpha-tpinene（＜＝1%）和（-）-alpha-pinene/myrcene（1.9%～11%）可以作为鉴别天然乳香油是否掺假的标志物。应用该方法测定了 25 份食品和化妆品等样品，发现了 1 份样品属于人工伪造乳香油。

5　表面增强拉曼光谱技术

表面增强拉曼散射（surface enhancement of Raman scattering，SERS）是指当一些分子被吸附到某些粗糙的金属（如银、铜、金等）表面上时，它们的拉曼散射强度会增加 10^4～10^6 倍，谐振时高达 10^{14}～10^{15} 倍，解决了常规的 SERS 信号弱、检测灵敏度低的问题[32]。王磊等[33]建立了一种薄层色谱（TLC）结合表面增强拉曼光谱（SERS）用于快速检测抗精神失常类中药中非法掺杂化学成分的方法。利用 TLC 对中药基质和掺伪 4 种化药成分，即奋乃静、卡马西平、利培酮、舒必利进行初步分离，以三氯甲烷-甲醇-水（8∶2∶0.2）为展开剂，于 254nm 紫外灯下检视定位，进而使用 SERS 技术对分离的微量物质进行鉴别，检测限可低至 0.02mg/ml。与 HPLC 法相比，该方法简单快速，无需样品前处理，在现场快速检测方面具有广阔的应用前景。王琳等[34]采用表面增强拉曼光谱分析方法检测盐酸吡咯列酮、盐酸罗格列酮和盐酸苯乙双胍，当 pH 为 2.0 时，上述三种降糖药的表面增强拉曼效应较显著，检测限分别为 4、4、1μg/ml，前处理与检测时间一共只需 15min，适合现场快速筛查保健品中添加的盐酸吡咯列酮，盐酸罗格列酮与盐酸苯乙双胍。张建红等[35]采用拉曼光谱技术建立抗疲劳类保健品中非法添加化学药物的快速筛查方法，并对北京公安在市场上抽样送检的上百种保健品进行了测试，检测的准确性大于 95%。

6 红外光谱技术

红外分析技术具有操作简便、分析速度快、仪器体积小、易于实现现场分析等特点，在药物分析及药品监督检查中应用越来越广泛。主要分为近红外光谱法和中红外光谱法。近红外（12 000 ~ 4000cm^{-1}）近年来发展比较迅速，既可以定性，还可以通过建模等方式实现准确定量，是一种很有发展前途的筛查技术。中红外光谱（4000 ~ 200cm^{-1}）可以根据官能团进行定性和定量，是最为常用的方法。显微红外光谱（Micro-FTIR）[36]与常规红外光谱（IR）相比，显微红外光谱灵敏度高，可以实现痕量样品的分析；可避免溴化钾压片法时出现的水的吸收峰，谱图清清晰干净。而 Micro-FTIR 技术分析时不需要添加任何稀释剂，能反映样品的本质光谱；无损检测；根据特征吸收峰在样品中的分布，可以判断官能团的空间分布。许凤等[37]将薄层色谱法和显微红外光谱法相结合，建立了减肥保健食品中非法添加盐酸芬氟拉明的定性检测方法，发现 9 批供试品中有 2 批含有盐酸芬氟拉明。

7 基因检测技术

DNA 条形码技术是利用生物体 DNA 中一段保守片段对物种进行快速准确鉴定的新兴技术[38]。该技术给中药鉴定学发展带来新的机遇，中药材 DNA 条形码鉴定数据库及中草药 DNA 条形码生物鉴定体系的创建有利于推进中药鉴定标准化和国际化。中药材 DNA 条形码分子鉴定法指导原则已纳入《中华人民共和国药典》2010 版第三增补本，为中药材基原物种鉴定提供强有力的科技支撑，将在中药材及中成药流通监管、道地药材鉴别、保健食品和食品质量安全控制等领域发挥重要作用。将中药材 DNA 条形码分子鉴定法与中国药典规定的其他鉴别方法相结合，能够对药品质量进行综合评价与有效监控。

8 结语

从 2016 年的文献报道来看，中药及保健品中非法添加化药的现象依然比较常见。不法商贩添加化学药物的隐蔽性也越来越强，质检的难度也越来越大。随着检测技术的提高和进步，非法添加检测的实际应用范围逐渐增加。所测定的中药及保健品种类包括降压类[39-40]、抗风湿类[16]、壮阳类[8,41]、镇静类[26]、减肥类[15,42-43]、降脂类[13]、降糖类[37,44]、通便类[13]、抗炎镇痛类[14]、抗疲劳、抗抑郁[25]及抗过敏类[2]等，常用于添加的化药主要包括增强性功能类药物、镇静催眠类药物、抗糖尿病类药物、抗病毒类药物、抗生素类药物、解热镇痛和抗炎类药物、糖皮质激素类药物、镇咳类药物、抗高血压类药物、减肥类药物和抑制胃酸分泌类药物等。微红外吸收光谱法、表面增强拉曼光谱法、传感器技术等方法较为适用于现场快速分析和筛查；HPLC-PDA 方法适用于非法添加物的常规定性与定量分析，而 LC-MS/MS 技术通常适用于最终的结果确认以及痕量物质的精确筛查和定量分析。大力发展简便的样品预处理技术以及便携性的定量检测仪器是未来非法添加物筛查的发展方向。

参考文献

1 陈国权，雷 毅. 高效液相色谱法测定降血压类健康产品中的 6 种二氢吡啶类成分［J］. 理化检验（化学分册），2016，52（07）：770-773.

2 叶林虎，徐 松，王丽莎，等. LC-MS/MS 法检测皮肤科常用中药制剂中添加的 7 种抗组胺药物［J］. 药物分析杂志，2016，11（36）：2022-2028.

3 连云岚，杜 娟，乔玉峰. HPLC-MS 法检测少腹逐瘀丸及原料药材中非法添加的 7 种黄色素［J］. 中草药，2016，18（47）：3219-3223.

4 徐 硕，金鹏飞，徐巧玲，等. 中药及保健品中非法添加化学药物的研究进展［J］. 中国新药杂志，2015，16（24）：1843-1850.

5 Novakova L，Matysova L，Solich P. Advantages of application of UPLC in pharmaceutical analysis［J］. *Talanta*，2006，68（03）：908-918.

6 韩春晓，李 阳，李洪伟，等. 注射液中非法添加地塞米松磷酸钠 UPLC-PDA 检查方法的建立［J］. 中国畜牧兽医，2016，10（43）：2748-2755.

7 HeoS，Yoo GJ，Choi JY，*et al*. A rapid method for the simultaneous determination of 25 anti-hypertensive compounds in dietary supplements using ultra-high-pressure liquid chromatography［J］. *Food Addit Contam*，2016，33（11）：1627-1636.

8 黄 芳，吴惠勤，黄晓兰，等. 高效液相色谱-串联质谱法同时测定保健品及中成药中非法添加的 17 种壮阳类化学药［J］. 色谱，2016，03（34）：270-278.

9 Cunliffe JM，Maloney TD. Fused-core particle technology as an alternative to sub-2-microm particles to achieve high separation efficiency with low backpressure［J］. *J Sep Sci*，2007，30（18）：3104-3109.

10 雷 毅，黄 婷，陈 红，等. 高效液相色谱法同时快速测定壮阳类保健品中的 18 种非法添加物［J］. 理化检验（化学分册），2016，03（52）：249-254.

11 何睿偲，黄艳婷，雷 毅，等. HPLC 法快速筛查抗风湿类中成药或保健食品中 21 种非法添加化学成分［J］. 分析测试学报，2016，11（35）：1486-1490.

12 邓 鸣，朱 斌，尹利辉. 中成药及保健食品中非法添加调血脂类药物的 HPLC 快速检测方法研究［J］. 药物分析杂志，2016，09（36）：1639-1647.

13 宫 旭，芦 丽，冯有龙，等. UPLC-MS/MS 法测定减肥降脂通便三类保健食品中添加的 37 种药物[J]. 药物分析杂志,2016,05(36):918-928.
14 黄越燕,屠婕红,徐宏祥,等. UPLC-MS/MS 法快速测定中药及保健食品中非法添加 17 种抗炎镇痛类化学药的研究[J]. 中草药,2016,02(47):246-254.
15 詹淑玉,朱琦峰,徐宏祥,等. UPLC-MS/MS 法快速测定减肥类中成药及保健食品中非法添加 15 种化学药的研究[J]. 中草药,2016,17(47):3023-3031.
16 钱叶飞,贾平昌,鲁 飞,等. UPLC-MS-MS 快速检测中成药及保健食品中非法添加的 38 种糖皮质激素[J]. 中国实验方剂学杂志,2016,10(22):60-66.
17 OlsenJV,Godoy LMF,Li GQ,*et al*. Parts per million mass accuracy on an Orbitrap mass spectrometer via lock mass injection into a C-trap[J]. *Mol Cell Proteomics*,2005,04(12):2010-2021.
18 MakarovA,Denisow E,Kholomeev A,*et al*. Performance evaluation of a hybrid linear ion trap/orbitrap mass spectrometer[J]. *Anal Chem*,2006,78(07):2113-2120.
19 刘 芸,丁 涛,廖雪晴,等. 高效液相色谱-四极杆/静电场轨道阱高分辨率质谱法快速筛查中成药和保健食品中非法添加的 42 种化学药物[J]. 分析化学,2016,44(03):423-429.
20 钟 涛,张兴磊,张 华,等. 牙签电喷雾电离质谱分析脐橙果汁成分[J]. 质谱学报,2016,01(37):75-81.
21 Cooks RG,Ouyang Z,Takats Z,*et al*. Ambient mass spectrometry[J]. *Science*,2006,311(5767):1566-1570.
22 Yang YY,Deng JW,Yao ZP. Pharmaceutical analysis by solid-substrate electrospray ionization mass spectrometry with wooden tips[J]. *J Am Soc Mass Spectrom*,2014,25(01):37-47.
23 HuB,Huang YY,Yin G,*et al*. Rapid detection of adulterated drugs in herbal dietary supplements by wooden-tip electrospray ionization mass spectrometry[J]. *Anal Meth*,2016.08(38):6840-6846.
24 Hubert P,Nguyen-Huu JJ,Boulanger B,*et al*. Harmonization of strategies for the validation of quantitative analytical procedures- A SFSTP proposal - part II[J]. *J Pharm Biomed Anal*,2007,45(01):70-81.
25 祝伟霞,刘亚风,孙转莲,等. 超高效液相色谱-串联质谱法同时测定保健品中 26 种非法添加物[J]. 理化检验(化学分册),2016,11(52):1286-1291.
26 王 璐. 超高效液相色谱-串联质谱法测定保健食品中 7 种非法添加的化学镇静剂[J]. 理化检验(化学分册),2016,06(52):629-634.
27 林 芳,李 涛,王一欣,等. 超高效液相色谱法同时测定降糖类保健食品中非法添加的 13 种化学药物[J]. 食品科学,2016,18(37):178-184.
28 Hill HH,SiemsWF,StlouisRH,*et al*. Ion mobility spectrometry[J]. *Anal Chem*,1990,62(23):1201A-1209A.
29 冯 雪,尹利辉,金少鸿,等. 离子迁移谱法快速检测保健食品中添加的 5 型磷酸二酯酶抑制剂[J]. 药物分析杂志,2016,36(02):313-320.
30 焦建东,李俊卿,王金凤,等. 离子迁移谱快速检测改善睡眠类保健品中非法添加的巴比妥类药物[J]. 药物分析杂志,2016,36(02):321-329.
31 Paraschos S,Magiatis P,GikasE,*et al*. Quality profile determination of Chios mastic gum essential oil and detection of adulteration in mastic oil products with the application of chiral and non-chiral GC-MS analysis[J]. *Fitoterapia*,2016,114:12-17.
32 KneippK,Wang Y,Kneipp H,*et al*. Single molecule detection using surface-enhanced raman scattering (SERS) [J]. *Phys Rev Lett*,1997,78(09):1667-1670.
33 王 磊,陈梦云,李 晓,等. TLC-SERS 法快速分析抗精神失常类中药的化药成分[J]. 实验室研究与探索,2016,05(35):22-26.
34 王 琳,王 雪,田静秒,等. 表面增强拉曼光谱检测保健品中的盐酸吡咯列酮,盐酸罗格列酮与盐酸苯乙双胍[J]. 食品工业科技,2016,13(37):295-298 +303.
35 张建红,王红球,许 莉,等. 抗疲劳类保健品中非法添加药物的拉曼检测法[J]. 光散射学报,2016,03(28):226-229.
36 Marshall CP,Javaux EJ,Knoll AH,*et al*. Combined micro-Fourier transform infrared (FTIR) spectroscopy and micro-Raman spectroscopy of Proterozoic acritarchs:a new approach to Palaeobiology[J]. *Precambrian Res*,2005,138(03-04):208-224.
37 许 凤,冯 珏,付 双,等. 薄层色谱-显微红外光谱(TLC-MicroIR)联用技术检测减肥保健食品中非法添加盐酸芬氟拉明[J]. 中国医院药学杂志,2016,05(36):358-361.
38 Hebert PDN,Penton EH,Burns JM,*et al*. Ten species in one:DNA barcoding reveals cryptic species in the neotropical skipper butterfly Astraptes fulgerator[J]. *Proc Natl Acad Sci USA*,2004,101(41):14812-14817.
39 凌海燕,汤 燕,朱 宁,等. HPLC-Q-TOF-MS/MS 法检测降压类中成药中非法添加的 24 种化学物质[J]. 中国药房,2016,33(27):4712-4715.
40 陈 林,温家欣,齐春艳,等. 降压类中成药及保健食品中 21 种非法添加化学药物的快速检测与确证方法研究[J]. 分析测试学报,2016,08(35):937-942.
41 张 健,丁 涛,刘 芸,等. 超高效液相色谱-串联质谱法测定保健品中 9 种非法添加的壮阳类化学药物[J]. 环境化学,2016,02(35):415-418.
42 马春艳,封淑华,冯 丽,等. LC-MS 法检验减肥类产品中非法添加的氟西汀[J]. 中成药,2016,05(38):1056-1061.
43 鲁 辉,钱叶飞,张 斌,等. 减肥类保健食品中蒽醌类成分及非法添加化学药物的测定[J]. 食品工业科技,2016,10(37):88-93.
44 孟 丽,陈 伟,欧阳八四. 液质联用色谱法同时测定降糖类中成药中 9 种非法添加的化学成分[J]. 中国实验方剂学杂志,2016,19(22):66-69.

(本文转载自《中国药科大学学报》)

本草学研究进展

金久宁，黄晶晶

（江苏省中国科学院植物研究所，南京 210014）

摘要 中医药学凝聚了中华民族几千年的健康理念及其实践经验，是中国古代科学的瑰宝。随着屠呦呦因受古籍启发提取青蒿素用于治疗疟疾而获得2015年诺贝尔医学奖，本草学及其相关研究呈现活跃的态势，发表了数量较多的研究论文，涵盖了本草学研究的诸多方面。本文选取其中部分文献综述2016年度我国本草学研究领域的主要研究进展。

1 本草著作研究

本草经典著作的研究，是本草学药学史研究的重要环节，其目的是通过经典著作寻找和挖掘传统医药的智慧和源泉。

1.1 《本草纲目》研究

《本草纲目》是中国医药宝库中的一份珍贵遗产，是对16世纪以前中医药学的系统总结，被英国生物学家达尔文誉为"中国古代的百科全书"，是受世界瞩目的伟大著作。

"《本草纲目》整理研究的再思考"一文指出，《本草纲目》的整理虽已有多个版本问世，但就其古版本的采纳、校注，各版本间的差异，繁简字体、竖排横排本的转换、李时珍的原刻本版式用意等方面仍有待深入研究，，包括影印与校点相对照、繁体字竖排、全式标点（新式标点，加上书名线与专名线）、保留李时珍的版式用意、同版多底本核校5个方面，对《本草纲目》研究的存真与深化，均有十分重要的意义[1]。

"《本草纲目》引用书名核准之研究报告"一文指出，《本草纲目》是谓医药学之集大成者，引据的典籍是空前的。对于李时珍引述医药文献的核准，不仅对《本草纲目》整理研究具有重要意义，亦可以深入探究古代医家引述文献所遵循的规律。在《本草纲目》增引的276家医书中，有64种未见同时期其他书目记载。同时，《本草纲目》引书也存有两书混一、一书重出、误引书名、误写作者、存目未引等问题[2]。

"《本草纲目》征引古籍讹误举隅"一文指出了李时珍征引古籍时的讹误数例。在征引古籍时存在小的讹误，其中在治疗效果、药物、剂量、服用时间、药物炮制方法、养生等诸多方面的讹误直接影响到中医药临床及研究，而产生讹误的原因很多，既有明代学风空疏，好改古籍的时代因素，也有李时珍采取师意不师辞征引方式的个人因素，更有征引古籍浩瀚，种类众多的客观因素[3]。

"《本草纲目》引据《肘后备急方》之研究"一文对《本草纲目》引据《肘后备急方》的著录方式、内容考实、药物品种和文献特点进行全面的整理和研究[4]；"论《本草纲目》与《本草备要》版本体例之异同"一文为明清时期极具代表性的二本本草著作做了成书背景、版本系统、编撰体例等方面的比较研究[5]。

"《本草纲目·释名》'黄耆'诸名解读"一文，以"黄耆"为例，药名训诂与医理探求相结合，对"黄耆"诸名形、音、义的阐释，挖掘诸药名的由来及其文化内涵[6]；"《本草纲目》谷部释名项声训研究"一文对《本草纲目》谷部73味本草释名项的相关内容，运用训诂学的方法，按照"同字为训""同音为训""音近为训"的标准进行了分类、统计，并加以研究和考证[7]；"《本草纲目》水的类别与效用考证"对《本草纲目》水部内容进行了整理和研究[8]。

1.2 《神农本草经》研究

《神农本草经》是我国的第一部本草著作，《神农本草经》是我国现存的最早的药物学专著，其在中药理论的各个方面建树颇丰，对其的研究始终占有相当大的比重。

"从孙辑本《神农本草经》看《太平御览》对辑佚的重要价值"一文认为，清代孙星衍辑佚的《神农本草经》，是将《太平御览》作为重要材料，对底本文字进行了详细的考校，在《本经》辑佚方面取得了许多成果，诸如考订药名用字、考证《本经》经文、补充或考校《吴普本草》佚文、重视《本经》及《吴普本草》相关佚文的收录。孙辑本的思路和方法，为类书用于古医籍辑佚和整理提供了宝贵经验[9]。

"《神农本草经》抗肿瘤中药统计分析"一文结合现代抗肿瘤中药著述及实验研究性文献，对《神农本草经》抗肿瘤中药进行统计分析和发掘整理[10]。"《神农本草经》中痛症药物特点探析"一文从药物性质、药物配伍、药物运用、用药特点及临床方剂等方面，对《神农本草经》中痛症药物进行总结，发现共有90味药治疗各类痛症，《中药学》收录的药物有54味，明确提出有止痛功效的有34味，为治疗痛症的常用药物[11]。"《神农本草经》中治疗冠心病的中药统计"一文整理归纳出了治疗冠心病的中药共计57味[12]。"《神农本草经》中相关神化功效药物新解"一文对吴普版《神农本草经》中具有杀"鬼、怪、精物"等作用中药的神化功效进行分析。认为这些神化功效大部分是对某些特定病症的夸张表达，但少数药物的功效可能是指代所有具有致病性的内外邪气[13]。

1.3 《证类本草》研究

《证类本草》是宋代本草发展最高峰的总结,有众多药物形态记述和药图收录。"从'秘画珍图'到博物图谱《证类本草》插图风格考略"一文从美术学角度对于本草著作中的药图的传承进行了探讨[14]。"唐五代到北宋巴蜀本草学家及其本草著作研究综述"一文除了对《证类本草》的各方面内容研究外,并对这一历史时期的巴蜀本草学家及其本草著作做一个全面系统的梳理[15]。

1.4 其他本草著作研究

《新修本草》是我国第一部由官方组织修订的大型本草著作,内容丰富,影响深远。原书自宋以来已亡佚,历代亦未见其完整辑本传世。今有尚志钧先生辑本唐·《新修本草》,探究尚辑本的学术成就,为本草辑佚学术研究以及临床工作提供借鉴[16]。

《千金翼方》为孙思邈所著,对本草学有着巨大的贡献。"本草"为卷1,其中,"采药时节第一"是保证药物品质的真谛;"药名第二"是保证临床用药正确的根本;"药出州土第三"是保证药物疗效的基础;"用药处方第四"开创了药物按功能分类的新纪元[17]。通过整理了孙思邈有关佛教医药的理论、方法、处方和用药的论述,认为《千金翼方》是我国古代从理论上阐述佛教医药学的最早论述[18]。

《滇南本草》为明代著名的医药学家兰茂先生所撰写的一部独具特色和价值的地方性本草学专著。"《滇南本草》的云南地方性动物类及谷物类药食特色"一文对兰茂先生书中的药食记述进行了初步归纳、分析,探讨其云南地方的动物类及谷物类药食经验[19]。

《本草原始》书中多提出中药材质量概念和较鲜明的质量意识,收载中药470种,369个附方,是一本强调中药质量、被广泛引用的本草书籍。以黄芪、柴胡等药物研究为例,论述了《本草原始》药材种类、附图,药材商品学意识和质量意识,药材或饮片性状简图,注明性状特点优劣,图解药材真伪[20]。

《本草求原》为清代赵其光撰为岭南地区一部极具地域特色的本草学著作。全书27卷,附奇病症治1卷。全书载药972种,奇病症治载病症138种。本于经典,又兼取各家学说,且据临证录药,讲求实际,为研究岭南医学史提供了丰富的历史资料。现存版本为清道光二十八年戊申(1848年)远安堂刻本和清养和堂刻本[21]。

《吴普本草》植物形态价值集中体现在关注植物形态的多个部位,关注的主要部位为叶子,描述细致形象,药名包含植物形态信息等。然该书也存在着记载植物形态的药物数量有限、部分药物之间的植物形态可比性不强等缺点。《吴普本草》的植物形态不仅对完善本草著作的编纂体例产生了相当影响,而且丰富了当时和后世药物学和植物学著作的内容,还为相关学术研究和资源识别提供了参考[22]。

《本草拔萃》为清代陆太纯研习明代缪希雍《神农本草经疏》所著,钱谦益曾为其作序,丹波元胤《中国医籍考·卷十四》仅存钱序。中国科学院上海生命科学信息中心馆藏清雍正三年乙巳(1725年)谭位坤抄校本《本草拔萃》二卷附《药性·验方合订》,为国内孤本,具有较高的文献价值和临床参考价值[23]。

2 本草源流研究

开展本草源流的研究,有助于厘清本草学知识产生的源头,把握本草学发展的整体脉络。

本草名物训诂亦即本草释名,指运用传统训诂学的方法推究中草药名称的来源,解释名称的形、音、义与药物的关系。本草释名的材料多散存于经书、小学类典籍中。"《诗经》本草名物训诂研究"一文对于《诗经》中的可见的本草名物训诂材料进行了研究和梳理[24]。《说文解字》中包含大量药名,后世注家对这些药名曾有过训释,但在某些药物的名实关系方面存在分歧。通过"藋""芟""堇""蓨""苗"考证,利用《说文解字》《尔雅》《广雅》等辞书与注家旧注,结合本草文献,对相关内容进行整理分析。将训诂专书中包含的本草学内容与本草文献的记载进行比对,梳理药物的名实关系,理清词义,说明药用功效[25]。

存世的近500种宋代笔记刊载了大量医案、医方、药议等涉医文献,映证、补充了以医药学专书为主体建构的宋代医学史,具有重要的医药学价值。宋代笔记刊载的一些药物辨识,往往较之同期的本草学著作更为精细、准确。可由于作者众多,水平参差不齐,严谨性不足的弊端也存在。"论宋代笔记的医药学价值"一文对宋代笔记所载的医药文献进行了辨析,去伪存真,客观地揭示其医药学价值[26]。

中国古籍中的本草整理和挖掘,对于中药功效的全面认识,确保中医临床疗效,具有重要的现实意义。目前,学界对中医药古籍、少数民族中医药典籍及佛家经典中的医药知识均有较为深入的整理和研究,然而对于道家经典丛书《道藏》的本草整理与研究缺乏。"《道藏·太平部》本草文献整理"一文基于明《道藏》四辅之《太平部》有关本草的内容,进行系统的整理和研究[27]。

"流失海外的宫廷彩绘药图"一文对于现收藏于意大利罗马维多里奥纽曼卢勒二世国立图书馆的全本明代彩绘《御制本草品汇精要》出版背景、版本流传、内容特色等作了介述[28]。

"本草文献编撰源流梳理"一文对于历代本草文献序跋、凡例、内容的研究,并结合近现代研究的一些成果,按照后世文献对前代文献的继承方式,如注释、节录、增补、改编及综合编撰等进行梳理,为本草文献的深入研讨提供便利[29]。

"基于知识组织的本草古籍知识检索系统构建研究"一文希冀以本草类中医古籍为研究对象,通过对本草古籍中所蕴含知识信息的解析、重组和知识关联,进而构建本草古籍知识检索平台[30]。"基于Web数据库技术的藏医古籍本草知识库建设研究”一文通过建立基于 Web 数据库技术的藏医古籍本草知识库，有助于规范藏药材品种信息，实现藏药资源共享，为藏药材现代化发展奠定良好基础[31]。

3 药物品种的本草考证

丹参为常用大宗药材，用药历史悠久，各地习用品较多。“丹参本草考证”一文从名称由来、植物基原、产地变迁 3 个方面对于历代本草及其附图中所记载的丹参，按其命名、形色、图文对照，以及产地分布和品质评价，加以分析和研究考证，认为历代本草中所记录的正品丹参即为历版中国药典所规定的 *Salvia miltiorrhiza* Bge，为丹参资源的进一步开发利用提供依据[32]。

“当归历史资源分布本草考证”一文通过历代本草文献整理和考证，从历史与地理的角度厘清了当归品种和产地混乱问题，当归历史上主要产地的认定，考证古代当归道地产区，为现今当归栽种基地的优选提供参考[33]。

“中药青蒿本草考证及 DNA 鉴定”一文对历代本草文献中涉及药材青蒿的原植物形态、分布、物候等资料进行了梳理，证实历代本草中记载的药材青蒿从形态特征上包括植物黄花蒿和青蒿。黄花蒿资源量大，且含有截疟功效的青蒿素，故当今学者多将植物黄花蒿作为中药青蒿来源，1985 年至 2015 年版《中华人民共和国药典》药材青蒿来源也均为植物黄花蒿。结合 DNA 条形码分子鉴定技术，可对植物黄花蒿、青蒿及其易混淆的物种从形态、物候和分子方面都能有明显的区分[34]。

“鼠尾草属中药材基原考证”一文通过查阅历代本草文献，结合现代植物志对鼠尾草属植物形态与地理分布的描述，对本草中记载的 6 种鼠尾草属药材的基原植物进行了考证，指出丹参 Salvia miltiorrhiza 及其近缘种是丹参的基原植物，云南鼠尾草 S. yunnanensis 是滇丹参的基原植物，荔枝草 S. plebeia 是荔枝草的基原植物，，石见穿的基原植物为菊科植物鬼针草 Bidens pilosa 或华鼠尾草 S. chinensis，鼠尾草 S. japanica 是鼠尾草的基原植物，关公须 S. kiangsiensis 为叶下红的基原植物[35]。

“药用血竭品种新考”一文通过对古代中医药文献的梳理，历史上使用的血竭主要有 4 种，南北朝时期将紫胶虫在紫矿树 Butea monosperma 中吸食营养后所分泌之物作为血竭使用，但唐代之后便不被使用；唐代以金缕梅科植物枫香树 Liquidambar formosana 的树脂被作为血竭使用，但在宋代编撰《本草图经》前后(公元 1020 年)便退出主流市场。后世药用血竭使用的 2 个品种为百合科的剑叶龙血树 Dracaena cochinchinensis 及棕榈科植物麒麟竭 Daemonorops draco，2015 年版《中华人民共和国药典》仅将后者列为法定药用正品，似乎有所欠缺；二者孰为血竭的法定药用品种，尚需更多的药理、毒理实验和临床实践观察进一步加以证实[36]。

道地药材多指特定区域所产的历史悠久、品质佳、疗效好的药材，然而药材的道地区域会随着历史地理、自然环境、人文因素等发生产地变迁。“基于历代本草产地变迁的药材道地性探讨——以黄芪、丹参为例”一文援以黄芪和丹参为例，对历代本草著作所记载的药材产地进行深入分析，从人文、社会、自然 3 个方面解释了道地药材产地变迁的原因，归纳总结了中药材产地变迁的诸多因素，为优质道地产区的确立提供本草学依据，也为道地药材的进一步深入研究奠定基础[37]。

民族医药学是传统中医药学的重要组成部分，有关民族药历史的研究考证工作亦是药物品种本草考证的主要内容。“蒙药古古勒的本草考证”一文通过查阅经典医籍及历代本草，并结合现代研究进展，从蒙药古古勒的植物基原、产地、形状、性味、功效和临床应用等方面进行了本草考证，认定蒙医所用的古古勒谓之黑云香，是橄榄科植物穆库尔没药 Commiphora mukul (Hook. ex Stocks) Engl. 的干燥树脂，余者均为代用品或伪品[38]。“常用蒙药‘度格模农’(止泻木子)的本草考证”一文通过文献考证，结合市场及临床使用现状调查和植物分类学方法，认为蒙药“度格模农”与藏药“杜模牛”为同一药材，最早为夹竹桃科植物止泻木 Holarrhena antidysenterica 的种子(止泻木子)；约 18 世纪，蒙医以萝藦科植物地梢瓜 Cynanchum thesioides 的种子替代，至近代则主要使用木犀科植物连翘 Forsythia suspense 的果实，标准中也仅收载有地梢瓜 C. thesioides，基本不再使用止泻木子。藏医目前仍主要使用止泻木子，但从古至今存在着多种替代品，涉及夹竹桃科、萝藦科、柳叶菜科的多种植物的种子、果实或全草，目前实际使用的可能还有萝藦科植物大理白前 C. forrestii 和老瓜头 C. komarovii(全草)[39]。“回药少尼子的本草考证”一文从品种论述、历史记载、产地、化学成分、药理作用、传统及现代医学用法、安全性等方面对《回回药方》中少尼子进行本草考证研究，确定其为毛茛科植物家黑种草 Nigella sativa L. 的干燥成熟种子，其治疗范围极其广泛，且安全无毒，具有很大的研究价值[40]。“回药乳香的本草考证”一文通过文献学、本草学方法探究乳香与熏陆香的关系，并确定《回回药方》中 2 种乳香的植物来源。认为乳香即熏陆香，《回回药方》中的“捆都而”即橄榄科植物乳香树 Boswellia carterii Birdw. 的树脂，药材名为乳香。《回回药方》中的“麻思他其”即为漆树科植物黄连木属乳香 Pistacia lentisus L. 的树脂，药材名为洋乳香[41]。“苗药苦竹叶本草考证”一文以历代本草文献查阅和现代相关文献研究相结合，对苗药苦竹叶的名称、基原、产地和性味功效、应用进行本草考证，认为苦竹叶药用历史悠久，具有治热疮、除烦热、解酒毒等多种功效；其品种涉及禾本科川竹亚属苦竹 Pleioblastus amarus (Keng) Keng f.、斑苦竹 Pleioblastus maculatus (Mc Clure) C. D . Chu et C. S. Chao 以及苦竹变种垂枝苦竹 Pleioblastus amarus (Keng) Keng f. var. pendulifolius S. Y. Chen 多种植物，主产于四川、贵州、江西、浙江等地[42]。

目前市场流通的地榆药材所涉及地榆属多种植物，以及不同文献对地榆的加工炮制方法描述不一，“地榆本草考证”一文对药名、植物形态、产地、加工炮制等进行了本草考证，认为历代本草书籍记载的地榆应为地榆 Sanguisorba officinalis L. 和长叶地榆 Sanguisorba officinalis L. var. longifolia (Bert.) Yü et Li.，地榆属其他形态相近植物能否作为地榆药用有待系统深入研究[43]。

常用中药钩藤的药用历史悠久。“钩藤的本草学研究”一文通过查阅历代本草文献，并结合现代相关文献研究，对药名、形态记述、产地及生境、功效用途等方面进行了梳理，为钩藤的深入开发利用提供理论依据[44]。

此外，一些地方药材品种以及冷僻药材的整理研究，亦是药物品种的本草考证内容。如：南方省区药材“蛇附子的本草考证”，岭南药材“宽筋藤的本草考证”；“《神农本草经》石蚕考证”、“《神农本草经》石长生考”等亦见诸于论文发表。

4 本草古籍的辑复与校释

为落实国务院《关于扶持和促进中医药事业发展的若干意见》中关于“开展中医药古籍普查登记，建立综合信息数据库和珍贵古籍名录，加强整理、出版、研究和利用”的重要任务，2010 年，国家中医药管理局开展“中医药古籍保护与利用能力建设项目”。山东中医药大学中医文献研究所等 9 院所作为主要项目承担者，遵循“古籍整理与保护利用相结合，古籍整理与学术研究相结合，古籍整理与队伍建设相结合，基础工作与研究提高相结合”的总体思路，以出版通行本、传世本为目标，对未曾整理出版过的 400 余种重要中医药古籍进行了校注整理，涵盖了中医药各门类，跨越唐、宋、金元、明以迄清末，以“中国古医籍整理丛书”形式由中国中医药出版社出版。2015 – 2016 年度，已先后出版了“中国古医籍整理丛书·本草”类达 24 部之多。

清·吴其濬《植物名实图考》全书共 38 卷，记载植物 1714 种，附图 1800 余幅，参考历代文献 800 余种，所收录植物药遍及中国 19 个省。每一种植物的描述都配有根据实物绘成的墨线图。有些图精确程度可资鉴定科和属，有的甚至可到种。《中原历代中医药名家文库·中医名家珍稀典籍校注丛书：植物名实图考校注》作为校点注释本，选取底本、主校本、参校本，进行校注[45]。

《救荒本草》是我国明代早期（公元十五世纪初叶）的一部植物图谱，它描述植物形态，展示了我国当时经济植物分类的概况。是我国历史上最早的一部以救荒为宗旨的农学、植物学专著书。《救荒本草译注》对其作了精审的校定、整理和译注[46]。《救荒本草图谱》依据原著中所载图片，对全书 414 种植物根据其形态、产地进行基原考证，并附上正品植物的彩色图片。古今对照，文图互参[47]。

此外，仿古线装本明·李时珍著《本草纲目》（金陵本）[48]、明·佚名编绘《食物本草》（彩绘本）出版[49]。为方便读者阅读，《本草纲目研究集成》分册之一的《本草纲目导读》亦有出版[50]。

参考文献

1 张志斌，郑金生.《本草纲目》整理研究的再思考[J]. 中医杂志，2016，57(22)：1896-1900.
2 张志斌，郑金生，于大猛，等.《本草纲目》引用书名核准之研究报告[J]. 北京中医药大学学报，2016，39(10)：824-827.
3 杨东方.《本草纲目》征引古籍讹误举隅[J]. 西部中医药，2016，29(7)：61-63.
4 王 剑，梅全喜.《本草纲目》引据《肘后备急方》之研究[J]. 中药材，2016，39(4)：918-922.
5 邓 勇，程 新，黄 辉. 论《本草纲目》与《本草备要》版本体例之异同[J]. 中国中医药图书情报杂志，2016，40(4)：48-50.
6 黄海波，黄柏超.《本草纲目·释名》“黄耆”诸名解读[J]. 中医药文化，2016，11(4)：46-49.
7 鞠芳凝，崔 为.《本草纲目》谷部释名项声训研究[J]. 吉林中医药，2016，36(11)：1175-1180.
8 陈仁寿.《本草纲目》水的类别与效用考证[J]. 时珍国医国药，2016，27(10)：2466-2467.
9 曹 瑛. 从孙辑本《神农本草经》看《太平御览》对辑佚的重要价值[J]. 中医文献杂志，2016，34(1)：17-19.
10 张朝玉，应小平.《神农本草经》抗肿瘤中药统计分析[J]. 国医论坛，2016，31(5)：58-60.
11 曹粟满，王 强.《神农本草经》中痛症药物特点探析[J]. 亚太传统医药，2016，12(9)：73-75.
12 陈 慧，张治祥.《神农本草经》中治疗冠心病的中药统计[J]. 国医论坛，2016，31(6)：60-62.
13 陈 瑶，马 萍.《神农本草经》中相关神化功效药物新解[J]. 亚太传统医药，2016，12(9)：6-8.
14 许 玮. 从“秘画珍图”到博物图谱《证类本草》插图风格考略[J]. 新美术，2016，37(9)：64-75.
15 周莹莹，蒋 淼，李 文，等. 唐五代到北宋巴蜀本草学家及其本草著作研究综述[J]. 中药与临床，2016，7(1)：54-57.
16 解博文，万 芳. 尚志钧辑本《新修本草》学术成就初探[J]. 中医文献杂志，2016，34(6)：61-64.
17 郭彩娥，李卫红，李晓燕，等. 浅述孙思邈《千金翼方》对本草学的贡献[J]. 中国药房，2016，27(19)：2732-2733.
18 李良松.《千金翼方》中的佛教医药探论[J]. 亚太传统医药，2016，12(3)：5-6.
19 张 明，陈黎明，张晓琳，等.《滇南本草》的云南地方性动物类及谷物类药食特色[J]. 云南中医中药杂志，2016，37(2)：11-12.
20 汪海涛，田红林，李 玲，等.《本草原始》刍考[J]. 世界最新医学信息文摘，2016，16(92)：245-225.
21 朱蕴菡.《本草求原》版本及学术价值探究[J]. 中医文献杂志，2016，34(5)：13-15.
22 胡安徽.《吴普本草》的植物形态价值[J]. 陕西中医药大学学报，2016，39(3)：83-85.

23 姚 远,李 莎,沈东婧,等. 国内孤本《本草拔萃》考[J]. 中医文献杂志,2016,34(4):6-7.
24 包 蕾,王育林.《诗经》本草名物训诂研究[J]. 北京中医药大学学报,2016,39(12):978-981.
25 吕晓雪,王育林."藋"、"茇"、"堇"、"蓨"、"苗"考证[J]. 中国中药杂志,2016,41(17):3303-3305.
26 周云逸. 论宋代笔记的医药学价值[J]. 世界中西医结合杂志,2016,11(6):770-773.
27 唐禄俊,张青颖,王娟娟,等.《道藏·太平部》本草文献整理[J]. 世界中医药,2016,11(7):1334-1336.
28 甄雪燕,梁永宣. 流失海外的宫廷彩绘药图[J]. 中国卫生人才,2016 年 08 期:90-91.
29 黄晓华,朱继峰,王 枫. 本草文献编撰源流梳理[J]. 中医文献杂志,2016,34(5):16-20.
30 安 欢,张华敏,符永驰,等. 基于知识组织的本草古籍知识检索系统构建研究[J]. 中医药导报,2016,22(1):23-25.
31 娘本先,安见才让. 基于 Web 数据库技术的藏医古籍本草知识库建设研究[J]. 电子技术与软件工程. 2016(5):193.
32 邓爱平,郭兰萍,詹志来,等. 丹参本草考证[J]. 中国中药杂志,2016,41(22):4274-4279.
33 张 瑛,王亚丽,潘新波. 当归历史资源分布本草考证[J]. 中药材,2016,39(8):1908-1910.
34 向 丽,张 卫,陈士林. 中药青蒿本草考证及 DNA 鉴定[J]. 药学学报,2016,51(3):486-495.
35 王颖莉,郝近大,李旻辉. 鼠尾草属中药材基原考证[J]. 中国中药杂志,2016,41(6):1140-1143.
36 张 卫,张瑞贤,李 健,等. 药用血竭品种新考[J]. 中国中药杂志,2016,41(7):1354-1357.
37 詹志来,邓爱平,彭华胜,等. 基于历代本草产地变迁的药材道地性探讨——以黄芪、丹参为例[J]. 中国中药杂志,2016,41(17):3202-3208.
38 李淑艳,王玉华. 蒙药古古勒的本草考证[J]. 中药材,2016,39(12):2912-2913.
39 喜 杰,周华蓉,乌查日拉图,等. 常用蒙药"度格模农"(止泻木子)的本草考证[J]. 中国中药杂志,2016,41(22):4267-4273.
40 杨丽娟,何 婷,高如宏. 回药少尼子的本草考证[J]. 西部中医药,2016,29(10):86-89.
41 何 婷,杨丽娟,杨 森,等. 回药乳香的本草考证[J]. 时珍国医国药,2016,27(1):167-168.
42 任 艳,党艺航,张志丹,等. 苗药苦竹叶本草考证[J]. 中药材,2016,39(6):1430-1432.
43 杨冰冰,胡晶红,张 芳. 地榆本草考证[J]. 山东中医药大学学报,2016,40(5):412-414.
44 黄小敏,刘方方,盖亚男,等. 钩藤的本草学研究[J]. 中药材,2016,39(12):2906-2911.
45 吴其濬著. 侯士良等校注. 植物名实图考校注[M]. 郑州:河南科学技术出版社,2015.
46 明·朱橚著. 王锦秀,汤彦承译. 救荒本草译注[M]. 上海:上海古籍出版社,2015.
47 阎玉凝. 救荒本草图谱[M]. 北京:北京科学技术出版社,2016.
48 李时珍. 本草纲目(金陵本). 中国医药科技出版社,2016.
49 佚名. 食物本草(彩绘本)[M]. 扬州:广陵书社,2015.
50 郑金生,张志斌. 本草纲目导读[M]. 北京:科学出版社,2016.

药学研究

Pharmaceutical Research

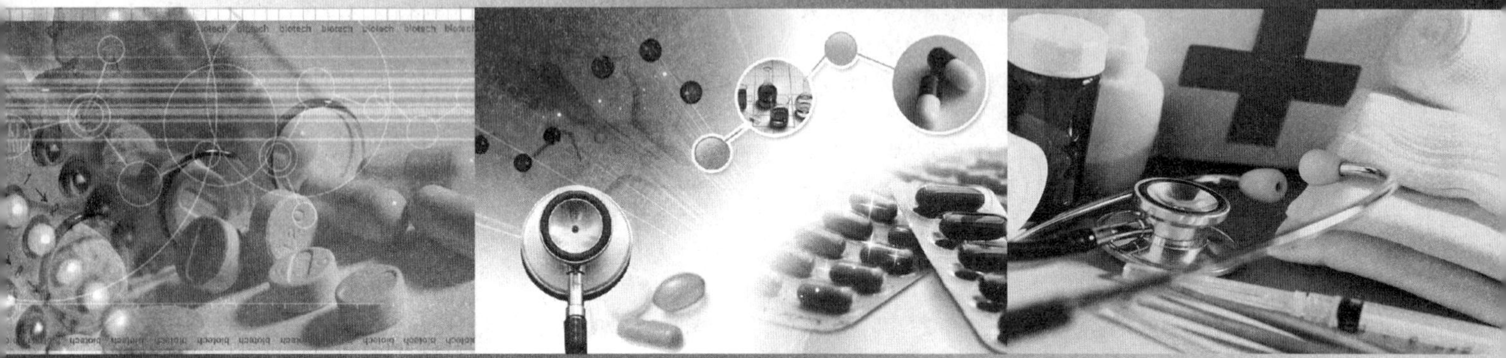

科研成果获奖项目

中药与天然产物

1. **创新合成策略的发展与系列生理活性天然产物的全合成**

（高等学校科学研究自然科学奖一等奖　2016）

四川大学　复旦大学

秦　勇　戚建华　宋　颢　张　丹　杨　俊　张　敏　周　旋　吴昊星　申利群　何　彬

2. **对川贝母新基原太白贝母列入《中国药典》的研究与应用**

（"康缘杯"中华中医药学会科学技术奖三等奖　2016）

广州白云山潘高寿药业股份有限公司　中国药科大学　中国医学科学院药用植物研究所　中药提取分离过程现代化国家工程研究中心　广州医药研究总院有限公司

魏大华　胡　燕　李　萍　卢其福　刘菊妍　宋经元　李会军　应　军

3. **传统中药雷公藤衍生物特异性器官毒性和代谢特征及分子机制研究**

（第十一届中国药学会科学技术奖一等奖　2016）

中国科学院上海药物研究所

任　进　戚新明　官丽崑　刘永珍　李春竹　薛　翔　陆姮磊　储佳华　孙景军　李向红　陆　兢　程玉梅　孙建华　邬军良　杜　鸣

4. **活性导向的天仙子中天然产物分离分析**

（第十一届中国药学会科学技术奖三等奖　2016）

大连市药品检验所　中国食品药品检定研究院中药民族药检定所

李　军　门启鸣　马双成　赵月然　季　雪　胡景莲　薛恒跃　王　冬　周　凌　郑尚季

合成药物

5. **多肽化学修饰的关键技术及其在多肽新药创制中的应用**

（国家技术发明奖二等奖　2016）

兰州大学　深圳翰宇药业股份有限公司

王　锐　袁建成　方　泉　马亚平　刘　建　张邦治

6. **假鹰爪新骨架活性先导物及其衍生物优化合成和抗肿瘤作用机制研究**

（"康缘杯"中华中医药学会科学技术奖二等奖　2016）

解放军第306医院

吴久鸿　李国雄　韦林毅　郭宏举　宋明玉　向　卓　史　宁　周晓磊　张学辉　张　捷

药理、毒理

7. **免疫-自噬调节异常参与纤维化和肿瘤发病的机制研究及药靶发现**

（高等学校科学研究自然科学奖二等奖　2016）

北京协和医学院

胡卓伟　花　芳　张晓伟　吕晓希　林　珩　崔　冰　李　珂

8. **淋巴瘤分子机制与靶向治疗研究和应用**

（高等学校科学研究科技进步奖一等奖　2016）

上海交通大学

赵维莅　王　黎　陈赛娟　陈　竺　姜　璐　李军民　沈志祥　沈　杨　许彭鹏　李啸扬　赵　夏　程　澍　朱勇梅　翁香琴

9. **以肠道为靶位的中药防治酒精性肝损伤的理论与实践**

（高等学校科学研究科技进步奖二等奖　2016）

上海中医药大学

胡义扬　彭景华　冯　琴　吴大正　成　扬　刘　平

10. **TLRs介导的免疫-自噬调节纤维化和肿瘤发生发展的机制及药靶发现**

（中华医学科技奖三等奖　2016）

中国医学科学院药物研究所

胡卓伟　花　芳　张晓伟　吕晓希　林　珩　王子艳　吕　琪　杨红振

11. **人参皂苷改善阿尔茨海默病认知功能的作用及机制研究**

（中华医学科技奖三等奖　2016）

福建医科大学附属协和医院

陈晓春　黄天文　陈丽敏　张　静　朱元贵　杨璐萌　石艳清　林智颖

12. **基于三环苦参骨架生物碱类衍生物的生物活性与化学基础**

（第十一届中国药学会科学技术奖二等奖　2016）

中国医学科学院医药生物技术研究所

蒋建东　宋丹青　邵荣光　彭宗根　李玉环　唐　胜　张靖溥　邓洪斌　毕重文　李迎红　高丽梅　汪燕翔　韩燕星　赵午莉　杜娜娜

药物制剂

13. **高分子纳米载体的结构调控和药物传输**

（高等学校科学研究自然科学奖一等奖　2016）

南京大学

蒋锡群　胡　勇　武　伟　杨昌正　张乐洋　丁　寅　朱振舒　丁　丹　于树玲　葛海雄

14. **脑部肿瘤靶向递药研究**

（高等学校科学研究自然科学奖二等奖　2016）

复旦大学

陆伟跃　占昌友　李　聃　陈　钧　张奇志　谢　操　魏晓丽

15. **生物相容性纳米系统对肿瘤的靶向诊疗及安全性评价的基础研究**

（高等学校科学研究自然科学奖二等奖　2016）

中国药科大学　南京航空航天大学

顾月清　陈海燕　邓大伟　钱志余　李斯文　马宇翔　崔思思

16. **明胶酶智能靶向纳米药物系统的建立及对胃癌的疗效与机理研究**

（高等学校科学研究科技进步奖二等奖　2016）

南京大学

刘宝瑞　李茹恬　刘　芹　钱晓萍　魏　嘉　杨　阳　邹征云　王立峰　杨　觅

17. **高端、长效眼用制剂关键技术的研究与应用**

（高等学校科学研究科技进步奖二等奖　2016）

天津中医药大学　沈阳药科大学　北京汇诚瑞祥医药技术有限公司

刘志东　潘卫三　李佳玮　卢　骏　李　楠　皮佳鑫　刘丹丹　于世慧

18. **基于纳米复合材料的干细胞神经损伤修复关键技术体系的创建和应用**

（高等学校科学研究科技进步奖二等奖　2016）

大连医科大学　苏州大学　辽宁师范大学

刘　晶　吕　强　李　韶　宋智琦　邹　伟　韩　杰　董春波　邢永恒　刘　洋　李晓艳　孙　瑜　马静云　沈丽明　李　颖　季晓飞

19. **中药口服固体制剂体内过程动力学特征研究关键技术**

（“康缘杯”中华中医药学会科学技术奖二等奖　2016）

天津中医药大学　天津药物研究院有限公司

何　新　刘昌孝　肖学凤　李自强　冯　果　许妍妍　李亚卓　王丽峰

20. **中药注射剂安全性评价多源证据研究——以参麦注射液为示范**

（“康缘杯”中华中医药学会科学技术奖三等奖　2016）

中国中医科学院中医临床基础医学研究所　中国人民大学　中国人民解放军海军总医院　正大青春宝药业有限公司　天津中医药大学第一附属医院

王连心　马　融　冼绍祥　姜俊杰　杨　薇　沈培强　易丹辉　廖　星

生化药物及生物制品

21. **基因工程小鼠等相关疾病模型研发与应用**

（国家科学技术进步奖二等奖　2016）

南京大学　南京生物医药研究院

高　翔　朱敏生　杨中州　李朝军　徐　璎　赵庆顺　赵　静　杨慧欣　刘　耕　张辰宇

22. **生长因子创新药物及作用机制研究**

（高等学校科学研究自然科学奖一等奖　2016）

温州医科大学

李校堃　黄志锋　林灼锋　肖　健　谭　毅　王晓杰

23. **血清 miRNA 生物标志物的鉴定及诊断试剂盒研发**

（高等学校科学研究技术发明奖一等奖　2016）

南京大学　天津医科大学肿瘤医院　中国人民解放军南京军区南京总医院　江苏命码生物科技有限公司

张辰宇　巴　一　陈　熹　张春妮　张峻峰　刘丹青

24. **我国新城疫病毒的进化和基因 VII 型新疫苗的创制**

（高等学校科学研究科技进步奖一等奖　2016）

扬州大学　中崇信诺生物科技泰州有限公司

刘秀梵　胡顺林　刘晓文　何海蓉　王晓泉　吴艳涛　胡增垒　顾　敏　黄　勇　曹永忠　仇旭升　王郁杨

25. **基于辨证施治的 HIV/AIDS 病证诊疗体系构建、评价与应用**

（“康缘杯”中华中医药学会科学技术奖一等奖　2016）

河南中医学院　中国中医科学院　河南省中医药研究院　首都医科大学附属北京佑安医院　广州市第八人民医院　云南省中医中药研究院　广西中医药大学附属瑞康医院　新疆维吾尔自治区中医医院　湖北省中医院　河南省疾病预防控制中心

徐立然　王　健　李发枝　郭会军　王怡冰　李秀慧　蒋士卿　邓　鑫　杨小平　谭行华　谢世平　马建萍　和丽生　杨　毅　刘志斌

26. **灭活疫苗(人二倍体细胞)研究关键技术的建立及其产品开发应用**

（中华医学科技奖二等奖　2016）

中国医学科学院医学生物学研究所　中国食品药品检定研究院　广西壮族自治区疾病预防控制中心

李琦涵　刘龙丁　王军志　谢忠平　董承红　梁争论　张　莹　王丽春　王晶晶　车艳春

27. **水痘减毒活疫苗关键技术升级及规模化生产**

（第十一届中国药学会科学技术奖二等奖　2016）

上海生物制品研究所有限责任公司

马相虎　王　亮　杨月莲　周　锋　谢　蕾　沈谊清　刘　清

28. **艾滋病疫苗基础研究及评价关键技术的建立与应用**
(第十一届中国药学会科学技术奖二等奖 2016)
中国食品药品检定研究院
王佑春 黄维金 聂建辉 刘 强 张春涛 许四宏
王文波 范昌发 俞永新 周舒雅 赵晨燕 宋爱京
沈 琦 张 黎 王 萌

中药方剂

29. **益气养阴活血利水法对视网膜脱离术后患者视功能的影响及作用机制研究**
(“康缘杯”中华中医药学会科学技术奖一等奖 2016)
湖南中医药大学 湖南中医药大学第一附属医院 湖南省郴州市第一人民医院
彭清华 李建超 彭 俊 朱志容 刘 娉 姚小磊
李伟力 范艳华 谭涵宇 龙 达 曾红艳 吴权龙
徐 剑 陈向东

30. **岭南道地药材化橘红的综合研究与资源开发利用**
(“康缘杯”中华中医药学会科学技术奖二等奖 2016)
中山大学
苏薇薇 李沛波 王永刚 彭 维 杨翠平 聂怡初
刘孟华 罗钰龙 邹 威 柳 颖

31. **基于二陈汤的爱罗咳喘宁方对慢性阻塞性肺疾病(痰湿阻肺)的作用及机制**
(“康缘杯”中华中医药学会科学技术奖三等奖 2016)
河南中医学院
谢文英 尚立芝 张良芝 薛红莉 卢长青 丁 虹
卢 旻 陈四清

32. **基于“三早”模式的中医药防治糖尿病前期及血管保护研究**
(“康缘杯”中华中医药学会科学技术奖三等奖 2016)
安徽中医药大学第一附属医院
方朝晖 吴 寅 盛炎炎 赵进东 罗 琦 吴云川
倪海祥 汪四虎

33. **具有“益气养阴 活血化瘀”作用的冠心平新药开发与治疗冠心病的机理研究**
(“康缘杯”中华中医药学会科学技术奖三等奖 2016)
南京中医药大学附属医院
李七一 方祝元 严士海 刘志辉 朱萱萱 韩 旭
王令谆 王道成

34. **明睛颗粒对骨髓来源细胞参与脉络膜新生血管形成的干预作用研究**
(“康缘杯”中华中医药学会科学技术奖三等奖 2016)
中国中医科学院眼科医院
唐由之 梁丽娜 周尚昆 江 伟 詹文捷 王慧娟
李 骄 侯 乐

35. **益智康脑丸的研制开发**
(“康缘杯”中华中医药学会科学技术奖三等奖 2016)
广西壮族自治区中医药研究院 广西强寿药业集团有限公司
李浪辉 饶伟源 兰保强 黎海珍 邱宏聪 梁 潇
李 茂 覃 良

36. **基于“卒中后认知障碍病理特点”的益气 活血方剂的治疗机制**
(“康缘杯”中华中医药学会科学技术奖三等奖 2016)
华北理工大学
赵雅宁 李淑杏 窦 娜 李建民 陈长香 郭 霞
马素慧 饶颖臻

37. **益贞颗粒的研制及其在治疗围绝经期综合征中的应用**
(“康缘杯”中华中医药学会科学技术奖三等奖 2016)
三峡大学中医临床医学院 宜昌市中医医院 三峡大学生物与制药学院
周继刚 贺海波 汪鋆植 周 创 陈茂华 田祚鲜
穆 怡 罗 涛

38. **基于肺肠疾病关联与药物归经的“肺与大肠相表里”理论实证研究**
(中国中西医结合学会科学技术奖一等奖 2016)
北京中医药大学 天津市南开医院 澳门大学 安徽中医药大学 湖北中医药大学 北京科技大学 福建中医药大学 山东中医药大学
高思华 崔乃强 王一涛 傅 强 林 燕 燕 茹
王 键 王 平 张淑坤 倪金霞 毕惠嫦 莫芳芳
景王慧 张德政 纪立金 张庆祥

39. **祛风止动方治疗抽动障碍的机制和临床应用**
(中国中西医结合学会科学技术奖二等奖 2016)
上海交通大学医学院附属新华医院
吴 敏 张 欣 姜科宇 张建明 王树霞 倪建俐
马碧涛 阮 铭 周亚兵 秦丽萍 纪小艺 张劲松

40. **中医药辨证防治糖尿病的疗效评价及机制探讨**
(中国中西医结合学会科学技术奖二等奖 2016)
山东中医药大学附属医院 山东中医药大学
徐云生 彭 伟 黄延芹 丁倩倩 张秀娟 岳 峰
倪琳琳 冯 博 陈常云 徐灿坤

41. **基于妨害治疗的中药“十八反”配伍基础研究**
(中国中西医结合学会科学技术奖二等奖 2016)
中国中医科学院中药研究所
林 娜 徐 颖 刘春芳 张彦琼 皮子凤 高晓山
刘 舒 吴锦俊 林 雅 刘志强 刘中秋 宋凤瑞
程再兴 王 超 李玉婷 闫 晨 李 鑫 何莲花

42. **还脑益聪方治疗阿尔茨海默病的物质基础与药效机制研究**
（中国中西医结合学会科学技术奖二等奖　2016）
中国中医科学院西苑医院　北京化工大学
李　浩　魏　芸　刘剑刚　刘美霞　韦　云　刘龙涛
路艳珍　胡　佳　官　杰　蔡琳琳　黄雯雯　古燕翔
姚明江

43. **基于循证医学评价健脾清化方治疗慢性肾衰临床疗效及抑制肾纤维化关键机制**
（中国中西医结合学会科学技术奖二等奖　2016）
上海中医药大学附属曙光医院　上海交通大学附属仁济医院　上海中医药大学附属普陀医院　上海中医药大学附属市中医院　上海中医药大学附属岳阳医院
何立群　倪兆慧　彭　文　周家俊　侯卫国　王　怡
陈　刚　沈沛成　邹　赟　唐　英　曹和欣　张昕贤
马晓红　陈　晛　蒋宇锋

44. **清热解毒　利湿化浊法治疗痛风的系统性研究**
（中国中西医结合学会科学技术奖三等奖　2016）
天津中医药大学第一附属医院
刘　维　吴沅皞　张　磊　刘晓亚　薛　斌　刘　滨
陈伏宇　王　慧　左　芳　王　熠　段　然　蔡　悦
邢丽丽

45. **含砷中药青黄散治疗骨髓增生异常综合征的疗效、克隆选择性以及雄黄（砷）的体内外效应研究**
（中国中西医结合学会科学技术奖三等奖　2016）
中国中医科学院西苑医院
胡晓梅　麻　柔　刘　锋　徐　述　许勇钢　王洪志
杨晓红　周庆兵　马俊丽　孙淑贞　宋敏敏　王　月
方　苏　曲文闻　郭小青　高　飞

46. **基于情志调控皮肤色素疾病的发病机制及干预研究**
（第十一届中国药学会科学技术奖三等奖　2016）
中国药科大学　新疆维吾尔自治区中药民族药研究所
尚　靖　吴华丽　徐建国　吕金鹏　裴思然　周　佳
廖　莎

47. **牛黄及其代用品的质量控制关键技术、配伍理论的研究及应用**
（第十一届中国药学会科学技术奖三等奖　2016）
上海市食品药品检验所
季　申　夏　晶　胡　青　毛秀红　曹　帅　李丽敏
陈　铭　周　恒　李雯婷　冯　睿　于　泓　钟吉强
陈　洁

临床研究

48. **原发性肝癌化疗耐药的机制研究及临床干预新策略**
（高等学校科学研究自然科学奖一等奖　2016）
哈尔滨医科大学
刘连新　郑桐森　王嘉倍　梁英健　姜洪池　王继洲
宋瑞鹏　尹大龙　宋　宣　陆朝阳

49. **中医药干预偏头痛临床方案的推广应用研究**
（高等学校科学研究科技进步奖二等奖　2016）
北京中医药大学　长春中医药大学附属医院　厦门市中医院
邹忆怀　任　毅　曹克刚　俞丽华　赵建军　林安基
张　勇　付彩红　李匡时　宁艳哲　林冬冬

50. **胰岛素抵抗主要相关疾病的中医药基础与临床研究**
（“康缘杯”中华中医药学会科学技术奖二等奖　2016）
北京医院
李　怡　王　凌　李　晔　闫小光　王　宝　黄　飞
乔琳琳　李秋贵　李文瑞

51. **化痰通络法联合溶栓治疗急性脑梗死临床与基础研究**
（“康缘杯”中华中医药学会科学技术奖三等奖　2016）
天津中医药大学第二附属医院
张玉莲　周　震　郭家奎　张琳琳　刘　爽　韩文文
宋宛珊　王立存

52. **“从肾论治”在针药结合治疗类风湿关节炎的临床应用及相关机制**
（“康缘杯”中华中医药学会科学技术奖三等奖　2016）
上海中医药大学附属岳阳中西医结合医院　上海市光华中西医结合医院
陈云飞　朱　俊　何东仪　薛　鸾　周　殷　何天峰
李连波　陈潇毅

53. **利胆合剂治疗巨细胞病毒感染胆汁淤积性肝病的临床研究**
（“康缘杯”中华中医药学会科学技术奖三等奖　2016）
武汉市儿童医院
鄢素琪　吴燕祥　邓玉萍　汤建桥　熊小丽　江治霞
李　红　陈春红

54. **补肾生髓法治疗肿瘤化疗骨髓抑制的实践与研究**
（“康缘杯”中华中医药学会科学技术奖三等奖　2016）
上海中医药大学附属龙华医院　上海市胸科医院　上海市第七人民医院
徐振晔　王立芳　王中奇　金长娟　张　铭　王　爽
鞠艳芳　吴秋霞

55. **上气道咳嗽综合征疏风宣肺化痰利咽法治疗方案及临床应用**
（“康缘杯”中华中医药学会科学技术奖三等奖　2016）
江苏省中医院　安徽省中医院　江西省中医院　苏州市中医院　无锡市中西医结合医院
史锁芳　万丽玲　孙　钢　陈宝华　张业清　蔡　敏
王　跃　李　磊

56. **天芪降糖胶囊延缓糖尿病发生的临床及机理研究**
（中国中西医结合学会科学技术奖一等奖　2016）

中国中医科学院广安门医院　未名天人中药有限公司　中南大学湘雅医院临床药理研究所　北京协和医院　北京大学第三医院　北京市平谷区中医医院　长春中医药大学附属医院　北京市门头沟区中医医院

仝小林　连凤梅　刘　靖　周宏灏　肖新华　王艳荣　罗国安　王喜军　王秀芝　朴春丽　王静飞　陈欣燕　逄　冰　何莉莎　洪天配　白玉静　黄汉涛　张　伟　沙一岭　刘文科　郑玉娇　田佳星　李青伟　黄雯静

57. **基于"痰瘀同治"治法治则早期干预动脉粥样硬化相关心血管疾病策略的基础与临床研究**

（中国中西医结合学会科学技术奖一等奖　2016）

上海长征医院　吉林康乃尔药业有限公司　上海中医药大学附属曙光医院

吴宗贵　梁　春　贺治青　丁　茹　伍　锋　张家友　宋治国　周建国　薛金贵　吴思丹　丛晓亮　黄志刚　姜绮霞　楚　阳　杨　阳

58. **尪痹片等痹症系列药治疗类风湿性关节炎的基础与临床辨证应用研究**

（中国中西医结合学会科学技术奖二等奖　2016）

南方医科大学　辽宁上药好护士药业（集团）有限公司

佟　丽　吴启富　陈育尧　王新昌　王振宇　高明利　阎小萍　苏　励　何东仪　彭江云　楊　莉　林昌松　叶志中　庞学丰　郑继宇

59. **杞精明目汤治疗结膜松弛症的临床与基础研究**

（中国中西医结合学会科学技术奖三等奖　2016）

上海中医药大学附属普陀医院　上海市普陀区利群医院

张兴儒　项敏泓　李青松　张振永　王晗敏　周欢明　刘　斌　韩竹梅　柯梅青　符之瑄

60. **复方莪术散治疗及预防子宫内膜异位症临床和机理研究**

（中国中西医结合学会科学技术奖三等奖　2016）

天津市南开医院

曹保利　孟庆芳　张　敏　曹　颖　刘笑梅　李继坤　李　欣　陈桂玲　魏　明　刘　筠

61. **平瘤颗粒及其有效组分AGAP对胶质瘤作用的机制及临床研究**

（中国中西医结合学会科学技术奖三等奖　2016）

江苏省中医药研究院　南京中医药大学

霍介格　周仲瑛　王小宁　曹　鹏　蔡雪婷　王春如　卢悟广　魏国利

62. **特应性皮炎中医药"内外合治"的系列临床研究**

（中国中西医结合学会科学技术奖三等奖　2016）

中国中医科学院西苑医院

郎　娜　付中学　迟慧彦　佘远遥　姚春海　陈少君　刘青云　田凤艳　曲　韵　陶以成　李云峰　王晶晶　宋艳丽　赵一丁　黄尧洲　王　雄

63. **基于异病同治理论陇中损伤散防治骨伤科疾患的临床疗效机理及其开发相关研究**

（中国中西医结合学会科学技术奖三等奖　2016）

甘肃省中医院

李盛华　周明旺　叶丙霖　潘　文　柳海平　宋　渊　周　君　姜　华　李玉吉

64. **脾气虚证胃肠动力障碍和香砂六君子汤针刺足三里等穴治疗研究**

（中国中西医结合学会科学技术奖三等奖　2016）

大连医科大学附属第一医院

齐清会　刘沐苍　张盛林　梁国刚　李　冉　丁伯龙　马　宾　李　禄

65. **雷红组方对下肢LEAOD腔内治疗后血管再狭窄影响的实验与临床研究**

（中国中西医结合学会科学技术奖三等奖　2016）

河北省保定市第二医院

韩　冰　葛长青　张素芬　张宏光　张　敏　周辰光　吉国辉　杨　铮　张　亮　赵　磊

66. **心复力颗粒治疗慢性充血性心力衰竭的基础与临床研究**

（中国中西医结合学会科学技术奖三等奖　2016）

中国医学科学院阜外医院

马丽红　李志远　焦增绵　张瑞华　马　杰　沈启明　张晓丽　郭彩霞　梁晓鹏　陆培培　刘冬平　周宪梁

67. **荆花胃康胶丸治疗幽门螺杆菌感染的基础及临床应用**

（中国中西医结合学会科学技术奖三等奖　2016）

北京大学第一医院

张学智　叶　晖　成　虹　丰胜利　胡伏莲　张月苗　王婷婷　刘　伟　刘　宇　黄星涛　陈　瑶

68. **喜炎平注射液对免疫炎症的调控作用及其在手足口病治疗中的应用**

（中国中西医结合学会科学技术奖三等奖　2016）

首都医科大学附属北京佑安医院　北京市肝病研究所　邯郸市妇幼保健院　安徽中医药大学第一附属医院　深圳市妇幼保健院　江西省儿童医院　柳州市人民医院　江西青峰药业有限公司

李秀惠　温　韬　石庆生　张国梁　王玉光　邹新英　朱庆雄　杨　彤　杨华升　陈　晓　赵忠鹏

69. **补肾益气方药治疗慢性阻塞性肺疾病的临床与基础研究**

（中国中西医结合学会科学技术奖三等奖　2016）

复旦大学附属华山医院

董竞成　刘宝君　张红英　吴金峰　曹玉雪　李璐璐　吕玉宝　罗清莉　陈美霞　杜懿杰　孙　婧　魏　颖

新技术

70. **国际化导向的中药整体质量标准体系创建与应用**
（国家科学技术进步奖二等奖 2016）
中国科学院上海药物研究所 国家药典委员会 北京大学 扬子江药业集团有限公司 广西梧州制药（集团）股份有限公司 上海绿谷制药有限公司 上海诗丹德生物技术有限公司
果德安 钱忠直 吴婉莹 郑 璐 叶 敏 宋宗华 石上梅 陈 明 孙仁弟 谢天培

71. **中草药DNA条形码物种鉴定体系**
（国家科学技术进步奖二等奖 2016）
北京协和医学院-清华大学医学部 中国中医科学院中药研究所 湖北中医药大学 盛实百草药业有限公司 广州王老吉药业股份有限公司 澳门大学 四川新荷花中药饮片股份有限公司
陈士林 宋经元 姚 辉 王一涛 韩建萍 庞晓慧 石林春 李西文 朱英杰 胡志刚

72. **化学药物晶型关键技术体系的建立与应用**
（国家科学技术进步奖二等奖 2016）
中国医学科学院药物研究所 悦康药业集团有限公司 山东罗欣药业集团股份有限公司 天津药物研究院药业有限责任公司 北京嘉林药业股份有限公司 山东益康药业股份有限公司
杜冠华 吕 扬 张 丽 于 飞 李明华 汤立达 刘 伟 高肇林 杨世颖 龚宁波

73. **基于时序功能的氧化钛复合涂层药物洗脱血管支架技术**
（高等学校科学研究技术发明奖二等奖 2016）
西南交通大学 深圳市金瑞凯利生物科技有限公司
黄 楠 冷永祥 王 进 杨 苹 陈俊英 钟 民

74. **多肽药物的规模化和机械化制备技术创新及应用**
（高等学校科学研究科技进步奖一等奖 2016）
兰州大学 海南中和药业有限公司 海南建邦制药科技有限公司
王 锐 崔学云 杨顶建 常 民 方 泉 胡晓愚 杨 平 彭雅丽 倪京满 姜月霞 张邦治

75. **基于药效物质形成机制的中药品质调控技术体系及应用**
（高等学校科学研究科技进步奖一等奖 2016）
第二军医大学
陈万生 张 磊 肖 莹 陈军峰 谭何新 李 卿 邸 鹏 乔传卓 张汉明 孙连娜 丁如贤

76. **中药药效物质与代谢属性明晰在指导中药合理使用中的应用**
（高等学校科学研究科技进步奖二等奖 2016）
大连医科大学
马骁驰 麻彤辉 张 波 王寿宇 彭金咏 刘克辛 高 建 姚继红 刘婷姣 王 超 霍晓奎 刁云鹏 张 琳 田象阁

77. **硫黄熏蒸对中药材、饮片和方剂品质影响的研究及系统评价体系建立**
（高等学校科学研究科技进步奖二等奖 2016）
浙江中医药大学 南京中医药大学
曹 岗 蔡 皓 刘 晓 寿旗扬 吴 鑫

78. **代表性经典方剂类方衍化关系与功效物质研究技术体系创建及其应用**
（“康缘杯”中华中医药学会科学技术奖一等奖 2016）
南京中医药大学 济川药业集团有限公司 仲景宛西制药股份有限公司 江苏省中医药研究院
段金廒 曹龙祥 范欣生 郭立玮 宿树兰 孙 锋 王佩娟 刘 培 尹 莲 唐于平 董自波 高 松 陈 彦 尚尔鑫 钱大玮

79. **基于斑马鱼模型的中药心血管活性评价技术与应用**
（“康缘杯”中华中医药学会科学技术奖二等奖 2016）
山东省科学院生物研究所 中国科学院昆明植物研究所 山东大学 山东沃华医药科技股份有限公司 沈阳药科大学
刘可春 韩利文 何秋霞 彭维兵 李晓莉 陈锡强 臧恒昌 曾英姿 杨永平 宋少江

80. **于“干细胞循环”理论探讨活血化瘀法的细胞生物学基础及应用**
（“康缘杯”中华中医药学会科学技术奖二等奖 2016）
河南中医药大学 北京中医药大学第三附属医院 河南中医药科技交流中心
张金生 赵海滨 胡超群 何庆勇 王剑锋 苏国良 赵 云 张阳阳

81. **针对炎症免疫网络的中药新药发现方法及技术平台建立**
（“康缘杯”中华中医药学会科学技术奖三等奖 2016）
中国中医科学院中药研究所
朱晓新 李玉洁 杨 岚 陈 颖 杨 庆 翁小刚 王娅杰 张 东

82. **精确评价方法在中医药国际化中的应用**
（“康缘杯”中华中医药学会科学技术奖三等奖 2016）
上海中医药大学附属曙光医院 上海中医老年医学研究所
潘卫东 刘 特 吕 桦 张慧敏 秦保锋 王明哲 孙 燕 朱旭莹

83. **符合国际规范的中医药临床研究共性平台建设及临床评价关键技术研究**
（“康缘杯”中华中医药学会科学技术奖三等奖 2016）
中国中医科学院西苑医院
唐旭东 高 蕊 陆 芳 訾明杰 李 博 李 睿 赵迎盼 李庆娜

84. **“靶-效”关联多向药理学方法研究中药治疗难治性疾病的整合效应**

（“康缘杯”中华中医药学会科学技术奖三等奖　2016）

广州中医药大学第二附属医院　中国中医科学院中药研究所　北京大学

卢传坚　林　娜　赵瑞芝　朱　伟　韩　凌　徐筱杰　黄闰月　卢传礼

85. **药物临床前评价关键技术体系及应用**

（中华医学科技奖二等奖　2016）

四川大学华西医院　成都华西海圻医药科技有限公司　四川格林豪斯生物科技有限公司

岑小波　王　莉　刘　斌　程　峰　胡春燕　李宏霞　扈正桃　江建明　陈　波　胡　刚

86. **银屑病等皮肤病维医诊疗关键技术与药物的创新及应用**

（中华医学科技奖二等奖　2016）

新疆维吾尔自治区维吾尔医药研究所　新疆维吾尔自治区维吾尔医医院　新疆奇康哈博维药股份有限公司

斯拉甫艾白　阿布都热依木玉苏甫　玉苏甫买提努尔　李治建　陈金成　吐尔逊乌甫尔　季志红　希尔艾力吐尔逊　古力娜达吾提　曼尔丹尼牙孜

87. **清热解毒中药救治重症脑梗死的理论创新与应用**

（中华医学科技奖三等奖　2016）

河北医科大学第二医院　河北医科大学

张祥建　温进坤　张海林　李文斌　高长玉　刘怀军　崔丽丽　王力娜

88. **基于微流控芯片技术的肺癌个体化治疗药敏检测平台的构建及应用**

（中华医学科技奖三等奖　2016）

大连医科大学附属第二医院　大连理工大学　复旦大学附属中山医院　大连大学附属中山医院

王　琪　刘　冲　白春学　赵作伟　樊　辉　刘雅卓　李恩成　李经民

89. **类药性与靶向性化合物库及其制备关键技术研究**

（第十一届中国药学会科学技术奖二等奖　2016）

中国科学院上海药物研究所　浙江大学　吉林大学

沈竞康　俞永平　柳　红　胡有洪　柏　旭　熊　兵　孟　韬　马兰萍　周　宇　王　江　王　昕　曾丽敏　邹宏斌　陈文腾　项金宝

90. **创新药物研发中放射性同位素关键技术的研究与应用**

（第十一届中国药学会科学技术奖二等奖　2016）

天津药物研究院有限公司

刘昌孝　伊秀林　曾　勇　高　晶　李亚卓　李　薇　慈小燕　武卫党　魏滋鸿

91. **用于中药体内过程的组合微透析新方法与新技术**

（第十一届中国药学会科学技术奖三等奖　2016）

浙江中医药大学

李范珠　宋捷民　郑红月　魏颖慧　何　昱　徐秀玲　冯　健　熊　阳　谷满仓　熊友香

新药产业化研究

92. **瑞舒伐他汀钙及制剂产业化新制备体系的构建与临床合理应用**

（国家科学技术进步奖二等奖　2016）

鲁南贝特制药有限公司　南昌大学　山东新时代药业有限公司　鲁南制药集团股份有限公司

张贵民　张理星　夏春华　张则平　熊玉卿　赵志全　冯　中　黄文波　郝贵周　王本利

93. **复杂结构天然产物抗肿瘤药物的研发及其产业化**

（国家科学技术进步奖二等奖　2016）

中国药科大学　江苏恒瑞医药股份有限公司　上海恒瑞医药有限公司

尤启冬　孙飘扬　郭青龙　张晓进　卢　娜　孙昊鹏　李玉艳　李志裕　王进欣　仝新勇

94. **中药荆芥资源的应用基础研究及产业化**

（高等学校科学研究科技进步奖二等奖　2016）

南京中医药大学　四川升和药业股份有限公司

丁安伟　张　丽　郭成辉　单鸣秋　黄茯萍　包贝华　彭国平　姚卫峰　曹雨诞　于　生　陈开军　陈佩东

95. **管花肉苁蓉及其寄主柽柳高产稳产技术与大规模推广**

（高等学校科学研究科技进步奖二等奖　2016）

北京大学　中国农业大学　于田县林业站　和田天力沙生药物开发责任有限公司　中国科学院新疆生态与地理研究所

屠鹏飞　郭玉海　姜　勇　郭永军　孙永强　王新意　陈庆亮　杜　友　王信宏　买提库尔班·玉素甫　尔肯·买提肉孜　宋月林　赵明波　阿不都艾尼·买买提明　阿卜杜塞麦提·库尔班

96. **中药材大品种三七的综合开发关键技术与产业化应用**

（“康缘杯”中华中医药学会科学技术奖一等奖　2016）

中国医学科学院药用植物研究所　吉林省中医药科学院　中国科学院昆明植物研究所　昆明圣火药业集团有限公司　黑龙江珍宝岛药业股份有限公司　中发实业集团业锐药业有限公司　文山苗乡三七股份有限公司　文山学院文山三七研究院　昆药集团股份有限公司

孙晓波　孙桂波　徐惠波　董方言　杨崇仁　张颖君　兰　锋　余育启　陈中坚　方同华　杨兆祥　王　东　赵东明　方　松　王炳艳

97. **腰椎间盘突出症治疗药物腰痹通胶囊的研制及产业化**

（“康缘杯”中华中医药学会科学技术奖一等奖　2016）

中国中医科学院望京医院　江苏康缘药业股份有限公司

孙树椿　萧　伟　张　军　凌　娅　毕宇安　吴　云　李　娜　常秀娟　李艳静　景　娇　周一飞　赵宾江

张新庄　徐振秋　罗雪磊

98. **复方苦参注射液标准化体系建设及产业化应用**
（“康缘杯”中华中医药学会科学技术奖一等奖　2016）
山西振东制药股份有限公司
李安平　王智民　林洪生　董迷柱　关扎根　王瑞珍
李建伟　王旭文　张思巨　王金华　李文龙　海丽娜
高慧敏　刘晓谦　秦文杰

99. **内蒙古产道地药材黄芪规范化生产与资源利用**
（“康缘杯”中华中医药学会科学技术奖三等奖　2016）
中国医学科学药用植物研究所　呼和浩特市通瑞科技有限责任公司　内蒙古医科大学　成都中医药大学
黄林芳　刘德旺　蔡　敏　付　娟　瞿　燕　冯学明
杨庆珍　郑司浩

100. **沪产番红花引种栽培种植技术优化研究与规模化生产**
（“康缘杯”中华中医药学会科学技术奖三等奖　2016）
上海华宇药业有限公司
许振光　吴树华　宋　嫦　张　雪　裴卫忠　朱俊杰
黄丽娅

101. **治疗小儿多动障碍注意力缺陷的中药新药研究及产业化**
（“康缘杯”中华中医药学会科学技术奖三等奖　2016）
重庆思科药物研究所有限公司　重庆希尔安药业有限公司
陈　犁　吕姗珊　谯志文　张　毅　张太君　唐桂英
周年华　陈晓雪

102. **中药荆芥的应用基础研究与产业化**
（中国中西医结合学会科学技术奖二等奖　2016）
南京中医药大学　四川升和药业股份有限公司
丁安伟　张　丽　郭成辉　单鸣秋　黄筱萍　包贝华
彭国平　姚卫峰　曹雨诞　于　生　陈开军　陈佩东

103. **抗乙肝药物恩替卡韦全新工艺产业化应用及临床创新研究**
（第十一届中国药学会科学技术奖一等奖　2016）
正大天晴药业集团股份有限公司　中国药科大学
博瑞生物医药(苏州)股份有限公司
张喜全　王广基　袁建栋　王善春　顾红梅　刘　飞
张爱明　张来芳　周　浩　贺绍杰　耿文军　郭　猛
杨　玲　方明聪　`李其德

104. **红花黄色素及其冻干制剂的关键技术研究和产业化**
（第十一届中国药学会科学技术奖三等奖　2016）
浙江永宁药业股份有限公司
叶凤起　林德君　卢　敏　陈勇灵　蔡　犇

105. **新一代高效抗呕吐药物盐酸帕洛诺司琼及制剂的开发与产业化**
（第十一届中国药学会科学技术奖三等奖　2016）
齐鲁制药有限公司　齐鲁制药(海南)有限公司
徐晓东　徐先艳　李　霞　赵慧英　单衍强　徐　锋
朱屹东　李爱娟　刘文民　李桂萍　马丕林　杨清敏
庞　文　李　斌

106. **盐酸多柔比星脂质体注射液的产业化及关键技术研究**
（第十一届中国药学会科学技术奖三等奖　2016）
石药集团中奇制药技术(石家庄)有限公司
李春雷　李彦辉　梁　敏　张　兰　高玉清　王彩霞
杨汉煜　李永丰　修　宪　杜艳玲　魏　娜　郭文敏
王雅鹃　何丽娟　吴文芳

新　书

107. **中国药用动物志(上中下)**
（“杏林杯”中华中医药学会学术著作奖一等奖　2016）
李军德　黄璐琦　曲晓波　张大方　陈仕江

108. **朱良春虫类药的应用**
（“杏林杯”中华中医药学会学术著作奖一等奖　2016）
朱良春　陈达灿　朱建华　朱婉华　高　想

109. **中医药进入国际市场的政策法规壁垒与对策**
（“杏林杯”中华中医药学会学术著作奖一等奖　2016）
肖诗鹰　刘铜华　李　祺　赵　霞　杨金生

110. **中药炮制传统技艺图典**
（“杏林杯”中华中医药学会学术著作奖二等奖　2016）
曹　晖　吴　玢　王孝涛

111. **中药血清药物化学**
（“杏林杯”中华中医药学会学术著作奖二等奖　2016）
王喜军

112. **《中药上市后临床再评价关键技术》《中药上市后临床再评价设计方法与实施》《中药注射剂临床安全性评价技术指南》**
（“杏林杯”中华中医药学会学术著作奖二等奖　2016）
王永炎　谢雁鸣　杜晓曦　王志飞　任经天

113. **中医方剂学发展史**
（“杏林杯”中华中医药学会学术著作奖二等奖　2016）
朱建平　袁　冰　马红治　黄　鑫　赵艳

114. **心血管疾病中成药辨证应用指南**
（“杏林杯”中华中医药学会学术著作奖三等奖　2016）
刘红旭　韩学杰　王振裕　李爱勇　来晓磊

115. **妇科用药400品历验心得**
（“杏林杯”中华中医药学会学术著作奖三等奖　2016）
马大正

116. **中国林下山参研究**
（“杏林杯”中华中医药学会学术著作奖三等奖　2016）
窦德强　曲　杨　张建逵　王　巍　王丽娜

117. **中国牛蒡研究**
（“杏林杯”中华中医药学会学术著作奖三等奖　2016）
康廷国　窦德强　许　亮　何　凡　陈桂荣

118. **红芪研究与开发**
（“杏林杯”中华中医药学会学术著作奖三等奖　2016）
程卫东

119. **中药临床药学**
（“杏林杯”中华中医药学会学术著作奖三等奖　2016）
梅全喜　曹俊岭　华国栋　李国辉　李学林

120. **中国附子**
（“杏林杯”中华中医药学会学术著作奖三等奖　2016）
张世成　李　可　任玉珍　孔乐凯　陈彦琳

121. **左海药膳探骊**
（“杏林杯”中华中医药学会学术著作奖三等奖　2016）
黄秋云　潘鸿贞　赵　蕾　郑立升

其　他

122. **国人碘安全摄入水平研究**
（高等学校科学研究科技进步奖二等奖　2016）
天津医科大学　天津市内分泌研究所　天津医科大学总医院
张万起　桑仲娜　沈　钧　谭　龙　林来祥　董作亮　董　峰　谭　建　高　硕　吴蕴棠　刘嘉玉　赵　娜

123. **中药饮片质量分级及注册管理模式的建立**
（“康缘杯”中华中医药学会科学技术奖二等奖　2016）
中国中医科学院中药研究所　湖北中医药大学　成都中医药大学　山东省中医药研究院　南京中医药大学　江西中医药大学　武汉市中医医院
肖永庆　李　丽　许腊英　吴纯洁　刘　颖　孙立立　丁安伟　龚千锋　梁生旺　张义生

124. **中国儿科超说明书用药证据现状与应对策略的循证研究**
（中华医学卫生管理奖　2016）
四川大学
张伶俐　李幼平　曾力楠　梁　毅　黄　亮　胡　蝶　刘　怡　陈　敏

125. **基于卫星遥感的中药资源调查和区划研究及应用示范**
（中国中西医结合学会科学技术奖一等奖　2016）
中国中医科学院中药资源中心　中国中药公司　山东省分析测试中心
郭兰萍　张小波　黄璐琦　朱寿东　杨　光　王　慧　曾　燕　王继永　徐晓婷　池秀莲　王　升　王　凌　王　晓　詹志来　何雅莉

126. **药物基因组学在抗栓药物精准治疗管理中的应用**
（中国中西医结合学会科学技术奖三等奖　2016）
福建省立医院
陈　慧　吴小盈　孙　红　王　欢　朱鹏立　王少明　程　琼

（由张贵兴　万　猛　李劲松　刘俊立　张　莹　孙文虹提供资料　由司伊康　程桂芳　金听根整理）

国家自然科学基金资助项目

2016 年面上项目(药学相关项目选录)

项目编号	项目名称	负责人	依托单位
621672266	基于Aβ蛋白N端捕获的活性环肽设计及其抗AD作用与分子机制研究	卜宪章	中山大学
181673674	基于抑制巨噬细胞氧化亢进，益气活血方防治门脉高压症的药理研究	蔡大勇	中国医学科学院药用植物研究所
381673600	基于中药炮制与复方配伍理论结合的四逆散“疏肝解郁”作用机制研究	蔡　皓	南京中医药大学
81673501	体外动态Bio-PK/PD系统结合PBPK模型预测体内CYP介导药物相互作用的研究	蔡卫民	复旦大学
81671991	多胺调控白念珠菌生物被膜形成的分子机制	曹颖瑛	解放军第二军医大学
181673478	白念珠菌Rta2p通过脂筏影响药物外排功能的耐药新机制研究	曹永兵	解放军第二军医大学
181673664	寒性中药成分小檗碱通过激活AMPK信号促进细胞焦亡发挥抗感染作用的机制研究	查庆兵	暨南大学
81674084	基于“脑-肠-菌”轴研究隔药饼灸通过5-HT信号系统对肠易激综合征大鼠肠黏膜屏障的调节机制	常小荣	湖南中医药大学
81672928	LncRNA LOC85009通过上调miR-200b的组蛋白乙酰化水平逆转肺腺癌化疗耐药的机制研究	陈东芹	苏州大学
81672628	LncRNAs通过调控ER转录程序介导芳香化酶抑制剂耐药的分子机制研究	陈洪岩	中国医学科学院肿瘤医院
381673414	caspase-1介导的AMPA受体剪切及功能异常在可卡因成瘾中的作用及机制	陈建国	华中科技大学
181673556	基于肠道微生态、胰岛素信号通路和代谢网络调控的苦参抗糖尿病物质基础及作用机制研究	陈　磊	广东药学院
81672925	微小RNA-302c/白细胞介素8通路调控胃癌曲妥珠单抗耐药的机制研究	陈　凌	复旦大学
281673660	基于“肠-肝轴”研究绿原酸-栀子苷组合调控枯否细胞极化治疗非酒精性脂肪性肝炎的作用机制	陈少东	厦门大学
81673648	基于Warburg效应探究破血药化瘀散结抑制肿瘤转移的分子基础	陈文星	南京中医药大学
881673518	GAS5基因多态性及其表达对急性髓系白血病阿糖胞苷联合蒽环类化疗预后的影响及机制探讨	陈小平	中南大学
81672419	TNF-a调控lncRNA-UTHC/NF-κB正反馈环路促进肝癌索拉非尼耐药的机制研究	陈亚进	中山大学
81672408	KRAS/ERK/RKIP通路在胰腺癌化疗抵抗中的作用及载砷纳米微粒的靶向调控	陈茵婷	中山大学
181673790	杞菊地黄丸视网膜保护效应的系统药理学机制研究	陈　瑜	上海中医药大学
181673309	新型DOT1L抑制剂的构效构代关系研究	陈越磊	中国科学院上海药物研究所
181674040	基于ERα的O-GlcNAc糖基化探讨当归芍药散及其健脾利湿拆方改善雌性糖尿病模型小鼠认知障碍的机制	陈云波	广州中医药大学
81672841	NEDD4介导PTEN泛素化降解在NSCLC EGFR-TKI耐药中的作用及调控机制研究	陈正堂	解放军第三军医大学
81670195	蛋白酶体调节性亚单位10(PSMD10)参与多发性骨髓瘤对硼替佐米耐药性的形成及其分子机制的实验研究	陈　字	复旦大学
81673006	HOXD3通过驱动乳腺癌细胞干细胞样特性在化疗耐药中的作用机制研究	程绍强	哈尔滨医科大学
81673652	中药提取物芫花烯靶向调控Hippo信号通路逆转肝癌索拉非尼耐药的作用及机制研究	崔　巍	沈阳药科大学
81672314	靶向PI3K/AKT与TGF-β信号对肿瘤细胞代谢的双调控在肺癌治疗中的实验研究	戴冰冰	蚌埠医学院
81670189	复发难治多发性骨髓瘤中NF-κB介导硼替佐米旁路耐药机制及其精准靶向治疗对策	戴　云	吉林大学
381673642	基于Wnt/β-catenin信号通路探讨香加皮杠柳苷逆转食管癌细胞对TRAIL的耐药作用及机制研究	单保恩	河北医科大学
81672491	Skp2参与泌乳素腺瘤抵抗溴隐亭诱导凋亡的机制研究	丁学华	解放军第二军医大学
81673429	血小板RIP2的功能及吉非替尼抗血小板作用机制的研究	丁忠仁	复旦大学
221672012	均一结构糖蛋白γ干扰素的化学合成研究	董甦伟	北京大学
81672954	耐药靶标Transgelin2与PI3K/PTEN/Akt通路反馈作用参与乳腺癌侵袭转移的机制研究	董亚琳	西安交通大学
181673387	肿瘤免疫联合治疗中多种抗体药物体内定量分析技术与药动学相互作用研究	段小涛	解放军军事医学科学院
781673832	基于fMRI分析脑结构-功能网络研究中风后抑郁“虚、瘀、郁”状态下脑区“失连接”及中药干预纵向追踪	范文涛	陕西中医药大学
521672127	针对Mcl-1蛋白的新型小分子抑制剂的设计、合成及生物活性研究	方　浩	山东大学

（续表）

项目编号	项目名称	负责人	依托单位
81672957	SOX1 在结直肠癌化疗耐药过程中的作用及其分子机制	方丽珊	广东医学院
281673282	以神经肽为模板的大麻/神经肽 FF 受体多靶点分子的化学构建和无耐受镇痛作用研究	方　泉	兰州大学
281673567	从钠钾 ATP 酶/Src 信号通路研究中药紫珠防治心肌肥厚的作用机制及固涩正气的药效物质	冯　锋	中国药科大学
81670694	基于高效肾靶向的溶菌酶-Bardoxolone 偶联物治疗急性肾损伤研究	冯　哲	解放军总医院
81673463	化疗药物促进外泌体介导的 ABCB1 细胞间转移作用及其机制	符立梧	中山大学
381674009	基于 NGF-p38MAPK 信号通路探讨盆痛灵方逆转 EMs 疼痛的分子机制	付金荣	上海中医药大学
81672216	“远程释药可控性”骨靶向纳米载药系统介导雌激素治疗绝经后骨质疏松症的实验研究	傅德皓	华中科技大学
21675096	基于微流控芯片技术的纳米给药系统药效学评价研究	高　丹	清华大学
381673562	大黄改善人源化 AD 模型大鼠认知障碍的药效物质及多途径作用机制研究	高晓燕	北京中医药大学
31671026	还原响应型转铁蛋白姜黄素纳米载体体系的组装、动力学模拟及逆转 MRP1 抗药性探索	龚光明	解放军南京军区南京总医院
181673359	活化 HSCs 靶向递药系统的构建和用于肝纤维化精准治疗的研究	龚　涛	四川大学
81673607	“协同靶向”策略构建两性寡肽脂质体介导三氧化二砷前药脑胶质瘤胞内递药及机理研究	谷满仓	浙江中医药大学
281673396	基于 SWATH 技术的 PEG 化药物 LC-HR-MS/MS 分析方法研究与应用	顾景凯	吉林大学
61673143	基于基因间遗传互作解析癌症靶向药物耐药机制	顾云燕	哈尔滨医科大学
31670821	G-四链体逆转卵巢癌耐药的分子机制和临床应用潜能的研究	关一夫	中国医科大学
81672477	miRNA 介导 LncRNA AC003092.1 通过 TFPI-2 调控胶质瘤替莫唑胺耐药及其分子机制	郭洪波	南方医科大学
81672557	KLF5 表达下调导致 Beclin-1 表达增加和细胞自噬增强—前列腺癌抗药新机制	郭　鹏	西安交通大学
281673479	超广谱 β-内酰胺酶 SFO-1 在肠杆菌科耐药菌中的播散机制及分子进化	郭庆兰	复旦大学
51673019	高分子微针用于疫苗无痛皮下给药的研究	郭新东	北京化工大学
81673199	婴幼儿肠道艰难梭菌的定植特征及其耐药机制研究	韩　蓓	西安交通大学
481673573	基于高分辨质谱和质谱成像技术的红景天治疗阿尔茨海默病的药效物质基础和作用机制研究	韩　飞	沈阳药科大学
181673552	以人参属中成药为例探讨基于 Meta-barcode 和 Mini-barcode 相结合鉴定中成药的可能	韩建萍	中国医学科学院药用植物研究所
481673705	基于 Hippo 通路的复方血栓通治疗糖尿病视网膜病的药理机制与物质基础研究	韩　静	北京中医药大学
81673730	消癌平注射液调控 HDGF 改善肺癌 gefitinib 耐药的活性成分及分子机制研究	韩淑燕	北京市肿瘤防治研究所
81673824	基于肠道微生态介导的香加皮、三七配伍减毒机理及其 PK-PD 关联性研究	何　俊	天津中医药大学
81672348	DAB2IP-FANCD2 调控通路维持染色体稳定性抑制结直肠癌发生发展的机制研究	何宋兵	苏州大学
81672284	糖酵解酶 HK2 调控自噬逆转 AZD9291 耐药的作用和分子机制	何　勇	解放军第三军医大学
381673386	基于血脑屏障转运蛋白 P-gp 和 BCRP 的中药治疗阿尔茨海默病的药物效应定量评价体系的构建	洪战英	解放军第二军医大学
281674015	补肾祛湿中药治疗 ICP 的内质网应激分子机制探讨	侯莉莉	南京医科大学
81673616	清热解毒核心药对调节免疫配伍相须的分子机制研究	侯媛媛	南开大学
81673477	FtsZ 及 QseC 双靶标抗菌分子的设计合成及其抗菌作用与机理的研究	侯　征	解放军第四军医大学
21674040	高分子前药光声探针的自组装与光声成像引导的光声-化学级联肿瘤治疗研究	胡祥龙	华南师范大学
81672601	核苷磷酸酶 NTPCR 通过调控 BRCA1-A 蛋白复合体介导乳腺癌耐药的机制研究	胡　欣	复旦大学
81673620	基于 PI-IBS 肠机械屏障重塑探讨白术/防风药对止泻的机制	胡旭光	广东药学院
681673355	功能选择性 beta2 肾上腺素受体激动剂的发现	胡耀豪	沈阳药科大学
181673971	基于线粒体动力学探讨益气活血中药对心衰大鼠心肌线粒体自适应的干预研究	胡元会	中国中医科学院广安门医院
81673749	清胰化积方通过 EphrinB1-EphB2 轴调控炎性微环境-肿瘤干细胞相互作用逆转胰腺癌耐药机理研究	花永强	复旦大学
121672215	吲哚-2-酮-3-螺噻嗪酮类化合物的抗结核活性研究	黄金波	中国科学院广州生物医药与健康研究院
281674002	周围神经冷冻保存损伤研究及 CIRP、中药提取物的保护作用	黄英如	重庆医科大学
81673382	基于内源白蛋白搭乘式“大分子前药”肿瘤靶向输送策略改善蛋白毒素的类药性质	黄永焯	中国科学院上海药物研究所
481673751	中医药延缓冠心病进程的循证研究	黄宇虹	天津中医药大学
481673400	手性离子液体在药物萃取拆分中的性能及机理研究	贾　彩	中国科学院过程工程研究所

（续表）

项目编号	项目名称	负责人	依托单位
81673831	基于肠道微生态研究黄芩-黄连药对干预2型糖尿病的“相须”配伍机制	江　曙	南京中医药大学
581673391	基于免抗体亲和富集技术的体内单抗药精准定量分析方法研究	江正瑾	暨南大学
581673353	调节TLRs/MyD88信号传导通路的化合物设计及其对AD病因网络的作用研究	姜凤超	华中科技大学
81672814	AMPK在肝癌发生、发展中的作用及其对阿司匹林预防肝癌的影响	蒋扬富	四川大学
21672205	传统中药千金子中Jokinol型二萜抗肿瘤多药耐药调控剂的研究	焦　威	中国科学院成都生物研究所
81672663	甲基转移酶NSD1对头颈部鳞癌吉西他滨耐药的调控作用及其机制	金其煌	解放军第二军医大学
81673373	相转化微针血糖连续监测贴剂及其用于胰岛素精准给药的研究	金　拓	上海交通大学
81670190	1q+高危和难治/复发多发骨髓瘤KDM4A-HIF-1β/NF-κB介导骨髓缺氧微环境和耐药的关系	靳凤艳	吉林大学
81673451	蛋白赖氨酸甲基转移酶SMYD3维持白血病干细胞自我更新和存活导致imatinib耐药的研究	靳艳丽	暨南大学
81672966	羧胺三唑抑制肿瘤细胞线粒体氧化磷酸化的作用机理及基于此作用的药效优化研究	鞠　瑞	中国医学科学院基础医学研究所
181673593	基于脱氧核酶和纳米探针双重信号放大的电致化学发光超敏传感器现场检测中药真菌毒素研究	孔维军	中国医学科学院药用植物研究所
51672250	纳米磷酸钙携载药物与肿瘤类器官的相互作用研究	孔祥东	浙江理工大学
81673822	从AMPK/mTOR通路探讨高糖诱导血管衰老的机制及益气活血药的干预作用	雷　燕	中国中医科学院医学实验中心
816701911	ncRNA-81002通过调控ceRNA网络和自噬活性介导多发性骨髓瘤蛋白酶体抑制剂耐药的机制研究	李炳宗	苏州大学
81672956	CCP6介导的谷氨酰化修饰调控膀胱癌干细胞自我更新及其肿瘤干预的分子机制研究	李　翀	中国科学院生物物理研究所
81673376	多肽导向分子内嵌且能主动隐形的脑靶向脂质体递药系统研究	李　翀	西南大学
581673582	复方丹参方在人体内的暴露物质与其抗心绞痛作用关联研究	李　川	中国科学院上海药物研究所
681673802	基于“心-脾”轴免疫网络的芪参颗粒抗心肌缺血的机制研究	李　春	北京中医药大学
81673242	多重耐药肺炎克雷伯菌的临床流行状况及镓离子对其生长曲线的影响机制	李家斌	安徽医科大学
81672655	MARK2在骨肉瘤肿瘤干细胞化疗耐药中的作用及分子机制研究	李建民	山东大学
21672064	金黄色葡萄球菌毒力因子关键催化酶CrtN抑制剂的开发及其抗MRSA活性研究	李　剑	华东理工大学
281673963	基于DNA甲基化/羟甲基化修饰探讨早发冠心病血瘀证及家系的表观遗传调控机制及中药干预研究	李　杰	湖南中医药大学
81673122	耐药基因在斑马鱼体内转移和扩增规律及机制研究	李君文	解放军军事医学科学院
81672287	Caveolin-1/β3-integrin通路在生物电微环境影响EGFR-TKI耐药中的作用和机制	李　力	解放军第三军医大学
281673406	新化合物DHF通过调节Fyn和NMDA受体机制改善脑白质病变及其在防治精神分裂症中的作用	李　林	首都医科大学
481673481	抗CD45RO抗体-JQ1偶联物激活HIV潜伏库的作用及机制研究	李　琳	南方医科大学
81673615	基于嗅区通路理论研究中医纳鼻通关机理及现代纳鼻给药系统的构建	李　楠	成都中医药大学
81672964	SIRT4调控线粒体功能影响非小细胞肺癌对EGFR-TKI药物的敏感性	李庆昌	中国医科大学
81673650	基于PTEN-PI3K/AKT信号通路调控细胞自噬研究新藤黄酸逆转乳腺癌耐药的作用机制	李庆林	安徽中医药大学
381673940	益气健脾中药通过多胺和钙离子调控作用于小肠上皮细胞迁移的研究	李茹柳	广州中医药大学
81673281	由肿瘤细胞特异性表达的CYP1酶活化的抗肿瘤前药萘醌肟衍生物的设计合成，活性评价及代谢研究	李绍顺	上海交通大学
81673812	基于microRNA-21和/或microRNA-29探讨黄芪-丹参药对改善高血压肾损害的机制研究	李　伟	山东中医药大学
881673815	基于内源性保护通路的大蒜素后适应改善心肌缺血/再灌注损伤的分子机制研究	李宪伦	中日友好医院
481673930	基于Notch与JAK/STAT信号串话研究卒中后应激大鼠神经重塑及益肾调气中药的干预机制	李小黎	北京中医药大学
31671022	载药量精准可控的双药物小分子水凝胶在眼底疾病治疗中的应用	李星熠	温州医科大学
381673453	AD20通过调节EZH2/SIRT7的表观遗传及非表观遗传机制抑制前列腺癌的转移和血管生成	李学军	北京大学
681673570	基于HNE抑制作用的桔梗甘草汤治疗炎性肺损伤的药效物质及机制研究	李医明	上海中医药大学
81671709	超声激发载氧相变纳米滴-携iRGD肽载药肝素纳米粒复合物克服肿瘤多药耐药及其机制的研究	李颖嘉	南方医科大学
581673611	基于中药药剂复方药性传递假说的白虎汤液中多成分纳米相态解析及其与原方立法意图和功效相关性研究	李永吉	黑龙江中医药大学

（续表）

项目编号	项目名称	负责人	依托单位
81672944	AND-1在卵巢癌顺铂耐药中的作用及分子机制研究	李永明	大连医科大学
81673631	基于AF-Notch信号转导网络解析乳香-没药组分配伍促脑缺血后血管新生分子机制	李玉文	解放军第四军医大学
31671470	跨膜型TNF-α诱导白血病细胞NF-κB组成性活化的分子机制及其在耐药中的作用	李卓娅	华中科技大学
31670080	铜绿假单胞菌藻酸盐(Alginate)合成相关蛋白的调控机制及功能研究	梁海华	西北大学
81673335	具有新抗菌模式的新型抗耐药菌红霉素的设计合成及其杀菌机制研究	梁建华	北京理工大学
421672050	2抑制剂的设计、合成及其抗帕金森氏症的机理研究	廖晨钟	合肥工业大学
81672590	HE4与ANXA2相互作用调节肿瘤上皮间质转化介导卵巢癌耐药的机制研究	林　蓓	中国医科大学
81672441	寡糖基转移酶亚基TUSC3在结直肠癌化疗耐药中的作用及分子机制研究	林　洁	南方医科大学
781673587	中药复方祛瘀化痰通脉方功效物质基础的深入研究	林　力	中国中医科学院西苑医院
81672967	利用全基因组敲除筛选鉴定奥沙利铂耐药的相关基因	林心建	福建医科大学
81673480	宿主蛋白CLK1及其抑制剂调控甲型流感病毒复制的机制	刘艾林	中国医学科学院药物研究所
781673693	基于NF-KB/Nrf2-ARE通路研究彝族药物固公果根对溃疡性结肠炎的抗炎物质基础和作用机制	刘岱琳	中国人民武装警察部队后勤学院
481673828	基于中医药治疗艾滋病注册数据库的贝叶斯及倾向性评分疗效评价方法学研究	刘建平	北京中医药大学
381673505	糖尿病下调肝视黄醇脱氢酶和上调视黄醛脱氢酶活性与表达机制及其在肝胰岛素抵抗和糖尿病中作用	刘　李	中国药科大学
881673568	基于琥珀酸-HIF-1α信号通路和肠道微生态平衡探讨抗宫炎方治疗溃疡性结肠炎的药效物质基础和作用机制	刘丽芳	中国药科大学
41673093	非甾体抗炎药在典型城市河流中的迁移转化及其光催化去除机制研究	刘　宁	上海理工大学
81672870	选择性剪接因子TRA2α诱导乳腺癌细胞紫杉醇耐药及血管拟态形成的机制研究	刘铁菊	天津医科大学
81671990	影响病原性曲霉对唑类药物敏感性的新基因编码蛋白及其在耐药性中的作用机制	刘　伟	北京大学
281673589	基于糖组解码和谱效关系的肿节风糖类特征标识研究及在质控中的应用	刘　玮	中国药科大学
781673513	MAPK通路通过磷酸化代谢性核受体(PXR/CAR)介导羧酸酯酶的负性调节作用研究	刘　娓	南京医科大学
81672066	碳青霉烯酶新基因IMP-38生物学特性、水平传播及耐药机制研究	刘文恩	中南大学
61671189	候选药物筛选中分子对接及药靶网络构建方法	刘晓燕	哈尔滨工业大学
81671323	中枢血管紧张素Ⅱ在甲基苯丙胺成瘾和神经毒性中的作用	刘　昱	宁波大学
21672225	靶向肝癌干细胞及多药耐药逆转药物异紫堇碱类似物的制备、构效关系及作用机制研究	柳军玺	中国科学院兰州化学物理研究所
81672949	假基因DUXAP8调控RHOB促进NSCLC顺铂耐药机制研究	卢凯华	南京医科大学
81673397	基于共培养细胞模型的纳米载药系统细胞转运实时示踪分析	卢　闻	西安交通大学
681673690	多基源藏药圆柏的清热药效物质基础与品质评价	卢　燕	复旦大学
81673818	“PPARγ-SIRT1反馈环路”在激素耐药狼疮肾炎脂代谢中的作用及三七皂苷干预的研究	鲁　盈	浙江省中医药研究院
81673928	基于调控转录因子网络探讨黄连人参对药配伍对胰岛细胞身份转换影响的分子机制	陆付耳	华中科技大学
281673598	基于多维谱效及分子对接的温郁金加工炮制药效物质及机制研究	陆兔林	南京中医药大学
81673830	仿生型三七总皂苷-脂化玉米阮共组装纳米口服给药系统的研究	吕慧侠	中国药科大学
81673367	功能化载药脂质体凝胶剂及其对肿瘤干细胞塑性分化实验治疗与机制研究	吕万良	北京大学
81671286	SARA和TAK1调控TGFβ信号通路参与耐药性颞叶癫痫发病的机制研究	吕　洋	重庆医科大学
181673412	基于SILAC和生物素标记蛋白复合物技术解析μ阿片类受体6次跨膜剪切异构体镇痛的分子机制	吕志刚	南京中医药大学
51673127	肿瘤微环境响应的多功能支化大分子给药系统及其对胶质瘤的放疗——化疗协同治疗研究	罗　奎	四川大学
51673129	构建双高分子材料胶束作为协同释药的多药载体	罗祥林	四川大学
21675017	用于ADME研究的集成化器官微流控芯片	罗　勇	大连理工大学
81672456	Annexin A3:潜在的索拉非尼疗效预测因子及肝癌治疗的新靶点	马桂宜	香港大学深圳研究院
81673318	逆转癌症多药耐药天然产物的计算机辅助结构优化及构效关系研究	马　磊	华东理工大学
51672269	大配体铂(Ⅳ)配合物-氧化铁多功能复合纳米药物的构筑及其在肿瘤治疗中的应用	马平安	中国科学院长春应用化学研究所

（续表）

项目编号	项目名称	负责人	依托单位
21672261	两种中国特有八角属植物中新颖结构抗柯萨奇病毒活性化合物的研究	马双刚	中国医学科学院药物研究所
81672581	基于 APP2 与 Hippo 信号通路在卵巢癌铂类耐药中的机制探索及靶向逆转	马湘一	华中科技大学
81673682	云南地不容中异喹啉类生物碱镇痛抗炎构效关系及其经皮给药增效减毒研究	马云淑	云南中医学院
81673026	HOTAIR 介导 CAFs 促进乳腺癌紫杉醇耐药和转移的作用机制及靶向治疗	梅　玫	天津医科大学
81672931	EHD1 促进完整自噬机制及其在非小细胞肺癌顺铂耐药中的作用	孟庆威	哈尔滨医科大学
81670147	PI3Kp85 亚基及其调控途径异常在 BCR-ABL1 阳性急性淋巴细胞白血病 TKI 耐药中的作用研究	糜坚青	上海交通大学
81672611	CyclinD1-CDK4/6 磷酸化 XBP1S 介导其入核参与 ER + 乳腺癌他莫昔芬耐药的机制研究	明　洁	华中科技大学
481673352	氟代喜树碱小分子偶联化合物设计和生物学研究	缪震元	解放军第二军医大学
681673381	循时自控释药物共递送系统用于乳腺癌的联合治疗研究	莫　然	中国药科大学
181673628	中药抗药物成瘾新途径——心肌细胞源性 exosome 介导的钩藤碱抗甲基苯丙胺依赖机制研究	莫志贤	南方医科大学
121672041	萎叶和苦豆子抑制细菌耐药性的内应分子发现及其作用机制研究	穆　青	复旦大学
81672596	β2 肾上腺素受体介导 Her2 入核在乳腺癌转移与耐药中的作用及机制	倪启超	南通大学
381673714	基于表观遗传学理论研究补肾中药对肾精亏虚雄性大鼠生殖衰老调控的 DNA 甲基化机制	牛嗣云	河北大学
481673286	基于干扰 VEGF 翻译调控过程的新型血管生成抑制剂的发现与作用机制研究	欧田苗	中山大学
81674097	壮药龙钻通痹方对 RA 大鼠成骨细胞分化的 Runx2 调控环路机制研究	庞宇舟	广西中医药大学
81672325	EZH2 表观调控胰腺肿瘤干细胞耐药性的作用机制及分子靶向治疗的研究	彭承宏	上海交通大学
81670160	靶向 JAK2 小分子化合物 TG101209 对耐药 T-ALL 的抗白血病活性及耐药逆转效应及机制研究	彭宏凌	中南大学
81673692	基于代谢产物分析的壮药国虾薄抗 NSCLC 活性成分及作用机制研究	朴香兰	中央民族大学
81673365	基于肿瘤微环境修复和治疗的纳米递药系统与肿瘤微环境修复机制研究	齐宪荣	北京大学
281673507	基于肝癌病人 CYP2E1 代谢活性增高研究亚硝胺类致肝癌作用	乔海灵	郑州大学
181673528	西红花内生真菌对宿主种球退化、耐盐性与药材品质的影响及栽培应用	秦路平	解放军第二军医大学
281673384	原位纳米金杂化自组装囊泡增强水溶性化疗药物的稳定递送及药效研究	邱利焱	浙江大学
81670161	胞内 PSF 通过调控 PC 增强糖异生作用诱导髓系白血病细胞干性和耐药性的分子机制	任思楣	北京医院
381673590	基于体内吸收代谢和谱效关系探索小叶莲抗乳腺癌药效物质	尚明英	北京大学
281673698	基于 CYP2C9/ICAM-1 调控系统诠释人参与华法林的相互作用及其机制	邵敬伟	福州大学
581673292	新型取代哌啶类 nAChR 激动剂的设计、合成、抗阿尔兹海默症活性和作用机制研究	邵黎明	复旦大学
81672673	CD24 经 sonic Hedgehog 通路介导视网膜母细胞瘤低氧微环境下的自噬及耐药机制	邵　庆	南京医科大学
981673558	锦灯笼干预慢性阻塞性肺疾病的物质基础与作用机制	沈　涛	山东大学
81670154	USP14 对 Bcr-Abl 降解的调控及其在慢粒白血病伊马替尼耐药中的作用	师宪平	广州医科大学
81672943	Nodal 介导成纤维细胞表型重塑在肿瘤治疗抵抗中的作用及其干预措	施杜军	中山大学
1081673560	基于肠吸收谱-效相关的中药材有效成分群筛选优化新方法研究——以蜘蛛香为例	石晋丽	北京中医药大学
1081673746	Cyr61 调控肿瘤相关巨噬细胞-胰腺癌细胞交互对话促进胰腺癌肝转移作用机制及中药干预研究	石卫东	复旦大学
81671944	“分域隔离”纳米疫苗抗泛耐药肺炎克雷伯菌的作用机制研究	石学银	上海交通大学
281674035	基于 Foxp3 甲基化修饰调控免疫耐受探讨益气温阳方治疗变应性鼻炎的机制	史　军	南京中医药大学
181673991	肾性骨病方通过调节 microRNA 表达延缓肾性骨病进展的机制研究	舒　冰	上海中医药大学
81673918	健脾养胃方对胃癌干细胞基于 ABC 转运蛋白途径的耐药基因表达和信号传导通路的影响及其药效成分研究	舒　鹏	南京中医药大学
81672817	基于高通量筛选及测序技术的三阴性乳腺癌吉西他滨耐药基因谱的筛选及其功能研究	宋传贵	福建医科大学
681673307	基于苦豆碱骨架的桥环衍生物抗埃博拉病毒的化学基础及作用机制研究	宋丹青	中国医学科学院医药生物技术研究所
381673678	基于代谢酶调控的当归补血汤在吉西他滨治疗非小细胞肺癌中的减毒增效机制研究	宋　敏	中国药科大学
81670187B	细胞淋巴瘤 BTK/Stat3 基因突变与 BTK 抑制剂疗效的相关性研究	宋玉琴	北京市肿瘤防治研究所

（续表）

项目编号	项目名称	负责人	依托单位
81672619	肿瘤相关巨噬细胞分泌 CCL18 诱导乳腺癌赫赛汀耐药的机制	苏　逢	锡中山大学
81673739	包裹紫草素的温敏靶向胶束的制备及其对耐药乳腺癌的治疗作用和机制研究	苏永华	解放军第二军医大学
281673533	丹参茎叶改善血液循环和调控炎症反应的效应物质基础与分子机制研究	宿树兰	南京中医药大学
121672254	高度 N-甲基化环酯肽 Coibamide A 类似物的合成及其抗肿瘤机制研究	粟　武	中国科学院深圳先进技术研究院
81670197	miR-221/222 通过抑制自噬性死亡和促进 MMSC 的形成和扩增双重机制介导多发性骨髓瘤的耐药	孙春艳	华中科技大学
781673288	新型小分子 IAPs 抑制剂的设计、合成及生物活性研究	孙海鹰	中国药科大学
81672961	基于 CES2 活性探针的结直肠癌药敏筛查体系及其分子机制研究	孙宏治	辽宁医学院
1181673576	基于转录组学和多肽组学技术的华蟾素注射液肽类分子的生物学活性研究	孙同毅	潍坊医学院
381673436	基于条件性敲除的新型强直性脊柱炎小鼠模型的建立、发病机制和药物评价研究	孙　洋	南京大学
881673360	基于肿瘤微环境响应的多级纳米载体构建及其肿瘤渗透性的机制研究	孙　勇	青岛大学
81671918	抑制瘢痕形成的 ACE 相关活性肽/抑制剂的筛选与作用机制研究	谈伟强	浙江大学
181674012	共伴侣蛋白 FKBP52 参与高雄激素诱导 PCOS 发生及中药干预的机制研究	谈　勇	南京中医药大学
281673445	马来酸蒿乙醚胺治疗狼疮的作用机制与游离血红素的相关性研究	唐　炜	中国科学院上海药物研究所
81673378	高载药量纳米晶固体分散体系的构建、稳定化机制及口服吸收机制的研究	唐　星	沈阳药科大学
381673356	基于系统生物学和网络分析的抗癌药物设计方法研究	唐　赟	华东理工大学
81670139	靶向 AMPK 依赖的自噬克服 FLT3-ITD 突变 AML 对 Sorafenib 的耐药及分子机制的研究	童　茵	上海交通大学
1081673364	肿瘤微环境响应的药物连环递送系统的构建及评价	涂家生	中国药科大学
1281673786	基于 lncRNA-miRNA-mRNA 研究线粒体 Bcl-2 基因在骨质疏松发病中的作用及中药对其影响	万　雷	广州中医药大学
81673653	和厚朴酚通过重启自噬性死亡抵抗吉非替尼耐药的作用机制研究及相关靶点确证	万　丽	成都中医药大学
51671179	聚己内酯/多孔镁复合材料的载药和控释机制研究	王彩旗	中国科学院大学
481673695	蒙药那如-3 通过抑制脊髓胶质细胞活化治疗神经病理性疼痛的机制研究	王　超	中国中医科学院中药研究所
81672307	假基因 HMGB1P10 调控同源基因 HMGB1 参与非小细胞肺癌吉非替尼耐药的机制	王朝霞	南京医科大学
281673347	新型抗癌 ADC 分子的结构功能关系研究	王春河	中国科学院上海药物研究所
81672933	Clusterin 调控肝癌细胞 sorafenib 耐药的分子机制研究	王　存	上海交通大学
481673460	基于 HTS2 新技术的 Wnt/β-catenin 通路新靶点的发现及其作用机制研究	王　栋	清华大学
81670732	胰岛素抵抗影响神经细胞间代谢偶联加速神经元衰老的研究	王桂侠	吉林大学
81673516	lncRNA H19 在多柔比星和他莫昔芬耐药中的作用、分子机制与临床应用研究	王　果	中南大学
81672503	Nrf2-TET1 交互对话调控化疗诱导的胶质瘤焦亡的机制研究	王汉东	解放军南京军区南京总医院
181674038	基于 PI3K/Akt 信号通路与调节性 B 细胞活化探讨愈口宁治疗复发性口疮的作用机制及其清热解毒治法特点	王汉明	湖北省中西医结合医院
81673454	雌激素相关受体 γ(ERRγ) 在三阴性乳腺癌化疗耐药中的作用及机制研究	王红胜	中山大学
11672192	基质力学微环境在上皮性卵巢癌耐药中的作用及机制研究	王建东	首都医科大学
321672231	基于胰高血糖素受体晶体结构的糖尿病药物发现及其抗糖尿病作用机制研究	王　江	中国科学院上海药物研究所
51678565	耐药基因水平转移阻遏氨氧化菌生物代谢分子机制研究	王景峰	解放军军事医学科学院
181674034	鼻敏煎调节 γδT 细胞重塑 Th1/Th2/Treg/Th17 治疗变应性鼻炎的免疫机制	王俊阁	首都医科大学
81673689	拮抗孕烷 X 受体的壮药黑老虎根抗 NAFLD 活性成分发现及作用机制研究	王来友	广东药学院
81672729	长链非编码 RNA H19 诱导自噬在乳腺癌他莫昔芬耐药中的作用	王林波	浙江大学
81673512	酪氨酸磷酸酶 SHP2-Hook1 蛋白复合物调控肺癌靶向 EGFR-TKI 耐药的分子机制研究	王临润	浙江大学
81672415	炎症作用下 circ_0007986/miRNA 调控食管癌细胞耐药促进肿瘤转移机制研究	王铭辉	中山大学
281673485	Metrnl 在肝脏糖异生中的作用及机制研究	王　培	解放军第二军医大学
381673622	寒热药性唇形科药用植物全成分特征标记的红外光谱辨识研究	王　鹏	安徽中医药大学
21673206	肿瘤微环境敏感的靶向给药系统的作用机制与分子设计	王　琦	浙江大学
81672285	MicroRNA 靶向非小细胞性肺癌干细胞 DNA 损伤修复途径逆转肺癌耐药、转移的分子机制	王钦红	同济大学
81670153	Notch-Myc 通路在 T 细胞型急性淋巴细胞白血病 PI3K/mTOR 双重抑制剂耐药中的作用及机制研究	王　帅	南京医科大学
781673398	固定化 FGFR4 高表达细胞色谱新方法的建立及在“七药”活性成分分析中的应用	王嗣岑	西安交通大学

（续表）

项目编号	项目名称	负责人	依托单位
281673703	基于网络药理学清热燥湿中药调节脂质代谢药效物质及作用机制研究	王　涛	天津中医药大学
681673469	Trametinib 克服 ALK 耐药性突变的机制研究	王文超	中国科学院合肥物质科学研究院
881673924	从肝素酶-硫酸肝素-自噬探讨益气活血解毒中药干预乳腺癌转移的机制	王笑民	首都医科大学
881673395	一种利用线粒体集"识别-鉴定-评价-寻靶"于一体的中药抗肿瘤活性成分群快速筛选体系的构建研究	王　璇	北京大学
81673515	基于成骨细胞 Na/K-ATPase 探讨质子泵抑制剂引起骨质疏松的机制	王永庆	南京医科大学
181673712	丹七片治疗冠心病 PPARs-PGC1α 通路的分子调控机制与物质基础研究	王　勇	北京中医药大学
81672088	长链非编码 RNA UCA1 在肺腺癌顺铂耐药中的生物学功能及其分子机制研究	王瑜敏	温州医科大学
181673697	朝向中药作用机理解析的细胞耦合地图及其应用	王　耘	北京中医药大学
11672042	PTFE 基含能药型罩射流反应与侵彻耦合机理研究	王在成	北京理工大学
81671790	经动脉内局部导入携载精准靶向缺氧肿瘤细胞药物 TH-302 的新型栓塞微球治疗肝癌的实验研究	王志军	解放军总医院
181673602	"逢子必炒"之科学内涵研究	王祝举	中国中医科学院中药研究所
31670504	大豆慢生型根瘤菌多重耐药外排泵与根际竞争性结瘤的耦合关系研究	魏　敏	兰州大学
981673896	基于调控 SIRT1/NF-KB 信号通路，探讨改良芪归益肾方剂延缓慢性肾脏病进展机制的实验研究	魏明刚	苏州大学
281673829	基于贝叶斯网状 Meta 分析的丹参类注射剂治疗不稳定型心绞痛多维临床评价模型构建	吴嘉瑞	北京中医药大学
1081673915	去甲乌药碱通过抑制心脏成纤维细胞激活抗心肌纤维化的作用及机制研究	吴美平	上海中医药大学
281673619	基于"辛润"药性理论的当归芍药散对 hiPSC 技术建立肝肾亏虚型 AD 模型的作用机制研究	吴庆光	广州中医药大学
481673591	多基源中药钩藤药效物质基础比对研究	吴婉莹	中国科学院上海药物研究所
81670194	靶向 TRIP13 小分子化合物 TI17 抵抗骨髓瘤耐药的效应及机制研究	吴晓松	同济大学
81672959	肿瘤相关巨噬细胞 TAM 与 miR-132 甲基化的交叉对话在肝癌索拉非尼耐药中的机制研究	吴忠均	重庆医科大学
81673379	仿生型纳米晶的设计及高效跨胞转运机制的研究	夏登宁	中国科学院上海药物研究所
181673440	PID1 基因介导胰岛素抵抗环境下肿瘤发生的机制及药物靶点研究	向　明	华中科技大学
381673509	基于 PEAR1 受体功能和基因的抗血栓药理新靶点研究	向　倩	北京大学
1181673890	基于网络药理学研究中药肾康丸治疗糖尿病肾病的分子机制	肖　炜	南方医科大学
981673394	基于六氟异丙醇-长链烷酸/烷醇体系的新型双模式液相微萃取技术及其药物分析应用	肖玉秀	武汉大学
81671807	CAR-T 细胞外泌体抗肿瘤及作为靶向药物载体的研究	肖忠党	东南大学
31671019	免疫抑制/分子靶向自组装纳米药物体系的构建及其在肝癌肝移植中作用机制研究	谢海洋	浙江大学
81672612	功能未知的 lncRNA:TRPC5OS 调控乳腺癌耐药的作用与机制研究	谢　晖	南京医科大学
281673679	基于胰高血糖素信号通路的姜黄素调控非酒精性脂肪肝病理状态下内/外源性代谢机制研究	谢　媛	中国药科大学
881673300	选择性 PARP1 抑制剂的设计合成及结合热力学和动力学研究	徐柏玲	中国医学科学院药物研究所
81672488	H3K27ac/LMO1 通过 TGF-β 信号通路调控神经母细胞耐药的机制研究	徐国锋	上海交通大学
381673539	参与 NO 信号途径介导 UVB 诱发银杏黄酮合成的小 RNA 研究	徐茂军	杭州师范大学
81672947	纳米颗粒生成器与靶向肿瘤干细胞联合治疗晚期三阴性乳腺癌的研究	徐　戎	华中科技大学
81670196	MicroRNA-182 靶向调节 PDCD4 在 STAT1 介导的多发性骨髓瘤 CAM-DR 中的作用	徐小红	南通大学
81672602	乳腺癌他莫昔芬治疗耐药的新机理	徐小洁	解放军军事医学科学院
281673975	回阳生肌膏促进 2 型糖尿病溃疡微血管形成的作用机制研究	徐旭英	首都医科大学
81672193	基于 MODS 和实时荧光 PCR 微流控芯片同步检测结核表型耐药和基因型耐药的技术研究	许建中	解放军第三军医大学
81672913	CD44v16 对乳腺癌干细胞耐药性的影响及其应用	许文林	江苏大学
281673357	特异性 BET 溴结构域抑制剂的设计、合成及抗肿瘤活性研究	许　永	中国科学院广州生物医药与健康研究院
1281673557	基于在体荧光成像模型研究牛膝促进骨形成的物质基础及作用机制	严春艳	广东药学院
81670198	低氧及骨髓基质细胞促多发性骨髓瘤耐药的作用及机制研究	阎　骅	上海交通大学
21676058	pH 响应双聚合物混合载药胶束的设计、制备与构性关系研究	杨楚芬	广东工业大学
81673030	AFAP1-AS1 介导肺腺癌厄洛替尼耐药的机制研究	杨劲松	南京医科大学

（续表）

项目编号	项目名称	负责人	依托单位
181673338	基于慢性炎症相关肿瘤基因调控网络的关键节点 microRNAs 及其小分子调节剂的抗肿瘤药物研究	杨 静	电子科技大学
81672586	CD105 在绒癌耐药发生发展中的作用及其机制研究	杨隽钧	中国医学科学院北京协和医院
81673554	以 HMGB1 介导的自噬为靶点逆转骨肉瘤化疗耐药性作用中药活性小分子的筛选及机制研究	杨 蕾	中国药科大学
481673613	中药浸膏干燥机理及品质形成调控规律研究	杨 明	江西中医药大学
81672613	三阴性乳腺癌化疗耐药和进展转移相关 lncRNAs 的筛选及功能分析	杨其峰	山东大学
181673661	当归补血汤加味方通过调控神经节细胞 ERstress 改善糖尿病视网膜病变的机制研究	杨叔禹	厦门大学
81670200	BUB1B 调控多发性骨髓瘤细胞增殖和耐药作用及机制研究	杨 烨	南京中医药大学
81673813	姜黄素逆转上皮间质转化介导的结肠癌 5-FU 耐药机制	姚庆华	浙江省肿瘤医院
81673462	P22phox 调节低分化非小细胞肺癌细胞对 TRAIL 凋亡敏感性研究	殷 武	南京大学
1281673377	基于难溶性药物纳米晶体 miRNA 胞浆直接递送体系的作用与机理研究	尹莉芳	中国药科大学
1381673363	基于蛋白质聚集体指标调控的蛋白质溶液稳定性研究	尹宗宁	四川大学
81673371	基因口服高效递送系统及其作用机制	印春华	复旦大学
81670145	MDSC 差异性扩增在 CML 患者停药后复发中的作用及机制研究	游 泳	华中科技大学
981673298	调控 IL-6/IL-6R/GP130 二聚化的新型类天然产物小分子抑制剂的设计、合成和抗乳腺癌活性研究	余文颖	中国药科大学
81673465	抗血小板增多药 Anagrelide 选择性抑制肿瘤生长的功能和机理研究	俞 强	中国科学院上海药物研究所
31670135	鲍曼不动杆菌基因组突变和移动元件在多重耐药形成中的作用	俞云松	浙江大学
81671355	RVTX-4 的快速起效抗抑郁作用及其机制研究	袁春华	南方医科大学
181673489	AMPK 在肝纤维化过程中的作用及基于 AMPK 靶点的化合物作用研究	臧 奕	中国科学院上海药物研究所
981673467	RARγ 依赖的 p53-AKT 网络平衡新机制和新靶点	曾锦章	厦门大学
1081673308	抗突变耐药的 ALK/ROS1 双靶点选择性抑制剂的设计、合成及作用机制研究	翟 鑫	沈阳药科大学
21676038	超临界流体辅助雾化技术制备磁性聚合物载药微粒的应用基础研究	詹世平	大连大学
81673361	光照触发霍乱毒素 B 链蛋白介导的视网膜母细胞瘤靶向 D 型多肽药物递送	占昌友	复旦大学
1181673283	肿瘤靶向多肽-药物偶联物的新型构建策略研究	张邦治	兰州大学
181673618	基于"肠-肾"途径脾虚湿盛型高尿酸血症病理基础的中药效用机制研究	张 冰	北京中医药大学
1281673951	从"蛋白质-代谢"网络药理学研究柴胡疏肝散抗抑郁的配伍寻优	张春虎	中南大学
1281673280	新型氮唑类抗真菌先导物结构优化及其与靶酶结合模式研究	张大志	解放军第二军医大学
81673564	鄂药坎库拉改善胰岛素抵抗的活性成分及作用机制研究	张海龙	西安交通大学
81672267	CDYL 通过调控 hMLH1 启动子区组蛋白 H3K27 三甲基化促进小细胞肺癌耐药的研究	张 健	南方医科大学
1381673279	GAPDH 抑制剂的设计与合成及功能研究	张亮仁	北京大学
1581673581	基于雌激素/受体靶点效应的补肾中药治疗阿尔茨海默病的药效物质和作用机理研究	张 宁	黑龙江中医药大学
81673797	基于 MACC1 介导的 HGF/c-Met-TWIST1/2 通路探讨活血药干预肺癌干细胞血管生成拟态研究	张培彤	中国中医科学院广安门医院
81672599	肿瘤相关巨噬细胞诱导免疫抑制微环境促进乳腺癌内分泌耐药	张清媛	哈尔滨医科大学
81672427	ERRα 促进结肠癌奥沙利铂耐药的机制研究	张 睿	中国医科大学
81673354	新型 MicroRNA-21 小分子抑制剂的研究	张三奇	西安交通大学
281673551	二级结构的系统发育信息在药用植物 DNA 条形码中的应用价值研究	张 伟	山东大学
81673604	基于"药载共济"效应构建桑葛提取物复合硒纳米系统用于糖尿病治疗研究	张兴旺	暨南大学
681673482	基于反式翻译过程筛选抗结核活性化合物的作用机制及候选靶标确认	张雪莲	复旦大学
81672579	癌基因 C14ORF166 驱动宫颈癌耐药以及转移的分子机制	张彦娜	中山大学
181673834	基于 ceRNA 调控网络研究复方鳖甲软肝片对合并肝纤维化肝癌的干预机制	张彦琼	中国中医科学院中药研究所
81672354	鉴定大肠癌中非依赖于 mTOR 的 4E-BP1 蛋白激酶的实验研究	张燕捷	上海交通大学
281673688	传统沙生蒙药—沙葱、沙芥改善功能性消化不良的药效物质及其作用机制研究	张 祎	天津中医药大学
81673612	基于 microRNA/甲基化 DNA 谱与结肠动力学分析 HA-GLY/LS 载丁桂散脐部给药效应机制	张永太	上海中医药大学
81673523	基于 GR 和 FXR-FGF15 介导的非甾体类抗炎药相关性小肠损伤的作用机制研究	张宥偲	天津大学
81673680	交泰丸调控神经递质组织分布及其转运体功能治疗心肾不交失眠症的作用机制	张玉杰	北京中医药大学
81672562	二甲双胍经泛素化降解 Nrf2/AKR1C1 通路逆转子宫内膜癌孕激素耐药	张箴波	上海交通大学

（续表）

项目编号	项目名称	负责人	依托单位
121672179	抗肿瘤天然产物土荆皮乙酸的全合成	赵宝贻	香港大学深圳研究院
81673369	基于光触发同步释放 ROS 与药物的眼内长效植入系统的构建及其用于后囊浑浊防治的评价	赵春顺	中山大学
181673989	从表皮细胞紧密连接失调研究养血解毒方对银屑病血燥证表皮屏障修复的作用机制	赵京霞	北京市中医研究所
81672934	泛素连接酶 TRIM25 介导的 PTEN 非典型多聚泛素化对非小细胞肺癌化学耐药的机制研究	赵　军	苏州大学
81673024	miR-181b/Notch2 调控肿瘤干细胞样特性介导非小细胞肺癌化疗耐药机制研究	赵艳滨	哈尔滨医科大学
1681673578	基于 NF-κB/Nrf2 信号通路和脂质组学技术探讨猪苓的利尿物质基础抗肾纤维化的机制	赵英永	西北大学
1681673578	基于 NF-κB/Nrf2 信号通路和脂质组学技术探讨猪苓的利尿物质基础抗肾纤维化的机制	赵英永	西北大学
1481673295	BET-Bromodomain 小分子抑制剂和 BET 蛋白降解剂的设计合成及其表观遗传学性质研究	赵玉军	中国科学院上海药物研究所
81672443	化疗诱导胰腺星形细胞转录重编程介导胰腺癌耐药的旁分泌机制研究	赵玉沛	中国医学科学院北京协和医院
81670624	基于“药-自组装短肽-功能肽复合物”结构构建的区域靶向双药纳米纤维对缺血再灌注肾损伤保护作用及机制	郑东辉	徐州医科大学
81672616	TGFβ2 促发内质网应激在巨噬细胞参与乳腺癌耐药和转移中的作用及机制	郑国沛	广州医科大学
281673514	潜在原因性 eQTL 影响阿托伐他汀内酯生成和肌毒性风险的代谢机制	钟诗龙	广东省人民医院
221672260	具有抑制 HR 修复功能的新型 PARP-1 抑制剂的设计、合成及活性研究	钟　毅	中国药科大学
781673484	HIV 膜融合抑制剂 P-19 的广谱机制研究	种辉辉	中国医学科学院病原生物学研究所
81672286	UCA1/microRNAs 轴向调控 PD-L1 表达在 NSCLC EGFR-TKIs 耐药中的分子机制	周彩存	同济大学
1081673470	GPR160 在调控前列腺癌细胞程序性死亡中的作用研究及其作为抗肿瘤药物靶点的探索	周彩红	中国科学院上海药物研究所
81673483	基于多靶点的多肽抗耐药性细菌感染的机制研究	周长林	中国药科大学
81672346	HOXA13 下调 DHRS2 表达诱导胃癌 5-Fu 耐药的作用机制研究	周崇治	上海交通大学
181673500	糖皮质激素内分泌治疗胰腺癌的机理及药物动力学/药效动力学研究	周田彦	北京大学
121672232	基于代谢型谷氨酸受体负变构调节剂的发现及其抗抑郁活性研究	周　宇	中国科学院上海药物研究所
1181673466	CHK1 新型抑制剂抗急性白血病敏感标志物的发现与作用机制研究	周宇波	中国科学院上海药物研究所
1781673572	疏肝解郁方中核心药对柴胡-白芍散收相合协同抗抑郁的配伍机制研究	周玉枝	山西大学
1781673572	疏肝解郁方中核心药对柴胡-白芍散收相合协同抗抑郁的配伍机制研究	周玉枝	山西大学
181673694	蒙药白益母草干预 Noxs 介导的 VSMC 表型调控修复血管损伤的机制研究	朱　丹	中央民族大学
81671806	智能靶向多功能磷脂-聚合物杂化纳米粒克服 MDR 及用于肿瘤化疗-光热诊疗的研究	朱敦皖	中国医学科学院
81672936	c-Met 磷酸化 TOPK 促进非小细胞肺癌对 TKI 耐药的机理研究	朱　峰	华中科技大学
81673385	sn-2 石胆酸磷脂脂质体的构建及其性能研究	朱国东	南方医科大学
181673610	基于“陶瓷膜微结构—受限传递”特征分离规律的中药特种分离膜设计原理研究	朱华旭	南京中医药大学
581673594	基于“抗体复制”策略的分子印迹微阵列芯片的构建及中药饮片中黄曲霉毒素 B1 的快速检测	朱全红	南方医科大学
81672615	TP53INP15′UTR 与 SIRT15′UTR 协同调控乳腺肿瘤细胞化疗抗性的研究	朱　涛	中国科学技术大学
1281673447	恶性胶质瘤定向神经元诱导分化的小分子联用策略与表观遗传学机制研究	朱文博	中山大学
181673837	“过咸伤骨”，基于相关离子通道研究高盐影响骨代谢的分子机制及补肾中药复方干预	朱晓峰	暨南大学
81671809	构建基于 TRAIL-exosome 的 siRNA 和 Cisplatin 共载纳米系统及治疗耐药宫颈癌的研究	朱雪琼	温州医科大学
81670112	糖皮质激素受体通路在先天性纯红再障发生和治疗中的作用及机制研究	竺晓凡	中国医学科学院
81673448	骨髓 MSCs 源 exosome lncRNA-18626 在多发性骨髓瘤蛋白酶体抑制剂耐药中的作用及机制	庄文卓	苏州大学
81672290	HDAC-miR212/132-SOX4 轴活化促进肺腺癌 EGFR-TKI 继发性耐药的机制研究	卓文磊	解放军第三军医大学
81672942	PDCD4/JNK/ABCG2 信号通路介导结直肠癌细胞 5-FU 耐药机制研究	邹方东	四川大学
181673511	CES1A1 基因的 DNA 甲基化在氯吡格雷抵抗中的作用及其分子机制研究	邹建军	南京医科大学
81672935	敏感和耐药细胞共存延缓顺铂耐药性新策略的作用机制研究	邹晓平	南京大学
1881673584	基于“肠道菌群-肠-脑”轴研究柴胡疏肝散抗抑郁机制及药效成分	邹忠梅	中国医学科学院药用植物研究所

2016年重点项目(药学相关项目选录)

项目编号	项目名称	负责人	依托单位
181690265	生物大分子药物高效递释系统的药效与安全性	李亚平	中国科学院上海药物研究所
281690263	生物大分子药物高效递释系统的递送机制	陆伟跃	复旦大学
381690262	高效递释系统对生物大分子药物结构与活性的影响规律	徐宇虹	上海交通大学
481690264	生物大分子药物高效递释系统的释药机制	张　强	北京大学
581690260	生物大分子药物高效递释系统	张志荣	四川大学

2016年重大项目(药学相关项目选录)

项目编号	项目名称	负责人	依托单位
181690265	生物大分子药物高效递释系统的药效与安全性	李亚平	中国科学院上海药物研究所
281690263	生物大分子药物高效递释系统的递送机制	陆伟跃	复旦大学
381690262	高效递释系统对生物大分子药物结构与活性的影响规律	徐宇虹	上海交通大学
481690264	生物大分子药物高效递释系统的释药机制	张　强	北京大学
581690260	生物大分子药物高效递释系统	张志荣	四川大学

2016年重大研究计划(药学相关项目选录)

项目编号	项目名称	负责人	依托单位
191643106	大气细颗粒物毒性组分对呼吸道病原菌耐药性的影响机制研究	李　丹	复旦大学
291646107	基于临床大数据的多模式多视图不合理处方识别模型的构建与优化研究	詹思延	北京大学

2016年国家杰出青年科学基金(药学相关项目选录)

项目编号	项目名称	负责人	依托单位
11625021	癌症干细胞的药物化学	陈　悦	南开大学
221625104	无机化学	何　伟	清华大学
381625023	克服组织和细胞屏障的高效递药系统的构建与机制研究	黄　园	四川大学
481625009	利用多能干细胞技术研究和治疗衰老相关疾病	刘光慧	中国科学院生物物理研究所
681625022	药物化学	罗　成	中国科学院上海药物研究所
781625017	肿瘤学(消化系统肿瘤)	石　明	中山大学
881625014	临床微生物学	王　辉	北京大学
931625001	微生物生理与代谢	王晓雪	中国科学院南海海洋研究所

2016年创新研究群体项目(药学相关项目选录)

项目编号	项目名称	负责人	依托单位
181621064	微生物药物	蒋建东	中国医学科学院医药生物技术研究所

2016年国际(地区)合作与交流项目(药学相关项目选录)

项目编号	项目名称	负责人	依托单位
181661148051	针对胰腺癌中VAV1蛋白的研究:机制与治疗手段	曹又佳	南开大学
281681260598	2016年度NSFC-FDCT大资料领域学术研讨	陈建新	北京中医药大学
381681260241	2016年中医药防治疼痛及相关性神经系统疾病学术研讨会	陈乃宏	中国医学科学院药物研究所
481661138005	双环霉素杀灭多重耐药革兰氏阴性菌的机理和应用研究	邓贤明	厦门大学
521611130174	基于可视化与增强现实环境研究纳米药物在转运过程中的生物障碍	邓小勇	上海大学
681661128043	利用生物标志物预测可短程治愈结核病患者的研究	高　谦	复旦大学
781681260600	2016年度NSFC-FDCT大资料领域学术研讨会	何丽云	中国中医科学院中医临床基础医学研究所
881681220271	中加(NSFC-FRQS)联合项目评审会	李红斌	中国科学院上海生命科学研究院
981611130085	端粒酶、肿瘤干细胞和肿瘤发育/进展:靶向端粒酶的肿瘤治疗策略	贾继辉	山东大学
1081681260255	2016年中医药防治疼痛及相关性神经系统疾病学术研讨会	李　林	首都医科大学
1181611130086	中瑞淋巴瘤基础及临床研究合作组计划	李志铭	中山大学
1281681260249	2016年中医药防治疼痛及相关性神经系统疾病学术研讨会	刘保延	中国中医科学院
1381681260242	2016年中医药防治疼痛及相关性神经系统疾病学术研讨会	刘　屏	解放军总医院
1481681230326	中英抗菌药物耐药研讨会	刘叔文	南方医科大学

（续表）

项目编号	项目名称	负责人	依托单位
1581620108027	金属螯合物不对称合成非天然氨基酸及其在创新药物发现与合成中的研究	柳　红	中国科学院上海药物研究所
1621611130030	用于治疗和诊断的分子印迹纳米微球	吕　斌	华中科技大学
1731661130152	基于可放大生产的多层级纳米载药系统的口服抗肿瘤化疗药物设计和药效及安全性评价研究	聂广军	国家纳米科学中心
1881681230325	中英抗菌药物耐药研讨会	申阿东	首都医科大学
2021620102005	抗细菌生物被膜感染的自适应多功能投递系统	史林启	南开大学
2181681260599	2016 年度 NSFC-FDCT 大资料领域学术研讨会	苏式兵	上海中医药大学
2281611530716	新非核糖体肽类抗生素的结构与活性研究	孙承航	中国医学科学院医药生物技术研究所
2331620103904	用单细胞分析技术研究内源神经干细胞结合小分子药物对脊髓损伤修复的作用	孙　毅	同济大学
2481661138001	安徽省基层医生及居民抗菌药物使用行为关键因素及优化路径研究	王德斌	安徽医科大学
2581661138006	采用整合研究方法探索中国泛耐药革兰阴性菌的出现和传播机制	王　辉	北京大学
2681681330097	“抗菌药物耐药”(Antibacterial Resistance)中英双边研讨会	王明贵	复旦大学
2721661162003	研发针对 Beclin1 的细胞自吞噬调制物抑制肺癌细胞的增殖	王任小	中国科学院上海有机化学研究所
2881611130090	以 SHP2 为靶点的抗白血病药物的设计、合成及活性筛选	王润玲	天津医科大学
2981681260258	2016 年中医药防治疼痛及相关性神经系统疾病学术研讨会	王晓民	首都医科大学
3081681260239	2016 年中医药防治疼痛及相关性神经系统疾病学术研讨会	王　钊	清华大学
3181681260251	2016 年中医药防治疼痛及相关性神经系统疾病学术研讨会	文　磊	厦门大学
3281661148049	从微藻天然产物中挖掘抗肿瘤与抗微生物候选药物	吴　军	暨南大学
3321681230317	中英抗菌药物耐药性研讨会	吴永宁	国家食品安全风险评估中心
3451681330233	中英人口老龄化生物医用材料发展研讨会	夏和生	四川大学
3581661148052	抗体-低分子量肝素偶联物治疗炎症性肠炎的创新药物设计及给药途径选择	邢新会	清华大学
3681611240140	第四届日本-中国纳米医学研讨会	许海燕	中国医学科学院基础医学研究所
3781620108029	尿素通道蛋白 UT-A1 调控机制及其特异性抑制剂作为新型利尿药的发现	杨宝学	北京大学
3881661138004	FBLD 技术平台在抗菌新药研究中的应用	杨财广	中国科学院上海药物研究所
3981661168012	基于糖组学技术的受体糖基化在流感病毒跨物种传播中的作用及中药抗病毒有效成分的研究	杨子峰	广州医科大学
4021681240553	第六届中泰双边天然产物化学与药物发现学术研讨会	姚祝军	南京大学
4181681260253	2016 年中医药防治疼痛及相关性神经系统疾病学术研讨会	余伯阳	中国药科大学
4281620108025	氨苯砜修饰 HLA 多肽导致自身免疫启动诱导超敏反应综合征的发病机制研究	张福仁	山东省医学科学院
4331681230318	中英抗菌药物耐药研讨会	张敬仁	清华大学
4471681230321	中英抗菌药物耐药研讨会	张新平	华中科技大学
4681611540353	从泛亚传统药用植物中开发具有神经保护作用、改善更年期女性生活的植物雌激素药物	朱　彦	天津中医药大学

2016 年联合基金项目(药学相关项目选录)

项目编号	项目名称	负责人	依托单位
2U1606403	海洋药物与生物制品	管华诗	中国海洋大学
3U1604283	新型非环核苷的设计、合成、药理活性及构效关系研究	郭海明	河南师范大学
4U1632130	剪接体关键抗肿瘤药物靶点 SF3b 复合物的结构生物学研究	黄　晶	中国科学院上海生命科学研究院
5U1630142	基于含能黏结剂体系 PBX 原位三维复合界面增强设计与机理研究	李国平	北京理工大学
6U1602222	抗达菲耐药流感病毒活性化合物的发现、结构修饰与作用机理研究	李蓉涛	昆明理工大学
7U1603123	新疆苦豆子中生物碱类活性成分靶向溴结构域蛋白 BRD4 治疗乳腺癌作用机制及其构效关系研究	刘　捷	四川大学
9U1603285	维药复方西红花治疗冠心病分子机制研究	王永华	石河子大学
10U1608282	基于阻抑蛋白错误折叠的辽宁道地药材药效物质、分子机制及药代动力学研究	王占友	东北大学
12U1604164	基于 KSP 和 NQO1 双靶点的邻萘醌并氮杂环类化合物的设计、合成和抗癌活性研究	武利强	新乡医学院
13U1603283	基于抑制 Aβ 沉积偶联氧化损伤新机制的新疆特色资源植物啤酒花抗骨质疏松作用及成药性研究	辛海量	解放军第二军医大学
14U1604176	怀山药多糖及其衍生物的益生效应和脂肪代谢关系研究	许春平	郑州轻工业学院
15U1604107	基于生理药动学的头孢噻呋对 2 型猪链球菌的药动/药效模型研究	杨　帆	河南科技大学
16U1604285	2′,3′-环鸟苷腺苷酸类似物的设计、合成与构效关系研究	张贵生	河南师范大学
17U1604127	生物活性 MOFs 基复合材料的构筑及其癌细胞检测和双重抗癌药物控释机理研究	张治红	郑州轻工业学院

2016 年青年科学基金项目（药学相关项目选录）

项目编号	项目名称	负责人	依托单位
81602651	甲基化介导的 CXCR4 通过 PI3K/Akt 信号通路调控胃癌多药耐药的分子机制研究	安艳新	解放军济南军区总医院
81603183	基于氧化石墨烯固定化捕获受体的抗体富集技术及其在药代动力学研究中的应用	白海红	解放军军事医学科学院
81602314	KLRC2 基因胚系突变介导乳腺癌抗 HER2 靶向治疗原发耐药分子机制研究	边　莉	解放军军事医学科学院
81603125	亚砷酸撤除过程中 PML-RARa 蛋白溶性的改变及其与早幼粒细胞白血病复发的关系研究	部　娜	浙江大学
81602770	组蛋白去乙酰化酶 Rpd3 对白念珠菌麦角固醇合成途径及耐药性的作用机制研究	蔡　晴	同济大学
81602731	BMP5-受体相关分子影响 NSCLC 细胞 EGFR-TKI 耐药的分子机制研究	曹邦荣	四川省肿瘤研究所
21602250	基于荧光探针技术的药物协同抗耐药真菌作用机制研究	柴晓云	解放军第二军医大学
81602081	CXCL5 及其受体调控 JAK2/STAT3 信号通路介导胃癌抗血管生成治疗耐药的机制研究	常瑾嘉	复旦大学
81601699	普萘洛尔治疗婴幼儿血管瘤中后期耐药的研究及预测	常　雷	上海交通大学
81600137	microRNA-21 在慢性髓细胞白血病耐药机制中作用的研究	陈步远	福建医科大学
81603387	基于 PI3Kγ 抑制作用的黎药——五指山参中杜松烷型倍半萜类抗肝癌活性成分及其构效关系研究	陈德力	中国医学科学院药用植物研究所
81602006	缺氧激活 FPR1-ERK 通路在肺腺癌 EGFRTKI 耐药中的作用及机制研究	陈芳琳	解放军第三军医大学
81602002	二甲双胍抑制 GAB1 克服 HGF 诱导的 Alectinib 耐药的作用及机制	陈恒屹	解放军第三军医大学
81602069	SHMT2 调控 AMPK/mTOR 通路诱导自噬促进结肠癌化疗耐药的机制研究	陈　健	上海交通大学
81602238	真核起始因子 EIF3D 通过内质网应激途径促进晚期肾癌舒尼替尼耐药的机制研究	陈　露	解放军第二军医大学
81601801	喹诺酮类耐药脑膜炎奈瑟菌的耐药性溯源研究	陈明亮	上海市疾病预防控制中心
81601799	trm 同源基因介导鲍曼不动杆菌替加环素耐药新机制研究	陈　琼	南京医科大学
81602634	线粒体与 siRNA 共递送体系用于肿瘤多药耐药性逆转的应用研究	陈　伟	中山大学
31600108	碳青霉烯耐药鲍曼不动杆菌新优势克隆 ST208 毒力因子鉴定及功能研究	陈　燕	浙江中医药大学
81602344	长链非编码 RNA GAS5 在乳腺癌耐药中的作用及其与 miR-221-3p 的相互靶向调控机制研究	陈昭琳	安徽医科大学
81600169	miR-217 下调通过增强 PEA15 的表达促进 STAT1 介导的多发性骨髓瘤细胞 CAM-DR 进	程郜珊	上海交通大学
81602786	增加脂溶性提高外用 β 受体阻滞剂治疗皮肤深部婴幼儿血管瘤的初步实验研究	仇雅璟	上海交通大学
21602132	α-萘黄酮类 CYP1B1 酶抑制剂的设计、合成及其逆转紫杉烷类抗肿瘤药物耐药的机制研究	崔家华	上海交通大学
81602276	TSPAN12：改善卵巢癌化疗耐药的潜在新靶点	崔晓波	哈尔滨医科大学
81601795	北京地区 MSM 人群 HIV-1 传播耐药株的演变规律研究	代丽丽	首都医科大学
31600116	NO 调控鲍曼不动杆菌多重耐药的机制研究	邓珊珊	成都医学院
81603426	补骨脂素调控 miR196a-HOXB7-HER2 网络逆转食管腺癌顺铂耐药的机制研究	丁国乾	首都医科大学
81603302	基于“核-壳-衣”型复合纳米载体的中药活性组分群均衡释药系统的构建及促口服吸收机理研究	杜　倩	徐州医科大学
81602640	肿瘤血管靶向肽 GX1 修饰的载 α-亚麻酸-阿霉素腙键接合物纳米给药系统的设计和评价	樊婷婷	解放军第四军医大学
81602059	线粒体分裂前复合体参与线粒体融合介导的胆管癌顺铂耐药机制的研究	樊钟琦	吉林大学
81603279	鼠麹草降尿酸体内药效物质基础与作用机制研究	范思洋	上海医药工业研究院
81603016	新型自组装纳米协同靶向抗耐药菌作用的研究	范小波	东南大学
81601986	LncRNA-HOTAIR 通过 RNA 结合蛋白 HuR 调控 FGF 通路参与小细胞肺癌多药耐药机制的研究	方　舜	南方医科大学
81603413	基于 miTRAP 法鉴定调控 TOP Ⅱ α 的 microRNA 及其在夏枯草逆转大肠癌多药耐药中的功能研究	方　翌	福建中医药大学
81602040	结直肠癌肝转移 MIC-B 基因突变促进 TAMs 极化导致西妥昔单抗原发耐药的机制	冯青阳	复旦大学
81602037	肿瘤相关巨噬细胞调控 GSTM1 相关自噬介导肝癌耐药的机制研究	傅修涛	复旦大学
21607108	典型抗寄生虫药在环境中的分布和光降解研究	干志伟	四川大学

（续表）

项目编号	项目名称	负责人	依托单位
81603376	基于体内过程的延龄草总皂苷抗老年痴呆研究	高　昕	西安交通大学
51605379	基于复合载药的可降解药物控释系统结构优化设计研究	高　扬	西安科技大学
81603603	基于血管拟态及PI3K通路探讨肝癌索拉非尼耐药机制及益气化瘀解毒方干预作用研究	郜文辉	湖南中医药大学
81603278	黄芪赤风汤提取物对早期RA特异性生物标记物的影响及其药效物质基础研究	谷雨龙	中央民族大学
81602969	具有P-gp抑制活性的秋水仙碱结合部位抑制剂的发现及优化	关　奇	沈阳药科大学
81603626	基于汗法理论探讨麻黄-桂枝“药对”介导β-AR/cAMP/PKA信号通路治疗银屑病的机制	郭　顺	南京中医药大学
81602288	Cyclin E1驱动型卵巢癌通过GCN5/PGC-1α/G6PC途径对CDK2抑制剂耐药的机制研究	郭　婷	复旦大学
81600122	microRNA17～92簇在急性T淋巴细胞白血病糖皮质激素耐药中的分子机制研究	郭　霞	四川大学
51603172	具有细胞核靶向的药物传递系统用于逆转肿瘤的多重耐药性	郭　星	西南交通大学
81603159	环状RNA-58055调控miR-181a-5p在黄芩素逆转肝癌细胞株耐药中的作用及分子机制研究	郭　瑛	西安交通大学
81601589	基于热海绵效应和肿瘤微酸环境响应特性的聚合物纳米粒用于化学免疫联合治疗肿瘤的研究	郭源源	华中科技大学
71603008	基于非随机指数理论模型的中国医院药品费用增长构成研究	韩　晟	北京大学
81603051	纤维激活蛋白-α(FAP-α)响应的PEG化修饰提高透明质酸纳米粒递药效率机制的研究	韩晓鹏	中国药科大学
81602308	趋化因子受体7(CXCR7)调控雌激素受体α(ERα)的分子机制及其与乳腺癌他莫西芬治疗耐受关系	郝旻罡	上海交通大学
81603136	Mcl-1介导的BRAF基因V600E突变结直肠癌针对mTOR抑制剂的耐药作用以及机制研究	何　侃	吉林大学
81602727	共载顺铂和姜黄素的多功能纳米粒联合放疗靶向治疗肺癌脑转移研究	何泽来	温州医科大学
81602111	HnRNP L调节DNA损伤修复介导结直肠癌化疗耐药的机制研究	胡文君	四川大学
31600114	结核分枝杆菌广谱胁迫蛋白Rv1996介导的异烟肼耐药机制研究	胡新玲	中国科学院微生物研究所
81603034	构建细胞内环境响应型荧光探针研究纳米载体递药机制	胡雄伟	中国药科大学
81601819	基于荧光毛细管电泳的全序列多重PCR联合无细胞蛋白表达系统检测细菌碳青霉烯酶的研究	胡秀梅	南方医科大学
81602617	IRE1α-XBP1通路调控细胞衰老相关分泌表型介导胃癌化疗耐药的作用与机制研究	黄禾菁	解放军第二军医大学
81602632	LncRNASNHG15和miR-451交互作用参与人肺腺癌EGFR-TKI耐药调控的分子机制研究	黄佳圆	南京医科大学
31600806	生物伪装共载药介孔硅纳米粒的构建及其逆转三阴性乳腺癌耐药性的研究	黄景彬	解放军第三军医大学
81600112	紫铆因通过FOXO3a信号通路逆转儿童急淋白血病糖皮质激素耐药的机制研究	黄礼彬	中山大学
81603196	整合药物代谢组与药物基因组多元标志物的华法林个体化给药新模式研究	黄　青	解放军南京军区南京总医院
81601791	利用蜡螟感染模型揭示着色芽生菌病慢性迁延发病的机制研究	黄晓雯	广州军区广州总医院
81600158	β1整合素与TUBA1A的相互作用在非霍奇金淋巴瘤CAM-DR中的作用与意义	黄月皎	南通大学
81601798	铜绿假单胞菌多粘菌素异质性耐药机制研究	季京淑	浙江大学
81602593	Gli2/DEC1/ABCC4通路诱导胃癌干细胞化疗耐药的机制研究	郏雁飞	山东大学
81603380	PBPK模型预测人参皂苷在老年人体内处置和相互作用	贾伟伟	中国科学院上海药物研究所
81602016	p53/TET2/Hdac2蛋白复合物调控肺癌TCRP1转录表达的作用及机制	贾小婷	广州医科大学
81602381	长链非编码RNA NR_002331调控鼻咽癌细胞EMT参与铂类耐药的功能及机制研究	江　宁	南京医科大学
81603517	基于ABCB1甲基化的肾阳虚与肝肾阴虚绝经后骨质疏松症患者骨碎补总黄酮代谢差异机制的研究	姜俊杰	中国中医科学院中医临床基础医学研究所
51602123	双刺激响应型纳米载药系统的构建及其在癌症治疗中的应用	姜　珊	吉林大学
31600265	基于金属螯合剂前药策略的喹啉类活性成分结构修饰及其抗阿尔茨海默症作用研究	蒋　能	广西医科大学
81602361	BMPR2介导非经典信号通路在骨肉瘤药耐药过程中的功能及机制研究	焦广俊	山东大学
81602326	紫杉醇通过PGC-1α和线粒体自噬途径降低乳腺癌5-FU/顺铂耐药的作用及机制	金贻婷	复旦大学
81603309	基于胃内流体动力模拟的“药辅合一”多孔性白及胶胃内滞留行为及机制研究	瞿　燕	成都中医药大学

（续表）

项目编号	项目名称	负责人	依托单位
81602629	新型四价铂药复合 ERCC1 CRISPR/Cas9 纳米胶束对铂类耐药卵巢癌的治疗作用及机制研究	康　翔	华中科技大学
81602205	化疗压力下 EGFR 基因环化增强促进胶质瘤耐药及上皮间质转化的机制研究	雷炳喜	中山大学
81602355	负载雷公藤红素/丙戊酸的透明质酸主动靶向性纳米材料的构建及联合抗骨肉瘤机制的研究	李恒元	浙江大学
31602107	基于蛋白质组学和代谢组学的 mcr-1 基因介导的多粘菌素耐药机制研究	李　会	中国农业大学
61602119	乳腺癌 ER 状态、预后及他莫西芬耐药鉴别三联嵌套标志的识别	李　静	福建医科大学
81602691	EZH2 调控 FBW7 在三阴乳腺癌紫杉醇耐药机制及其应用的研究	李来胜	中山大学
31600795	载药可注射双网络水凝胶在角膜基质局灶性损伤修复中的应用基础研究	李玲琍	温州医科大学
51603024	共载化疗药物/光敏剂的脂质体复合递送系统联合逆转黑色素瘤耐药性及机制研究	李孟桓	重庆大学
81602275	LSM4 蛋白质参与 DNA 同源重组修复及卵巢癌铂类药物耐药机制的研究	李　娜	解放军军事医学科学院
81603505	基于群体药代特征的灯台叶总生物碱临床物-效关系研究	李　睿	中国中医科学院西苑医院
81602319	GAS5 通过 miR-663 调控乳腺癌化疗耐药的作用机制研究	李淑琴	徐州医科大学
81603054	基于光热化学联合治疗以 Click 化学逐级构建的肿瘤微环境响应式靶向纳米给药系统及其机制研究	李　翔	江西中医药大学
81603025	基于肿瘤异常代谢酶 NQO1 还原活化的前药系统的构建并设计合成 NQO1 靶向抗肺癌前药	李　想	中国药科大学
81602329	乳腺癌他莫昔芬敏感性相关 lncRNAs 的筛选及功能分析	李小燕	山东大学
81603163	细菌适应性与碳青霉烯类耐药鲍曼不动杆菌克隆传播的相关性及其机制研究	李　颖	复旦大学
81602031	雌激素受体 β 剪切变异体介导 EGFR 突变型非小细胞肺癌 EGFR TKIs 耐药的分子机制	李振祥	山东省医学科学院
81602754	CGREF1 基因调控 MAPK 信号通路在芳香族抗癫痫药诱发的严重皮肤不良反应中的作用及分子机制研究	梁　源	首都医科大学
31600778	Kartogenin 纳米粒复合双相水凝胶的构建及其在膝关节软骨缺损修复中的应用基础研究	廖金凤	四川大学
31600807	Legumain 调控、分步释放药物载体逆转视网膜母细胞瘤多耐药性的研究	林　森	温州医科大学
81603060	多肽/胶原蛋白互穿杂化水凝胶用于化药/蛋白共载及瘤内控释的研究	林　霞	江南大学
81602465	KDM2A/ASH2L 在 ER 阳性乳腺癌他莫昔芬耐药中的作用及机制研究	刘　辉	浙江大学
81600124	E3 泛素连接酶 β-TRCP 在慢性髓性白血病伊马替尼耐药中的作用及机制研究	刘　娜	山东大学
81602060	ISG12a 介导 NR4A1 核外转移增强肝癌细胞对 TRAIL 敏感性的分子机制研究	刘念礼	徐州医科大学
81603057	鼻腔 M 细胞体外模型的建立及其在鼻腔给药研究中的应用	刘青锋	上海健康医学院
81603460	配伍对药协同调控 Th17 细胞活化与免疫效应对动脉粥样硬化斑块形成及稳定性的影响	刘　擎	复旦大学
81603018	Bombesin 修饰的纳米粒肿瘤靶向性及靶向递药效果研究	刘　珊	电子科技大学
81603204	基于代谢酶、转运体和靶标基因多态性对替格瑞洛药动学及药效学影响的研究	刘帅兵	郑州大学
81602626	DJ-1/FGFR1 信号通路参与肝细胞癌索拉非尼耐药的机制研究	刘顺芳	华中科技大学
81602170	STIM1 在胃癌增殖和多药耐药中的功能研究	刘向强	广州军区广州总医院
81603140	乙酰基-11-羰基-β-乳香酸及修饰物对前列腺癌多药耐药细胞“干性”维持的干预机制和构效机制研究	刘永青	山东大学
81603186	MRP2 和 OAT1/3 介导的大黄酸与甲氨蝶呤发生药物相互作用的药代动力学机制研究	刘志浩	大连医科大学
81602717	EHD1 调控 ABCC3 转运介导非小细胞肺癌顺铂耐药的机制	鲁海玲	哈尔滨医科大学
81602010	NLK 调控 Nrf2 及 Bach1 抑制非小细胞肺癌耐药的机制	吕丽婷	南通大学
51602034	共载化疗药物/siRNA 可降解介孔硅递送系统有序靶向逆转乳腺癌耐药性及机制研究	罗　忠	重庆大学
81602047	Prap1 在神经内分泌胃癌细胞对 RAD001 耐药过程中的作用及其 Mad1 相关调控机制研究	潘　洁	浙江大学
81602631	EPHA3 激活 PI3K 通路参与小细胞肺癌耐药的机制研究	彭　娟	广州医科大学
31601574	达托霉素耐药肠球菌在食物链中传播的遗传基础研究	彭子欣	国家食品安全风险评估中心
81602068	酸性微环境下 FOXO3 介导 Rab7/HOPS 通路促进自噬效应调控胃癌耐药的机制研究	齐卫卫	青岛大学
81601998	YAP 通过调控上皮间质转化促进非小细胞肺癌 EGFR-TKIs 耐药的发生及机制研究	钱莹莹	南京医科大学

（续表）

项目编号	项目名称	负责人	依托单位
81602061	JUN/Cyclin D1 通路在胃肠间质瘤对伊马替尼耐药的作用及机制研究	邱海波	中山大学
21606025	倍他环糊精抑制 P-gp、克服肿瘤多药耐药性与其入胞关系的探讨及相关胞内机制的研究	邱　能	成都理工大学
81603208	LncRNAPVT1-miRNA-186 调控 ABC 转运体介导颞叶癫痫耐药机制研究	屈　健	中南大学
81601609	共载自杀基因和前体药物的多功能磁性纳米粒子联合磁热治疗肝癌的研究	邵　丹	中国科学院苏州生物医学工程技术研究所
81603190	新型脑保护剂 H004 及其活性葡萄糖醛酸代谢产物的脑转运代谢机制及药代-药效学研究	盛　莉	中国医学科学院药物研究所
81603166	新外排泵（KpgD/KpgE）介导的肺炎克雷伯菌对替加环素耐药机制及其调控研究	盛滋科	上海交通大学
81600199	归巢肽修饰 Tβ4 纳米颗粒靶向治疗急性心肌损伤的实验研究	宋亚楠	复旦大学
81603055	GIS 模型偶联 RPeff-PBPK 模型预测 PepT1 底物及其制剂的药动学性质	孙　乐	中国医科大学
21606030	超临界流体技术制备葡萄糖响应型药物载体及其对胰岛素释放调控作用的研究	唐　川	大连大学
81601127	P 糖蛋白参与耐药癫痫网络形成机制初探	唐兴华	上海交通大学
81603056	基于磷脂酶 D 催化合成和触发释放的磷脂酰纳米前药用于肿瘤靶向传递的研究	陶欣艺	华东理工大学
81602624	姜黄素通过 NF-κB 调控 Lin28B/let-7/Bcl-xL 通路逆转肝癌细胞紫杉醇耐药的机制研究	田　男	浙江中医药大学
51608513	超高温-中温厌氧组合工艺污泥消化特性及其抗药基因消减机制研究	田　哲	中国科学院生态环境研究中心
81603197	ABCG2 基因 421/34 位多态双杂合突变的顺反式类型对 BCRP 功能影响及其机制研究	万子睿	首都医科大学
31600648	C 型凝集素样受体 CLEC-2 通过 PKM2 促进非小细胞肺癌吉非替尼耐药的功能机制研究	汪　澜	复旦大学
81601883	新型双靶向姜黄素载药纳米粒治疗颗粒诱导骨溶解的实验研究	汪　龙	中南大学
81603040	程序化释药系统阻断 CD47-SIRPα 信号通途激活免疫清除人肝癌细胞的递送机制研究	王翠峰	中山大学
81603124	兼有靶向和调控自噬功能的 GnRHa-纳米载药系统在顺铂耐药卵巢癌中的治疗作用和机制研究	王　丹	解放军第二军医大学
81602070	NF1 介导 HER2 阳性胃癌对曲妥珠单抗耐药的分子机制及其靶向干预研究：走进胃癌“精准治疗”时代	王德深	中山大学
81600134	Nrf-2/GSTs 通路失活联合 TKIs 抑制 CML 干细胞肿瘤生成能力	王　方	西安交通大学
81602338	长链非编码 RNA AK308467 调控三阴乳腺癌化疗耐药的作用及机制研究	王凤良	南京医科大学
81600491	9-cis-RA 促进 RXRα 的 SUMO 化修饰增加 MRP3 表达减轻阻塞性黄疸肝损伤的机制	王贵阳	上海交通大学
81601435	DNA 甲基化在 MDR1 基因所介导的 MTX 耐药的类风湿关节炎中的作用及机制研究	王　佳	中南大学
81602167	p53 差异转录调控 GPC1/miR-149-5p 介导胃癌耐药新机制的研究	王俊普	中南大学
81602963	嘧啶酮类 Lp-PLA2 抑制剂：结构优化及其治疗糖尿病性视网膜病变的初步评价	王　凯	中国科学院上海药物研究所
31601652	GST 在佛手柑内酯解除水稻幼苗乙草胺药害中的功能分析	王立峰	湖南省农业科学院
81600451	LAMP-2 调控 MRP2 在原发性胆汁性肝硬化中的作用及机制	王　璐	解放军第四军医大学
81603342	IRAK1 在 TNBC 紫杉醇化疗耐药中的作用及人参皂苷干预研究	王攀攀	暨南大学
81602718	共载 BCAR1/siRNA 与顺铂的钙磷纳米载体治疗三阴性乳腺癌的研究	王　琪	上海交通大学
11601301	耐药菌流行与传播多尺度系统及监测数据分析	王　霞	陕西师范大学
31602113	基于 NONMEN 模型建立的沙咪珠利在健康鸡及球虫感染鸡体内的群体药代动力学研究	王霄旸	中国农业科学院上海兽医研究所
81600179	P53 基因去甲基化对 del(17p)骨髓瘤细胞化疗药物敏感性的影响及其机制研究	王晓宁	西安交通大学
21605094	体外水凝胶肝血管模型构建及其用于载药微球释药行为研究	王雪莹	山东省科学院
81603363	基于 TLR4 信号通路研究青蒿-鳖甲药对配伍治疗狼疮性肾炎的机制	王一奇	浙江中医药大学
51603180	新型超分子前体药物体系的构建及抗转移性肿瘤研究	王　滢	浙江大学
81602902	新现的红霉素耐药百日咳鲍特菌发生和传播的分子机制研究	王增国	西安市疾病预防控制中心
31600273	水翁花中查耳酮 DMC 靶向 Nrf2 通路发挥逆转肿瘤细胞耐药的作用机制	魏　星	华东理工大学
81602457	自噬相关基因 Beclin1 在 HER2 阳性乳腺癌曲妥珠单抗耐药中的作用及表达调控机制研究	吴成林	解放军海军总医院

（续表）

项目编号	项目名称	负责人	依托单位
81603375	基于“药-酶”相互作用的羟基红花黄色素 A 体内代谢及作用机制研究	吴　亮	南京中医药大学
21606002	酶触型缓释 PEC 微载体的自组装及其复层结构与给药性能间效应机制研究	吴庆喜	安徽大学
51603023	血小板膜包被仿生纳米前药用于高效靶向抑制血管再狭窄的研究	吴　伟	重庆大学
81600163	HDAC3 在肿瘤微环境介导 MCL 细胞耐药中的作用和机制研究	夏　冰	天津医科大学
81600184	石蒜碱抑制 HMGB1 介导的自噬增强多发性骨髓瘤化疗敏感性的作用机制研究	萧小鹃	中南大学
81602613	TIGAR 通过 DNA 损伤应答对肿瘤化疗耐受的影响及分子机制	谢佳明	苏州大学
81602945	新型抗菌肽 CPF-C1 类似物的设计、合成及对临床耐药细菌的抗菌活性和机制研究	谢俊秋	兰州大学
81603219	肠道微生物拓扑结构与华法林药效个体化差异的相关性研究齐	谢　敏	解放军南京军区南京总医院
81602028	mPRα 介导孕激素下调 Notch-1 改善肺腺癌细胞对 EGFR-TKIs 耐药机制研究	谢明萱	中南大学
81603036	超声开放血脑屏障介导智能型纳米粒向脑胶质瘤定剂量比递送双重药物的研究	徐荷林	温州医科大学
81603184	药动学-药效学-疾病进程模型指导的全膝关节置换术围术期氨甲环酸给药方案优化	徐瑞娟	南京大学
81602244	YAP 通过上调 HIF-2α 肾癌肿瘤干细胞特性和靶向药物抵抗的分子机制	徐　珊	西安交通大学
81603468	黄连素逆转 Hp 耐药与外排泵基因调控的相关性研究	徐小青	上海中医药大学
81602126	Exosomes 携带 miRNAs 参与结直肠癌细胞对耐奥沙利铂耐药的机制研究	徐亦君	南京医科大学
81603313	基于 PBPK 模型的川楝子-小茴香配伍减毒增效机制的研究	徐　媛	解放军第四军医大学
81601826	TMEM64 调节的 cAMP 在维甲酸诱导急性早幼粒白血病细胞分化中的作用及机制	许桂平	重庆医科大学
81602304	HE4 与整合素 β1 相互作用增强卵巢癌细胞黏附耐药的相关机制研究	严丽梅	中国医科大学
81602277	HOTAIR/let-7e/EZH2 正反馈环路在上皮性卵巢癌获得性耐药中的作用研究	杨　纯	华中科技大学
81601185	M2 受体在东莨菪碱抗抑郁效应中的作用及机制研究	杨　健	首都医科大学
81602259	极光激酶 A 通过斯钙素 2 促进卵巢癌化疗抵抗的机理研究	杨丽娜	复旦大学
31600811	靶向血管基底膜的智能纳米凝胶载药体系在血管再狭窄治疗中的应用	杨　倩	成都医学院
81602235	CK2α 通过葡萄糖代谢途径调控膀胱癌顺铂耐药的机制研究	杨　潇	南京医科大学
81602278	紫杉醇联合 NSC23925 通过抑制肿瘤细胞自噬增强卵巢癌紫杉醇敏感性及其机制研究	杨小倩	同济大学
21603051	靶向肿瘤细胞的 DNAzyme 纳米载体的构建及其逆转肿瘤多药耐药的研究	杨新健	河北大学
81602011	HIF-1α 和 STAT3 介导 LDLR 上调在乏氧诱导的肺癌 EGFR-TKIs 继发耐药中的作用研究	杨云鹏	中山大学
81601818	临床重要致病链球菌基因组岛的检测及其与细菌致病性的关系初探	姚新月	解放军南京军区南京总医院
31600041	希瓦氏菌中 D 型 β-内酰胺酶诱导表达及其耐药机制的研究	音建华	南昌大学
81602730	EGFR-ER-α36 环状通路在三阴性乳腺癌中的治疗学意义	尹　立	解放军第三军医大学
81603032	蛋白质与多肽药物口服药效学动物评价模型的构建	于继兵	中国科学院生物物理研究所
81603209	肥胖者胃旁路术后抗抑郁类药物的体内处置：体外-体内机制性药动学研究和手术-减重耦合下的生理学建模探索	余　果	扬州大学
51602285	碳化铁纳米材料微结构演化及其增强青蒿素抗肿瘤疗效研究	余　靓	浙江工业大学
81602038	SP1-Foxo3a 共调控转移性结直肠癌中 EGFR 单克隆抗体耐药的机制研究	余一祎	复旦大学
81603202	生物钟基因 Per1 在芬太尼时辰药动学中的调控作用研究	余早勤	华中科技大学
81603502	RGD 肽介导的载蟾毒灵多功能纳米胶束抑制结肠癌多药耐药的机制研究	袁泽婷	上海中医药大学
81600175	同时以肿瘤相关成纤维细胞和骨髓瘤细胞为治疗靶点的多发性骨髓瘤纳米递药研究	张　波	华中科技大学
81603033	核-壳-靶头结构的 HA 修饰的脂质-介孔二氧化硅复合载体的构建及其抗乳腺肿瘤细胞和肿瘤干细胞的作用研究	张　翮	解放军第二军医大学
81602897	药物转运体相关遗传变异因素对核苷(酸)类似物抗 HBV 疗效的影响	张　洪	吉林大学
81601616	叶酸介导的载药 CNTs 体系在多功能超声造影剂中的应用及作用机制研究	张　杰	佳木斯大学
81602273	上皮性卵巢癌紫杉醇耐药的新机制：Sp1-miR-181c CRP78-PI3K/AKT 信号通路	张丽颖	哈尔滨医科大学
51603106	具有近红外荧光增强探针/结构可控的聚合物纳米载药体系的构建研究	张鲁中	南通大学
81603155	以 EMT 相关 miR-205-5p 为靶点治疗顺铂耐药鼻咽癌的机制研究	张　配	蚌埠医学院
81600127	V-ATPase 与溶酶体生物合成交互调控在白血病耐药中的作用及其机制	张四维	吉林大学
81600011	太空环境诱导肺炎克雷伯菌对碳青霉烯类药物耐药性逆转的机制	张学林	解放军总医院
81602181	GD2 靶向温敏胶束联合治疗神经母细胞瘤及抑制耐药的机制研究	赵　赫	苏州大学
21605077	基于蛋白生物矿化作用与疏水作用构建近红外肝癌诊疗一体化试剂的研究	赵　鹏	南方医科大学

（续表）

项目编号	项目名称	负责人	依托单位
21601159	稀土上转换粒子-纳米金刚石多功能载药体系的构筑和性能研究	赵　琪	郑州大学
81603058	“还原/光热响应门控式”药物递送系统及高效稳定载药与光热增效的机制	赵勤富	沈阳药科大学
81602636	探究 ASAP1-IT1 在非小细胞肺癌细胞顺铂耐药机制中的作用	赵　威	解放军南京军区南京总医院
81602641	miR-7 受长链非编码 RNA FENDRR 调控介导胃癌多药耐药的功能与机制研究	赵晓迪	解放军第四军医大学
81603213	人工神经网络级联模型识别天然 HERG 抑制剂及其作用机制研究	赵　鑫	哈尔滨医科大学
81603038	受体介导的纳米制剂在肿瘤微环境及靶细胞中的生物药剂学与药动-药效学研究	郑　楠	北京市肿瘤防治研究所
81600159	Fe_3O_4@MTX 纳米载药系统介导原发中枢神经系统淋巴瘤磁靶向热化疗的可行性及机制研究	仲悦娇	南京医科大学
81601816	Rv2324 调控结核分枝杆菌乙胺丁醇耐药的分子机制	周　磊	解放军第四军医大学
31600282	两种傣药决明中新颖异喹啉生物碱及其抑制滇境内耐药恶性疟的研究	周　敏	云南民族大学
31601567	IolS 介导麝香草酚清除金黄色葡萄球菌耐药留存细胞的作用机制	周　威	河南科技学院
31601562	质粒介导的沙门氏菌耐药基因水平转移的分子特征分析	周秀娟	上海交通大学
81602438	HE4 与膜联蛋白 A8 相互作用促进卵巢癌黏附耐药的机制研究	朱连成	中国医科大学
81603133	靶向组蛋白赖氨酸甲基转移酶 SMYD2 抑制多发性骨髓瘤细胞生长及消除多发性骨髓瘤干细胞研究	朱颖杰	暨南大学
81602646	PKD2 调控上皮细胞间充质转化对肝癌索拉非尼耐药的影响及其机制研究	朱　云	南方医科大学
81602305	宫颈癌中 TGF-β1 诱导肿瘤干细胞介导顺铂耐药的分子机制研究	诸海燕	温州医科大学
81603480	阳明病“下不厌早”或“下不嫌迟”——基于大承气汤治疗急性胰腺炎的最佳给药时间的药动学-药效学研究	竹　林	四川省中西医结合医院

2016 年地区科学基金项目（药学相关项目选录）

项目编号	项目名称	负责人	依托单位
81660400	miR-34a 靶向调控 KLF4 在结直肠癌多药耐药中的作用及机制研究	李　娜	石河子大学
81660451	耐药内皮细胞释放的微小细胞膜囊泡的特性鉴定和肿瘤耐药的临床预测	黄　立	贵州省人民医院敏
31660726	基于 SIRT1/noxs 信号通路的白藜芦醇抗金黄色葡萄球菌作用机制研究	薛江东	内蒙古民族大学
81660619	纳米金释药系统药代动力学与药效特异性的相关研究	李　成	延边大学
81660351	群体感应调控基因 abaR 在鲍曼不动杆菌生物膜形成中的作用机制	魏　军	宁夏医科大学
81660416	SIVA-1 通过 XIAP/NF-κB/JNK 信号通路逆转胃癌细胞多药耐药性及其机制研究	王晓通	广西壮族自治区人民医院
81660712	基于大鼠心肌缺血模型的莛草活性成分 PK-PD 相关性研究	王永林	贵州医科大学
81660590	肿瘤靶向共载前药胶束同步递送联合化疗药物协同抗肿瘤的研究	刘艳华	宁夏医科大学
81660699	长白山道地药材兴安杜鹃防治败血症药效物质基础及其作用机理研究	周　微	延边大学
81660493	线粒体反义肽核酸-三苯磷化合物靶向调控肺癌干细胞化疗敏感性的机制研究	叶小群	南昌大学
81660711	诃子在防治肝病蒙药复方中对其他药材的药效和药代动力学影响研究	马超美	内蒙古大学
81660443	PlGF 调节血管拟态形成在骨肉瘤耐药中的作用机制	孙　廓	南昌大学
81660556	高寒缺氧地区结核分枝杆菌耐药的分子特征及其与基因型关系的研究	王兆芬	青海大学
81660592	基于硫化钌纳米点的药物递送体系及肿瘤光热与化学联合治疗的研究	吕卓璇	海南医学院
81660237	不同机制抗抑郁药治疗抑郁症疗效的多指标预测研究	许秀峰	昆明医科大学
31660320	基于多种人类致病菌必需基因的最小基因集构建及药靶基因效能定量评价模型研究	叶远浓	贵州医科大学
81660575	光响应型化学治疗协同光动力治疗个性化抗癌药物的构建与性能研究	袁泽利	遵义医学院
81660408	盐霉素介导 PAF/Wnt 信号通路调控胃癌干细胞自噬的研究	方　念	南昌大学
31660083	黔东南苗族药用植物传统知识的调查与保护	周江菊	凯里学院
51662025	环形磁场辅助下可控合成 Fe3O4 基载药纳米棒及其药物控释性能研究	张　春	兰州交通大学
81660591	损伤血管靶向的多功能聚阳离子/双基因系统的构建及对术后再狭窄的防治与机制研究	曹端文	南昌大学
81660829	基于 PI3K/AKT 及 Notch 信号通路回药爱康方对非小细胞肺癌作用机制的研究	马　科	宁夏医科大学
31660102	二种雷公藤属药用植物中逆转肿瘤多药耐药性的萜类成分发掘和构效关系研究	陈宣钦	昆明理工大学
81660833	基于 P53-GADD45 通路研究土家药东方嫌对肝癌细胞自噬与凋亡的调控机制	龙奉玺	贵阳中医学院
81660028	自噬活性与白血病细胞获得性耐药的关系研究	李彩丽	西北民族大学
81660503	双磷酸盐逆转肺腺癌 EGFR-TKI 获得性耐药的作用及分子机制研究	黄楚鹰	恩施土家族苗族自治州中心医院
81660036	弥漫大 B 细胞淋巴瘤信号通路相关耐药 microRNA 和蛋白分子的筛选及功能研究	李新霞	新疆医科大学
81660535	MRPs 在肾脏镉转运中的作用研究	黄邵鑫	九江学院

（续表）

项目编号	项目名称	负责人	依托单位
81660606	Garcinone C 通过调控 Stat3 和 4E-BP1 抑制卵巢癌恶性生物学行为的分子机制	刘　夏	广西医科大学
81660737	复方仙鹤草胶囊逆转白色念珠菌氟康唑耐药性机制研究	王睿睿	云南中医学院
81660029	耐伊马替尼 CML 细胞来源外泌体递送转运 miR-365 传递耐药性质	黄　波	南昌大学
81660607	线粒体融合在卵巢癌顺铂耐药中的作用及其机制研究	万玉英	南昌大学
81660439	STC2 与乳腺癌他莫昔芬内分泌耐药的关系及机制研究	侯　净	贵州省人民医院
81660709	基于代谢组学和蛋白组学的朝医方“千金文武汤”治疗糖尿病肾病机制研究	郭建鹏	延边大学
21667004	BiFeO3 柱撑膨润土机械活化改性及其类 Fenton 催化处理黄药选矿废水的研究	魏光涛	广西大学
31660100	三种香薷属植物中三萜类化合物的发现及抗流感病毒活性研究	钟金栋	昆明理工大学
81660651	基于“效应成分/生物标志物-药效活性物质表达”皮尔逊分析探讨天麻钩藤药对的抗偏头痛物质基础及作用机制	欧阳辉	江西中医药大学
81660272	内蒙古地区布氏菌临床分离株药物敏感性及耐药机制研究	郑源强	内蒙古医科大学
81660834	从肠道微生态研究朝医“药乃局限于人”四象药性观的作用机制	王晓欧	延边中医医院延吉市中医医院
21666031	环糊精第一、二面羟基的选择性修饰及其结肠释药特性的研究	王志忠	宁夏医科大学
81660555	基于全基因组测序技术的江西地区 MDR-TB 分子流行病学研究	陈开森	南昌大学
81660481	miRNA-200 家族结合靶位点变异与铂类敏感卵巢癌复发关系的研究	王　琪	广西医科大学
81660498	RBM8A 在肝细胞癌中通过 EMT 调节奥沙利铂耐药的研究	梁　嵘	广西医科大学
81660395	MMP7 激活核仁素介导 EGFR-TKI 原发耐药及机制研究	郭善娴	江西省肿瘤医院
81660512	MALAT1 通过下调 miR-125 参与 NSCLC EGFR-TKIs 耐药的机制研究	马　虎	遵义医学院
81660815	从 TGF-β1/Smad 信号通路探讨隔药饼灸干预慢性肾功能衰竭的机制研究	左　政	云南中医学院
81660489	HBx 上调 TGF-β/TβR-II 通路易化肝细胞癌对索拉非尼耐药的研究	武金才	海南省人民医院
81660541	新型大豆苷元磺酸酯抗动脉粥样硬化功效的评价与机制	彭　游	九江学院
81660616	HO-1 基因敲除对骨髓微环境介导血液肿瘤耐药的影响及机制研究	方　琴	贵州医科大学
81660430	MiR-429 介导 ZEB1 调控自噬增强铂类耐药卵巢上皮癌细胞敏感性的机制研究	张　玮	广西壮族自治区肿瘤防治研究所

2016 年海外及港澳学者合作研究基金（药学相关项目选录）

项目编号	项目名称	负责人	依托单位
181628013	GABA（B）受体的药物作用机制研究	Qing R Fan	中国科学院上海药物研究所
281628012	糖代谢关键调控因子 PTP1B 为靶标的天然产物探索和抗糖尿病药物分子设计	李　巍	沈阳药科大学
351628201	808nm 近红外光激发稀土上转换纳米晶的控制合成及在肿瘤诊疗中的应用	邢本刚	中国科学院长春应用化学研究所
481628016	中药抗炎与免疫药理研究	周　华	广州中医药大学

2016 年国家重大科研仪器研制项目（药学相关项目选录）

项目编号	项目名称	负责人	依托单位
131627801	基于微纳时空传感与 3D 细胞及类器官芯片的多参数药物检测仪器	王　平	浙江大学

2016 年优秀青年科学基金项目（药学相关项目选录）

项目编号	项目名称	负责人	依托单位
181622048	动物药多肽物质基础与功能	曹　鹏	南京中医药大学
251622305	荧光材料与分子探针	丁　丹	南开大学
381622051	中医药防治脑中风转化医学研究	范　祥	天津中医药大学
481622050	情志致病与疾病易感性	何蓉蓉	暨南大学
581622043	药物化学与靶点确证	梁　广	温州医科大学
681622047	中药作用物质与中药代谢	马骁驰	大连医科大学
721622505	选择性纳米探针的生物分离与细胞分析研究	闵乾昊	南京大学
881622042	药物化学	饶　燏	清华大学
981622046	药剂学	汪贻广	北京大学
1081622045	天然药物化学	王　英	暨南大学
1221622608	生物剂型工程的基础研究	魏　炜	中国科学院过程工程研究所
1381622018	精神分裂症药物治疗	吴仁容	中南大学
1481622026	表面等离激元纳米材料的生物医学应用	叶　坚	上海交通大学

2016 年应急管理项目(药学相关项目选录)

项目编号	项目名称	负责人	依托单位
181641133	线粒体抑制剂 SMIP004 对于治疗去势抵抗性前列腺癌的机制及毒理研究	Dieter A. Wolf	厦门大学
271640019	基于利益相关者视角的耐多药结核病防治供给侧政策重构与优化	陈　彬	浙江省疾病预防控制中心
381641149	蒙药那仁满都拉治疗慢性肾炎的作用机制研究	陈红梅	内蒙古民族大学
481650015	钙结合蛋白 S100 家族在卵巢癌上皮间质转化和化疗耐药中的功能及机制研究	崔竹梅	青岛大学
521644014	刺激响应性聚集诱导发光高分子纳米诊疗体系构建与应用研究	邓锋杰	南昌大学
681641011	新型 Btk 抑制剂 PLS-123 联合用药治疗套细胞淋巴瘤的作用机制研究	丁　宁	北京市肿瘤防治研究所
781641188	基于代谢组学技术的瓜蒌-薤白药对豁痰通阳抗慢性心肌缺血的作用机理研究	李晶晶	湖北中医药大学
8M1652002	中药材种植研究与技术推广	李　喆	奈曼旗扶贫开发领导小组办公室
9M1652004	苦参中药材种植研究与技术推广	李　喆	奈曼旗扶贫开发领导小组办公室
1081641043	老化过程中 TGF-β1/ALK5 通路调控血脑屏障 Oatp1a4 表达与芬太尼增敏的机制研究	廖　琴	中南大学
1181642011	中药质量战略研究	刘昌孝	天津药物研究院有限公司
1281650025	甲基化修饰在结直肠癌化疗敏感性调控中的作用及临床应用研究	刘　林	解放军总医院
1421643014	纳米金、银团簇增强抗癌药物 6-巯基嘌呤作用机制的理论研究	任　宏	江西安文理学院
1581641139	基于"药性-药对-证型"轴线的"附子-大黄"药对配伍规律研究	阮叶萍	浙江中医药大学
1681641147	基于 AMPK/SIRT1 信号通路探索消溶稳斑方调节动脉硬化不稳定斑块炎症机制的研究	邵　静	河南中医学院
1781641141	豆腐果苷促进 GABA 介导的 TRPV1 去敏化产生抗神经病理性疼痛作用的机制研究	沈　杰	皖南医学院
1981641128	基于 GLUT1 结构的 CBSI 前药设计及其合成与靶向抗肿瘤活性研究	孙　俊	郑州大学
2081641146	基于"肠-肾轴"研究通腑化浊凉血方对肠源性尿毒症毒素相关肾损伤的保护机制	孙晓光	北京中医药大学
2181641144	AM 真菌和不同氮磷营养水平对蒙药材黄花铁线莲有效成分协同作用的分子机制研究	特布沁	内蒙古医科大学
2281641002	青蒿素类化合物抗疟机理研究	屠呦呦	中国中医科学院中药研究所
2381641131	E3 连接酶 NEDD4-1 在多发性骨髓瘤硼替佐米耐药中的作用及机制研究	魏国庆	浙江大学
2481641110	TET1 介导的表观基因组及三维染色质重构在肝内胆管癌发生和发展中的作用及机制	向国安	广东省第二人民医院
2511647146	针对生物大分子体系的自由能计算方法研究	许　磊	江苏理工学院
2681641135	缩短 QT 间期药物潜在致心律失常机制及其风险标志物研究	许彦芳	河北医科大学
2781641107	蒙药材阿给(冷蒿)道地性形成的环境因子及分子机制研究	薛　焱	内蒙古科技大学包头医学院
2821642001	基于开环葫芦脲的药物分子组装体的构筑及其性能研究	杨　波	昆明理工大学
2981641098	富含半胱氨酸的酸性分泌蛋白(SPARC)调控胃癌长链非编码 RNA-CCAT2 表达及干细胞化的机制研究	张峻岭	北京大学
3181641167	基于联合抑制 MDR1 和自噬多靶点修饰纳米粒逆转 TKI 耐药的可能性及作用机制研究	赵　亮	锦州医科大学
3381641132	TRAF6 的 RING-Zn 结构域为抗癌药物新靶点的确认与分子机制研究	周立军	天津大学

(吴　进)

科研机构简介

中国中医科学院中药研究所 中国中医科学院中药研究所于1955年12月19日正式成立,是我国成立最早的一所国家级研究中药的专门机构。当时的所名为"中医研究院中药研究所",所址设在北京广安门内北线阁。1962年研究所从广安门北线阁迁到东直门内南小街16号。1985年10月,经卫生部批准,"中医研究院"更名为"中国中医研究院"。该所即更名为"中国中医研究院中药研究所"。2005年12月,"中国中医研究院"更名为"中国中医科学院",该所第二次更名为"中国中医科学院中药研究所"。自1983年起被世界卫生组织确认为传统医学合作中心,至今已连任9届。

2016年底该所在职职工220人,其中正研究员47人,副研究员54人,现有诺贝尔奖获得者1名,吴阶平医药创新奖获得者1名,"长江学者"1名,"杰青"1名,"百千万人才工程"国家级人选1人,享受政府特殊津贴专家26人,卫生部突出贡献中青年专家3人,中国青年科技奖1人,首都国医名师1人。研究所设有16个研究中心及1个国家工程实验室,包括中药理论与本草文献研究中心、生药研究中心、中药质量标准研究中心、中药制剂研究中心、中药炮制研究中心、中药药代动力学研究中心、中药药理研究中心、生物力药理学研究中心、中药安全评价中心、中药注射剂安全性研究中心、中药新药研发中心、中药生物技术研究中心、青蒿素研究中心、中药数据中心、整合中药学研究中心、雾化吸入制剂研究中心和中药质量控制技术国家工程实验室。该所拥有4个国家中医药管理局重点学科,5个国家中医药管理局三级中医药科研实验室,1个北京市重点实验室。该所主办国家级学术期刊《中国中药杂志》、《中国实验方剂学杂志》及科普期刊《家庭中医药》,并设有中药学、中西医结合基础硕士研究生、博士研究生培养点及中西医结合基础、中药学博士后流动站。研究所已完成国际化标准实验室改造,占地4000余平米,现拥有600兆核磁共振,LC-MS单四级杆质谱仪,TRAP-MS离子阱质谱仪,高内涵细胞分子影像仪,基因分析仪等一批高性能科研仪器,现有图书馆藏4万余册。

中药研究所构建了中药理论、中药产业关键技术、中药创新药物关键技术等完善的中药基础和应用基础研究、中药新药研发的技术平台。2011年以来,该所共承担国家科研项目235项,发表论文1910篇,其中SCI 624篇,获得专利37项。2011年以来该所共获得新药临床批件6项,国家级及部委级科技奖励共25项。重要获奖成果有:屠呦呦2015年获华伦阿尔波特奖和诺贝尔医学奖,2016年获国家最高科学技术奖;"中草药DNA条形码物种鉴定体系"项目2016年获国家科技进步奖二等奖;"中药安全性关键技术研究与应用"2013年获国家科技进步奖一等奖;新型抗疟药——青蒿素和双氢青蒿素2011年获拉斯克奖。

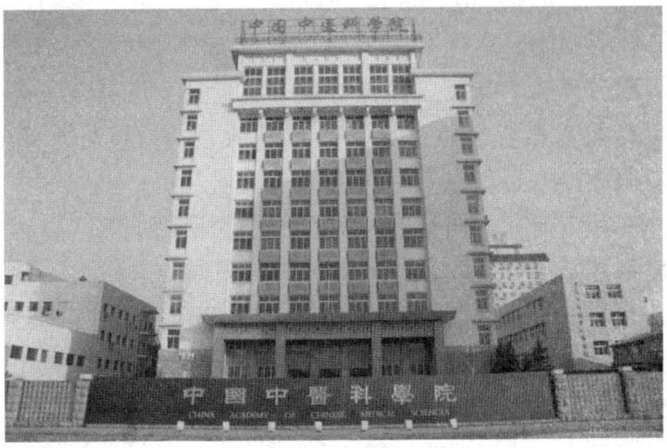

研究所外景

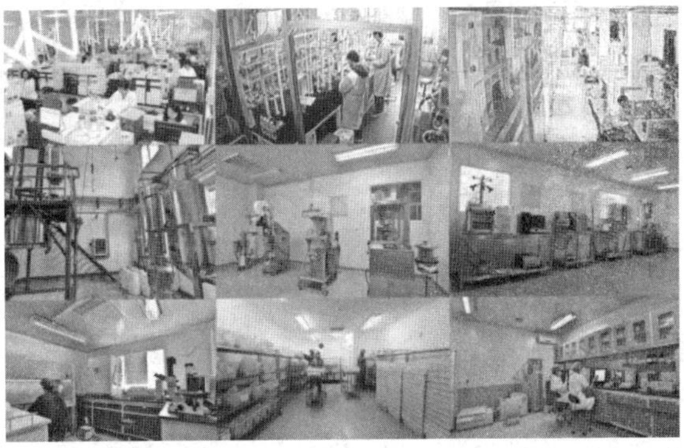

实验室一览

地址:北京市东城区东直门内南小街16号　邮编:100700
电话:010-64032658　传真:010-64013996
E-mail:icmmoffice@ icmm. ac. cn

(金　莉)

创新中药关键技术国家重点实验室 "创新中药关键技术国家重点实验室"是依托于天士力医药集团股份有限公司而成立的。2015年9月30日获国家科技部批准建设,其建设与运行方案于2016年2月24日通过专家论证。实验室隶属于天士力医药集团股份有限公司。

实验室现有研发、技术和管理人员等固定人员111人,其中高级职称研究人员40余人。实验室设有学术委员会,自实验室成立开始,每年召开一次学术委员会会议。实验室实行依托单位领导下的主任负责制,设立建设管理委员会,作为依托单位运行管理机构。实验室科研用房总面积11 500m^2,拥有各类中药先进仪器设备和中试生产设备,主要有大量中药基础实验用仪器设备、中试提取、大量的精密分析仪器,如高效液相色谱仪、气相色谱仪,氨基酸测定仪,紫外测定仪,气相色谱-质谱联用仪,高效液相色谱-质谱联用和原子吸收分光光度计等;另外还有全自动生化仪、血液细胞分析仪、尿液分析仪、电解质分析仪、流式细胞仪、16道生理记录仪、无创血压测定仪以及液相色谱-质谱联用仪等开展药效、药物作用机理研究及药代动力学等研发设备。中试设备是配有具有先进数字化自控的提取、浓缩设备，有膜分离技术、微粉化技术、超临界萃取技术、色谱制备分离技术、大孔树脂吸附分离技术、微波辅助萃取技术等一系列中药新药提取分离技术与相应的先进设备。实验室还具有各类制剂生产技术工艺配套设备，可生产片剂、丸剂、滴丸剂、膏剂等口服固体剂型和冻干粉、注射液等注射剂型。

实验室研究方向是“中药国际质量标准研究”“过程实时质量控制研究”“批次一致性评价及创新中药研发”，另外还建立了五个公共研究平台：药学研究平台、药理毒理研究平台、国内外临床研究平台、国内外药政研究平台以及产业化研究平台。

实验室曾承担“以现代中药为主，面向国际的创新药物研究与开发技术体系建设”“现代中药国际化产学研联盟建设”和“面向国际的创新中药大平台建设”三个国家重大科技专项的研究，以及省部级科研多项。2000年以来共获得国家级科技奖项3项：2011年，“代谢综合征的中医认识及整体治疗”项目和“芪参益气滴丸对心肌梗死二级预防的临床实验”项目均获得国家科学技术进步二等奖；2009年，“开郁清热法在2型糖尿病中的应用”项目获得国家科学技术进步二等奖。另外，获得省部级奖项共计17项。近五年，实验室共计有231个发明专利和实用新型获批，发表论文652篇，其中SCI收录111篇，出版中药相关著作7部，共计订购使用数据库7个。

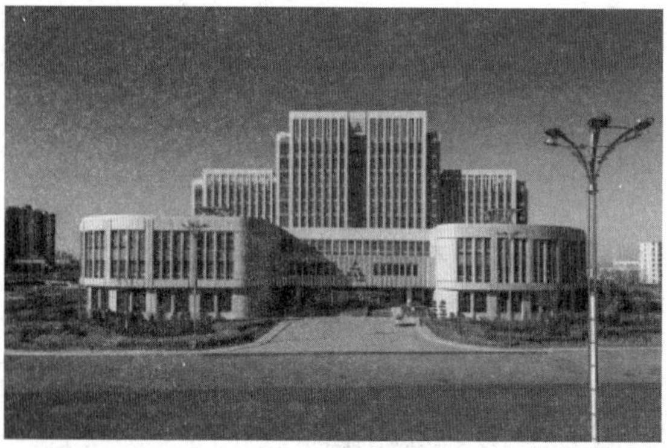

实验大楼外景

地址：天津市北辰区普济河东道2号　邮编：300410
电话：022-86343608；022-86343862　传真：022-26736467
E-mail：liyunfei3@ tasly. com；lvyun@ tasly. com

（李云飞　吕　昀　张婧波　孙　爽）

上海市新药设计重点实验室　上海市新药设计重点实验室于2011年11月由上海市科委批准建设，2013年10月由上海市科委完成验收并正式运行。

实验室现有固定成员44人，具有高级职称42人，研究人员均具有博士学位，45岁以下中青年人才占68%。近几年，实验室成员获得国家及省部级人才荣誉及奖励共20余人次，其中包括中组部“千人计划”1人、杰出青年基金获得者1人、长江学者1人、“万人计划”科技创新领军人才1人、“万人计划”青年拔尖人才1人、科技部“中青年科技创新领军人才”2人、中组部“青年千人计划”2人、优秀青年基金获得者4人等。实验室以研究组为基本单位，研究组之间既相互独立，又紧密合作，以项目为纽带组成一个高效的创新药物研究群体，并发展成多个研究方向和功能明确的特色研究平台，如“药物信息及药物设计平台””药物筛选及药理学平台”“神经药理学及化学生物学平台”“药物分析平台”“药物合成平台”“药物化学生物学平台”以及“药物制剂与制药工程研究平台”，面积超过3100平方米。公共仪器平台拥有生物分子相互作用分析仪（Biacore T200）、活体动物多光谱成像系统、液相色谱质谱联用仪、等温滴定量热仪（ITC 200）等大型仪器设备，并建有药物筛选及准备室、细胞培养及操作室以及分子生物学实验室三个功能实验室。公共仪器平台已加入上海市公共研发服务平台，可提供全天24小时的预约测试服务。实验室可享用华东理工大学图书馆资源，该馆拥有印刷型图书260余万册，纸质中外文期刊2000余种，期刊合订本约26.25万。近年来引进的国内外数字资源76种（包括电子期刊、电子图书和多媒体资源等各类数据库），外文电子期刊29364种，电子图书近150万种。

实验室研究方向有三个：药物化学生物学方法、药物信息与设计方法、药物合成及优化方法。2013－2015年间，实验室共承担包括“863”计划、“国家重大新药创制”科技重大专项、国家自然基金重点项目在内的各类纵项科研项目166项，企业委托及联合研发横向项目54项，合同总经费1.22亿元；在*Cell Metab*、*Proc Natl Acad Sci USA*、*ACS Nano*、*J Am Chem Soc* 和 *J Med Chem* 等专业期刊上共发表SCI论文375篇；获发明专利授权24项，软件版权2项；主持及参与的多项研究课题获得了多项省部级奖励，如“高等真菌和植物的次级代谢物发酵过程调控”2015年获教育部自然科学成果奖一等奖；“基于病症结合中医药治疗非酒精性脂肪肝内的转化医学研究”2014年获教育部科学技术进步奖二等奖；“基于特异性识别的分离测试技术在食品安全中的应用”2015年获中国分析测试协会科学技术奖一等奖。

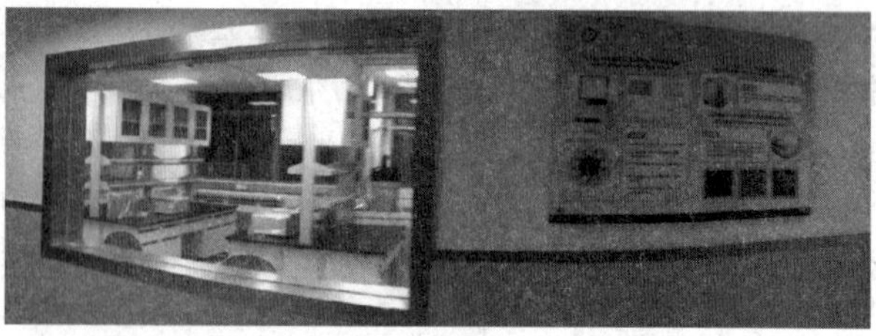

上海市新药设计重点实验室公共仪器平台

地址：上海市徐汇区梅陇路130号　邮编：200237
电话：021-64250213　传真：021-64250213
E-mail：sklndd@ ecust. edu. cn

（刁妍妍　李洪林）

中药现代制剂技术教育部工程研究中心 “中药现代制剂技术教育部工程研究中心”(以下称工程中心),2007年经国家教育部批准筹建,上海市教委和上海中医药大学直接领导。工程中心依托于上海中医药大学的中药药剂学科、中医系统实验方剂学科、中药标准化重点实验室和中药复方药代研究室,由上海雷允上药业有限公司、上海中创医药科技有限公司和上海现代中医药技术发展有限公司共同参与组建。

工程中心由固定人员和客座流动人员组成,计约100名,其中教授10名,副教授和讲师约20名,工程技术总监1名,工程技术人员20名,流动技术人员约50名。工程中心实行技术委员会指导下的主任负责制,下设制剂前处理研究室、制剂技术研究室、中试及中试工程室、生物制剂研究室、制剂技术公共服务室、专利事务研究室六大部门。工程中心内部实行项目负责人制度及项目进度跟踪考核制。工程中心拥有小试实验室1500平方米和共建中试基地共5000平方米,配置了总价值近2000万元的设备。仪器设备包括中药制剂物理属性检测设备,如视频接触角测量仪、电子舌、激光粒径测量仪、粒形测量仪、质构仪;提取分离干燥设备,如小型多功能提取浓缩机组、中压制备色谱仪、喷雾干燥机、实验室专用多功能卷式膜分离设备;制剂成型仪器设备,如感应式压片机、干法制粒机、挤出滚圆制粒、离心制粒包衣机、流化床、胶囊灌装机、制丸机,以及制剂质量测定、分析设备,如分析及半制备色谱仪、气相色谱仪、薄层系列仪器、高性能凝胶渗透色谱等。

工程中心科研方向为:①中药及中药复方生产工艺中物理改性技术的应用,探索和研究改性技术的适用条件、应用范围、技术标准,逐步实现成型工艺过程的连续化、自动化等工程化的系统集成,可广泛应用于现代中药产业的适宜技术;②将成熟的现代制备技术的应用于中药新药产品中,为中药品种质量和技术含量的提升、攀登和超越,搭建集技术、人才、产业化为一体的综合创新平台,提升中药制剂产品的市场竞争力;③利用共建单位充分发挥共建单位多学科交叉和产、学、研结合的优势,形成整体合力,实现从中医方剂研究到中药产品生产的技术创新和集成,带动整个中药产业,尤其是制造业环节实现系统化、工程化,推动现代中药产品的自主创新和国际化发展,有力地促进和支撑现代中药产业高地的崛起。

工程中心成立以来已发表论文287篇,其中SCI收录论文58篇;申请专利核心技术102项,已获授权37项。研究开发中药新药多项,获得政府批件3个,新药证书2个,受理号3个;承担“国家科技重大专项”“863科技项目”“国家自然科学基金”“教育部博士点基金”“中医药管理局项目”“国家药典委项目”等70余项。中心科研成果曾获“中国药学会科学技术奖”“上海药学科技奖”等多项国家级、省市级奖项。如:“麦冬多糖抗心肌缺血活性的发现与研究”项目2007年获上海药学科技奖二等奖;“中药复方多元释药系统的构建与应用”项目2009年获上海药学科技奖三等奖;“植物多糖新生物活性的发现及其作用机制研究”项目2010年获中国药学会科学技术奖三等奖;“中药复方释药系统优化关键技术与应用”项目2013年获中华中医药学会科学技术奖二等奖。

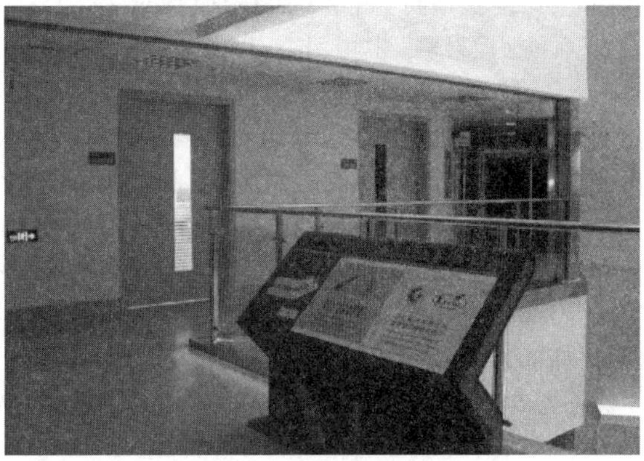

张江分部公共服务平台

地址:上海市浦东新区蔡伦路1200号　邮编:201203
电话:021-58950297/58950803　传真:021-58950297
E-mail:drf 790101@163.com

(杜若飞)

心血管药物研究教育部重点实验室 心血管药物研究教育部重点实验室于2003年经教育部批准立项,2011年通过验收,以哈尔滨医科大学为依托单位,以药理学国家重点学科为支撑,结合生物信息学、病理生理学、生物化学和生物制药学科共同组成。

实验室现有固定人员31人,流动人员224人,其中中国工程院院士1人,长江学者特聘教授1人,新世纪优秀人才3人,其他省部级人才43人,国家自然科学基金创新群体1个。实验室现有面积达到6000平方米,配有超高分辨小动物超声仪、倒置式生物显微镜、膜片钳数据分析系统、流式细胞仪、红外激光扫描成像系统、酶标仪、PCR仪、多重基因表达谱分析系统、激光共聚焦荧光显微镜、全能型凝胶成像分析系统、小动物分子成像系统等总值约1亿元的仪器设备。另外实验室搭建了生物信息大数据高性能计算集群平台,引进了东北地区第一台二代测序仪等。

实验室研究方向有四个:①重大心脏疾病发病和防治基础研究;②血管疾病发病机制及药物治疗学的研究;③心血管疾病的生物医学信息技术的研究;④重大心血管疾病模式动物的建立。

2011—2015年期间,实验室承担各类科研课题162项,其中国家级课题109项,国家自然科学基金创新研究群体科学基金1项(连续资助);国家重点基础研究发展计划(973项目)4项、863项目1项;国家自然科学基金重点项目3项;国家自然科学基金重大研究计划3项;国家科技重大专项课题重大新药创制1项;中国工程院咨询研究项目2项;国家自然科学基金面上项目53项;国家自然科学基金青年科学基金项目35项;教育部博士点(博导类)1项;教育部"新世纪优秀人才支持计划"3项;教育部博士点基金博导类3项;教育部博士点基金新教师类4项;教育部归国留学人员科研启动基金3项。此期间实验室发表被SCI收录文章158篇,共获26项科研成果奖。其中"抗心律失常药物作用的离子通道靶点研究"项目2004年获国家自然科学二等奖;"同型半胱氨酸心血管毒性电生理机制研究"项目2011获黑龙江省高校科学技术一等奖;"高血压性别差异的离子通道机制"项目2012年获黑龙江省高校科学技术奖一等奖;"心血管重大疾病新药靶点的研发"项目2013获黑龙江省高校科学技术奖一等奖和黑龙江省科学技术进步(自然)二等奖;"心源性猝死防治新靶点及其药物干预"项目2014获教育部自然科学奖一等奖;"三氧化二砷毒性反应发生机制及防治策略"项目2013年获中华医学会科技奖一等奖;论文"Bone morphogenetic protein-4 mediates cardiac hypertrophy, apoptosis, and fibrosis in experimentally pathological cardiac hypertrophy"2015年获美国心脏学会高血压杂志顶尖论文奖(Top Paper Award)。2011年到2015年期间实验室获得授权专利19项。

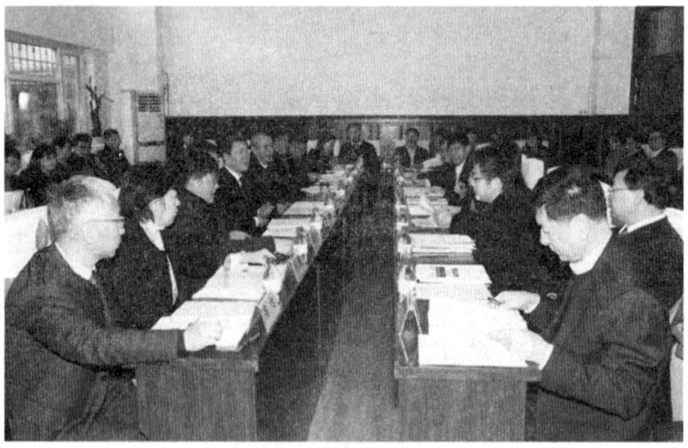

评估汇报现场

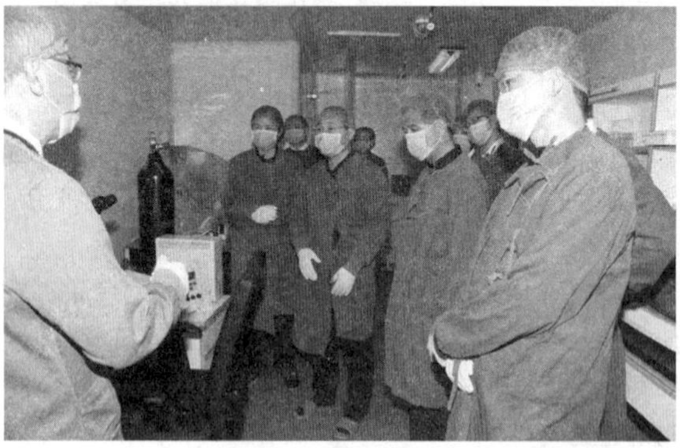

专家对实验室进行考核

地址:哈尔滨市南岗区保健路157号 邮编:150081
电话:0451-86671354 传真:0451-86671354
E-mail:yangbf@ems.hrbmu,edu.cn

(张 妍 李 欣)

山东省药学科学院 山东省药学科学院是2013年5月经山东省机构编制委员会批准,2014年10月由原山东省生物药物研究院、山东省医疗器械研究所、山东省医药工业研究所、山东省医药工业研究所试验工厂合并组建。

山东省药学科学院拥有国家"千人计划"1人、国家"百千万人才工程"人员1人、享有国务院颁发政府特殊津贴人员11人、国家有突出贡献的中青年专家2人、山东省泰山学者1人、山东省泰山学者"攀登计划"1人、山东省"泰山学者"药学特聘专家1人、山东省"泰山学者"海外特聘专家2人、山东省有突出贡献的中青年专家8人。科学院建有院士工作站和博士后科研工作站,有博士研究生导师1名,硕士研究生导师15名,已培养毕业全日制硕士研究生30名,博士研究生3名,在职硕士研究生24人,形成了结构完整的知识创新体系和人才培养体系。

山东省药学科学院有8个研究机构(6个研究所、2个研究中心),下设16个研究室。科学院先后承担国家综合性新药研发技术大平台、国家山东创新药物孵化基地、国家糖工程技术研究中心、中国医疗器械创新联盟、药物安全性评价中心等5个国家级平台的建设工作,建有山东省生物药物重点实验室、山东省化学药物重点实验室、山东省医用高分子材料重点实验室、山东省多糖类药物工程实验室等9个省级重点实验室和工程技术研究中心。科学院配备有自动溶出仪、美国安捷伦高效液相-质谱仪、高效液相色谱仪和气相色谱仪,美国DSI植入式生理信号遥测系统和法国EMKA Technologies动物无创生理信号遥测系统,德国徕卡切片机和日本YAMATO冷冻切片机,日本Sysmex XT-2000IV全自动五分类动物专用血球计数仪,日立7180全自动生化分析仪,日本Sysmex CA1500全自动血凝分析仪,法国Mili-Q advantage A10超纯水仪,美国Bio-Radgeldocxr凝胶成像统,美国VERITI梯度PCR仪器,日本Nikon TI-S荧光倒置显微镜和80i生物显微镜,美国MERCK MILLPORE流式细胞仪,美国Spectra Max13多功能读板机等共计700余台套,设备总值12 000余万元。现有109种中文期刊259种,外文期刊194种,合计1.5万本。

山东省药学科学院研究方向是:承担化学药物、中药、天然药物、生物药物的研究与开发工作;承担常见病、多发病以及临床急需的新药物、新工艺、新技术的研究开发推广工作;开展药物非临床药理和安全性研究工作,保障用药安全;承担医用电子仪器、医院设备、康复器械、中医医疗器械等技术的研究开发及成果转化工作,开展科技合作交流。近年来,科学院共承担国家科技支撑计划、重大新药创制等国家级课题39项、山东省科技发展计划等省级课题44项;获新药证书、医疗器械、保健食品注册证书234项,获得省部级以上科技奖励92项,授权发明专利128项,国际发明专利4项;发表SCI/EI论文30篇,学术专著12部。科学院获得的省部级奖励有:"玻璃酸钠及其药物制剂的研究开发"项目2005年获国家科技进步奖二等奖；“盐酸布替萘芬及其制剂的研究开发”项目2007年获国家科技进步奖二等奖；”5-单硝酸异山梨酯原料及其制剂的研究开发”项目2007年获国家科技进步奖二等奖；“新型大环内酯类抗生素的研究与开发”项目2010年获省科技进步奖三等奖；“吸入性全身麻醉药异氟烷的研究与开发”项目2011年获省科技进步奖三等奖；“抗哮喘新药异丁司特及缓释胶囊的研究开发”项目2011年获省科技进步奖三等奖；“高黏度发酵类产品的规模化制备关键技术及应用”项目2015年获省科技进步奖二等奖。

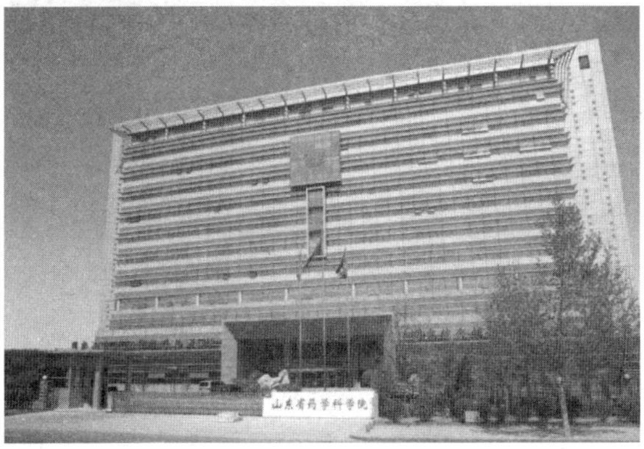

山东省药学科学院大楼

地址：济南市高新区新泺大街989号　邮编：250101
电话：0531-88907247　传真：0531-88904110
E-mail：sdsyky10@163.com

（马玉奎）

天然产物化学生物学教育部重点实验室　天然产物化学生物学教育部重点实验室是在天然药物化学研究所基础上，依托于山东大学药学院，于2012年1月获教育部批准立项建设的，并于2016年6月顺利通过教育部科技司专家验收。

该实验室目前研究队伍中有教授21人，其中长江学者特聘教授1名、长江学者讲座教授1名、国家杰出青年科学基金获得者2名、教育部新世纪优秀人才3名、重大新药创制技术平台建设负责人2名、863计划课题负责人5名，副教授11人，讲师14人。实验室现有包括600兆核磁共振波谱仪（带超低温探头）、API 4000液相色谱/三重四极杆液相色谱质谱联用仪、气质联用仪、X-射线单晶衍射仪、超高速离心机、流式细胞仪、激光共聚焦显微镜等70台（套）仪器设备，总价值达4500万元，并具有可以利用的配套设施：山东大学高性能计算中心、学校大型仪器共享平台和计算机通信网络。

实验室研究方向：①活性天然产物的制备与生物学意义研究；②活性天然产物的生物合成与调控机制研究；③天然产物化学探针与信号转导研究；④基于化学生物学的药物发现研究。

实验室建设期间主持了省部级以上课题140余项，总协议经费1.178亿元。其中“国家重大新药创制”科技重大专项计划——合性新药研究开发技术大平台项目1项，化学药候选药物项目4项，中药临床前研究项目1项，中药研究关键技术项目1项，国家“973计划”课题4项，国家“863计划”课题3项，“国家自然科学基金”杰青项目1项、重点项目3项、面上项目等课题52项。“天然产物化学生物学”教育部创新团队获2017年教育部“创新团队发展计划”滚动支持。实验室共发表SCI论文400余篇，授权国内外发明专利近百项，“奥美拉唑大品种关键技术改造”于2012年11月获山东省科技进步一等奖；“兰索拉唑大品种技术改造”于2014年2月获山东省科技进步三等奖；“奥美拉唑系列产品产业化与国际化的关键技术开发”于2015年12月获国家科技进步二等奖。

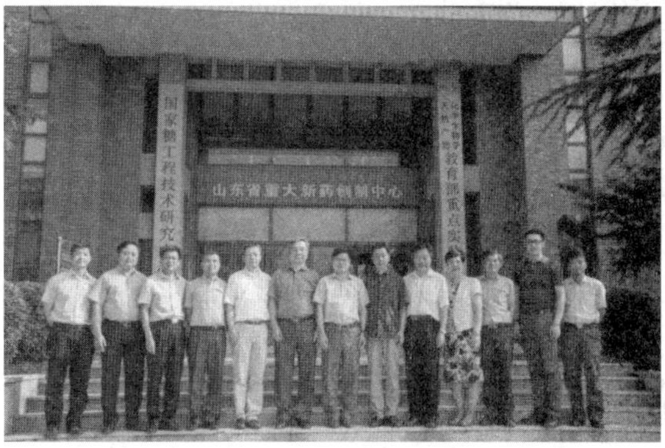

验收专家在重点实验室大门前合影

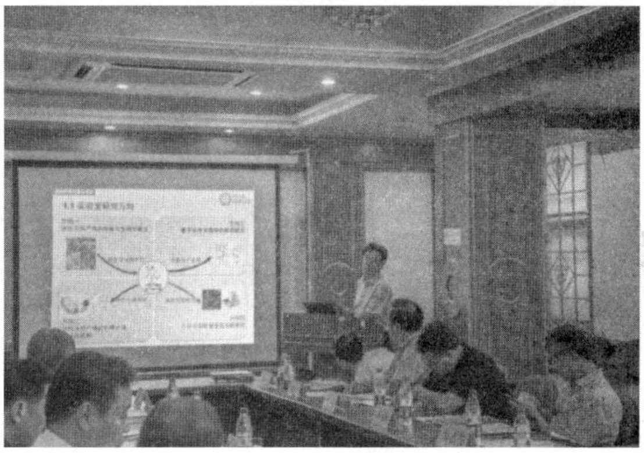

验收会现场汇报

地址：济南市文化西路44号山东大学药学院　邮编：250012
电话：0531-88382108，0531-88382012　传真：0531-88382108
E-mail：yshen@sdu.edu.cn

（王小宁）

海洋药物教育部重点实验室　海洋药物教育部重点实验室的前身为山东海洋学院水产系海洋药物研究室，始建于1980年，是我国较早从事海洋药物研究与开发的科研机构之一。2003年11月，经国家教育部批准立项建设“海洋药物教育部重点实验室”，2007年1月，通过教育部专家组验收，依托单位为中国海洋大学。

实验室现有固定人员71名，其中教授31名，副教授17

名；博士生导师22名，硕士生导师48名；中国工程院院士1名，国家“千人计划”特聘教授1人，国家“青年千人计划”专家1人，国家自然科学基金“优秀青年基金”获得者2人，山东省“泰山学者”海外特聘专家1名，山东省“泰山学者”特聘教授2人，山东省“泰山学者”青年专家2人，教育部“新世纪优秀人才”7名；国务院学位委员会第七届学科评议组成员1人，山东省有突出贡献中青年专家1名，享受国务院政府特殊津贴专家3名，青岛市拔尖人才2人，青岛市创新领军人才4人。实验室招收海洋药物研究方向研究生，有药学博士、硕士学位授权一级学科，药学博士后流动站。2016年，培养博士28人、硕士55人。实验室拥有设施优良的研究实验楼7800m^2，基本建成了以核磁共振波谱仪（JNM-ECP 600）、线性离子阱静电场轨道阱组合质谱仪（LTQ-Orbitrap XL）、共聚焦显微镜（LSM510）、流式细胞仪（FACS. VAN. TAGE）为代表的海洋药物研发创新平台，仪器设备总值7600余万元。实验室图书资料依托于中国海洋大学图书馆，馆藏图书有56.95万册，其中中文图书44.64万册、外文图书12.31万册；馆藏期刊合订本8.48万册，其中中文期刊3.14万册、外文期刊5.35万册。

实验室主要研究方向有：海洋糖化学与糖生物学、海洋天然产物化学、药理学、海洋药用生物资源学。实验室成功研制了我国首个并得到国际认可的现代海洋药物藻酸双酯钠（PSS）等4个海洋糖类药物，“海洋特征寡糖的制备技术（糖库构建）与应用开发”项目2009年荣获了生命科学领域的首个国家技术发明一等奖。

近年来，实验室发现新结构海洋天然产物1000余个；发现了一批新骨架类型的先导化合物，为海洋小分子药物的研究奠定了重要基础。实验室编纂了海洋药物领域首部大型志书《中华海洋本草》（9卷，1400万字）；主持和参与的各类项目203项，到位经费1.59亿元。近5年，实验室主持承担的主要项目包括863计划项目1项，国家科技支撑计划项目1项，国家海洋公益性行业科研专项2项，国家自然科学基金项目71项，国家海洋经济创新发展区域示范项目2项。实验室人员共发表并被SCI/EI收录论文410篇，其中在*J Am Chem Soc*、*EMBO J*，*Chem Sci*、*Org Lett*、*J Med Chem.*、*Oncotarget*、*J Nat Prod*等国际知名学术期刊上发表影响因子3.0以上的论文208篇，影响因子5.0以上的论文35篇，主编特色教材2部，获授权国家发明专利81项，实现科技成果转化12项。

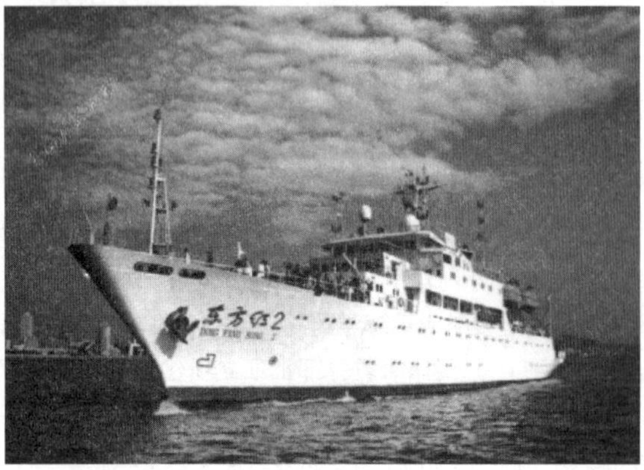

海洋科学调查船

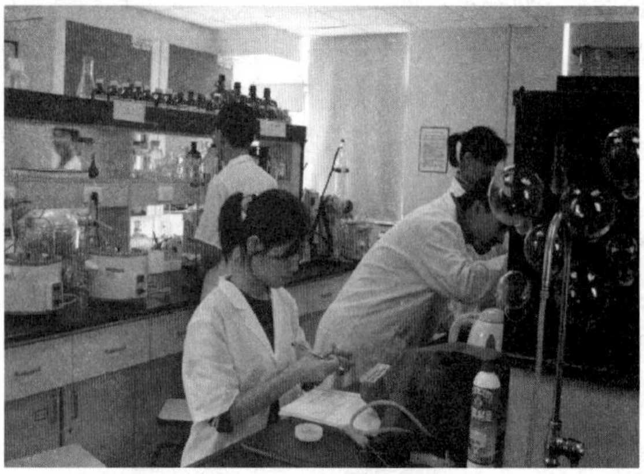

海洋天然产物化学实验室

地址：青岛市鱼山路5号　邮编：266003
电话：0532-82032951　传真：0532-82033054
E-mail：smp@ mail. ouc. edu. cn

（吕志华）

浙江大学-巴黎高师药物化学联合实验室　浙江大学-巴黎高师药物化学联合实验室依托浙江大学和巴黎高师的综合科研优势和药物化学科学领域雄厚的研究基础，于2004年“根据浙江大学与巴黎高等师范学校校际合作协议”筹备组建，由浙江大学原校长潘云鹤院士和巴黎高师原校长G. Ruget教授任实验室名誉主任，法国药学科学院张勇民院士和胡永洲教授任联合实验室主任。

实验室拥有工作人员30余名，其中高级职称25名，中级职称2名，初级及一般工作人员6名，实验室拥有研发场地1200平方米，设备有核磁共振波谱仪、液相色谱-质谱联用仪、三重四级杆质谱系统、药物分子设计和模拟软件、液相色谱仪、微波合成器、荧光分光光度计等，仪器设备总值超3000万元。实验室可共享浙江大学的图书和期刊资源，拥有各类文献数据库478个，中外文电子图书346.5万册，中外文电子期刊8.9万种。

实验室以创新药物研究为目标，同时开展药学基础研究；并针对重大疾病（恶性肿瘤、早老性痴呆、艾滋病、糖尿病、癫痫等）开展创新药物研究。实验室人员已在*J Am Chem Soc*、*J Med Chem*、*Eur J Med Chem*、*Cancer Res*、*Chem Commun*、*Org Lett*等国际知名期刊上发表论文发表SCI学术论文300余篇，申请发明专利100余项，6次荣获浙江省科学技术、科技进步和自然科学奖。“十一五”“十二五”期间，5个临床前候选药物获国家重大新药创制专项资助。获奖成果有：“基于分子靶点的抗肿瘤药物合用研究”项目2016年获浙江省自然科学奖三等奖；“维甲酸及其衍生物抗肿瘤作用研究”项目 2014 年获浙江省科学技术奖二等奖;“基于靶点的抗早老性痴呆创新药物的设计与开发”项目 2011 年获浙江省科技进步奖三等奖;“靶向拓扑异构酶 II 的抗肿瘤药物的发现和发展”项目 2011 年获浙江省科技进步奖二等奖;“靶向抗肿瘤药物的设计和发现”项目 2010 年获浙江省科学技术奖二等奖;“基于作用靶点的抗肿瘤药物活性评价方法的建立及应用”项目 2008 年获浙江省科技进步奖二等奖。

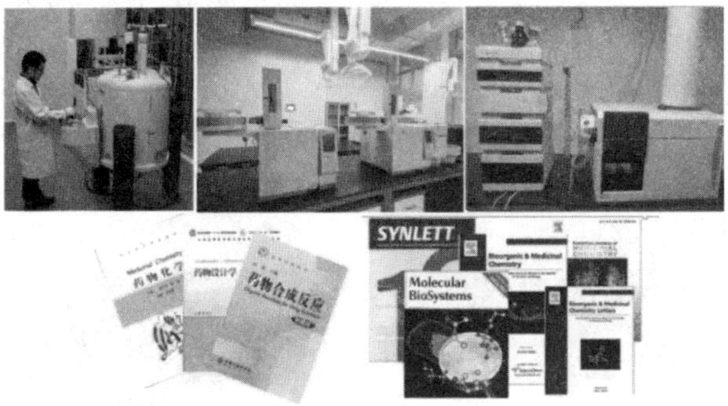

实验室和出版物一览

地址:浙江省杭州市西湖区余杭塘路 866 号浙江大学紫金港校区药学院　邮编:310058

电话:0571-88208829　传真:0571-88208829

E-mail:dongxw@ zju. edu. cn

(董晓武)

国家传染病诊断试剂与疫苗工程技术研究中心　国家传染病诊断试剂与疫苗工程技术研究中心(以下简称“中心”)是在福建省医学分子病毒学研究中心和厦门市生物药物工程技术研究中心的基础上,于 2005 年获科技部批准依托厦门大学和养生堂有限公司组建的,2009 年以“优秀”通过科技部的验收。同年,中心作为理事长单位牵头组建全国体外诊断产业技术创新战略联盟并成为全国试点联盟之一。2010 年中心被列为科技部国际合作基地。

中心现有师生员工 200 余名,其中教授 5 名、副教授 9 名,入选“千人计划”1 人、“万人计划”2 人、国家杰青 1 人。2008 年,中心入选教育部“传染病诊断与疫苗研究”创新团队并于 2014 年获得滚动支持。2013 年中心团队入选科技部“疫苗与体外诊断”创新团队,此外还获得“十一五”国家科技计划执行优秀团队奖(2011 年),首届全国创新争先奖(2017 年)。

中心现有实验室 10 000 平方米,拥有分子生物学实验室、细胞生物学实验室、生物安全实验室、结构生物学实验室、冷库等设施;拥有价值 8000 多万元的仪器设备,包括冰冻透射电子显微镜、高内涵细胞筛选成像分析系统、超高速流式细胞仪、高通量测序仪、分析型超速离心机、等温滴定量热仪、小动物活体成像仪、DNA 测序仪、生物分子相互作用系统等大型仪器设备。中心可享用学校图书资料,拥有纸质图书 410 多万册、电子图书 490 多万册。

中心在创新疫苗、诊断试剂、医疗器械、治疗性抗体四个研究领域开展研究,设有肝炎研究组、POCT 研究组、抗体工程研究组、临床研究组、结构疫苗学研究组、溶瘤病毒研究组、抗体治疗研究组、诊断试剂研究组、靶点研究及单克隆抗体研究组、感染机制研究组等 10 个研究组。

中心研制出全球首个重组戊肝疫苗并于 2012 年上市;已获得 100 余项注册证书并实现了产业转化;34 件发明专利,累计获得 57 项授权;承担了 863 计划、国家科技重大专项、科技支撑计划、国际科技合作、国家自然科学基金等各类国家级科研项目;在《新英格兰医学杂志》(*NEJM*)、《柳叶刀》(*Lancet*)、《自然·通讯》(*Nat. Commun*)、《美国科学院院刊》(*PNAS*)、《消化道》(*GUT*)等国际学术刊物发表论文 260 余篇。

“艾滋病毒重组抗原及第三代艾滋病毒抗体 EIA 诊断试剂盒的研制”2001 年获国家科学技术进步奖二等奖;“戊型肝炎病毒免疫优势构象性抗原决定簇的发现及其在诊断中的应用”2010 年获国家技术发明奖二等奖;“戊型肝炎病毒单克隆抗体及其用途”2012 年获国家知识产权局颁发的中国专利金奖。中心研究团队 2015 年荣获香港求是科技基金会“求是杰出科技成就集体奖”。

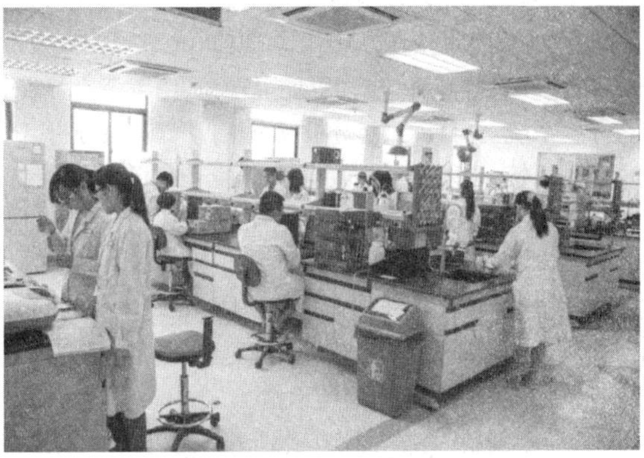

工作人员在实验室进行实验

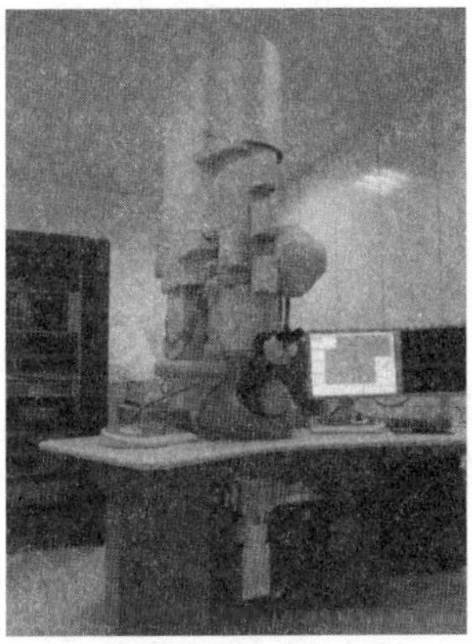

冰冻透射电子显微镜

地址:福建省厦门市翔安南路厦门大学　邮编:361102

电话:0592-2183111　传真:0592-2181258

E-mail:nidvd@ xmu. edu. cn

(阙玉琼)

甘肃省新药临床前研究重点实验室 甘肃省新药临床前研究重点实验室是依托兰州大学,联合多学科组建的甘肃省首批省级重点实验室之一。1999 年 5 月筹建,2002 年 10 月通过甘肃省科技厅验收批准正式成立。

实验室现有固定研究人员 73 人,其中教授 38 人,副教授 20 人,讲师 7 人,实验技术人员 8 人,56 人具有博士学位。研究人员中包括教育部长江学者特聘教授 1 人,国家"万人计划"领军人才 1 人,国家杰出青年科学基金获得者 1 人,教育部新世纪优秀人才支持计划 4 人,"千人计划"青年人才 2 人,甘肃省领军人才 4 人,甘肃省"333"科技人才工程和"555"创新人才工程人选 10 人,甘肃省青年教师成才奖获得者 7 人,甘肃青年科技奖获得者 3 人,全国"五一"劳动奖章获得者 1 人,甘肃省教学名师 1 人,目前已建成"多肽药物"教育部长江学者创新团队。实验室有 4 个博士点和 13 个硕士点,每年培养毕业硕士、博士研究生 60 余名。

实验室建筑面积 13 000m^2,仪器设备总值 6000 余万元。由药理学研究所、药物设计与合成研究所等 6 个二级机构实验平台,并建有 SPF 级动物实验楼和符合 GLP 规范的药物临床前安全性评价实验室。实验室具有激光共聚焦显微镜、流式细胞仪、毛细管电泳仪、MJ PTC220 PCR 仪、DNA 分析系统、红外荧光扫描成像、电动万能显微镜、倒置荧光显微镜、图像分析系统、全自动血液分析仪、全自动氨基酸分析、16 导生理记录系统、透射电子显微镜、扫描电子显微镜、净化细胞培养室以及低温实验室等多台大型仪器设备和设施。

实验室有四个主要研究方向:①药物化学与多肽药物研究;②新药活性筛选与药理毒理学研究;③基于中西医结合的新药和新剂型研究;④基于疾病细胞分子机制的创新药物研究。重点实验室近年来连续承担了"十一五""十二五"国家"重大新药创制"科技重大专项、"十二五"国家"重大传染病防治"科技重大专项子课题、国家自然科学基金重点项目、国家杰出青年科学基金、"863"课题、"973"前期专项和多项国家自然科学基金面上项目,以及科技部、教育部、甘肃省和企事业单位委托新药研究项目等各类项目,经费达 6590 万元。2010 年以来,在国内外学术刊物上发表学术论文 537 篇,其中 SCI 论文 396 篇,并出版专著与教材 17 部;获国家发明专利授权 40 项;以第一完成人获国家和省部级科技奖励多项:国家技术发明奖二等奖 1 项、国家自然科学奖二等奖 1 项、甘肃省自然科学奖一等奖 1 项、教育部自然科学奖一等奖 1 项、教育部科技进步奖一等奖 1 项、甘肃省技术发明奖一等奖 1 项、甘肃省科技进步奖一等奖 2 项、中国药学会科学技术奖一等奖 1 项、中西医结合学会科学技术奖一等奖 1 项。

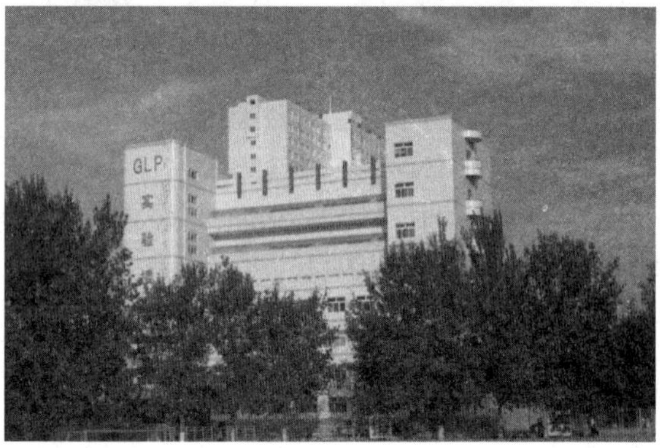

实验室外景

地址:甘肃省兰州市东岗西路 199 号 邮编:730000
电话:0931-8915098、8915890 传真:0931-8915522
E-mail:xylcq@ lzu. edu. cn

(杨雯乐)

药学教育

Pharmaceutical Education

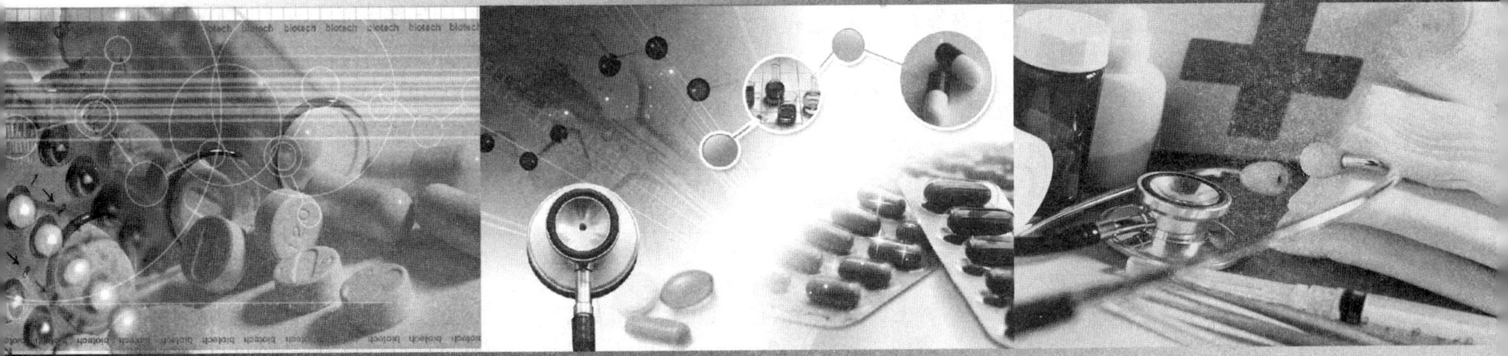

高等药学教育

药学院校(系)

2016年设置涉药本科专业的高等院校概况 截至2016年底,全国设置涉药本科专业(共15个专业:药学、临床药学、药物制剂、药物化学、药物分析、药事管理、中药学、中药制药、中药资源与开发、海洋药学、中草药栽培与鉴定、藏药学、蒙药学、制药工程、生物制药)的普通高等院校458所(见表1),其中综合院校137所,医药院校103所,理工院校101所,师范院校66所,农业院校28所,民族院校11所,财经院校10所,林业院校2所。

458所本科院校的地区分布:华北地区57所(其中北京市12所、天津市13所、河北省16所、山西省10所、内蒙古自治区6所);东北地区47所(其中辽宁省18所、吉林省14所、黑龙江省15所);华东地区141所(其中江苏省33所、浙江省23所、上海市10所、安徽省24所、山东省31所、江西省10所、福建省10所);华中地区81所(其中河南省28所、湖南省22所、湖北省31所);华南地区37所(其中广东省19所、广西壮族自治区15所、海南省3所);西南地区56所(其中重庆市8所、贵州省15所、四川省18所、云南省13所、西藏自治区2所);西北地区39所(其中陕西省17所、甘肃省10所、青海省2所、宁夏回族自治区4所、新疆维吾尔自治区6所)。

458所本科院校的管理体制分布:教育部主管35所,工业和信息化部主管2所,卫生部主管1所,国家民委主管6所,国务院侨办主管2所,新疆生产建设兵团主管2所,解放军总后勤部主管3所,省、自治区、直辖市主管407所。

表1 2016年设置有涉药本科专业的普通高等院校(440所)

学校名称	主管部门	学校类型	所在地	专业设置	专业创建年份
安徽大学	安徽省	综合	安徽	生物制药(生命科学学院)	2016
安徽工程大学	安徽省	理工	安徽	生物制药	2015
安徽工业大学	安徽省	理工	安徽	制药工程(化学与化工学院)	2008
安徽科技学院	安徽省	师范	安徽	药学、药物制剂、中药学(食品药品学院)	2001
安徽理工大学	安徽省	理工	安徽	药学(医学院);制药工程(化学工程学院)	2001
安徽农业大学	安徽省	农业	安徽	生物制药(生命科学学院)	2002
安徽师范大学	安徽省	师范	安徽	生物制药	2015
安徽新华学院	安徽省	理工	安徽	药学、药物制剂、制药工程(药学院)	2006
安徽医科大学	安徽省	医药	安徽	药学、临床药学、中药学(药学院)	1997
安徽医科大学临床医学院	安徽省	医药	安徽	药学	2005
安徽中医药大学	安徽省	医药	安徽	药学、药物制剂、药物分析、中药学、中药资源与开发、制药工程、生物制药(药学院)	1974
安康学院	陕西省	综合	陕西	制药工程	2015
安阳师范学院	河南省	师范	河南	制药工程(化学化工学院)	2007
蚌埠学院	安徽省	理工	安徽	制药工程、生物制药(生物与食品工程系)	2005
蚌埠医学院	安徽省	医药	安徽	药学、药物分析、制药工程(药学院)	2001
宝鸡文理学院	陕西省	师范	陕西	制药工程(化学化工学院)	2003
北方民族大学	国家民委	民族	宁夏	制药工程(化学与化学工程学院)	2007
北华大学	吉林省	综合	吉林	药学(药学院)	2002
北京城市学院	北京市	综合	北京	药学、中药学(生物医药学部)	2006
北京大学	教育部	综合	北京	药学(医学部药学院)	1941
北京化工大学	教育部	理工	北京	制药工程(生命科学与技术学院)	2000
北京理工大学	工业和信息化部	理工	北京	制药工程(化工与环境学院)	2002
北京联合大学	北京市	综合	北京	制药工程(生物化学工程学院)	2000
北京师范大学	教育部	师范	北京	药学	2015
北京石油化工学院	北京市	理工	北京	制药工程(化学工程学院)	2007
北京协和医学院	卫生部	医药	北京	药学	2015
北京中医药大学	教育部	医药	北京	药学、中药学、中药制药(中药学院)	1960
北京中医药大学东方学院	河北省	综合	河北	中药学、中药制药、中草药栽培与鉴定(中药系)	2005
滨州学院	山东省	综合	山东	生物制药(生物与环境工程学院)	2016
滨州医学院	山东省	医药	山东	药学、制药工程、生物制药(药学院);中药学	2004
亳州学院	安徽省	综合	安徽	制药工程(中药学院)	2016
常熟理工学院	江苏省	综合	江苏	生物制药(生物与食品工程学院)	2014
常州大学	江苏省	理工	江苏	药学、制药工程(制药与生命科学学院)	2002

（续表）

学校名称	主管部门	学校类型	所在地	专业设置	专业创建年份
常州大学怀德学院	江苏省	综合	江苏	制药工程（机械与化学工程系）	
长春工业大学	吉林省	理工	吉林	制药工程（化学工程学院）	2002
长春工业大学人文信息学院	吉林省	理工	吉林	制药工程（制药工程系）	2007
长春科技学院	吉林省	综合	吉林	中药学（生物食品学院）	
长春中医药大学	吉林省	医药	吉林	药学、药物制剂、中药学、中药制药、中药资源与开发、制药工程、生物制药（药学院）；药事管理（管理学院）	1980
长沙学院	湖南省	理工	湖南	生物制药（生物与环境工程系）	2013
长沙医学院	湖南省	医药	湖南	药学、药物制剂、药物分析（药学院）	2002
长治医学院	山西省	医药	山西	药学（药学系）	2002
巢湖学院	安徽省	师范	安徽	生物制药（化学与材料工程学院）	2014
成都理工大学	四川省	理工	四川	制药工程（材料与化学化工学院）	2002
成都学院	四川省	综合	四川	药学、制药工程（药学与生物工程学院）	2003
成都医学院	四川省	医药	四川	药学、药物制剂（药学院）；生物制药（生物医学系）	1993
成都中医药大学	四川省	医药	四川	药学、药物制剂、中药学、中药资源与开发、制药工程（药学院）；藏药学（民族医药学院）	1959
重庆大学	教育部	综合	重庆	药学、制药工程（化学化工学院）	2002
重庆工商大学	重庆市	综合	重庆	制药工程（环境与资源学院）	2010
重庆科技学院	重庆市	理工	重庆	制药工程（化学化工学院）	2010
重庆理工大学	重庆市	理工	重庆	药学、制药工程（药学与生物工程学院）	2003
重庆文理学院	重庆市	综合	重庆	制药工程（材料与化工学院）	2008
重庆医科大学	重庆市	医药	重庆	药学、临床药学、药物制剂（药学院）；中药学、中药制药（中医药学院）	1996
承德医学院	河北省	医药	河北	中药学（中药学系）	2002
赤峰学院	内蒙古自治区	综合	内蒙古	药学（医学院）	2007
滁州学院	安徽省	师范	安徽	制药工程（材料与化学工程学院）	2011
川北医学院	四川省	医药	四川	药学（药学院）	2010
大理大学	云南省	综合	云南	药学、临床药学、药物制剂（药学与化学学院）	1997
大连大学	辽宁省	综合	辽宁	中药学（医学院）；制药工程（生命科学与技术学院）	2000
大连理工大学	教育部	理工	辽宁	药学、制药工程（制药科学与技术学院）	2002
大连民族学院	国家民委	民族	辽宁	制药工程（生命科学学院）	2010
大连医科大学	辽宁省	医药	辽宁	药学、临床药学（药学院）；生物制药（基础医学院生物技术系）	1993
大连医科大学中山学院	辽宁省	医药	辽宁	药事管理（管理学院）	2013
大庆师范学院	黑龙江省	综合	黑龙江	生物制药（生物工程学院）	2012
德州学院	山东省	综合	山东	制药工程、生物制药（医药与护理学院）	2011
第二军医大学	中国人民解放军总后勤部	医药	上海	药学、中药学（药学院）	1949
第三军医大学	中国人民解放军总后勤部	医药	重庆	药学（药学院）	2007
第四军医大学	中国人民解放军总后勤部	医药	陕西	药学（药学系）	2000
电子科技大学中山学院	广东省	综合	广东	生物制药	2015
东北农业大学	黑龙江省	农业	黑龙江	制药工程（生命科学学院）	2003
东北师范大学	教育部	师范	吉林	药学	2014
东北师范大学人文学院	吉林省	综合	吉林	中药资源与开发	2004
东南大学	教育部	综合	江苏	化工与制药类（制药工程）（化学化工学院）	2001
东南大学成贤学院	江苏省	综合	江苏	药事管理、制药工程（化学与制药工程系）	2007
佛山科学技术学院	广东省	综合	广东	药学（医学院）	2005
福建农林大学	福建省	农业	福建	中药资源与开发（蜂学学院）；制药工程（植物保护学院）	2003
福建医科大学	福建省	医药	福建	药学、临床药学、药物制剂、药物分析、生物制药（药学院）	2000
福建中医药大学	福建省	医药	福建	药学、药物制剂、中药学、制药工程（药学院）	1988
福州大学	福建省	理工	福建	制药工程（化学学院）	2001
阜阳师范学院	安徽省	师范	安徽	生物制药	2015

（续表）

学校名称	主管部门	学校类型	所在地	专业设置	专业创建年份
复旦大学	教育部	综合	上海	药学（药学院）	1936
甘肃农业大学	甘肃省	农业	甘肃	中草药栽培与鉴定（农学院）	2003
甘肃医学院	甘肃省	医药	甘肃	中药学（中医药系）	2016
甘肃中医药大学	甘肃省	医药	甘肃	药学、药物制剂、中药学、中药资源与开发、中草药栽培与鉴定、中药制药（药学院）；藏药学（藏医学院）	1985
赣南医学院	江西省	医药	江西	药学、中药学、制药工程（药学院）	2005
广东工业大学	广东省	理工	广东	制药工程（轻工化工学院）	2003
广东海洋大学	广东省	农业	广东	制药工程（理学院）	2002
广东药科大学	广东省	医药	广东	药学、临床药学、药物制剂、药物化学、药物分析、药事管理、制药工程（药科学院）；中药学、中药制药、中药资源与开发、中草药栽培与鉴定（中药学院）；海洋药学、生物制药（生命科学与生物制药学院）	1978
广东医科大学	广东省	医药	广东	药学、中药学（药学院）	2003
广西大学	广西壮族自治区	综合	广西	制药工程、生物制药（化学化工学院）	2004
广西科技大学	广西壮族自治区	理工	广西	药学（医学院）；制药工程（生物与化学工程学院）	2004
广西民族大学	广西壮族自治区	民族	广西	中药制药、制药工程（化学化工学院）	2006
广西民族师范学院	广西壮族自治区	师范	广西	制药工程（化学与生物工程系）	2009
广西师范大学	广西壮族自治区	师范	广西	制药工程（化学与药学学院）	2006
广西师范大学漓江学院	广西壮族自治区	综合	广西	制药工程（理学系）	
广西医科大学	广西壮族自治区	医药	广西	药学、临床药学、中药资源与开发（药学院）	2001
广西中医药大学	广西壮族自治区	医药	广西	药学类（药学、药物制剂、制药工程）、临床药学、中药学类（中药学、中药资源与开发）（药学院）	1974
广西中医药大学赛恩斯新医药学院	广西壮族自治区	医药	广西	药学、药物制剂、中药学	2002
广州医科大学	广东省	医药	广东	药学、临床药学（药学院）	2003
广州中医药大学	广东省	医药	广东	药学、药物制剂、中药学、中药制药、中药资源与开发、制药工程（中药学院）	1975
贵阳学院	贵州省	综合	贵州	制药工程（食品与制药工程学院）；药学	1999
贵阳中医学院	贵州省	医药	贵州	药学、药物制剂、中药学、中药制药、中草药栽培与鉴定、制药工程、生物制药、中药资源与开发（药学院）	1975
贵阳中医学院时珍学院	贵州省	医药	贵州	中药学	2005
贵州大学	贵州省	综合	贵州	药物制剂、制药工程、药学（药学院）；中草药栽培与鉴定（农学院）	2002
贵州大学明德学院	贵州省	综合	贵州	制药工程（化学工程系）	
贵州工程应用技术学院	贵州省	师范	贵州	制药工程	2015
贵州理工学院	贵州省	理工	贵州	制药工程、生物制药（制药工程学院）	
贵州民族大学	贵州省	民族	贵州	药学、中药资源与开发、制药工程（民族医药学院）	2006
贵州师范学院	贵州省	师范	贵州	制药工程	2012
贵州医科大学	贵州省	医药	贵州	药学、药物制剂、中药学、临床药学（药学院）；药事管理（医药卫生管理学院）	1973
贵州医科大学神奇民族医药学院	贵州省	医药	贵州	药学（药学系）	2005
桂林医学院	广西壮族自治区	医药	广西	药学、临床药学、药物制剂（药学院）	1976
哈尔滨理工大学	黑龙江省	理工	黑龙江	制药工程（化学与环境工程学院）	2004
哈尔滨商业大学	黑龙江省	财经	黑龙江	药学、中药学、制药工程（药学院）	1976
哈尔滨师范大学	黑龙江省	师范	黑龙江	制药工程（化学化工学院）	2009
哈尔滨医科大学	黑龙江省	医药	黑龙江	药学、临床药学、药物制剂、药物分析、中药学（药学院）	2001
海南大学	海南省	综合	海南	药学（海洋学院）；化工与制药类（制药工程）（材料与化工学院）	2003
海南师范大学	海南省	师范	海南	制药工程（化学与化工学院）	2003
海南医学院	海南省	医药	海南	药学、中药学、海洋药学（药学院）	2001
邯郸学院	河北省	师范	河北	制药工程（化学化工与材料学院）	2013
杭州师范大学	浙江省	师范	浙江	药学（医学院）；制药工程（材料与化学化工学院）	2001
合肥工业大学	教育部	理工	安徽	制药工程（生物与医学工程学院）；药学	1996
合肥师范学院	安徽省	师范	安徽	制药工程（化学与化学工程学院）	2011

（续表）

学校名称	主管部门	学校类型	所在地	专业设置	专业创建年份
河北北方学院	河北省	医药	河北	药学、药物制剂、制药工程（药学系）；中药学（中医学院）	2002
河北大学	河北省	综合	河北	药学、药物制剂、中药学（药学院）	1996
河北工业大学	河北省	理工	天津	制药工程（化工学院）	1998
河北工业大学城市学院	河北省	理工	天津	制药工程	2005
河北科技大学	河北省	理工	河北	药学、药物制剂、制药工程（化学与制药工程学院）	1993
河北科技大学理工学院	河北省	理工	河北	药学类（药学、药物制剂）、化工与制药类（含制药工程）（工学二部）	2003
河北农业大学	河北省	农业	河北	中药学（农学院）；制药工程（生命科学学院）	2003
河北师范大学	河北省	师范	河北	药学（化学与材料科学学院）	2010
河北医科大学	河北省	医药	河北	药学、临床药学、药物制剂、药物分析、药物化学（药学院）	1972
河北中医学院	河北省	医药	河北	中药学、中药资源与开发、药学（药学院）；制药工程	2013
河池学院	广西壮族自治区	综合	广西	制药工程（化学与生物工程学院）	2010
河南城建学院	河南省	理工	河南	生物制药（生命科学与工程学院）	2012
河南大学	河南省	综合	河南	药学、临床药学、药物制剂、中药学（药学院）	1958
河南大学民生学院	河南省	财经	河南	药学、药物制剂（医学院）	2005
河南工业大学	河南省	理工	河南	制药工程（生物工程学院）	2011
河南科技大学	河南省	理工	河南	药学（医学院）；制药工程（化工与制药学院）；生物工程类（含生物制药）（食品与生物工程学院）	2003
河南科技学院	河南省	师范	河南	制药工程（化学化工学院）	2002
河南科技学院新科学院	河南省	理工	河南	制药工程（化学工程系）	2011
河南理工大学	河南省	理工	河南	药学（医学院）	2012
河南农业大学	河南省	农业	河南	药物制剂（牧医工程学院）；中药学（农学院）；制药工程（植物保护学院）	2002
河南师范大学	河南省	师范	河南	制药工程（化学化工学院）	2010
河南中医药大学	河南省	医药	河南	药学、药物制剂、中药学、中药制药、中药资源与开发、制药工程（药学院）	1959
河西学院	甘肃省	综合	甘肃	药学（医学院）	2014
菏泽学院	山东省	综合	山东	制药工程、生物制药（药物科学与技术系）	2009
黑龙江八一农垦大学	黑龙江省	农业	黑龙江	制药工程（生命科学技术学院）	2004
黑龙江大学	黑龙江省	综合	黑龙江	制药工程（化学化工与材料学院）；生物制药（生命科学学院）	2002
黑龙江中医药大学	黑龙江省	医药	黑龙江	药学、药物制剂、药物分析、中药学、中药制药、中药资源与开发、制药工程（药学院）	1972
湖北大学	湖北省	综合	湖北	药学（生命科学学院）；制药工程	2012
湖北第二师范学院	湖北省	师范	湖北	生物制药（化学与生命科学学院）	2014
湖北工程学院	湖北省	综合	湖北	药学（生命科学技术学院）	2011
湖北工业大学	湖北省	理工	湖北	轻工类（含制药工程）（食品与制药工程学院）	2000
湖北科技学院	湖北省	综合	湖北	药学、药物制剂、临床药学（药学院）	1996
湖北理工学院	湖北省	理工	湖北	药学（医学院）	2004
湖北民族学院	湖北省	民族	湖北	中药学（中医药学院）；制药工程（化学与环境工程学院）；生物制药（生物科学与技术学院）	2002
湖北民族学院科技学院	湖北省	理工	湖北	中药学（中医药学院）；制药工程（化学与环境工程学院）	2005
湖北医药学院	湖北省	医药	湖北	药学、中药制药、制药工程（药学院）	2002
湖北医药学院药护学院	湖北省	医药	湖北	药学、制药工程	2005
湖北中医药大学	湖北省	医药	湖北	药学、药物制剂、中药学、中药制药、中药资源与开发、制药工程（药学院）	1971
湖南科技大学	湖南省	综合	湖南	制药工程（化学化工学院）	2008
湖南科技大学潇湘学院	湖南省	综合	湖南	制药工程	2010
湖南科技学院	湖南省	综合	湖南	制药工程（化学与生物工程学院）	2009
湖南理工学院	湖南省	理工	湖南	制药工程（化学化工学院）	2002
湖南理工学院南湖学院	湖南省	理工	湖南	制药工程（建筑与化学工程系）	2005
湖南农业大学	湖南省	农业	湖南	中药资源与开发（园艺园林学院）	2005
湖南师范大学	湖南省	师范	湖南	药学（医学院）；制药工程（化学化工学院）	2002
湖南师范大学树达学院	湖南省	师范	湖南	药学（医学系）、制药工程（理工系）	2004
湖南医药学院	湖南省	医药	湖南	药学、中药学（药学院）	2015
湖南中医药大学	湖南省	医药	湖南	药学、药物制剂、中药学、中药资源与开发、制药工程（药学院）	1975

（续表）

学校名称	主管部门	学校类型	所在地	专业设置	专业创建年份
湖南中医药大学湘杏学院	湖南省	医药	湖南	药学、药物制剂、中药学、制药工程（药学部）	2005
湖州师范学院	浙江省	师范	浙江	生物科学类（含制药工程）（生命科学学院）	2004
湖州师范学院求真学院	浙江省	师范	浙江	生物科学类（含制药工程）（生命科学系）	2005
华北理工大学	河北省	综合	河北	药学类（药学、药物制剂）、中药学（药学院）	1998
华北理工大学冀唐学院	河北省	医药	河北	药学（药学系）	2005
华东理工大学	教育部	理工	上海	药学、药物制剂、制药工程（药学院）	1952
华南理工大学	教育部	理工	广东	制药工程（化学与化工学院）；生物制药（生物科学与工程学院）	1997
华南农业大学	广东省	农业	广东	制药工程（材料与能源学院）	2004
华侨大学	国务院侨办	综合	福建	药学（生物医学学院）；制药工程（化工学院）	2003
华中科技大学	教育部	综合	湖北	药学（同济医学院药学院）、生物制药（生命科学与技术学院）	1972
怀化学院	湖南省	综合	湖南	制药工程（化学与材料工程学院）、生物制药（生物与食品工程学院）	2004
淮北师范大学	安徽省	师范	安徽	制药工程（化学与材料科学学院）	2016
淮海工学院	江苏省	理工	江苏	药物制剂、制药工程（药学院）	2002
淮南师范学院	安徽省	师范	安徽	生物制药（生物工程学院）	2014
淮阴工学院	江苏省	理工	江苏	制药工程（化学工程学院）	2002
黄冈师范学院	湖北省	师范	湖北	制药工程（化工学院）	2002
黄河科技学院	河南省	理工	河南	药学、药物制剂（医学院）	2004
黄淮学院	河南省	师范	河南	制药工程（化学化工系）	2014
黄山学院	安徽省	师范	安徽	制药工程（化学化工学院）	2004
吉林大学	教育部	综合	吉林	药学、临床药学（药学院）；药物制剂、制药工程、生物制药（生命科学学院）	1993
吉林大学珠海学院	广东省	综合	广东	药物制剂、中药学、制药工程（化学与药学系）	2006
吉林化工学院	吉林省	理工	吉林	药物制剂、制药工程、生物制药（化学与制药工程学院）	1997
吉林农业大学	吉林省	农业	吉林	中药学、中药资源与开发、药学（中药材学院）；制药工程（生命科学学院）	1958
吉林农业科技学院	吉林省	农业	吉林	药物制剂、中药学、中药资源与开发、中草药栽培与鉴定（中药学院）；制药工程（制药工程学院）	2004
吉林医药学院	吉林省	医药	吉林	药学、药物制剂、生物制药（药学院）	1986
吉首大学	湖南省	综合	湖南	制药工程（化学化工学院）；药学	2011
济南大学	山东省	综合	山东	药学、制药工程（医学与生命科学学院）	2002
济宁学院	山东省	师范	山东	生物制药	2015
济宁医学院	山东省	医药	山东	药学、药物制剂、中药学、制药工程、生物制药（药学院）	2000
暨南大学	国务院侨办	综合	广东	药学、中药学、生物制药（药学院）；药学（国际学院）	2001
佳木斯大学	黑龙江省	综合	黑龙江	药学、药物分析、制药工程（药学院）	1976
嘉兴学院	浙江省	财经	浙江	药学（医学院）；化工与制药类（制药工程）（生物与化学工程学院）	2000
嘉应学院	广东省	综合	广东	药学（医学院）	2005
江汉大学	湖北省	综合	湖北	药学（医学院）	2012
江汉大学文理学院	湖北省	财经	湖北	药学	2015
江南大学	教育部	综合	江苏	制药工程（药学院）	2003
江苏大学	江苏省	综合	江苏	药学、药物制剂、制药工程（药学院）	1998
江苏第二师范学院	江苏省	师范	江苏	生物制药（生命科学与化学化工学院）	2016
江苏师范大学	江苏省	师范	江苏	制药工程（化学化工学院）；生物制药（生命科学学院）	2002
江苏师范大学科文学院	江苏省	综合	江苏	制药工程	2007
江西科技师范大学	江西省	师范	江西	药学、药物制剂、制药工程（药学院）	2004
江西农业大学	江西省	农业	江西	制药工程（生物科学与工程学院）	2003
江西中医药大学	江西省	医药	江西	药学、药物制剂、中药学、中药制药、中药资源与开发、制药工程（药学院）；药学（经济与管理学院）	1973
江西中医药大学科技学院	江西省	医药	江西	药学、药物制剂、中药学、中草药栽培与鉴定、制药工程（药学系）	2005
荆楚理工学院	湖北省	理工	湖北	制药工程（化工与药学院）	2005
锦州医科大学	辽宁省	医药	辽宁	药学（药学院）	2002
井冈山大学	江西省	综合	江西	药学（基础医学与药学院）	1993
九江学院	江西省	综合	江西	药学、药物制剂（医学部）；制药工程	1998
凯里学院	贵州省	综合	贵州	制药工程（化学与材料工程学院）	2011

（续表）

学校名称	主管部门	学校类型	所在地	专业设置	专业创建年份
昆明理工大学	云南省	理工	云南	制药工程（生命科学与技术学院）	2000
昆明学院	云南省	综合	云南	药学（医学院）	2004
昆明医科大学	云南省	医药	云南	药学、临床药学、药物制剂（药学院）	1996
昆明医科大学海源学院	云南省	医药	云南	药学（药学系）	2005
兰州大学	教育部	综合	甘肃	药学（药学院）	1959
兰州理工大学	甘肃省	理工	甘肃	制药工程（生命科学与工程学院）	2004
乐山师范学院	四川省	师范	四川	制药工程	2015
丽水学院	浙江省	师范	浙江	生物制药（生态学院）	2012
辽宁大学	辽宁省	综合	辽宁	制药工程（药学院）	2003
辽宁何氏医学院	辽宁省	医药	辽宁	药学、制药工程（药学院）；药事管理	2011
辽宁科技学院	辽宁省	理工	辽宁	制药工程（生物医药与化学工程学院）	2004
辽宁师范大学	辽宁省	师范	辽宁	药学、药物化学（化学化工学院）	2004
辽宁医学院医疗学院	辽宁省	医药	辽宁	药学	2005
辽宁中医药大学	辽宁省	医药	辽宁	药学、药物制剂、中药学、中草药栽培与鉴定、制药工程（药学院）	1973
辽宁中医药大学杏林学院	辽宁省	医药	辽宁	中药学、中药资源与开发、制药工程（药学系）；药事管理	2005
聊城大学	山东省	综合	山东	制药工程、生物制药（药学院）	2011
临沂大学	山东省	综合	山东	药学、制药工程、中药学（药学院）	2005
岭南师范学院	广东省	师范	广东	制药工程（化学化工学院）	2004
陇东学院	甘肃省	师范	甘肃	生物制药	2015
鲁东大学	山东省	综合	山东	生物制药	2015
洛阳师范学院	河南省	师范	河南	制药工程（食品与药品学院）	2016
绵阳师范学院	四川省	师范	四川	生物制药（生命科学技术学院）	2013
牡丹江师范学院	黑龙江省	师范	黑龙江	制药工程（生命科学与技术学院）	2009
牡丹江医学院	黑龙江省	医药	黑龙江	药学、药物制剂、制药工程（药学院）	2003
南昌大学	江西省	综合	江西	药学、临床药学（医学部）；制药工程（资源环境与化工学院）	2001
南昌大学科学技术学院	江西省	综合	江西	制药工程（理工学科部）	2005
南方医科大学	广东省	医药	广东	药学、临床药学、药物制剂（药学院）；中药学、中药制药、制药工程（中医药学院）	1951
南华大学	湖南省	综合	湖南	药学、药物制剂（药学与生命科学学院）；制药工程（化学化工学院）	2002
南华大学船山学院	湖南省	理工	湖南	药学、制药工程	2003
南京大学金陵学院	江苏省	综合	江苏	制药工程（化学与生命科学学院）	2016
南京工业大学	江苏省	理工	江苏	药学、药物制剂（药学院）；制药工程（生物与制药工程学院）	1996
南京工业大学浦江学院	江苏省	综合	江苏	药物制剂	2006
南京理工大学	工业和信息化部	理工	江苏	化工与制药类（含制药工程）（化工学院）	1997
南京理工大学泰州科技学院	江苏省	理工	江苏	制药工程（化工学院）	2006
南京林业大学	江苏省	林业	江苏	生物制药（化学工程学院）	2003
南京农业大学	教育部	农业	江苏	中药学（园艺学院）	1996
南京师范大学泰州学院	江苏省	师范	江苏	制药工程（化学与生物工程学院）	2009
南京医科大学	江苏省	医药	江苏	药学、临床药学（药学院）	2002
南京医科大学康达学院	江苏省	综合	江苏	药学、药物制剂（药学部）	2007
南京中医药大学	江苏省	医药	江苏	药学、药物制剂、中药学、中药制药、中药资源与开发、制药工程（药学院）；药事管理（卫生经济管理学院）	1960
南京中医药大学翰林学院	江苏省	综合	江苏	药学、药物制剂、药事管理、中药学、中药资源与开发、制药工程、生物制药	2007
南开大学	教育部	综合	天津	药学（药学院）	2002
南通大学	江苏省	综合	江苏	药学、药物制剂（药学院）	2005
南阳理工学院	河南省	理工	河南	中药学（张仲景国医国药学院）	2008
南阳师范学院	河南省	师范	河南	制药工程（化学与制药工程学院）	2006
内蒙古工业大学	内蒙古自治区	理工	内蒙古	制药工程（化工学院）	2002
内蒙古科技大学包头医学院	内蒙古自治区	综合	内蒙古	药学（药学院）	2005

（续表）

学校名称	主管部门	学校类型	所在地	专业设置	专业创建年份
内蒙古民族大学	内蒙古自治区	综合	内蒙古	药物制剂、蒙药学（蒙医药学院）	1987
内蒙古农业大学	内蒙古自治区	农业	内蒙古	制药工程（生命科学学院）	2006
内蒙古医科大学	内蒙古自治区	医药	内蒙古	药学、临床药学、药物制剂、中药学、中药资源与开发、制药工程（药学院）；蒙药学（蒙医药学院）	1977
宁夏大学	宁夏回族自治区	综合	宁夏	制药工程（化学化工学院）	2002
宁夏理工学院	宁夏回族自治区	综合	宁夏	制药工程（文理学院）	2014
宁夏医科大学	宁夏回族自治区	医药	宁夏	药学、临床药学、中药学（药学院）	2002
平顶山学院	河南省	师范	河南	药学（医学院）	2012
莆田学院	福建省	综合	福建	药学（药学与医学技术学院）	2002
齐鲁工业大学	山东省	理工	山东	药物制剂、制药工程（化学与制药工程学院）	2002
齐鲁师范学院	山东省	师范	山东	制药工程	2015
齐鲁医药学院	山东省	医药	山东	药学、药物制剂、中药学（药学院）	2009
齐齐哈尔大学	黑龙江省	综合	黑龙江	制药工程（化学与化学工程学院）	2001
齐齐哈尔医学院	黑龙江省	医药	黑龙江	药学类（含药学、中药学、药物制剂、临床药学）、制药工程（药学院）	2003
钦州学院	广西壮族自治区	综合	广西	生物制药	2015
青岛大学	山东省	综合	山东	药学（药学院）	2002
青岛科技大学	山东省	理工	山东	药物制剂、制药工程（化工学院）	1997
青岛农业大学	山东省	农业	山东	药学、制药工程（化学与药学院）	2002
青海大学	青海省	综合	青海	药学、中药学（医学院）；制药工程（化工学院）	2001
青海民族大学	青海省	民族	青海	药学、药物制剂（药学院）	2002
清华大学	教育部	理工	北京	药学（药学院）	2009
曲阜师范大学	山东省	师范	山东	制药工程（化学与化工学院）	2011
曲靖师范学院	云南省	师范	云南	制药工程（化学与环境科学学院）	2016
泉州师范学院	福建省	师范	福建	制药工程（化工与材料学院）	2014
三峡大学	湖北省	综合	湖北	药学（医学院）；制药工程（生物与制药学院）	2010
三峡大学科技学院	湖北省	理工	湖北	制药工程	2015
厦门大学	教育部	综合	福建	药学（药学院）	2003
厦门华厦学院	福建省	综合	福建	制药工程	2015
山东大学	教育部	综合	山东	药学类（含药学、制药工程）、临床药学（药学院）	1925
山东大学威海分校	教育部	综合	山东	药学（海洋学院）	
山东理工大学	山东省	理工	山东	制药工程（生命科学学院）	2016
山东农业大学	山东省	农业	山东	中药资源与开发（农学院）；制药工程（农药方向）（植物保护学院）；制药工程（兽药方向）（动物科技学院）	2002
山东师范大学	山东省	师范	山东	制药工程（化学化工与材料科学学院）	2004
山东现代学院	山东省	综合	山东	药学（医学院）	2016
山东中医药大学	山东省	医药	山东	药学、药物制剂、中药学、中草药栽培与鉴定、制药工程（药学院）	1976
山西大同大学	山西省	综合	山西	制药工程（化学与环境工程学院）	2014
山西农业大学	山西省	农业	山西	中药资源与开发（生命科学学院）；制药工程（农学院）	2005
山西医科大学	山西省	医药	山西	药学、临床药学、中药学、药物制剂（药学院）；生物制药（基础医学院）	1980
山西中医学院	山西省	医药	山西	药学、药物分析、中药学、制药工程、生物制药（中药学院）	2000
陕西服装工程学院	陕西省	理工	陕西	制药工程、生物制药（医药工程学院）	2011
陕西国际商贸学院	陕西省	财经	陕西	药学、药物制剂、中药学、制药工程（医药学院）	2002
陕西科技大学	陕西省	理工	陕西	药物制剂、制药工程（食品与生物工程学院）	1985
陕西科技大学镐京学院	陕西省	理工	陕西	药物制剂（医药工程学院）	2006
陕西中医药大学	陕西省	医药	山西	药学、药物制剂、中药学、中药制药、中药资源与开发、制药工程（药学院）	1978
商洛学院	陕西省	综合	陕西	制药工程（生物医药与食品工程学院）	2006
上海工程技术大学	上海市	理工	上海	药物化学、制药工程（化学化工学院）	2003
上海海洋大学	上海市	农业	上海	生物制药	2015
上海健康医学院	上海市	医药	上海	药学	2015
上海交通大学	教育部	综合	上海	药学（药学院）	2000
上海理工大学	上海市	理工	上海	药物制剂、化工与制药类（医疗器械与食品学院）	2003
上海应用技术大学	上海市	理工	上海	制药工程（化学与环境工程学院）	2006

（续表）

学校名称	主管部门	学校类型	所在地	专业设置	专业创建年份
上海中医药大学	上海市	医药	上海	药学、中药学（中药学院）	1972
邵阳学院	湖南省	理工	湖南	制药工程（生物与化学工程系）	2014
绍兴文理学院	浙江省	师范	浙江	药学（化学化工学院）	2002
绍兴文理学院元培学院	浙江省	师范	浙江	药学（医药与健康系）	2005
深圳大学	广东省	综合	广东	药学（医学部）	2012
沈阳化工大学	辽宁省	理工	辽宁	制药工程（制药与生物工程学院）	2002
沈阳化工大学科亚学院	辽宁省	理工	辽宁	制药工程（化学工程系）	2005
沈阳农业大学	辽宁省	农业	辽宁	中草药栽培与鉴定（园艺学院）	2004
沈阳药科大学	辽宁省	医药	辽宁	药学、药物制剂、药物分析（药学院）；药物化学、制药工程（制药工程学院）；临床药学、生物制药（生命科学与生物制药学院）；中药学、中药制药、中药资源与开发（中药学院）；药事管理（工商管理学院）	1931
石河子大学	新疆生产建设兵团	综合	新疆	药学、中药学、制药工程、临床药学（药学院）	1984
石家庄学院	河北省	师范	河北	药物制剂、制药工程（化工学院）	2004
首都医科大学	北京市	医药	北京	药学、临床药学（化学生物学与药学院）；中药学（中医药学院）	2002
四川大学	教育部	综合	四川	药学、临床药学（华西药学院）；制药工程（化学工程学院）	1932
四川理工学院	四川省	理工	四川	制药工程、生物制药（化学工程学院）	2002
四川农业大学	四川省	农业	四川	药学、药物制剂（动物医学院）、中草药栽培与鉴定（农学院）	2002
四川文理学院	四川省	综合	四川	制药工程（化学化工学院）	2010
苏州大学	江苏省	综合	江苏	药学、中药学、生物制药（药学院）	1996
绥化学院	黑龙江省	综合	黑龙江	制药工程（食品与制药工程学院）	2007
塔里木大学	新疆生产建设兵团	综合	新疆	生物制药（生命科学学院）	2016
台州学院	浙江省	综合	浙江	制药工程（医药化工学院）	2002
太原工业学院	山西省	理工	山西	制药工程（化学与化工系）	2003
太原科技大学	山西省	理工	山西	制药工程（化学与生物工程学院）	2005
太原理工大学	山西省	理工	山西	药物制剂、制药工程（化学化工学院）	1996
泰山学院	山东省	综合	山东	制药工程（化学化工学院）	2011
泰山医学院	山东省	医药	山东	药学、临床药学、药物制剂、中药学（药学院）；制药工程（化学与制药工程学院）；生物制药（生命科学学院）	2002
泰州学院	江苏省	师范	江苏	制药工程、生物制药（医药与化学化工学院）	2015
天津大学	教育部	理工	天津	药学（药物科学与技术学院）；制药工程（化工学院）	1998
天津工业大学	天津市	理工	天津	制药工程（环境与化学工程学院）	2004
天津科技大学	天津市	理工	天津	制药工程（生物工程学院）	2001
天津理工大学	天津市	理工	天津	制药工程（化学化工学院）	2000
天津农学院	天津市	农业	天津	生物制药（基础科学学院）	2006
天津商业大学	天津市	财经	天津	药事管理、制药工程（生物技术与食品科学学院）	2001
天津天狮学院	天津市	综合	天津	药学	2015
天津医科大学	天津市	医药	天津	药学、临床药学、药物制剂（药学院）	1978
天津医科大学临床医学院	天津市	医药	天津	药学（法学药学系）	2005
天津中医药大学	天津市	医药	天津	药学、临床药学、药物制剂、中药学、中药制药、中药资源与开发、制药工程（中药学院）	1985
通化师范学院	吉林省	师范	吉林	药物制剂、中药学、制药工程（制药与食品科学学院）	2000
铜仁学院	贵州省	综合	贵州	制药工程（材料与化学工程学院）	2010
皖南医学院	安徽省	医药	安徽	药学、药物制剂、制药工程、临床药学（药学院）	2003
皖西学院	安徽省	师范	安徽	药物制剂、制药工程（生物与制药工程学院）	2004
潍坊学院	山东省	综合	山东	制药工程（生物与农业工程学院）	2011
潍坊医学院	山东省	医药	山东	药学（药学院）；生物制药（生物科学与技术学院）	2004
温州大学	温州市	综合	浙江	生物制药（生命与环境科学学院）	2016
天水师范学院	甘肃省	师范	甘肃	生物制药（生物工程与技术学院）	2016
温州医科大学	浙江省	医药	浙江	药学类（含药学、中药学、制药工程）、临床药学、生物制药（药学院）	2001
温州医科大学仁济学院	浙江省	医药	浙江	药学类（含药学、中药学）（药学部）	2005

（续表）

学校名称	主管部门	学校类型	所在地	专业设置	专业创建年份
文山学院	云南省	师范	云南	制药工程	2014
梧州学院	广西壮族自治区	综合	广西	制药工程(化学工程与资源再利用学院)	2010
武昌理工学院	湖北省	理工	湖北	制药工程(生命科学学院);药学	2011
武汉大学	教育部	综合	湖北	药学类(药学、生物制药)(药学院)	1993
武汉东湖学院	湖北省	理工	湖北	生物制药(生命科学与化学学院)	2013
武汉工程大学	湖北省	理工	湖北	生物科学类(含药物制剂)、化工与制药类(含制药工程)(化工与制药学院)	1972
武汉工程大学邮电与信息工程学院	湖北省	理工	湖北	药物制剂、制药工程(化工与材料学部)	2005
武汉工商学院	湖北省	财经	湖北	生物制药(环境与生物工程学院)	2014
武汉科技大学	湖北省	理工	湖北	药学(医学院)	2004
武汉科技大学城市学院	湖北省	理工	湖北	药物制剂(医学部)	2012
武汉理工大学	教育部	理工	湖北	制药工程、生物制药(化工化学与生命科学学院)	2000
武汉理工大学华夏学院	湖北省	理工	湖北	制药工程、生物制药(化学与制药工程系)	2005
武汉轻工大学	湖北省	理工	湖北	药物制剂、制药工程、生物制药(生物与制药工程学院)	2002
武汉生物工程学院	湖北省	理工	湖北	中药学、制药工程、药学(药学院)	2005
西安交通大学	教育部	综合	陕西	药学、制药工程、临床药学(医学院)	1971
西安理工大学	陕西省	理工	陕西	制药工程(理学院)	2002
西安培华学院	陕西省	财经	陕西	药学(医学院)	2006
西安外事学院	陕西省	财经	陕西	药学	2015
西安医学院	陕西省	医药	陕西	药学、中药学(药学院)	1994
西北大学	陕西省	综合	陕西	制药工程(化工学院)	1937
西北大学现代学院	陕西省	理工	陕西	制药工程	2005
西北民族大学	国家民委	民族	甘肃	制药工程(化工学院)	2003
西北农林科技大学	教育部	农业	陕西	制药工程(植物保护学院)	2002
西北师范大学	甘肃省	师范	甘肃	制药工程(生命科学学院)	2002
西藏藏医学院	西藏自治区	医药	西藏	藏药学(藏药系)	2001
西藏大学	西藏自治区	综合	西藏	药学(医学院)	2005
西昌学院	四川省	综合	四川	制药工程	2015
西华大学	四川省	综合	四川	制药工程(食品与生物工程学院)	2002
西南大学	重庆市	综合	重庆	药学、制药工程(药学院)	2002
西南交通大学	教育部	理工	四川	制药工程(生命科学与工程学院)	2002
西南科技大学	四川省	理工	四川	制药工程(生命科学与工程学院)	2002
西南民族大学	国家民委	民族	四川	药学、药物制剂、中药学、制药工程(药学院);藏药学(藏学学院)	2002
西南医科大学	四川省	医药	四川	药学、临床药学、中药学(药学院)	2001
厦门医学院	福建省	医药	福建	药学、生物制药、中药学(药学系)	2016
湘南学院	湖南省	理工	湖南	药学、制药工程(化学生物与环境工程学院)	2004
湘潭大学	湖南省	综合	湖南	药学(化学学院);制药工程(化工学院)	2001
湘潭大学兴湘学院	湖南省	综合	湖南	制药工程(工程系)	2005
新疆农业大学	新疆维吾尔自治区	农业	新疆	药学(食品科学与药学学院)	2003
新疆农业大学科学技术学院	新疆维吾尔自治区	农业	新疆	药学(生物科学系)	2007
新疆医科大学	新疆维吾尔自治区	医药	新疆	药学、临床药学(药学院);中药学(中医学院)	1978
新疆医科大学厚博学院	新疆维吾尔自治区	医药	新疆	药学	2015
新乡学院	河南省	理工	河南	制药工程(化学化工学院)	2007
新乡医学院	河南省	医药	河南	药学、药物制剂、临床药学(药学院)	2002
新乡医学院三全学院	河南省	医药	河南	药学、药物制剂、制药工程(药学院);生物制药(生命科学与技术学院)	
信阳农林学院	河南省	农业	河南	制药工程	2015
信阳师范学院	河南省	师范	河南	生物制药(生命科学学院)	2011
徐州医科大学	江苏省	医药	江苏	药学、临床药学、药物制剂(药学院)	2001
许昌学院	河南省	理工	河南	制药工程	2015
烟台大学	山东省	综合	山东	药学、制药工程(药学院)	2000

（续表）

学校名称	主管部门	学校类型	所在地	专业设置	专业创建年份
延安大学西安创新学院	陕西省	综合	陕西	制药工程(医学系)	2006
延边大学	吉林省	综合	吉林	药学类(药学、药物制剂)(药学院)	1976
盐城工学院	江苏省	理工	江苏	制药工程(化学化工学院)	2005
盐城师范学院	江苏省	师范	江苏	制药工程、生物制药(药学院	2005
燕京理工学院	河北省	综合	河北	制药工程(化工与材料工程学院)	
扬州大学	江苏省	综合	江苏	药学(医学院);制药工程(化学化工学院)	2000
扬州大学广陵学院	江苏省	综合	江苏	制药工程(化工与医药系)	2007
宜宾学院	四川省	综合	四川	制药工程(化学与化工学院)	2008
宜春学院	江西省	综合	江西	药学、制药工程(化学与生物工程学院)	2002
右江民族医学院	广西壮族自治区	医药	广西	药学、中药学(药学院)	2003
玉林师范学院	广西壮族自治区	师范	广西	制药工程、生物制药(生物与制药学院)	2006
云南大学	云南省	综合	云南	制药工程(化学科学与工程学院)	2002
云南经济管理学院	云南省	财经	云南	药学	2015
云南民族大学	云南省	民族	云南	药物分析、制药工程(民族医药学院)	2009
云南农业大学	云南省	农业	云南	中草药栽培与鉴定(农学与生物技术学院)	2002
云南师范大学	云南省	师范	云南	制药工程(化学化工学院)	2010
云南中医学院	云南省	医药	云南	药学、药物制剂、中药学、中药资源与开发、中草药栽培与鉴定、制药工程(中药学院)	1978
枣庄学院	山东省	综合	山东	制药工程(生命科学学院)	2010
张家口学院	河北省	综合	河北	药学	2015
肇庆学院	广东省	综合	广东	制药工程(化学化工学院)	2003
浙江大学	教育部	综合	浙江	药学类(药学、药物制剂)、中药学(药学院);制药工程(化学工程与生物工程学院)	1913
浙江大学城市学院	浙江省	理工	浙江	药学(医学院)	2005
浙江大学宁波理工学院	浙江省	理工	浙江	制药工程(生物与化学工程学院)	2005
浙江工业大学	浙江省	理工	浙江	药学类(药学、药物制剂、中药学、制药工程)(药学院)	1997
浙江海洋大学	浙江省	农业	浙江	药学、生物制药(食品与医药学院)	2005
浙江科技学院	浙江省	理工	浙江	制药工程(生物与化学工程学院/轻工学院)	2002
浙江理工大学	浙江省	理工	浙江	生物制药(生命科学学院)	2010
浙江农林大学	浙江省	林业	浙江	中药学(林业与生物技术学院)	2002
浙江万里学院	浙江省	理工	浙江	生物制药(生物与环境学院)	2014
浙江中医药大学	浙江省	医药	浙江	药学、药物制剂、中药学、中草药栽培与鉴定(药学院);制药工程(生命科学学院)	1986
浙江中医药大学滨江学院	浙江省	医药	浙江	药学、药物制剂、中药学、制药工程	
郑州大学	河南省	综合	河南	药学、药物制剂(药学院);制药工程(化学与能源学院)	1992
郑州工业应用技术学院	河南省	理工	河南	药学、药物制剂(药学院)	2001
郑州师范学院	河南省	师范	河南	中药资源与开发(生命科学学院)	2016
中北大学	山西省	理工	山西	制药工程(化工与环境学院)	2003
中国海洋大学	教育部	综合	山东	药学(医药学院)	1997
中国计量大学	浙江省	理工	浙江	药学(生命科学学院)	2004
中国药科大学	教育部	医药	江苏	药学、临床药学、药物制剂、药物化学、药物分析(药学院);药事管理(国际医药商学院);中药学、中药制药、中药资源与开发(中药学院);海洋药学、生物制药(生命科学与技术学院);制药工程(工学院)	1936
中国医科大学	辽宁省	医药	辽宁	药学、临床药学、药物制剂、制药工程(药学院)	2003
中南大学	教育部	综合	湖南	药学(药学院);制药工程(化学化工学院)	1996
中南民族大学	国家民委	民族	湖北	药学、药物制剂、药物分析(药学院);生物制药(生命科学学院)	2003
中山大学	教育部	综合	广东	药学(药学院)	1995
中山大学新华学院	广东省	综合	广东	药学(药学系)	2005
中央民族大学	国家民委	民族	北京	制药工程(生命与环境科学学院)	2002
周口师范学院	河南省	师范	河南	河南生物制药(生命科学与农学学院)	2016
遵义医学院	贵州省	医药	贵州	药学类(药物制剂、药学)临床药学、制药工程(药学院)	1997
遵义医学院医学与科技学院	贵州省	医药	贵州	药学、药物制剂、制药工程(药学系)	2003

中医药专业在校学生概况 2016年12月6日，国务院新闻办发表《中国的中医药》，指出截至2015年年底，全国中医药专业在校学生总数达75.2万人。

白皮书指出，我国把人才培养作为中医药事业发展的根本，大力发展中医药教育，基本形成院校教育、毕业后教育、继续教育有机衔接，师承教育贯穿始终的中医药人才培养体系，初步建立社区、农村基层中医药实用型人才培养机制，实现从中高职、本科、硕士到博士的中医学、中药学、中西医结合、民族医药等多层次、多学科、多元化教育全覆盖。

截至2015年底，全国有高等中医药院校42所(其中独立设置的本科中医药院校25所)，200余所高等西医药院校或非医药院校设置中医药专业，在校学生总数达75.2万人。实施中医药传承与创新人才工程，开展第五批全国名老中医药专家学术经验继承工作，建设了1016个全国名老中医药专家传承工作室、200个全国基层名老中医药专家传承工作室，为64个中医学术流派建立传承工作室。开展全国优秀中医临床人才研修、中药特色技术传承骨干人才培训、乡村医生中医药知识技能培训等高层次和基层中医药人才培养项目。124名中医药传承博士后正在出站考核。探索建立引导优秀人才脱颖而出的褒奖机制，开展了两届国医大师评选，60位从事中医药、民族医药工作的老专家获得“国医大师”荣誉称号。

第三届中国医药教育大会在北京召开 2016年12月25日，第三届中国医药教育大会暨中国医药教育协会第四届二次常务理事会和理事会在北京召开。800余位全国医药教育领域代表参加会议。

中国工程院院士秦伯益教授结合我国医学教育的发展现状，向与会人员作了一场“医学教育中的问题和希望”为主题的专题报告，指出教育宗旨没有变，教书和育人现代医学必须遵循教育思想，按学生生理、心理、心智的发育过程安排教育；中国工程院副院长樊代明院士结合当前我国医药卫生体制改革的发展现状及存在问题，向与会人员作了一场“加减乘除话医改”为主题的专题报告。

中国医药教育协会坚持“学术立会、科技强会、服务兴会”的指导思想，认真贯彻党和国家方针政策，积极凝聚全行业智慧和力量，充分发挥每个人的主观能动性和创造性，为我国医药教育事业适应新形势、加快新发展做出了许多创新尝试。

大会授予解放军总医院刘又宁教授和解放军302医院黄正明教授分别荣获“2016年度科技教育突出贡献奖”；深圳市得道健康管理有限公司等6家单位荣获“2016年度单位突出贡献奖”；山东华能药业董事长梁会亮等6人荣获“2016年度个人突出贡献奖”；浙江琳轩健康科技股份有限公司等21家单位荣获“2016年度先进单位奖”；暨南大学附属第一医院邓列华等71人荣获“2016年度先进个人奖”；济宁华能制药厂有限公司和山东泰邦生物制品有限公司分别荣获“企业信用评价AAA级信用企业”称号。

中国药科大学成立“高端药物制剂与材料研究中心” 2016年1月14日，中国药科大学药物科学研究院“高端药物制剂与材料研究中心”成立大会暨首届学术委员会第一次会议在玄武门校区成功召开。校长来茂德，副校长孔令义，首届学术委员会主任委员、中科院生物物理所阎锡蕴院士，副主任委员、中国药科大学王广基院士，副主任委员、国家纳米科学中心主任刘鸣华研究员及全体委员、各部门单位负责人出席会议。成立大会由孔令义副校长主持。

来茂德校长首先致欢迎辞，他指出高端药物制剂是当代药剂学前沿的研究领域，组建“高端药物制剂与材料研究中心”有助于充分发挥人才优势和集中优势资源，对学校药剂学科在该领域进军国内外一流行列具有重要的推动作用，对促进学校与国内外制药企业的联合创新具有重要意义。

来茂德校长和王广基院士共同为“高端药物制剂与材料研究中心”揭牌。会上，来校长还与国家纳米科学中心主任刘鸣华研究员签订了中国药科大学与国家纳米科学中心共建“纳米药物协同创新研究中心”的协议。

最后，阎锡蕴院士主持首届学术委员会第一次会议。中心主任张灿教授从中心基本概况、研究定位和目标、已有研究基础和今后研究方向等三个方面进行了汇报。与会委员们认真听取并充分讨论了汇报内容，对中心已有的研究基础给予了充分肯定，并对中心今后的建设与发展提出了宝贵的意见和建议。

《中国教育报》深入报道中国药科大学信息化教改成果 2016年2月21日，《中国教育报》以“新型教学平台升级传统课堂”为题，详细报道中国药科大学理学院信息管理与信息系统教研室王锋副教授一项教改成果。

王锋副教授开发的系统是一个新型信息化教学管理平台。它以传统课堂教学为切入点，通过设置二维码签到模块、答题模块、师生交互模块、课堂反馈模块、微社区模块等，加强课堂教学管理，增强课堂的趣味性和互动性，同时提高了学生到课率，减少了“低头现象”，有效提升了课堂教学效果。经过试运行，学生评价良好。该平台使用方便，教师端只需要一台联网接投影的电脑即可，学生端只需安装有微信的智能手机就可参与课堂交互。该系统已经获得软件著作权。

教育部简报报道中国药科大学毕业生就业工作经验 2016年4月12日教育部简报以“中国药科大学四举措扎实推进毕业生就业”为题报道该校毕业生就业工作，充分肯定了学校就业工作在加强组织领导、提升服务水平、搭建就业平台、强化跟踪帮扶等方面的经验做法。

近年来,我国医药行业改革步伐加快,中国药科大学毕业生就业工作面临着新的机遇和挑战。学校科学研判形势,出真招、重实效,多举措稳步推进毕业生高质量就业。截至2015年底,2015届毕业生总就业率为99.43%,本科毕业生就业率位列教育部直属高校前茅。本科毕业生升学出国率稳中有增;毕业生到优质用人单位就业比例高于2014年同期,毕业生就业第三方评估多项指标位列江苏省高校前列,毕业生就业质量持续增高。

中国药科大学精准扶贫工作成果显著 2016年6月1日,《江苏教育报》以《中药产业助"巴山药乡"奔小康——中国药科大学对口陕西镇坪县开展定点扶贫纪实》为题,在头版头条位置刊发长篇通讯,深入报道中国药科大学镇坪县精准扶贫工作。

文章以中国药科大学镇坪县产业精准扶贫培训班开班为切入点,以"上下联动,从智力扶贫、产业扶贫、教育扶贫等多个视角切入,生动真实地记录了四年来学校将实力雄厚的药学类特色科研资源与镇坪县当地丰富的中药材开发资源相结合,助力镇坪县逐步做大做强中药产业以及脱贫致富奔小康的多项举措和感人故事,让人印象深刻。

《江苏教育报》是江苏省教育厅下属的江苏教育报刊总社主办的省内唯一的教育类专业报纸。

中国药科大学在镇坪县开展系列暑期社会实践活动 2016年7月2 ~5日,中国药科大学党委宣传部、团委、学工处、药学院联合组建暑期社会实践团队,深入该校对口帮扶的陕西省镇坪县企事业单位、农村、学校等地,开展系列暑期社会实践活动,受到当地人民的热烈欢迎和大力支持。镇坪县委书记罗万平、人大常委会主任陈敬民、县长李平等当地党政负责人会见了学校实践团师生一行并参加部分活动。

本次系列实践活动包括送文艺下乡、团组织共建、慰问贫困户、发放常备药品、儿童夏令营、镇坪籍学生座谈、中学生学涯规划辅导等多项内容,20余名师生积极参与其中,用知识、责任、汗水传递着对镇坪县的爱与情,将药大人"精业济群"的校训精神书写在南江河畔、华龙山下。

近年来,中国药科大学积极落实国家有关做好定点扶贫工作的通知精神,与镇坪县积极结对帮扶,推动了镇坪县经济的快速发展。本次系列实践活动是贯彻学校扶贫工作精神的一次行动,也是实践育人成果的缩影。本次系列实践活动受到新华网和镇坪当地新闻媒体的关注。

新华社播发全国通稿推介中国药科大学精准扶贫典型经验 2016年8月3日,新华社以《黄连铺就致富路 山区开出幸福花——中国药科大学"巴山药乡"千里扶贫记》为题,面向全国播发新华社通稿,宣传推介中国药科大学精准扶贫典型经验,引发国内各大新闻媒体大量转载,在社会上引起强烈反响。

文章以"镇坪县贫困户欧远凤黄连致富"为由头切入,生动真实地记录了四年来中国药科大学将实力雄厚的药学类特色科研资源与镇坪县当地丰富的中药材开发资源相结合,助力镇坪县逐步做大做强中药产业以及脱贫致富奔小康的多项举措和感人故事。

此次新华社播发千余字的长篇通讯聚焦该校校精准扶贫工作,树立了中国药科大学在高校扶贫工作中的典型形象,在全国范围内提升了学校的社会知名度和美誉度。

教育部网站专题报道中国药科大学毕业生教育管理服务工作 2016年8月,教育部门户网站以《中国药科大学扎实做好毕业生文明离校工作》为题,专题报道中国药科大学毕业生教育管理服务工作,充分肯定学校在毕业生教育"走心"、毕业生管理暖心、毕业生服务贴心的"三心"工作经验和做法。

多年来,中国药科大学把毕业生离校工作作为大学生思想政治教育的重要环节,通过采取优化工作方案、专题部署安排、严明规章制度、深化宣传教育、部门协同联动、困难帮扶服务、骨干带头示范、校园值班巡视等工作举措,扎实有效地做好毕业生文明离校工作,大力营造情意浓浓、生动活泼的离校氛围,热情欢送毕业生感恩离校、文明离校,不断引领毕业生以更加昂扬的姿态走向新的工作岗位、服务祖国医药事业。

中国药科大学获选教育部高校精准扶贫十大典型 2016年10月,中国药科大学获评教育部直属高校精准扶贫精准脱贫十大典型项目。入选的十所高校为湖南大学、华中科技大学、中国药科大学、清华大学、上海交通大学、华中农业大学、北京大学、北京交通大学、浙江大学、复旦大学。

9月,教育部发展规划司组织在华中科技大学举办了教育部直属高校定点帮扶项目的集中推选活动。承担国务院定点扶贫工作的44所直属高校集中汇报了各自高校定点帮扶项目的开展情况,并共同投票推选了十大典型项目。

多年来,中国药科大学党委高度重视定点扶贫工作,充分发挥药学优势,集上级主管部门、镇坪县和学校三方力量,积极整合社会、企业资源,帮助镇坪县做大做强医药产业,全力打造"巴山药乡"。

中国药科大学入选2017年度高校学科创新引智基地立项 2016年11月17日,教育部和国家外国专家局联合组织的"高等学校学科创新引智计划"新建基地评审结果公布,批准北京大学"高可信软件技术学科创新引智基地"等50个引智基地作为建设项目予以立项。中国药科大学"抗肿瘤与抗感染药物发现学科创新引智基地"成为唯一入选立项的药学类项目。

中国药科大学建成智慧教学药房 2016年11月，由苏州艾隆科技股份有限公司捐赠中国药科大学建设的总价值约为350万元的艾隆智慧教学药房项目，经过软硬件安装、系统调试，在该校基础医学与临床药学学院临床药学实训中心建设完成，正式投入使用。

艾隆智慧药房通过一系列物联网技术，实现药品全自动补给、RFID(无线射频技术)自动识别、智能效期管理、一体化远程控制、多重生物识别访问控制等功能。人性化的药房环境设计、优化的流程设计、合理的自动化设备配置、信息化智能化管理使得智慧药房不仅将药师从繁重的重复劳动中解放出来实现专业价值，提高用药安全水平，更为医院提升现代化服务水平和社会服务形象起到了很好的示范作用。

这是国内首家在高校实训中心建立的现代化智慧型药房，同时标志着中国药科大学临床药学实训中心建设水平迈入一个新台阶，为培养高层次药学服务型人才提供更多的保障。

药学发展高峰论坛在中国药科大学举行 2016年11月15日，作为纪念中国药科大学建校80周年系列学术活动的重要内容的药学发展高峰论坛在中国药科大学江宁校区举行。论坛包括校长论坛和院士论坛两个子论坛，多位相关学科的两院院士及来自国内外多所高等院校的校(院)领导组成的高等药学教育领域领军人物汇聚一堂，研判当前国内外药学教育现状，借鉴国外高等药学教育的有益经验，并围绕我国医药发展的战略方向、前沿热点、思路方法、瓶颈问题、应对策略与政策需求等重点问题进行讨论，共同为国内药学教育改革和发展建言献策。

校长论坛在经管文楼111报告厅举行。沈阳药科大学校长毕开顺作题为《突出办学特色 注重内涵发展——沈阳药科大学药学教育的发展现状》的报告。在报告中，他介绍了沈阳药科大学的历史脉络、人才培养、专业建设、发展构想等基本情况，并着重介绍了中药学院资源考察队、无涯学院建设等情况。广东药科大学校长郭姣作题为《秉承药学医道济世精神 铸就广药特色发展之路》的报告。她从健康中国背景下的高等药学教育使命、广东药科大学高等药学教育实践模式、我国高等药学教育人的责任等三个方面，阐述了广东药科大学在高等药学人才培养中的特色经验。中国药科大学副校长姚文兵作题为《中国高等药学教育的历史、发展与挑战》的报告。姚文兵副校长从中国高等药学教育的历史发展概貌、中国高等药学人才培养改革和成果、中国高等药学教育面临的机遇和挑战三个方面，全面回顾了中国高等药学教育的发展历程，总结了高等药学人才培养的成绩和经验，并就高等药学教育当前面临的挑战及相应对策进行了分析。北京大学药学院院长周德敏作题为《北京大学药学长学制及研究型大学思考》的报告，介绍了北京大学药学院的发展历程及学科建设、科研成果、师资力量、招生情况等现况，并就自身发展过程中存在的问题及改进计划进行了剖析。美国俄亥俄州立大学药学院院长Henry J. Mann作题为《俄亥俄州立大学药学教育发展和创新》的报告，他简要介绍了俄亥俄州立大学的基本情况及美国药学教育的基本情况。校长论坛最后，教育部学位与研究生教育发展中心主任王立生作题为《"双一流"建设与中国研究生教育现代化》的报告。在报告中，王立生主任回顾了中国研究生教育发展历程，介绍了中国研究生教育取得的成就，并就"双一流"与重点建设、中国研究生教育与现代化两个议题作重点阐述。

院士论坛在学术交流中心报告厅同时举行。中国科学院院士、国家"重大新药创制"科技重大专项技术副总师陈凯先，中国工程院院士、天津中医药大学校长张伯礼，中国工程院院士、中国科学院上海药物研究所所长、新药研究国家重点实验室主任丁健，中国科学院院士、武汉大学副校长舒红兵，中国工程院院士、中国药科大学药物代谢动力学重点实验室主任王广基等齐聚一堂，共话药学，同庆华诞。陈凯先院士、张伯礼院士、丁健院士、舒红兵院士、王广基院士分别作了题为《抓住机遇，迎接挑战——创新药物研发的趋势和对策思考》《中药现代化研究进展》《精准医疗理念下的抗肿瘤药物研发—疗效监控标志物的探索》《抗病毒天然免疫分子调节机制》和《细胞药物代谢动力学在新药和临床应用研究探索》的主题报告。院士们围绕"启迪创新思路"和"拓展研究视野"等主题，为国家医药产业发展和中国新药研发未来发展之路把脉开方、献计献策，与250余名药大师生共同探讨医药领域最新科研动态，为与会师生们奉上一道道精彩纷呈的学术大餐。

在两场论坛上，各位院士、校长、专家还与学校师生进行了互动交流，就师生们感兴趣的药学高等教育、科学研究等问题进行了深入探讨。在八十周年校庆到来前夕，本次药学发展高峰论坛的举办为全校师生带来了一道顶尖的学术盛宴，对于师生开阔视野、拓展思路，不断提高药学研究水平有着重要的指导意义。

三位诺奖大师同场在中国药科大学开讲 2016年11月16日下午，中国药科大学系列校庆学术重磅活动"走近大师——诺奖论坛"迎来最后收官场，2013年诺贝尔化学奖得主亚利耶·瓦谢尔(Arieh Warshel)、2004年诺贝尔化学奖得主阿龙·切哈诺沃(Aaron Ciechanover)及2001年化学奖得主达尼埃尔·谢赫特曼(Dan Shechtman)三位诺奖大师在校庆日到校同场开讲，为中国药科大学建校80周年纪念活动增添了一笔浓墨重彩的学术印记。活动由副校长孔令义主持。

亚利耶·瓦谢尔教授的报告题为"如何在分子水平上模拟复杂的生物系统行为"。在报告中，瓦谢尔教授介绍了如何通过计算机技术模拟生物变化过程，以及模拟技术的优势。他谈到模拟技术无需化学反应的过程，从而节约了研究时间；模拟技术可以理解药品如何在病人身上发挥作用；可以设计对应的药品，更有效地治疗病人。

阿龙·切哈诺沃教授的报告题为“个性化医疗的革命：我们将治愈所有的疾病以及要付出什么样的代价?”。他首先介绍了人类的寿命得到大幅延长，与之相应的是——新疾病尤其是与年龄有关的疾病不断出现，接着向大家描述了医药发展的三次革命：30 年代的偶然发现阶段；70 年代到 2010 年代化合物的筛选阶段；未来定向靶药和个性化药品阶段。他指出，个性化药品能针对个体的差别进行精准治疗，根据个人的 DNA 来预测疾病并设计医疗方案，这样可以更准确更有效地治疗病人。

最后登场的达尼埃尔·谢赫特曼教授为师生带来题为“中国生物医药产业的内部创业精神”的报告。他阐述到，内部创业精神的培养来自公司、雇员和教育系统，在教育层面，大学和职业学院都要参与其中，同时政府要提供政策支持，学校要开设创业课程。

为庆祝中国药科大学建校 80 周年，营造浓郁的校园学术氛围，增进学校师生学术视野，学校精心安排组织大型学术活动“走近大师-诺奖论坛”，在为期 3 场的论坛中，共有 5 位诺奖得主来到中国药科大学，与师生面对面，或畅谈科研心得，或分析学术动态，或交流成功体悟，在带给师生们难得的学术饕餮大餐的同时，也在全校上下营造了浓厚的“学术校庆”氛围。

主流媒体报道中国药科大学八十华诞盛况 2016 年 11 月 16 日，中国药科大学隆重举行建校 80 周年纪念暨“双一流”建设大会。新华网、人民网、中国新闻社、凤凰网、网易新闻、《中国教育报》《中国青年报》《科技日报》《健康报》、江苏卫视、《新华日报》、江苏电视台城市频道、江苏电视台教育频道、《江苏教育报》《江苏经济报》《江苏科技报》《江苏新闻周刊》《南京日报》《扬子晚报》《现代快报》《南京晨报》《东方卫报》、南报网、龙虎网等 20 余家国家级和省内知名媒体及时报道了学校喜庆八十华诞盛况，向社会各界展示学校 80 年辉煌历史和近年来学校发展建设新篇章。

作为中国官方通讯社新华社主办的中央重点新闻网站，新华网以《中国药科大学举行建校 80 周年纪念暨“双一流”建设大会》为题，当天中午第一时间给予了图文并茂的详细报道。与此同时，新华网还对学校建校 80 周年暨“双一流”建设大会和师生校友联谊晚会进行了全程直播，共有近 26 万海内外校友和社会人士参与了直播互动。

作为中共江苏省委机关报，《新华日报》11 月 17 日连发 3 条新闻聚焦中国药科大学 80 华诞。《新华日报》在当天头版报眼位置刊发文章《中国药科大学喜庆建校 80 周年》。

素有“江苏新闻联播”之称的江苏卫视《江苏新时空》节目，11 月 17 日晚以《中国药科大学喜庆建校 80 周年》这一标题，通过荧屏传播了海内外校友齐聚药大共庆 80 华诞的生动画面。

而中国新闻社和凤凰网则从微观视角切入，分别以《海内外逾两千“药师”汇聚南京为中国药科大学 80 岁“庆生”》和《中国药科大学 80 华诞，55 级伉俪见证母校发展》标题，全方位、多角度、立体化地对海内外校友汇聚南京喜庆 80 华诞进行了深度报道。除此之外，《南京晨报》《现代快报》《东方卫报》等省内知名媒体均在 11 月 17 日出版的报纸版面头条位置或倒头条位置，以超过半个版面或近半个版面的篇幅进行了图文并茂的详细报道。

据不完全统计，中国药科大学 80 华诞盛况除直接刊发 32 篇新闻报道以外，参考消息网、环球网、中国网、新浪网、腾讯网、搜狐网、大众网、大河网、深圳新闻网等各大主流媒体也纷纷转载相关报道达 300 余次。

第一届全国医药院校药学/中药学大学生创新创业暨实验教学改革大赛在中国药科大学举办 2016 年 11 月 11 日，由高等学校国家级实验教学示范中心联席会和中国药科大学主办的第一届“全国医药院校药学/中药学大学生创新创业暨实验教学改革大赛”在中国药科大学江宁校区隆重举行。国家级实验教学示范中心联席会工作委员会主任、北京大学实验室与设备管理部部长张新祥，中国药科大学副校长姚文兵、校党委副书记、副校长王正华，浙江医药股份公司人力资源总监李春风、国家级实验教学示范中心药学学科组组长尤启冬、国家级实验教学示范中心工委会管理组组长、东南大学设备处处长熊宏齐、国家级实验教学示范中心药学学科组副组长、上海中医药大学教学实验中心主任张彤参加了开幕式，开幕式由药学院院长郝海平主持。

开幕式上，教育部药学类专业教学指导委员会主任委员、副校长姚文兵教授首先致欢迎词，他代表学校对各位嘉宾和师生的到来表示最热烈的欢迎，并代表药学类专业教学指导委员会向高等学校国家级实验教学示范中心联席会一直以来的关心指导表示最衷心的感谢。他表示中国药科大学一直重视药学类创新人才的培养，积极探索把创新创业教育贯穿人才培养全过程的路径方法。此次大赛对进一步引导全国药学院校加强学生创新实践能力培养，促进实验教学改革，加强院校间的交流与合作，起到了重要推动作用。

国家级实验教学示范中心联席会工作委员会主任、北京大学实验室与设备管理部部长张新祥教授介绍了国家级实验教学示范中心联席会建设的最新情况，着重强调人才培养在“双一流”建设中的重要意义，希望所有医药院校通过搭建实验教学改革的平台，进一步提升本科教学质量，加强创新创业人才的培养。

教育部高等学校实验教学指导委员会秘书长、东南大学实验室与设备管理处处长熊宏齐教授从实验教学改革的最新理念、成果等角度全方位介绍了实验教学改革的最新进展。

国家级实验教学示范中心药学学科组组长尤启冬教授介绍了国家级实验教学示范中心联席会药学学科组的基本情

况、教学理念、平台建设等情况，并表示希望通过竞赛，以赛促教，以赛促学，推动创新创业教育、培养具有创新能力核心竞争力的高素质人才。

浙江医药股份公司人力资源总监李春风女士代表企业表达了对创新型药学人才的渴望，并希望通过校企深度合作构建药学人才培养新模式。

随后，姚文兵教授以“以创新创业教育推动高等药学教育质量提升”为题作专题报告。他从MIT创新创业教育的启示谈起，分析了中国高等药学人才培养的改革和挑战，并从协同机制、课程体系、实践教学、师资团队、管理制度等方面介绍了学校创新创业教育的实践经验。

本届大赛吸引了全国45个院校的300余名师生参加，分为学生创新创业组和教师实验教改组，共117个项目参与了函评和现场答辩的角逐。校党委副书记、副校长王正华和浙江医药股份公司人力资源总监李春风共同为特等奖师生颁发奖状。

本次大赛打造了全国药学领域大学生创新创业成果交流、实验教学改革研讨的平台，对推动创新创业教育改革，进一步提高药学类拔尖创新人才培养质量具有重要的意义。

中国药科大学隆重举行建校80周年纪念暨“双一流”建设大会 2016年11月16日，中国第一所由国家创办的药学高等学府——中国药科大学在六朝古都南京迎来了80华诞，众多海内外校友和社会各界人士相聚药大，同叙情谊，共襄盛典！

16日上午十时，中国药科大学建校80周年纪念暨“双一流”建设大会在江宁校区体育馆隆重举行，千余名海内外校友、师生与来自教育部，工信部，国家食品药品监督管理总局，江苏省人大、省政府、省政协及社会各界的来宾们济济一堂，共同见证这一载入药大发展史册的神圣时刻。大会由校党委书记徐慧主持。

徐慧书记首先介绍了出席大会并在主席台前排就座的各位领导和嘉宾，他们是：十一届全国人大常委副委员长桑国卫院士，国家食品药品监督管理总局副局长孙咸泽，江苏省人大常委会副主任刘永忠，江苏省副省长马秋林，江苏省政协副主席许津荣，教育部高等教育司司长张大良，国家医药管理局原局长齐谋甲，国家食品药品监督管理总局原局长邵明立，国家医药管理局原副局长张鹤镛，国家医药管理局原副局长张文周，江苏省关工委常务副主任、江苏省政协原副主席沙人麟，江苏省人大常委会原副主任李全林，2004年诺贝尔化学奖获得者阿龙·切哈诺沃（Aaron Ciechanover），2011年诺贝尔化学奖获得者达尼埃尔·谢赫特曼（Dan Shechtman），中国科学院院士张礼和，中国工程院院士姚新生，中国科学院院士周俊，中国科学院院士陈凯先，中国科学院院士童坦君，中国工程院院士王红阳，中国工程院院士丁健，中国工程院院士王学浩，中国科学院院士黄维，中国科学院院士舒红兵，东南大学党委书记易红，以及中国药科大学中国工程院院士彭司勋，中国工程院院士王广基，德国科学院院士、校长来茂德。

在庄严的国歌声中，徐慧书记宣布中国药科大学建校80周年纪念暨“双一流”建设大会正式开始。教育部高等教育司张大良司长首选宣读中共中央政治局委员、国务院副总理刘延东的批示。在批示中，刘延东副总理指出，中国药科大学具有悠久的历史、深厚的底蕴和鲜明的特色，建校80年来，学校始终秉承“精业济群”的校训精神，兴药为民，荣校报国，培养了一批高素质药学专门人才，产出了一系列优秀科技成果，为我国卫生与健康事业发展作出了重要贡献。站在新的历史起点上，希望学校认真贯彻落实党中央、国务院决策部署，坚持社会主义办学方向，坚持立德树人、内涵发展，积极弘扬优秀传统，主动服务健康中国战略需求，育国家栋梁、促学术进步、引社会方向、谋人类福祉，为实现两个一百年奋斗目标和中华民族伟大复兴的中国梦做出新的更大贡献。

第十一届全国人大常委副委员长桑国卫院士讲话。他对全体师生员工和海内外校友表示衷心的祝贺和诚挚的问候，指出中国药科大学在80年的办学历程中，秉承精业济群的校训精神，以服务人民健康为己任，精研学术，哺育英华，在人才培养、科学研究等方面取得了骄人的成绩，是当之无愧的“生物医药人才摇篮”。全体师生员工奋发努力，善抓机遇，围绕高水平的药学人才培养、科学研究、社会服务和文化传承创新等方面积极进取，敢于开拓，勇于创新，学校事业发展取得显著成绩，综合实力得到进一步提升，学校正扎实推进双一流建设、向着高水平研究型大学的目标迈进。

桑国卫院士表示，今年是实施“十三五”规划的开局之年，也是全面建成小康社会决胜阶段的开局之年，站在了一个新的历史起点上，衷心希望中国药科大学全体师生深入学习贯彻党的十八届六中全会精神，全面贯彻落实全国卫生与健康大会精神，牢记弘扬神农伟业的光荣使命，发扬优良的办学传统，坚持德育为先、立德树人，在建设国际知名的高水平研究型大学的过程中，迈出更加坚实的步伐，为推进健康中国建设，实现两个一百年奋斗目标，实现中华民族伟大复兴的中国梦做出新的更大的贡献。

国家食品药品监督管理总局副局长孙咸泽宣读国家食品药品监督管理总局贺信并讲话。他表示，80年来，中国药科大学始终坚持特色办学，在人才培养、科学研究、社会服务等方面取得了丰硕成果，他代表国家食药总局表示热烈祝贺！他指出，国家食药总局与中国药科大学渊源深厚、关系密切，近年来双方也开展了多项合作，今后国家食药总局将一如既往地关心、重视和支持中国药科大学的建设与发展，并祝愿中国药科大学未来创造更加骄人的业绩，谱写更加绚丽的篇章，走向更加美好的明天，为我国药学事业发展和健康中国建设做出新的更大贡献。

随后,大会宣读了江苏省委书记李强、省长石泰峰、省政协主席张连珍的贺信。江苏省副省长马秋林代表江苏省委、省政府讲话。马秋林副省长表示,近年来,中国药科大学紧紧围绕江苏医药卫生事业的发展和生物医药产业的转型升级大力开展服务,为江苏的生物医药产业做出了突出贡献。他表示,江苏省委省政府今后将一如既往支持中国药科大学的建设,为学校改革发展创造良好条件,希望中国药科大学按照中央"双一流"和江苏高水平大学建设的决策部署,力争早日建成国际知名的高水平研究型大学。

会上,工业与信息化部消费品司副司长吴海东转达了工信部辛国斌副部长的祝贺,对中国药科大学多年来对工信部工作的大力支持表示衷心的感谢,表示工信部将加强与中国药科大学的合作,积极做好国家药物政策与产业经济研究中心的共建工作,并祝愿中国药科大学继续砥砺前行,人才辈出,为健康中国建设贡献新的更大的力量。

校长来茂德以"不忘初心,再创辉煌"为题发表主题演讲。来校长回顾了药大八十载风雨沧桑、硕果累累的办学历程。看着大屏上一张张切换的图片由黑白到彩色,校园由单调到多彩,学校各项事业由创校初期的几多艰难到如今事业发展的蒸蒸日上,校友们满怀深情、热泪盈眶。

来校长表示,重温 80 年的发展历程,学校虽几更校名,几迁校址,仍坚持信仰,不忘初心,今天我们可以自豪地说,药大在我国药学高等教育中担当了重要的使命,具有不可替代的地位。来校长指出,这些成就的取得,离不开党和政府的亲切关怀,离不开社会各界的鼎力支持,更离不开一代代药大人的艰苦奋斗,他代表学校向国家有关部委、江苏省委省政府,向长期关心支持中国药科大学发展的海内外同仁、社会各界朋友以及广大校友们表示最诚挚的谢意,向所有曾经和正在为学校的繁荣发展孜孜不倦、矢志不渝的离退休老领导、老同志和全体师生员工致以最崇高的敬意!

来校长指出,八秩华诞是药大发展承前启后、继往开来的重要里程碑,当前,学校正处于实现"两阶段、三步走"战略部署中的关键时期,宏伟的蓝图正徐徐展开,目标在前,重任在肩,历史的接力棒已经传到我们这一代人手里,中国药科大学要进一步抢抓发展机遇,进一步彰显办学特色,进一步完善现代大学制度,坚定不移地朝着建设国际知名的、高水平研究型大学的目标阔步迈进,满怀信心地向着成为"全球最受尊敬的药学高等学府"的愿景持续发力,化共识为力量,不忘初心,再创辉煌,在实现医药强国梦、推动人类医药卫生事业发展的历史进程中谱写出新的篇章。

东南大学党委书记易红、美国俄亥俄州立大学药学院院长 Henry J. Mann 教授作为国内外兄弟院校代表致辞,对药大八十年来取得的光辉成绩表示祝贺,对兄弟院校间的深厚情谊表示珍惜,并祝愿中国药科大学人才辈出、前程似锦、再创辉煌。

大会上,中国工程院院士彭司勋、中国工程院院士王广基,长江学者郝海平等三代师生以 VCR 的形式为母校送上生日祝福,在对母校"精业济群"校训的理解阐述之中将母校之情、师生之情和对药学事业的热爱之情娓娓道来。视频中,三位校友讲述了自己在药大求学任教、与药大结缘的经历,回想了学生时期的点滴师生情谊和在药大工作至今的深厚感情,号召全体年轻的药大人继承校训精神和老一辈药学人的精神品格,不忘初心,砥砺前行,为人类健康事业贡献智慧和力量。

满怀着对母校的深情,八十名教师、学生、校友代表集体献词,表达"承精业济群之志,创八秩药大新篇"的浩浩决心。"伟哉药大,济群荣耀八十载。壮哉药大,魂牵药香五千年!济民经世,弘扬神农伟业,同心同德,建树万世之功!祝福祖国,四海同昌!祝福药大,再创辉煌!"几代药大人同时发出了心中共同的情怀、自信和豪情,坚定的呐喊和铿锵有力的口号响彻会场上空,全场气氛达到了最高潮。

徐慧书记在主持讲话中强调,八十华章,砥砺前行,乘风破浪,再创辉煌,立足新的历史起点,在以习近平同志为核心的党中央领导下,在教育部、江苏省委省政府的领导下,在社会各界和海内外校友的鼎力支持下,我们将汇聚全体药大人的智慧和力量,承继精业济群校训精神,不忘初心,继续前进,为建设国际知名、以药学为特色的高水平研究型大学而不懈奋斗,为"健康中国"事业再添新功,全力推进学校双一流建设。

在全场同唱校歌声中,中国药科大学建校 80 周年纪念暨"双一流"建设大会圆满完成各项议程,落下帷幕。

共襄八秩盛典,同谱美好华章,无数澎湃的药大心在此刻共同跳动。中国药科大学建校 80 周年纪念暨"双一流"建设大会是中国药科大学发展史上的重要里程碑和崭新起点,也是中国药学高等教育的一次璀璨盛典。站在新的历史起点上,全体药大人在寻根溯源、感恩回馈的同时,必将继承传统、续写辉煌、乘风破浪、宏图再展,朝着建设国际知名的、以药学为特色的高水平研究型大学的目标阔步迈进。

"天然药物研究发展高层论坛"在中国药科大学召开

2016 年 11 月 17 日上午,在中国药科大学 80 周年校庆之际,由中国药科大学、江苏省药学会中药和天然药物专业委员会主办,《中国天然药物》编辑部承办的"天然药物研究发展高层论坛"杰青报告会在玄武门校区隆重举行,《中国天然药物》副主编、上海药物所果德安研究员主持论坛。

出席论坛的 7 位报告人均为药大校友、杰青、《中国天然药物》编委,他们分别是北京大学药学院天然药物学系主任屠鹏飞教授、澳门科技大学副校长姜志宏教授、上海药物所课题组长丁侃研究员、南京大学生命科学学院副院长徐强教授、上海中医药大学中药研究所所长王峥涛教授、复旦大学药学院副院长陈道峰教授和上海药物所烟台分所副所长郭跃伟研究员。他们围绕国际天然药物发展的前沿方向、研究热点、思路方法、瓶颈问题发表真知灼见，进行了精彩的学术报告。400余位师生参加了此次论坛。

当天下午，13位杰青、编委参加《中国天然药物》编委会议，为期刊发展献计献策。《中国天然药物》目前是中国药学会中唯一被SCI收录的学术期刊，目前影响因子1.382，进入SCI“整合医学”学科Q2区，蝉联5届“中国最具国际影响力学术期刊”，提高了中药天然药物的国际话语权。

本次高层论坛的举办为参会师生营造良好的学术氛围，为中药和天然药物研究的新领域、新趋势、新思路、新方法搭建了一个高起点、高层面的学术交流平台，会议取得了圆满成功。

↗ 《新闻联播》报道中国药科大学党委书记学习习总书记在全国思政工作会议上重要讲话的体会 2016年12月10日晚7点，中央电视台综合频道《新闻联播》节目在题为“全程育人 全方位育人 开创我国高等教育事业发展新局面——习近平总书记在全国高校思想政治工作会议上重要讲话引起热烈反响”的新闻播报中聚焦报道了中国药科大学党委书记徐慧学习习近平总书记在全国思想政治工作会议上重要讲话的体会。

教育界人士认为，习近平总书记的要求，为新时期做好学生思想政治工作提出了新要求、新方法。校党委书记徐慧接受了记者的采访，他表示，“在课堂上要教书育人，不仅要有思政课程，而且要每一门课程、每一个教师在上专业课、基础课的时候，都要把育人的环节贯穿于其中，让学生能够在学校全方位、全过程享受到这种关心学生、培养学生，让学生立志为中国特色社会主义建设服务，为人民服务，为改革开放和社会主义现代化建设服务。”

↗ “药品管理法修订重点制度设计高端论坛”暨“沈阳药科大学国际食品药品政策与法律研究中心”召开成立大会 2016年11月18日，“药品管理法修订重点制度设计高端论坛”暨“沈阳药科大学国际食品药品政策与法律研究中心”成立大会于在沈阳举行，沈阳药科大学副校长程卯生主持大会。

校长毕开顺代表学校致辞。他指出当前正值中国药品监管改革，医药卫生体制改革的关键时期，我国的政府与药品企业面临国际化、全球化挑战，具体表现为药品监管国际化、药品标准国际化、质量规范国际化，药物政策国际化，政府部门对药事与法律、政策、制度研究具有空前的需求，企业也积极参与到药物政策、法律、标准等制定中，形成药事领域的社会共治局面。成立这样的研究中心将大大提升学校在国家药物政策与法律制定层面的影响力。

国家食品药品监管总局副局长焦红出席会议并讲话。焦红指出十八大以来，党中央、国务院高度重视法治建设和食品药品监管工作，食品药品监管的法治建设驶入了快车道。药品管理法修订是总局当前的重点工作，修订过程中广泛征集意见，包括沈阳药科大学在内的多所院校和许多专家学者参与课题研究，有力地推动了药品管理法修订工作加快进行。辽宁省食品药品监督管理局副局长张放出席会议并代表省局致辞。毕开顺与焦红共同为国际食品药品政策与法律研究中心揭牌。

国家食品药品监督管理总局法制司司长徐景和做了“药品管理法修法思路与重点问题”的主题报告。20余位来自监管机构、跨国制药企业和国内创新型企业、行业协会和大学的嘉宾，分别围绕以问题为基础的制度设计、创新激励制度设计、检查与检验制度设计、药物临床试验与上市许可制度设计、流通变革与制度创新、药物警戒与药品风险管理制度设计、责任主体与法律责任等七个模块发表主题演讲。

沈阳药科大学与上海东富龙科技有限公司签署了“政策研究基金”合作协议。国际食品药品政策与法律研究中心主任杨悦教授介绍了中心未来的研究重点和工作计划。

200多位来自食品药品监管机构、中国药品监督管理研究会，大专院校专家学者和企业的嘉宾和代表参会。论坛汇集监管机构、高校和企业界代表，共同研究和探讨药品管理的重点制度。通过讨论共聚力量、共谋发展，在立法理念、体系、制度设计上研讨有价值的意见和建议。

↗ 广东药科大学“国家中管局岭南药材生产与开发重点研究室”获批立项建设 2016年2月，广东药科大学中药学院杨全教授领衔申报的国家中医药管理局岭南药材生产与开发重点研究室获批立项建设。

该团队多年来致力于岭南药材生产与开发研究，围绕岭南药材资源调查、种质资源评价、优良品种繁育、药材规范化生产以及药材的综合开发利用等开展了大量工作，并取得了丰硕成果。国家中医药管理局岭南药材生产与开发重点研究室的建立，有利于岭南药材的规范种植、标准化生产和综合开发，有利于推动南药产业的可持续发展。至此，广东药科大学已拥有国家行业重点科研平台5个，省级及行业平台10个，“以药为主、药医结合、多学科协调发展”的研发平台体系不断完善，为学校服务广东乃至国家医药产业发展战略，大力推进科技创新与发展奠定了坚实基础。

↗ 广东药科大学获广东省普通高校创新团队立项 2016年3月，沈阳药科大学药科学院陈燕忠教授团队申报的广东省普通高校创新团队建设项目获批立项。至此，学校已拥有省级创新团队3个。

据悉，陈燕忠教授团队主要致力于缓控释制剂及药物新剂型研发，以药物新剂型研究为切入点，整合药物研究与开发的有效资源，集中力量针对药物制剂新技术的设计与应用，在药物新剂型设计与优化方面成果斐然，推动了药物新剂型设计与优化整体水平的提高。今后，团队将以创新团队建设为契机，在前期工作的基础上，针对药物新剂型设计与优化，进一步服务广东省的医药企业和地方经济。

广东药科大学被授予"广东省创新创业教育示范院校" 2016年3月28日，广东省2016年高校毕业生就业创业工作会议在广州召开。副省长、省高校毕业生就业联席会议制度总召集人蓝佛安出席会议并作讲话。省政府副秘书长林积主持会议。省委教育工委书记，省教育厅厅长、党组书记罗伟其做工作部署。全省高校毕业生就业工作联席会议成员单位领导及全省140多所普通高校的党委书记或校长参加会议。

会上举行了"广东省创新创业教育示范院校"授牌仪式。广东药科大学校长郭姣代表学校上台接受牌匾。

近年来，广东亚即可大学高度重视大学生创新创业教育，着力培养学生的创业意识、创业精神、创业勇气和创业能力，构建了具有学校专业特色的创新创业教育体系，在2015年经省教育厅组织专家评审，被评为"广东省大学生创新创业教育示范学校"。

广东药学院更名为广东药科大学 2016年3月28日上午，原广东药学院的大学城校区、中山校区、赤岗校区、宝岗校区和附属第一医院同时举行隆重的新校牌揭牌仪式，开启广东药科大学发展的新征程。

出席大学城校区揭牌仪式的领导和嘉宾有：广东省教育厅党组副书记、副厅长魏中林、省中医药管理局的领导，关心与大力支持广药建设与发展的有关专家及学校老领导、校友代表，学校全体师生员工共同见证这一激动人心的历史时刻。省教育厅副厅长魏中林宣读了《广东省教育厅转发教育部关于广东药学院更名为广东药科大学的函的通知》并讲话。校长郭姣致辞，副校长陈思东主持仪式。

魏中林代表广东省教育厅对学校更名为广东药科大学表示热烈的祝贺！广东药学院成功更名，是学校办学历程中具有里程碑意义的一件盛事，是历代广药人共同努力的结果，是学校长期积淀、厚积薄发的体现，也是学校对广东高等教育做出的重要贡献。作为华南地区最早开办药学教育的高校，魏中林对广东药科大学办学以来所取得的成绩给予了充分肯定，形成了"以药为主，药医结合、药工融合"的鲜明办学特色和发展优势，学校的办学实力和办学水平获得了极大地提升，社会影响力明显增强。魏中林指出，当前，国家大力实施创新驱动发展战略和"健康中国"战略，全力推进"双一流"大学建设，希望广东药科大学在新的历史起点上，抢抓机遇，加快机制体制改革，进一步提高办学质量和人才培养水平，实现办学理念、思路和目标的转型提升，加快高水平药科大学的建设步伐，为创强争先建高地和高水平大学建设做出更大的贡献。

英国皇家学会院士、英国医学科学院院士 William Richardson 对更名表示热烈祝贺，对学校办学所取得的成绩以及为人类健康事业所作出的贡献表示高度赞赏。

校长郭姣代表学校党政向一直以来关心支持学校发展建设的各级领导、社会各界人士、兄弟院校及全体广药人，包括历届老领导、老同志、全体师生员工、广大校友表示衷心的感谢。郭姣表示，建校以来，历代广药人都承载着为国家办高水平大学的追求和梦想，半个多世纪的历史积淀和近十年铸一剑的艰辛努力，历代人的夙愿终于得以梦圆。更名为广东药科大学，是一件具有里程碑意义的大事，是学校人才培养、科学研究、社会服务、文化传承等方面综合办学实力的体现，是久久为功后的实至名归。她同时指出，从"学院"到"大学"决不仅仅是一字之别，更重要的是实现质的嬗变、内涵的提升、发展的转型和价值的升华。全体广药人要积极承担时代和学校发展所赋予的历史责任，以更加开阔的视野、更加务实的态度、更加昂扬的精神、更加积极的作为，团结一心，奋力开启学校事业发展的新征程。在当前，要紧紧抓住新的历史机遇，围绕建设高水平药科大学的目标，坚持特色发展、创新发展，以机制体制改革为突破口，以学科建设为龙头，推进科教融合，带动学校整体办学实力和办学水平的提升，培养一流人才，打造先进文化，为广东经济社会发展和全面建成小康社会做出卓越的贡献，为推动中国药学高等教育的持续进步和产业发展做出应有的贡献。

随后，魏中林、William Richardson 院士、郭姣及在主席台上就座的领导和嘉宾一起为新校牌揭幕。在喜庆的鼓乐声中，四个校区和附属第一医院的新校牌同时揭牌，掀开了广东药科大学发展的新篇章。

广东药科大学首获教育部留学基金委"CSC-IBM 中国奖研金" 2016年3月，广东药科大学医药信息工程学院蔡永铭教授团队的教育部国家留学基金委产学合作专业综合改革项目"医院信息系统——大数据分析"获2015年度"CSC-IBM 中国奖研金"。

为贯彻落实《国家中长期教育改革和发展规划纲要》，自2014年起，教育部高等教育司与IBM、谷歌、微软、西门子、英特尔、百度等公司合作实施产学合作专业综合改革项目，旨在创新高校人才培养机制，推进校企合作育人。2014年，蔡永铭教授团队申报的《医院信息系统——大数据分析》获立项，经过一年多建设后经专家评审获2015年度"CSC-IBM"奖研金。

广东药科大学创行团队获2016创行世界杯中国站广州赛区一等奖 2016年4月6日，2016创行世界杯中国站广州区域赛在广州万豪酒店圆满落幕。广东药科大学创行团队凭借独具中药特色"掌上名菇"项目，与来自华南地区的12支不同高校的创行队伍角逐，最终以广州区域赛一等奖的成绩晋级2016创行世界杯全国赛。创行团队指导老师刘志挺获得“年度最佳指导老师”荣誉。

“掌上名菇”项目是广东药科大学创行团队正在运营的项目之一，它致力于解决黄榜岭村草菇种植期间因强碱性污水排放，和菇渣堆积而产生的环境问题，通过引进中药渣床栽草菇技术和菇渣养殖蚯蚓技术，以独特的项目运营思路和出色的项目运行能力解决当地环境污染问题并提高菇农经济收入，推动生态农业发展。项目成员以专业特色为基础，坚持可持续发展的意识，为广大菇农解决实际问题的同时，也为环境保护起到了积极作用。

该项目还曾参加在上海举办的“2016 普莱克斯——创行青年绿色公益项目比赛”，并获 2016 普莱克斯全国赛亚军。

↗ 广东药科大学成立整合药学研究院 2016 年 9 月 28 日，广东药科大学与云浮市人民政府合作共建广东药科大学云浮校区签约仪式在广东大厦举行，会上同时举行了广东药科大学整合药学研究院成立揭牌仪式。广东省副省长蓝佛安出席见证。出席见证签约和揭牌仪式的还有广东省政府副秘书长林积、广东省教育厅厅长罗伟其、省科技厅副厅长钟小平、省编办副巡视员张永平、省财政厅副巡视员邹清莲、省中医药局副局长李梓廉等领导。

校党委书记杨海涛、校长郭姣，云浮市委书记、市人大常委会主任庞国梅、云浮市委副书记、市长王胜一起为成立整合药学研究院揭牌。

中国工程院副院长樊代明院士发来贺信，对研究院的成立表示祝贺，并对研究院的成立给予高度评价，认为这将是医学发展史上的一次重大突破。樊代明院士指出，当前，随着社会分工的不断精细化，医学分科也越来越细，医学界提出了整合医学的概念。作为与医学密切相关的药学，也面临同样的境况。发现的药物靶点越来越多，而药物靶点都是相互有联系的，是网络化的，不能够割裂起来看，需要从整体的角度来看待这些药物靶点。广东药科大学成立新型研究机构“整合药学研究院”将有望通过信息整合的方式实现各领域最先进药学知识之间的最佳整合，各专科最有效临床经验之间的最佳整合，从而实现这两个最佳整合的再整合从而建构药学知识的新体系，深入研究药物交互作用，引发药学发展的新飞跃，推动多靶点网络药理学的研究。希望研究院做出创新的研究成果，推动多靶点网络药理学的研究，推动全国乃至世界整合药学的发展。

↗ 广东药科大学与云浮市政府签约共建云浮校区 2016 年 9 月 28 日，广东药科大学与云浮市政府在广东大厦签订建设广东药科大学云浮校区合作协议，标志着双方合作迈上了一个新台阶，云浮首间普通本科高校正式启动建设。

广东省副省长蓝佛安出席见证。出席见证签约的还有广东省政府副秘书长林积、广东省教育厅厅长罗伟其、省科技厅副厅长钟小平、省编办副巡视员张永平、省财政厅副巡视员邹清莲、省中医药局副局长李梓廉等领导。云浮市委书记、市人大常委会主任庞国梅、广东药科大学党委书记杨海涛出席签约仪式并致词。云浮市委副书记、市长王胜、广东药科大学校长郭姣分别代表双方在合作协议上签字。云浮市委常委、宣传部部长李尧坤，市委常委、云安区委书记、云浮新区党工委书记梁海卫，副市长何婧，校党委副书记何崇军、巫宏星，副校长张幼铎、陈燕忠等出席签约仪式。张幼铎主持签约仪式。

广东药科大学与云浮市委市政府高度重视此次合作，双方多次沟通交流和深入研讨，于今年 7 月 19 日签订了合作框架协议。自协议签订以来，双方紧密互动，高效对接，就建设云浮校区达成了高度共识。8 月 31 日，省委书记胡春华到云浮调研时，肯定了云浮与学校的合作，并指示省政府有关部门要积极研究，给予大力支持。省长朱小丹对共建广东药科大学云浮校区项目也给予了高度重视。9 月 6 日，省政府专门召开协调会，研究解决有关具体问题，对项目给予支持和指导。在省委、省政府和省直有关部门的关心支持下，双方合作迅速“升温”。

杨海涛在致辞中向长期以来支持关心学校建设和发展的各级政府和部门、社会各界表示衷心感谢，他认为，在长期的办学实践中学校形成了“以药为主、药医结合、药工融合，多学科协调发展”的显著办学特色，取得了丰硕的办学成果，学校的发展理念、发展思路，与云浮市培育发展新兴产业特别是生物医药产业具有很高的契合度，此次的合作是学校在更名后站在新的起点上，迈出新的发展步伐，开辟新的发展空间。学校将按照省委省政府和上级教育部门的要求，充分发挥人才、科研、技术和成果转化的综合优势，与云浮市政府共同致力于把云浮校区建设成为高水平的大学校区，为增强云浮地区创新发展能力，合力促进粤西地区高等教育发展做出积极的贡献。

庞国梅在致辞中感谢省委、省政府和省直有关部门对云浮给予的关心和支持，她表示，云浮当前交通区位优势逐步凸显、产业加快集聚发展、城市扩容提质加快推进，适逢省委“双高”建设的战略机遇，云浮与广东药科大学合作，共建广东药科大学云浮校区，是贯彻落实国家创新驱动发展战略，以及省委、省政府实施促进粤东西北地区振兴发展和高水平大学、高水平学科“双高”建设战略的具体举措。云浮将把建设广东药科大学云浮校区作为云浮发展的“一号工程”来抓，全力加快项目建设，与广东药科大学一道，努力把广东药科大学云浮校区建设成为国内一流的高水平大学。

中国工程院副院长、广东药科大学名誉校长樊代明院士发来贺信，他指出广东药科大学与云浮市人民政府共建广东药科大学云浮校区，这是广东高等教育发展史上的一件大事，也是大学与地市合作联手服务区域经济社会发展的一件喜事。云浮市政府果断抢占良机，将开启云浮高等教育新篇章。

根据合作协议，广东药科大学与云浮共建云浮校区，旨在充分整合和发挥双方人才、科技、资源、环境等方面优势，创办高水平大学，将其打造成为粤西地区集中医药健康产业人才培养、科学研究、成果转化和产业开发于一体的创新高地，为支撑云浮和粤西健康产业发展全产业链各个环节提供人才、技术和智力保障。

云浮校区选址云浮市新区，校区占地 2300 亩，将按照国家教育部高水平大学建设要求和标准来建设，计划总投资额约 15 亿元。云浮市主要承担校区基础设施等硬件建设，广药大主要负责校区教学科研等内涵建设，按照省属高校校区模式运作。设计办学规模为本科生 10 000 人，研究生 1000 人，以理学、医学、工学和管理学类专业为主，适当发展研究生教育，同时努力争取开展博士生教育。云浮校区分期建设，首期建设计划于 2018 年 6 月底前完成，2018 年秋季开始招生。届时，云浮将正式告别没有普通本科高校的历史。

在当天的签约仪式上，同时举行"广东药科大学整合药学研究院"揭牌仪式。樊代明院士在贺信中对研究院的成立表示祝贺，并对研究院的成立给予高度评价，认为这将是医学发展史上的一次重大突破。庞国梅、王胜、杨海涛、郭姣共同为研究院揭牌。整合药学研究院的成立，有望通过信息整合的方式实现各领域最先进药学知识之间的最佳整合，各专科最有效临床经验之间的最佳整合，从而实现这两个最佳整合的再整合从而建构药学知识的新体系，深入研究药物交互作用，引发药学发展的新飞跃，推动多靶点网络药理学的研究。

参加本次签约和揭牌仪式活动的还有广东省教育厅办公室主任徐仕敏、云浮市政府秘书长、办公室主任毛海明等云浮市直有关单位主要负责人、校各行政职能部处及二级学院主要负责人。

↗ 复旦大学药学院成立学院理事会 2016 年 9 月，为实现建设世界一流大学的宏伟目标，加快药学院的发展进程，更好地服务于国家和上海市的发展战略，复旦大学同意成立药学院理事会，理事会聘请了 14 位生物医药领域的两院院士及创新创业成功人士组成，由桑国卫院士担任理事长、陈凯先院士担任执行理事长，为学院学科建设和科研方向提出咨询意见。复旦大学药学院理事会组成：

理事长：桑国卫　中国工程院院士
执行理事长：陈凯先　中国科学院院士
理事：陈芬儿　中国工程院院士
丁　健　中国工程院院士
侯惠民　中国工程院院士
李大鹏　中国工程院院士
林国强　中国科学院院士
孙汉董　中国科学院院士
王广基　中国工程院院士
杨胜利　中国工程院院士
崔相民　德诚资本董事长
李　革　药明康德新药开发有限公司董事长
王小凡　美国杜克大学医学院教授
徐　晓　艾森生物科技(杭州)有限公司总经理

↗ 复旦大学药学院成立 80 周年纪念大会在张江校区隆重举行 2016 年 10 月 22 日，复旦大学药学院成立 80 周年纪念大会在张江校区行政楼大报告厅隆重举行。千余名海内外校友欢聚一堂，与各界嘉宾和在校师生一道共同庆祝药学院 80 华诞。与纪念大会同时举行的还有院庆音乐会、前沿科学高峰论坛、药事监管科学论坛、药学生涯发展论坛和院庆文艺晚会等多项活动。

上午 9 时，药学院成立 80 周年纪念大会在著名主持人浩天和研究生何心莹热情的颂词中开始。报告厅中，群贤毕集，校友齐聚。前来祝贺并参加纪念大会的嘉宾有：第十一届全国人大常委会副委员长、国家重大新药创制科技重大专项技术总师、中国药学会理事长、中国工程院院士桑国卫，上海市科协主席、国家重大新药创制科技重大专项技术副总师、中国药学会副理事长、中国科学院院士陈凯先，以及中国工程院院士李大鹏和陈芬儿、中国科学院院士赵国屏和张学敏、美国杜克大学教授王小凡、德诚资本董事长崔相民、药明康德新药开发有限公司董事长李革和艾森生物科技(杭州)有限公司总经理徐晓等学界领军人物和创新创业成功人士；沈阳药科大学副校长宫平、北京大学药学院院长周德敏、中国药科大学药学院院长郝海平、四川大学华西药学院党委书记方云、山东大学药学院院长刘新泳、浙江大学药学院党委书记娄小娥、中山大学药学院院长胡文浩、第二军医大学药学院常务副院长张卫东、中国医药工业研究总院副院长陆伟根以及中国科学院上海药物研究所办公室主任石岩森等兄弟院校和科研院所代表；美国安捷伦科技公司大中华区总经理陈亮、上海医药集团药品销售有限公司总经理李东明、上海中西三维药业有限公司新业务发展部经理余坤娇和美国珀金埃尔默公司亚太区总监严洁敏等企业界代表；复旦大学副校长张志勇、复旦大学上海医学院副院长夏景林、脑科学研究院党委书记陈靖民，以及上医校友会会长彭裕文、副会长程刚和上医校友会药学分会会长熊仿杰等校领导和校内机构代表。

大会首先播放了复旦大学药学院成立 80 周年宣传片《笃学济人》。该视频回顾历史，呈现当今，展望未来，当微微泛黄的老照片浮现在大屏幕上时，双鬓微霜的老校友们无不泪湿眼眶。药学院王明伟院长在随后的致辞中，抚今追昔，勾勒出学院今后发展的宏伟蓝图。药学院理事会成立及颁证仪式由党委书记陆伟跃主持，复旦大学副校长张志勇向到会的 8 位理事颁发了证书。理事会执行理事长陈凯先院士在发言中代表理事会成员表示将积极支持药学院的建设与发展。

复旦大学副校长张志勇在致辞中充分肯定了药学院80年来所取得的丰硕成果，并代表学校对药学院提出了继往开来的殷切期待。北京大学药学院院长周德敏在代表兄弟院校发言时回顾了两院的传统友谊，向复旦大学药学院80华诞致以热烈的祝贺。上医校友会药学分会会长熊仿杰在讲话时处处体现出校友关爱母校的情怀，并代表1976级校友向药学院赠送了"正谊明道"的书法字幅。校友代表王学亮先生、教师代表叶丽副教授和学生代表吴运通同学的发言从不同角度表达了对母校的眷恋、对恩师的敬意、为母校增光添彩的热情和对未来发展的憧憬。美国安捷伦科技公司大中华区总经理陈亮的致辞则体现了企业界对加强产学研合作的诚挚愿望。

在纪念大会后半场，桑国卫院士做了题为《中国药物创新与产业化发展》的主旨报告，高屋建瓴地阐述了中国新药创制的新趋势和新使命。报告结束后，两架无人机在会场上空缓缓飞翔，记录会场中的每一张笑脸，把这一动人的历史时刻定格成值得永远珍藏的记忆。

院庆音乐会于11时开始，巴桐等20位来自上海地区的优秀青年演奏家表演了《春之声圆舞曲》《匈牙利舞曲第五号》《金与银圆舞曲》《多瑙河之波》和《夜来香》等多首中外名曲，以华美的乐章为校友们呈献一场艺术盛宴。作为音乐会的终篇，《生日歌》为复旦大学药学院80华诞奏响，将上午的活动推向了高潮。

下午的纪念活动百花齐放，风采多姿，平行举办的三场论坛，各有特色，气氛热烈。"前沿科学高峰论坛"邀请了科学大伽做学术报告，他们分别是中国科学院赵国屏院士、中国工程院王红阳院士、中国工程院宁光院士、美国人文与科学学院施扬院士（复旦大学药学院1978级校友）和中国科学院张学敏院士；"药事监管科学论坛"由国家食品药品监督管理总局药品审评中心许嘉齐主任和上海市食品药品监督管理局陈尧水副局长主讲；国家卫生和计划生育委员会科教司吴沛新副司长参加了上述学术论坛。"药学生涯发展论坛"则以对话的形式由在不同行业取得优异成绩的五位校友，即上海健康医疗产业投资基金投资总监李结兵、中国科学院上海药物研究所研究员李亚平和宣利江、上海伯豪医学检验所总经理薛迴和上海毕凯医药科技有限公司首席执行官杨景瑞，和与会学生进行互动，畅谈职业发展，交流事业心得和倾诉人生感悟。

与此同时，各班（年）级的校友联谊活动也在教学楼的多个教室分别举行。离开课堂多年的校友们似乎又回到了激情澎湃的青春时代，欢声笑语飘洒在整个校园。从枫林校区松德堂前移栽至药学院大草坪上的朴树唤起了大家对母校的无限眷恋，校友们纷纷合影留念。

随着暮色的降临，别开生面的院庆文艺晚会以王明伟院长的诗作《作别青春》开篇，节目异彩纷呈，既有室内乐组合Take Five的精彩演出，洋溢着南美热情，又有复旦大学师生们的且歌且舞，彰显了校园风采。药学院DEMO合唱团演唱的复旦大学110年校庆歌曲《今生永相伴》和寄托着师生无限情怀的《复旦大学校歌》为当天的纪念活动画上了圆满的句号。

↗ 复旦大学药学院历经八十载耕耘撷硕果 复旦大学药学院创建于1936年，时称国立上海医学院药学专修科，后分别更名为国立上海医学院药科、国立上海医学院药学院、上海第一医学院药学系和上海医科大学药学院。2000年4月，原上海医科大学与原复旦大学合并后定名为复旦大学药学院。2008年8月，复旦大学药学院整体搬迁至位于上海市浦东新区张江高科技园区内的复旦大学张江校区，占地面积80亩，工作用房面积2.5万平方米，由科研楼、化学楼、动物实验楼和本科生实验教学楼等设施组成。

复旦大学药学院是我国最具影响力的五所高等药学院校之一。自2013年以来，药学与药理学专业连续三年进入QS排名前100名；2015年进入ESI药理学与毒理学领域全球前2‰，处于国内领先行列；2014年药学学科被评为复旦大学5个最具优势的学科之一；在2016年《美国新闻与世界报道》全球最佳大学药理学与毒理学专业排名中，复旦大学位列第18位，居国内首位。

复旦大学药学院拥有从本科生到研究生、从全日制到继续教育完整的药学专业人才培养体系。在本科生培养上采取"通才教育与精英教育并举"的方针，重在培养科学知识雄厚、专业技能扎实、创新能力强劲和综合素质卓越的药学拔尖人才；在研究生培养上聚焦综合素质，兼顾研究型与应用型两个方向，凸显高层次和复合性的优势，在国内率先实施临床药学专业"本研一体化"培养模式。迄今为止，复旦大学药学院已先后培养和输送了包括6位中国"两院"院士、1位美国人文与科学学院院士在内的一大批国内外知名专家学者和创新创业人士。

围绕新药研究、开发和应用，复旦大学药学院构建了基于四大学科群、由四个中心和四个平台支撑、聚焦创新药物研究和高端药学人才培养的药学学科体系，形成了"药学基础研究与新药开发应用并重"的学科发展格局。围绕恶性肿瘤、心脑血管疾病和感染性疾病，复旦大学药学院依托完备的二级学科体系，研究领域涵盖了药物发现、药效和安全性评价、成药性研究、制剂与药物递送技术开发、临床药学等各个环节，并依托复旦大学生命科学、化学、材料科学、基础医学和临床医学等学科的有力支撑，以保障高质量药学人才的培养和高水平药学研究的开展。

复旦大学药学院建立了系统的新药研究与开发技术平台，服务于药物设计、筛选、制备、评价与应用，为校内和国家创新药物体系建设做出了积极的贡献。搬迁张江校区后，建立了实验教学、分析测试、动物实验和临床药学等4个中心以及计算机辅助药物设计、抗病毒药物筛选、分子影像示踪和药物制剂中试等4个技术平台。同时，依托复旦大学药剂学国家重点学科和智能化递药教育部/全军重点实验室，形成了涵盖智能材料设计、药物靶向递送、药物控制释放、生物效应评价的智能化药物基础研究和应用开发的完整体系，在脑部疾病智能化递药研究领域进入了国际领先行列。“小分子活性物质”实验室于2014年获准上海市重点实验室建设立项。依托复旦大学药学院的上海药物创制产业化开发中心于2013年获得上海市批准成立。

此外，通过主持国家科技重大专项和“973计划”等重大科研项目，复旦大学药学院的创新能力和综合竞争力厚积薄发，在神经药理、心血管药理、肿瘤药理、药物递送及天然药物等领域形成显著特色。2012年至2015年，新增“973”项目1项、“863”项目2项、国家自然科学基金重点课题3项和国家科技重大专项课题4项。最近，又在分子靶向抗癌新药创制、药物制剂关键技术研究和活性天然产物药物开发等方面获得重要突破，并成功实现了面向国内药企的技术转让。

浙江大学“药物制剂技术国家地方联合工程实验室”获批 2016年1月15日，浙江大学药学院牵头、药剂学科为主要力量组建的“药物制剂技术国家地方联合工程实验室”，经浙江省发改委初审并推荐至国家发改委审批获得正式批准（发改高技[2015]3173号），成为药学院首个国家级工程实验室。

“药物制剂技术国家地方联合工程实验室”是在2012年由浙江省发改委批准的“药物制剂浙江省工程实验室”的基础上，经过3年的建设，以浙江大学的学科和人才为依托，联合浙江医药股份和华海药业等知名制药企业，在胡富强教授带领下，以开发新型药物技术为核心，以服务区域产业技术创为宗旨，坚持与强化技术创新能力，通过技术集成、技术辐射、技术转化等功能，将实验室的技术储备转化为切实的生产力，通过企业应用转化的技术反哺实验室开发新技术、实现新发展，最终将工程实验室建设成为具备可持续发展能力，集研究、开发、服务、人才培养于一体的全国性科技创新平台。

浙江大学（杭州）创新医药研究院签约成立 浙江大学与杭州经济技术开发区共建“浙江大学（杭州）创新医药研究院”，在生物医药研究、成果转化、引进人才等方面展开合作。2016年9月14日，签约仪式在浙江大学紫金港校区举行。

浙江大学党委书记金德水出席签约仪式并对研究院的成立表示祝贺。他说，杭州经济技术开发区是杭州较早的经过国家批复的经济技术开发区，集多样功能为一体，具有强劲的发展实力和发展潜力；浙江大学是杭州的两张金名片之一，历史悠久，医药学科实力雄厚，希望双方能够优势互补，开展高起点科学研究，主动对接国家区域发展战略，特别是浙江省的发展战略需求，加强国际化合作，支持高效率成果转化，建设高水平人才队伍，为提升开发区医药产业的核心竞争力做出应有的贡献，为中国广大的患者献上仁爱之心。浙江大学副校长严建华和杭州经济技术开发区管委会副主任王永芳代表双方在共建协议书上签字。

创新医药研究院签约后，双方将依托浙江大学药学学科，整合医学、生命科学、化学、农学、材料等医药领域的研究力量，开展生物医药的转化研究，促进已有成果的转化应用，孵化创新型企业。依托浙江大学的国际交流网络，加强地方生物医药产业发展的国际合作。合作将共同促进浙大医药相关学科建设，高端人才引进，研究平台建设和科技成果转化；推动杭州经济技术开发区创新创业平台构建和国内外高端人才和生物医药项目引进，助力地方转型、创新发展，实现政产学研深度融合。杭州经济技术开发区管委会主任邵立春表示，开发区将积极沟通，主动推进与浙大的深入合作，推进双方在科技研究、技术成果转化、产业公共服务平台建设、人才创业的合作，努力形成创新的产业氛围，以此吸引创新型项目和产业入区集聚。

浙江大学药物安全评价研究中心接受国际AAALAC认证现场评估 2016年11月25日，国际动物评估与认证协会（Association for Assessment and Accreditation of Laboratory Animal Care，以下简称AAALAC）专家组成员Wanyong Pang博士、Huazhi Ma博士一行对浙江大学药物安全评价中心进行国际AAALAC现场评估，浙江大学实验室与设备管理处雷群芳副处长，药学院杨波院长，药物安全评价研究中心何俏军主任及中心主要工作人员出席了欢迎仪式。

浙江大学始终高度重视实验动物相关工作，最大限度的保持了对实验动物设施建设与维护的投入。专家组听取了何俏军主任对安评中心动物管理建设的汇报。随后专家组也代表国际AAALAC理事会介绍了此次评估的目的和主要内容。专家组在中心动物管理与使用委员会（IACUC）成员陪同下审阅了动物管理与使用计划书，对中心的实验动物福利、设施管理与使用和员工职业健康防护的整体情况进行全面的考察与评估。药物安全评价研究中心副主任翁勤洁博士、主治兽医马健、公众代表沈怡老师等回答了专家提问。专家们充分肯定了中心的实验动物管理和使用工作，对中心的行政管理、人员的培训、设施运行、职业健康防护、动物护理以及IACUC的运作给予了高度评价。

通过本次AAALAC认证评估，将进一步提升中心实验动物的管理与使用工作，使得中心的科研技术的国际化水平整体上一个新台阶，有助于实现新药研究与国际接轨的目标，打通研究成果进入国际市场的通路，为全面建成国际一流的新药临床前研究技术平台奠定基础。

浙江大学主办“中国智慧制药 2025”高峰论坛在杭州召开 2016 年 11 月 24 日，“中国智慧制药 2025”高峰论坛在杭州召开。本次论坛由中国工程院医药卫生学部、中华中医药学会和浙江大学主办，浙江大学药物信息学研究所承办，旨在贯彻落实“中国制造 2025”战略规划，推动我国医药工业技术创新升级和跨越发展。浙江省人大常委副主任、原浙江大学副校长姒健敏教授、中国工程院张伯礼院士、王威琪院士、刘昌孝院士、李大鹏院士和王广基院士出席大会，并作重要发言。国家工信部吴海东副司长、国家药典委员会张伟秘书长、钱忠直首席科学家、浙江大学程翼宇教授、瞿海斌教授、江西中医药大学杨明教授等专家参加研讨。来自浙江大学药学院、上海医药集团、山东步长、黑龙江珍宝岛、华东医药、华方医药、苏中药业、正大青春宝、天津天士力、重庆太极、东阿阿胶、以岭药业、上海凯宝、梧州中恒、云南白药、丽珠集团、湖南正清、万邦德、中新药业、天津同仁堂、江苏九旭、上海绿谷、武汉健民等单位领导和代表 100 余人参加论坛。

为响应党中央实施创新驱动发展战略的号召，贯彻落实《中国制造 2025》《健康中国 2030》等国家战略部署，凝聚制药工程科技创新共识，推动我国医药工业技术跨越发展，积极应对世界工业革命挑战，由中国工程院张伯礼院士和浙江大学药学院程翼宇教授申请召开工程院医学前沿论坛——“中国智慧制药 2025”高峰论坛。围绕我国医药产业发展的重大需求和瓶颈问题，组织形成医药学术界、产业界与政府监管部门的一致行动，大力推进我国医药产业技术创新升级，实施以先进工业标准为核心的医药产业提质增效战略，引领我国制药工程科技发展方向，为建设制药强国和健康中国提供科技支撑。

通过论坛的充分研讨，学术界、企业界和政府管理部门等代表达成了共识：以“精良选材、精心制药、精益生产、精密质控”为建标理念，以全面提升药品质量、生产风险管控能力及增强市场竞争力为主要目标，构建代表中国优质药品与先进制药企业的综合性示范性制药工业标准体系，力争制药工业技术标准的国际话语权，推动我国医药产业技术创新升级。

论坛发布了“中国智慧制药 2025”杭州宣言，描绘了共同愿景，制定了行动纲领和十年发展目标。通过实施智慧制药科技创新发展战略，打造“中国制药”品牌，实现医药工业绿色、安全、高质、高效、低耗发展的智慧制药技术应用，加速推动我国成为世界制药强国。

2016 年度首届青年临床中药师学术论坛召开 2016 年 8 月 19 日，由北京中医药学会、北京中医药大学临床中药学科、北京中医药大学颜正华名医工作室共同倡导举行的首届青年临床中药师学术论坛在京召开。本次论坛是北京中医药管理局建设“颜正华临床中药学科服务基地”以来又一次重要的学术活动。

论坛以“药学服务”为主题，首都医科大学附属世纪坛医院药学部主任鄢丹作主持，张冰、邓娟教授作点评嘉宾，来自全国 10 余个省市 50 余名临床中药师共同参与学术交流。12 位青年中药师围绕中药合理应用、处方点评、处方审核、精准用药、用药咨询及临床中药师培养等专题做学术报告。与会的临床中药师代表积极参与互动讨论，对自身在临床合理用药中的实践经验与困惑及临床中药学高等教育思考进行交流。

与会青年中药师认为开展临床中药学的服务是十分必要的，并在北京中医药学会、北京中医药大学临床中药学科的倡导下形成了首届“青年中药师临床药学服务倡议书”。与会的青年中药师们积极响应，纷纷在倡议书上签字，誓意为提升自身药学服务理念、强化自身药学实践技能与提高临床药学服务质量奉献自己的力量，并更加坚定了提高自身技能，加强临床合理用药，服务人民健康的信念。

成都中医药大学太极创新中心奠基 2016 年 10 月 21 日，成都中医药大学太极创新中心奠基仪式在温江校区隆重举行。

成都中医药大学太极创新中心的建立采用“优势互补，成果共享”原则，太极集团将提供 2 亿元资金，其中 5 千万元用于基础设施建设，1.5 亿元用于引进先进的科研实验设备，依托学校人才及科研优势，成立太极中医研究所、GLP 实验中心、GMP 中试车间等，将中心打造成面向全国的开放实验室。在承担学校教学、科研、实习及实验任务的基础之上，该中心还将承担企业产品标准化中药材溯源研究、质量标准及工艺标准升级、药品安全性评价、药物经济学评价及新药的研发等工作，也为社会各单位提供有偿服务。

国家中药胃肠药理国家重点研究室学术研讨会在第四军医大学药学院召开 2016 年 4 月 19 日，科研部主办、药学院协办的国家中药胃肠药理国家重点研究室学术委员会暨学术研讨会在第四军医大学长乐大礼堂多功能厅举行，陕西省中医药管理局苏荣彪局长、医疗科研处袁瑞华处长、闫小青副处长，中国工程院副院长樊代明院士，第四军医大学王茜副校长、科研部尹维宏部长、计划处党小荣处长、药学院王玉琨院长，梅其炳教授及国家中药胃肠药理国家重点研究室第二届学术委员会委员，以及陕西省有关中医药基础、临床专家约 40 人参加了会议。

会议由尹维宏部长主持，第四军医大学王茜副校长宣读了重点研究室组织机构、学术委员会组成名单；重点研究室主任梅其炳教授汇报了研究室近年来的工作进展；学术委员会主任樊代明院士作了关于调整科研思路产出科研成果中药讲话，对研究室保持中医药、消化药理特色提出了重要建议；陕西省中医药管理局苏荣彪局长希望陕西省中医中药同行专家、学者加强和西医西药专家教授加强合作、协同创新，提高陕西中医药研究水平，更好地服务于祖国医药事业。

专业建设

2016年高校本科涉药专业新增备案和审批名单 在教育部公布的2016年度普通高等学校本科专业备案和审批结果中，涉药专业的有关情况如下：

药学(专业代码:100702,学位授予门类:理学,修业年限:四年)新增备案5个:河北中医学院、吉林农业大学、山东现代学院、武汉生物工程学院、贵州大学

药事管理(专业代码:100704T,学科授予门类:理学,修业年限:四年)新增备案1个:北京中医药大学

药物化学(专业代码:100706T,学科授予门类:理学,修业年限:四年)新增备案1个:河北医科大学

海洋药学(专业代码:100707T,学科授予门类:理学,修业年限:四年)新增备案1个:海南医学院

制药工程(专业代码:081302,学位授予门类:工学,修业年限:四年)新增备案9个:通化师范学院、南京大学金陵学院、淮北师范大学、亳州学院、山东理工大学、洛阳师范学院、湘南学院、贵州民族大学、曲靖师范学院

生物制药(专业代码:083002T,学位授予门类:工学,修业年限:四年)新增备案12个:武汉理工大学、泰州学院、江苏第二师范学院、温州大学、安徽大学、蚌埠学院、厦门医学院、滨州学院、周口师范学院、陕西服装工程学院、天水师范学院、塔里木大学

中药学(专业代码:100801,学位授予门类:理学,修业年限:四年)新增备案4个:厦门医学院、临沂大学、湖南医药学院、甘肃医学院

中药资源与开发(专业代码:100802,学位授予门类:理学,修业年限:四年)新增备案2个:郑州师范学院、贵阳中医学院

中药制药(专业代码:100805T,学位授予门类:理学,修业年限:四年)新增备案2个:重庆医科大学、甘肃中医药大学

临床药学(专业代码:100703TK,学位授予门类:理学,修业年限:五年)新增审批7个:西安交通大学(修业年限四年)、皖南医学院、新乡医学院、湖北科技学院、贵州医科大学、新疆医科大学、石河子大学

2016年高校设置涉药本科专业的专业点情况 截至2016年底，高等院校设置药学的本科专业点为223个，临床药学的本科专业点为42个，药物制剂的本科专业点为103个，药物化学的本科专业点为6个，药物分析的本科专业点为14个，药事管理的本科专业点为13个，中药学的本科专业点为93个，中药制药的本科专业点为20个，中药资源与开发的本科专业点为34个，海洋药学的本科专业点为3个，中草药栽培与鉴定的本科专业点为15个，藏药学的本科专业点为4个，蒙药学的本科专业点为2个，制药工程的本科专业点为287个，生物制药的本科专业点为81个。

开办药学专业的高校(223个):安徽科技学院、安徽理工大学、安徽新华学院、安徽医科大学、安徽医科大学临床医学院、安徽中医药大学、蚌埠医学院、北华大学、北京城市学院、北京大学、北京师范大学、北京协和医学院、北京中医药大学、滨州医学院、常州大学、成都学院、成都医学院、成都中医药大学、赤峰学院、川北医学院、大理大学、大连理工大学、大连医科大学、第二军医大学、第三军医大学、第四军医大学、东北师范大学、佛山科学技术学院、福建医科大学、福建中医药大学、复旦大学、甘肃中医药大学、赣南医学院、广东药科大学、广东医科大学、广西科技大学、广西医科大学、广西中医药大学、广西中医药大学赛恩斯新医药学院、广州医科大学、广州中医药大学、贵阳学院、贵州医科大学神奇民族医药学院、贵阳中医学院、贵州大学、贵州民族大学、贵州医科大学、桂林医学院、哈尔滨商业大学、哈尔滨医科大学、海南大学、海南医学院、杭州师范大学、合肥工业大学、河北北方学院、河北大学、河北科技大学、河北科技大学理工学院、河北师范大学、河北医科大学、河北中医学院、河南大学、河南大学民生学院、河南科技大学、河南理工大学、河南中医学院、河西学院、黑龙江中医药大学、湖北大学、湖北工程学院、湖北科技学院、湖北理工学院、湖北医药学院、湖北医药学院药护学院、湖北中医药大学、湖南师范大学、湖南师范大学树达学院、湖南中医药大学、湖南中医药大学湘杏学院、华北理工大学、华北理工大学冀唐学院、华东理工大学、华侨大学、华中科技大学、黄河科技学院、吉林大学、吉林农业大学、吉林医药学院、吉首大学、济南大学、济宁医学院、暨南大学、佳木斯大学、嘉兴学院、嘉应学院、江汉大学、江汉大学文理学院、江苏大学、江西科技师范大学、江西中医药大学、江西中医药大学科技学院、井冈山大学、九江学院、昆明学院、昆明医科大学、昆明医科大学海源学院、兰州大学、辽宁何氏医学院、辽宁师范大学、锦州医科大学、辽宁医学院医疗学院、辽宁中医药大学、临沂大学、牡丹江医学院、南昌大学、南方医科大学、南华大学、南华大学船山学院、南京工业大学、南京医科大学、南京医科大学康达学院、南京中医药大学、南京中医药大学翰林学院、南开大学、南通大学、内蒙古科技大学包头医学院、内蒙古医科大学、宁夏医科大学、平顶山学院、莆田学院、齐齐哈尔医学院、青岛大学、青岛农业大学、青海大学、青海民族大学、清华大学、三峡大学、厦门大学、山东大学、山东大学威海分校、山东现代学院、齐鲁医药学院、山东中医药大学、山西医科大学、山西中医学院、陕西国际商贸学院、陕西中医药大学、上海健康医学院、上海交通大学、上海中医药大学、绍兴文理学院、绍兴文理学院元培学院、深圳大学、沈阳药科大学、石河子大学、首都医科大学、四川大学、四川农业大学、苏州大学、泰山医学院、天津大学、天津天狮学院、天津医科大学、天津医科大学临床医学院、天津中医药大学、皖南医学院、潍坊医学院、温州医科大学、温州医科大学仁济学院、武昌理工学院、武汉大学、武汉工程大学、武汉科

技大学、武汉生物工程学院、西安交通大学、西安培华学院、西安外事学院、西安医学院、西藏大学、西南大学、西南民族大学、西南医科大学、湘南学院、湘潭大学、新疆农业大学、新疆农业大学科学技术学院、新疆医科大学、新疆医科大学厚博学院、新乡医学院、新乡医学院三全学院、徐州医学院、烟台大学、延边大学、扬州大学、宜春学院、右江民族医学院、云南经济管理学院、云南中医学院、张家口学院、长春中医药大学、长沙医学院、长治医学院、浙江大学、浙江大学城市学院、浙江工业大学、浙江海洋学院、浙江中医药大学、浙江中医药大学滨江学院、郑州大学、郑州工业应用技术学院、中国海洋大学、中国计量学院、中国药科大学、中国医科大学、中南大学、中南民族大学、中山大学、中山大学新华学院、重庆大学、重庆理工大学、重庆医科大学、遵义医学院、遵义医学院医学与科技学院

开办临床药学专业的高校(42个):安徽医科大学、重庆医科大学、大理大学、大连医科大学、福建医科大学、广东药科大学、广西医科大学、广西中医药大学、广州医科大学、桂林医学院、贵州医科大学、哈尔滨医科大学、河北医科大学、河南大学、湖北科技学院、吉林大学、昆明医科大学、西南医科大学、南昌大学、南方医科大学、南京医科大学、内蒙古医科大学、宁夏医科大学、齐齐哈尔医学院、山东大学、山西医科大学、沈阳药科大学、石河子大学、首都医科大学、四川大学、泰山医学院、天津医科大学、天津中医药大学、温州医科大学、皖南医学院、西安交通大学、新乡医学院、新疆医科大学、徐州医科大学、中国药科大学、中国医科大学、遵义医学院

开办药物制剂专业的高校(103个):安徽科技学院、安徽新华学院、安徽中医药大学、成都医学院、成都中医药大学、大理大学、福建医科大学、福建中医药大学、甘肃中医药大学、广东药科大学、广西中医药大学、广西中医药大学赛恩斯新医药学院、广州中医药大学、贵州医科大学、贵阳中医学院、贵州大学、桂林医学院、哈尔滨医科大学、河北北方学院、河北大学、河北科技大学、河北医科大学、河南大学、河南大学民生学院、河南农业大学、河南中医学院、黑龙江中医药大学、湖北科技学院、湖北中医药大学、湖南中医药大学、湖南中医药大学湘杏学院、华北理工大学、华东理工大学、淮海工学院、黄河科技学院、吉林大学、吉林大学珠海学院、吉林化工学院、吉林农业科技学院、吉林医药学院、济宁医学院、江苏大学、江西科技师范大学、江西中医药大学、江西中医药大学科技学院、九江学院、昆明医科大学、辽宁中医药大学、牡丹江医学院、南方医科大学、南华大学、南京工业大学、南京工业大学浦江学院、南京医科大学康达学院、南京中医药大学、南京中医药大学翰林学院、南通大学、内蒙古民族大学、内蒙古医科大学、齐鲁工业大学、齐鲁医药学院、齐齐哈尔医学院、青岛科技大学、山东中医药大学、山西医科大学、陕西国际商贸学院、陕西科技大学、陕西科技大学镐京学院、陕西中医药大学、上海理工大学、沈阳药科大学、石家庄学院、四川农业大学、太原理工大学、泰山医学院、天津医科大学、天津中医药大学、通化师范学院、皖南医学院、皖西学院、武汉工程大学邮电与信息工程学院、武汉科技大学城市学院、武汉轻工大学、西南民族大学、新乡医学院、新乡医学院三全学院、徐州医学院、延边大学、云南中医学院、长春中医药大学、长沙医学院、浙江大学、浙江工业大学、浙江中医药大学、浙江中医药大学滨江学院、郑州大学、郑州工业应用技术学院、中国药科大学、中国医科大学、中南民族大学、重庆医科大学、遵义医学院、遵义医学院医学与科技学院

开办药物化学专业的高校(6个):广东药科大学、河北医科大学、辽宁师范大学、上海工程技术大学、沈阳药科大学、中国药科大学

开办药物分析专业的高校(14个):安徽中医药大学、蚌埠医学院、福建医科大学、广东药科大学、哈尔滨医科大学、河北医科大学、黑龙江中医药大学、佳木斯大学、山西中医学院、沈阳药科大学、云南民族大学、长沙医学院、中国药科大学、中南民族大学

开办药事管理专业的高校(13个):北京中医药大学、大连医科大学中山学院、东南大学成贤学院、广东药科大学、贵州医科大学、辽宁何氏医学院、辽宁中医药大学杏林学院、南京中医药大学、南京中医药大学翰林学院、沈阳药科大学、天津商业大学、长春中医药大学、中国药科大学

开办中药学专业的高校(93个):安徽科技学院、安徽医科大学、安徽中医药大学、北京城市学院、北京中医药大学、北京中医药大学东方学院、滨州医学院、成都中医药大学、承德医学院、大连大学、第二军医大学、福建中医药大学、甘肃医学院、甘肃中医药大学、赣南医学院、广东药科大学、广东医科大学、广西中医药大学、广西中医药大学赛恩斯新医药学院、广州中医药大学、贵阳中医学院、贵阳中医学院时珍学院、贵州医科大学、哈尔滨商业大学、哈尔滨医科大学、海南医学院、河北北方学院、河北大学、河北农业大学、河北中医学院、河南大学、河南农业大学、河南中医学院、黑龙江中医药大学、湖北民族学院、湖北民族学院科技学院、湖北中医药大学、湖南医药学院、湖南中医药大学、湖南中医药大学湘杏学院、华北理工大学、吉林大学珠海学院、吉林农业大学、吉林农业科技学院、济宁医学院、暨南大学、江西中医药大学、江西中医药大学科技学院、辽宁中医药大学、辽宁中医药大学杏林学院、临沂大学、南方医科大学、南京农业大学、南京中医药大学、南京中医药大学翰林学院、南阳理工学院、内蒙古医科大学、宁夏医科大学、齐鲁医药学院、齐齐哈尔医学院、青海大学、山东中医药大学、山西医科大学、山西中医学院、陕西国际商贸学院、陕西中医药大学、上海中医药大学、沈阳药科大学、石河子大学、首都医科大学、苏州大学、泰山医学院、天津中医药大学、通化师范学院、温州医科大学、温州医科大学仁济学院、武汉生物工程学院、西安医学院、西南

民族大学、西南医科大学、厦门大学、新疆医科大学、右江民族医学院、云南中医学院、长春科技学院、长春中医药大学、浙江大学、浙江工业大学、浙江农林大学、浙江中医药大学、浙江中医药大学滨江学院、中国药科大学、重庆医科大学

开办中药制药专业的高校(20个):北京中医药大学东方学院、北京中医药大学、长春中医药大学、重庆医科大学、天津中医药大学、沈阳药科大学、陕西中医药大学、南京中医药大学、南方医科大学、江西中医药大学、湖北中医药大学、湖北医药学院、黑龙江中医药大学、河南中医学院、甘肃医学院、贵阳中医学院、广州中医药大学、广西民族大学、广东药科大学、中国药科大学

开办中药资源与开发专业的高校(34个):安徽中医药大学、长春中医药大学、成都中医药大学、东北师范大学人文学院、福建农林大学、甘肃中医药大学、广东药科大学、广西医科大学、广西中医药大学、广州中医药大学、贵州民族大学、贵州中医学院、河北中医学院、河南中医学院、黑龙江中医药大学、湖北中医药大学、湖南农业大学、湖南中医药大学、吉林农业大学、吉林农业科技学院、江西中医药大学、辽宁中医药大学杏林学院、南京中医药大学、南京中医药大学翰林学院、内蒙古医科大学、山东农业大学、山东中医药大学、山西农业大学、陕西中医药大学、沈阳药科大学、天津中医药大学、云南中医学院、郑州师范学院、中国药科大学

开办海洋药学专业的高校(3个):广东药科大学、海南医学院、中国药科大学

开办中草药栽培与鉴定专业的高校(15个):北京中医药大学东方学院、甘肃农业大学、甘肃中医药大学、广东药科大学、贵阳中医学院、贵州大学、吉林农业科技学院、江西中医药大学科技学院、辽宁中医药大学、山东中医药大学、沈阳农业大学、四川农业大学、云南农业大学、云南中医学院、浙江中医药大学

开办藏药学专业的高校(4个):成都中医药大学、甘肃中医药大学、西藏藏医学院、西南民族大学

开办蒙药学专业的高校(2个):内蒙古民族大学、内蒙古医科大学

开办制药工程专业的高校(287个):安徽工业大学、安徽理工大学、安徽新华学院、安徽中医药大学、安康学院、安阳师范学院、蚌埠学院、蚌埠医学院、宝鸡文理学院、北方民族大学、北京化工大学、北京理工大学、北京联合大学、北京石油化工学院、滨州医学院、亳州大学、常州大学、常州大学怀德学院、成都理工大学、成都学院、成都中医药大学、滁州学院、大连大学、大连理工大学、大连民族学院、德州学院、东北农业大学、东南大学、东南大学成贤学院、福建农林大学、福建中医药大学、福州大学、赣南医学院、广东工业大学、广东海洋大学、广东药科大学、广西大学、广西科技大学、广西民族大学、广西民族师范学院、广西师范大学、广西师范大学漓江学院、广西中医药大学、广州中医药大学、贵阳学院、贵阳中医学院、贵州大学、贵州大学明德学院、贵州工程应用技术学院、贵州理工学院、贵州民族大学、贵州师范学院、哈尔滨理工大学、哈尔滨商业大学、哈尔滨师范大学、海南大学、海南师范大学、邯郸学院、杭州师范大学、合肥工业大学、合肥师范学院、河北北方学院、河北工业大学、河北工业大学城市学院、河北科技大学、河北科技大学理工学院、河北农业大学、河北中医学院、河池学院、河南工业大学、河南科技大学、河南科技学院、河南科技学院新科学院、河南农业大学、河南师范大学、河南中医学院、菏泽学院、黑龙江八一农垦大学、黑龙江大学、黑龙江中医药大学、湖北大学、湖北工业大学、湖北民族学院、湖北民族学院科技学院、湖北医药学院、湖北医药学院药护学院、湖北中医药大学、湖南科技大学、湖南科技大学潇湘学院、湖南科技学院、湖南理工学院、湖南理工学院南湖学院、湖南师范大学、湖南师范大学树达学院、湖南中医药大学、湖南中医药大学湘杏学院、湖州师范学院、湖州师范学院求真学院、华东理工大学、华南理工大学、华南农业大学、华侨大学、怀化学院、淮北师范大学、淮海工学院、淮阴工学院、黄冈师范学院、黄淮学院、黄山学院、吉林大学、吉林大学珠海学院、吉林化工学院、吉林农业大学、吉林农业科技学院、吉首大学、济南大学、济宁医学院、佳木斯大学、嘉兴学院、江南大学、江苏大学、江苏师范大学、江苏师范大学科文学院、江西科技师范大学、江西农业大学、江西中医药大学、江西中医药大学科技学院、荆楚理工学院、九江学院、凯里学院、昆明理工大学、兰州理工大学、乐山师范学院、辽宁大学、辽宁何氏医学院、辽宁科技学院、辽宁中医药大学、辽宁中医药大学杏林学院、聊城大学、临沂大学、岭南师范学院、洛阳师范学院、牡丹江师范学院、牡丹江医学院、南昌大学、南昌大学科学技术学院、南方医科大学、南华大学、南华大学船山学院、南京大学金陵学院、南京工业大学、南京理工大学、南京理工大学泰州科技学院、南京师范大学泰州学院、南京中医药大学、南京中医药大学翰林学院、南阳师范学院、内蒙古工业大学、内蒙古农业大学、内蒙古医科大学、宁夏大学、宁夏理工学院、齐鲁工业大学、齐鲁师范学院、齐齐哈尔大学、齐齐哈尔医学院、青岛科技大学、青岛农业大学、青海大学、曲阜师范大学、曲靖师范学院、泉州师范学院、三峡大学、三峡大学科技学院、厦门华厦学院、山东大学、山东理工大学、山东农业大学、山东师范大学、山东中医药大学、山西大同大学、山西农业大学、山西中医学院、陕西服装工程学院、陕西国际商贸学院、陕西科技大学、陕西中医药大学、商洛学院、上海工程技术大学、上海理工大学、上海应用技术学院、邵阳学院、沈阳化工大学、沈阳化工大学科亚学院、沈阳药科大学、石河子大学、石家庄学院、四川大学、四川理工学院、四川文理学院、绥化学院、台州学院、太原工业学院、太原科技大学、太原理工大学、泰山学院、泰山医学院、泰州学院、天津大学、天津工业大学、天津科技大学、天津理工大学、天津商业大学、天津中医药大学、通化师范学院、铜仁学院、皖南医学

院、皖西学院、潍坊学院、温州医科大学、文山学院、梧州学院、武昌理工学院、武汉工程大学、武汉工程大学邮电与信息工程学院、武汉理工大学、武汉理工大学华夏学院、武汉轻工大学、武汉生物工程学院、西安交通大学、西安理工大学、西北大学、西北大学现代学院、西北民族大学、西北农林科技大学、西北师范大学、西昌学院、西华大学、西南大学、西南交通大学、西南科技大学、西南民族大学、湘南学院、湘潭大学、湘潭大学兴湘学院、新乡学院、新乡医学院三全学院、信阳农林学院、许昌学院、烟台大学、延安大学西安创新学院、盐城工学院、盐城师范学院、燕京理工学院、扬州大学、扬州大学广陵学院、宜宾学院、宜春学院、玉林师范学院、云南大学、云南民族大学、云南师范大学、云南中医学院、枣庄学院、长春工业大学、长春工业大学人文信息学院、长春中医药大学、肇庆学院、浙江大学、浙江大学宁波理工学院、浙江工业大学、浙江科技学院、浙江中医药大学、浙江中医药大学滨江学院、郑州大学、中北大学、中国药科大学、中国医科大学、中南大学、中央民族大学、重庆大学、重庆工商大学、重庆科技学院、重庆理工大学、重庆文理学院、遵义医学院、遵义医学院医学与科技学院

开办生物制药专业的高校(81个):安徽大学、安徽工程大学、安徽农业大学、安徽师范大学、安徽中医药大学、蚌埠学院、滨州学院、滨州医学院、常熟理工学院、巢湖学院、成都医学院、大连医科大学、大庆师范学院、德州学院、电子科技大学中山学院、福建医科大学、阜阳师范学院、广东药科大学、广西大学、贵阳中医学院、贵州理工学院、河南城建学院、河南科技大学、菏泽学院、黑龙江大学、湖北第二师范学院、湖北民族学院、华南理工大学、华中科技大学、怀化学院、淮南师范学院、吉林大学、吉林化工学院、吉林医药学院、济宁学院、济宁医学院、暨南大学、江苏第二师范学院、江苏师范大学、丽水学院、聊城大学、陇东学院、鲁东大学、绵阳师范学院、南京林业大学、南京中医药大学翰林学院、钦州学院、山西医科大学、山西中医学院、陕西服装工程学院、塔里木大学、上海海洋大学、沈阳药科大学、四川理工学院、苏州大学、泰山医学院、泰州学院、天水师范学院、天津农学院、潍坊医学院、温州大学、温州医科大学、武汉大学、武汉东湖学院、武汉工商学院、武汉理工大学、武汉理工大学华夏学院、武汉轻工大学、新乡医学院三全学院、厦门医学院、信阳师范学院、盐城师范学院、玉林师范学院、长春中医药大学、长沙学院、浙江海洋学院、浙江理工大学、浙江万里学院、中国药科大学、中南民族大学、周口师范学院

全国高等院校药学类专业教育教学改革经验交流与学术研讨会议在贵阳召开 2016年5月18~19日,由中国医药科技出版社主办、贵州医科大学承办的“全国高等院校药学类专业教育教学改革经验交流与学术研讨会议”在贵阳隆重召开。国家食品药品监督管理总局办公厅副主任黄果,贵州省食品药品监督管理局副局长舒立志,贵州医科大学校长何志旭,中国医药科技出版社社长兼总编辑吴少祯出席会议开幕式并分别致辞。教育部高等学校药学类专业教学指导委员会主任委员、中国药科大学副校长姚文兵,以及来自全国70余所高等院校370余位领导、专家及代表出席会议。

会议旨在深入了解当前我国高等药学教育教学改革发展的形势与要求,总结交流高等药学教育教学改革及教材建设经验与成果,促进院校交流与合作,不断提高教学水平和质量,使我国高等药学教育教学更加适应新时期要求,培养更多合格的药学专门人才。

会议期间进行了大会专题报告和学术交流报告。教育部高等学校药学类专业教学指导委员会主任委员、中国药科大学副校长姚文兵教授,北京大学药学院刘俊义教授,哈尔滨医科大学药学院副院长孙建平教授,复旦大学药学院副院长侯爱君教授,中国药科大学教务处处长冯锋教授,原沈阳药科大学教授、现哈尔滨医科大学特聘教授吴立军教授,西安交通大学医学中心药学院杨世民教授,应邀分别就高等药学教育现状与发展、大学生创新思维与创新能力培养、药学服务型人才培养以及实验课程体系建设、数字化教学、相关学科与教材建设等作了大会专题报告,受到与会代表的一致好评。

在大会专题报告之后,又设6个分会场,邀请数十位专家教授及会议征文代表,分别围绕专业建设、学科建设、数字化教学及课程改革与教材建设等展开专题报告和研讨。分会场交流报告共计60余个。

沈阳药科大学新增三个学士学位授予专业 2016年6月,辽宁省人民政府学位委员会公布2016年辽宁省新增学士学位授予专业名单,沈阳药科大学药物分析、生物制药和生物医学工程3个专业顺利获得学士学位授予权。此次学士学位授予权的获得,标志着新办本科专业在人才培养方面达到了《中华人民共和国学位条例》及其暂行实施办法的相关要求,具备了培养合格本科毕业生的能力。各专业将在教师队伍、教学条件、实践教学、教学过程与管理、毕业论文等方面继续加强建设,切实加强学士学位授予工作的管理,提高人才培养质量。

广东药科大学新增中医学、健康服务与管理两个本科专业 2016年3月,根据《教育部关于公布2015年度高等学校本科专业设置备案或审批结果的通知》(教高〔2016〕2号)文件,广东药科大学获准新增中医学(五年制、医学学士)和健康服务与管理(四年制、管理学学士)两个本科专业。至此,该校本科专业增加到43个。

教材建设

46门药学课程入选第一批“国家级精品资源共享课” 2016年7月,教育部办公厅公布第一批“国家级精品资源共

享课”名单,北京大学“理论语言学”等2686门课程为第一批“国家级精品资源共享课”并对名单予以公布。“国家级精品资源共享课”称号有效期5年。课程在“爱课程”网免费向社会开放。其中,在1767门入选的本科教育课程中,有46门药学课程入选首批国家级精品资源共享课,见表1。

表1　第一批“国家级精品资源共享课”(药学本科课程)

学校名称	课程名称	课程负责人
北京大学	药物化学	徐　萍
北京大学	药理学	李学军
北京中医药大学	中药学	钟赣生
天津大学	制药工艺学	赵广荣
天津中医药大学	方剂学	年　莉
天津中医药大学	中药学	于　虹
辽宁中医药大学	中药鉴定学	翟延君
辽宁中医药大学	方剂学	范　颖
沈阳药科大学	分析化学	郭兴杰
沈阳药科大学	化学制药工艺学	赵临襄
沈阳药科大学	生物技术制药	夏焕章
沈阳药科大学	天然药物化学	宋少江
沈阳药科大学	药剂学	方　亮
沈阳药科大学	药物化学	孙铁民
沈阳药科大学	药物分析	孙立新
沈阳药科大学	药学概论	吴春福
哈尔滨医科大学	药理学	杨宝峰
黑龙江中医药大学	方剂学	李　冀
黑龙江中医药大学	中药化学	匡海学
黑龙江中医药大学	中药鉴定学	王喜军
黑龙江中医药大学	中药药剂学	李永吉
复旦大学	药理学	朱依淳
中国人民解放军第二军医大学	药理学	缪朝玉
南京中医药大学	中药炮制学	蔡宝昌
中国药科大学	工业药剂学	周建平
中国药科大学	生药学	李　萍
中国药科大学	天然药物化学	孔令义
中国药科大学	药事法规	邵　蓉
中国药科大学	药学的生物化学基础	姚文兵
中国药科大学	药物化学	尤启冬
中国药科大学	生物制药工艺学	高向东
中国药科大学	药物分析	柳文媛
浙江大学	药物分析	曾　苏
温州医科大学	生物技术制药	李校堃
浙江中医药大学	方剂学	连建伟
安徽医科大学	临床药理学	李　俊
江西中医药大学	中药炮制学	龚千锋
山东大学	药物设计学	徐文方
华中科技大学	天然药物化学	吴继洲
华中科技大学	药理学	陈建国
武汉工程大学	制药工艺设计	张　珩
中山大学	药理学	颜光美
华南农业大学	兽医药理学	曾振灵
广东药学院	中药学	赵　越
四川大学	药剂学	张志荣
遵义医学院	麻醉药理学	喻　田

↗ 高等医学院校在线开放课程建设与教学改革研讨会在中国药科大学召开　2016年5月27~29日,由高等教育出版社主办、中国药科大学承办的“高等医学院校在线开放课程建设与教学改革研讨会”召开。参加本次会议的有教育部高等教育司宋毅副巡视员、校长来茂德教授、高等教育出版社林金安副总编辑,以及来自全国近60所高校的校领导、教务处处长、基础医学院院长及部分课程负责人等近200位代表。

会议开幕式由中国药科大学副校长陆涛教授主持,校长来茂德教授和高等教育出版社副总编辑林金安编审分别致辞。教育部高等教育司副巡视员宋毅发表讲话,就医教协同深化临床医学人才培养改革和加强在线开放课程建设应用与管理两个方面做了介绍。在谈到在线开放课程建设时指出,信息技术与教育教学技术深度融合是必然趋势,要立足自主建设,注重应用共享,构建具有中国特色的在线开放课程体系。他希望大家提高认识,加强研讨交流,加强新形态教材建设,促进教学模式与教学方法改革与创新。

本次会议在“十三五”在线开放课程建设深入实施的背景下召开,得到高校的积极响应。参会的代表们围绕"在线开放课程建设和教学改革"为主题,结合课程建设实例,就课程的建设、出版、应用,各校教学改革的探索与实践作了精彩的发言。

↗ 中国药科大学两门课程正式上线“中国大学MOOC”　2016年6月,经过精心组织、策划和建设,中国药科大学《药物化学》和《中药与美容》两门慕课课程完成建设,正式上线教育部“中国大学MOOC”(http://www.icourses.cn/school/cpu),面向社会学习者开放使用,实现精品资源共享。

尤启冬教授团队建设的《药物化学》慕课课程作为全国第一门上线“中国大学MOOC”的药学类慕课,以其强大的课程团队阵容、最新的前沿知识内容、生动有趣的教学形式的特点,在药学类在线开放课程建设层面具有引领示范作用。王秋副教授建设的《中药与美容》慕课课程将中药学和临床医学知识进行有机结合,成功打造为我国第一门上线“中国大学MOOC”中医药类慕课。其中,《中药与美容》已面向社会学习者正式开课,以其新颖独特的“线上学习+互动讨论”授课方式、丰富有趣的“中药+中医”的知识内容赢得了社会大众的喜爱,仅仅一个月的时间,选课人数已达17600多人,日均互动讨论200余次,各项指标均位居前列。

爱课程网是由教育部主管,高等教育出版社和全国高等教学研究中心负责组织建设的全国性在线开放课程平台,“中国大学MOOC”是其最具影响力的课程建设栏目。

↗ 中国药科大学首次举办暑期国际课程项目　2016年7月4~15日,由中国药科大学教务处牵头,国际交流合作处、各院部系等共同参与举办的首个暑期国际课程项目(ISCP)

成功举办。

本次暑期国际课程项目(ISCP)从前期筹划、征集遴选到组织上课前后历经近五个月时间,学校投入专项经费50余万元。项目共征集和遴选暑期课程11门,任课教师分别来自美国太平洋大学、加拿大阿尔伯塔大学、日本九州大学等多所知名大学。课程内容涵盖药理学、天然药物化学、药物设计、药学实践、社会学等多个领域。所有课程采用全英文授课形式。同时,为了保证课程教学质量,学校还配备了专门的助教和研究生教学助理,并通过问卷调查的形式对课程质量进行了跟踪反馈。

暑期国际课程项目的举办在本科生中引起热烈反响,同学们普遍反映不出校门就享受国际优质教学资源的机会非常难得。学校将进一步建立并实施常态化的国际课程建设机制,包括在人才培养方案中增设国际课程类型,在学生成绩单中增列国际课程成绩栏目等,加快推进本科生教育国际化进程。

师资队伍

2016年度"长江学者奖励计划"入选名单(药学)

特聘教授

华中科技大学	张勇慧	药物化学

讲座教授

哈尔滨医科大学	ZOUMINGHUI	药理学

青年学者

清华大学	饶　燏	药物化学
武汉大学	王连荣	微生物与生化药学
第二军医大学	张　磊	生药学
首都医科大学	高　伟	中药学
苏州大学	陈华兵	药剂学

中国药科大学骨干教师赴新加坡国立大学参加培训

2016年7月10～16日,中国药科大学教务处教师教学发展中心组织32名骨干教师赴新加坡国立大学参加了"暑期境外大学教学专题培训"。

此次培训主要调研新加坡药师型和制药型人才培养模式,学习相关教学方法和管理模式,培训内容包括听取新加坡国立大学关于药学人才培养模式的相关报告、与药学系师生座谈、考察访问新加坡国立大学药学实验室、实地考察新加坡医院和社会药房等。参加本次培训的骨干教师们纷纷表示,在课程建设改革、教学模式和方法改革等方面受益匪浅。

新加坡国立大学名列2014至2015年度QS排名世界第22位、亚洲第一,其药学系是新加坡唯一一所提供药学教育的高等教育单位,药剂学与药理学专业在全世界名列前茅。新加坡国立大学的药学教育体制与我国实际国情较为相近,现行的"药学科学人才"和"药学服务人才"两类人才培养模式并行的特点与我国高等药学教育改革发展趋势最为贴近,借鉴新加坡药师型人才培养的相关经验做法和转型期经验,有助于推动药学服务领域的教育、促进我校药师型人才培养模式的建立。

2016年教育部"创新团队发展计划"滚动支持名单(药学)

学　校	带头人	研究方向	资助期限	资助金额(元)
海南师范大学	陈光英	海南热带药用植物化学成分及药理活性研究	2017－2019年	300万
南京大学	张辰宇	生物医药	2017－2019年	300万
天津中医药大学	毛静远	中医药防治心血管疾病研究	2017－2019年	300万

20个药学实验室通过2016年生命领域教育部重点实验室评估

室评估　2016年9月至12月,教育部组织对生命领域的教育部重点实验室开展了五年定期评估。生命领域156个参评实验室中,细胞增殖与分化教育部重点实验室(北京大学)等26个实验室评估结果为优秀;茶叶生物化学与生物技术教育部重点实验室(安徽农业大学)等116个实验室评估结果为良好;其余14个实验室未通过定期评估。共有20个药学实验室通过了评估,其中优秀4个,良好16个。

实验室名称	依托单位	评估结果
心血管药物研究	哈尔滨医科大学	优秀
中药标准化	上海中医药大学	优秀
靶向药物与释药系统	四川大学	优秀
方剂学	天津中医药大学	优秀
抗炎免疫药物	安徽医科大学	良好
中草药物质基础与资源利用	北京协和医学院	良好

(续表)

实验室名称	依托单位	评估结果
中药材标准化	成都中医药大学	良好
生物农药与化学生物学	福建农林大学	良好
智能化递药	复旦大学	良好
岭南中药资源	广州中医药大学	良好
热带药用植物化学	海南师范大学	良好
北药基础与应用研究	黑龙江中医药大学	良好
中药资源与中药复方	湖北中医药大学	良好
天然农药与化学生物学	华南农业大学	良好
蒙医药研发工程	内蒙古民族大学	良好
中医药经典理论	山东中医药大学	良好
药用资源与天然药物化学	陕西师范大学	良好
基于靶点的药物设计与研究	沈阳药科大学	良好
民族药资源化学	云南民族大学	良好
药物质量与安全预警	中国药科大学	良好

学位与研究生教育

2016 年药学学术学位授权点名单

序号	学科代码	学科名称	单位名称	所在地	授权级别
1	1007	药学	北京大学	北京市	博一
2	1007	药学	清华大学	北京市	硕一
3	1007	药学	北京理工大学	北京市	硕一
4	1007	药学	北京化工大学	北京市	硕一
5	1007	药学	北京协和医学院	北京市	博一
6	1007	药学	首都医科大学	北京市	博一
7	1007	药学	中国科学院大学	北京市	博一
8	1007	药学	中国食品药品检定研究院	北京市	硕一
9	1007	药学	南开大学	天津市	硕一
10	1007	药学	天津大学	天津市	硕一
11	1007	药学	天津科技大学	天津市	硕一
12	1007	药学	天津医科大学	天津市	硕一
13	1007	药学	天津中医药大学	天津市	硕一
14	1007	药学	河北大学	河北省	硕一
15	1007	药学	河北科技大学	河北省	硕一
16	1007	药学	河北医科大学	河北省	硕一
17	1007	药学	河北北方学院	河北省	硕一
18	1007	药学	山西大学	山西省	硕一
19	1007	药学	山西医科大学	山西省	硕一
20	1007	药学	内蒙古医科大学	内蒙古自治区	硕一
21	1007	药学	大连理工大学	辽宁省	硕一
22	1007	药学	沈阳化工大学	辽宁省	硕一
23	1007	药学	中国医科大学	辽宁省	硕一
24	1007	药学	辽宁医学院	辽宁省	硕一
25	1007	药学	大连医科大学	辽宁省	硕一
26	1007	药学	沈阳药科大学	辽宁省	博一
27	1007	药学	吉林大学	吉林省	博一
28	1007	药学	延边大学	吉林省	硕一
29	1007	药学	吉林农业大学	吉林省	硕一
30	1007	药学	长春中医药大学	吉林省	硕一
31	1007	药学	北华大学	吉林省	硕一
32	1007	药学	佳木斯大学	黑龙江省	硕一
33	1007	药学	东北林业大学	黑龙江省	硕一
34	1007	药学	哈尔滨医科大学	黑龙江省	博一
35	1007	药学	黑龙江中医药大学	黑龙江省	博一
36	1007	药学	哈尔滨商业大学	黑龙江省	硕一
37	1007	药学	复旦大学	上海市	博一
38	1007	药学	同济大学	上海市	硕一
39	1007	药学	上海交通大学	上海市	博一
40	1007	药学	华东理工大学	上海市	博一
41	1007	药学	华东师范大学	上海市	硕一
42	1007	药学	上海医药工业研究院	上海市	博一
43	1007	药学	第二军医大学	上海市	博一
44	1007	药学	南京大学	江苏省	博一
45	1007	药学	苏州大学	江苏省	博一
46	1007	药学	南京工业大学	江苏省	硕一
47	1007	药学	江南大学	江苏省	硕一
48	1007	药学	江苏大学	江苏省	硕一
49	1007	药学	南通大学	江苏省	硕一

（续表）

序号	学科代码	学科名称	单位名称	省市名称	授权级别
50	1007	药学	南京医科大学	江苏省	博一
51	1007	药学	徐州医学院	江苏省	硕一
52	1007	药学	南京中医药大学	江苏省	硕一
53	1007	药学	中国药科大学	江苏省	博一
54	1007	药学	扬州大学	江苏省	硕一
55	1007	药学	浙江大学	浙江省	博一
56	1007	药学	浙江工业大学	浙江省	硕一
57	1007	药学	温州医科大学	浙江省	硕一
58	1007	药学	浙江中医药大学	浙江省	硕一
59	1007	药学	浙江省医学科学院	浙江省	硕一
60	1007	药学	安徽医科大学	安徽省	博一
61	1007	药学	安徽中医药大学	安徽省	硕一
62	1007	药学	厦门大学	福建省	硕一
63	1007	药学	福州大学	福建省	硕一
64	1007	药学	福建医科大学	福建省	硕一
65	1007	药学	福建中医药大学	福建省	硕一
66	1007	药学	南昌大学	江西省	硕一
67	1007	药学	山东大学	山东省	博一
68	1007	药学	中国海洋大学	山东省	博一
69	1007	药学	济南大学	山东省	硕一
70	1007	药学	潍坊医学院	山东省	硕一
71	1007	药学	泰山医学院	山东省	硕一
72	1007	药学	山东中医药大学	山东省	硕一
73	1007	药学	青岛大学	山东省	硕一
74	1007	药学	烟台大学	山东省	硕一
75	1007	药学	郑州大学	河南省	硕一
76	1007	药学	河南工业大学	河南省	硕一
77	1007	药学	河南中医学院	河南省	硕一
78	1007	药学	新乡医学院	河南省	硕一
79	1007	药学	河南大学	河南省	硕一
80	1007	药学	武汉大学	湖北省	硕一
81	1007	药学	华中科技大学	湖北省	博一
82	1007	药学	武汉轻工大学	湖北省	硕一
83	1007	药学	武汉理工大学	湖北省	硕一
84	1007	药学	湖北中医药大学	湖北省	硕一
85	1007	药学	湖南大学	湖南省	硕一
86	1007	药学	中南大学	湖南省	博一
87	1007	药学	湖南中医药大学	湖南省	硕一
88	1007	药学	南华大学	湖南省	硕一
89	1007	药学	中山大学	广东省	博一
90	1007	药学	暨南大学	广东省	硕一
91	1007	药学	广州中医药大学	广东省	硕一
92	1007	药学	广东药学院	广东省	硕一
93	1007	药学	南方医科大学	广东省	博一
94	1007	药学	广西中医药大学	广西壮族自治区	硕一
95	1007	药学	广西医科大学	广西壮族自治区	硕一
96	1007	药学	海南大学	海南省	硕一
97	1007	药学	海南医学院	海南省	硕一
98	1007	药学	重庆大学	重庆市	硕一
99	1007	药学	重庆医科大学	重庆市	硕一

（续表）

序号	学科代码	学科名称	单位名称	省市名称	授权级别
100	1007	药学	第三军医大学	重庆市	博一
101	1007	药学	四川大学	四川省	博一
102	1007	药学	西南交通大学	四川省	硕一
103	1007	药学	西南医科大学	四川省	硕一
104	1007	药学	成都中医药大学	四川省	硕一
105	1007	药学	成都学院	四川省	硕一
106	1007	药学	贵阳医科大学	贵州省	硕一
107	1007	药学	遵义医学院	贵州省	硕一
108	1007	药学	昆明医科大学	云南省	硕一
109	1007	药学	大理学院	云南省	硕一
110	1007	药学	云南中医学院	云南省	硕一
111	1007	药学	西安交通大学	陕西省	硕一
112	1007	药学	第四军医大学	陕西省	博一
113	1007	药学	兰州大学	甘肃省	硕一
114	1007	药学	青海民族大学	青海省	硕一
115	1007	药学	宁夏医科大学	宁夏回族自治区	硕一
116	1007	药学	石河子大学	新疆维吾尔自治区	硕一
117	1007	药学	新疆医科大学	新疆维吾尔自治区	博一
118	100703	生药学	辽宁中医药大学	辽宁省	博二
119	100703	生药学	上海中医药大学	上海市	硕二
120	100703	生药学	江西中医药大学	江西省	硕二
121	100703	生药学	湖南师范大学	湖南省	硕二
122	100703	生药学	贵阳中医学院	贵州省	硕二
123	100705	微生物与生化药学	北京中医药大学	北京市	硕二
124	100705	微生物与生化药学	北京师范大学	北京市	硕二
125	100705	微生物与生化药学	河北农业大学	河北省	硕二
126	100705	微生物与生化药学	南京师范大学	江苏省	硕二
127	100705	微生物与生化药学	湖北大学	湖北省	硕二
128	100705	微生物与生化药学	华南师范大学	广东省	硕二
129	100705	微生物与生化药学	西南大学	重庆市	硕二
130	100705	微生物与生化药学	重庆理工大学	重庆市	硕二
131	100705	微生物与生化药学	贵州大学	贵州省	硕二
132	100705	微生物与生化药学	兰州理工大学	甘肃省	硕二

注：硕一代表一级学科硕士授权点，硕二代表二级学科硕士授权点；博一代表一级学科博士授权点，博二代表二级学科博士授权点

2016 年中药学学术学位授权点名单

序号	学科代码	学科名称	单位名称	所在地	授权级别
1	1008	中药学	首都医科大学	北京市	硕一
2	1008	中药学	北京协和医学院	北京市	硕一

（续表）

序号	学科代码	学科名称	单位名称	省市名称	授权级别
3	1008	中药学	北京中医药大学	北京市	博一
4	1008	中药学	北京师范大学	北京市	硕一
5	1008	中药学	中国科学院大学	北京市	硕一
6	1008	中药学	中国中医科学院	北京市	博一
7	1008	中药学	中央民族大学	北京市	硕一
8	1008	中药学	天津中医药大学	天津市	博一
9	1008	中药学	承德医学院	河北省	硕一
10	1008	中药学	河北中医学院	河北省	硕一
11	1008	中药学	山西医科大学	山西省	硕一
12	1008	中药学	山西中医学院	山西省	硕一
13	1008	中药学	内蒙古医科大学	内蒙古自治区	硕一
14	1008	中药学	内蒙古民族大学	内蒙古自治区	硕一
15	1008	中药学	辽宁中医药大学	辽宁省	博一
16	1008	中药学	沈阳药科大学	辽宁省	博一
17	1008	中药学	吉林农业大学	吉林省	硕一
18	1008	中药学	江苏大学	江苏省	硕一
19	1008	中药学	长春中医药大学	吉林省	博一
20	1008	中药学	哈尔滨商业大学	黑龙江省	博一
21	1008	中药学	黑龙江省中医研究院	黑龙江省	硕一
22	1008	中药学	黑龙江中医药大学	黑龙江省	博一
23	1008	中药学	上海交通大学	上海市	硕一
24	1008	中药学	华东理工大学	上海市	硕一
25	1008	中药学	上海中医药大学	上海市	博一
26	1008	中药学	第二军医大学	上海市	博一
27	1008	中药学	南京农业大学	江苏省	硕一
28	1008	中药学	南京中医药大学	江苏省	博一
29	1008	中药学	中国药科大学	江苏省	博一
30	1008	中药学	浙江大学	浙江省	硕一
31	1008	中药学	温州医科大学	浙江省	硕一
32	1008	中药学	浙江中医药大学	浙江省	博一
33	1008	中药学	华中科技大学	湖北省	硕一
34	1008	中药学	安徽医科大学	安徽省	硕一
35	1008	中药学	福建中医药大学	福建省	硕一
36	1008	中药学	江西中医药大学	江西省	博一
37	1008	中药学	山东中医药大学	山东省	博一
38	1008	中药学	河南中医药大学	河南省	博一
39	1008	中药学	河南大学	河南省	硕一
40	1008	中药学	安徽中医药大学	安徽省	博一
41	1008	中药学	湖北中医药大学	湖北省	博一
42	1008	中药学	中南民族大学	湖北省	硕一
43	1008	中药学	湖南中医药大学	湖南省	硕一
44	1008	中药学	湖南省中医药研究院	湖南省	硕一
45	1008	中药学	暨南大学	广东省	博一
46	1008	中药学	广州中医药大学	广东省	博一
47	1008	中药学	广东药科大学	广东省	硕一
48	1008	中药学	南方医科大学	广东省	博一
49	1008	中药学	西南大学	重庆市	硕一
50	1008	中药学	西南医科大学	四川省	硕一
51	1008	中药学	成都中医药大学	四川省	博一
52	1008	中药学	贵阳中医学院	贵州省	硕一
53	1008	中药学	云南中医学院	云南省	硕一

（续表）

序号	学科代码	学科名称	单位名称	省市名称	授权级别
54	1008	中药学	广西中医药大学	广西壮族自治区	硕一
55	1008	中药学	西北大学	陕西省	博一
56	1008	中药学	陕西科技大学	陕西省	硕一
57	1008	中药学	西北农林科技大学	陕西省	硕一
58	1008	中药学	陕西中医药大学	陕西省	硕一
59	1008	中药学	陕西师范大学	陕西省	硕一
60	1008	中药学	第四军医大学	陕西省	博一
61	1008	中药学	甘肃中医药大学	甘肃省	博一
62	1008	中药学	新疆医科大学	新疆维吾尔自治区	硕一

注:硕一代表一级学科硕士授权点,硕二代表二级学科硕士授权点;博一代表一级学科博士授权点,博二代表二级学科博士授权点。

2016 年药学专业学位授权点名单

序号	学科代码	学科名称	单位名称	所在地	授权级别
1	1055	药学硕士	安徽医科大学	安徽省	硕士
2	1055	药学硕士	安徽中医药大学	安徽省	硕士
3	1055	药学硕士	北京大学	北京市	硕士
4	1055	药学硕士	北京协和医学院	北京市	硕士
5	1055	药学硕士	首都医科大学	北京市	硕士
6	1055	药学硕士	中国科学院大学	北京市	硕士
7	1055	药学硕士	解放军总医院	北京市	硕士
8	1055	药学硕士	福建医科大学	福建省	硕士
9	1055	药学硕士	福建中医药大学	福建省	硕士
10	1055	药学硕士	兰州大学	甘肃省	硕士
11	1055	药学硕士	中山大学	广东省	硕士
12	1055	药学硕士	广州医科大学	广东省	硕士
13	1055	药学硕士	广东药科大学	广东省	硕士
14	1055	药学硕士	南方医科大学	广东省	硕士
15	1055	药学硕士	广西医科大学	广西壮族自治区	硕士
16	1055	药学硕士	桂林医学院	广西壮族自治区	硕士
17	1055	药学硕士	河北大学	河北省	硕士
18	1055	药学硕士	河北科技大学	河北省	硕士
19	1055	药学硕士	河北医科大学	河北省	硕士
20	1055	药学硕士	华北理工大学	河北省	硕士
21	1055	药学硕士	郑州大学	河南省	硕士
22	1055	药学硕士	黑龙江中医药大学	黑龙江省	硕士
23	1055	药学硕士	武汉大学	湖北省	硕士
24	1055	药学硕士	武汉理工大学	湖北省	硕士
25	1055	药学硕士	湖北科技学院	湖北省	硕士
26	1055	药学硕士	湖北轻工大学	湖北省	硕士
27	1055	药学硕士	湖北医药学院	湖北省	硕士
28	1055	药学硕士	三峡大学	湖北省	硕士
29	1055	药学硕士	吉林大学	吉林省	硕士
30	1055	药学硕士	延边大学	吉林省	硕士
31	1055	药学硕士	苏州大学	江苏省	硕士
32	1055	药学硕士	南京医科大学	江苏省	硕士
33	1055	药学硕士	徐州医科大学	江苏省	硕士
34	1055	药学硕士	南京中医药大学	江苏省	硕士

（续表）

序号	学科代码	学科名称	单位名称	省市名称	授权级别
35	1055	药学硕士	中国药科大学	江苏省	硕士
36	1055	药学硕士	江西中医药大学	江西省	硕士
37	1055	药学硕士	宜春学院	江西省	硕士
38	1055	药学硕士	中国医科大学	辽宁省	硕士
39	1055	药学硕士	锦州医科大学	辽宁省	硕士
40	1055	药学硕士	大连医科大学	辽宁省	硕士
41	1055	药学硕士	沈阳药科大学	辽宁省	硕士
42	1055	药学硕士	内蒙古医科大学	内蒙古自治区	硕士
43	1055	药学硕士	宁夏医科大学	宁夏回族自治区	硕士
44	1055	药学硕士	山东大学	山东省	硕士
45	1055	药学硕士	滨州医学院	山东省	硕士
46	1055	药学硕士	山东中医药大学	山东省	硕士
47	1055	药学硕士	青岛大学	山东省	硕士
48	1055	药学硕士	烟台大学	山东省	硕士
49	1055	药学硕士	潍坊医学院	山东省	硕士
50	1055	药学硕士	山西医科大学	山西省	硕士
51	1055	药学硕士	西安交通大学	陕西省	硕士
52	1055	药学硕士	第四军医大学	陕西省	硕士
53	1055	药学硕士	复旦大学	上海市	硕士
54	1055	药学硕士	上海交通大学	上海市	硕士
55	1055	药学硕士	华东理工大学	上海市	硕士
56	1055	药学硕士	第二军医大学	上海市	硕士
57	1055	药学硕士	四川大学	四川省	硕士
58	1055	药学硕士	电子科技大学	四川省	硕士
59	1055	药学硕士	成都医学院	四川省	硕士
60	1055	药学硕士	天津大学	天津市	硕士
61	1055	药学硕士	天津医科大学	天津市	硕士
62	1055	药学硕士	武警后勤学院	天津市	硕士
63	1055	药学硕士	新疆医科大学	新疆维吾尔自治区	硕士
64	1055	药学硕士	石河子大学	新疆维吾尔自治区	硕士
65	1055	药学硕士	昆明医科大学	云南省	硕士
66	1055	药学硕士	大理大学	云南省	硕士
67	1055	药学硕士	云南中医学院	云南省	硕士
68	1055	药学硕士	浙江大学	浙江省	硕士
69	1055	药学硕士	浙江工业大学	浙江省	硕士
70	1055	药学硕士	温州医科大学	浙江省	硕士
71	1055	药学硕士	重庆医科大学	重庆市	硕士
72	1055	药学硕士	第三军医大学	重庆市	硕士

2016 年中药学专业学位授权点名单

序号	学科代码	学科名称	单位名称	所在地	授权级别
1	1056	中药学硕士	安徽医科大学	安徽省	硕士
2	1056	中药学硕士	安徽中医药大学	安徽省	硕士
3	1056	中药学硕士	首都医科大学	北京市	硕士
4	1056	中药学硕士	北京中医药大学	北京市	硕士
5	1056	中药学硕士	北京城市学院	北京市	硕士
6	1056	中药学硕士	福建中医药大学	福建省	硕士

（续表）

序号	学科代码	学科名称	单位名称	省市名称	授权级别
7	1056	中药学硕士	甘肃农业大学	甘肃省	硕士
8	1056	中药学硕士	甘肃中医药大学	甘肃省	硕士
9	1056	中药学硕士	暨南大学	广东省	硕士
10	1056	中药学硕士	广州中医药大学	广东省	硕士
11	1056	中药学硕士	广东药科大学	广东省	硕士
12	1056	中药学硕士	广西中医药大学	广西壮族自治区	硕士
13	1056	中药学硕士	贵阳中医学院	贵州省	硕士
14	1056	中药学硕士	承德医学院	河北省	硕士
15	1056	中药学硕士	河北中医学院	河北省	硕士
16	1056	中药学硕士	河南中医药大学	河南省	硕士
17	1056	中药学硕士	河南大学	河南省	硕士
18	1056	中药学硕士	黑龙江中医药大学	黑龙江省	硕士
19	1056	中药学硕士	哈尔滨商业大学	黑龙江省	硕士
20	1056	中药学硕士	黑龙江省中医研究院	黑龙江省	硕士
21	1056	中药学硕士	武汉大学	湖北省	硕士
22	1056	中药学硕士	华中科技大学	湖北省	硕士
23	1056	中药学硕士	湖北中医药大学	湖北省	硕士
24	1056	中药学硕士	湖南中医药大学	湖南省	硕士
25	1056	中药学硕士	吉林农业大学	吉林省	硕士
26	1056	中药学硕士	长春中医药大学	吉林省	硕士
27	1056	中药学硕士	南京农业大学	江苏省	硕士
28	1056	中药学硕士	南京中医药大学	江苏省	硕士
29	1056	中药学硕士	中国药科大学	江苏省	硕士
30	1056	中药学硕士	扬州大学	江苏省	硕士
31	1056	中药学硕士	江西中医药大学	江西省	硕士
32	1056	中药学硕士	辽宁中医药大学	辽宁省	硕士
33	1056	中药学硕士	沈阳药科大学	辽宁省	硕士
34	1056	中药学硕士	山东中医药大学	山东省	硕士
35	1056	中药学硕士	山西大学	山西省	硕士
36	1056	中药学硕士	山西中医学院	山西省	硕士
37	1056	中药学硕士	西北大学	陕西省	硕士
38	1056	中药学硕士	西北农林科技大学	陕西省	硕士
39	1056	中药学硕士	陕西中医药大学	陕西省	硕士
40	1056	中药学硕士	第四军医大学	陕西省	硕士
41	1056	中药学硕士	上海中医药大学	上海市	硕士
42	1056	中药学硕士	第二军医大学	上海市	硕士
43	1056	中药学硕士	成都中医药大学	四川省	硕士
44	1056	中药学硕士	天津中医药大学	天津市	硕士
45	1056	中药学硕士	新疆医科大学	新疆维吾尔自治区	硕士
46	1056	中药学硕士	云南中医学院	云南省	硕士
47	1056	中药学硕士	西南大学	重庆市	硕士

2016 年新增学位授权点情况

学位授予单位	主管部门	学位点类型	学位点名称
武汉大学	教育部	博士学位授权一级学科	药学
中央民族大学	国家民族事务委员会	硕士学位授权一级学科	中药学
广西医科大学	广西壮族自治区	硕士学位授权一级学科	药学
华北理工大学	河北省	硕士专业学位授权点	药学

（续表）

学位授予单位	主管部门	学位点类型	学位点名称
潍坊医学院	山东省	硕士专业学位授权点	药学
湖北轻工大学	湖北省	硕士专业学位授权点	药学
湖北医药学院	湖北省	硕士专业学位授权点	药学
三峡大学	湖北省	硕士专业学位授权点	药学
石河子大学	新疆生产建设兵团	硕士专业学位授权点	药学

2016 年撤销学位授权点情况

单位名称	主管部门	撤销学位点类型	撤销学位点名称
福州大学	福建省	博士学位授权二级学科	药物分析学
福建农林大学	福建省	硕士学位授权二级学科	生药学
三峡大学	湖北省	硕士学位授权二级学科	药理学
浙江大学	教育部	硕士学位授权一级学科	中药学
武汉大学	教育部	硕士学位授权一级学科	中药学
西南交通大学	教育部	硕士学位授权一级学科	中药学
内蒙古工业大学	内蒙古自治区	硕士专业学位授权点	工程（制药工程）
长春中医药大学	吉林省	硕士专业学位授权点	药学
石河子大学	新疆生产建设兵团	硕士专业学位授权点	工程硕士（领域:制药工程）

国务院学位委员会公布 2014 年学位授权点评估结果

2016 年 3 月 16 日，国务院学位委员会公布 2014 年学位授权点专项评估结果及处理意见。本次专项评估范围是 2009 年—2011 年获得授权的学术学位授权点和专业学位授权点。应参加评估的学位授权点共计 2296 个，其中学术学位授权点 381 个、专业学位授权点 1915 个（含 311 个工程专业学位领域），涉及 78 个一级学科、37 个专业学位类别、447 个学位授予单位。

根据此次专项评估结果，评估结果为“合格”的学位授权点，可继续行使学位授权。评估结果为“限期整改”的学位授权点，自发文之日起进行为期 2 年的整改，2016 年招生工作结束后暂停招生。整改结束后接受复评，复评结果为“合格”的恢复招生，复评结果达不到“合格”的撤销学位授权。评估结果为“不合格”的学位授权点，自发文之日起撤销学位授权，5 年之内不得重新申请。其中，对于学位授予单位主动提出放弃授权的学位授权点，自发文之日起撤销学位授权。对于撤销授权的学位授权点，2016 年研究生招生工作结束后不得招生，在学研究生按原渠道培养、授予学位。对于限期整改和撤销授权的博士学位授权点，其同一学科的硕士学位授权点继续行使硕士学位授权并招收硕士研究生。2097 个学位授权点评估结果认定为“合格”；95 个学位授权点评估结果认定为“限期整改”，其中博士学位授权点 5 个、硕士学位授权点 90 个；50 个学位授权点评估结果认定为“不合格”，其中博士学位授权点 5 个、硕士学位授权点 45 个。此外，有 54 个学位授权点，学位授予单位主动提出放弃授权（其中，有 13 个学位授权点已在 2015 年动态调整试点中撤销学位授权)。

药学、中药学共93个学位授权点评估结果认定为“合格”,2个学位授权点评估结果认定为“限期整改”,无学位授权点评估结果认定为“不合格”(见表1);此外,有2个学位授权点,学位授予单位主动提出放弃授权(见表2)。

表1　2016年学位授权点专项评估结果(药学、中药学)

学位授予单位	学科名称	评估结果
博士学位授权学科		
首都医科大学	药学	合格
第二军医大学	中药学	合格
湖北中医药大学	中药学	合格
暨南大学	中药学	合格
第四军医大学	中药学	限期整改
硕士学位授权学科		
北京协和医学院	中药学	合格
中国科学院大学	中药学	合格
山西医科大学	中药学	限期整改
山西中医学院	中药学	合格
内蒙古医科大学	中药学	合格
华东师范大学	药学	合格
中南民族大学	中药学	合格
海南大学	药学	合格
西南大学	中药学	合格
陕西科技大学	中药学	合格
专业学位授权类别		
北京大学	药学硕士	合格
北京协和医学院	药学硕士	合格
首都医科大学	药学硕士	合格
	中药学硕士	合格
北京中医药大学	中药学硕士	合格
中国科学院大学	药学硕士	合格
天津大学	药学硕士	合格
天津医科大学	药学硕士	合格
天津中医药大学	中药学硕士	合格
河北医科大学	药学硕士	合格
承德医学院	中药学硕士	合格
河北中医学院	中药学硕士	合格
山西医科大学	药学硕士	合格
辽宁医学院	药学硕士	合格
辽宁中医药大学	中药学硕士	合格
沈阳药科大学	药学硕士	合格
	中药学硕士	合格
吉林大学	药学硕士	合格
延边大学	药学硕士	合格
吉林农业大学	中药学硕士	合格
长春中医药大学	药学硕士	合格
	中药学硕士	合格
黑龙江中医药大学	药学硕士	合格
	中药学硕士	合格
哈尔滨商业大学	中药学硕士	合格
	工程硕士(领域:制药工程)	合格
黑龙江省中医研究院	中药学硕士	合格
复旦大学	药学硕士	合格

(续表)

学位授予单位	学科名称	评估结果
上海交通大学	药学硕士	合格
华东理工大学	药学硕士	合格
上海中医药大学	中药学硕士	合格
第二军医大学	药学硕士	合格
苏州大学	药学硕士	合格
南京医科大学	药学硕士	合格
南京中医药大学	中药学硕士	合格
中国药科大学	工程硕士(领域:制药工程)	合格
	药学硕士	合格
	中药学硕士	合格
南京师范大学	工程硕士(领域:制药工程)	合格
扬州大学	中药学硕士	合格
浙江大学	药学硕士	合格
浙江工业大学	药学硕士	合格
安徽医科大学	药学硕士	合格
	中药学硕士	合格
安徽中医药大学	中药学硕士	合格
福建医科大学	药学硕士	合格
福建中医药大学	中药学硕士	合格
山东大学	工程博士(领域:生物与医药)	合格
	药学硕士	合格
山东中医药大学	药学硕士	合格
	中药学硕士	合格
郑州大学	药学硕士	合格
河南中医学院	中药学硕士	合格
河南大学	中药学硕士	合格
河南师范大学	工程硕士(领域:制药工程)	合格
武汉大学	中药学硕士	合格
华中科技大学	中药学硕士	合格
武汉轻工大学	工程硕士(领域:制药工程)	合格
武汉理工大学	药学硕士	合格
湖南中医药大学	中药学硕士	合格
中山大学	药学硕士	合格
广州中医药大学	中药学硕士	合格
广东药科大学	中药学硕士	合格
广西中医药大学	中药学硕士	合格
重庆医科大学	药学硕士	合格
第三军医大学	药学硕士	合格
四川大学	工程博士(领域:生物与医药)	合格
西北农林科技大学	中药学硕士	合格
陕西中医药大学	中药学硕士	合格
第四军医大学	药学硕士	合格
	中药学硕士	合格
兰州大学	药学硕士	合格
成都中医药大学	中药学硕士	合格
贵阳中医学院	中药学硕士	合格
云南中医学院	中药学硕士	合格
西北大学	中药学硕士	合格
西安交通大学	药学硕士	合格
甘肃中医药大学	中药学硕士	合格
新疆医科大学	药学硕士	合格
	中药学硕士	合格

表 2　学位授予单位主动放弃的学位授权点(药学、中药学)

学位授予单位	学科名称	备注
哈尔滨医科大学	药学硕士	专业学位
华东理工大学	中药学硕士	专业学位

上海中医药大学建学术荣誉体系促学科发展　2016 年 6 月,上海中医药大学推出高峰高原学科"学术荣誉体系",学校与首批 62 名教授签订 3 年目标合同,实施协议工资,推动学科高水平发展。

该校首批学术荣誉体系教授包括 7 名首席教授、24 名讲席教授和 31 名特聘教授,坚持目标导向与问题导向有机结合,发挥专家教授在学术事务中的主导作用。通过建立校院两级学科人才工作机制,明确学科人才建设的责任和义务,同时实施配套的人事薪酬制度改革,调动高层次人才的积极性。

该校拥有中药学、中医学两个高峰学科和中西医结合、科学技术史两个高原学科。"学术荣誉体系"在前三个学科先行启动。

青海大学招收首批藏医药学硕士学位留学生　2016 年秋季,青海大学藏医学院招收首批授予藏医药学硕士学位的外国留学生,这是我国对外国留学生进行藏医药学正规学历教育的首次尝试。

青海大学藏医学院始建于 1987 年,是全国仅有的 2 所培养藏医药学专业高级人才的高等医学院校之一。学院在 2000 年获得藏医药学硕士学位授予权,2006 年获得藏医药学博士学位授予权。

此次学校计划招生 5 人,采用英语、藏语双语授课,学制三年。藏医学与中医学、印度吠陀医学、西方传统医学被称为世界四大传统医学。2006 年,藏医药被国务院列入第一批国家级非物质文化遗产名录。青海大学藏医学院自 2007 年起与美国、俄罗斯、韩国、日本等国家的高校建立医学教育合作关系。目前已经有近百名留学生来校进行藏医药学的短期交流与培训。2015 年 7 月,藏医学课程被纳入了美国弗吉尼亚大学医学院的选修课。

中国药科大学组织研究生赴美国高校访学交流　2016 年 1 月 19~27 日,为提升研究生教育国际化水平,加强与国际高水平大学间的交流与合作,中国药科大学研究生院组织 30 名优秀研究生及部分推免生组成的学术交流团于赴美国开展学术培训项目,对美国太平洋大学进行了访学交流活动。

访学期间,美国太平洋大学为访学研究生精心安排各类专题讲座,深入分析中美文化的差异及形成原因,介绍美国科研学术活动中的基本学术道德,讲解撰写科技论文的技巧和注意事项以及在公众场合做学术演讲的技巧和规范等;安排部分学科研究前沿的教授介绍他们各自研究领域和方向,为学生学术研究指点迷津;针对访学研究生专业特点,开展两校研究生学术交流活动,以演讲和墙报的形式共同分享各自的研究成果及科研体会,进行了开放式的互动讨论,并由太平洋大学多位知名教授给予点评。访学交流团还参观了太平洋大学化学、药学实验室,与其研究生们一起参加美国课堂学习,并就学科前沿研究、科研思路、求学历程等话题进行了深入交流。课程学习之余,我校师生还走访参观了美国知名高校斯坦福大学及新兴医药企业吉利德科学公司,进一步了解了美国高校文化与医药学科技现状。新颖的教学内容和启发式的教学方式拓展了学生的思维,开阔了学术视野,美国高校鲜明的特点、独特的文化底蕴、国际化的育人思路都给访学研究生留下了深刻的印象。

美国南加州大学在中国药科大学开设国际公开课　2016 年 10 月 18 ~21 日,为加强学校研究生教育,深化教学改革模式,提高办学水平,提升研究生课程的国际化程度,美国南加利福尼亚大学药学院副院长 Wei-Chiang Shen 教授和医学院副院长 Sarah F. Hamm-Alvarez 教授以"Peptide and Protein Drugs"为主题,对中国药科大学硕士研究生和博士研究生进行了为期三天的国际化公开课教学。

Wei-Chiang Shen 教授和 Sarah F. Hamm-Alvarez 教授在多肽和蛋白药物研究领域均具有很深的造诣,两位教授为大家介绍了国际上多肽与蛋白类药物的新释放系统研究的最新进展,并向同学们分享了自己在科学研究过程中的经验和心得体会,还通过案例分析为同学们解答了多肽与蛋白药物开发的关键要素。

全国药学专业学位研究生教指委换届会议暨药学专业学位研究生培养研讨会在中国药科大学召开　2016 年 12 月 2 日,全国药学专业学位研究生教育指导委员会换届会议暨药学专业学位研究生培养研讨会在中国药科大学召开。此次会议由该教育指导委员会主办,中国药科大学研究生院与该校药学硕士校级示范基地南京圣和药业股份有限公司共同承办。国家食品药品监督管理总局副局长吴浈,国务院学位办培养处、教育部学位与研究生教育发展中心评估处及综合处相关领导、江苏省教育厅副厅长洪流、中国药科大学党委书记徐慧、西安交通大学、广东药科大学等培养单位相关领导共计 40 余人应邀参加了会议。会议由第一届教指委主任委员、原国家食品药品监督管理总局局长邵明立和第二届教指委副主任委员、中国药科大学副校长陆涛主持。

中国药科大学校党委书记徐慧代表学校对上级部门长久以来对中国药科大学研究生教育的支持表示感谢。江苏省教育厅副厅长洪流在讲话中介绍了江苏省学位与研究生教育的发展情况,并对中国药科大学药学专业学位研究生教育给予了充分的肯定。国务院学位办培养处调研员陆敏在讲话中对第一届教指委的工作给予了高度评价,对各位委员投入药学事业表示感谢，对秘书处挂靠单位表示感谢，并对新时期药学硕士专业学位教育发展提出新的要求，并代表上级部门宣读了新一届委员名单。第一届教指委主任委员吴晓明教授作了“第一届教指委工作总结”报告，全面回顾了第一届教指委五年以来开展的各项工作；中国药科大学研究生院副院长张永泽代表秘书处汇报了第一届教指委的财务收支情况。随后，教育部学位与研究生教育发展中心林梦泉处长和曹红波处长分别作了题为《学科大数据平台建设与水平评估》和《中国专业学位教学案例中心案例库建设工作的开展与推广》的报告。

第二届药学专业学位研究生教育指导委员会由15名委员组成，设主任委员1名，副主任委员2名，秘书长1名。秘书处挂靠在中国药科大学研究生院。

全国药学专业学位研究生教育指导委员会二届一次会议在南京召开 2016年12月3日，全国药学专业学位研究生教育指导委员会二届一次全体委员会议在中国药科大学“药学硕士专业学位研究生校级示范基地”南京圣和药业集团总部召开。指导委员会主任委员、国家食品药品监督管理总局副局长吴浈，副主任委员、中国药科大学副校长陆涛，秘书长、中国药科大学研究生院常务副院长邵蓉等13名委员参加了此次会议。国务院学位办培养处陆敏调研员也应邀参加。

主任委员吴浈副局长对当前药学硕士专业学位发展的优势进行了分析，并对新一届教指委提出了具体的目标与要求。副主任委员陆涛副校长作了“第二届教指委2016年工作总结报告”，随后与会委员集体学习了《全国药学专业学位研究生教育指导委员会章程》，讨论了《药学硕士专业学位授权点申请基本条件》及教指委2017年工作计划。

会议第二部分为圣和药业培养药学硕士专业学位研究生现场汇报会。圣和药业王勇董事长汇报了基地联合培养研究生的经验做法，随后中国药科大学党委书记徐慧为王勇董事长颁发了“江苏省产业教授”聘书，并一起为“圣和药业江苏省优秀研究生工作站”揭牌。

国际交流

2016年中外合作办学概况 截至2016年底，经教育部批准的与药学教育相关的中外合作办学项目共14个。其中，中国医科大学-贝尔法斯特女王大学联合学院为不具有法人资格的中外合作办学机构，开设药物制剂（100702H）、生物技术（071002H）专业；另外有中外合作本科教育项目13项。

中外合作办学单位

机构名称：中国医科大学-贝尔法斯特女王大学联合学院（China Medical University — The Queen's University of Belfast Joint College）

中方：中国医科大学

外方：The Queen's University of Belfast，UK（英国贝尔法斯特女王大学）

机构属性：不具法人资格

机构地址：辽宁省沈阳市沈北新区蒲河路77号

法定代表人：闻德亮

校长或主要行政负责人：姚江

办学层次和类别：本科学历教育

学制：4年

办学规模：在校生450人（每年1期，在中国医科大学年度招生规模内统筹安排）

招生起止年份：2014-2030年（每年1期）

招生方式：纳入国家普通高等学校招生计划，参加全国普通高等学校统一入学考试，并符合相关招生录取规定和要求。

开设专业：药物制剂（100702H）；生物技术（071002H）

颁发证书：中方——普通高等教育本科毕业证书、学士学位证书

外方——Bachelor of Science（理学学士学位证书）

许可证编号：MOE21UKA02DNR20141586N

许可证有效期：2034年12月31日

中外合作办学项目

1. 上海中医药大学与英国伦敦城市大学合作举办药学专业本科教育项目

办学地址：上海市蔡伦路1200号

法定代表人：陈凯先

中方：上海中医药大学

外方：London Metropolitan University，UK（英国伦敦城市大学）

办学层次和类别：本科学历教育

学制：4年

每期招生人数：60人（在上海中医药大学年度招生规模内统筹安排）

招生起止年份：2003年—2021年（每年1期）

招生方式：纳入国家普通高等教育招生计划，参加全国普通高等学校统一入学考试，并符合相关招生录取规定和要求

开设专业或课程：药学（专业代码：100701H）

颁发证书：中方——普通高等教育本科毕业证书、学士学位证书

外方——无

审批机关：教育部

批准书编号：MOE31GB2A20030542O

批准书有效期：2025年12月31日

2. 常州大学与爱尔兰国立大学梅努斯合作举办制药工程

专业本科教育项目

办学地址：江苏省常州市武进区滆湖路 1 号

法定代表人：浦玉忠

中方：常州大学

外方：National University of Ireland, Maynooth, Ireland（爱尔兰国立大学梅努斯）

办学层次和类别：本科学历教育

学制：4 年

每期招生人数：50 人

招生起止年份：2011－2014 年、2015－2019 年（每年 1 期）

招生方式：纳入国家普通高等学校招生计划

开设专业或课程：制药工程（专业代码：081302H）

颁发证书：中方——普通高等教育本科毕业证书、学士学位证书

外方——Baccalaureatus in Arte Ingeniaria（工学学士学位证书）（赴国外学习者）

审批机关：教育部

批准书编号：MOE32IE2A20111171N

批准书有效期：2023 年 12 月 31 日

3. 南京中医药大学与澳大利亚格里菲斯大学合作举办生物制药专业本科教育项目

办学地址：江苏省南京市栖霞区仙林大道 138 号

法定代表人：吴勉华

中方：南京中医药大学

外方：Griffith University, Australia（澳大利亚格里菲斯大学）

办学层次和类别：本科学历教育

学制：4 年

每期招生人数：120 人

招生起止年份：2011－2014 年、2015－2019 年（每年 1 期）

招生方式：纳入国家普通高等学校招生计划

开设专业或课程：生物制药（分子生物学-药物研制）（专业代码：083002TH）

颁发证书：中方——普通高等教育本科毕业证书、学士学位证书

外方——Bachelor of Biomolecular Science（分子生物学学士学位证书）（赴国外学习者）

审批机关：教育部

批准书编号：MOE32AU2A20111176N

批准书有效期：2023 年 12 月 31 日

4. 哈尔滨医科大学与英国利兹大学合作举办药学专业本科教育项目

办学地址：黑龙江省哈尔滨市南岗区保健路 157 号

中方：哈尔滨医科大学

外方：University of Leeds, UK（英国利兹大学）

办学层次和类别：本科学历教育

学制：4 年

每期招生人数：50 人/年

招生方式：纳入国家普通高等学校招生计划

开设专业或课程：药学（专业代码：100701H）

颁发证书：中方——普通高等教育本科毕业证书、学士学位证书

外方——无

审批机关：黑龙江省教育厅

批准书编号：MOE23GB2A20040818O

批准书有效期：2011 年 10 月 31 日

5. 哈尔滨商业大学与英国利兹大学合作举办制药工程专业本科教育项目

办学地址：黑龙江省哈尔滨市道里区通达街 138 号

法定代表人：曲振涛

中方：哈尔滨商业大学

外方：University of Leeds, UK（英国利兹大学）

办学层次和类别：本科学历教育

学制：4 年

每期招生人数：50 人

招生起止年份：2012 年—2013 年（每年 1 期）

招生方式：纳入国家普通高等学校招生计划

开设专业或课程：制药工程（专业代码：081302H）

颁发证书：中方——普通高等教育本科毕业证书、学士学位

外方——无

审批机关：黑龙江省教育厅

批准书编号：MOE23GB2A20040788O

批准书有效期：2017 年 12 月 31 日

6. 黑龙江中医药大学与英国利兹大学合作举办制药工程专业本科教育项目

办学地址：黑龙江省哈尔滨市香坊区和平路 24 号

法定代表人：匡海学

中方：黑龙江中医药大学

外方：University of Leeds, UK（英国利兹大学）

办学层次和类别：本科学历教育

学制：4 年

每期招生人数：50 人

招生起止年份：2012 年—2013 年（每年 1 期）

招生方式：纳入国家普通高等学校招生计划

开设专业或课程：制药工程（专业代码：081302H）

颁发证书：中方——普通高等教育本科毕业证书、学士学位证书

外方——无

审批机关:教育部

批准书编号:MOE23GB2A20040822O

批准书有效期:2017 年 12 月 31 日

7. 黑龙江中医药大学与英国利兹大学合作举办药物制剂专业本科教育项目

办学地址:黑龙江省哈尔滨市香坊区和平路 24 号

法定代表人:匡海学

中方:黑龙江中医药大学

外方:University of Leeds,UK(英国利兹大学)

办学层次和类别:本科学历教育

学制:4 年

每期招生人数:50 人

招生起止年份:2012 年—2013 年(每年 1 期)

招生方式:纳入国家普通高等学校招生计划

开设专业或课程:药物制剂(专业代码:100702H)

颁发证书:中方——普通高等教育本科毕业证书、学士学位证书

外方——无

审批机关:教育部

批准书编号:MOE23GB2A20040823O

批准书有效期:2017 年 12 月 31 日

8. 武汉工程大学与英国德蒙福特大学合作举办制药工程专业本科教育项目(退出办学)

办学地址:湖北省武汉市洪山区雄楚大街 693 号

法定代表人:李杰

中方:武汉工程大学

外方:De Montfort University,UK(英国德蒙福特大学)

办学层次和类别:本科学历教育

学制:4 年

每期招生人数:120 人

招生起止年份:2012 年—2016 年(每年 1 期)

招生方式:纳入国家普通高等学校招生计划

开设专业或课程:制药工程(专业代码:081302H)

颁发证书:中方——普通高等教育本科毕业证书、学士学位证书

外方——Bachelor of Science in Pharmaceutical and Cosmetic Science(制药与化妆品科学专业理学学士学位证书)

审批机关:教育部

批准书编号:MOE42UK2A20121260N

批准书有效期:2020 年 12 月 31 日

备注:2015 年起停止招生

9. 武汉工程大学与英国德蒙福特大学合作举办药物制剂专业本科教育项目(退出办学)

办学地址:湖北省武汉市洪山区雄楚大街 693 号

法定代表人:李杰

中方:武汉工程大学

外方:De Montfort University,UK(英国德蒙福特大学)

办学层次和类别:本科学历教育

学制:4 年

每期招生人数:120 人(在武汉工程大学年度招生规模内统筹安排)

招生起止年份:2013 年—2016 年(每年 1 期)

招生方式:纳入国家普通高等学校招生计划,参加全国普通高等学校统一入学考试,并符合相关招生录取规定和要求

开设专业或课程:药物制剂(专业代码:100702H)

颁发证书:中方——普通高等教育本科毕业证书、本科学位证书

外方——Bachelor of Science in Pharmaceutical and Cosmetic Science(制药与化妆品科学专业理学学士学位证书)

审批机关:教育部

批准书编号:MOE42UK2A20131393N

批准书有效期:2020 年 12 月 31 日

备注:2015 年起停止招生

10. 南京工业大学与爱尔兰塔拉理工学院合作举办制药工程专业本科教育项目

办学地址:南京浦口浦珠南路 30 号

法定代表人:黄维

中方:南京工业大学

外方:Institute of Technology Tallaght,Ireland(爱尔兰塔拉理工学院)

办学层次和类别:本科学历教育

学制:4 年

每期招生人数:80 人(在南京工业大学年度招生规模内统筹安排)

招生起止年份:2014 年—2022 年(每年 1 期)

招生方式:纳入国家普通高等学校教育招生计划,参加全国普通高等学校统一入学考试,并符合相关招生录取规定和要求

开设专业或课程:制药工程(专业代码:081302H)

颁发证书:中方——普通高等教育本科毕业证书、学士学位证书

外方——Bachelor of Science in Pharmaceutical Science(制药科学专业理学学士学位证书)(赴国外学习 1 年者)

审批机关:教育部

批准书编号:MOE32IE2A20131451N

批准书有效期:2026 年 12 月 31 日

11. 中国药科大学与英国斯特拉斯克莱德大学合作举办药学专业本科教育项目

办学地址:江苏省南京市鼓楼区童家巷 24 号
法定代表人:来茂德
中方:中国药科大学
外方:University of Strathclyde, Glasgow, UK(英国斯特拉斯克莱德大学)
办学层次和类别:本科学历教育
学制:4 年
每期招生人数:50 人(在中国药科大学年度招生规模内统筹安排)
招生起止年份:2014 年-2021 年(每年 1 期)
招生方式:纳入国家普通高等学校教育招生计划,参加全国普通高等学校统一入学考试,并符合相关招生录取规定和要求
开设专业或课程:药学(专业代码:100701H)
颁发证书:中方——普通高等教育本科毕业证书、学士学位证书
外方——Bachelor of Science Honours Degree(理学荣誉学士学位证书)(赴国外学习 1 年者)
审批机关:教育部
批准书编号:MOE32UK2A20131547N
批准书有效期:2025 年 12 月 31 日

12. 天津中医药大学与英国诺丁汉大学合作举办临床药学专业本科教育项目

办学地址:天津市南开区玉泉路 88 号
法定代表人:张伯礼
中方:天津中医药大学
外方:University of Nottingham, UK(英国诺丁汉大学)
办学层次和类别:本科学历教育
学制:5 年
每期招生人数:50 人(在天津中医药大学年度招生规模内统筹安排
招生起止年份:2015 年—2019 年(每年 1 期)
招生方式:纳入国家普通高等学校教育招生计划,参加全国普通高等学校统一入学考试,并符合相关招生录取规定和要求
开设专业或课程:临床药学(专业代码:100703TKH)
颁发证书:中方——普通高等教育本科毕业证书、学士学位证书
外方——Bachelor of Science with Honors in International Pharmacy(国际药学专业荣誉理学学士学位证书)(赴国外学习 2 年者)
审批机关:教育部
批准书编号:MOE12UK2A20141654N
批准书有效期:2024 年 12 月 31 日

13. 合肥师范学院与爱尔兰阿斯隆理工学院合作举办制药工程专业本科教育项目

办学地址:安徽省合肥市金寨路 327 号
法定代表人:吴先良
中方:合肥师范学院
外方:Athlone Institute of Technology, Ireland(爱尔兰阿斯隆理工学院)
办学层次和类别:本科学历教育
学制:4 年
每期招生人数:60 人(在合肥师范学院年度招生规模内统筹安排)
招生起止年份:2015 年—2018 年(每年 1 期)
招生方式:纳入国家普通高等学校教育招生计划,参加全国普通高等学校统一入学考试,并符合相关招生录取规定和要求
开设专业或课程:制药工程(专业代码:081302H)
颁发证书:中方——普通高等教育本科毕业证书、学士学位证书
外方——无
审批机关:教育部
批准书编号:MOE34IE2A20141616N
批准书有效期:2022 年 12 月 31 日

↗ 中国药科大学联办第八届国际生物医药研发创新亚洲峰会 2016 年 3 月 24 日,由中欧生物医药委员会、国际创新药物研发联盟主办,中国药科大学联办的第八届(2016)国际生物医药创新亚洲峰会在南京举行,来自美国、欧洲、中国等地的著名学者、大型医药企业高管及研发总监共聚一堂,探讨精准医疗、多肽药物、抗体药物、疫苗等研发现状、未来发展趋势。

中国药科大学来茂德校长率先作题为"正确理解'精准医学'"的主题报告。他以美国总统奥巴马在 2015 年国情咨文演讲中提出的"精准医疗计划"切入,阐述了"精准医学"的基本概念,并引用多个公众熟知的事例对"精准医学"的丰富内涵进行了分析。来校长还总结了近年国内"精准医学"的发展状况,指出中国的"精准医学"必须走自己的路方能实现真正发展。

为期两天的第八届国际生物医药创新亚洲峰会旨在向世界传递重大新药创制的前沿技术和科技成果,引导国际新药研发趋势和前沿动向,促进科研成果产业化合作。

↗ 美国南加州大学药学院访问中国药科大学 2016 年 4 月 11 日,美国南加州大学药学院副院长 Michael Z. Wincor 教

授和 Wei-Chiang Shen 教授访问中国药科大学，国际处处长徐晓媛教授、基础医学与临床药学学院院长郭青龙教授、副院长于锋教授、教务处处长冯锋教授、国际医药商学院副院长丁锦希教授、药学院涂家生教授等参加了接待。

会上，双方就商学院博士交流项目、硕士双学位合作项目、药学院联合实验室项目、两校暑期项目等事项进行洽谈，达成初步意向。访问团参观了我校临床药学实训中心，了解我校模拟药房实训教学及药师型人才培养的实施情况。南加州大学的教授作了精彩、生动的讲座，并会面了南加州大学实习项目的申请者。

伦敦大学学院药学院院长一行访问中国药科大学 2016 年 5 月 10 日，英国伦敦大学学院（University College of London，UCL）药学院院长 Duncan Craig 教授与赵敏博士访问中国药科大学。副校长孔令义、基础医学与临床药学院丁选胜副书记、徐明副教授及国际交流合作处处长徐晓媛接待访问团并座谈。

中国药科大学重视与英国伦敦大学学院的交流合作，两校将开展多方面、多层次的深入学习交流。同时，他希望双方通过开展学术研讨会、联合申报科研课题等方式进一步加强科研领域合作。国际交流合作处徐晓媛处长就中国药科大学与英国伦敦大学学院的合作协议签署及相关进展情况进行了汇报。双方就“4 + 1”硕士项目、交换生项目、本科实习项目、暑期培训项目、科研合作、临床药学师资培训等多个方面进行了深入交流和讨论，达成共识。

英国伦敦大学学院是一所世界著名的顶尖高等学府，是伦敦大学联盟创校学院，与英国剑桥大学、牛津大学、帝国理工学院、伦敦政治经济学院并称英国 G5 超级精英大学。该校药学院的教学科研实力在英国乃至世界都享有极高声誉。近年来，我校大力开发与世界一流院校的交流合作，与英国伦敦大学学院的全方位的交流合作将有力促进我校国际化发展水平，尤其对我校临床药学学科建设与师资培养具有积极推动作用。

中国药科大学团访美国合作院校 2016 年 5 月 3 ~ 7 日，为进一步推进我校同美国院校的合作，增强学校国际影响力，中国药科大学校长来茂德率药学院院长郝海平、国际交流与合作处处长徐晓媛、药学院尤启冬教授、孙敏捷副教授一行访问美国合作院校。

访问团第一站抵达美国密西根大学。中国药科大学同美国密西根大学、明尼苏达大学、俄亥俄州立大学于 2014 年建立 PharmD 合作项目，并受到国家留学基金委的资助，项目迄今已运行 2 年。此次访问，访问团与三所大学药学院院长一同约见于密西根大学安娜堡校区。各方充分肯定了几校合作中所取得的成绩，然后就学生录取、课程设置等问题进行商谈。访问团还会见了 PharmD 项目学生，听取了他们有关学习情况的汇报。学生对于 PhamrD 项目反馈积极，在国外学习期间进步很多；合作院校对我校选派的学生也非常满意，并与密西根大学洽谈了科研合作和共建联合实验室等事宜。

随后访问团抵达奥马哈，访问内布拉斯加大学医学中心。访问期间，两校签署了中国药科大学与内布拉斯加大学医学中心的合作框架协议，确定了交流学生项目，探讨了科研合作。访问团参加了学术交流会，郝海平教授和尤启冬教授分别作了主题报告，加深了对双方科研方向和领域的了解。访问团一行参加了内布拉斯加大学医学中心药学院的毕业典礼。

此次赴美访问加强了中国药科大学与合作院校之间的感情，深化彼此之间的合作，同时也开拓了新的合作院校，有助于同更多高水平大学建立新的交流和沟通。

加拿大阿尔伯塔省卫生部一行访问中国药科大学 2016 年 5 月 25 日，加拿大阿尔伯塔省卫生部常务副部长 Amrhein 携阿尔伯塔省基础卫生保健、公共医疗卫生服务，高级医药主任 Richard Lewanczuk 教授、综合健康研究所主任 Sunita Vohra 教授、阿尔伯塔大学中国事务大使 John F. Chiu 教授一行访问中国药科大学。

中国药科大学校长来茂德、副校长孔令义会见了代表团，药学院院长郝海平教授、中药学院院长余伯阳教授、生命科学与技术学院副院长周长林教授、国际交流合作处徐晓媛处长等参加了会谈。

徐晓媛处长介绍了学校的基本情况并回顾了与阿尔伯塔大学近三年来的合作历程。Amrhein 常务副部长介绍了此次来访的主要目的，希望借本次访问中国药科大学之机，合力探索在天然药物使用领域的安全及经济学评价等综合问题，并介绍阿尔伯塔省卫生领域面临的挑战与问题。围绕此议题，综合健康研究所 Sunita Vohra 主任详细介绍了阿尔伯塔大学刚成立不久的综合健康研究所的组织结构、成立目的和研究方向。

针对如何促进医疗体系内资金分配，改善阿尔伯塔省现有医疗体系中患者信息的共享程度，推动扩大天然药物在阿尔伯塔省现有医疗体系中的影响力，使更多西方人接受相信中药，进而有效应对阿尔伯塔省医疗体系面临的挑战，提高该省居民的整体健康状况等问题，双方进行了热烈的讨论，提出了很多具有建设性的建议。来校长表示，中国药科大学希望推动双方在更多药学科研项目的合作，通过合作建立研究平台，围绕关键问题集中中加两方面甚至世界范围的科学家进行合作研究，解决天然药物在西方使用中的质量标准、中西药联合使用中的安全和经济学评价等问题，帮助阿尔伯塔省顺利解决现有的公共医疗卫生难题。

中国药科大学为蒙古药科大学举办药学高级进修班 2016 年 6 月 5 ~10 日，为期一周的蒙古药科大学教师药学高级进修班成功在中国药科大学举办。

本次进修班课程采用全英文教学，内容丰富，既有室内理论课，又有室外参观实训，主要包括生药学、中草药辨识和实地培训、中国药学教育、药剂学进展、药理学进展、中国药事法规、中国文化等，课程设置受到蒙古药科大学教师的一致好评。

中国药科大学举办第十四届中国国际多肽学术会议 2016 年 7 月 5 ~7 日，由中国药科大学和中科院上海药物研究所共同举办的第十四届中国国际多肽学术会议暨第五届亚太国际多肽学术会议在中国药科大学举行。包括多名“千人计划”“百人计划”长江学者和国家杰出青年基金奖获得者在内的 400 余名国内外氨基酸、多肽和蛋白质研究领域的著名科学家参加会议。

中国药科大学校长来茂德和中科院上海药物研究所副所长叶阳分别致欢迎辞，中科院上海药物研究所龙亚秋研究员致开幕辞，中国药科大学副校长孔令义、欧洲多肽协会主席 Ferenc Hudez、澳大利亚多肽协会主席 Edouard Nice、新加坡多肽协会主席 James P. Tam、日本多肽协会副主席 Shiroh Futaki、美国多肽协会前任主席 Victor J. Hruby、韩国多肽协会及韩国化学科学和技术协会前任主席 Yoon-Sik Lee 等国际知名多肽科学家出席了开幕式。

本次大会以“多肽：创新、拓展和应用”为主题，围绕多肽和蛋白质的先进合成方法、多样性、结构和功能，多肽在医学、药学、遗传学等领域的应用等内容，共设立了 14 个议题和研讨主题，并增设了产业化专场。大会共进行了 6 个大会报告，36 个分组邀请报告、46 个口头报告和 80 多个墙报展示，还设置了青年学者论坛以及多肽产业论坛，收录摘要论文近 170 篇。

中国国际多肽学术会议是由我国成功合成胰岛素的老一辈科学家及诺贝尔奖获得者 Merriefield 教授共同发起的世界级学术会议，自 1990 年起，经过十三届的发展，已经成长为世界范围内最重要和最有影响力的多肽学术会议之一，其作为多肽领域国际著名论坛品牌，对多肽科学的发展和技术进步起到了长期推动作用。本次会议的成功举行大大促进了多肽研究领域的国际合作，也充分说明我国多肽行业的创新能力和国际竞争力在不断提升和发展，并得到了国际学术界的充分认可。

中国药科大学参加第 76 届世界药学联合会会议并访问巴西圣保罗大学 2016 年 8 月 25 日至 9 月 2 日，中国药科大学姚文兵副校长率团参加在阿根廷举办的第 76 届世界药学联合会会议，代表团成员有药学院尤启冬教授、国际交流与合作处处长徐晓媛、校长办公室副主任张杨彬、教务处副处长樊陈琳。

会议期间，代表团参加了药学院长论坛，重点对药学教育的改革和未来发展进行研讨，并与来自世界各地的药学院院长进行了交流，会上对中国药科大学进行了介绍。代表团就将在南京举办的全球药学教育大会的有关筹备事项拜访了全球药学教育大会外方主席 Philip J Schneider 教授，与世界药学联合会（FIP）秘书处召开工作会议，同时考察了会议的会务准备等相关工作。

会后，代表团赴巴西访问了圣保罗大学。该校的对外事务部部长 Claudio 博士和药学院院长 Elizabeth 教授与代表团进行了会谈。双方达成签署 MOU 并开展科研合作和开展学生短期访问项目的合作意向。圣保罗大学药学院计划派学生参加同年在中国药科大学举办的世界大学生药学论坛。

中国药科大学在美国举办海外人才招聘会 2016 年 9 月 29 ~10 月 3 日，为吸引高层次海外人才，增强学校国际影响力，中国药科大学工学院院长顾月清、国际交流合作处处长徐晓媛访问了合作院校华盛顿大学圣路易斯，在圣路易斯和波士顿举办了两场招聘会。

顾月清教授同华盛顿大学圣路易斯 Samuel Achilefu 教授的科研合作项目分别在 2010 年、2016 年两次成功申请了教育部、国家外专局海外名师项目。此次访问，将两校的合作从教授间的科研合作拓展到学校层面。访问期间，代表团与华盛顿大学圣路易斯医学院院长 David Perlmutter 教授、药物研究中心主任 John Cooper 教授等相关人员探讨了本科生访学项目、天然药物开发方面的合作意向等。随后，参观了 Samuel Achilefu 教授的实验室。在华盛顿大学圣路易斯校方和中国学生会的协助下，代表团在华盛顿大学成功举办了海外招聘会。

代表团在波士顿麻省理工学院举办了美国之行的第二场招聘会。在美国校友会上，代表团向在美国的校友详细介绍了学校的历史发展、学科建设、人才培养、科学研究、国际交流与合作，特别是相关学科对人才的需求和学校的人才政策，与在美校友进行交流和沟通，积极欢迎大家回母校就职或者开展教学、科研合作。校友们对学校近几年来的发展成绩表示激动和赞赏，不少在读博士和博士后校友表达了想回母校工作的愿望。

岐阜药科大学代表团访问中国药科大学 2016 年 9 月 19 日，日本岐阜药科大学副校长足立哲夫教授等一行 8 人来访中国药科大学。中国药科大学校党委副书记、纪委书记付恒升会见代表团师生；中药学院院长余伯阳、国际交流合作处处长徐晓媛、药学院副院长李志裕、中药学院副院长谭宁华等参与会谈。

付恒升副书记对足立哲夫教授一行来访表示欢迎，希望两校之间的交流与合作更加宽广；足立哲夫副校长回顾两校之间长达三十多年的友谊，称中国药科大学是最早一批同岐阜药科大学建立友好合作关系的姐妹院校。会谈中，两校就学生互换、联合培养及科研合作等事项达成共识。

首届全球药学教育会议在南京隆重召开 2016 年 11 月 7 日，由国际药学联合会（FIP）、中国药学会（CPA）联合主办，中国药科大学、美国药学院协会承办的首届全球药学教育会议在南京召开，来自美国、加拿大、日本、澳大利亚、法国、印度等 47 个国家和地区的五百多名代表参加本次会议，围绕“为全球药学从业人员建立全球视野”的主题展开讨论。

开幕式上，国家食品药品监督管理总局副局长孙咸泽在致辞中对全球药学教育会议的召开表示祝贺，他表示药品安全既是监管部门、生产部门、医疗机构、零售药店的责任，也需要专家学者、行业组织、媒体乃至全社会的广泛参与，国际药学联合会作为全球药学领域代表最广泛的专业国际组织，希望与中方进一步加强合作交流，积极推动药学创新发展，共同探索可持续的发展之路，共同开创人类更加美好的未来。江苏省人大常委会副主任赵鹏代表江苏省政府对会议的召开表示祝贺，他表示药学教育承担着为药学事业发展提供人才和智力支持的重任，对于新药研发和临床合理用药具有基础性的支撑作用，江苏省药学人才荟萃，教育资源丰富，医药产业发达。国际药学联合会和中国药学会将本次大会安排在江苏举办，是对省药学科技工作者、教育工作者以及医药产业发展取得的成绩的肯定，也为增进江苏与国内外药学工作者的相互了解和交流合作提供了难得的机遇。

大会共同主席、美国亚利桑那大学药学院副院长菲利普·施耐德教授对本次会议各项议程安排作简要说明。国际药学联合会主席卡门·佩妮亚在讲话中对中国药学会、中国药科大学为本次会议所作的各项工作表示赞赏和感谢。

大会共同主席、中国药学会理事长桑国卫院士在讲话中强调，本次大会是中国药学界和世界药学界的一件大事，也是世界药学教育史上一个特别值得纪念的里程碑事件。他介绍了中国药学人才培养现状，希望通过本次会议的交流与合作，能够推动包括中医药在内的中华优秀传统文化“走出去”，让全世界都能分享中国在医药产品、医药科技、药学服务、药学教育及相关方面的科学资源发展和成果。

来自瑞士、美国、英国、澳大利亚等国家和地区的多位药学专家、学者、从业人员代表、政府官员等还围绕“全球药学从业人员：通过教育获得更好的健康服务”和“确定目标以满足需求：FIP 药学从业人员发展目标”两大主题进行了专题学术报告和专题讨论交流。

首届全球药学教育会议既是国际药学联合会《药学教育 5 年行动计划》核心活动之一，同时也是作为承办方的中国药科大学 80 周年校庆的重量级学术活动。除召开首届“全球药学教育会议”外，还同时举办“2016 高等药学教育研讨会”“国际大学生药苑论坛”两个药学教育论坛。

会议围绕“为全球药学从业人员建立全球视野”的主题展开讨论，旨在汇集全球范围内的药学领域领军人物，判明当前全球药学教育的状况，厘清什么是“理想的药学教育”，制定达成“理想的药学教育”线路图及克服困难的策略。大会将重点讨论并通过“全球药学教育南京专家共识”、“药学从业人员及其发展的 FIP 全球愿景”和“药学从业人员发展目标”三个文件，作为在全球范围内指导和推动药学教育改革的纲领性文件。

2016 年亚洲“中药现代研究”论坛在中国药科大学召开 为进一步加强中药国际交流和国际化办学，2016 年 11 月 13 ~15 日，由中国药科大学主办的 2016 年亚洲“中药现代研究”论坛在江宁校区举行。本次论坛邀请中国、日本、新加坡等亚洲主要中药和民族药研究的专家及其学生开展学术交流讨论，共同探讨推进中药的现代研究。中国药科大学副校长孔令义、中药学院、研究生院、教务处领导作为校内专家与 200 余名师生参加了论坛活动。论坛开幕式由中药学院副院长谭宁华主持。

论坛开幕式上，中药学院院长余伯阳首先致辞。余伯阳院长代表本次论坛组委会向论坛的举办表示祝贺，并简要介绍了中药学院的概况和中药学人才培养情况，希望亚洲中医药同仁抓住中医药发展的机遇，进一步扩大交流，加强合作，努力运用现代技术创新发展中医药，为民众福祉做出更大的贡献，共同推动中医药事业发展，倡议更多有志于投入中医药事业的优秀青年学子参与到中医药事业的振兴发展之路，切实促进中药现代研究的发展。

本次论坛包括专家论坛（9 个特邀报告）和学生论坛（17 个口头报告）。与会专家和学子分别围绕中药现代研究中的基源品质、物质基础、功效成分、质量控制、原创新药、临床使用等新策略、新思路、关键科学与技术问题，交流和分享了彼此在中药现代研究方面的工作和成果，并与到会听众进行了精彩的互动交流，对共同关注的工作开展了热烈讨论。论坛结束后，与会专家就各高校间在人才培养、科学研究等方面提升合作水平进行了具体研讨。

此次论坛为亚洲主要国家的中医药行业各位专家和青年学子构建学术交流平台，提供了互相交流、学习的媒介，搭建了各高校学术互联的桥梁。

中国药科大学签约首个外国留学生企业奖学金项目 2016 年 12 月 17 日，中国药科大学孔令义副校长一行赴浙江国邦药业有限公司访问并参加外国留学生“国邦奖学金”项目签约仪式。

签约仪式上，浙江国邦药业有限公司董事长邱家军表示，作为药大校友一直心系药大发展，希望通过设立外国留学生国邦奖学金加强国邦药业与学校的合作交流，为学校国际化事业做出应有贡献。孔令义副校长代表学校向邱家军董事长表示感谢，表示学校将加强奖学金管理，规范奖学金评审，充分发挥奖学金的作用，资助品学兼优的外国留学生，培养知华友华的国际药学人才，助力中国药学教育的国际化进程，服务人类医药事业的发展。

中国药科大学现为中国政府奖学金、江苏省茉莉花奖学金及南京市政府奖学金学生接收单位，2016 年 4 月，设立了中国药科大学“外国留学生校长奖学金”。外国留学生“国邦奖学金”是该校首个针对外国留学生设立的企业奖学金，它标志着学校已经建立起了国家、省、市、校、企多层次完善的奖学金体系，实现了进修生、本科生、硕士生、博士生奖学金制度的全覆盖。

↗ 沈阳药科大学举办赴美国普度大学交换学习经验交流会 2016 年 6 月 23 日，沈阳药科大学国际交流处在校图书馆第一学术报告厅举办了“赴美国普度大学交换学习经验交流会”，参加交流项目的学生代表分享了在普度大学交流期间的经验与感受。

学生代表分别畅谈了赴美国普度大学进行交流学习的亲身感受以及对国外先进的教学方式、实验设备以及当地人文环境等方面的认识和理解，分享了在国外学习生活的收获和体会。大家以亲身经历、独特的视角向大家传达了多元化的教育信息，纷纷表示这一交流项目对开阔国际视野、优化专业知识结构很有帮助，并通过此交流平台实现了继续赴国外深造的愿望。

国际交流处蔡洪宇处长对学校开展的一系列短期赴国(境)外学生交流活动进行了系统介绍。2014 年，两校签订了交流合作协议，迄今已连续三年选派优秀应届毕业生赴普度大学进行为期半年的交换学习，均取得了良好的效果。派出学生的表现也得到了普度药学院的认可。通过这一有效途径，为广大在校学生搭建一个国际平台，使学生们有机会接触、利用优质的国际药学教育资源，开阔国际视野。本次交流会除了相关学院大二至大四的本科生参加，还吸引了部分学生家长的参与。

↗ 广东药科大学首获高校国际暨港澳台合作创新平台立项 2016 年 3 月，据广东省教育厅粤科教函〔2016〕12 号文件通知，广东药科大学生命科学与生物制药学院黄泽波教授团队申报的国际暨港澳台合作创新平台“广东药学院中英生物资源与创新药物联合研究中心”获批立项。该平台是学校首个国际合作科研平台，对进一步促进学校国际合作提供了有利条件。至此，学校已拥有省厅级以上重点科研平台 16 个。

该团队近年来致力于岭南特色生物资源利用与创新药物研究，积极开展国际合作，先后同剑桥大学、利物浦大学等国内外著名高校开展了广泛的合作，取得了丰硕成果。今后，团队将以此国际合作科研平台的建设为契机，该团队将在前期工作的基础上重点针对神经退行性疾病，充分利用国外合作单位在神经生物学和神经药物领域的国际领先地位，以协同创新的模式进行天然生物药物和生物技术药物的研究与开发。

↗ 英国伦敦大学学院 William Richardson 院士访问广东药科大学 2016 年 3 月 28 日-29 日，英国皇家学会院士、英国伦敦大学学院沃尔夫森研究所所长 William Richardson 院士访问广东药科大学。在校期间，校长郭姣会见了 William Richardson 院士，并就未来的合作作了探讨，副校长陈燕忠陪同会见。

在校中医药研究院，郭姣校长向 William Richardson 院士介绍了中药来源、中药炮制方法及质量控制等对于中药药效的影响，以及中医药特质在医治代谢病等疑难杂症中的独特疗效。郭姣表示，希望通过高层次人才项目、创新团队引进等形式搭建合作平台，在新药研发及基础医学领域进行国际科研合作。Richardson 院士表示非常乐意与广东药科大学在实验室共建、产学研合作、师资交流等方面探讨合作的可能性，也将积极为其他领域的校际合作牵线搭桥，并欣然接受了学校聘任客座教授的邀请。

来访期间，Richardson 院士还为全校师生做了题为“中枢神经系统中寡突细胞的研究”的学术报告。

William Richardson 是英国皇家学会院士、英国医学科学院院士、欧洲研究理事会高级学者、惠康基金会高级学者、伦敦大学学院教授，国际知名神经科学家。他在神经行为学及其及脑科学相关药物研发等领域具有丰富的经验，主要从事神经行为学、高通量药物筛选以及转化医学等领域的研究。迄今在 cells、Neruon、Science 上发表研究论文 100 余篇，论文被引用 11600 余次，有 30 篇论文被引用超过 100 次。

↗ 广东药科大学与德国埃尔朗根-纽伦堡大学签署合作备忘录 2016 年 4 月 18 日，广东药科大学与德国埃尔朗根-纽伦堡大学合作备忘录签字仪式在附属第一医院举行。广东药科大学校长郭姣、德国埃尔朗根-纽伦堡大学校方代表神经外科系主任 Michael Buchfelder 教授出席签字仪式。

郭姣校长表示，德国是工业制造强国，在理工科人才培养方面处于世界领先地位，希望学校能抢抓广东省建设高水平大学和理工类学科的历史机遇，通过与国外高水平大学合作实现办学水平的快速提升，希望双方以此次合作备忘录签署为契机，共同努力，开启两校合作交流新篇章。Michael Buchfelder 教授表示，纽伦堡大学校方对于两校的合作前景充满信心，希望双方以临床医学相关的师资培训为突破口开启师生交流、科研合作等全方位合作。签约仪式后，双方就项目申请渠道、时间、费用落实等具体问题进行了对接和交流。

埃尔兰根-纽伦堡大学位于德国南部的巴伐利亚州，成立于 1743 年，是一所历史悠久的国立研究型大学，其大学医学院为德国最出色的医学院之一，临床、教学以及科研领域均在国际上享有盛誉。

广东药科大学首获广东省国际合作基地建设项目立项 2016年5月，以广东药科大学郭姣教授为主任的广东省代谢病中西医结合研究中心与英国利物浦大学糖生物学研究中心合作申报的代谢病中西医结合防治国际合作基地建设项目获批立项，实现了学校省级国际合作基地项目零的突破。至此，学校已拥有省厅级以上重点科研平台18个。

广东省国际科技合作基地是我省开展对外科技交流与合作的主要载体，是实施联合研究开发的重要平台，是推动产业集群发展及完善开放式区域创新体系的重要举措。旨在推进由单一项目合作向“项目-人才-基地”合作模式的转变，进一步拓展国际科技合作渠道，有效整合国内国际创新资源，促进我省科研机构、高新区、企业与国(境)外相关机构建立长期、稳定的战略伙伴关系，积极融入国际创新网络，进一步建设完善科技创新平台，营造有利于创新的良好环境，推动我省产学研合作能力不断提升。

英国利物浦大学糖生物学中心是全球研究糖生物学的知名机构，前期与广东药科大学在成果转化、项目合作、人才培养、学科建设等方面已开展务实合作。此次合作申报的国际合作基地获批，将进一步夯实双方合作基础，实现优势互补、共同发展、多方共赢。

广东药科大学首届本科学历来华留学生毕业 2016年6月，广东药科大学首届计算机科学与技术专业来华留学生(本科全英班)顺利毕业。9位来自非洲刚果布、刚果金、坦桑尼亚、尼日利亚等国的留学生经过四年刻苦学习，修完了规定学分，通过了学位论文答辩，获得学校颁发的本科学历证书和学士学位证书。

2012年9月，广东药科大学国际教育学院正式开办来华留学生学历教育，10名留学生经过初审和考核，进入计算机科学与技术专业全英班学习。在国际教育学院和医药信息工程学院老师们的悉心培育和指导下，留学生们不仅顺利完成了专业课程的学习，并取得良好成绩，还学习了对外汉语和中国文化，在沟通交流、生活技能、体育体质及艺术修养方面都得到了很好的提升。此外，学校还有1名临床医学专业留学生经过5年学习，完成了课程学分、临床实习和论文答辩，顺利授予医学学士学位。

广东药科大学代表团访问墨西哥、秘鲁高校 2016年6月5~12日，广东药科大学校长郭姣应邀率团先后访问了秘鲁国立圣马尔科斯大学、秘鲁圣马利亚天主教大学、墨西哥尤卡坦自治大学，与合作方大学的领导、学者及管理人员就合作研究、教师培养与互访、学生交流、合作办学、传统医药研究等方面进行了广泛交流与探讨，进一步开拓该校与南美洲高校的相互了解和友好交流。国际交流与合作处、科技处、临床医学院、健康学院等有关部门和单位负责人陪同出访。

代表团一行访问了国立圣马尔科斯大学，该校是秘鲁最优秀的大学之一，主校区位于秘鲁首都利马，创办于1551年，是美洲正式成立的最古老的大学之一。学校校长Orestes Cachay Boza教授代表学校热情接待了代表团并座谈。双方介绍了各自学校的学科专业、国际合作交流等情况。圣马尔科斯大学医学院、药学院、工程学院等有关负责人参加了座谈会。双方就人才交流与合作、教学科研合作、两校学生交流等方面与对方进行了充分的讨论，最后达成共识，计划签署合作协议。秘鲁植物资源丰富，多达5万余种，尤其天然紫色植物，在控制癌症方面研究具有特色，今后有望利用广东药科大学药学研究领域的优势和条件，合作开展相关研究。

代表团访问了秘鲁圣马利亚天主教大学，双方就药学、临床医学、护理学、中医药等领域及师资互派等议题进行了磋商。两校签署了合作意向书。

代表团访问位于墨西哥东南部尤卡坦州首府梅里达市的墨西哥尤卡坦自治大学。该校创建于1922年2月，是墨西哥优秀的综合性公立大学之一。学校设有15个学院和两个研究所，学生人数达16,400人左右。郭姣校长应邀首先在该校作了专场学术报告，介绍了中国中医药发展现状、“调肝启枢化浊”理论与实践、中医药在防治“糖脂代谢病(GLMD)”方面的优势与特色及学校研究团队取得的成果。尤卡坦自治大学校长Jose de Jesus Williams热情接待了代表团，双方就拟开展的多方位合作，尤其在共同开展玛雅传统医药文化研究方面达成了共识。会后代表团还参观了该校药学院研究平台。

代表团此次出访南美地区大学，为学校开拓国际化战略布局、加强高水平科研国际合作和学生联合培养奠定了良好的基础。

广东药科大学与墨西哥尤卡坦自治大学签署合作协议 2016年9月14日，墨西哥尤卡坦自治大学校长何塞·威廉姆斯率领该校教务长、外事处处长等10人一行来访广东药科大学，校长郭姣、副校长陈燕忠会见了来宾。双方进行了深入交流，并签署合作协议，落实国际科研、中医药教育、留学生教育等合作项目。国际交流与合作处、校办、教务处、科技处、药学院、附属第一医院(临床医学院)、中药学院、医药商学院、健康学院负责人参加会见。

郭姣介绍了学校的办学概况以及在科研、国际合作方面取得的成绩。她表示，自学校今年6月赴墨西哥尤卡坦自治大学访问以来，双方就建立合作，共谋发展进行了良好的互动，希望以本次签署合作协议为契机进一步推动两校合作的交流，并表达了希望与尤卡坦自治大学开展生物医药相关领域的国际科研合作、中医药教育等实质性合作的愿望，同时就如何落实具体合作项目提出具体建议。何塞·威廉姆斯就尤卡坦自治大学的专业设置、办学特色等情况作了介绍，希望通过在孔子学院乃至在全校范围开设中医药课程等多种形式开展合作，使两校师生受益，推动学校国际化发展。

尤卡坦自治大学位于墨西哥东南部的尤卡坦州，创建于1922年2月，是墨西哥的十大优秀综合性公立大学之一。该校共有5个校园，设有15个学院、两所高中，以医科和生物学著称。

美国哈森大学校长一行访问广东药科大学 2016年11月14日，美国哈森大学校长Robert Clark、国际处处长Colleen Grover一行来访广东药科大学，就深化两校合作事宜进行了会谈。广东药科大学校长郭姣在大学城校区第一会议室会见了来访客人，国际交流与合作处、教务处、人事处、国际教育学院、药学院、健康学院等部门和单位负责人参加会见。

郭姣表示，两校已经签署了合作协议，具备了良好的合作基础，希望今后双方通过开展本科生、硕士生的联合培养等形式不断深化合作。Robert Clark也介绍了哈森大学的概况，表达了进一步开展药学、商学等相关专业学生培养、师资互派的合作意愿。随后，双方就药学、健康服务与管理、康复治疗专业双学位项目，以及师资互派等方面的合作进行了深入讨论，并表示将认真研究学校相关专业的课程设置，通过日后进一步研究完成课程对接，达成联合培养。

哈森大学是位于美国东北部地区的一所专业私立大学，成立于1898年，设有商学院、健康学院、教育学院、科学及人文学院，药剂学、商学、健康研究、职业治疗是其优势专业。

第22届中日健康学术研讨会暨中日文化交流活动在广东药科大学举办 2016年11月26～27日，第22届中日健康学术研讨会暨中日文化交流活动在广东药科大学举行。来自日本大阪医疗技术学园、大阪高技术学园师生一行43人及广东药科大学健康学院100多名师生参加了本次研讨会及交流活动，学校校务督导黄思翔、国际交流与合作处、团委、教务处、学生处、健康学院负责人出席了相关活动。

研讨会开幕式于11月26日在学校行政一楼报告厅举行。校务督导黄思翔在开幕式上致辞，代表学校对日本朋友的到来表示欢迎，并预祝大会圆满举行。本次研讨会以“老龄化形势下的健康保健”为主题，围绕这个主题两校师生互相交流研究成果，师生代表分别就健康管理、运动体系、体能训练等方面做了系列研究报告。

当天下午，日本师生与广东药科大学健康学院的学生进行了篮球、排球、拔河友好比赛，现场气氛友好热烈；晚上，双方师生共聚一堂举行了联欢晚会，晚会节目精彩纷呈，分别由双方师生表演的歌舞、太极拳、气功、旗袍展示等节目一一登场，引来掌声不断，将文化交流推向高潮。日本师生在校国际交流与合作处、健康学院有关负责老师的陪同下进行了一系列的参观活动，先后参观了附属第一医院、附属第二医院、附属医院健康基地、赤岗校区，还体验了校健康管理实验设施、各类康复治疗与健康保健医疗器械。

据悉，中日健康学术研讨会自1993年起，迄今已连续举办了22届，成为中日师生学术交流和缔结友谊的纽带，促进了双方教育事业的发展。本次活动为中日双方的师生搭建了一个学术与文化交流的平台，实现了互相学习、增进了解和加深友谊的目的。

柬埔寨卫生部副部长一行访问复旦大学药学院 2016年6月22日下午，柬埔寨王国卫生部副部长CHOU YIN SIM先生、食品药品监督管理局副局长HUOT SENG THONG先生和高棉集团副总经理戴志刚先生等在上海延安药业集团董事长王学亮先生等的陪同下访问了复旦大学药学院，受到王明伟院长、陆伟跃书记、王建新副院长和余科教授等的热情接待。

来宾们首先在陆书记的陪同下参观了智能化递药教育部及全军重点实验室和分析测试中心。在随后的交流中，CHOU YIN SIM副部长诚恳地介绍了柬埔寨国内药学教育的现状、存在的困境和亟需的帮助。王院长则讲述了我院积极对接“一带一路”而将要开展的留学生教育项目，表示一定会一如既往地支持发展中国家培养药学专业人才。中柬双方还就今后的合作模式进行了充分的沟通。

复旦大学药学院与哥本哈根大学医学部联手建设药事监管科学新学科 2016年10月6日，复旦大学药学院院长王明伟研究员和丹麦哥本哈根大学健康与医学科学部主任Ulla Wewer教授以邮件方式签署了共同开展药事监管科学学科建设的谅解备忘录，正式开启双方在这个新兴教育和研究领域的长期合作。这项由诺和诺德公司赞助的多边合作项目将充分利用各参与方的优势资源，分别在上海和哥本哈根设计和建设互动的学术型药事监管科学中心，为学生学者和专业人士组织专题讲座、课程、论坛和会议，开展师生交换以及在各自擅长的领域进行互补性的教学与科研合作。据悉，复旦大学和诺和诺德公司在今年早些时候签署了与之相关的谅解备忘录，药学院党委书记陆伟跃教授上个月在丹麦参加国际会议时曾专访哥本哈根大学药学院(从属健康与医学科学部)，与合作伙伴就此议题进行了交流。

诺奖得主Barry Marshall教授访问复旦药学院 2016年11月14日，2005年诺贝尔生理学或医学奖得主、西澳大利亚大学临床微生物学教授Barry J. Marshall博士在诺贝尔媒体首席科学编辑Adam Smith博士、诺贝尔媒体科学项目经理Rebecca Nesbit博士和阿斯利康公司研发部心血管与代谢疾病创新医药项目资深总监Beritte Christendon博士等的陪同下到访复旦大学药学院。在观看了药学院成立80周年宣传片《笃学济人》英文版后，Marshall教授与近30名本科生、研究生和青年教师进行了座谈，介绍其职业生涯、科学思想和成长经历，并就与会人员提出的问题一一作答，会场气氛活跃，反响热烈。中午，Marshall 教授与部分学生代表在张江校区食堂共进午餐，继续讨论大家所关心的议题。

下午，Marshall 教授在行政楼 106 会议室向来自院内外约 180 位听众做了题为“人类大战幽门螺杆菌—穿越过去 5 万年与发现未来 50 年”的学术报告，多名 Barry J. Marshall 教授的老朋友，包括中国工程院院士闻玉梅教授、上海交通大学附属仁济医院消化内科主任医师陆红教授和第三军医大学医学检验系生物制药教研室主任邹全明教授应邀参加。期间，他还与王明伟研究员和陆红教授一起缅怀了在我国幽门螺杆菌感染防治领域做出过杰出贡献的已故著名消化病学专家萧树东教授。闻玉梅院士在互动环节高度评价了 Barry Marshall 教授在成为诺贝尔奖得主之后继续开拓创新所取得的重大成就，勉励在座的莘莘学子要树立理想，不懈奋进，立志成才。

世界卫生组织总干事陈冯富珍与复旦大学药学院师生互动交流 2016 年 11 月 22 日下午，世界卫生组织总干事陈冯富珍博士在上海市人民政府副市长翁铁慧等的陪同下访问了国家化合物样品库。期间，陈冯富珍与复旦大学药学院院长、国家化合物样品库主任王明伟，药学院党委书记陆伟跃，从事贫穷所致疾病新药筛选的讲师翁鸿博及其研究生陈海霞，留学生代表陈伯孝（越南）、滕吕綷|貴子（日本）、扎琪亚（阿尔及利亚）、佐原慈佳（日本），以及台湾地区学生陈文衍、蔡维真等进行了交流互动，询问他们的学习和工作情况，鼓励大家努力创新，奋发有为。

药学院研究员邵黎明，教授李聪、张雪梅、沈晓燕、陆伟，副教授李嫣、魏刚，青年研究员朱棣，讲师刘瑜、辛宏、熊娟和韩丽妹等参加了由翁铁慧主持的创新创业人士座谈会。会上，陈冯富珍女士指出创新是发展的动力，中国目前在创新药物板块的占比还非常小，这与中国的国力不符。但是她认为中国的创新能力是巨大的，但政策环境不优化会限制中国新药创制的效率。她希望在场的新创业人士建议建言，以便她通过世界卫生组织的渠道反馈给有关部门，共同推动中国新药创制的进程。与会人员就药物创新及其监管环境等议题与陈冯富珍女士进行了广泛而深入的对话，会场气氛热烈，反响踊跃。

北京大学药学院与美国康涅狄格大学药学院举行交流活动 2016 年 5 月 16 日，北京大学药学院与美国康涅狄格大学药学院学生交流活动在北京大学药学楼举行。北京大学药学院与美国康涅狄格大学药学院于 2007 年结为姊妹药学院，康涅狄格大学药学院每年组织学生到我院参加暑期中医药学习项目。本次来访团由 Diane Burgess 教授和 Fei Wang 教授带队，到该院进行为期 5 周的中医药暑期学习。这已是该项目实施的第 9 年。来自康涅狄格大学药学院的 7 名学生与该院的 8 名学生代表参加了此次交流活动。交流会由北京大学药学院药学 2014 级长学制宋佳芳同学主持。

交流会以两院的介绍作为开始。由 2014 级本科生章迟同学介绍了北京大学药学院学生的课程设置、就业方向和课余生活，使康涅狄格大学药学院的学生们对我院有了简单了解。大家对于刚刚举办的运动会产生了浓厚的兴趣，现场氛围高涨。随后，来自美国的 Linda 等 7 位同学为大家介绍了康涅狄格大学药学院的课程设置、学期规划等相关问题。

随后，大家开始进行小组交流。交流中，同学们对自己感兴趣的话题如学习课程、就业发展、中医西医的异同等和伙伴讨论。通过此次交流活动，大家对于中美两国药学教育的异同有了进一步的了解。交流会不仅为药学院学生了解世界提供了良好的机会，还开拓了学生的视野，使大家对未来的发展有了深入全面的思考，更好地与世界接轨。

塞浦路斯大学副校长一行访问北京大学药学院 2016 年 5 月 27 日，塞浦路斯大学副校长 Costas Constantinou 教授、理论与应用科学学院院长 Andreas Constantinou 教授等一行访问北京大学药学院，并进行学术交流。北京大学医学部国际合作处张蕾副处长、国际合作处李晓佳老师、分子药剂学北京市重点实验室主任张强教授、药剂学系谢英副教授及药学院部分研究生出席了本次交流会，吕万良教授主持了会议。

Costas Constantinou 教授和李晓佳老师分别就塞浦路斯大学和北京大学医学部相关情况做了报告。Andreas Constantinou 教授和张强教授分别做了精彩的学术报告。随后，双方就合作研究、研究生培养、学生交换等方面可能开展的合作交换了意见，交流促进了双方的互相了解，为以后的合作奠定了基础。

安徽医科大学承办第四届肝纤维化、肝脏自噬和药物新靶点研究国际论坛 2016 年 4 月 22 日，由安徽医科大学药学院和美国国立卫生研究院酒精依赖和滥用研究所联合承办的第四届肝纤维化、肝脏自噬和药物新靶点研究国际论坛在图书馆第一报告厅隆重召开。安徽医科大学校党委书记李俊出席并与美国国立卫生研究院肝脏病实验室主任高斌教授共同担任会议执行主席。参加论坛的有北京 302 医院王福生院士、美国克利夫兰临床基金会勒那研究所劳拉教授、美国哈弗牙科学院杨英姿教授、美国科罗拉多大学琚长青教授、美国卡萨斯医学中心丁文兴教授、第二军医大学苏长青教授、中国科学技术大学肖卫华教授等多名国际知名肝病研究专家，安徽医科大学 300 名师生参加会议。

会上，李俊代表学校致开幕词，各位专家分别就各自在肝病学研究领域所取得的最新成果向师生作了深入浅出、生动形象的展示，并与师生进行了互动和交流，介绍了肝脏疾病研究领域的最新进展，开阔师生的学术视野，启发了科研思路。

本次论坛是为庆祝安徽医科大学建校 90 周年，与美国国立卫生研究院酒精依赖和滥用研究联合主办的又一次国际学术交流研讨会，也是该研究所与该校签署战略合作框架备忘录后的科研合作方面的具体体现。该国际学术会议已经成功举办四届，极大地推动学校的国内外交流与合作，对于促进学校肝病研究的发展以及提升学校在国际肝病研究领域整体水平，都具有重要的意义。

安徽医科大学“临床药物治疗学”国际课程班顺利开展 2016 年 6 月 27 日至 7 月 1 日，安徽医科大学药学院首次由海外教师承担授课的“临床药物治疗学”课程在安徽医科大学现代教育技术中心电教室顺利开展。

来自美国东北俄亥俄医科大学药学院的理查德·卡斯莫尔和塞思·帕特里克·布朗利教授作为主讲教师，针对美国临床药学教育的体系设置、先进经验及临床药物治疗学的具体课程等方面知识进行了详细的讲解。授课采取了原汁原味的美国教学方式，加强了师生互动。课程吸引了来自药学院的本科生、研究生及教师参与听课，激发了广大师生对药学学习的兴趣、提高了英语水平、拓宽了国际视野。此种国际合作教育模式在该校本科生教学历史中尚属首次。

本次活动是药学院“临床药学海外教学合作计划”的第二阶段，在此之前，药学院首批 6 名本科生赴美国东北俄亥俄医科大学进行了两个学期的交流学习并顺利结业，取得了理想的效果，学生们在各方面均取得了长足的进步，受到了美方的高度评价。中美双方均表示将深入开展交流合作，推进两校关系更上新的台阶。

安徽医科大学临床药学组织赴美交流生学习 2016 年 8 月 24 日，安徽医科大学选派的 7 名本科生顺利抵达美国东北俄亥俄医科大学，开始了为期 10 个月的交流学习。

本批学生是继两校开展国际合作办学后学校派遣的第二批赴美交流生。在美期间主要致力于学习临床药物治疗学课程，了解美国的临床药学课程设置、教学和学习方式，同时体验中西方文化的差异。该项目有利于学校吸取先进的临床药学教学和培养经验，拓宽青年学生的视野，有助于更好地培养为患者及专业卫生人员提供药物治疗方面相关信息的临床药学专家。为了快速适应美方学习并提高英语交流水平，同学们积极主动地与国际学生交流，展现出了勤奋、青春和活力。生活中同学们互帮互助，并学着自己动手做饭、整理家务，展现出安医学子自立自强、团结友爱的一面。

本次活动由校教务处、药学院联合举办，对校临床药学改革和发展具有很大的推动作用，也为暑期小学期制改革做出了初步的尝试。

职业与继续教育

高　职

第一批“国家级精品资源共享课”（药学高职教育课程）

2016 年 6 月 28 日，教育部办公厅公布第一批“国家级精品资源共享课”名单布。北京大学“理论语言学”等 2686 门课程“国家级精品资源共享课”称号有效期 5 年，其中药学高职教育课程有 22 门入选，见表 1。

表 1　第一批“国家级精品资源共享课”（药学高职教育课程）

学校名称	课程名称	课程负责人
天津医学高等专科学校	药事管理实务	王　瑾
天津医学高等专科学校	药物检测分析技术	刘　斌
天津医学高等专科学校	实用药物学基础	罗跃娥
山西药科职业学院	中药鉴定技术	刘来正
辽宁农业职业技术学院	动物药理	裴春生
长春职业技术学院	中药生产	孙晓玲
金华职业技术学院	药物化学与工艺	李群力
浙江医药高等专科学校	药事法规	张建平
浙江医药高等专科学校	中药炮制技术	杨雄志
浙江医药高等专科学校	药物质量检测技术	张佳佳
浙江医药高等专科学校	医药电子商务	白锦表
浙江医学高等专科学校	药理学	俞月萍
漳州卫生职业学院	中药化学实用技术	郭素华
莱芜职业技术学院	中药材原植物来源鉴别	王锋祥
淄博职业学院	发酵制药	巩　健
山东中医药高等专科学校	中药炮制技术	刘　波
广东食品药品职业学院	药事管理实务	吴海侠
广东食品药品职业学院	药物检验技术	梁　颖
广东食品药品职业学院	药物制剂技术	张健泓
广东食品药品职业学院	药用植物识别技术	莫小路
广东食品药品职业学院	实用方剂与中成药	姚丽梅
重庆医药高等专科学校	药物制剂制备工艺与操作	朱照静

2016 年度职业教育专业教学资源库项目入选名单（药学类）

项目名称	主持单位
立项建设项	
职业教育药学专业教学资源库	重庆医药高等专科学校 盐城卫生职业技术学院
职业教育药剂、药品经营与管理专业教学资源库	上海市医药学校 山东药品食品职业学院 全国食品药品职业教育教学指导委员会
备选项目	
职业教育药学专业教学资源库	重庆医药高等专科学校 盐城卫生职业技术学院
职业教育药剂、药品经营与管理专业教学资源库	上海市医药学校 山东药品食品职业学院 全国食品药品职业教育教学指导委员会

媒体走进中国药科大学 GMP 实训中心　2016 年 4 月 11 日，江苏省教育厅组织的“全面落实教育纲要·走进中国药科大学”来到中国药科大学，由省教育厅办公室负责教育新闻宣传的杨树兵副主任带队，十余家中央及省级新闻媒体记者组成的采访团在学校姚文兵副校长的带领下来到我校GMP 实训中心进行实地采访，高职学院院长马爱霞教授、副院长明广奇、GMP 实训中心主任何小荣及车间实训教师接待了来访。

参观过程中，实训中心工作人员向采访团详细介绍了实训中心建设、七个车间运作以及实训教学安排的具体情况。中国药科大学依据《药品生产质量管理规范》在校内建设了符合高标准 GMP 的药品生产实训中心，为突出实践教学，培养实践能力强、综合素质高的药学科技人才奠定了基础。自建成以来，GMP 实训中心在满足校内不同层次的实训教学任务需求的同时，还先后接待了兄弟院校的学生培训、外来医药企业员工的培训和全国药物制剂技术骨干教师的培训。中心重视教师团队建设，通过与企业的紧密合作，丰富实训教师生产实践经验，积极开展多层次 GMP 实训教学。

GMP 实训中心的建成，不仅为药学类实践教学模式的改革做了有益的探索，也成为人才培养的一个重要场所。不仅服务于全校师生，也服务于药学类兄弟院校，服务于社会。

采访团成员也对实训中心表现了极度的热情，中心相关建设工作得到了杨树兵副主任及其采访团成员的一致肯定和高度赞誉。

全国高职高专院校药学类食品药品类专业“十三五”规划教材论证会议暨主编人会议在北京召开　2016 年 4 月 9 日-10 日，全国高职高专院校药学类食品药品类专业“十三五”规划教材论证会议暨主编人会议在北京友谊宾馆召开。中国药科大学副校长姚文兵，中国医药科技出版社党委书记、社长、总编辑吴少祯，天津医学高等专科学校校长张彦文等 44 所高职高专院校领导、专家和 5 个企业的领导共 150 余人参加了本次会议。

会议旨在深入贯彻落实教育部《普通高等学校高等职业教育(专科)专业目录(2015 年)》等文件精神，加快推进高等职业教育教学改革，促进开展有关专业教学与教材建设工作而举办的。本次会议，对专业课程建设与教材建设的目标定位和任务要求等取得了共识，明确统一了“十三五”规划教材建设的指导思想与原则要求以及有关事项，会议取得了预期成果。

高职高专药学类食品药品类专业“十三五”规划教材暨《现代生物医学工程技术》教材定稿会议在中国药科大学召开　2016 年 9 月 12 日，由中国医药科技出版社主办、中国药科大学承办的全国高职高专院校药学类食品药品类专业“十三五”规划教材暨《现代生物医学工程技术》教材定稿会议在中国药科大学江宁校区会议中心一楼多功能厅顺利召开。教育部高职高专药品类专业教学指导委员会主任委员、中国药科大学副校长姚文兵，中国医药科技出版社副总编辑刘建青，廊坊卫生职业学院院长刘更新，中国药科大学工学院、高职学院院长顾月清，教务处副处长樊陈琳，中国医药科技出版社教材编辑中心主任兼教材建设办公室副主任浩云涛等出席了本次会议，来自沈阳药科大学、山东大学、天津大学、广东食品药品职业学院等 10 多家院校的 20 余位主编、副主编及编委参加了本次会议。会议由教务处副处长樊陈琳主持。

定稿会上，副校长姚文兵首先代表学校致欢迎辞并发表讲话。姚文兵副校长回顾了学校大力实施教学质量工程、积极推动教材建设与改革所取得的丰硕成果，重点阐述了全国高职高专药品类专业教学指导委员会自成立以来，按照教育部《关于全面提高高等职业教育教学质量的若干意见》文件精神，不断吸收药品类专业教学改革研究的最新思路和先进理念，联合中国医药科技出版社，依托各校编写具有高职教育特色和行业特色的教材，在引领教学改革方向、提高人才培养质量等方面所开展的卓有成效的工作和呈现的新气象新风貌，希望全体教材编写人员科学规范，精雕细琢，保持行业专业特色，进一步提高我国高职院校食品药品类专业“十三五”规划教材建设水平。

随后，中国医药科技出版社副总编辑刘建青发表讲话。刘建青副总编辑感谢我校的帮助以及各参会人员的支持，并指出，教材编写使命光荣，责任重大，全体编写人员一定要按照“基本知识主领，结合岗位要求，理论实践统一”的原则，发扬奉献牺牲的精神，本着认真负责的态度，坚持与时俱进，精益求精，努力编写出高质量的精品教材。

最后，中国医药科技出版社教材编辑中心主任浩云涛和编辑何红梅从不同角度对教材编写人员提出了定稿要求并进行了具体的工作指导。

根据议程安排，《无机化学》《药用微生物学基础》《医药数理统计》《仪器分析技术》《现代生物学医工程技术》等五门教材主编分别主持召开了分组研讨会。

中国药科大学 GMP 生产现场管理技能竞赛圆满落幕　2016 年 11 月 30 日，中国药科大学 GMP 生产现场管理技能竞赛颁奖仪式在江宁校区实训楼 401 报告厅成功举办。学校教务处处长冯锋，工学院党委书记郝运学、副院长明广奇、副书记范素文、院长助理何小荣等出席颁奖仪式，仪式由明广奇副院长主持。会上，明广奇副院长首先宣读了表彰决定，向刘晓玉等 5 名一等奖、王传文等 11 名二等奖、张晓朦等 20 名三等奖获得者表示热烈的祝贺。

长期以来，高职学院、工学院以校内 GMP 实训中心建设为抓手，大力实施实践教学质量提升工程，成功构建药品类职业人才核心技能培养校内实践体系。学院积极响应教务处“一院一赛”号召，在学院传统的 GMP 实训教学讲课比赛、说课比赛基础上，今年又成功举办 GMP 生产现场管理技能竞赛。

为了办好本次竞赛，学院在校教务处指导下，成立了大赛工作组，具体组织开展竞赛工作。本次竞赛面向 2013 级本科、2014 级高职各专业学生，竞赛项目为 GMP 生产现场管理，各院部系根据《GMP 生产现场管理技能竞赛方案》负责本部门参赛选手的选拔、培训、报名、参赛工作。

盐城卫生职业技术学院与中国医药科技出版社战略合作 2016 年 4 月 8 日上午，盐城卫生职业技术学院与中国医药科技出版社签署了《战略合作意向协议书》，双方将在教材建设、示范校建设、品牌专业建设等方面展开深入合作。签约仪式前，中国医药科技出版社党委书记、社长、总编辑吴少祯同志与盐城卫生职业技术学院党委副书记、院长乔学斌一行进行了友好的座谈。

吴少祯介绍了中国医药科技出版社近 8 年来的发展情况。他希望双方可以资源共享、优势互补，在教材建设及推广、人才培养等方面开展更为广泛深入的合作，出版社将积极支持盐城卫生职业技术学院示范校及品牌专业建设。乔学斌介绍了学院情况，表示学院将充分利用其在行业中的影响力推动出版社教材建设及推广，并在示范校建设、品牌专业建设等方面积极加深与出版社的合作，实现互利共赢。

2016 年全国职业院校技能大赛中药传统技能高职组获奖名单

一等奖

序号	代表队	学校	姓名	指导教师
1	江苏	江苏联合职业技术学院	张文瑜	殷吉磊
2	山东	山东中医药高等专科学校	李　林	梁伟玲
3	江苏	江苏联合职业技术学院	黄　乾	李红芳
4	浙江	浙江医学高等专科学校	金陈芳	包启年
5	山东	山东中医药高等专科学校	房玲燕	宋　磊
6	江苏	盐城卫生职业技术学院	乔　洁	程　锦
7	湖南	湖南食品药品职业学院	何珊珊	陈玉秀
8	山西	山西药科职业学院	王佳佳	杨东方
9	广西	广西卫生职业技术学院	冼晓红	刘安韬
10	浙江	金华职业技术学院	蔡云云	施淑琴

二等奖

序号	代表队	学校	姓名	指导教师
1	天津	天津医学高等专科学校	李　梦	
2	福建	福建卫生职业技术学院	叶玉梅	
3	天津	天津生物工程职业技术学院	杨春琴	
4	湖南	湖南食品药品职业学院	陈雅丽	
5	江西	江西中医药高等专科学校	刘思思	
6	福建	福建卫生职业技术学院	苏映萱	
7	陕西	渭南职业技术学院	何琳娜	
8	浙江	金华职业技术学院	骆依灿	
9	湖南	湖南中医药高等专科学校	宋金晶	
10	重庆	重庆三峡职业学院	何先林	
11	江苏	盐城卫生职业技术学院	夏　楠	
12	上海	上海健康医学院	董玮敏	
13	福建	漳州卫生职业学院	李思婕	
14	辽宁	辽宁医药职业学院	杨岩岩	
15	重庆	重庆三峡医药高等专科学校	袁小翠	
16	天津	天津生物工程职业技术学院	周文菲	
17	广东	广东岭南职业技术学院	黄利婷	
18	广西	广西农业职业技术学院	熊桂玉	
19	福建	泉州医学高等专科学校	林亚娟	
20	河南	河南应用技术职业学院	郭秋娜	

三等奖

序号	代表队	学校	姓名	指导教师
1	吉林	长春医学高等专科学校	范翔宇	
2	湖北	湖北中医药高等专科学校	田祥蓉	
3	天津	天津医学高等专科学校	朱延平	
4	湖南	常德职业技术学院	谭文燕	
5	辽宁	辽宁医药职业学院	关　玲	
6	北京	北京卫生职业学院	樊　星	
7	浙江	浙江医药高等专科学校	潘通兵	
8	陕西	渭南职业技术学院	穆　珍	
9	山东	济南护理职业学院	李　敏	
10	山西	山西药科职业学院	杨彩虹	
11	湖南	湖南中医药高等专科学校	谢　鹏	
12	安徽	亳州职业技术学院	王赛赛	
13	福建	漳州卫生职业学院	苏云生	
14	广东	广东食品药品职业学院	王秋利	
15	广西	广西农业职业技术学院	许慧慧	
16	山东	济南护理职业学院	韩金鑫	
17	山东	淄博职业学院	吕晓妮	
18	辽宁	辽宁政法职业学院	方金雨	
19	重庆	重庆三峡职业学院	程立佳	
20	河南	河南应用技术职业学院	王好荣	
21	河南	鹤壁职业技术学院	孙　静	
22	上海	上海健康医学院	陆　芸	
23	江苏	江苏建康职业学院	江　南	
24	安徽	亳州职业技术学院	杨夫阳	
25	吉林	长春医学高等专科学校	杜健男	
26	重庆	重庆三峡医药高等专科学校	吴　梅	
27	安徽	安徽中医药高等专科学校	王　浩	
28	黑龙江	黑龙江职业学院	张　琪	
29	安徽	安徽中医药高等专科学校	韩自来	
30	湖北	湖北中医药高等专科学校	夏文岚	

首批全国职业院校健康服务类示范专业点（药学类） 2016 年 6 月 15 日，教育部、国家卫生与计划生育委员会、国家食品药品监督管理总局和国家中医药管理局共同确定北京卫生职业学院的护理专业等 76 个专业点为首批全国职业院校健康服务类示范专业点，其中有 20 个药学类专业入选示范专业点。

学　校	专　业
北京卫生职业学院	药学
天津生物工程职业技术学院	中药
鄂尔多斯卫生学校	蒙医医疗与蒙药
包头轻工职业技术学院	生物制药技术
黑龙江农业经济职业学院	中药制药技术
上海市医药学校	生物技术制药
上海市医药学校	药品食品检验
连云港中医药高等职业技术学校	中药
福建卫生职业技术学院	药学
福建生物工程职业技术学院	中药
江西中医药高等专科学校	中药
山东药品食品职业学院	药物制剂技术
顺德职业技术学院	药学
广东省食品药品职业技术学校	制药技术
清远职业技术学院	生物制药技术
广西卫生职业技术学院	药学
重庆医药高等专科学校	药学
陕西国防工业职业技术学院	化学制药技术
石河子卫生学校	药剂

全国卫生职业教育教学指导委员会药学类专业教学指导委员会成立大会在天津召开　2016年6月28日，全国卫生职业教育教学指导委员会药学类专业教学指导委员会成立大会在天津医学高等专科学校召开。来自全国21所中高职院校4家企业的29位委员参加了此次成立大会。天津市教委、卫计委、药学会领导出席了本次会议。会议由天津医学高等专科学校校长、药学类专业教学指导委员会主任委员张彦文教授主持。本次会议邀请中国药科大学副校长姚文兵教授、天津市人民医院药学部张惠娟主任做专题讲座。

首先，天津医学高等专科学校校党委陈振锋书记代表学校致辞，欢迎并感谢各位领导、专家、委员到会并莅临指导。天津市教委吕景泉副主任、天津市卫计委科教处高辉处长，分别代表天津市教委、天津市卫计委欢迎全国各地代表到天津指导工作，充分肯定了学校为行业输送了大量医药卫生人才，在教学改革方面取得了大量成果，在职业院校中起到了一定的引领和示范作用。同时，也希望以此次会议为平台，增强交流学习，深刻交流办学理念和发展经验，共同推动专业建设和教学改革。卫生行指委秘书长杨文秀教授介绍了行指委工作的职责并对委员们的工作提出要求，卫生行指委专家组组长沈彬教授为新一届委员颁发了聘书。药学类专指委主任委员张彦文教授介绍了本届专指委工作计划，并提请各位委员充分讨论。

姚文兵教授做了题为“药学类专业认证评估及专业发展趋势”的讲座，从药学专业办学现状、认证与评估、发展趋势三方面进行讲解，使从事药学教育委员们深刻体会专业发展面临的问题与挑战，对于专业建设与改革方向也引发了委员们的思考。张惠娟主任做了题为“新医改下的医院药学服务”的讲座，从药学部门的主要工作、新医改政策对药学工作的影响、药师能力的培养、药学教育改革四方面进行讲解，从国家政策改革、医院药学工作等方面说明如何开展教学改革及学生能力培养，对教学提出了新的要求。

各位委员对本届药学类专指委工作计划进行充分讨论，认为工作计划内容充实，可实施性强，既紧跟国家职业教育发展方向，又具有药学专业鲜明特色，一致通过了本届工作计划。本次药学类专指委成立大会后将全面启动各项工作计划，为全国药学教育教学改革及专业发展提供支持，为教育、行业主管部门制定政策提供支撑。

天津医专全国职业院校技能大赛中医药服务民众健康体验活动受好评　2016年5月8日，全国职业教育活动周全国启动仪式暨全国职业院校技能大赛开幕式在天津海河教育园区天津机电职业技术学院召开，中共中央政治局委员、国务院副总理刘延东出席。

天津医药高等专科学校的“健康管理与医疗服务”项目作为四个职业教育建设成果展示主题之一，参加了开幕式展示区体验活动。学校以“助力健康中国、展现职教风采、传承中医文化、提高健康水平、服务民众健康、成就职业梦想”为主题，组织儿童心肺复苏、中药辨识与中药香囊、耳针诊疗、口腔内窥镜、美容皮肤测试、人体成分分析、食品安全快速检测7个项目参加展示。各项目以不同人群健康需求为切入点，体现全方位的健康管理与医疗服务理念，学生展示与教师指导相结合，注重“体验、参与、互动”。

在“传承中医药文化主题”模块中，参加技能展示的同学模仿华佗、孙思邈、李时珍、张仲景等名中医造型，在展示耳针诊疗、中药辨识、香囊配制等技能的同时，以直观、新奇、有趣的“穿越”方式，向中小学生和普通民众弘扬中国古代中医药科学家成就及国医国药精髓。

在“服务大众健康生活”模块中，公卫系营养专业老师指导学生使用“人体成分分析仪”对被测者的身体成分、肌肉脂肪含量、肌肉均衡性以及肥胖度现场检测，针对营养检测报告数据，分析顾客的健康状况，为参与者提供健康指导。医疗美容技术专业老师指导学生为群众进行皮肤类型检测，针对皮肤类型检测结果，进而为参与者制定美容护肤方案及美容保健指导。口腔医学系老师指导学生使用口腔内窥镜对居民口腔状况进行检查，使居民利用实时影像资料了解自身口腔情况，并使用与之口内情况相对应的模型（口腔病理模型或义齿模型）对居民进行针对性口腔健康指导。

在“时间就是生命，儿童心肺复苏”模块中，老师指导护理系学生面向中小学生，讲解、演示和指导中小学生针对模拟人开展心肺复苏操作，以体验、参与和互动的方式，宣传日常生活中出现心搏骤停紧急情况时的正确急救方法，体现职业教育与普通教育的融合性及现代职业教育服务民众、贴近民众的开放性。

活动展示期间，国家教育部职成司葛道凯司长、谢俐副巡视员、天津市教委吕景泉副主任、高职高专处杨荣敏处长先后至展区视察，给予关注及好评。

浙江医药高等专科学校举行浙江省食品药品安全与产业经济研究院签约仪式 2016年1月13日，浙江医药高等专科学校与浙江省食品药品监管与产业发展研究会共建浙江省食品药品安全与产业经济研究院签约仪式在校901会议室隆重举行。浙江省食品药品监督管理局巡视员、研究会会长吴宁一、政策法规处处长、研究会副会长姚军、副处长、研究会副秘书长褚瑞祥，浙江医药高等专科学校党委副书记、副校长任文霞、副校长金辉出席签约仪式，科研处（地方合作处）、经营管理学院负责人及相关人员参加会议。

任文霞指出，研究院的成立符合"健康中国"、浙江打造医药大省、医药强省的大背景，在促进浙江食品药品监管水平、安全水平和产业发展水平提高，增强高校服务社会能力方面有着非常重要的现实意义。

吴宁一结合研究院的业务范围及管理模式，指出研究院立足浙江，围绕食品药品监督管理、食品药品安全和食品药品产业发展，从事相关理论与实践问题的研究，开展国内外该领域相关政策的分析，为政府监管和产业发展提供决策建议和技术支持。研究院将实行"一院多中心"的组织架构，采取"自愿申报，准入审核；绩效考核，动态调整"的原则，进行滚动发展。

最后双方达成一致：通过合作共建，相互结合自身实际，本着优势互补、互利共赢的原则，一定能够进一步促进学校和研究会的共同发展。

浙江医药高等专科学校与台州市市场监督管理局开展战略合作 2016年5月27日下午，浙江高等医药专科学校与台州市市场监督管理局战略合作签约仪式在行政楼二楼会议室隆重举行。台州市市场监督管理局党委书记、局长戴国富，党委副书记、副局长张于荣，党委委员、办公室主任顾鹏飞，人教处处长陈海雷，科技信息办副主任陶灵敏等一行7人出席会议。校党委书记陈厥祥、校长任文霞、副校长许莉勇、纪委书记王志华、副校长金辉、副校长韩忠培以及教务处、科技产业与社会服务处、各学院及继续教育学院负责人参加会议。会议由金辉主持。

陈厥祥表示，随着"健康中国"战略落地，"十三五"期间围绕大健康、大卫生和大医学的医疗健康产业将引领新一轮经济发展浪潮。学校目前以"扩校、升本、创一流"为主线，把奉化校区建设作为转型提升的第一要务，在制度章程完善、教学质量提高、政校行企合作服务地方等方面都有了相当成效。本着"资源共享、优势互补、务实高效、共同发展"的原则开展战略合作，旨在加强技术交流与合作、人才培养与交流，促进科技成果转化，防控药品安全风险，这对提升台州市食品药品专业监管能力，推动学校教育事业的持续发展，助力学校扩校升本都有着重要的现实意义。

戴国富表示，台州素有中国绿色药都之称，医药产业正处于转型升级的关键时期，希望双方以此次签约为契机，积极搭建互动交流平台、教学实践平台，强化学生的实践能力培养，不断提升双方的科技创新能力。也希望学校能培养出更多应用型人才，不断融入产业、服务发展，助推台州地区产业结构优化和转型升级。

任文霞、戴国富分别代表学校和台州局，就人才培养、专家互聘、科技协作、信息共享等领域开展战略合作进行签约。在随后召开的台州局与浙江省食品药品安全与产业经济研究院合作课题研讨会上，学校有关领导和专家、上海市食品药品监督管理局药品安全监管政策研究中心研究员王广平、浙江清华长三角研究院生态环境研究所副所长蔡强等就药品医疗器械风险管控、食品安全城市指标体系等领域的研究定位、思路、方法等进行了深入的探讨。

浙江医药高等专科学校举办首期援疆食品药品监管综合知识培训班 2016年10月12日，浙江医药高等专科学校首期援疆阿克苏地区和第一师阿拉尔市食品药品监管系统的食品药品监管综合知识培训班在顺利开班。校党委书记陈厥祥、校长任文霞，浙江省食品药品监督管理局人事处处长鲍三南、副处长邓丽、宁波市市场监督管理局组织人事处副处长赵建华、浙江医药经济发展中心副主任郑伟华，新疆阿克苏地区食品药品监督管理局基层党委专职副书记兼领队李凤、新疆第一师阿拉尔市食品药品监督管理局领队何英出席了本次开班仪式，开班仪式由任文霞主持。

开班仪式上，陈厥祥代表学校向出席仪式的各位领导和远道而来的新疆班的学员表示热烈的欢迎。陈书记向学员们介绍了本市的地理环境与学校的基本概况，指出本次培训学习内容丰富，理论性、实践性、针对性强，希望通过培训，使培训学员达到知识上有所收获，能力上有所增强，友情上有所加深，工作上有所进步的目标。

随后，鲍三南作动员讲话，他首先对浙江省情及全省情况进行了简要介绍。他表示，开展本次培训是落实对口援助任务的重要载体，是加强对口支援地区监管能力建设的有效途径，也是适应食品药品监管新形势新任务的现实要求。鲍处长要求，学员们要珍惜学习机会，使这次浙江培训学有所获，要多些互相交流，做到务求实效，要坚决服从班主任和班委的领导，同时严格遵守各项规定。最后，李凤副书记代表新疆班学员作了表态发言。

本次第一期新疆班培训共有新疆学员60名，他们将在学校进行为期四天的理论培训和宁波市市场监督管理局系统的四天以工代学。本次培训是浙江省食品药品监督管理局实施技术人才援疆计划的重要项目，将有助于全面落实援疆任务，促进受援地区进一步提高食品药品监管工作水平。

浙江医药高等专科学校与宁波市第二医院成立“医教研协同体” 2016年10月11日下午，浙江医药高等专科学校与宁波市第二医院“医教研协同体”成立仪式在校918会议室隆重举行。出席会议的有宁波市第二医院院长蔡挺、药物临床试验机构办公室主任胡晓红，校长任文霞、副校长金辉、教务处、科研处（科技产业与社会服务处）负责人、各学院院长及宁波市“特色原料药及制剂质量提升”协同创新中心相关人员。会议由金辉主持。

成立仪式上，任文霞和蔡挺分别发表了热情洋溢的讲话。任文霞代表学校对来访嘉宾表示热烈欢迎，并将学校基本情况和奉化新校区建设情况作了简要介绍。她表示，学校与宁波市第二医院合作成立“医教研协同体”，是积极探索校院合作新机制的良好开端。依托这一载体，“医”“药”携手，整合优化资源配置，创新合作体制机制，发挥各自在药学和临床医学领域的优势，以合作开展药物疗效一致性评价为切入点，不断推进学校和医院的医教相长，着力在学科建设、人才培养、科学研究、服务社会等领域实现共赢和突破。

蔡挺表示，将以此次合作为契机，不断拓展双方新的合作领域，努力开创医教研工作的新局面，实现科学研究、人才培养工作和增强医院发展后劲的多赢。任文霞和蔡挺代表双方签署了合作协议书。

全国食品药品职业教育教学指导委员会政策研究工作委员会成立大会在浙江医药高等专科学校召开 经全国食品药品职业教育教学指导委员会主任委员会议审议通过，并请示国家食品药品监督管理总局人事司同意，设置政策研究工作委员会，并将秘书处设在浙江医药高等专科学校。2016年12月23日，全国食品药品职业教育教学指导委员会政策研究工委会成立大会暨第一次委员工作会议在浙江医药高等专科学校召开，政策研究工委会主任委员、校长任文霞主持本次会议，来自全国各地的30多位委员参加了此次会议。

会上，国家食品药品监督管理总局高级研修学院、行指委秘书处负责人徐建功对政策研究工作委员会的成立到会祝贺并代表行指委领导发言，政策研究工委会主任委员张守文作政策研究工委员成立筹备工作报告。会议审议和通过了政策研究工委会委员名单、《政策研究工作委员会工作规则》及《政策研究工作委员会2017年工作计划》等重要文件。成立大会后，政策研究工委会委员刘晨解读了《中等职业学校专业目录》修订指导意见。

23日下午，参会人员分成药品、食品、医疗器械三个小组分别研讨《中等职业学校专业目录》修订事宜。上海市医药学校生物制药系主任范松华、广东食品药品职业技术学校校长兼党委书记孙师家、上海健康医学院医疗器械学院副院长李晓欧分别汇报药品类、食品类、医疗器械类中等职业学校专业设置优化调整建议，随后专家们各抒己见，充分讨论，针对报告内容及其规范性提出了修改建议。

本次会议圆满成功，对促进食品药品职业教育的政策和理论研究，推动食品药品职业教育科学发展有着重要意义。

重庆医药高等专科学校举办基层药学骨干集中培训班 2016年3月10日，在重庆市卫生和计划生育委员的指导下，重庆医药高等专科学校启动由中央财政和重庆市财政支持的卫生部重大公共卫生项目——重庆市2016年第五期基层药学骨干集中培训工作，重庆市38个区县118名基层医疗机构药学骨干学员前来参加本次培训。重庆市卫生和计划生育委员会副主任尹祖海，基本药物政策处副处长沈鹏、项目负责人曾毅；学校副校长朱照静，培训部副主任何静，药学院（中药学院）院长杨元娟、党总支书记雷道海，副院长杨宗发、唐倩及相关工作人员出席了开班典礼。典礼由药学院（中药学院）副院长唐倩主持。

会上，副校长朱照静为开班典礼致欢迎辞，他介绍了学校办学历史、专业建设、师资力量、办学实力和成果等情况，重点介绍了本次培训工作的承办单位药学院（中药学院）的基本情况和办学特色。他表示，学校将严格按照卫计委要求，一如既往的全力做好基层药学骨干集中培训工作，学校聘请了药学领域国内知名专家授课担任授课教师，努力为各区县培养一批合理用药水平高和实践能力强的基层药学和药政人才队伍，为重庆市的基本药物制度全面落实奠定基础。

随后，来自璧山区中医院的罗娟代表全体学员发言。她表示基层医疗改革使药学人员角色发生了变化，全体学员将珍惜本次学习机会，努力学习，勤思考，善领悟，不断提升自我专业技能和综合素质，发挥好新医改形势下药学人员的重要作用。药理教研室邓庆华老师作为教师代表发言，她承诺全体授课教师将精心准备、认真传教，以期全力提升学员的药学服务理念、用药指导能力和药事管理水平。

山东中医药高等专科学校以第一名通过省级特色名校建设验收 2016年9月，山东省教育厅、财政厅联合印发《关于公布山东省第二批技能型人才培养特色名校建设项目验收结果的通知》，全省12所学校通过验收，其中8所学校为“优秀”。山东中医药高等专科学校综合排名第一，以优秀等次顺利通过验收。

自2013年，学校被省教育厅、财政厅确定为山东省技能型人才培养特色名校立项建设单位以来，学校树立现代职业教育理念，加强体制机制创新，深化教育教学改革，深化学校内涵建设，提高人才培养质量，分实实践教学基础，拓宽校企合作渠道，扩大对外交流合作，圆满完成名校建设的各项目标，步入了健康发展的快车道。

三年来，学校构建了“服务行业、彰显特色、突出品牌、结构合理”的专业体系，“精优宽实”的专业群特色优势得以彰显；高标准建成了“五位一体、实境化、多功能、开放式”的校内外实训条件体系，综合效能得到充分发挥；成立了教师教学发展中心，实施师资培养三项计划，开展七大人才工程，不断完善“内培外引、校企互通”师资队伍建设模式；创新实施了以“一个平台、一条主线、两个课堂、五个对接”为主要形式的“1125”工学结合人才培养总模式；与行业企业一起建立了通用能力、专项能力、综合应用能力“三级递进式”学生职业技能竞赛体系；学校教师深入开展教学研究，以教研促进教学改革，实现了项目、成果双丰收；成立了创新创业教育指导中心和大学生创新创业孵化基地，组建了大学生创新创业团队；构建了校企合作四级管理模式，实现了中医药现代职业教育多元合作、有效互动、共建共享；依托“三个中心、五个基地”，积极开展职业培训、继续教育、技术服务、科普教育和健康服务等五项社会服务工程，全面服务行业及区域经济社会发展；学校招生工作逆势上扬，招生数量和生源质量连年提升。搭建了集校企互动学习系统、移动学习系统、顶岗实习管理及专业指导网络平台、图书综合信息系统、教学信息化资源共享平台等五大模块于一体，高效畅通、开放共享的教学资源信息化平台。开辟了“中职到高职，高职到应用型本科”一体贯通的多元化人才培养路径，搭建起了中医药职业教育立交桥；打造了“物质文化鲜明、特色活动丰富、企业文化融入、专业文化突出”的富有中医药特色的现代职业教育文化育人环境，形成了“品优技高”的“中医药高专”文化育人品牌；对口支援青海卫生职业技术学院等3所西部地区高职院校，有效促进了特色名校建设成果和成功经验的传播与推广；积极开展国际交流与境外合作，促进了优质中医药教学资源的国际传播，扩大了中医药在世界各地的影响。

经过三年的建设，学校“产教融合、医教协同，工学结合、知行合一”的办学理念和“学生为本、以文化人，立德树人、精技善能”的育人方略更加明晰，“立足山东，辐射全国，融入产业，服务行业，培养‘品优技高’中医药人才”的办学定位更加明确，逐步成为国内领先、在同类院校发挥引领示范作用的“技能型中医药人才培养特色名校”，“领行业、重服务、促发展”的中医药行业办学特色得以彰显。

继续教育

2016年执业药师概况 截至2016年底，全国执业药师注册人数为342 109人，2016年共增加84 476人。根据人力资源社会保障部人事考试中心提供的统计数据，2016年全国执业药师资格考试报考人数为88.47万人，实际参考人数为72.86万人，参考率为82.35%。考试合格人数为151 093人，合格率为20.74%。截至2016年底，全国通过执业药师资格考试的总人数已达80万人。

在社会药店和医疗机构中注册的执业药师有303 329名，平均每万人口为2.2人。注册人数前十位的省份为广东、山东、河南、江苏、浙江、河北、辽宁、四川、安徽、湖南。每万人口执业药师前十位的省(市)为辽宁、天津、吉林、浙江、广东、海南、北京、重庆、陕西、河北。执业药师按区域分布情况：东部地区154 017人，中部地区79 884人，西部地区73 218人，东北地区34 990人，分别占注册总数45.0%、23.4%、21.4%、10.2%。

注册于社会药店的执业药师298 016人，占注册总数的87.1%，环比增加6412人。注册于药品批发企业35 434人，环比增加20人，配备执业药师的药品批发企业13 326家，配备比达到2.7。注册于药品生产企业、医疗机构的执业药师为3346人、5313人，分别环比增加100人、222人，执业药师注册人员逐步增加。

执业药师学历分布情况：研究生6644人，本科100 514人，大专122 711人，中专112 240人；本科及以上学历占比31.3%。执业药师专业分布情况：药学类专业125 256人，中药学类专业54 232人，医学专业65 319人，中医学专业24 958人，其他专业72 344人；药学类(中药学类)专业占比52.5%。

2016年新版《国家执业药师资格考试大纲》及相关书籍出版 2016年4月8日，国家食品药品监督管理总局执业药师资格认证中心发表关于调整国家执业药师资格考试大纲部分内容的通告。由国家食品药品监督管理总局执业药师资格认证中心授权中国医药科技出版社独家出版发行的《国家执业药师资格考试大纲》(第七版2016)和《国家执业药师考试指南药事管理与法规》(第七版2016)随后出版上市。

该书旨在适应我国经济社会发展新常态和国家药品安全工作对执业药师的迫切需求，更好地促进医药事业的健康发展，满足医药行业转型升级的需要，切实加强国家执业药师资格考试工作，提升执业药师开展药学服务技能。执业药师作为负责提供药物知识及药事服务的专业人员，同时也是解答市民大众有关药物问题的最适当人选，是确保大众用药安全的“守护神”。中国医药科技出版社作为国家食品药品监督管理总局直属中央级专业出版社，承担由国家执业药师资格认证中心组织编写的官方唯一指定考试教材《考试指南》的出版发行工作。2016年中国医药科技出版社为满足广大考生的不同的备考需求，计划出版执业药师考试图书21个系列。

中国医药科技出版社执业药师系列图书产品名录

序号	系列名称	品种数
1	2016国家执业药师考试大纲及指南	8
2	2016国家执业药师考试习题与解析	7
3	2016国家执业药师考试辅导用书	7
4	国家执业药师资格考试2015真题试卷解析	2
5	2016国家执业药师考试必备考点速记掌中宝	7
6	2016国家执业药师考试冲刺试卷	7
7	2016国家执业药师考试30天冲刺跑(全图表版)	7
8	2016国家执业药师考试指南精华版(口袋书)	7
9	2016国家执业药师考试全真模拟试卷	7
10	2016国家执业药师考试百日通关宝典	7

（续表）

序号	系列名称	品种数
11	2016 国家执业药师考试通关必做 2000 题	7
12	2016 国家执业药师考试复习精要	7
13	2016 国家执业药师考试高频易错考点随身记	7
14	2016 国家执业药师考试通关笔记与押题秘卷	7
15	2016 国家执业药师考试历年重点难点题解析与避错	7
16	2016 国家执业药师考试核心考点随身记	2
17	2016 国家执业药师考试十日特训 1200 题	7
18	2016 国家执业药师考试题解指南	7
19	2016 国家执业药师考试红宝书	2
20	2016 国家执业药师考试思维导图	7
21	2016 国家执业药师考试通关密卷	7

2016 年中国执业药师发展论坛在杭州举办　2016 年 12 月 4 ~5 日，由中国药科大学国家执业药师发展研究中心主办，药师教育学院和中国医药物资协会执业药师管理委员会承办的“2016 中国执业药师发展论坛”在浙江杭州隆重举行。

原国家食品药品监督管理总局副局长张文周，国家食品药品监督管理总局执业药师资格认证中心主任周福成，人力资源社会保障部社保中心医疗保险处处长段政明，国家食品药品监督管理总局药化监管司药品流通监管处副处长朱晓蒙，浙江省食品药品监督管理局人事处副处长邓丽，湖南省食品药品监督管理局巡视员、湖南省执业药师协会会长饶健，中国药科大学副校长姚文兵，中国医药物资协会专家顾问、南京中医药大学原副校长蔡宝昌，中国医药物资协会执行会长兼秘书长刘忠良，常务副会长刘亚蜀，副会长、执业药师管理委员会会长郭生荣等领导；以及台湾药师工会联合会药事照护发展中心执行长谭延辉、香港药学会明心医疗集团董事长孙耀灿、国家食品药品监督管理总局执业药师资格认证中心顾问康震、复旦大学药学院教授叶桦、中国药科大学国际医药商学院教授陈永法、山东大学药学院教授张建等特邀演讲嘉宾出席了开幕式。各省（区、市）食品药品监督管理局主管执业药师工作的领导，各省（区、市）执业药师注册、培训机构以及执业药师协会负责人，高等医药院校领导及教学管理部门负责人，中国医药物资协会成员单位负责人，执业药师代表以及关注执业药师发展的各界人士共 400 余人参加了论坛。论坛开幕式由中国药科大学药学院尤启冬教授主持。

开幕式上，张文周副局长、周福成主任、邓丽副处长、郭生荣会长先后致辞，对大会的召开表示热烈的祝贺和衷心地祝愿，希望大会能紧扣主题，对执业药师队伍发展和制度建设的重难点问题进行全方位、多角度地研讨，凝心聚力，共同推动公众安全合理用药的民生工程建设。随后，姚文兵副校长就新组建的“中国药科大学国家执业药师发展研究中心”以及全新出版的 2015 年《中国执业药师发展报告》（蓝皮书）作了专门的信息发布。国家食品药品监督管理总局执业药师资格认证中心、中国药学会、中国医药物资协会、中国非处方药物协会、中国医药商业协会就修订后的《执业药师业务规范》进行了联合发布。

本次论坛以“加强药学队伍建设，提升执业药师服务能力”为主题，共邀请了 12 场专家报告，分政策研究、药师教育、药房实践三大板块，重点就执业药师制度发展、执业药师能力提升、连锁药店专业化发展、我国社会药店慢病管理模式探索以及慢性病管理等专题展开广泛交流。

在政策研究板块，段政明处长、朱晓蒙副处长、谭延辉教授、周福成主任分别作了《医疗保险定点零售药店管理》《药品流通领域问题浅析和监管思考》《台湾社区药师专业服务的价值与报酬》《发展执业药师、服务健康中国》的专题报告。在药师教育板块，姚文兵副校长、尤启冬教授、叶桦教授、陈永法教授、康震顾问分别作了《我国高等药学教育改革与执业药师教育》《我国执业药师资格考试的变革思路》《我国执业药师药学服务技能的分级与实训培养模式探讨》《执业药师药学服务质量评估构想》《借鉴美国 MTM 服务模式，建立执业药师训练体系》的专题报告。在药房实践版块，孙耀灿董事长、郭生荣会长、康震顾问分别作了《香港社区药房老人用药管理》《当前我国社会药店慢病管理的探索》《如何学习和落实 <执业药师业务规范>》的专题报告。

为期一天半的报告内容丰富、精彩纷呈，激起了与会代表的强烈共鸣和学习热情，达到了“共话执业药师发展、共筑健康中国梦”的预期初衷。

本次论坛是由中国药科大学、国家食品药品监督管理总局执业药师资格认证中心、中国医药物资协会三方共建的国家执业药师发展研究中心第一次主办的全国性论坛，对于国家执业药师发展研究中心的建设将发挥了重要的推动作用。

《执业药师业务规范》正式发布　2016 年 12 月，国家食品药品监督管理总局执业药师资格认证中心发布《执业药师业务规范》，自 2017 年 1 月 1 日起施行。

此前，《执业药师业务规范（试行）》施行近一年来，在行业内产生较好的影响，执业药师相关管理部门、行业专业组织以及部分药品连锁企业积极响应并践行，基本上起到了增强执业药师和执业单位自律意识的作用。在引导社会药店和执业药师向专业服务转型、发挥执业药师作用、促进药学服务开展，尤其是在激励执业药师完善知识结构、佩戴执业药师徽章上岗、展现药学服务技能等方面呈现新气象，形成了正能量。

为更好地贯彻落实中共中央、国务院印发的《“健康中国 2030”规划纲要》以及《国务院办公厅关于促进医药产业健康发展的指导意见》提出的“加强药学队伍建设，提升执业药师服务能力，促进安全合理用药”等相关规定，国家食品药品监督管理总局执业药师资格认证中心立足于“管理、研究、协调、指导”的工作原则，全面推进执业药师制度建设和队伍发展，联合中国药学会、中国医药物资协会、中国非处方药物协会和中国医药商业协会，及时修订并完善《执业药师业务规范》，以满足我国社会管理与公众健康对社会药店和执业药师的需要，推动我国规范有序地开展优良药学服务，支持健康中国建设。

北京医药集团教育培训中心推进深化综合改革 自2015年9月以来，北京医药集团教育培训中心不断探索和推进综合改革工作，创新教学科研管理模式。结合学校专业教师队伍逐渐壮大、"双肩挑"教师和中青年教师人数较多等特点，学校综合改革领导小组用半年的时间研究制定新的教学科研组织构架及管理制度，更科学地统筹教学科研、师资培养、业务培训和教育研究等各环节的工作，紧跟改革步伐，为学校的人才培养和综合发展提供动力和支持。2016年1月，学校深入研究药学系、中药系、医学技术系和公共课教研部的建设情况，对学生会的筹建及如何更好地发挥学生参与和学生监督职能进行交流讨论。

中国药科大学与国家执业药师资格认证中心共建"国家执业药师发展研究中心" 2016年9月，中国药科大学与中国医药物资协会、国家食品药品监督管理总局执业药师资格认证中心签署合作协议，共建"中国药科大学国家执业药师发展研究中心"。中国药科大学校长来茂德、中国医药物资协会执行会长兼秘书长刘忠良、国家食品药品监督管理总局执业药师资格认证中心主任周福成分别作为三方代表，正式签署了战略合作协议。

"发展研究中心"设在中国药科大学，下设药师教育学院、执业药师政策研究室、《中国执业药师发展报告（蓝皮书）》编辑部。三方将根据协议规定的责任条款，分别整合与调动各自的优势资源精诚合作，形成聚力，共同研究国家执业药师政策，开展一系列专项工作，建成国家执业药师发展智库，以期在推动我国执业药师制度建设、队伍发展和促进安全合理用药，实现"健康中国"方面做出更大贡献。

湖州市药品经营质量管理高级培训班在浙江医药高等专科学校举行 2016年5月23日，湖州市药品经营质量管理高级培训班在浙江医药高等专科学校图书馆报告厅举行。湖州市市场监督管理局药品流通处处长钟荣根，学校继续教育学院院长、商学院副院长等出席了开班仪式。

开班仪式上，继续教育学院院长向前来参加培训的湖州市市场监管局及各大医药企业的学员们表示热烈欢迎，本次培训班是学校与湖州市市场监管局的又一次合作培训，充分体现了湖州市市场监管局对学校在业务培训方面的肯定与支持。钟荣根处长要求参训学院积极思考、认真听课，学以致用。开班仪式后，省药品认证检查中心资深认证专家吴悦为全体学院上了第一讲——新修订GSP认证以来企业质量管理问题分析。

湖南食品药品职业技术学院为企业开设培训班 湖南食品药品职业技术学院本着服务企业，服务学员的原则，以医药行业为依托，不断提升一线技术工人的专业水平，从而提高湖南整体医药行业的实力为生产企业技术工人提供药物制剂工（技师）试验性鉴定培训。2016年12月11日，举办2016年度药物制剂工（技师）试验性鉴定培训班。本次培训为株洲千金制药集团生产企业的员工培训培训37人，学院与千金制药生产企业开展了创新性的合作，并针对药物制剂工（技师）试验性鉴定的需求安排药物制剂工领域的专家教授精心进行培训方案和培训内容的准备，极大地提高了培训质量，受到了培训企业领导和培训学员的好评。

湖南食品药品职业技术学院举办2016年度执业药师继续教育培训工作 2016年10月15日至11月11日，湖南食品药品职业技术学院举办了2016年度全省执业药师继续教育培训。培训历时一个月，共开展了8期，全省新、老执业药师共5000余人参加了培训。

培训根据当前医药行业的新动态、新法规、新要求，有针对性地邀请了湖南省食药监局市场处处长侯茂虎、培训中心主任李改、湖南省儿童医院呼吸二科主任陈艳萍等专家授课。

湖南省食药监局、湖南省执业药师协会和学院领导非常重视执业药师继续教育培训工作。培训过程中，相关领导多次亲临培训现场，实地了解培训进展和实施情况，实时了解培训学员对培训教师、培训内容的意见，并指示工作人员在接下来的培训工作中及时加以改进。

药学教育研究

《药学教育》2016年度刊载论文题录

理论研究

以专业为导向的高考招生制度改革	夏　洁
医药行业就业效应及其对医药类高等教育改革的启示	孟光兴
药学硕士专业学位研究生培养模式探索	张淑秋，王锐利，侯晓峰，等
药学硕士专业学位"产学研用"培养创新模式研究	陈大全，周莎莎，李又欣，等
制药工程人才培养模式改革与实践	高志刚，王世盛，宋其玲，等
转化药学在药学本科生培养中的探索	张　勇，胡莹莹
体裁视角下教育话语的变迁	高兴梅，张桂军
新加坡药师的职业角色	宋永彬，杨异卉，韩维娜

学科与课程建设

院校专题

学生管理

教学园地

在有机化学教学体系中引入网络教学综合平台的实践	房　方，李贺敏，李念光，等
中药制剂分析学课程探究式教学法研究	夏玉凤，江纯劼，戴　岳
中药药剂学课程教学改革	严国俊，刘汉清，狄留庆，等
药剂学实验教学方法改革探讨	张　华
药学专业容量分析课程考核方式改革	李珺沫，蒋　晔，樊淑彦，等
制药工程专业药物分析课程改革探索	惠人杰，陈　蕴，冯柏年
基于泛在学习的有机化学教学模式研究	李伟娜，刘志红
药学本科生药理学科研兴趣培养	曲显俊，于新凤，崔淑香
药剂学网络化立体教学法的构建	易　军
有机化学 3D 虚拟仿真结构的制作及应用	高　越，吴占凯，张　力，等
药学专业留学生全英文分析化学课程教学实践	陈　蓉，骆雪芳，于清峰，等
基于校企合作的药物分析教学	方海红，熊印华，周庆颂，等
PBL 结合 CBL 教学法在留学生药理学教学中的应用	盛　瑞，朱　益，张慧灵
生物化学教学中教师专业素养的提升	尹　业，林海燕，袁　栎
生药学理论课教学环节的改进	贾　英，肖　锋
在药物化学专业研究生中开设杂环化学课程的探索	张　倩，陈　瑛
课堂如何强化“教学做一体化”	徐坤山
借助 OSCE 考试案例　培养药学生临床技能	雷英杰，丁　玫，史艳萍
基于医疗 APP 的案例教学模式研究	何秀贞
利用幕课和微课翻转大学英语听说课堂	张红花
ChemAxon 软件包在计算机辅助药物设计课程中的应用	王　巍
BOPPPS 模式在工程制图课程教学中的设计	王　娜，李　峰，郑　琳，等
ESP 理论分析与医药类大学生英语教学探析	高　芳，康　正
基于自主学习的职业英语微课应用的思考	吕　霞

实践训练

开放式药学化学基础实验教学平台建设的探索	芦金荣，陈家全，杨　轲，等
大学生研究性学习与创新性实验活动研究	王元清，严建业，余　蓉，等
模拟药房实训体系建设初探	李　霁，杨长青，于　锋，等
药学创新实验的课程构建	齐庆蓉，付春梅，旷　喜，等
深化创新创业教育背景下药学类综合性实验的设计	柳文媛，李志裕
药学类高校环境监测实验课程改革	廖千家骅，商景阁，史　静，等
药学功能模拟实验室的构建设想	冯变玲，郭增军，王晓美，等
实验教育信息化在中药炮制实验教学中的作用	薛海萍，李俊松，丁文平，等
网络视频课件在药理学实验教学的应用	陈少锐，陈健文，皮荣标，等
药学类专业生物化学与分子生物学实验教学改革的初探	吴旭日，蒋企洲，平　涛，等
制药工程专业实践教学体系改革研究	杨　华，王亚晶，王坚毅，等
开展中药传统技能竞赛 提高中职中药人才技能	郑小吉
基于创新人才培养的药物分析实践教学体系	王晓红，段　煜，孔　登
GCP 与临床药物学实践教学的融合	张瑞清，王亚静，尚姝环
依托模拟药厂校企合作的实训教学案例	鲁曼霞，杨岩涛，夏新华
基于翻转课堂教学模式的无机化学实验教学	杨爱红，齐学洁，寇晓娣，等
制药工程系统性实验教学实践初探	黄　强，胡国勤
基于研究生科研助理培养模式和高水平学科建设的大学生科技协同创新研究	耿晨光，王海波，张　芳，等
协同理念下中药制药专业实践教学体系的构建	郑云枫，李存玉，彭国平
探究式教学在药物分析实验教学中的实践	付春梅，钱广生，徐小平，等
自主设计基因工程实验课程开设方式的探索	王春梅，郭明晔，赓　迪，等
基于强化岗位职能培养的制药工程专业综合实践课程建设	韩永萍，刘红梅，李可意，等
发挥第二课堂作用　提升学生实践动手能力	王亚平，闫淑莲
关于建设药学专业双语实验教学课程群的思考	丁　林，孙珊珊，王慧云
生药学实验课教学环节的改进	贾　英，肖　锋
药物化学实验视频辅助教学体系的构建	陈　宝，黄世亮，谭嘉恒，等
基于就业单位职业素养评价谈医学检验技术专业教学改革	唐　娟

调研与评估

地方性医药本科院校实习基地建设研究	蔡志奇，黄合婷
药物制剂专业毕业实习情况调查与分析	王晓颖，徐　伟，褚克丹
女性学教育植入药物制剂技术订单班人才培养中的研究	刘　芳，罗跃娥，刘　斌，等
药学专业大学生创新能力现状调查及提升对策	陈丽华，朱懿敏，朱卫丰，等
多维互动教学模式药剂学课程教学评价体系的构建	左　岚，李文静，蒋昆谕，等
在线考试系统在高校化学类课程中的应用	董　颖，陆冷飞，唐伟方，等
临床药学专业学位研究生实践能力考核指标初探	冯娴婧，焦　杨，罗　莹，等
高职学生对过程性评价方式的满意度调查	唐喜芬

继续教育

药学专业成人专科学历教育药物分析课程教学	王海钠，王唯红，张　建
微课在执业药师成人学历教育中的应用	刘　伟，王慧玲，胡志军，等

（编写人员：姚文兵　冯　锋　樊陈琳　王欣然　孙小丽　邵　蓉　许凤国　张永泽　顾　洁　邬瑞斌　明广奇　章映欢　蒋宏民　柳　翠　徐云龙）

药物生产与流通

Drug Production, Supply and Distribution

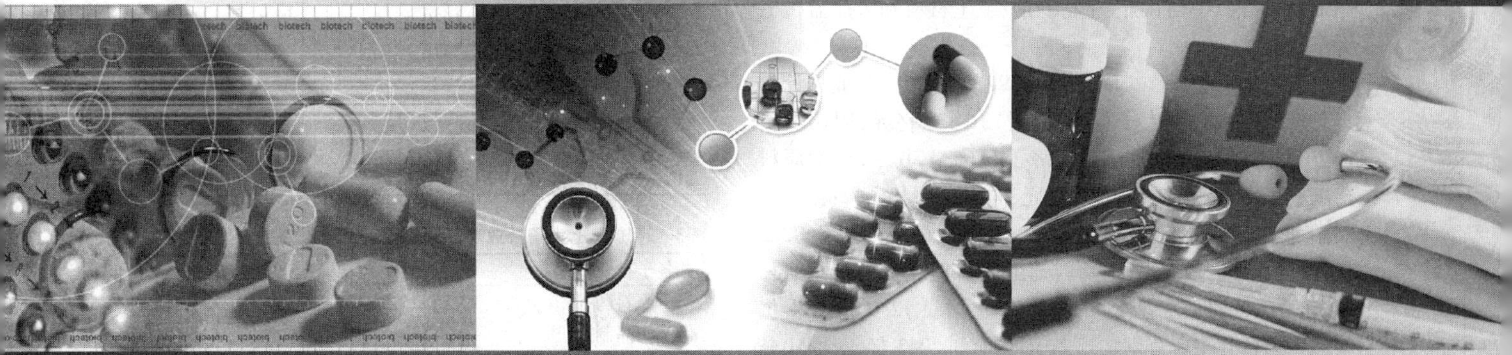

医药工业

概　况　2016 年是医药“十三五”规划开局之年，医药经济运行基本面保持平稳，医药工业销售收入和利润增速换挡，进入中速发展区间。制药工业百强产品销售收入的集中度继续保持提升。医药流通运行稳中向好，药品终端市场方面销售额增速明显放缓，医药出口贸易额呈现负增长，总的来看，利好因素与不利挑战并存，形势更为复杂。

以下所分析的医药工业运行情况包括化学原料药、化学制剂、中成药、中药饮片、生物制剂、卫生材料和医疗器械七大子行业。

医药工业总产值及增长情况　2016 年，医药工业累计实现总产值（现价，七大子行业，下同）31 676 亿元，同比增长 10.7%，比 2015 年同期增幅下降了 0.6%。其中，化学原料药工业累计实现总产值 5505 亿元，同比增长 10.6%；化学药品制剂工业 8183 亿元，同比增长 11.3%；中成药工业 7223 亿元，同比增长 9.0%；生物制剂工业 3687 亿元，同比增长 10.5%；医疗器械工业 2845 亿元，同比增长 12.0%；卫生材料和中药饮片工业分别实现 2191 亿元和 2042 亿元，同比分别增长 10.6% 和 13.0%。化学原料药、生物制剂和中成药的增长率均低于全国平均水平，见表 1。（2016 年产值数据为南方医药经济研究所预测数据，下同）

表 1　2016 年七大子行业工业总产值及增长情况

各子行业	金额（亿元）	同比增长率（%）
化学原料药	5505	10.6
化学药品制剂	8183	11.3
生物制剂	3687	10.5
医疗器械	2845	12.0
卫生材料	2191	10.6
中成药	7223	9.0
中药饮片	2042	13.0

从省份来看，2016 年，医药工业总产值前三位分别是山东省、江苏省和河南省，共占全国医药工业总产值的 39.5%，而前十位省份占全国医药总产值的 71.4%。前十位省份医药工业总产值平均增长率为 11.3%，山东、江苏、河南、吉林、湖北以及湖南六省的增幅均高于全国平均水平（10.7%），见表 2。

医药工业销售收入及增长情况　2016 年我国医药工业累计完成产品销售收入 29 463 亿元，同比增长 10.0%，比 2015 年同期增幅增加 1%，增速出现止跌回稳的势头。从子行业来看，化学原料药、生物制剂和中成药三子行业增幅均低于去年同期水平。化学原料药工业累计实现产品销售收入 5035 亿元，同比增长 8.4%，较 2015 年同期减少 1.4%；化学药品制剂工业完成 7535 亿元，同比增幅 10.8%，较 2015 年同期增加 1.6%；中成药和中药饮片分别完成 6697 亿元和 1956 亿元，同比增长 7.9% 和 12.7%；生物制剂工业实现销售收入 3350 亿元，维持低位运行，仅增长 9.5%，增速低于 2015 年同期 0.9%；医疗器械和卫生材料工业分别完成 2765 亿元和 2125 亿元，分别较去年同期增加 3.0% 和 0.8%，见表 3。

表 2　2016 年全国医药工业总产值（现价）排名前 10 位

排名	省份	工业总产值（亿元）	同比增长（%）	占比（%）
1	山东省	5162	12.7	16.3
2	江苏省	4908	13.5	15.5
3	河南省	2426	15.8	7.7
4	吉林省	2007	11.6	6.3
5	广东省	1939	9.4	6.1
6	浙江省	1372	5.6	4.3
7	江西省	1275	6.8	4.0
8	四川省	1272	8.9	4.0
9	湖北省	1251	10.9	4.0
10	湖南省	1008	13.1	3.2

表 3　2016 年七大子行业产品销售收入及增长情况

各子行业	金额（亿元）	同比增长率（%）
化学原料药	5035	8.4
化学药品制剂	7535	10.8
生物制剂	3350	9.5
医疗器械	2765	13.3
卫生材料	2125	11.5
中成药	6697	7.9
中药饮片	1956	12.7

从省份来看，2016 年，产品销售收入前三位的省份依次是山东省、江苏省和河南省，共占全国医药工业产品销售收入 39.7%，而医药工业销售收入前十位省份的合并收入占全国医药工业销售收入的 72.2%。产品销售收入前十位整体平均增速为 11.9%，其中湖南省医药工业销售收入增幅最高，达到 18.4%；此外，山东、江苏、河南、广东、四川以及湖北的增速也高于全国平均水平（10.0%），见表 4。

表 4　2016 年全国医药工业产品销售收入排名前 10 位

位次	省份	产品销售收入（亿元）	同比增长（%）	占比（%）
1	山东省	4777	11.7	16.2
2	江苏省	4619	14.4	15.7
3	河南省	2315	18.4	7.9
4	吉林省	1841	9.7	6.2
5	广东省	1821	10.1	6.2
6	浙江省	1276	5.2	4.3
7	江西省	1222	9.7	4.1
8	四川省	1200	10.1	4.1
9	湖北省	1172	11.3	4.0
10	湖南省	1018	22.3	3.5

医药工业利润总额及增长情况　2016 年，我国医药工业累计完成利润总额 3201 亿元，同比增长 15.8%，提示医药工

业整体利润水平扭转增速下滑的趋势，呈现明显回升。从子行业来看，在各子行业中，化学原料药、化学药品制剂和医疗器械行业的利润增速均高于行业平均水平，分别增加10.5%、5.6%、27.0%，分别实现利润总额445亿元、950亿元以及318亿元。生物制剂、卫生材料、中成药以及中药饮片增幅均有下降，比2015年同期分别下降4.4%、4.5%、2.4%以及10.1%，四子行业分别实现利润总额420亿元、192亿元、736亿元以及138亿元。各子行业利润占比方面，化学原料药制造业、化学药品制剂行业和中成药制造业的利润占比分别为13.9%、29.7%和23.0%，医疗器械行业利润占比为10.0%，见表5。

表5　2016年七大子行业产品利润总额及增长情况

各子行业	金额(亿元)	同比增长率(%)
化学原料药	445	25.9
化学药品制剂	950	16.8
生物制剂	420	11.4
医疗器械	318	32.3
卫生材料	192	8.5
中成药	736	9.0
中药饮片	138	8.6

从省份来看，医药工业利润总额前三位分别是山东省、江苏省和广东省，共占全国医药工业利润总额的39.9%，而前十位省份占73.2%。前十位省份医药工业利润总额平均增长率为19.4%，山东、广东、河南、吉林和上海的增幅均高于全国平均水平(15.8%)，见表6。

从销售利润率来看，2016年总体销售利润率10.9%，比2015年提升0.6%。化学原料药、化学药品制剂、医疗器械以及中成药制造业的销售利润率分别为8.2%、12.4%、10.1%和10.5%，比2015年均有所提升。销售利润率升幅最大为医疗器械工业，比2015年增加1.8%，见表7。

表6　2016年全国利润总额排名前10位

位次	省份	利润总额(亿元)	同比增长(%)	占比(%)
1	山东省	537	20.7	16.8
2	江苏省	476	15.5	14.9
3	广东省	263	16.3	8.2
4	河南省	203	16.9	6.4
5	吉林省	201	24.6	6.3
6	浙江省	154	7.1	4.8
7	北京市	150	9.2	4.7
8	上海市	139	23.2	4.4
9	四川省	120	11.7	3.7
10	辽宁省	100	8.8	3.1

表7　2016年我国医药工业销售利润率情况

	销售利润率(%)	
	2015年	2016年
化学原料药	8.2	1.2
化学药品制剂	12.4	0.6
生物制剂	11.8	0.3
医疗器械	10.1	1.8
卫生材料	9.1	-0.1
中成药	10.5	0.2
中药饮片	7.3	-0.2

2016年中国制药工业百强情况　按2016年度评选规则计算，中国制药工业百强企业合计销售规模(为企业工商合并数，以匹配全国制药工业统计口径)达11 600亿元，其占全国制药工业(化学原料药工业、化学药品制剂工业、生物制剂工业、中成药工业和中药饮片工业五子行业)产品销售收入的集中度则为47.2%，见表8。

表8　2016年度中国制药工业百强榜

位次	企业名称	位次	企业名称
1	广州医药集团有限公司	19	江苏豪森药业集团有限公司
2	修正药业集团	20	华润三九医药股份有限公司
3	上海医药集团股份有限公司	21	四川科伦药业股份有限公司
4	石药控股集团有限公司	22	瑞阳制药有限公司
5	步长制药	23	北京同仁堂股份有限公司
6	江西济民可信集团有限公司	24	江苏济川控股集团有限公司
7	天津市医药集团有限公司	25	中国中药公司
8	康美药业股份有限公司	26	人福医药集团股份公司
9	天士力控股集团有限公司	27	丽珠医药集团股份有限公司
10	哈药集团股份有限公司	28	上海现代制药股份有限公司
11	齐鲁制药有限公司	29	江苏康缘集团有限责任公司
12	华北制药集团有限责任公司	30	联邦制药(中国)有限公司
13	太极集团有限公司	31	绿叶制药集团有限公司
14	正大天晴药业集团股份有限公司	32	山东罗欣药业集团股份有限公司
15	江苏恒瑞医药股份有限公司	33	天圣制药集团股份有限公司
16	上海复星医药(集团)股份有限公司	34	悦康药业集团有限公司
17	辅仁药业集团有限公司	35	华东医药股份有限公司
18	云南白药集团股份有限公司	36	东阿阿胶股份有限公司

（续表）

位次	企业名称	位次	企业名称
37	先声药业有限公司	69	湖南景峰医药股份有限公司
38	华润双鹤药业股份有限公司	70	成都康弘药业集团股份有限公司
39	普洛药业股份有限公司	71	浙江仙琚制药股份有限公司
40	马应龙药业集团股份有限公司	72	陕西必康制药集团控股有限公司
41	浙江新和成股份有限公司	73	四川好医生药业集团有限公司
42	华立医药集团有限公司	74	上海莱士血液制品股份有限公司
43	山东新华制药股份有限公司	75	哈尔滨誉衡药业股份有限公司
44	北京嘉林药业股份有限公司	76	深圳市海普瑞药业股份有限公司
45	海口市制药厂有限公司	77	翔宇药业股份有限公司
46	辰欣科技集团有限公司	78	施慧达药业集团（吉林）有限公司
47	康恩贝集团有限公司	79	宜昌东阳光药业股份有限公司
48	浙江华海药业股份有限公司	80	山东华鲁制药有限公司
49	深圳信立泰药业股份有限公司	81	贵州百灵企业集团制药股份有限公司
50	李时珍医药集团有限公司	82	九芝堂股份有限公司
51	石家庄以岭药业股份有限公司	83	北京天坛生物制品股份有限公司
52	天津红日药业股份有限公司	84	华兰生物工程股份有限公司
53	江苏苏中药业集团股份有限公司	85	黑龙江珍宝岛药业股份有限公司
54	神威药业集团有限公司	86	山西振东制药股份有限公司
55	葵花药业集团股份有限公司	87	山东福牌阿胶股份有限公司
56	浙江医药股份有限公司	88	山东鲁抗医药股份有限公司
57	浙江海正药业股份有限公司	89	通化东宝药业股份有限公司
58	亿帆医药股份有限公司	90	国药集团致君（深圳）制药有限公司
59	贵州益佰制药股份有限公司	91	江苏恩华药业股份有限公司
60	石家庄四药有限公司	92	广东众生药业股份有限公司
61	仁和药业股份有限公司	93	浙江九洲药业股份有限公司
62	远大医药（中国）有限公司	94	广西梧州中恒集团股份有限公司
63	江苏亚邦药业集团股份有限公司	95	江中药业股份有限公司
64	东北制药集团股份有限公司	96	浙江京新药业股份有限公司
65	湖南尔康制药股份有限公司	97	上海凯宝药业股份有限公司
66	吉林敖东药业集团股份有限公司	98	桂林三金药业股份有限公司
67	金陵药业股份有限公司	99	株洲千金药业股份有限公司
68	山东齐都药业有限公司	100	广东太安堂药业股份有限公司

（来源：南方医药经济研究所）

备注：

1. 扬子江药业集团应企业要求不参与评选，不纳入评选范围。

2. 国药集团致君（深圳）制药有限公司单独参评，相应销售收入数据在现代制药合并报表中扣除。

3. 华立医药集团有限公司包含健民药业集团股份有限公司、昆药集团股份有限公司等子公司数据合并参评。

评选规则：

1. 本次“2016年度中国制药工业百强”评选时间跨度为2016年1月1日~12月31日。

2. 评选的统计指标口径为企业年度制药工业的销售收入金额（按中国会计准则统计）。

3. 参与评选的对象为中国境内注册（不含跨国制药企业在华子公司）、且以医药制造业为主营业务的医药工业企业，即在企业工商登记中，药品制造业务放于企业主营业务范围最前面的企业。如果评选企业含有医药商业或其他非医药类成分的，将剔除后再进行统计。

4. 评选对象以企业集团为统计单位进行计算。排名时以集团公司或上市公司优先统计，如果集团公司含上市公司部分的，则以集团公司优先统计；集团公司统计的范围为集团公司下属的全资子公司、直接或间接股权比例超过50%的控股公司，参股公司不在集团公司统计范围内。

5. 参加评选的对象不含制药机械和兽用药品制造企业。

6. 本次排行榜结果对应本评选规则，《医药经济报》拥有榜单最终解释权。

（黄菊红　杨穗彬）

医药商业

↗ 概 况

医药商业购销情况 据统计,2016 年全国七大类医药商品销售总值为 18 393 亿元,扣除不可比因素同比增长 10.4%,增速较上年同期上升 0.2%。按销售品类分类,西药类销售居主导地位,销售额占七大类医药商品销售总额的 74.4%,其次为中成药类占 15.0%,中药材类占 3.0%,医疗器材类占 3.3%,化学试剂类占 1.2%,玻璃仪器类占 0.1%,其他类占 3.0%。(西药类包括化学药品制剂、化学原料药及其制剂、放射性药品、血清疫苗、血液制品和诊断药品等,但不包括化学试剂等)

据商务部 2016 年全国医药批发企业排序数据显示,前 100 位药品批发企业主营业务收入同比增长 14.0%,增速下降 1.6%。其中,4 家全国龙头企业主营业务收入同比增长 12.2%,增速下降 7.5%;15 家区域龙头企业主营业务收入同比增长 17.6%,增速提高 5.2%。

从市场占有率来看,药品批发行业集中度进一步提高。2016 年,药品批发企业主营业务收入前 100 位占同期全国医药市场总规模的 70.9%,同比上升 2.0%。其中,4 家全国龙头企业主营业务收入占同期全国医药市场总规模的 37.4%,同比上升 0.5%;15 家区域龙头企业主营业务收入占同期全国医药市场总规模的 18.4%,同比上升 1.1%;排序最后一位的企业主营业务收入由 2015 年的 11.5 亿元增长到 2016 年的 12.4 亿元。

随着各项医改政策的逐步落实,药品批发行业整合进一步加快。数据显示,在市场上占有一定规模的药品批发企业都在积极布局,努力提高其经营能力、运营能力和管理能力,向网络化、集约化和信息化目标不断迈进,有利于推进现代药品流通体系建设。

医药商业效益水平 2016 年,全国药品流通直报企业主营业务收入 13 994 亿元,扣除不可比因素同比增长 11.6%,增速同比上升 0.7%;实现利润总额 322 亿元,扣除不可比因素同比增长 10.9%,增速同比上升 0.3%;平均毛利率 7.0%,同比上升 0.1%;平均费用率 5.2%,同比下降 0.2%;平均利润率 1.8%,同比上升 0.1%;净利润率 1.5%,同比上升 0.1%。2016 年度全国医药商业企业销售 100 强,见表 9。

表 9 2016 年度全国医药商业企业销售 100 强

位次	企业名称	位次	企业名称
1	中国医药集团总公司	29	浙江省医药工业有限公司
2	华润医药商业集团有限公司	30	江西汇仁集团医药科研营销有限公司
3	上海医药集团股份有限公司	31	江苏省医药有限公司
4	九州通医药集团股份有限公司	32	天津医药集团太平医药有限公司
5	广州医药有限公司	33	重庆桐君阁股份有限公司
6	南京医药股份有限公司	34	重庆长圣医药有限公司
7	中国医药健康产业股份有限公司	35	修正药业集团营销有限公司
8	康德乐股份(香港)有限公司	36	湖北人福医药集团有限公司
9	华东医药股份有限公司	37	创美药业股份有限公司
10	安徽华源医药股份有限公司	38	广州采芝林药业有限公司
11	重庆医药(集团)股份有限公司	39	云南东骏药业有限公司
12	浙江英特集团股份有限公司	40	辽宁省医药对外贸易有限公司
13	四川科伦医药贸易有限公司	41	江苏先声药业有限公司
14	山东瑞康医药股份有限公司	42	葵花药业集团医药有限公司
15	云南省医药有限公司	43	重庆恒韵医药有限公司
16	天津天士力医药营销集团股份有限公司	44	湖南博瑞新特药有限公司
17	山东海王银河医药有限公司	45	罗欣医药集团有限公司
18	嘉事堂药业股份有限公司	46	安徽乐嘉医药科技有限公司
19	民生药业集团有限公司	47	青岛百洋医药科技有限公司
20	中国北京同仁堂(集团)有限责任公司	48	江苏康缘医药商业有限公司
21	石药集团河北中诚医药有限公司	49	安徽省医药(集团)股份有限公司
22	哈药集团医药有限公司	50	江苏省润天生化医药有限公司
23	广西柳州医药股份有限公司	51	浙江震元股份有限公司
24	鹭燕医药股份有限公司	52	海南鲁海医药有限公司
25	天津中新药业集团股份有限公司医药公司	53	回音必集团有限公司
26	同济堂医药有限公司	54	上海外高桥医药分销中心有限公司
27	江西南华医药有限公司	55	昆药集团医药商业有限公司
28	陕西医药控股集团派昂医药有限责任公司	56	福建省医药集团有限责任公司

（续表）

位次	企业名称	位次	企业名称
57	海尔施生物医药股份有限公司	79	兰州强生医药有限责任公司
58	河南省康信医药有限公司	80	泰州医药集团有限公司
59	山东康惠医药有限公司	81	江苏恩华和润医药有限公司
60	海南康宁药业有限公司	82	河南省国药医药集团有限公司
61	河北金仑医药有限公司	83	云南同丰医药有限公司
62	礼来贸易有限公司	84	浙江华通医药股份有限公司
63	吉林省天和医药科技有限公司	85	辽宁汇明医药有限公司
64	南京华东医药有限责任公司	86	河南东森医药有限公司
65	浙江来益医药有限公司	87	兰州西城药业有限责任公司
66	上海康健进出口有限公司	88	山东新华医药贸易有限公司
67	浙江珍诚医药在线股份有限公司	89	重庆市万州医药(集团)有限责任公司
68	浙江恩泽医药有限公司	90	河北东盛英华医药有限公司
69	浙江嘉信医药股份有限公司	91	上海市医药保健品进出口公司
70	徐州医药股份有限公司	92	东北制药集团供销有限公司
71	贵州康心药业有限公司	93	海南天祥药业有限公司
72	西安藻露堂药业集团有限责任公司	94	宁波市鄞州医药药材有限公司
73	湖南达嘉维康医药有限公司	95	四川本草堂药业有限公司
74	浙江瑞海医药有限公司	96	成都市蓉锦医药贸易有限公司
75	山东康诺盛世医药有限公司	97	厦门片仔癀宏仁医药有限公司
76	陕西华远医药集团有限公司	98	贵州科开医药有限公司
77	山西康美徕医药有限公司	99	江苏柯菲平医药股份有限公司
78	西藏神威药业有限公司	100	云南东昌医药股份有限公司

数据来源：商务部2016年药品流通行业运行统计分析报告。

药品终端格局 2016年药品零售市场销售规模达到3679亿元，同比增长9.5%，增速同比上升0.9%，保持稳定增长态势。随着国家各项医改及健康产业政策的陆续出台，药品零售市场迎来了新的发展机遇。此外，据商务部公布数据，2016年药品零售连锁企业百强销售合计1070亿元，占零售市场的29.1%。2016年前十强企业占百强企业的集中度为57.8%，占同期零售市场规模的比重为16.8%。2016年药品零售连锁企业销售额100强，见表10。

表10 2016年药品零售连锁企业销售额100强

位次	企业名称	位次	企业名称
1	国药控股国大药房有限公司	22	深圳中联大药房控股有限公司
2	中国北京同仁堂(集团)有限责任公司	23	江西黄庆仁栈华氏大药房有限公司
3	重庆桐君阁大药房连锁有限责任公司	24	好药师大药房连锁有限公司
4	大参林医药集团股份有限公司	25	石家庄新兴药房连锁股份有限公司
5	老百姓大药房连锁股份有限公司	26	贵州一树连锁药业有限公司
6	云南鸿翔一心堂药业(集团)股份有限公司	27	上海第一医药股份有限公司
7	益丰大药房连锁股份有限公司	28	重庆鑫斛药房连锁有限公司
8	深圳市海王星辰医药有限公司	29	重庆市万和药房连锁有限公司
9	辽宁成大方圆医药连锁有限公司	30	襄阳天济大药房连锁有限责任公司
10	上海华氏大药房有限公司	31	杭州九洲大药房连锁有限公司
11	云南健之佳健康连锁店股份有限公司	32	柳州桂中大药房连锁有限责任公司
12	漱玉平民大药房连锁股份有限公司	33	山东燕喜堂医药连锁有限公司
13	成都百信药业连锁有限责任公司	34	湖南千金大药房连锁有限公司
14	甘肃德生堂大药房连锁经营有限公司	35	吉林省益和大药房有限公司
15	河南张仲景大药房股份有限公司	36	浙江瑞人堂医药连锁有限公司
16	哈尔滨人民同泰医药连锁店	37	四川太极大药房连锁有限公司
17	南京医药国药有限公司	38	安徽丰原大药房连锁有限公司
18	重庆和平药房连锁有限责任公司	39	云南白药大药房有限公司
19	吉林大药房药业股份有限公司	40	浙江震元医药连锁有限公司
20	湖北同济堂药房有限公司	41	苏州礼安医药连锁总店有限公司
21	河北华佗药房医药连锁有限公司	42	广州健民医药连锁有限公司

（续表）

位次	企业名称	位次	企业名称
43	赤峰人川大药房连锁有限公司	72	四川杏林医药连锁有限责任公司
44	中山市中智大药房连锁有限公司	73	深圳市南北药行连锁有限公司
45	仁和药房网（北京）医药科技有限公司	74	宁波彩虹大药房有限公司
46	宁波四明大药房有限责任公司	75	湖南同健大药房连锁有限公司
47	青岛惠友大药房有限责任公司	76	上海医药嘉定大药房连锁有限公司
48	杭州胡庆余堂国药号有限公司	77	海宁市老百姓大药房有限责任公司
49	贵州一品药业连锁有限公司	78	黑龙江泰华医药连锁销售有限公司
50	廊坊市一笑堂医药零售连锁有限公司	79	广西一心医药集团有限责任公司
51	陕西众信医药超市有限公司	80	武汉东明药房连锁有限公司
52	湖南恒康药品零售连锁有限公司	81	武汉马应龙大药房连锁有限公司
53	山西荣华大药房连锁有限公司	82	江西开心人大药房连锁有限公司
54	江苏大众医药连锁有限公司	83	康泽药业连锁有限公司
55	上海余天成药业连锁有限公司	84	青岛百洋健康药房连锁有限公司
56	上海养和堂药业连锁经营有限公司	85	江西省萍乡市昌盛大药房连锁有限公司
57	北京医保全新大药房有限责任公司	86	上海药房连锁有限公司
58	怀化怀仁大药房连锁有限公司	87	济宁新华鲁抗大药房有限公司
59	河北神威大药房连锁有限公司	88	常德市九芝堂医药有限公司
60	山东立健药店连锁有限公司	89	上海南汇华泰药店连锁总店
61	上海童涵春堂药业连锁经营有限公司	90	苏州雷允上国药连锁总店有限公司
62	杭州全德堂药房有限公司	91	绵阳太极大药房连锁有限责任公司
63	连云港康济大药房连锁有限公司	92	山东利民大药店连锁股份有限公司
64	四川德仁堂药业连锁有限公司	93	浙江华联医药连锁有限公司
65	贵州芝林大药房零售连锁有限公司	94	北京嘉事堂连锁药店有限责任公司
66	浙江天天好大药房连锁有限公司	95	嵊州市易心堂大药房有限公司
67	福建惠好四海医药连锁有限责任公司	96	山西仁和大药房连锁有限公司
68	常州人寿天医药连锁有限公司	97	西双版纳迪升药业有限责任公司
69	浙江华通医药连锁有限公司	98	上海一德大药房连锁经营有限公司
70	杭州华东大药房连锁有限公司	99	杭州华东武林大药房有限公司
71	四川圣杰药业有限公司	100	赤峰雷蒙大药房连锁有限公司

数据来源：商务部2016年药品流通行业运行统计分析报告。

医药外贸情况　根据中国海关统计，2016年中国医药进出口总额1034亿美元，同比增长0.73%，增速放缓。中药、西药和医疗器械三大类商品进出口额同比分别为－4.07%、0.87%和1.09%，中药回落明显，西药和医疗器械则保持稳定增长。

单独从出口情况来看，我国医药产品出口总额554亿美元，同比下降1.82%，这是21世纪以来首次出现负增长。出口额占进出口总额的比重为53.6%，比2015年下降1.4%。整体经济低迷对出口造成一定影响，国内医药产业仍处于转型关键期。

进口480亿美元，增长3.83%，对外贸易顺差74亿美元，下降27.3%。若排除汇率影响，换成人民币统计，医药外贸增长7.12%，出口增长4.41%，进口增长10.42%，领跑我国外贸整体水平。2016年我国医药出口情况，见表11。

表11　2016年我国医药出口情况（亿美元，%）

分类	出口		
	出口额	同比增长（%）	占比（%）
中药类	**34.3**	**－9.13**	**6.2**
保健品	2.49	－13.22	0.45
提取物	19.27	－10.93	3.48
中成药	2.25	－13.94	0.41
中药饮片	10.25	－3.1	1.85
西药类	**314.8**	**－0.1**	**56.8**
化学原料药	256.08	－0.1	46.22
西成药	31.90	－0.3	5.76
生化药	26.85	0.20	4.85
医疗器械类	**205.0**	**－3.2**	**37.0**
总计	**554**	**－1.82**	**100**

（数据来源：中国医药保健品进出口商会）

（董菊红　杨穗彬）

统计资料

表 12　2016 年全部工业企业法人单位资产总额 100 强

位次	企业名称	位次	企业名称
※1	中国医药集团总公司	※51	安徽丰原集团有限公司
※2	中国通用技术(集团)控股有限责任公司	※52	哈尔滨誉衡集团有限公司
※3	华润医药控股有限公司	※53	华立医药集团有限公司
※4	上海医药(集团)有限公司	54	仲景宛西制药股份有限公司
※5	四川蓝光发展股份有限公司	※55	广州市香雪制药股份有限公司
※6	康美药业股份有限公司	※56	宜昌东阳光药业股份有限公司
※7	天津市医药集团有限公司	57	陕西必康制药集团控股有限公司
※8	广州医药集团有限公司	58	瑞阳制药有限公司
※9	上海复星医药(集团)股份有限公司	※59	浙江海翔药业股份有限公司
※10	威高集团有限公司	※60	天津红日药业股份有限公司
※11	天士力控股集团有限公司	61	贵州信邦制药股份有限公司
※12	中国远大集团有限责任公司	※62	北京四环制药有限公司
※13	齐鲁制药有限公司	※63	山西振东健康产业集团有限公司
※14	修正药业集团股份有限公司	64	浙江华海药业股份有限公司
※15	石药控股集团有限公司	※65	贵州益佰制药股份有限公司
※16	人福医药集团股份公司	※66	深圳信立泰药业股份有限公司
※17	扬子江药业集团有限公司	※67	广西梧州中恒集团股份有限公司
※18	云南白药集团股份有限公司	※68	黑龙江珍宝岛药业股份有限公司
※19	华邦生命健康股份有限公司	※69	成都地奥制药集团有限公司
※20	辅仁药业集团有限公司	※70	悦康药业集团有限公司
※21	四川科伦药业股份有限公司	※71	石家庄以岭药业股份有限公司
※22	浙江海正药业股份有限公司	※72	长春高新技术产业(集团)股份有限公司
※23	吉林敖东药业集团股份有限公司	※73	菏泽睿鹰制药集团有限公司
※24	新和成控股集团有限公司	※74	神威药业集团有限公司
※25	中国北京同仁堂(集团)有限责任公司	※75	罗欣医药集团有限公司
※26	华北制药集团有限责任公司	※76	湖南尔康制药股份有限公司
※27	山东步长制药股份有限公司	※77	普洛药业股份有限公司
※28	哈药集团有限公司	78	吉林紫鑫药业股份有限公司
※29	珠海联邦制药股份有限公司	79	赛诺菲(杭州)制药有限公司
※30	江苏恒瑞医药股份有限公司	80	利君集团有限责任公司
※31	拜耳医药保健有限公司	※81	江西江中制药(集团)有限责任公司
※32	上海莱士血液制品股份有限公司	※82	费森尤斯卡比(中国)投资有限公司
33	辉瑞制药有限公司	※83	江苏济川控股集团有限公司
※34	康恩贝集团有限公司	84	西安杨森制药有限公司
※35	太极集团有限公司	85	阿斯利康制药有限公司
※36	沈阳三生制药有限责任公司	※86	山东新华医药集团有限责任公司
37	上海罗氏制药有限公司	※87	大冢(中国)投资有限公司
※38	丽珠医药集团股份有限公司	※88	九芝堂股份有限公司
※39	东北制药集团有限责任公司	※89	江西济民可信集团有限公司
※40	正大天晴药业集团股份有限公司	90	礼来苏州制药有限公司
※41	江苏康缘集团有限责任公司	※91	先声药业有限公司
※42	鲁南制药集团股份有限公司	92	华兰生物工程股份有限公司
※43	深圳市海普瑞药业集团股份有限公司	※93	上海景峰制药有限公司
※44	绿叶投资集团有限公司	※94	仁和(集团)发展有限公司
※45	乐普(北京)医疗器械股份有限公司	※95	上海创诺医药集团有限公司
※46	杭州华东医药集团有限公司	※96	深圳翰宇药业股份有限公司
※47	正中医药集团有限公司	※97	福安药业(集团)股份有限公司
※48	浙江医药股份有限公司	98	通化金马药业集团股份有限公司
49	诺和诺德(中国)制药有限公司	99	四川科创制药集团有限公司
※50	东宝实业集团有限公司	※100	百特(中国)投资有限公司

※表示该集团采用合并形式排名。

表 13　2016 年全部工业企业法人单位主营业务收入 100 强

位次	企业名称	位次	企业名称
※1	扬子江药业集团有限公司	※51	中国通用技术(集团)控股有限责任公司
※2	广州医药集团有限公司	※52	新和成控股集团有限公司
※3	修正药业集团股份有限公司	※53	华立医药集团有限公司
※4	中国医药集团总公司	54	寿光富康制药有限公司
※5	华润医药控股有限公司	55	浙江华海药业股份有限公司
※6	上海医药(集团)有限公司	※56	菏泽睿鹰制药集团有限公司
※7	拜耳医药保健有限公司	※57	山西振东健康产业集团有限公司
※8	齐鲁制药有限公司	※58	青峰医药集团有限公司
9	辉瑞制药有限公司	※59	康恩贝集团有限公司
※10	江西济民可信集团有限公司	※60	天津红日药业股份有限公司
※11	威高集团有限公司	※61	深圳信立泰药业股份有限公司
※12	上海复星医药(集团)股份有限公司	※62	石家庄以岭药业股份有限公司
※13	中国远大集团有限责任公司	※63	太极集团有限公司
※14	山东步长制药股份有限公司	64	江苏苏中药业集团股份有限公司
※15	石药控股集团有限公司	※65	葵花药业集团股份有限公司
※16	正大天晴药业集团股份有限公司	※66	浙江医药股份有限公司
※17	江苏恒瑞医药股份有限公司	※67	浙江海正药业股份有限公司
18	上海罗氏制药有限公司	※68	上海创诺医药集团有限公司
※19	天津市医药集团有限公司	※69	山东新华医药集团有限责任公司
※20	杭州华东医药集团有限公司	※70	贵州益佰制药股份有限公司
21	赛诺菲(杭州)制药有限公司	※71	北京四环制药有限公司
22	诺和诺德(中国)制药有限公司	※72	迪沙药业集团有限公司
23	江苏豪森药业集团有限公司	73	江苏奥赛康药业股份有限公司
※24	四川科伦药业股份有限公司	※74	仁和(集团)发展有限公司
※25	中国北京同仁堂(集团)有限责任公司	※75	绿叶投资集团有限公司
※26	丽珠医药集团股份有限公司	※76	辰欣科技集团有限公司
※27	云南白药集团股份有限公司	※77	哈尔滨誉衡集团有限公司
※28	珠海联邦制药股份有限公司	※78	江苏亚邦药业集团股份有限公司
29	阿斯利康制药有限公司	※79	四川好医生药业集团有限公司
※30	人福医药集团股份公司	※80	西安力邦医疗产业集团有限公司
※31	鲁南制药集团股份有限公司	※81	戊都倍特药业有限公司
32	西安杨森制药有限公司	※82	百特(中国)投资有限公司
※33	天士力控股集团有限公司	※83	东北制药集团有限责任公司
34	山德士(中国)制药有限公司	※84	沈阳三生制药有限责任公司
※35	华北制药集团有限责任公司	85	海口市制药厂有限公司
※36	哈药集团有限公司	86	浙江仙琚制药股份有限公司
※37	罗欣医药集团有限公司	※87	山西亚宝投资集团有限公司
※38	江苏济川控股集团有限公司	※88	吉林敖东药业集团股份有限公司
※39	辅仁药业集团有限公司	※89	安徽丰原集团有限公司
※40	先声药业有限公司	90	惠氏制药有限公司
※41	康美药业股份有限公司	91	山东齐都药业有限公司
※42	江苏康缘集团有限责任公司	92	卫材(中国)药业有限公司
※43	费森尤斯卡比(中国)投资有限公司	93	安斯泰来制药(中国)有限公司
※44	悦康药业集团有限公司	※94	上海景峰制药有限公司
45	瑞阳制药有限公司	※95	成都康弘药业集团股份有限公司
46	赛诺菲(北京)制药有限公司	※96	黑龙江珍宝岛药业股份有限公司
47	中美上海施贵宝制药有限公司	※97	乐普(北京)医疗器械股份有限公司
48	北京诺华制药有限公司	※98	京新控股集团有限公司
※49	普洛药业股份有限公司	※99	山东鲁抗医药股份有限公司
50	北京泰德制药股份有限公司	※100	神威药业集团有限公司

※表示该集团采用合并形式排名。

表 14　2016 年全部工业企业法人单位利润总额 100 强

位次	企业名称	位次	企业名称
※1	中国医药集团总公司	※51	长春高新技术产业(集团)股份有限公司
※2	华润医药控股有限公司	52	北京嘉林药业股份有限公司
※3	中国通用技术(集团)控股有限责任公司	53	诺和诺德(中国)制药有限公司
※4	上海医药(集团)有限公司	※54	天津红日药业股份有限公司
※5	威高集团有限公司	※55	九芝堂股份有限公司
※6	扬子江药业集团有限公司	56	山东泰邦生物制品有限公司
※7	齐鲁制药有限公司	※57	拜耳医药保健有限公司
※8	修正药业集团股份有限公司	※58	神威药业集团有限公司
※9	康美药业股份有限公司	59	江苏奥赛康药业股份有限公司
※10	上海复星医药(集团)股份有限公司	※60	四川科伦药业股份有限公司
※11	云南白药集团股份有限公司	※61	华邦生命健康股份有限公司
12	辉瑞制药有限公司	※62	江西济民可信集团有限公司
※13	正大天晴药业集团股份有限公司	※63	菏泽睿鹰制药集团有限公司
※14	江苏恒瑞医药股份有限公司	※64	长白山制药股份有限公司
※15	中国远大集团有限责任公司	65	上海罗氏制药有限公司
※16	广州医药集团有限公司	※66	石家庄以岭药业股份有限公司
※17	石药控股集团有限公司	67	漳州片仔癀药业股份有限公司
※18	杭州华东医药集团有限公司	68	瑞阳制药有限公司
※19	中国北京同仁堂(集团)有限责任公司	※69	罗欣医药集团有限公司
※20	北京四环制药有限公司	※70	康恩贝集团有限公司
※21	山东步长制药股份有限公司	※71	广西梧州中恒集团股份有限公司
※22	新和成控股集团有限公司	72	阿斯利康制药有限公司
※23	上海莱士血液制品股份有限公司	※73	深圳市海普瑞药业集团股份有限公司
※24	辅仁药业集团有限公司	※74	黑龙江珍宝岛药业股份有限公司
25	江苏豪森药业集团有限公司	※75	贵州百灵企业集团制药股份有限公司
※26	天士力控股集团有限公司	※76	成都康弘药业集团股份有限公司
※27	吉林敖东药业集团股份有限公司	77	浙江华海药业股份有限公司
※28	深圳信立泰药业股份有限公司	78	石家庄四药有限公司
29	四川蓝光发展股份有限公司	79	北京双鹭药业股份有限公司
※30	人福医药集团股份公司	※80	上海景峰制药有限公司
31	赛诺菲(杭州)制药有限公司	※81	浙江医药股份有限公司
32	北京泰德制药股份有限公司	82	赛诺菲(北京)制药有限公司
※33	哈药集团有限公司	※83	百特(中国)投资有限公司
※34	湖南尔康制药股份有限公司	※84	宜昌东阳光药业股份有限公司
※35	江苏济川控股集团有限公司	※85	仁和(集团)发展有限公司
36	仲景宛西制药股份有限公司	86	中美天津史克制药有限公司
※37	鲁南制药集团股份有限公司	87	长春长生生物科技有限责任公司
※38	丽珠医药集团股份有限公司	88	天津华津制药有限公司
※39	绿叶投资集团有限公司	※89	海思科医药集团股份有限公司
※40	费森尤斯卡比(中国)投资有限公司	※90	华立医药集团有限公司
※41	天津市医药集团有限公司	※91	太极集团有限公司
42	华兰生物工程股份有限公司	※92	广东众生药业股份有限公司
※43	乐普(北京)医疗器械股份有限公司	※93	贵州益佰制药股份有限公司
44	甘李药业股份有限公司	※94	桂林三金药业股份有限公司
※45	先声药业有限公司	95	西安杨森制药有限公司
※46	哈尔滨誉衡集团有限公司	※96	广州康臣药业有限公司
47	陕西必康制药集团控股有限公司	97	辽宁成大生物股份有限公司
※48	沈阳三生制药有限责任公司	※98	山东未名生物医药股份有限公司
49	中美上海施贵宝制药有限公司	99	贝达药业股份有限公司
※50	东宝实业集团有限公司	100	卫材(中国)药业有限公司

※表示该集团采用合并形式排名。

表 15　2016 年全部工业企业法人单位研究开发费用 100 强

位次	企业名称	位次	企业名称
※1	扬子江药业集团有限公司	※51	青峰医药集团有限公司
※2	正大天晴药业集团股份有限公司	52	浙江尖峰药业有限公司
※3	江苏恒瑞医药股份有限公司	※53	康恩贝集团有限公司
※4	中国医药集团总公司	※54	北京四环制药有限公司
※5	上海复星医药(集团)股份有限公司	55	上海微创医疗器械(集团)有限公司
6	华兰生物工程股份有限公司	※56	成都康弘药业集团股份有限公司
※7	威高集团有限公司	57	贝达药业股份有限公司
※8	齐鲁制药有限公司	※58	成都倍特药业有限公司
※9	石药控股集团有限公司	※59	东北制药集团有限责任公司
※10	中国远大集团有限责任公司	60	北京世桥生物制药有限公司
11	江苏豪森药业集团有限公司	61	吉林英联生物制药股份有限公司
※12	上海医药(集团)有限公司	62	江苏苏中药业集团股份有限公司
※13	华润医药控股有限公司	63	北京双鹭药业股份有限公司
※14	天士力控股集团有限公司	64	上海绿谷制药有限公司
※15	四川科伦药业股份有限公司	65	深圳开立生物医疗科技股份有限公司
※16	先声药业有限公司	※66	宜昌东阳光药业股份有限公司
※17	人福医药集团股份公司	※67	吉林敖东药业集团股份有限公司
※18	丽珠医药集团股份有限公司	※68	山东鲁抗医药股份有限公司
※19	罗欣医药集团有限公司	※69	京新控股集团有限公司
※20	山东步长制药股份有限公司	※70	山东新华医药集团有限责任公司
※21	新和成控股集团有限公司	71	山东齐都药业有限公司
※22	浙江海正药业股份有限公司	72	常州四药制药有限公司
※23	广州医药集团有限公司	73	厦门特宝生物工程股份有限公司
※24	鲁南制药集团股份有限公司	※74	江西济民可信集团有限公司
25	浙江华海药业股份有限公司	75	中美上海施贵宝制药有限公司
26	西安杨森制药有限公司	※76	湖南尔康制药股份有限公司
27	瑞阳制药有限公司	77	南京圣和药业股份有限公司
※28	江苏康缘集团有限责任公司	※78	中国通用技术(集团)控股有限责任公司
29	北京泰德制药股份有限公司	79	楚天科技股份有限公司
※30	天津市医药集团有限公司	80	杭州协合医疗用品有限公司
※31	沈阳三生制药有限责任公司	81	山西康宝生物制品股份有限公司
※32	深圳信立泰药业股份有限公司	※82	云南白药集团股份有限公司
※33	浙江医药股份有限公司	※83	四川好医生药业集团有限公司
※34	长春高新技术产业(集团)股份有限公司	※84	华邦生命健康股份有限公司
※35	绿叶投资集团有限公司	85	北京韩美药品有限公司
※36	普洛药业股份有限公司	※86	上海景峰制药有限公司
37	寿光富康制药有限公司	87	中国医学科学院医学生物学研究所
※38	迪沙药业集团有限公司	88	浙江仙琚制药股份有限公司
※39	贵州益佰制药股份有限公司	※89	神威药业集团有限公司
40	仲景宛西制药股份有限公司	90	甘李药业股份有限公司
※41	哈药集团有限公司	※91	九芝堂股份有限公司
42	江苏奥赛康药业股份有限公司	92	萌蒂(中国)制药有限公司
※43	菏泽睿鹰制药集团有限公司	※93	上海莱士血液制品股份有限公司
※44	安徽丰原集团有限公司	94	浙江九洲药业股份有限公司
※45	西安力邦医疗产业集团有限公司	※95	乐普(北京)医疗器械股份有限公司
※46	海思科医药集团股份有限公司	96	北京万泰生物药业股份有限公司
47	礼来苏州制药有限公司	97	福建广生堂药业股份有限公司
※48	辰欣科技集团有限公司	98	北京凯因科技股份有限公司
※49	华立医药集团有限公司	※99	广东众生药业股份有限公司
※50	珠海联邦制药股份有限公司	※100	东宝实业集团有限公司

※表示该集团采用合并形式排名。

表16　2016年化学药品工业企业法人单位资产总额100强

位次	企业名称	位次	企业名称
※1	中国医药集团总公司	51	西安杨森制药有限公司
※2	中国通用技术(集团)控股有限责任公司	52	阿斯利康制药有限公司
※3	华润医药控股有限公司	※53	山东新华医药集团有限责任公司
※4	上海医药(集团)有限公司	※54	大冢(中国)投资有限公司
※5	四川蓝光发展股份有限公司	55	礼来苏州制药有限公司
※6	天津市医药集团有限公司	※56	先声药业有限公司
※7	上海复星医药(集团)股份有限公司	※57	上海景峰制药有限公司
※8	广州白云山医药集团股份有限公司	※58	上海创诺医药集团有限公司
※9	中国远大集团有限责任公司	※59	福安药业(集团)股份有限公司
※10	齐鲁制药有限公司	※60	百特(中国)投资有限公司
※11	石药控股集团有限公司	61	江苏豪森药业集团有限公司
※12	人福医药集团股份公司	※62	广东众生药业股份有限公司
※13	扬子江药业集团有限公司	※63	山东鲁抗医药股份有限公司
※14	华邦生命健康股份有限公司	※64	京新控股集团有限公司
※15	辅仁药业集团有限公司	※65	江苏亚邦药业集团股份有限公司
※16	四川科伦药业股份有限公司	66	石家庄四药有限公司
※17	浙江海正药业股份有限公司	67	浙江永太科技股份有限公司
※18	新和成控股集团有限公司	68	北京双鹭药业股份有限公司
※19	华北制药集团有限责任公司	※69	海思科医药集团股份有限公司
※20	哈药集团有限公司	70	浙江仙琚制药股份有限公司
※21	珠海联邦制药股份有限公司	71	海口市制药厂有限公司
※22	江苏恒瑞医药股份有限公司	※72	辰欣科技集团有限公司
※23	拜耳医药保健有限公司	73	赛诺菲(北京)制药有限公司
24	晖瑞制药有限公司	74	北京泰德制药股份有限公司
25	上海罗氏制药有限公司	75	寿光富康制药有限公司
※26	丽珠医药集团股份有限公司	76	北京诺华制药有限公司
※27	东北制药集团有限责任公司	77	浙江九洲药业股份有限公司
※28	正大天晴药业集团股份有限公司	78	江苏恩华药业股份有限公司
※29	鲁南制药集团股份有限公司.	79	山东齐都药业有限公司
※30	深圳市海普瑞药业集团股份有限公司	80	西南药业股份有限公司
※31	绿叶投资集团有限公司	81	吉林省吴太感康药业有限公司
※32	杭州华东医药集团有限公司	82	山东方明药业集团股份有限公司
※33	浙江医药股份有限公司	83	江苏奥赛康药业股份有限公司
34	诺和诺德(中国)制药有限公司	84	惠氏制药有限公司
※35	安徽丰原集团有限公司	85	广州康臣药业有限公司
※36	哈尔滨誉衡集团有限公司	※86	西安力邦医疗产业集团有限公司
※37	宜昌东阳光药业股份有限公司	※87	重庆莱美药业股份有限公司
38	瑞阳制药有限公司	88	成都地奥九泓制药厂
※39	浙江海翔药业股份有限公司	※89	杭州民生医药控股集团有限公司
※40	北京四环制药有限公司	90	山德士(中国)制药有限公司
41	浙江华海药业股份有限公司	91	常州四药制药有限公司
※42	深圳信立泰药业股份有限公司	92	北京嘉林药业股份有限公司
※43	悦康药业集团有限公司	93	中美上海施贵宝制药有限公司
※44	菏泽睿鹰制药集团有限公司	94	卫材(中国)药业有限公司
※45	罗欣医药集团有限公司	95	秦皇岛骊骅淀粉股份有限公司
※46	湖南尔康制药股份有限公司	96	浙江亚太药业股份有限公司
※47	普洛药业股份有限公司	97	贝达药业股份有限公司
48	赛诺菲(杭州)制药有限公司	※98	江苏联环药业集团有限公司
49	利君集团有限责任公司	99	北京赛升药业股份有限公司
※50	费森尤斯卡比(中国)投资有限公司	100	北大医药股份有限公司

※表示该集团采用合并形式排名。

表 17　2016 年化学药品工业企业法人单位主营业务收入 100 强

位次	企业名称	位次	企业名称
※1	扬子江药业集团有限公司	※51	北京四环制药有限公司
※2	中国医药集团总公司	※52	迪沙药业集团有限公司
※3	广州白云山医药集团股份有限公司	53	江苏奥赛康药业股份有限公司
※4	华润医药控股有限公司	※54	绿叶投资集团有限公司
※5	上海医药(集团)有限公司	※55	辰欣科技集团有限公司
※6	拜耳医药保健有限公司	※56	哈尔滨誉衡集团有限公司
※7	齐鲁制药有限公司	※57	江苏亚邦药业集团股份有限公司
8	辉瑞制药有限公司	※58	四川好医生药业集团有限公司
※9	上海复星医药(集团)股份有限公司	※59	西安力邦医疗产业集团有限公司
※10	中国远大集团有限责任公司	※60	成都倍特药业有限公司
※11	石药控股集团有限公司	※61	百特(中国)投资有限公司
※12	正大天晴药业集团股份有限公司	※62	东北制药集团有限责任公司
※13	江苏恒瑞医药股份有限公司	63	海口市制药厂有限公司
14	上海罗氏制药有限公司	64	浙江仙琚制药股份有限公司
※15	天津市医药集团有限公司	※65	安徽丰原集团有限公司
※16	杭州华东医药集团有限公司	66	惠氏制药有限公司
17	赛诺菲(杭州)制药有限公司	67	山东齐都药业有限公司
18	诺和诺德(中国)制药有限公司	68	卫材(中国)药业有限公司
19	江苏豪森药业集团有限公司	69	安斯泰来制药(中国)有限公司
※20	四川科伦药业股份有限公司	※70	上海景峰制药有限公司
※21	丽珠医药集团股份有限公司	※71	京新控股集团有限公司
※22	珠海联邦制药股份有限公司	※72	山东鲁抗医药股份有限公司
23	阿斯利康制药有限公司	※73	湖南尔康制药股份有限公司
24	人福医药集团股份公司	74	施维雅(天津)制药有限公司
※25	鲁南制药集团股份有限公司	75	礼来苏州制药有限公司
26	西安杨森制药有限公司	※76	江苏联环药业集团有限公司
27	山德士(中国)制药有限公司	※77	宜昌东阳光药业股份有限公司
※28	华北制药集团有限责任公司	78	山东方明药业集团股份有限公司
※29	哈药集团有限公司	※79	大冢(中国)投资有限公司
※30	罗欣医药集团有限公司	80	中美天津史克制药有限公司
※31	辅仁药业集团有限公司	81	拖慧达药业集团(吉林)有限公司
※32	先声药业有限公司	82	石家庄四药有限公司
※33	费森尤斯卡比(中国)投资有限公司	83	常州四药制药有限公司
※34	悦康药业集团有限公司	※84	第一三共(中国)投资有限公司
35	瑞阳制药有限公司	※85	江苏吴中医药集团有限公司
36	赛诺菲(北京)制药有限公司	86	西南药业股份有限公司
37	中美上海施贵宝制药有限公司	87	上海勃林格殷格翰药业有限公司
38	北京诺华制药有限公司	88	江苏恩华药业股份有限公司
※39	普洛药业股份有限公司	89	华中药业股份有限公司
40	北京泰德制药股份有限公司	※90	广东众生药业股份有限公司
※41	中国通用技术(集团)控股有限责任公司	91	浙江九洲药业股份有限公司
※42	新和成控股集团有限公司	※92	浙江海翔药业股份有限公司
43	寿光富康制药有限公司	※93	海思科医药集团股份有限公司
44	浙江华海药业股份有限公司	94	北京嘉林药业股份有限公司
※45	荷泽睿鹰制药集团有限公司	※95	华邦生命健康股份有限公司
※46	深圳信立泰药业股份有限公司	※96	北京中关村四环医药开发有限责任公司
※47	浙江医药股份有限公司	97	安丘市鲁安药业有限责任公司
※48	浙江海正药业股份有限公司	98	江西国药有限责任公司
※49	上海创诺医药集团有限公司	※99	杭州民生医药控股集团有限公司
※50	山东新华医药集团有限责任公司	100	黑龙江澳利达奈德制药有限公司

※表示该集团采用合并形式排名。

表 18　2016 年化学药品工业企业法人单位利润总额 100 强

位次	企业名称	位次	企业名称
※1	中国医药集团总公司	51	赛诺菲(北京)制药有限公司
※2	华润医药控股有限公司	※52	百特(中国)投资有限公司
※3	中国通用技术(集团)控股有限责任公司	※53	宜昌东阳光药业股份有限公司
※4	上海医药(集团)有限公司	54	中美天津史克制药有限公司
※5	扬子江药业集团有限公司	55	天津华津制药有限公司
※6	齐鲁制药有限公司	※56	海思科医药集团股份有限公司
※7	上海复星医药(集团)股份有限公司	※57	广东众生药业股份有限公司
8	辉瑞制药有限公司	58	西安杨森制药有限公司
※9	正大天晴药业集团股份有限公司	59	广州康臣药业有限公司
※10	江苏恒瑞医药股份有限公司	60	贝达药业股份有限公司
※11	中国远大集团有限责任公司	61	卫材(中国)药业有限公司
※12	石药控股集团有限公司	62	惠氏制药有限公司
※13	广州白云山医药集团股份有限公司	63	青岛黄海制药有限责任公司
※14	杭州华东医药集团有限公司	64	寿光富康制药有限公司
※15	北京四环制药有限公司	65	山东方明药业集团股份有限公司
※16	新和成控股集团有限公司	※66	大冢(中国)投资有限公司
※17	辅仁药业集团有限公司	67	苏州东瑞制药有限公司
18	江苏豪森药业集团有限公司	68	江苏恩华药业股份有限公司
※19	深圳信立泰药业股份有限公司	※69	辰欣科技集团有限公司
※20	四川蓝光发展股份有限公司	※70	西安力邦医疗产业集团有限公司
※21	人福医药集团股份公司	71	山东达因海洋生物制药股份有限公司
22	赛诺菲(杭州)制药有限公司	72	常州四药制药有限公司
23	北京泰德制药股份有限公司	73	安斯泰来制药(中国)有限公司
※24	哈药集团有限公司	74	海南海灵化学制药有限公司
※25	湖南尔康制药股份有限公司	※75	普洛药业股份有限公司
※26	鲁南制药集团股份有限公司	76	浙江莎普爱思药业股份有限公司
※27	丽珠医药集团股份有限公司	※77	浙江海翔药业股份有限公司
※28	绿叶投资集团有限公司	78	华熙福瑞达生物医药有限公司
※29	费森尤斯卡比(中国)投资有限公司	79	浙江永太科技股份有限公司
※30	天津市医药集团有限公司	80	乐普药业股份有限公司
※31	先声药业有限公司	81	江苏天士力帝益药业有限公司
※32	哈尔滨誉衡集团有限公司	82	海口市制药厂有限公司
33	中美上海施贵宝制药有限公司	83	北京赛升药业股份有限公司
34	北京嘉林药业股份有限公司	※84	江苏亚邦药业集团股份有限公司
35	诺和诺德(中国)制药有限公司	85	北京协和药厂
※36	拜耳医药保健有限公司	86	通化谷红制药有限公司
37	江苏奥赛康药业股份有限公司	87	山东齐都药业有限公司
※38	四川科伦药业股份有限公司	※88	福安药业(集团)股份有限公司
※39	华邦生命健康股份有限公司	89	施慧达药业集团(吉林)有限公司
※40	菏泽睿鹰制药集团有限公司	※90	京新控股集团有限公司
41	上海罗氏制药有限公司	91	北京康远制药有限公司
42	瑞阳制药有限公司	92	吉林敖东洮南药业股份有限公司
※43	罗欣医药集团有限公司	※93	安徽丰原集团有限公司
44	阿斯利康制药有限公司	94	哈尔滨圣泰生物制药有限公司
※45	深圳市海普瑞药业集团股份有限公司	95	北京康辰药业股份有限公司
46	浙江华海药业股份有限公司	96	吉林省吴太感康药业有限公司
47	石家庄四药有限公司	97	吉林敖东药业集团延吉股份有限公司
48	北京双鹭药业股份有限公司	※98	第一三共(中国)投资有限公司
※49	上海景峰制药有限公司	99	海南中和药业股份有限公司
※50	浙江医药股份有限公司	100	湘北威尔曼制药股份有限公司

※表示该集团采用合并形式排名。

表 19　2016 年中成药工业企业法人单位资产总额 100 强

位次	企业名称	位次	企业名称
※1	广州医药集团有限公司	※51	西藏奇正藏药股份有限公司
※2	天士力控股集团有限公司	52	兰州佛慈制药股份有限公司
※3	修正药业集团股份有限公司	※53	浙江佐力药业股份有限公司
※4	云南白药集团股份有限公司	54	上海和黄药业有限公司
※5	中国中药公司	※55	上海雷允上药业有限公司
※6	吉林敖东药业集团股份有限公司	56	山东宏济堂制药集团股份有限公司
※7	中国北京同仁堂(集团)有限责任公司	57	江苏苏中药业集团股份有限公司
※8	山东步长制药股份有限公司	※58	湖南汉森制药股份有限公司
※9	华润三九医药股份有限公司	59	云南植物药业有限公司
※10	康恩贝集团有限公司	60	颈复康药业集团有限公司
※11	太极集团有限公司	61	金花企业(集团)股份有限公司
※12	江苏康缘集团有限责任公司	62	特一药业集团股份有限公司
13	东阿阿胶股份有限公司	63	浙江天皇药业有限公司天台分公司
※14	华立医药集团有限公司	64	正大青春宝药业有限公司
15	仲景宛西制药股份有限公司	65	河南辅仁堂制药有限公司
※16	广州市香雪制药股份有限公司	66	上海绿谷制药有限公司
17	陕西必康制药集团控股有限公司	67	南京圣和药业股份有限公司
※18	天津红日药业股份有限公司	68	云南维和药业股份有限公司
19	贵州信邦制药股份有限公司	69	黑龙江天宏药业股份有限公司
※20	山西振东健康产业集团有限公司	70	万邦德制药集团股份有限公司
※21	贵州益佰制药股份有限公司	71	鲁南厚普制药有限公司
※22	广西梧州中恒集团股份有限公司	72	吉林省辉南长龙生化药业股份有限公司
※23	黑龙江珍宝岛药业股份有限公司	73	北京协和制药二厂
※24	成都地奥制药集团有限公司	74	河北君临药业有限公司
※25	天津中新药业集团股份有限公司	75	山西广誉远国药有限公司
※26	石家庄以岭药业股份有限公司	76	云南生物谷药业股份有限公司
※27	神威药业集团有限公司	77	贵州健兴药业有限公司
28	吉林紫鑫药业股份有限公司	78	烟台荣昌制药股份有限公司
※29	江西江中制药(集团)有限责任公司	79	四川升和药业股份有限公司
※30	江苏济川控股集团有限公司	80	广西金嗓子有限责任公司
※31	九芝堂股份有限公司	81	丽珠集团利民制药厂
※32	江西济民可信集团有限公司	82	上海医药集团青岛国风药业股份有限公司
※33	仁和(集团)发展有限公司	83	西藏诺迪康药业股份有限公司
34	通化金马药业集团股份有限公司	84	福建归真堂药业股份有限公司
35	四川科创制药集团有限公司	85	广西玉林制药集团有限责任公司
※36	贵州百灵企业集团制药股份有限公司	86	四川光大制药有限公司
※37	葵花药业集团股份有限公司	87	重庆赛诺生物药业股份有限公司
※38	山西亚宝投资集团有限公司	※88	朗致集团有限公司
39	漳州片仔癀药业股份有限公司	89	成都泰合健康科技集团股份有限公司
※40	长白山制药股份有限公司	※90	江西百神药业股份有限公司
※41	成都康弘药业集团股份有限公司	91	四川中方制药有限公司
※42	天圣制药集团股份有限公司	※92	吉林华康药业股份有限公司
※43	株洲千金药业股份有限公司	93	甘肃陇神戎发药业股份有限公司
※44	桂林三金药业股份有限公司	94	昆明龙津药业股份有限公司
※45	青峰医药集团有限公司	95	西安世纪盛康药业有限公司
46	云南三七科技有限公司	※96	雷允上药业集团有限公司
47	吉林省集安市益盛药业股份有限公司	97	贵州神奇药业有限公司龙里分厂
48	精华制药集团股份有限公司	98	山东凤凰制药股份有限公司
49	上海凯宝药业股份有限公司	99	吉林草还丹药业有限公司
50	马应龙药业集团股份有限公司	100	云南盘龙云海药业有限公司

※表示该集团采用合并形式排名。

表20 2016年中成药工业企业法人单位主营业务收入100强

位次	企业名称	位次	企业名称
※1	广州医药集团有限公司	51	漳州片仔癀药业股份有限公司
※2	修正药业集团股份有限公司	52	清华德人西安幸福制药有限公司
※3	江西济民可信集团有限公司	53	四川升和药业股份有限公司
※4	山东步长制药股份有限公司	54	仲景宛西制药股份有限公司
※5	华润三九医药股份有限公司	55	陕西东泰制药有限公司
※6	中国北京同仁堂(集团)有限责任公司	56	重庆三峡云海药业股份有限公司
※7	云南白药集团股份有限公司	57	颈复康药业集团有限公司
※8	中国中药公司	58	山东凤凰制药股份有限公司
※9	天士力控股集团有限公司	59	云南植物药业有限公司
※10	天津中新药业集团股份有限公司	60	河北君临药业有限公司
※11	江苏济川控股集团有限公司	61	四川好医生攀西药业有限责任公司
※12	江苏康缘集团有限责任公司	62	上海医药集团青岛国风药业股份有限公司
13	东阿阿胶股份有限公司	※63	西藏奇正藏药股份有限公司
※14	华立医药集团有限公司	64	大理药业股份有限公司
※15	山西振东健康产业集团有限公司	65	马应龙药业集团股份有限公司
※16	青峰医药集团有限公司	66	精华制药集团股份有限公司
※17	康恩贝集团有限公司	67	陇西一方制药有限公司
※18	天津红日药业股份有限公司	68	山东仙河药业有限公司
※19	石家庄以岭药业股份有限公司	69	西安世纪盛康药业有限公司
※20	上海雷允上药业有限公司	70	康臣药业(内蒙古)有限责任公司
※21	太极集团有限公司	※71	湖南汉森制药股份有限公司
22	江苏苏中药业集团股份有限公司	72	云南生物谷药业股份有限公司
※23	葵花药业集团股份有限公司	73	河北万岁药业有限公司
※24	贵州益佰制药股份有限公司	74	丽珠集团利民制药厂
※25	仁和(集团)发展有限公司	75	广西大力神制药股份有限公司
※26	山西亚宝投资集团有限公司	※76	江苏九旭药业集团
※27	吉林敖东药业集团股份有限公司.	77	桂林中族中药股份有限公司
※28	成都康弘药业集团股份有限公司	78	吉林吉尔吉药业有限公司
※29	黑龙江珍宝岛药业股份有限公司	79	恩威(江西)制药有限公司
※30	神威药业集团有限公司	※80	雷允上药业集团有限公司
31	陕西必康制药集团控股有限公司	81	吉林省集安市益盛药业股份有限公司
※32	九芝堂股份有限公司	82	江西南昌济生制药厂
※33	贵州百灵企业集团制药股份有限公司	83	云南盘龙云海药业有限公司
※34	成都地奥制药集团有限公司	84	广西金嗓子有限责任公司
※35	江西江中制药(集团)有限责任公司	85	吉林龙鑫药业有限公司
※36	吉林华康药业股份有限公司	86	浙江维康药业股份有限公司
※37	江西百神药业股份有限公司	87	多多药业有限公司
※38	广西梧州中恒集团股份有限公司	88	康普药业股份有限公司
※39	长白山制药股份有限公司	※89	浙江佐力药业股份有限公司
40	上海凯宝药业股份有限公司	90	四川依科制药有限公司
※41	株洲千金药业股份有限公司	91	吉林一正药业集团有限公司
※42	桂林三金药业股份有限公司	92	吉林省辉南长龙生化药业股份有限公司
43	上海和黄药业有限公司	93	江西博士达药业有限责任公司
※44	江西青春康源集团有限公司	94	万邦德制药集团股份有限公司
※45	广州市香雪制药股份有限公司	95	山西广誉远国药有限公司
46	贵州健兴药业有限公司	96	贵阳新天药业股份有限公司
※47	朗致集团有限公司	※97	天圣制药集团股份有限公司
48	上海绿谷制药有限公司	98	内蒙古天奇中蒙制药股份有限公司
49	正大青春宝药业有限公司	99	贵州信邦制药股份有限公司
50	南京圣和药业股份有限公司	100	江西银涛药业有限公司

※表示该集团采用合并形式排名。

表 21　2016 年中成药工业企业法人单位利润总额 100 强

位次	企业名称	位次	企业名称
※1	修正药业集团股份有限公司	51	南京圣和药业股份有限公司
※2	云南白药集团股份有限公司	52	正大青春宝药业有限公司
※3	广州医药集团有限公司	53	北京协和制药二厂
※4	中国北京同仁堂(集团)有限责任公司	54	西藏诺迪康药业股份有限公司
5	东阿阿胶股份有限公司	55	万邦德制药集团股份有限公司
※6	山东步长制药股份有限公司	56	吉林省辉南长龙生化药业股份有限公司
※7	天士力控股集团有限公司	57	浙江新光药业股份有限公司
※8	吉林敖东药业集团股份有限公司	58	山西广誉远国药有限公司
※9	华润三九医药股份有限公司	59	山西德元堂药业有限公司
※10	中国中药公司	60	吉林吉春制药股份有限公司
11	上海和黄药业有限公司	61	上海上药杏灵科技药业股份有限公司
※12	江苏济川控股集团有限公司	62	浙江维康药业股份有限公司
13	仲景宛西制药股份有限公司	63	河北君临药业有限公司
14	陕西必康制药集团控股有限公司	※64	广州市香雪制药股份有限公司
※15	天津红日药业股份有限公司	65	云南三七科技药业有限公司
※16	九芝堂股份有限公司	66	陕西汉王药业有限公司
※17	神威药业集团有限公司	67	云南生物谷药业股份有限公司
※18	江西济民可信集团有限公司	68	山东世博金都药业有限公司
※19	长白山制药股份有限公司	69	云南维和药业股份有限公司
※20	石家庄以岭药业股份有限公司	70	云南三七科技有限公司
21	漳州片仔癀药业股份有限公司	71	成都泰合健康科技集团股份有限公司
※22	康恩贝集团有限公司	※72	浙江佐力药业股份有限公司
※23	广西梧州中恒集团股份有限公司	73	黑龙江天宏药业股份有限公司
※24	黑龙江珍宝岛药业股份有限公司	74	昆明龙津药业股份有限公司
※25	贵州百灵企业集团制药股份有限公司	※75	湖南汉森制药股份有限公司
※26	成都康弘药业集团股份有限公司	76	陇西一方制药有限公司
※27	仁和<集团)发展有限公司	※77	中山市中智药业集团有限公司
※28	华立医药集团有限公司	78	山东凤凰制药股份有限公司
※29	太极集团有限公司	79	清华德人西安幸福制药有限公司
※30	贵州益佰制药股份有限公司	80	贵州健兴药业有限公司
※31	桂林三金药业股份有限公司	81	辽宁上药好护士药业(集团)有限公司
※32	天津中新药业集团股份有限公司	82	广西桂林滑石发展有限公司
※33	葵花药业集团股份有限公司	83	四川光大制药有限公司
※34	青峰医药集团有限公司	84	同溢堂药业有限公司
35	丽珠集团利民制药厂	85	贵州三力制药股份有限公司
※36	江苏康缘集团有限责任公司	86	吉林龙鑫药业有限公司
37	康臣药业(内蒙古)有限责任公司	87	河北万岁药业有限公司
※38	江西江中制药(集团)有限责任公司	88	四川恩威制药有限公司
※39	成都地奥制药集团有限公司	89	哈药集团中药二厂
40	上海凯宝药业股份有限公司	90	西安天一秦昆制药有限责任公司
※41	西藏奇正藏药股份有限公司	91	黑龙江北大荒药业有限公司
42	马应龙药业集团股份有限公司	92	广西玉林制药集团有限责任公司
※43	天圣制药集团股份有限公司	93	江西品信药业有限公司
44	山东宏济堂制药集团股份有限公司	94	陕西康惠制药股份有限公司
45	江苏苏中药业集团股份有限公司	95	重庆陪都药业股份有限公司
※46	山西振东健康产业集团有限公司	※96	江西百神药业股份有限公司
47	广西金嗓子有限责任公司	97	沈阳双鼎制药有限公司
48	浙江天皇药业有限公司天台分公司	98	大理药业股份有限公司
※49	株洲千金药业股份有限公司	99	四川好医生攀西药业有限责任公司
50	精华制药集团股份有限公司	100	恩威(江西)制药有限公司

※表示该集团采用合并形式排名。

表 22　2016 年中药饮片工业企业法人单位资产总额 100 强

位次	企业名称	位次	企业名称
※1	康美药业股份有限公司	51	湖南省松龄堂中药饮片有限公司
2	广东一方制药有限公司	52	云南七丹药业股份有限公司
3	北京同仁堂健康药业股份有限公司	53	浙江佐力百草中药饮片有限公司
4	江阴天江药业有限公司	54	云南海瑞迪生物药业有限公司
5	云南白药集团中药资源有限公司	55	杭州蜂之语蜂业股份有限公司
6	北京康仁堂药业有限公司	56	浙江大德堂国药有限公司
※7	上海上药华宇药业有限公司	57	北京冠城药业有限公司
※8	天津盛实百草中药科技股份有限公司	58	江西青春康源中药饮片有限公司
9	吉林紫鑫初元药业有限公司	59	上海青浦中药饮片有限公司
10	北京同仁堂健康药业（福州）有限公司	60	四川千方中药股份有限公司
※11	国药集团冯了性（佛山）药材饮片有限公司	61	泸州天植中药饮片有限公司
12	亳州市沪谯药业有限公司	62	厦门燕来福制药有限公司
13	龙宝参茸股份有限公司	63	湖北天圣清大中药材有限公司
14	浙江寿仙谷医药股份有限公司	64	浙江华方生命科技有限公司
15	吉林省东丰药业股份有限公司	65	北京东兴堂科技发展有限公司
16	培力（南宁）药业有限公司	66	广州白云山星珠药业有限公司
17	湖北长江源制药有限公司	67	吉林省宏久生物科技股份有限公司
18	上海万仕诚国药制品有限公司	68	湖北金贵中药饮片有限公司
19	云南鸿翔中药科技有限公司	69	吉林华润和善堂人参有限公司
20	北京华邈中药工程技术开发中心	70	上海德大堂国药有限公司
21	四川佳能达攀西药业有限公司	71	上海养和堂中药饮片有限公司
22	湖南金沙药业有限责任公司	72	云南滇中药业有限公司
23	辽宁贵今生物医药有限公司	73	辽宁祥云药业有限公司
24	安徽协和成药业饮片有限公司	74	浙江赐富医药有限公司
25	四川新荷花中药饮片股份有限公司	75	上海真仁堂药业有限公司
26	湖南福泰中药饮片有限责任公司	76	岷县顺兴和中药材有限责任公司
27	金木集团有限公司	77	江西江中中药饮片有限公司
28	浙江惠松制药有限公司	78	吉仁堂药业有限公司
29	药圣堂（湖南）制药有限公司	79	四川江油中坝附子科技发展有限公司
30	上海康桥中药饮片有限公司	80	上海童涵春堂中药饮片有限公司
31	武汉健民大鹏药业有限公司	81	辽宁汉草堂中药有限公司
32	上海虹桥药业有限公司	82	哈药集团世一堂中药饮片有限责任公司
33	浙江中医药大学中药饮片有限公司	83	北京祥威药业有限公司
34	四川金岁方药业有限公司	84	江西顺福堂中药饮片有限公司
35	云南新世纪中药饮片有限公司	85	上海胡庆余堂中药饮片有限公司
36	昆明金九地生物科技有限公司	86	嘉兴东方国药饮片有限公司
37	浙江景岳堂药业有限公司	87	北京卫仁中药饮片厂
38	上海雷允上中药饮片厂有限公司	88	漳州市聚善堂药业有限公司
39	悦康药业集团安徽天然制药有限公司	89	海南寿南山参业有限公司
40	重庆国光天然药业有限公司	90	北京市双桥燕京中药饮片厂
41	樟树市庆仁中药饮片有限公司	91	福建天人药业股份有限公司
42	文山市苗乡三七实业有限公司	92	上海药房股份有限公司徐重道中药饮片厂
43	杭州华东中药饮片有限公司	93	长春金荷药业有限公司
44	广州市药材公司中药饮片厂	94	宜宾仁和中药饮片有限责任公司
45	甘肃亚兰药业有限公司	95	上海华济药业有限公司
46	贵阳济仁堂药业有限公司	96	辽宁阳光保健品有限公司
47	北京同仁堂吉林人参有限责任公司	97	福建承天药业有限公司
48	北京金崇光药业有限公司	98	辽宁鹿源参茸饮片有限公司
49	吉林敖东世航药业股份有限公司	99	西昌晶康高技术产业开发有限公司
50	衢州南孔中药有限公司	100	辽宁三达药材有限公司

※表示该集团采用合并形式排名。

表23 2016年中药饮片工业企业法人单位主营业务收入100强

位次	企业名称	位次	企业名称
※1	康美药业股份有限公司	51	云南新世纪中药饮片有限公司
2	广东一方制药有限公司	52	武汉健民大鹏药业有限公司
3	江阴天江药业有限公司	53	辽宁贵今生物医药有限公司
4	北京同仁堂健康药业股份有限公司	54	福建承天药业有限公司
5	北京康仁堂药业有限公司	※55	国药集团冯了性(佛山)药材饮片有限公司
6	上海上药华宇药业有限公司	56	江西青春康源中药饮片有限公司
7	安徽协和成药业饮片有限公司	57	湖南福泰中药饮片有限责任公司
8	延边开城医药有限公司	58	昆明金九地生物科技有限公司
9	云南白药集团中药资源有限公司	59	浙江佐力百草中药饮片有限公司
10	北京同仁堂健康药业(福州)有限公司	60	浙江景岳堂药业有限公司
※11	天津盛实百草中药科技股份有限公司	61	吉林敖东世航药业股份有限公司
12	北京华邈中药工程技术开发中心	62	上海养和堂中药饮片有限公司
13	湖北长江源制药有限公司	63	上海青浦中药饮片有限公司
14	上海万仕诚国药制品有限公司	64	上海真仁堂药业有限公司
15	山东明欣中药饮片有限公司	65	贵阳济仁堂药业有限公司
16	龙宝参茸股份有限公司	66	江西顺福堂中药饮片有限公司
17	亳州市沪谯药业有限公司	67	上海德大堂国药有限公司
18	四川新荷花中药饮片股份有限公司	68	浙江钱王中药有限公司
19	云南鸿翔中药科技有限公司	69	云南海瑞迪生物药业有限公司
20	浙江惠松制药有限公司	70	厦门燕来福制药有限公司
21	上海虹桥药业有限公司	71	北京卫仁中药饮片厂
22	培力(南宁)药业有限公司	72	福建天人药业股份有限公司
23	金木集团有限公司	73	江西江中中药饮片有限公司
24	文山市苗乡三七实业有限公司	74	浙江英特中药饮片有限公司
25	泸州天植中药饮片有限公司	75	重庆国光天然药业有限公司
26	湖南省松龄堂中药饮片有限公司	76	北京市双桥燕京中药饮片厂
27	悦康药业集团安徽天然制药有限公司	77	吉林华润和善堂人参有限公司
28	杭州华东中药饮片有限公司	78	北京东兴堂科技发展有限公司
29	浙江寿仙谷医药股份有限公司	79	岷县顺兴和中药材有限责任公司
30	湖南金沙药业有限责任公司	80	江西彭氏国药堂饮片有限公司
31	药圣堂(湖南)制药有限公司	81	哈药集团世一堂中药饮片有限责任公司
32	上海康桥中药饮片有限公司	82	贵州仙龙药业有限公司
33	北京祥威药业有限公司	83	吉林省宏久生物科技股份有限公司
34	樟树市庆仁中药饮片有限公司	84	广州白云山星珠药业有限公司
35	衢州南孔中药有限公司	85	南宁市景昌中药饮片有限公司
36	湖北金贵中药饮片有限公司	86	嘉兴东方国药饮片有限公司
37	广州市药材公司中药饮片厂	87	贵州黔草堂中药有限公司
38	四川金岁方药业有限公司	88	四川江油中坝附子科技发展有限公司
39	吉林省华惠生物科技有限公司	89	浙江华方生命科技有限公司
40	上海雷允上中药饮片厂有限公司	90	北京太洋树康中药饮片厂
41	吉林紫鑫初元药业有限公司	91	甘肃天容堂药业有限公司
42	四川千方中药股份有限公司	92	浙江大德堂国药有限公司
43	云南七丹药业股份有限公司	93	上海童涵春堂中药饮片有限公司
44	杭州蜂之语蜂业股份有限公司	94	宁夏永寿堂中药饮片有限公司
45	宜宾仁和中药饮片有限责任公司	95	吉林国安药业有限公司
46	浙江中医药大学中药饮片有限公司	96	上海药房股份有限公司徐重道中药饮片厂
47	甘肃亚兰药业有限公司	97	上海华济药业有限公司
48	北京金崇光药业有限公司	98	甘肃蓉宝生物科技有限公司
49	北京同仁堂吉林人参有限责任公司	99	辽宁祥云药业有限公司
50	四川聚元中药饮片有限公司	100	平凉市铸康中药饮片有限责任公司

※表示该集团采用合并形式排名。

表 24　2016 年中药饮片工业企业法人单位利润总额 100 强

位次	企业名称	位次	企业名称
※1	康美药业股份有限公司	51	宜宾仁和中药饮片有限责任公司
2	广东一方制药有限公司	52	北京金崇光药业有限公司
3	北京康仁堂药业有限公司	53	上海真仁堂药业有限公司
4	江阴天江药业有限公司	54	浙江景岳堂药业有限公司
5	北京同仁堂健康药业股份有限公司	55	樟树市庆仁中药饮片有限公司
6	北京同仁堂健康药业(福州)有限公司	56	浙江佐力百草中药饮片有限公司
7	云南鸿翔中药科技有限公司	※57	国药集团冯了性(佛山)药材饮片有限公司
8	湖北长江源制药有限公司	58	厦门燕来福制药有限公司
9	龙宝参茸股份有限公司	59	甘肃甘强医药发展有限责任公司
10	武汉健民大鹏药业有限公司	60	北京卫仁中药饮片厂
※11	天津盛实百草中药科技股份有限公司	61	云南七丹药业股份有限公司
12	浙江寿仙谷医药股份有限公司	62	吉林华润和善堂人参有限公司
13	湖南金沙药业有限责任公司	63	江西宏洁中药饮片有限公司
14	安徽协和成药业饮片有限公司	64	哈药集团世一堂中药饮片有限责任公司
15	浙江大德堂国药有限公司	65	上海雷允上中药饮片厂有限公司
16	亳州市沪谯药业有限公司	66	北京市双桥燕京中药饮片厂
17	培力(南宁)药业有限公司	67	上海养和堂中药饮片有限公司
18	药圣堂(湖南)制药有限公司	68	岷县顺兴和中药材有限责任公司
19	上海万仕诚国药制品有限公司	69	甘肃天容堂药业有限公司
20	四川新荷花中药饮片股份有限公司	70	延边开城医药有限公司
21	金木集团有限公司	71	云南白药集团中药资源有限公司
22	悦康药业集团安徽天然制药有限公司	72	四川辅正药业股份有限公司
23	湖南福泰中药饮片有限责任公司	73	甘肃蓉宝生物科技有限公司
※24	上海上药华宇药业有限公司	74	贵阳济仁堂药业有限公司
25	四川金岁方药业有限公司	75	吉林省宏久生物科技股份有限公司
26	文山市苗乡三七实业有限公司	76	浙江华方生命科技有限公司
27	吉林紫鑫初元药业有限公司	77	重庆大广药业有限公司
28	四川千方中药股份有限公司	78	北京祥威药业有限公司
29	上海康桥中药饮片有限公司	79	吉林省元力药业有限公司
30	北京华邈中药工程技术开发中心	80	吉林绿波中药药业有限公司
31	云南海瑞迪生物药业有限公司	81	福建承天药业有限公司
32	上海虹桥药业有限公司	82	重庆国光天然药业有限公司
33	衢州南孔中药有限公司	83	吉林省华惠生物科技有限公司
34	泸州天植中药饮片有限公司	84	平凉市铸康中药饮片有限责任公司
35	江西江中中药饮片有限公司	85	延边长白山药业有限公司
36	浙江惠松制药有限公司	86	四川江油中坝附子科技发展有限公司
37	北京同仁堂吉林人参有限责任公司	87	辽宁鹿源参茸饮片有限公司
38	浙江中医药大学中药饮片有限公司	88	辽宁三达药材有限公司
39	辽宁贵今生物医药有限公司	89	广州市药材公司中药饮片厂
40	湖北金贵中药饮片有限公司	90	北京四方中药饮片有限公司
41	杭州蜂之语蜂业股份有限公司	91	贵州仙龙药业有限公司
42	杭州华东中药饮片有限公司	92	四川聚元中药饮片有限公司
43	昆明金九地生物科技有限公司	93	北京太洋树康中药饮片厂
44	福建天人药业股份有限公司	94	上海青浦中药饮片有限公司
45	甘肃亚兰药业有限公司	95	北京人卫中药饮片厂
46	长春金荷药业有限公司	96	上海华济药业有限公司
47	湖南省松龄堂中药饮片有限公司	97	浙江英特中药饮片有限公司
48	江西顺福堂中药饮片有限公司	98	浙江钱王中药有限公司
49	吉林国安药业有限公司	99	神农架聚能药业有限公司
50	绵阳好医生中药饮片有限公司	100	云南滇中药业有限公司

※表示该集团采用合并形式排名。

表25　2016年生物药品工业企业法人单位资产总额100强

位次	企业名称	位次	企业名称
※1	中国生物技术股份有限公司	51	艾康生物技术(杭州)有限公司
※2	上海莱士血液制品股份有限公司	52	武汉中原瑞德生物制品有限责任公司
※3	沈阳三生制药有限责任公司	53	厦门特宝生物工程股份有限公司
※4	正中医药集团有限公司	54	大连汉信生物制药有限公司
※5	东宝实业集团有限公司	55	辽宁依生生物制药有限公司
※6	长春高新技术产业(集团)股份有限公司	56	上海天士力药业有限公司
7	华兰生物工程股份有限公司	57	万特制药(海南)有限公司
8	深圳翰宇药业股份有限公司	58	西安回天血液制品有限责任公司
9	烟台东诚药业集团股份有限公司	59	湖南圣湘生物科技有限公司
10	长春长生生物科技有限责任公司	60	协和发酵麒麟(中国)制药有限公司
※11	上海昊海生物科技股份有限公司	61	成都康弘生物科技有限公司
12	河北常山生化药业股份有限公司	62	晋城海斯制药有限公司
13	常州千红生化制药股份有限公司	63	浙江普康生物技术股份有限公司
※14	山东未名生物医药股份有限公司	64	上海蓝怡科技股份有限公司
15	山东泰邦生物制品有限公司	65	云南天宏香精有限公司
16	甘李药业股份有限公司	66	北京四环生物制药有限公司
17	辽宁成大生物股份有限公司	67	罗益(无锡)生物制药有限公司
18	江西博雅生物制药股份有限公司	68	杭州澳医保灵药业有限公司
19	舒泰神(北京)生物制药股份有限公司	69	广州诺诚生物制品股份有限公司
20	中国医学科学院医学生物学研究所	70	山东先声麦得津生物制药有限公司
21	帝斯曼维生素(上海)有限公司	71	康哲(湖南)制药有限公司
22	玉溪沃森生物技术有限公司	72	浙江普洛康裕生物制药有限公司
23	金河生物科技股份有限公司	73	江西生物制品研究所
24	郑州安图生物工程股份有限公司	74	云南博浩生物科技集团股份有限公司
25	安徽安科生物工程(集团)股份有限公司	75	上海新兴医药股份有限公司
26	上海科华生物工程股份有限公司	76	成都康华生物制品有限公司
27	广东天普生化医药股份有限公司	77	浙江伊利康生物技术有限公司
28	山西康宝生物制品股份有限公司	78	安徽宏业药业有限公司
29	四川远大蜀阳药业股份有限公司	79	北京三元基因药业股份有限公司
30	泰普生物科学(中国)有限公司	80	宁波瑞源生物科技有限公司
31	贵州泰邦生物制品有限公司	81	上海赛伦生物技术股份有限公司
32	南京健友生化制药股份有限公司	82	江苏吴中医药集团有限公司苏州中凯生物制药厂
33	北京科兴生物制品有限公司	83	黑龙江迪龙制药有限公司
34	珍奥集团股份有限公司	84	福州迈新生物技术开发有限公司
35	海南天煌制药有限公司	85	浙江卫信生物药业有限公司
36	辽宁科泰生物基因制药股份有限公司	86	长春博迅生物技术有限责任公司
37	北京万泰生物药业股份有限公司	87	浙江丰安生物制药有限公司
38	上海复旦张江生物医药股份有限公司	88	浙江天元生物药业有限公司
39	武汉海特生物制药股份有限公司	89	潍坊三维生物工程集团有限公司
40	悦康药业集团安徽生物制药有限公司	90	厦门万泰沧海生物技术有限公司
41	黑龙江江世药业有限公司	91	成都永安制药有限公司
42	深圳市卫光生物制品股份有限公司	92	浙江远力健药业有限责任公司
43	南岳生物制药有限公司	93	福州屏山制药有限公司
44	百泰生物药业有限公司	94	上海华新生物高技术有限公司
45	哈尔滨派斯菲科生物制药股份有限公司	95	上海荣盛生物药业有限公司
46	丽珠集团宁夏福兴制药有限公司	96	通化康元生物科技有限公司
※47	同药集团有限公司	97	定西聚信生物工程有限责任公司
48	丽珠集团宁夏新北江制药有限公司	98	哈尔滨松鹤制药有限公司
49	北京凯因科技股份有限公司	99	福建华灿制药有限公司
50	浙江我武生物科技股份有限公司	100	邯郸康业制药有限公司

※表示该集团采用合并形式排名。

表 26　2016 年生物药品工业企业法人单位主营业务收入 100 强

位次	企业名称	位次	企业名称
※1	中国生物技术股份有限公司	51	厦门特宝生物工程股份有限公司
※2	沈阳三生制药有限责任公司	52	黑龙江江世药业有限公司
※3	长春高新技术产业(集团)股份有限公司	53	协和发酵麒麟(中国)制药有限公司
※4	上海莱士血液制品股份有限公司	54	云南博浩生物科技集团股份有限公司
※5	东宝实业集团有限公司	55	丽珠集团宁夏新北江制药有限公司
6	华兰生物工程股份有限公司	56	山东先声麦得津生物制药有限公司
7	甘李药业股份有限公司	57	康哲(湖南)制药有限公司
8	山东泰邦生物制品有限公司	58	北京四环生物制药有限公司
9	广东天普生化医药股份有限公司	59	成都永安制药有限公司
10	舒泰神(北京)生物制药股份有限公司	60	浙江普洛康裕生物制药有限公司
※11	山东未名生物医药股份有限公司	61	昂德生物药业有限公司
12	四川远大蜀阳药业股份有限公司	62	玉溪沃森生物技术有限公司
13	烟台东诚药业集团股份有限公司	63	武汉中原瑞德生物制品有限责任公司
14	河北常山生化药业股份有限公司	64	长春博迅生物技术有限责任公司
15	辽宁成大生物股份有限公司	65	福州迈新生物技术开发有限公司
16	长春长生生物科技有限责任公司	66	宁波瑞源生物科技有限公司
17	江西博雅生物制药股份有限公司	67	广州诺诚生物制品股份有限公司
18	郑州安图生物工程股份有限公司	68	广西维威制药有限公司
※19	上海昊海生物科技股份有限公司	69	杭州远大生物制药有限公司
20	深圳翰宇药业股份有限公司	70	湖南圣湘生物科技有限公司
21	江西生物制品研究所	71	上海新兴医药股份有限公司
22	贵州泰邦生物制品有限公司	72	北京三元基因药业股份有限公司
23	常州千红生化制药股份有限公司	73	湖北华龙生物制药有限公司
24	武汉海特生物制药股份有限公司	74	西安回天血液制品有限责任公司
25	中国医学科学院医学生物学研究所	75	上海欣科医药有限公司
26	山西康宝生物制品股份有限公司	76	哈尔滨松鹤制药有限公司
27	金河生物科技股份有限公司	77	珍奥集团股份有限公司
28	北京万泰生物药业股份有限公司	78	杭州澳医保灵药业有限公司
29	艾康生物技术(杭州)有限公司	79	四川欣美加生物医药有限公司
30	上海复旦张江生物医药股份有限公司	80	潍坊市康华生物技术有限公司
31	上海科华生物工程股份有限公司	81	哈尔滨派斯菲科生物制药股份有限公司
32	深圳市卫光生物制品股份有限公司	82	朗天药业(湖北)有限公司
33	南京健友生化制药股份有限公司	83	黑龙江迪龙制药有限公司
34	成都康弘生物科技有限公司	84	海南日中天制药有限公司
※35	正中医药集团有限公司	85	通化康元生物科技有限公司
36	帝斯曼维生素(上海)有限公司	86	浙江远力健药业有限责任公司
37	辽宁科泰生物基因制药股份有限公司	87	欧蒙(杭州)医学实验诊断有限公司
38	北京科兴生物制品有限公司	88	浙江普康生物技术股份有限公司
39	安徽安科生物工程(集团)股份有限公司	89	安徽宏业药业有限公司
40	重庆申高生化制药股份有限公司	90	楚雄和创药业有限责任公司
41	百泰生物药业有限公司	91	浙江伊利康生物技术有限公司
42	上海蓝怡科技股份有限公司	92	大连汉信生物制药有限公司
43	贵州扬生医用器材有限公司	93	上海赛伦生物技术股份有限公司
44	南岳生物制药有限公司	94	罗益(无锡)生物制药有限公司
45	泰普生物科学(中国)有限公司	95	杭州安旭科技有限公司
46	浙江丰安生物制药有限公司	96	万特制药(海南)有限公司
47	北京凯因科技股份有限公司	97	辽宁科硕营养科技有限公司
48	浙江我武生物科技股份有限公司	98	深圳未名新鹏生物医药有限公司
49	上海华新生物高技术有限公司	99	云南绿宝香精香料股份有限公司
50	晋城海斯制药有限公司	100	成都康华生物制品有限公司

※表示该集团采用合并形式排名。

表 27　2016 年生物药品工业企业法人单位利润总额 100 强

位次	企业名称	位次	企业名称
※1	上海莱士血液制品股份有限公司	51	上海蓝怡科技股份有限公司
2	华兰生物工程股份有限公司	52	帝斯曼维生素(上海)有限公司
3	甘李药业股份有限公司	53	协和发酵麒麟(中国)制药有限公司
※4	沈阳三生制药有限责任公司	54	西安回天血液制品有限责任公司
※5	东宝实业集团有限公司	55	江西生物制品研究所
※6	长春高新技术产业(集团)股份有限公司	56	上海华新生物高技术有限公司
7	山东泰邦生物制品有限公司	57	福州屏山制药有限公司
8	长春长生生物科技有限责任公司	58	成都康弘生物科技有限公司
9	辽宁成大生物股份有限公司	59	厦门特宝生物工程股份有限公司
※10	山东未名生物医药股份有限公司	60	上海欣科医药有限公司
11	四川远大蜀阳药业股份有限公司	61	北京四环生物制药有限公司
12	郑州安图生物工程股份有限公司	62	安徽宏业药业有限公司
13	贵州泰邦生物制品有限公司	63	黑龙江迪龙制药有限公司
※14	上海昊海生物科技股份有限公司	64	上海赛伦生物技术股份有限公司
15	山西康宝生物制品股份有限公司	65	杭州远大生物制药有限公司
※16	中国生物技术股份有限公司	66	浙江普康生物技术股份有限公司
17	江西博雅生物制药股份有限公司	67	通化康元生物科技有限公司
18	广东天普生化医药股份有限公司	68	艾康生物技术(杭州)有限公司
19	舒泰神(北京)生物制药股份有限公司	69	杭州澳医保灵药业有限公司
20	深圳翰宇药业股份有限公司	70	昂德生物药业有限公司
21	百泰生物药业有限公司	71	云南天宏香精有限公司
22	常州千红生化制药股份有限公司	72	北京三元基因药业股份有限公司
23	烟台东诚药业集团股份有限公司	73	北京凯因科技股份有限公司
24	中国医学科学院医学生物学研究所	74	大连汉信生物制药有限公司
25	河北常山生化药业股份有限公司	75	浙江丰安生物制药有限公司
26	山东先声麦得津生物制药有限公司	76	郑州伊美诺生物技术有限公司
27	上海科华生物工程股份有限公司	77	潍坊市康华生物技术有限公司
28	北京万泰生物药业股份有限公司	78	成都康华生物制品有限公司
29	武汉海特生物制药股份有限公司	※79	同药集团有限公司
30	金河生物科技股份有限公司	80	杭州安旭科技有限公司
31	深圳市卫光生物制品股份有限公司	81	晋城海斯制药有限公司
32	浙江我武生物科技股份有限公司	82	广西维威制药有限公司
33	安徽安科生物工程(集团)股份有限公司	83	广州诺诚生物制品股份有限公司
※34	正中医药集团有限公司	84	玉溪沃森生物技术有限公司
35	上海复旦张江生物医药股份有限公司	85	朗天药业(湖北)有限公司
36	南京健友生化制药股份有限公司	86	丽珠集团宁夏新北江制药有限公司
37	康哲(湖南)制药有限公司	87	成都永安制药有限公司
38	北京科兴生物制品有限公司	88	四川欣美加生物医药有限公司
39	宁波瑞源生物科技有限公司	89	浙江伊利康生物技术有限公司
40	长春博迅生物技术有限责任公司	90	杭州华津药业股份有限公司
41	云南博浩生物科技集团股份有限公司	91	贵州扬生医用器材有限公司
42	黑龙江江世药业有限公司	92	湖南康润药业有限公司
43	南岳生物制药有限公司	93	上海高科生物工程有限公司
44	辽宁科泰生物基因制药股份有限公司	94	欧蒙(杭州)医学实验诊断有限公司
45	福州迈新生物技术开发有限公司	95	江苏吴中医药集团有限公司苏州中凯生物制药厂
46	武汉中原瑞德生物制品有限责任公司	96	湖南斯奇生物制药有限公司
47	上海新兴医药股份有限公司	97	湖南圣湘生物科技有限公司
48	重庆申高生化制药股份有限公司	98	湖南福来格生物技术有限公司
49	珍奥集团股份有限公司	99	罗益(无锡)生物制药有限公司
50	泰普生物科学(中国)有限公司	100	北京金豪制药股份有限公司

※表示该集团采用合并形式排名。

表28　2016年医疗仪器设备及器械工业企业法人单位资产总额100强

位次	企业名称	位次	企业名称
※1	威高集团有限公司	51	美艾利尔(上海)诊断产品有限公司
2	乐普(北京)医疗器械股份有限公司	52	浙江科惠医疗器械股份有限公司
※3	上海凯利泰医疗科技股份有限公司	53	奥泰医疗系统有限责任公司
4	上海微创医疗器械(集团)有限公司	54	北京理贝尔生物工程研究所有限公司
5	美康生物科技股份有限公司	55	上海卫康光学眼镜有限公司
6	江西洪达医疗器械集团有限公司	56	上海澳华光电内窥镜有限公司
7	天津九安医疗电子股份有限公司	57	常州奥斯迈医疗器械有限公司
8	长春迪瑞医疗科技股份有限公司	58	桂林紫竹乳胶制品有限公司
9	北京九强生物技术股份有限公司	59	江苏硕世生物科技股份有限公司
10	山东育达医疗设备有限公司	60	肖特新康药品包装有限公司
11	创生医疗器械(中国)有限公司	61	福建梅生医疗科技股份有限公司
12	江西益康医疗器械集团有限公司	62	上海浦东金环医疗用品股份有限公司
13	先健科技(深圳)有限公司	63	北京周林频谱科技有限公司
14	云南山灞图像传输科技有限公司	64	江西丰临医用器械有限公司
15	深圳开立生物医疗科技股份有限公司	65	首钢水钢(集团)有限责任公司能源公司
16	宁波戴维医疗器械股份有限公司	66	武汉德骼拜尔外科植入物有限公司
17	泰尔茂医疗产品(杭州)有限公司	67	湖南平安医械科技有限公司
18	大博医疗科技股份有限公司	68	东芝大连有限公司
19	北京博士伦眼镜护理产品有限公司	69	上海奕瑞光电子科技有限公司
20	欧姆龙(大连)有限公司	70	徕卡显微系统(上海)有限公司
21	东软医疗系统设备有限公司	71	浙江史密斯医学仪器有限公司
22	江西三鑫医疗科技股份有限公司	72	四川南格尔生物医学股份有限公司
23	四川迈克生物医疗电子有限公司	73	温州市维日康生物科技有限公司
24	江西科伦医疗器械制造有限公司	74	辽宁开普医疗系统有限公司
25	松下电气机器(北京)有限公司	75	天津哈娜好医材有限公司
26	北京市春立正达医疗器械股份有限公司	76	大连JMS医疗器具有限公司
27	鑫高益医疗设备股份有限公司	77	上海力申科学仪器有限公司
28	康泰医学系统(秦皇岛)股份有限公司	78	杭州艾力康医药科技有限公司
29	旭化成医疗器械(杭州)有限公司	79	宁波天益医疗器械股份有限公司
30	湖州数康生物科技有限公司	80	浙江苏嘉医疗器械股份有限公司
31	天津瑞奇外科器械股份有限公司	81	宁波奉天海供氧净化成套设备有限公司
32	桂林市啄木鸟医疗器械有限公司	82	北京康祝医疗器械有限公司
33	瓦里安医疗设备(中国)有限公司	83	南昌百特生物高新技术股份有限公司
34	北京谊安医疗系统股份有限公司	84	浙江天松医疗器械股份有限公司
35	宁波永新光学股份有限公司	85	贝普医疗科技有限公司
36	浙江好络维医疗技术有限公司	86	浙江龙飞实业股份有限公司
37	尼普洛(上海)有限公司	87	上海太阳生物技术有限公司
38	山东新华安得医疗用品有限公司	88	杭州协合医疗用品有限公司
39	四川西南医用设备有限公司	89	大连库利艾特医疗制品有限公司
40	辽宁垠艺生物科技股份有限公司	90	辽宁爱母医疗科技有限公司
41	北京市富乐科技开发有限公司	91	天新福(北京)医疗器材有限公司
42	山东中保康医疗器具有限公司	92	沈阳沈大内窥镜有限公司
43	浙江千喜车业有限公司	93	北京杰富瑞科技有限公司
44	瑞声达听力技术(中国)有限公司	94	淄博恒舟铝塑包装材料有限公司
45	厦门艾德生物医药科技股份有限公司	95	杭州博拓生物科技股份有限公司
46	北京超思电子技术有限责任公司	96	杭州康基医疗器械股份有限公司
47	天津正天医疗器械有限公司	97	浙江王升医疗器械股份有限公司
48	浙江拱东医疗科技有限公司	98	浙江强盛医用工程有限公司
49	浙江巴奥米特医药产品有限公司	99	重庆山外山血液净化技术股份有限公司
50	上海光电医用电子仪器有限公司	100	烟台澳斯邦生物工程有限公司

※表示该集团采用合并形式排名。

表 29　2016 年医疗仪器设备及器械工业企业法人单位主营业务收入 100 强

位次	企业名称	位次	企业名称
※1	威高集团有限公司	51	北京市春立正达医疗器械股份有限公司
2	乐普(北京)医疗器械股份有限公司	52	福建梅生医疗科技股份有限公司
3	江西洪达医疗器械集团有限公司	53	浙江强盛医用工程有限公司
4	欧姆龙(大连)有限公司	54	天津瑞奇外科器械股份有限公司
5	江西益康医疗器械集团有限公司	55	四川南格尔生物医学股份有限公司
6	北京博士伦眼镜护理产品有限公司	56	北京市富乐科技开发有限公司
7	上海微创医疗器械(集团)有限公司	57	天津舒好医用器材技术有限公司
8	泰尔茂医疗产品(杭州)有限公司	58	上海浦东金环医疗用品股份有限公司
9	山东育达医疗设备有限公司	59	江西升升药业股份有限公司
10	瑞声达听力技术(中国)有限公司	60	天津世纪金辉医用设备有限公司
11	美康生物科技股份有限公司	61	湖南平安医械科技有限公司
12	深圳开立生物医疗科技股份有限公司	62	杭州康基医疗器械股份有限公司
13	山东新华安得医疗用品有限公司	63	兰州西脉记忆合金股份有限公司
14	北京九强生物技术股份有限公司	64	鑫高益医疗设备股份有限公司
15	东芝大连有限公司	65	浙江拱东医疗科技有限公司
16	长春迪瑞医疗科技股份有限公司	66	安图实验仪器(郑州)有限公司
17	山东中保康医疗器具有限公司	67	奥泰医疗系统有限责任公司
※18	上海凯利泰医疗科技股份有限公司	68	北京万生人和科技有限公司
19	上海光电医用电子仪器有限公司	69	北京理贝尔生物工程研究所有限公司
20	美艾利尔(上海)诊断产品有限公司	70	宁波蓝野医疗器械有限公司
21	东软医疗系统设备有限公司	71	北京怡和嘉业医疗科技股份有限公司
22	大博医疗科技股份有限公司	72	武汉德骼拜尔外科植入物有限公司
23	瓦里安医疗设备(中国)有限公司	73	福建省洪诚生物药业有限公司
24	康泰医学系统(秦皇岛)股份有限公司	74	浙江灵洋医疗器械有限公司
25	徕卡显微系统(上海)有限公司	75	上海卫康光学眼镜有限公司
26	先健科技(深圳)有限公司	76	三贵康复器材(上海)有限公司
27	天津哈娜好医材有限公司	77	浙江苏嘉医疗器械股份有限公司
28	江西三鑫医疗科技股份有限公司	78	江西科伦医疗器械制造有限公司
29	尼普洛(上海)有限公司	79	浙江好络维医疗技术有限公司
30	宁波永新光学股份有限公司	80	松下电气机器(北京)有限公司
31	浙江科惠医疗器械股份有限公司	81	上海聚民生物科技有限公司
32	天津正天医疗器械有限公司	82	江苏硕世生物科技股份有限公司
33	创生医疗器械(中国)有限公司	83	杭州协合医疗用品有限公司
34	旭化成医疗器械(杭州)有限公司	84	上海输血技术有限公司
35	桂林紫竹乳胶制品有限公司	85	江西丰临医用器械有限公司
36	浙江巴奥米特医药产品有限公司	86	天津九安医疗电子股份有限公司
37	北京谊安医疗系统股份有限公司	87	宁波圣宇瑞医疗器械有限公司
38	湖南省健缘医疗科技有限公司	88	上海泰雷兹电子管有限公司
39	宁波戴维医疗器械股份有限公司	89	大连库利艾特医疗制品有限公司
40	上海奕瑞光电子科技有限公司	90	四川迈克生物医疗电子有限公司
41	上海太阳生物技术有限公司	91	常州奥斯迈医疗器械有限公司
42	天新福(北京)医疗器材有限公司	92	浙江优特格尔医疗用品有限公司
43	云南山灞图像传输科技有限公司	93	浙江康康医疗器械有限公司
44	大连 JMS 医疗器具有限公司	94	贝普医疗科技有限公司
45	北京超思电子技术有限责任公司	95	杭州博拓生物科技股份有限公司
46	温州市维日康生物科技有限公司	96	重庆西山科技股份有限公司
47	厦门艾德生物医药科技股份有限公司	97	辽宁开普医疗系统有限公司
48	宁波天益医疗器械股份有限公司	98	浙江史密斯医学仪器有限公司
49	桂林市啄木鸟医疗器械有限公司	99	上海澳华光电内窥镜有限公司
50	湖州数康生物科技有限公司	100	辽宁垠艺生物科技股份有限公司

※表示该集团采用合并形式排名。

表 30　2016 年医疗仪器设备及器械工业企业法人单位利润总额 100 强

位次	企业名称	位次	企业名称
※1	威高集团有限公司	51	北京康祝医疗器械有限公司
2	乐普（北京）医疗器械股份有限公司	52	东芝大连有限公司
3	上海微创医疗器械（集团）有限公司	53	湖南平安医械科技有限公司
4	北京九强生物技术股份有限公司	54	上海聚民生物科技有限公司
5	先健科技（深圳）有限公司	55	杭州艾力康医药科技有限公司
6	大博医疗科技股份有限公司	56	天津世纪金辉医用设备有限公司
7	山东育达医疗设备有限公司	57	兰州西脉记忆合金股份有限公司
8	美康生物科技股份有限公司	58	杭州协合医疗用品有限公司
9	江西益康医疗器械集团有限公司	59	上海浦东金环医疗用品股份有限公司
10	上海凯利泰医疗科技股份有限公司	60	辽宁垠艺生物科技股份有限公司
11	天新福（北京）医疗器材有限公司	61	武汉德骼拜尔外科植入物有限公司
12	深圳开立生物医疗科技股份有限公司	62	常州奥斯迈医疗器械有限公司
※13	泰尔茂医疗产品（杭州）有限公司	63	东软医疗系统设备有限公司
14	山东中保康医疗器具有限公司	64	云南山灞图像传输科技有限公司
15	长春迪瑞医疗科技股份有限公司	65	成都迪康中科生物医学材料有限公司
16	山东新华安得医疗用品有限公司	66	沈阳沈大内窥镜有限公司
17	杭州康基医疗器械股份有限公司	67	大连 JMS 医疗器具有限公司
18	欧姆龙（大连）有限公司	68	安图实验仪器（郑州）有限公司
19	康泰医学系统（秦皇岛）股份有限公司	69	上海奕瑞光电子科技有限公司
20	北京博士伦眼镜护理产品有限公司	70	北京市富乐科技开发有限公司
21	北京市春立正达医疗器械股份有限公司	71	嘉兴凯实生物科技有限公司
22	宁波永新光学股份有限公司	72	天津舒好医用器材技术有限公司
23	宁波戴维医疗器械股份有限公司	73	鑫高益医疗设备股份有限公司
24	创生医疗器械（中国）有限公司	74	北京思达医用装置有限公司
25	北京超思电子技术有限责任公司	75	浙江优亿医疗器械有限公司
26	厦门艾德生物医药科技股份有限公司	76	福建梅生医疗科技股份有限公司
27	旭化成医疗器械（杭州）有限公司	77	重庆山外山血液净化技术股份有限公司
28	浙江好络维医疗技术有限公司	78	浙江优特格尔医疗用品有限公司
29	瑞声达听力技术（中国）有限公司	79	瓦里安医疗设备（中国）有限公司
30	宁波天益医疗器械股份有限公司	80	杭州好克光电仪器有限公司
31	徕卡显微系统（上海）有限公司	81	大连库利艾特医疗制品有限公司
32	浙江拱东医疗科技有限公司	82	宁波明星科技发展有限公司
33	天津瑞奇外科器械股份有限公司	83	美艾利尔（上海）诊断产品有限公司
34	温州市维日康生物科技有限公司	84	宁波蓝野医疗器械有限公司
35	湖州数康生物科技有限公司	85	杭州京泠医疗器械有限公司
36	浙江苏嘉医疗器械股份有限公司	86	登士柏牙科（天津）有限公司
37	江西三鑫医疗科技股份有限公司	87	烟台澳斯邦生物工程有限公司
38	桂林市啄木鸟医疗器械有限公司	88	湖南省健缘医疗科技有限公司
39	上海太阳生物技术有限公司	89	江西升升药业股份有限公司
40	江苏硕世生物科技股份有限公司	90	浙江微度医疗器械有限公司
41	浙江千喜车业有限公司	91	浙江史密斯医学仪器有限公司
42	浙江科惠医疗器械股份有限公司	92	上海卫康光学眼镜有限公司
43	浙江巴奥米特医药产品有限公司	93	浙江灵洋医疗器械有限公司
44	浙江天松医疗器械股份有限公司	94	心诺普医疗技术（北京）有限公司
45	上海光电医用电子仪器有限公司	95	北京周林频谱科技有限公司
46	桂林紫竹乳胶制品有限公司	96	河南华南医电科技有限公司
47	重庆西山科技股份有限公司	97	浙江莱达信息技术有限公司
48	天津正天医疗器械有限公司	98	杭州光典医疗器械有限公司
49	杭州博拓生物科技股份有限公司	99	天津美迪斯医疗用品有限公司
50	浙江舒友仪器设备有限公司	100	北京谊安医疗系统股份有限公司

※表示该集团采用合并形式排名。

表 31　2016 年卫生材料及医药用品工业企业法人单位资产总额 100 强

位次	企业名称	位次	企业名称
1	山东威高集团医用高分子制品股份有限公司	51	上[illegible]创始实业(集团)有限公司
2	威海洁瑞医用制品有限公司	52	绍[illegible]易邦医用品有限公司
3	奥美医疗用品股份有限公司	53	黄[illegible]卫生材料药业有限公司
4	苏州百特医疗用品有限公司	54	湖[illegible]人福药用辅料股份有限公司
5	振德医疗用品股份有限公司	55	淄[illegible]华瑞铝塑包装材料有限公司
6	浙江康德莱医疗器械股份有限公司	56	浙[illegible]曙光科技有限公司
7	重庆正川医药包装材料股份有限公司	57	上[illegible]曹杨医药用品厂
8	江西 3L 医用制品集团股份有限公司	58	[illegible]红雨医药用品有限公司
9	山东侨牌集团有限公司	59	[illegible]华市景迪医疗用品有限公司
10	山西广生医药包装股份有限公司	60	[illegible]江天成医药包装有限公[illegible]
11	江苏省健尔康医用敷料有限公司	61	[illegible]州金玖生物技术有限公[illegible]
12	湖州金洁实业有限公司	62	[illegible]伦药品包装有限公司
13	九江昂泰胶囊有限公司	63	[illegible]州同济医疗器械有限公[illegible]
14	四川汇利实业有限公司	64	浙江景嘉医疗科技有限公司
15	上海强生有限公司	65	湖北仙明医疗器械有限公司
16	江西科美医疗器械集团有限公司	66	上海申风医疗保健用品有限公司
17	湖南康都制药有限公司	67	绍兴港峰医用品有限公司
18	烟台鑫汇包装有限公司	68	武义卫生用品有限公司
19	青岛益青生物科技股份有限公司	69	浙江硕华生命科学研究股份有限公司
20	浙江华福医用器材有限公司	70	修正环球施普乐医药(潍坊)有限公司
21	江西侨明医疗器械有限公司	71	上海医疗器械股份有限公司齿科材料厂
22	上海金塔医用器材有限公司	72	浙江省浦江县恩尔康胶囊有限公司
23	江西富尔康实业集团有限公司	73	浙江华凯医疗器械有限公司
24	浙江海圣医疗器械有限公司	74	德清县杭翔玻璃制品有限公司
25	福建省百仕韦医用高分子股份有限公司	75	绍兴市永得利胶囊有限公司
26	武汉智迅创源科技发展股份有限公司	76	杭州江南世家药业有限公司
27	武汉国灸科技开发有限公司	77	安吉县慧峰医用敷料有限责任公司
28	宁波兴亚橡塑有限公司	78	广西玉林玉药胶囊有限公司
29	银京医疗科技(上海)股份有限公司	79	江西庐乐医疗器械集团有公司
30	浙江金石包装有限公司	80	上海白云三和感光材料有限公司
31	浙江伏尔特医疗器械股份有限公司	81	上海久正医用包装材料有限公司
32	上海科邦医用乳胶器材有限公司	82	浙江安吉华埠实业有限公司
33	江西蓝天玻璃制品有限公司	83	安吉宏德医疗用品有限公司
34	贵州千叶药品包装股份有限公司	84	宁波慈北医疗器械有限公司
35	上海广得利胶囊有限公司	85	江西江中医药包装厂
36	浙江益立胶囊股份有限公司	86	义乌市捷康医疗用品有限公司
37	上海金香乳胶制品有限公司	87	山东博达医疗用品有限公司
38	上海亚澳医用保健品有限公司	88	浙江昂利康胶囊有限公司
39	浙江华健医用工程有限公司	89	绍兴富源气体有限公司
40	绍兴福清卫生用品有限公司	90	[illegible]胶囊有限公司
41	江西美宝利医用敷料有限公司	91	岳阳市金寿[illegible]
42	辽宁爱尔创生物材料有限公司	92	广州从化信和气体有限公司
43	杭州华威医疗用品有限公司	93	浙江项氏盖业有限公司
44	淄博兴华医用器材有限公司	94	浙江药联胶丸有限公司
45	北京天地和协科技有限公司	95	浙江迈兹袜业科技有限公司
46	湖南省绿洲惠康发展有限公司	96	贵州盛峰药用包装有限公司
47	辽宁美罗君元药业有限公司	97	浙江景宁瓯江胶囊有限公司
48	九江华达医用材料有限公司	98	通化市东方医用氧气有限公司
49	浙江润强医疗器械股份有限公司	99	浙江邦立医药用品有限公司
50	浙江华光胶囊股份有限公司	100	汕头医用塑料制品厂

※ 表示该集团采用合并形式排名。

表 32　2016 年卫生材料及医药用品工业企业法人单位主营业务收入 100 强

位次	企业名称	位次	企业名称
1	山东威高集团医用高分子制品股份有限公司	51	金华市景迪医疗用品有限公司
2	奥美医疗用品股份有限公司	52	上海申风医疗保健用品有限公司
3	威海洁瑞医用制品有限公司	53	湖南省绿洲惠康发展有限公司
4	振德医疗用品股份有限公司	54	浙江润强医疗器械股份有限公司
5	山东侨牌集团有限公司	55	科伦药品包装有限公司
6	苏州百特医疗用品有限公司	56	浙江邦立医药用品有限公司
7	江苏省健尔康医用敷料有限公司	57	浙江红雨医药用品有限公司
8	重庆正川医药包装材料股份有限公司	58	上海广得利胶囊有限公司
9	上海强生有限公司	59	江西江中医药包装厂
10	江西 3L 医用制品集团股份有限公司	60	岳阳市金寿制药有限公司
11	浙江康德莱医疗器械股份有限公司	61	湖北人福药用辅料股份有限公司
12	四川汇利实业有限公司	62	上海曹杨医药用品厂
13	山西广生医药包装股份有限公司	63	安吉县慧峰医用敷料有限责任公司
14	江西富尔康实业集团有限公司	64	浙江华健医用工程有限公司
15	江西侨明医疗器械有限公司	65	浙江硕华生命科学研究股份有限公司
16	上海金塔医用器材有限公司	66	上海白云三和感光材料有限公司
17	武汉国灸科技开发有限公司	67	浙江景嘉医疗科技有限公司
18	上海亚澳医用保健品有限公司	68	上海医疗器械股份有限公司齿科材料厂
19	上海科邦医用乳胶器材有限公司	69	子波兴亚橡塑有限公司
20	九江昂泰胶囊有限公司	70	上海久正医用包装材料有限公司
21	青岛益青生物科技股份有限公司	71	绍兴市永得利胶囊有限公司
22	江西科美医疗器械集团有限公司	72	浙江天成医药包装有限公司
23	浙江金石包装有限公司	73	浙江项氏盖业有限公司
24	辽宁美罗君元药业有限公司	74	安吉宏德医疗用品有限公司
25	绍兴福清卫生用品有限公司	75	杭州华威医疗用品有限公司
26	武汉智迅创源科技发展股份有限公司	76	广州从化信和气体有限公司
27	九江华达医用材料有限公司	77	浙江药联胶丸有限公司
28	银京医疗科技(上海)股份有限公司	78	浙江省浦江县恩尔康胶囊有限公司
29	江西美宝利医用敷料有限公司	79	浙江华福医用器材有限公司
30	贵州金玖生物技术有限公司	80	江西庐乐医疗器械集团有公司
31	辽宁爱尔创生物材料有限公司	81	上海天圆药品包装材料厂
32	淄博华瑞铝塑包装材料有限公司	82	宁波慈北医疗器械有限公司
33	贵州千叶药品包装股份有限公司	83	修正环球施普乐医药(潍坊)有限公司
34	烟台鑫汇包装有限公司	84	汕头医用塑料制品厂
35	绍兴易邦医用品有限公司	85	安吉吉祥医疗用品有限公司
36	浙江海圣医疗器械有限公司	86	义乌市捷康医疗用品有限公司
37	通化市东方医用氧气有限公司	87	杭州江南世家药业有限公司
38	上海创始实业(集团)有限公司	88	浙江昂利康胶囊有限公司
39	绍兴港峰医用品有限公司	89	杭州浦健医疗器械有限公司
40	湖北仙明医疗器械有限公司	90	贵州盛峰药用包装有限公司
41	浙江益立胶囊股份有限公司	91	江西林全胶囊有限公司
42	德清县杭翔玻璃制品有限公司	92	浙江景宁瓯江胶囊有限公司
43	黄石卫生材料药业有限公司	93	浙江安吉华埠实业有限公司
44	福建省百仕韦医用高分子股份有限公司	94	浙江迈兹袜业科技有限公司
45	淄博兴华医用器材有限公司	95	武义卫生用品有限公司
46	浙江伏尔特医疗器械股份有限公司	96	广州市番禺万福卫生用品有限公司
47	江西蓝天玻璃制品有限公司	97	绍兴安迪斯医疗科技有限公司
48	北京天地和协科技有限公司	98	象山华美塑料制品有限公司
49	上海金香乳胶制品有限公司	99	浙江曙光科技有限公司
50	浙江华光胶囊股份有限公司	100	桐乡市施康制药厂有限公司

※表示该集团采用合并形式排名。

表 33　2016 年卫生材料及医药用品工业企业法人单位利润总额 100 强

位次	企业名称	位次	企业名称
1	山东威高集团医用高分子制品股份有限公司	51	绍兴港峰医用品有限公司
2	威海洁瑞医用制品有限公司	52	绍兴易邦医用品有限公司
3	苏州百特医疗用品有限公司	53	辽宁美罗君元药业有限公司
4	奥美医疗用品股份有限公司	54	浙江曙光科技有限公司
5	重庆正川医药包装材料股份有限公司	55	绍兴市永得利胶囊有限公司
6	振德医疗用品股份有限公司	56	烟台鑫汇包装有限公司
7	上海金塔医用器材有限公司	57	浙江邦立医药用品有限公司
8	武汉智迅创源科技发展股份有限公司	58	黄石卫生材料药业有限公司
9	山西广生医药包装股份有限公司	59	金华市景迪医疗用品有限公司
10	湖州金洁实业有限公司	60	义乌市捷康医疗用品有限公司
11	江西 3L 医用制品集团股份有限公司	61	通化市东方医用氧气有限公司
12	上海科邦医用乳胶器材有限公司	62	浙江省浦江县恩尔康胶囊有限公司
13	武汉国灸科技开发有限公司	63	浙江药联胶丸有限公司
14	九江昂泰胶囊有限公司	64	浙江安吉华埠实业有限公司
15	上海强生有限公司	65	杭州华威医疗用品有限公司
16	江西侨明医疗器械有限公司	66	海南妙音春制药有限公司
17	浙江康德莱医疗器械股份有限公司	67	江西林全胶囊有限公司
18	青岛益青生物科技股份有限公司	68	上海白云三和感光材料有限公司
19	江西富尔康实业集团有限公司	69	金华科源医药包装材料
20	辽宁爱尔创生物材料有限公司	70	宁波兴亚橡塑有限公司
21	贵州千叶药品包装股份有限公司	71	江西江中医药包装厂
22	浙江海圣医疗器械有限公司	72	浙江天成医药包装有限公司
23	浙江益立胶囊股份有限公司	73	岳阳市金寿制药有限公司
24	上海亚澳医用保健品有限公司	74	安吉宏德医疗用品有限公司
25	北京天地和协科技有限公司	75	广州从化信和气体有限公司
26	四川汇利实业有限公司	76	上海久正医用包装材料有限公司
27	宁波慈北医疗器械有限公司	77	浙江昂利康胶囊有限公司
28	福建省百仕韦医用高分子股份有限公司	78	浙江迈兹袜业科技有限公司
29	湖北仙明医疗器械有限公司	79	南昌市恩惠医用卫生材料有限公司
30	绍兴福清卫生用品有限公司	80	贵州盛峰药用包装有限公司
31	江苏省健尔康医用敷料有限公司	81	广州市番禺万福卫生用品有限公司
32	广西玉林玉药胶囊有限公司	82	天津达雅鼎医疗器械有限公司
33	浙江伏尔特医疗器械股份有限公司	83	北京康安高分子开发中心
34	湖南省绿洲惠康发展有限公司	84	上海美达义齿制作有限公司
35	上海曹杨医药用品厂	85	淄博方诺气体有限公司
36	贵州金玖生物技术有限公司	86	安吉县慧峰医用敷料有限责任公司
37	浙江硕华生命科学研究股份有限公司	87	浙江红雨医药用品有限公司
38	浙江华光胶囊股份有限公司	88	浙江华福医用器材有限公司
39	江西科美医疗器械集团有限公司	89	绍兴安迪斯医疗科技有限公司
40	上海申风医疗保健用品有限公司	90	浙江景宁瓯江胶囊有限公司
41	银京医疗科技(上海)股份有限公司	91	浙江项氏盖业有限公司
42	浙江金石包装有限公司	92	杭州浦健医疗器械有限公司
43	淄博华瑞铝塑包装材料有限公司	93	江西美宝利医用敷料有限公司
44	淄博兴华医用器材有限公司	94	江西庐乐医疗器械集团有公司
45	浙江景嘉医疗科技有限公司	95	安吉吉祥医疗用品有限公司
46	浙江润强医疗器械股份有限公司	96	汕头医用塑料制品厂
47	科伦药品包装有限公司	97	绍兴富源气体有限公司
48	山东侨牌集团有限公司	98	上海金香乳胶制品有限公司
49	上海天圆药品包装材料厂	99	山东博达医疗用品有限公司
50	九江华达医用材料有限公司	100	费森尤斯卡比(广州)医疗用品有限公司

医院药学

Hospital Pharmacy

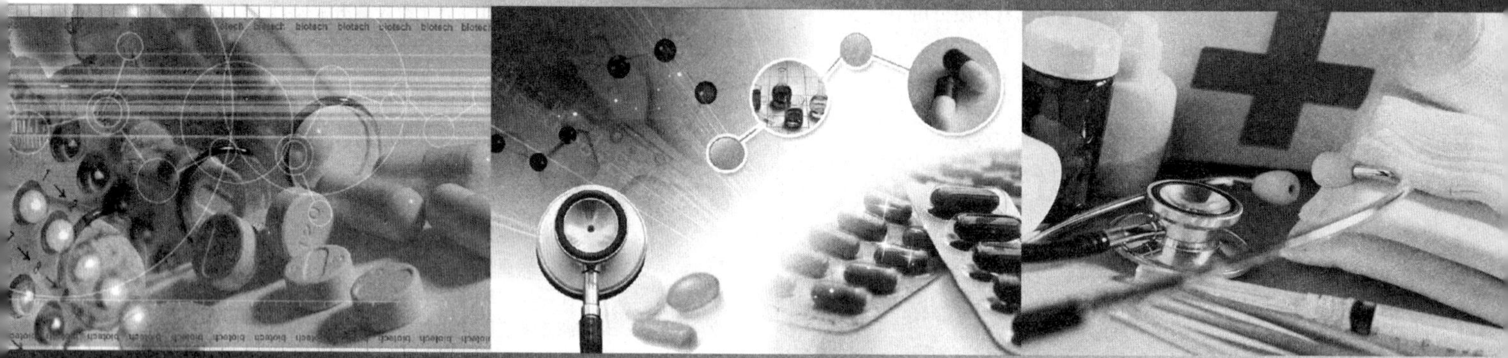

医院药剂

↗ **做好安全和合理使用静脉用细胞毒药物** 为了探讨静脉用药调配中心细胞毒药物调配方法，加强细胞毒药物调配的质量控制，朱爱江通过对本院29种细胞毒药物调配过程中溶解和稀释用溶媒、溶媒量与药物浓度、药物稳定性、给药顺序等配置信息的归纳分析，提高了本院PIVAS药师对细胞毒药物的配伍稳定性及使用安全性全面的了解与认识，保证了本院静脉用细胞毒药物使用的合理性和安全性。[天津药学，2016，28(6)：27-30] （张 斌 葛卫红）

↗ **通过配备智能药柜做好药品供应链的精细化管理** 叶腾飞认为病区药品的供应和管理是目前医院药事管理的薄弱环节，尤其是病区药品使用过程中批号及有效期的跟踪管理、基数药品设定及日常保管和使用等方面有待完善。护士为执行住院患者的临时医嘱，往往需频繁往返于病区与药房取药，占用了原本就有限的直接护理时间，尤其是护士夜间取药，埋下了潜在的护理风险。通过配备智能药柜，弥补了集中式调剂的不足，它不仅能规范病区药品的日常保管和使用，还能自动记录住院患者的用药信息，做到病区用药实时、全程可追溯，提升药学服务质量和护理质量，实现院内药品供应链的精细化管理，使药品质量管理能够真正做到覆盖医疗全流程，符合医院临床药学的方向。[中国处方药，2016，14(12)：31-32] （张 斌 葛卫红）

↗ **保证中药饮片调剂质量** 中药饮片调剂工作是整个临床医疗中重要的环节，在实际工作中，中药饮片调剂质量常受相关因素的影响，不能完全保证其质量，易造成医疗事故。张文一主要对影响医院中药饮片调剂质量的因素进行分析，并提出相应解决对策，对策包括保证中药饮片的质量、积极开展临床医生的后续培训工作、全面提升中药调剂人员的业务水平和职业修养、完善处方审核及双复核制度、建立调剂差错分析制度、建立奖惩制度、规范调剂操作流程和提倡药学服务跟踪机制，保障调剂质量，确保患者用药安全、有效。[中医药管理杂志，2016，24(23)：21-22] （张 斌 葛卫红）

↗ **采用一体化住院药房模式实现PIVAS成品输液科学合理下送** 随着PIVAS近10年在国内发展，也暴露出其运行过程中的不足，尤其是成品输液的外送始终是制约配置中心发展的瓶颈，因此设计出一条合理、科学的下送模式至关重要。黄秋玲等参考了各个医院PIVAS的运行模式后，在医院设计建造住院新病房大楼时，将PIVAS和住院药房有机的整合在一起，组成一体化住院药房。PIVAS自2009年开始运行以来，在不断摸索中总结经验并结合实际，积极与临床科室进行沟通，终于形成了一种科学、合理的下送模式。一体化住院药房总面积约1400m^2，其中PIVAS于2009年按当前最先进的药物配置标准建成并运行，共分为4个区：医嘱审核区、调剂摆药区、药物配置区、会议室。其中药物配置区为万级净化级别，并配有百级净化水平的生物安全柜共14台。住院药房按照洁净药房的标准建成，发挥传统药房的功能，主要负责口服药品、出院带药、麻醉精神等特殊管理药品的发放。本院一体化住院药房承载了住院部所有患者每日近万袋的医嘱审核及调配，为了更好地服务于临床科室，PIVAS将医嘱分为2大类即长期摆药医嘱与临时摆药医嘱，并制定了相应的下送模式。全程化下送模式的优势，配送及时，降低护士工作量，保障药品质量，减少药品耗损，医嘱错误率降低，节约摆药用时。[中南药学，2016，14(10)：143-1145] （张 斌 葛卫红）

药品不良反应

↗ **概 述** 2016年全国药品不良反应监测网络收到《药品不良反应/事件报告表》143万份，较2015年增长了2.3%。其中，新的和严重药品不良反应/事件报告42.3万余份，与2015年比增长了7.4%；新的和严重报告数量占同期报告总数的29.6%，与2015年比增加了1.4%。2016年全国每百万人口平均病例报告数为1068份，与2015年相比增加了2.4%。2016年全国药品不良反应/事件县级报告比例为97.7%，与2015年相比增长了1.1%。

按报告来源统计，来自医疗机构的报告占85.6%；来自药品经营企业的报告占12.8%；来自药品生产企业的报告占1.4%；来自个人及其他的报告占0.2%。

按报告人职业统计，医生报告占55.5%，药师报告占25.3%，护士报告占15.1%，其他报告占4.1%。与2015年的报告人职业构成情况基本相同。

按报告涉及患者性别和年龄统计，男性和女性患者比例接近0.89∶1，女性略多于男性，性别分布趋势和2015年基本一致。2016年药品不良反应/事件病例报告中，14岁以下儿童患者的报告占9.9%，与2015年持平；65岁以上老年患者的报告占23.5%，较2015年有升高了2.0%。

按怀疑药品类别统计，化学药占81.5%、中药占16.9%、生物制品（不含疫苗）占1.6%，与2015年基本一致。

按照药品给药途径统计，2016年药品不良反应/事件报告涉及的药品给药途径分布中，静脉注射给药占59.7%、其他注射给药（如：肌内注射、皮下注射等）占3.4%、口服给药占33.7%、其他给药途径（如：外用、贴剂等）占3.2%。与2015年相比，总体给药途径分布无明显变化。

按ADR累及器官系统情况统计,2016年报告的药品不良反应/事件中,累及系统排名前三位的为皮肤及其附件损害(占27.6%)、胃肠系统损害(占25.4%)和全身性损害(占10.9%)。化学药、中成药累及系统前三位排序与总体情况一致,生物制品累及系统前三位与总体情况略有不同,依次是皮肤及其附件损害、全身性损害及免疫功能紊乱。

(张海霞　葛卫红)

药品不良反应监测工作进展　2016年,国家药品不良反应监测网络建设进一步深入,基层网络用户数量快速增长,全国已有31万余个医疗机构、药品生产经营企业注册为药品不良反应监测网络用户,并通过该网络报送药品不良反应报告。全国97.7%的县有药品不良反应报告,每百万人口平均报告数量达到1068份,较2015年均有所增长。

2016年,药品不良反应报告和监测工作有序开展。通过日监测、周汇总、季度分析等方法加强对国家药品不良反应监测数据的分析评价,深入挖掘药品风险信号,对含睾酮药品、含非那西丁药品、注射用单磷酸阿糖腺苷、复方大青叶片、复方氨基酸注射液(18AA)及同类制剂、仙灵骨葆口服制剂等42个(类)品种进行了安全性评价,并采取了相应的风险管理和沟通措施。根据安全性评价结果,提出修改说明书建议35个;发布药品不良反应信息通报4期;编发《药物警戒快讯》12期,共计63条信息,涉及68个品种;对氯美扎酮和苯乙双胍两个品种发布撤市公告。同时,规范药品不良事件聚集性信号处置,加强预警平台建设,提高预警工作效能,对重点关注的150多条药品不良事件聚集性信号及时进行处置,经评价确认对黄体酮注射液等6起聚集事件采取风险控制措施,进一步保障公众用药安全。

此外,2016年加强对企业药品不良反应监测工作的培训,推进药品生产企业提升责任意识、提高药品安全评价能力。每月向药品生产企业反馈不良反应监测数据,指导企业开展数据分析评价,及时采取措施控制风险,落实企业安全风险主体责任。

(张海霞　葛卫红)

基本药物监测情况　2016年全国药品不良反应监测网络共收到国家基本药物的不良反应/事件报告59.5万例(占总体报告的41.6%),较2015年增加2.0%。其中严重报告4.5万例,占7.5%,较2015年增长了1.1%。报告涉及化学药品和生物制品病例报告占83.4%,中成药病例报告占16.6%。

(1)国家基本药物化学药品和生物制品情况分析

2016年全国药品不良反应监测网络共收到其中356个具体品种不良反应/事件报告50.2万例次,其中严重报告4.3万例次,占8.5%。

按类别统计,报告数量排名前5位的分别是抗感染药、心血管系统用药、抗肿瘤药、消化系统用药、镇痛/解热/抗炎/抗风湿/抗痛风药,占基本药物化学报告的72.2%。

药品不良反应/事件累及系统排名前5位的是皮肤及其附件损害(占27.4%)、胃肠系统损害(占27.2%)、全身性损害(占9.7%)、中枢及外周神经系统损害(占9.0%)以及免疫功能紊乱和感染(占4.0%);前5位不良反应例次之和占77.4%。

(2)国家基本药物中成药情况分析

2016年国家中心监测网络共收到203个相关品种的报告9.9万例次,其中严重报告6857例次,占6.9%。

2016年国家基本药物中成药部分六大类中,药品不良反应/事件报告总数由多到少依次为内科用药、骨伤科用药、妇科用药、耳鼻喉科用药、外科用药、眼科用药。其中内科用药报告总数占到总体报告数量的85.7%,这可能与内科用药临床使用量大有关,且基本药物目录中中药注射剂都属于内科用药有关。内科用药中排名前五位的分别是祛瘀剂、温理剂、开窍剂、清热剂、扶正剂,此五类药品报告占到内科用药报告数的90.0%。

2016年国家基本药物目录中成药部分药品不良反应/事件报告中,累及系统排名前三位的是皮肤及其附件损害(占29.0%)、胃肠系统损害(占23.4%)和全身性损害(占14.3%)。不同剂型报告累及系统中,注射剂不良反应/事件累及系统排名前三位的是皮肤及其附件损害(占21.4%)、全身性损害(占12.7%)、胃肠系统损害(占6.5%),口服制剂累及系统排名前三位的是胃肠系统损害(占16.1%)、皮肤及其附件损害(占5.1%)、神经系统损害(占2.6%)。

(张海霞　葛卫红)

化学药和生物制品监测情况　2016年药品不良反应/事件报告中,涉及怀疑药品150.7万例次,其中化学药占81.5%,生物制品占1.6%。2016年严重不良反应/事件报告共涉及怀疑药品12.1万例次,其中化学药品占86.9%,生物制品占1.8%。

按性别和年龄统计,男性和女性患者比例接近0.97∶1,女性略多于男性。2016年化学药品/生物制品(不含疫苗)不良反应/事件病例报告中,14岁以下儿童患者的报告占9.9%,65岁以上老年患者的报告占23.4%。2016年严重不良反应/事件报告涉及患者情况年龄分布于总体趋势基本一致。

2016年药品不良反应/事件报告涉及的怀疑药中,化学药品例次数排名前五位的类别依次为抗感染药(占化学药品总例次数的43.9%),心血管系统用药(占10.4%),镇痛药(占6.2%),电解质、酸碱平衡及营养药(占5.9%),肿瘤用药(占5.8%)。

2016年化学药品严重药品不良反应/事件报告中,最常见的药品是抗感染药,构成比为35.0%,较2015年降低0.9%;其次是抗肿瘤药,占22.8%,与2015年持平。2016年药品不良反应/事件报告涉及的生物制品中，抗毒素及免疫血清占28.5%，细胞因子占23.2%，血液制品占4.9%，诊断用生物制品占0.1%。

按剂型统计，2016年化学药品不良反应/事件报告中，注射制剂占64.9%、口服制剂占32.1%；生物制品90%以上为注射给药。（张海霞　葛卫红）

中药监测情况　2016年药品不良反应/事件报告中，涉及怀疑药品150.7万例次，中药占16.6%；2016年全国药品不良反应监测网络共收到严重药品不良反应/事件报告10.2万例，中药占5.5%。

2016年药品不良反应/事件报告涉及的怀疑中成药报告中男性和女性患者比例接近0.87∶1。2016年中成药药品不良反应/事件报告中，14岁以下儿童患者的报告占8.0%，65岁以上老年患者的报告占24.7%。2016年严重药品不良反应/事件报告涉及患者情况与中成药整体情况基本一致。

2016年药品不良反应/事件报告涉及的怀疑药品之中成药例次数排名前10位的类别分别是理血剂中活血化瘀药（29.7%）、清热剂中清热解毒药（9.7%）、补益剂中益气养阴药（8.5%）、开窍剂中凉开药（8.4%）、解表剂中辛凉解表药（6.0%）、祛湿剂中清热除湿药（5.0%）、祛湿剂中祛风胜湿药（3.2%）、祛痰剂中清热化痰药（2.4%）、补益剂中补气药（1.8%）、理血剂中益气活血药（1.5%）。与2015年相比，理血剂中益气活血药报告例次数进入前10，止咳平喘剂中止咳平喘药退出前10，其他类别与排序无变化。2016年中药不良反应/事件报告中，注射剂和口服制剂所占比例分别为53.7%和38.6%。2016年中成药严重药品不良反应/事件报告的例次数排名前10位的类别与中成药整体情况基本一致。

2016年药品不良反应/事件报告按药品给药途径分布，静脉注射给药占53.2%，其他注射给药占0.6%，口服给药占40.2%，其他给药途径占6.0%，与2015年相比，总体给药途径分布无明显变化。2016年严重药品不良反应/事件报告按药品给药途径分布，静脉注射给药占85.8%，其他注射给药占0.9%，口服给药占12.1%，其他给药途径占1.2%，与2015年相比，总体给药途径分布无明显变化。

（张海霞　葛卫红）

抗感染药监测情况　2016年全国药品不良反应监测网络共收到抗感染药物的不良反应/事件报告51.8万例，其中严重报告3.3万例，占6.5%。抗感染药物的不良反应/事件报告占2016年总体报告的36.2%。与2015年相比，2016年抗感染药物报告数量同期上升1.1%，严重报告同期增长18.6%。严重报告构成比与2015年（5.5%）相比增加了1.0%。

2016年抗感染药物的药品不良反应报告/事件数量排名前3位的是头孢菌素类、喹诺酮类、大环内酯类，排名前3位的品种为左氧氟沙星、阿奇霉素、头孢曲松，与2015年相比，排名无变化。严重报告中排名前3位的是头孢菌素类、喹诺酮类、抗结核病药，与2015年相比，抗结核病药超过青霉素类上升至第3名。2016年抗感染药物严重不良反应/事件报告数量排名前3位的品种为左氧氟沙星、头孢曲松、头孢哌酮舒巴坦。与2015年基本一致。

2016年抗感染药物不良反应/事件报告中，注射剂占78.3%，口服制剂占19.4%，其他剂型占2.3%，与药品总体报告相比，注射剂比例偏高，与2015年的剂型分布基本一致。严重报告中不良反应/事件报告中，注射剂占82.1%，口服制剂占17.3%，其他剂型占0.6%，与药品整体严重报告相比注射剂比例偏高，与2015年相比，注射剂型下降了0.6%，口服剂型上升了0.5%。

2016年抗感染药物不良反应/事件报告中，整体报告和严重报告的药品不良反应/事件累及器官系统情况。与整体报告相比，严重报告的全身性损害、免疫功能紊乱和感染和呼吸系统的构成比明显升高。抗感染药整体报告中口服制剂累及系统的前3位是胃肠损害（43.0%）、皮肤及其附件损害（27.6%）、神经系统损害（6.8%）；注射剂累及系统前3位是皮肤及其附件损害（43.7%）、胃肠损害（20.2%）、全身性损害（8.6%）。

抗感染药严重报告中口服制剂累及系统排名前3位的是肝胆损害（27.1%）、皮肤及其附件损害（21.1%）、全身性损害（9.5%）；注射剂累及系统排名前3位的是皮肤及其附件损害（22.5%）、全身性损害（19.1%）、免疫功能紊乱和感染（12.7%）。（张海霞　葛卫红）

药品风险控制　根据2016年药品不良反应监测数据和评估结果，食品药品监督管理总局对发现存在安全隐患的药品及时采取相应风险控制措施，以保障公众用药安全。

（一）发布《药品不良反应信息通报》4期，通报了警惕注射用单磷酸阿糖腺苷可引起严重不良反应及超适应证用药风险、警惕仙灵骨葆口服制剂引起的肝损伤风险、关注睾酮药品的心血管事件风险、警惕新复方大青叶片长期、大量使用或与其他含同类组分的药物合并使用时，可能导致重症药疹等严重过敏反应等严重不良反应，及时提示用药安全风险。

（二）组织对罗格列酮及其复方制剂、茵栀黄注射液、复方氨基酸注射液（18AA）及同类制剂等19个（类）药品的说明书进行修改，完善了说明书中的警示语、不良反应、禁忌等相关信息。

（三）依据监测评价结果，撤销苯乙双胍和氯美扎酮两个品种的批准证明文件。

（四）发布《药物警戒快讯》12期，报道了阿立哌唑、含穿心莲产品、聚乙二醇干扰素α-2a等国外药品安全信息63条，68个（类）品种。（张海霞　葛卫红）

临床药学

概 述 我国临床药学发展呈现蓬勃向上趋势,加强卫生医疗机构临床药事管理,规范处方行为,完善事中事后监管已是保障医疗质量和安全的重要内容。临床药师在慢病管理和医院临床路径实施中逐渐发挥出特色优势,通过用药重整、信息服务、用药教育、随访监护,使药师的服务真正实现从院内至院外的全程化药学服务。临床药师探索药师单独的咨询门诊或与临床等多学科的联合门诊模式已经在国内很多医疗机构较广泛开展。用药咨询中心的建设和标准化管理在保障用药咨询服务质量以及咨询药师的培训提高方面均发挥了重要作用。药师通过提升业务水平、加强与患者及医务人员的沟通、开展用药宣教和咨询服务等措施提高了患者用药依从性及药学服务质量。临床药师参加门诊医疗团队的模式逐渐形成。信息化事前处方审核系统实现了"多时段、多科室、多处方"的处方审核,从源头上减少严重用药错误的发生,切实保障了患者用药安全。临床药师依据技术检测分析结果提出的个体化给药建议更加贴近临床需求。为患者个体化给药提供的药学技术检测工作已从治疗药物监测扩大到药物基因组、药物代谢组检测,对钠离子通道基因与转运体基因多态性、葡萄糖醛酸转移酶 UGT2B7-A268G 基因多态性、葡萄糖醛酸转移酶 UGT2B7-A268G 基因多态性、UGT1A6 A541G 和 A552C 基因多态性、CYP450 酶(CYP2C19、CYP3A5CYP3A4* 18A、CYP3A4* 18B)和 MDRlC3435T 基因多态性对药物血药浓度及疗效的影响探讨与研究已在一些医疗机构开展。建立同时测定人血浆中多种药物的监测方法或用不同测定方法监测同种药物以达到尽可能地减少测量结果的不确定度、提高测定结果的准确性与可靠性也是近期研究的热点。药师更加关注药品说明书的科学性、完整性和规范性,建议相关部门尽快完善药品说明书,更正不适宜的内容,修订可能产生严重后果的条目。药物经济学的研究逐渐深入,尤其对特殊人群的药物经济学评价项目增多。以循证药学及药物经济学为理论基础,比较国内外基本药物目录的遴选方法,提出了更为完善的我国基本药物目录遴选体系。对药物基因组学的药物经济学评价中需要注意的多个问题进行了探讨,认为未来的药物基因组学筛查方案应基于良好的循证依据,其药物经济学分析应该严格按照相关的《药物经济学评价指南》执行。 (胡晋红)

药物监测及咨询服务

临床药学信息系统建设的新发展 随着医院药学信息系统的不断普及,对于药学信息系统的功能有了更多和更高的需求。但目前的医院信息系统大多脱胎于西医系统,对中医中药的特色支持不够,在中药的合理用药方面监控薄弱。章亚东等编制了一种智能中医临床药师监控系统,该系统是根据中医临床用药的基本特点和要求,采用 C#语言和 SQL Server 数据库系统,实现对中药医嘱的自动审查,及时发现不合理的用药问题,同时为医生、药师和患者提供多种帮助信息。在医院药学信息的利用和传递过程中,许多情况下需要实现信息的内、外网传输,此时二维码技术是一种较好的解决方案。何敬成等介绍了二维码在临床药学信息系统中的作用和优势,其应用该技术实现了对药品说明书、住院处方点评信息、临床药师查房记录和用药咨询信息的二维码转换功能。使二维码技术实现临床药学信息图像化,促进临床药学信息跨平台传播[医学信息,2016,29(2):1-2;海峡药学,2016,28(8):281-283]。 (王 卓 胡晋红)

门诊用药咨询服务规范化建设取得进展 北京安贞医院门诊用药咨询中心的建设和标准化管理方法为用药咨询工作的推广提供了参考。除配备必需的软硬件设施和专业书籍外,还将咨询频率较高的用药问题整理成宣教折页免费发放给患者;咨询药师的资格为主管级以上药师或者临床药师。咨询药师除需进行主要工作内容、软硬件设施使用、常见咨询问题和典型用药问题的岗前培训外,还需进行日常工作的继续教育培训;建立接待、询问、查询并回答、记录的标准化咨询流程以保障服务标准化,并对咨询记录进行定期分析,设立标准回复模版;对常见慢性病患者的常用药种类进行分析,总结成相对标准化的答案,提供相对一致的咨询服务。用药咨询中心的建设和标准化管理在保障用药咨询服务质量以及咨询药师的培训提高方面具有重要作用。北京市医院管理局主办的 2016 年药师咨询技能大赛决赛展现了北京市属医院药师转型后的风采,也预示着北京市属医院的药师将提升"精准服务",更好地为患者提供个体化服务。[中国药房,2016(4):504-507;首都食品与医药 . 2016(21):35-35] (孙华君 胡晋红)

门诊药师参与慢性病咨询与管理初显成效 某医院门诊西药房取药的高血压患者,按挂号单编号的单双号将其分为常规组和加强组,常规组患者进行常规用药指导,加强组患者在进行常规用药指导的基础上进行联系三天的电话回访指导的强化用药指导。经过 1 个月的用药指导后,1 年、3 年的患者服药的总依从率、血压控制的合格率、各种并发症的发生率加强组均明显优于常规组。首都医科大学附属北京友谊医院门诊药师随机选取门诊老年慢性病患者,采用问卷调查与采访相结合的方式,对影响患者用药依从性的因素进行综合分析,提示 400 例老年慢性病患者用药依从率仅为 45%。家庭和社会的关心程度、患者对自身慢性病的了解和重视程度、获取医药健康知识的积极性以及对医务人员的信任程度等因素对患者用药依从性具有显著影响。药师可通过提升业务水平、加强与患者及医务人员的沟通、开展用药宣教和咨询服务以及发展临床药学工作等措施提高患者用药依从性，以促进合理用药，提药学服务质量。［当代医药论丛，2016(7)：11-13；中国医药导报，2016(11)：52-55］

（孙华君　胡晋红）

药品说明书信息依然需要完善　某院常用的98种抗肿瘤药说明书，对其中"用法用量"和"药代动力学"中有关老年人的表述，以及"药物过量""药物相互作用"和"禁忌证"等栏目进行分析结果表明，"药物相互作用"和"禁忌证"的标注率较高，但其他3项标注率较低，尤其是国产药品。亟待对药品说明书进行完善，明确用药时间及剂量，推进老年人药代动力学试验，确保用药安全、有效。收集的贵州省民族药品种说明书622份，对其中不良反应、禁忌证、药物相互作用等内容进行分析。结果表明，对不良反应有详细描述的为9%；禁忌证详细描述的为35%；孕妇及哺乳期妇女、儿童、老年人用药总标注率分别为36%、49%及24%，药物相互作用、药代动力学标总注率分别为45%、0.3%。需要各方共同努力，保障用药安全。通过检索美国药品食品监督管理局药品说明书官方网站DailyMed和中国药智网中的药品说明书中吸烟影响药效和药动学的相关内容，结果表明，两国颁布的指南均要求在新药研发过程中关注吸烟对药效和药动学的影响，且须在说明书中明确注明。在记录的62 857条药品中，美国说明书提示吸烟对34个药物的药效和药动学产生影响，其中9个药物需要调整用药剂量；上述药品在中国药品说明书中有6个药物提示须关注吸烟对其药效和药动学的影响，仅1个药物（盐酸厄洛替尼）提示需要调整剂量。中国药品说明书在吸烟对药效和药动学方面影响的标注率明显偏低。建议药品监督管理部门规范和完善药品说明书在此方面内容的描述，对不适宜的内容作更正，对可能产生严重后果的项目进行修订。药品生产企业也应规范药品上市前的临床研究，重视药品说明书的科学性、完整性和规范性。［今日药学。2016(7)：512-514；贵州科学，2016(1)：37-39；中国药房，2016(25)：3592-3595］

（孙华君　胡晋红）

国产药品与原研药品说明书差异明显　原研左氧氟沙星注射液药品说明书与20份3种不同酸根的国产仿制左氧氟沙星注射液药品说明书中警告、适应证、用法用量、儿童用药、药物相互作用、毒理学、药动学等内容进行对比分析，结果发现，21份药品说明书中适应证、用法用量和药动学的标注率较高，均为100%。国产仿制盐酸盐、乳酸盐、甲磺酸盐左氧氟沙星注射液药品说明书警告中肌腱损伤的标注率分别为30%、0.33%，适应证中抗菌谱的标注率分别为10%、0.33%，药物相互作用的具体结果标注率分别为10%、0.67%，毒理学标注率分别为70%、86%、33%，均低于原研药100%的标注率。3种国产仿制左氧氟沙星注射液药品说明书用法用量、儿童用药及毒理学项目均缺少临床试验数据，药动学项目缺少肝肾功能损伤者及特殊人群药动学参数。国产注射用头孢曲松钠药品说明书也类似。选取齐鲁制药有限公司官方网站的英派琦说明书作为国产注射用头孢曲松钠药品说明书的代表，选取上海罗氏制药有限公司官方网站的罗氏芬说明书作为原研注射用头孢曲松钠药品说明书，二者在说明书修订日期、成分、适应证、用法用量、不良反应、禁忌证、注意事项、药物相互作用、警告等的结构基本一致，但内容上国产药说明书在特殊人群用药、不良反应描述、药物相互作用等方面没有原研药说明书描述的全面和详细。建议国产仿制药企业完善药品说明书的具体内容，药品监管部门应完善对药品说明书的审批管理，医师和药师应严格按相应药品说明书的信息对照使用。［中国药房，2016(25)：3598-3600；中国药房，2016(28)：4025-4027］

（孙华君　胡晋红）

基因多态性对丙戊酸血药浓度的影响　丙戊酸（Valproic acid，VPA）是临床广谱抗癫痫药物，相对于其他抗癫痫药物，VPA疗效高，耐受性较好，但其体内代谢受多种因素影响，个体差异较大，需要监测血药浓度，进行个体化给药治疗。随着药物基因组学和遗传药理学的发展，针对VPA在药物代谢过程中的个体差异和代谢酶基因多态性的研究也较多。张媞等人纳入400例癫痫儿童，同时测定浓度及主要的三种CYP450酶基因型，研究发现CYP2C9*3和CYP2A6*4基因多态性可以显著升高VPA标准化血药浓度（CDR_{VPA}），因此CYP2C9*3和（或）CYP2A6*4等位基因携带的患儿VPA使用剂量应低于常规剂量，以避免发生不良反应。针对转运体基因多态性，张芹等人纳入200例癫痫患儿测定浓度及葡萄糖醛酸转移酶UGT2B7-A268G位点的遗传基因多态性，结果发现携带变异UGT2B7-268G一个基因型或纯合基因患儿的VPA血清药物浓度显著高于携带A/A型基因的患儿。且不受年龄、体质等因素干扰。张娟等人同时测定了160例癫痫患者的浓度及转运体ABCC2，MCT1，MCT2，OATP2B1的单核苷酸多态性，结果发现，ABCC2 rs2273697（1249G＞A）AA型患者的丙戊酸血药浓度显著高于GA型和GG型（$P<0.05$），其他SNPs各基因型对丙戊酸体重剂量校正浓度和临床疗效无显著影响。［中国生化药物杂志，2016，36(2)：1-4；儿科药学杂志，2016，22(3)：33-36；中国临床药理学杂志，2016，32(3)：215-217］

（孙华君　胡晋红）

乳腺癌患者体内多西他赛血药浓度的测定　多西他赛（docetaxel，TDX）是一种半合成的紫杉醇类抗肿瘤药，作用于肿瘤细胞增殖的M期，通过干扰细胞有丝分裂和分裂间期细胞功能所必需的微管网络而起抗肿瘤作用。主要用于治疗乳腺癌、非小细胞肺癌和激素依赖的转移性前列腺癌的治疗。多西他赛药动学参数存在广泛变异,导致药物疗效和不良反应个体差异大。主要有胃肠道反应、肝脏毒性和血液毒性等不良反应,因此,对多西他赛进行血药浓度监测,有助于合理制定个体化给药方案,提高疗效和减少不良反应。多西他赛的血药浓度测定方法众多,如唐原君等报道的 HPLC-UV 法,赵苏等报道的 HPLC-MS/MS 法,以及贾萌萌的胶乳增强免疫比浊法。其中 HPLC-UV 法经济,但干扰物质较多,HPLC-MS/MS 法干扰小,分析更快速,但仪器要求较高,胶乳增强免疫比浊法虽然操作简便,出样结果快速,但受限于特殊的试剂盒,单个测定样品成本较高,各有优劣。多西他赛的采血主要为多点采集,通过计算给药后多西他赛的 AUC 值,完成对患者的个体化给药建议。[中国临床药学杂志,2016,25(5):283-285;药学与临床研究,2016,24(3):222-226;中国医院药学杂志,2016,36(24):2184-2187]

(罗雪梅　葛卫红)

伏立康唑药物浓度的影响因素　伏立康唑是新一代三唑类广谱抗真菌药,具有效强、抗菌谱广、吸收快等特点,尤其对于侵袭性曲霉、氟康唑耐药的念珠菌等所致感染疗效好。目前已成为血液系统疾病、免疫功能低下、器官移植患者治疗或预防用药的首选。伏立康唑用药后为非线性药动学,个体差异较大,目前临床推荐有效药物浓度范围为 1.0 ~ 5.5μg/ml。血药浓度的波动主要与基因型、不同人群(年龄、肾功能、肥胖等)有关。陈恳等回顾性分析了中外报道的关于 P4502C19 不同代谢型患者的血药浓度结果,发现 PMs、HEMs 和 EMs 的稳态血药浓度逐步递减,分别为 4.21μg/ml,2.47μg/ml,2.00μg/ml。但由于基础疾病等原因,减弱了 P4502C19 间快慢代谢型间的差异,认为在初始方案制定时,并不需要额外特别考虑。而年龄方面,郭一萌等发现,由于儿童、青少年和成人的初始剂量已校正,不同年龄间有效性、安全性统计无统计学意义,但是,儿童的个体差异显著大于青少年和成人,达标率偏低,安全性方面,儿童出现肝毒性的例数较多,而成人出现视觉异常和神经毒性的例数较多。肥胖方面,陈恳发现,肥胖患者的药代动力学指标变异程度大于非肥胖患者,而基于体重调整剂量的患者浓度达标率要显著高于未调整组。[中国临床药学杂志,2016,32(3):264-266;药学与临床研究,2016,32(3):261-263;中国医院药学杂志,2016,32(5):459-461]

(罗雪梅　葛卫红)

UHPLC-MS/MS 法同时测定人血浆中 7 种苯二氮䓬类镇静催眠药的浓度　苯二氮䓬类药物在临床上具有多种治疗作用,应用过量会导致神经肌肉阻滞甚至引起死亡,这增加了自杀以及潜在的成瘾和滥用的犯罪案件的发生,是急诊药物中毒的常见药物。以西酞普兰为内标,血浆经乙腈沉淀蛋白后进样分析,建立同时测定人血浆中 7 种苯二氮䓬类镇静催眠药浓度的方法。色谱柱为 CORTECS UHPLC C_{18} 柱(2.1mm × 100mm,1.6μm),流动相为含 0.01% 甲酸水溶液-含 0.01% 甲酸甲醇溶液,流速为 0.3ml/min,电喷雾离子源,用多反应监测,结合正离子分段扫描分析。咪达唑仑、硝西泮、艾司唑仑、氯硝西泮、劳拉西泮、三唑仑和地西泮浓度分别在 1.05 ~ 840 (r = 0.9994)、2.06 ~ 824 (r = 0.9981)、2.02 ~ 1616 (r = 0.9947)、6.18 ~ 2472(r = 0.9979)、6.12 ~ 2448(r = 0.9974)、3.02 ~ 2416(r = 0.9902)、1.02 ~ 816(r = 0.9988) ng/ml 内线性关系良好。最低检出限分别为 0.02ng/ml、0.52ng/ml、0.51ng/ml、1.55ng/ml、0.77ng/ml、0.76ng/ml 和 0.02ng/ml。日内、日间精密度(RSD)均 < 10.81%;提取回收率均在 81.46% ~ 106.53% 内。该方法成功用于临床患者血液样本分析,为临床治疗抢救、刑事案件的侦破及药物影响驾驶安全提供参考方法。[药学学报,2016(11):1765-1769]

(黄　瑾　胡晋红)

高效液相色谱-质谱联用法测定风湿免疫病患者口服低浓度甲氨蝶呤的血药浓度　建立风湿免疫病患者服用甲氨蝶呤的液相色谱-质谱联用血药浓度测定方法。采用甲醇沉淀蛋白,以氨基蝶呤作为内标,用 Epic C_{18} 色谱柱(4.6mm × 50mm,3μm),甲醇(含 0.1% 甲酸)-水(含 0.1% 甲酸)为流动相,梯度洗脱,流速 0.6ml/min,柱温 40℃。用电喷雾离子化源,正离子模式,多反应监测(MRM)扫描方式进行监测。考察方法的专属性、标准曲线、定量下限、精密度、准确度、回收率、基质效应和稳定性。结果甲氨蝶呤在 0.5 ~ 200.0ng/ml 范围内线性良好(r = 0.9992),定量下限为 0.5ng/ml,日内、日间精密度及准确度 RSD < 15%,回收率为 76.80% ~ 85.49%。该检测方法快速、灵敏,满足对服用甲氨蝶呤 72h 内的风湿免疫病患者血药浓度的准确测定。[中国临床药理学杂志,2016(21):1993-1996]

(黄　瑾　胡晋红)

中国胃肠间质瘤患者服用伊马替尼稳态谷浓度的初步分析　研究中国胃肠间质瘤(gastrointestinal stromal tumor,GIST)患者服用伊马替尼稳态浓度的分布情况,为开展伊马替尼治疗药物浓度监测和个体化治疗提供依据。收集服用甲磺酸伊马替尼达稳态(29d)的 GIST 患者血浆,HPLC-MS/MS 法检测血浆伊马替尼浓度。分析不同剂量伊马替尼血药浓度的差异以及个体间和个体内变异。共收集 88 例 GIST 患者的 154 份血浆样本。服用伊马替尼 600mg/d(n = 4)、400mg/d(n = 81)、300mg/d(n = 1)、200mg/d(n = 2)的患者血药浓度分别为(3032.50 ± 679.94) ng/ml,(1525.14 ± 599.87) ng/ml,1155ng/ml,(655.57 ± 21.92) ng/ml。伊马替尼个体间变异 39.57%,个体内变异为 22.32%。单变量分析显示,伊马替尼血药浓度与性别、年龄、肿瘤切除部位以及是否转移无关。中国 GIST 患者服用伊马替尼血药浓度个体差异较大,十分有必要进行血药浓度监测。[中国医院药学杂志,2016(20):1787-1790]

(黄　瑾　胡晋红)

高效液相色谱-质谱联用法测定人血浆中索拉菲尼的浓度 索拉菲尼是一种主要通过拮抗血管内皮生长因子(VEGF)受体发挥抗肿瘤作用的小分子靶向药物，是目前晚期肝细胞肝癌(HCC)的标准治疗药物。索拉菲尼的血药浓度与药物疗效和药物不良反应的相关性明确，建立人血浆中索拉菲尼浓度测定的 HPLC-MS/MS 方法，进行血药浓度检测具有十分重要意义。人血浆样品用乙腈-沉淀蛋白后，色谱柱：Eclipse Plus C_{18}(2.1mm×100mm，3.5μm)，流动相：乙腈：10mmol/L 醋酸铵溶液(均含 0.05% 甲酸) = 80：20，流速：0.25ml/min。用电喷雾离子化源，正离子方式，多反应监测扫描方式进行监测。考察该方法的专属性、标准曲线和定量下限、精密度与回收率、基质效应以及稳定性。血浆中索拉菲尼的线性范围为 0.02 ~ 10.00μg/ml(r = 0.9971)，定量下限为 0.02μg/ml；质控样品的准确度在 95.01% ~ 104.86%；日内、日间 RSD 均小于 15%；提取回收率为 82.08% ~ 89.72%，无明显基质效应。质控样品室温放置 8h、处理后自动进样器 4℃放置 12h，反复冻融 3 次，于 -80℃环境中放置 20d 后准确度在 91.78% ~ 106.19%，RSD 在 4.31% ~ 9.73%。本方法快速、灵敏、准确，专属性强，重复性好，适用于人血浆中索拉菲尼浓度的测定。[中国临床药理学杂志，2016(20)：1901-1904]
（黄 瑾 胡晋红）

LC-MS/MS 法测定血浆中多西他赛和紫杉醇浓度及在乳腺癌患者中的应用 建立一种快速、灵敏的液相色谱-串联质谱(LC-MS/MS)法检测乳腺癌患者血浆中多西他赛、紫杉醇的浓度。多西他赛和紫杉醇互为内标，血浆样品 100μL 加入 1mL 叔丁基甲醚萃取，分离有机相，以氮气吹干后流动相复溶进样。色谱柱为 Agilent Eclipse XDB C_{18}(2.1mm × 100mm。3.5μm)，流动相为 0.4% 甲酸水溶液-0.4% 甲酸乙腈溶液(20：80，V/V)，流速 0.3ml/min，柱温为 40℃。采用多反应监测(MRM)进行定量，电喷雾电离源(ESI)正离子方式进行检测，多西他赛与紫杉醇用于定量分析的检测离子对分别为 m/z 808.5→m/z 527.2 和 m/z854.3→m/z 569.4。多西他赛和紫杉醇的线性范围分别为 5.0100ng/ml 和 1.0500ng/ml，最低检测浓度分别为 5.0ng/ml 和 1.0ng/ml。两药低、中、高三个浓度的批内和批间 RSD 均 < 15%，平均提取回收率分别为 65.9%、84.3% 和 90.4%、106.5%。本法快速、准确、灵敏、专属性强，适用于同步测定多西他赛和紫杉醇血药浓度及其在中国乳腺癌患者中的药动学研究。[药学与临床研究，2016(3)：222 226]
（黄 瑾 胡晋红）

HPLC 法测定人血浆中多西他赛的浓度 多西他赛药动学(PK)/药效学(PD)参数是预测药物毒性和疗效的重要指标，而其 PK 在患者个体间存在变异较大，因此需要监测其血药浓度，进行个体化给药。建立人血浆中多西他赛浓度测定的 HPLC 方法，用于多西他赛药动学特征的研究。色谱柱：Phenomenex C_{18}(250mill × 4.6nlin，5tan)；流动相：乙腈-水(60：40)；等度洗脱；流速 1ml/min；检测波长 230nm；柱温 40℃；进样量 20μl；内标：艾司唑仑；血浆样品经 3g/L $ZnSO_4$ 的甲醇溶液处理后，上清液氮气吹干、复溶、进样。多西他赛血药浓度检测的线性范围在 0.064 ~ 4.096mg/L(r > 0.9998)，检测限为 0.05mg/L，方法的回收率为 95% ~ 110%，日内、日间 RSD 均 < 11%。建立的人血浆中多西他赛浓度测定的 FIPLC 方法简便、准确、快速，专属性好，适用于多西他赛血药浓度的常规监测及药动学研究。[中国临床药学杂志，2016(5)：283-285]
（黄 瑾 胡晋红）

高效液相色谱法测定人红细胞 6-硫鸟嘌呤核苷酸和 6-甲基巯基嘌呤核苷酸的浓度 建立同时测定人红细胞内硫嘌呤药物活性毒性代谢产物 6-硫鸟嘌呤核苷酸(6-TGNs)和 6-甲基巯基嘌呤(6-MMP)浓度的高效液相色谱法(HPLC)。色谱柱：Waters Xterra MS C_{18}，流动相：甲醇-20mmol/L 磷酸二氢钾溶液-三乙胺(磷酸调节 pH 3.2) = 5：95：0.1，流速：1.0ml/min，柱温：25℃，6-TGNs 和 6-MMP 检测波长分别为 348，303nm。考察该方法的专属性、标准曲线和定量下限、精密度与回收率、稳定性。红细胞中 6-TGNs 在 1.25×10^{-2} ~ 1.25μg/ml 内线性关系良好(r = 0.9996)，6-MMP 在 0.04 ~ 5.00μg/ml 内线性关系良好(r = 0.9994)。6-TGNs 和 6-MMP 定量下限分别为 1.25×10^{-2}，0.04μg/ml。6-TGNs 和 6-MMP 日内及日间精密度(RSD)均 ≤ 8.9%，6-TGNs 回收率为 60.99% ~ 72.04%，6-MMP 为 85.62% ~ 95.13%。在稳定性考察中 RSD 值均≤6.08%。本方法简单快速、准确、灵敏、专属性强和稳定性好，适用于服用硫嘌呤类药物治疗的炎症性肠病患者血药浓度监测。[中国临床药理学杂志，2016(3)：257-260]
（黄 瑾 胡晋红）

高效液相色谱法测定狼疮性肾炎患儿血浆中环磷酰胺的含量 目前，临床上采用激素联合环磷酰胺的经典治疗方案来控制狼疮性肾炎患儿的短期病程及长期预后，但是由于环磷酰胺毒副作用大、安全范围窄，特别是在不同人群和不同疾病状态下，其体内药代动力学行为存在明显差异。为保证患者的用药安全，需要对环磷酰胺的血药浓度进行实时监测，为制订个体化治疗方案提供依据。色谱柱为 Hypersil ODS-2 C_{18}柱，流动相为乙腈-水(体积比为 30：70)，流速为 1.0ml/min，柱温为 30℃，检测波长为 195nm，进样量为 20μl。以异环磷酰胺为内标，血浆样品经甲醇沉淀蛋白、离心取上清液进样检测。结果：血浆中环磷酰胺的质量浓度在 0.5 ~ 20.0mg/L 范围内，环磷酰胺与内标的峰面积比呈良好的线性(r = 0.9994)，最低检出限为 0.1mg/L；日内、日间精密度和稳定性实验的相对标准偏差(RSD)均 < 8%；加样回收率为 100.60% ~ 101.05%。该法简便、快速、准确、重现性好，可用于狼疮性肾炎患儿血浆中环磷酰胺的含量测定及免疫

抑制治疗的临床药学监护。[国际生物医学工程杂志,2016(5):294-298] （黄 瑾 胡晋红）

LC-MS/MS 法测定人血浆中左舒必利含量的不确定度评定 左舒必利为多巴胺 D2 受体拮抗药,系舒必利的左旋体,具有止吐、助消化、抗抑郁和抗精神病作用,临床上主要用于治疗神经精神系统疾病,如精神分裂症和抑郁症;以及胃肠道疾病的治疗,如肠易激综合征和反流性食管炎等。不确定度目前是国际上普遍接受和推荐使用的定量说明检测结果质量的参数,用于衡量测定结果准确性的可疑程度,能够客观、准确的评价测定结果的质量。不确定度越小,表明测量结果越准确,更加可信。为此,本文依据相关的规范和指南,评定 LC-MS/MS 法测定人血浆中左舒必利含量的不确定度,找出测定过程中影响不确定度的因素,并对不确定度进行评估,计算出测定结果扩展不确定度值,如实反映测量的置信度和准确度,为左舒必利血浆药物浓度测定方法的改进以及药动学研究提供参考依据,并对试验结果的可信性、可比性及可接受性具有重要的意义。本文对测定过程中不确定度的来源进行分析评定,包括称量、纯度、仪器误差、标准溶液的配制、含药血浆样本的配制、标准曲线拟合、重复性、血浆样本的处理等,分析各分量的不确定度与合成不确定度,最终计算扩展不确定度。人血浆中低(9.0ng/ml)、中(150.0ng/ml)、高(3200.0ng/ml)3 个浓度的扩展不确定度分别为 2.46,10.42,173.77ng/ml($k=2, P=95\%$)。由评定结果可知,LC-MS/MS 法测定人血浆中左舒必利含量的不确定度主要由血浆样本的处理,仪器误差、标准溶液的配制及标准曲线拟合(低浓度)引入。对于低浓度影响较大的主要是标准曲线的拟合及样本处理过程中引入的不确定度,而对于中、高浓则主要是仪器误差和血浆样本处理过程中引入的不确定度贡献最大。在实际的分析测定过程中,需对不确定度贡献较大的各分量来源严格控制,尽可能地减少测量结果的不确定度,提高测定结果的准确性与可靠性。[中国药师,2016(12):2369-2372] （黄 瑾 胡晋红）

HPLC 法测定咖啡因和茶碱的血药浓度及在早产儿药动学研究中的应用 建立反相高效液相色谱法同时测定早产儿血清中咖啡因和茶碱的浓度,用于血药浓度监测,防范不良反应的发生,并将其应用于咖啡因在早产儿的群体药代动力学研究。以二羟丙茶碱为内标,血清样品用乙酸乙酯-二氯甲烷(4:1)提取后,反相高效液相色谱法检测咖啡因和茶碱的浓度。色谱条件:采用 ZORBAX SB-C_{18}(150mm × 4.6mm,5μm)色谱柱,以甲醇-0.2% 醋酸溶液(25:75)为流动相,流速 1ml/min,紫外检测波长 273nm,柱温 40℃。咖啡因和茶碱的相对回收率范围分别为 99.4% ~ 107.7% 和 100.2% ~ 114.0%,提取回收率范围分别为 69.2% ~ 73.0% 和 50.5% ~ 54.4%;咖啡因和茶碱的批内 RSD 分别为 2.2% ~ 4.9% 和 1.7% ~ 4.7%,批间 RSD 分别为 2.5% ~ 6.7% 和 1.9% ~ 5.3%。10 例早产儿的咖啡因血药浓度为(15.6 ± 6.6)μg/ml,茶碱血药浓度(0.8 ± 0.1)μg/ml,未超出本方法的检测范围,也未发生不良反应。本法经方法学验证,适用于早产儿咖啡因药代动力学研究。[药物分析杂志,2016(12):2089-2093] （黄 瑾 胡晋红）

超高效液相色谱-质谱联用法同时测定人血浆中 9 种抗抑郁药物的浓度 建立同时测定人血浆中 9 种抗抑郁类药物浓度的超高效液相色谱-质谱联用法(UPLC-MS/MS)。以奥沙西泮为内标,血浆经乙腈直接沉淀后进行分析。色谱柱:Acquity UPLCHSS C_{18} 柱(2.1mm × 150mm,1.8μm);流动相:含 0.01% 甲酸水溶液-含 0.01% 甲酸甲醇溶液,梯度洗脱,流速:0.3ml/min,进样量:3μl。用电喷雾离子源,多离子反应监测,正离子扫描进行测定。考察该方法的专属性、标准曲线和定量下限、精密度与回收率、基质效应和稳定性。结果西酞普兰、文拉法辛、米安色林、帕罗西汀、氟伏沙明、氟西汀、丙咪嗪、马普替林和舍曲林血药浓度分别在 2.50 ~ 1003.00($r=0.9990$),2.50 ~ 1003.00($r=0.9988$),2.50 ~ 1003.00($r=0.9989$),2.50 ~ 1005.00($r=0.9984$),2.50 ~ 1003.00($r=0.9988$),2.50 ~ 1003.00($r=0.9986$),2.50 ~ 1000.00($r=0.9988$),2.52 ~ 1007.00($r=0.9968$),2.52 ~ 1007.00ng/ml($r=0.9987$)内线性关系良好;最低定量下限分别为 0.62,0.06,0.62,0.25,0.62,0.62,0.62,0.25,0.06ng/ml;日内、日间精密度(RSD)均 < 15%;提取回收率均 > 75%。本方法操作简便、专属性强、灵敏度高,可用于血药浓度的临床监测以及药代动力学研究。[中国临床药理学杂志,2016(23):2191-2194] （黄 瑾 胡晋红）

钠离子通道基因与转运体基因多态性对拉莫三嗪血药浓度的影响 拉莫三嗪(LTG)是新一代抗癫痫药物(AED),常用于 2 岁以上儿童及成人的癫痫部分性发作或全身强直阵挛性发作的辅助治疗,临床上 LTG 联合丙戊酸钠(VPA)为常见抗癫痫治疗方案。LTG 药代动力学个体差异大,遗传多态性能够解释其部分差异。本文研究钠离子通道基因 SCN1A、SCN2A 及转运体基因 MDR1、SLC22A1 对癫痫患儿拉莫三嗪血药浓度的影响。收集 213 例用拉莫三嗪联合丙戊酸钠治疗的癫痫患儿血样,分别用 HPLC 法和荧光偏振免疫分析法测定拉莫三嗪和丙戊酸浓度,用聚合酶链式反应-限制性片段长度多态性分析法及直接测序法对 SCN1A(rs3812718)、SCN2A(rs17183814)、MDR1(rs1128503、rs2032582、rs1045642)与 SLC22A1(rs2282413)进行基因分型,比较不同基因型对拉莫三嗪血药浓度的影响,用多元线性回归分析影响拉莫三嗪血药浓度的因素。SCN1A rs3812718 中 GG、GA、AA 患儿的拉莫三嗪标准化血药浓度分别为 2.43(μg/ml)·(mg/kg),2.11(μg/ml)·(mg/kg),

2.31(μg/ml)·(mg/kg);SCN2A rs17183814 中 GG、GA、AA 患儿的拉莫三嗪标准化血药浓度分别为 2.68,2.20,2.17(μg/ml)·(mg/kg);MDR1 rs1128503 中 CC、TC、TT 患儿的拉莫三嗪标准化血药浓度分别为 2.19,2.47,2.21(μg/ml)·(mg/kg);MDR1 rs2032582 中 GG、GT+GA+AT、AA+TT 患儿的拉莫三嗪标准化血药浓度分别为 2.47,2.13,2.37(μg/ml)·(mg/kg);MDR1 rs1045642 中 CC、CT、TT 患儿的拉莫三嗪标准化血药浓度分别为 2.19,2.23,2.21(μg/ml)·(mg/kg);SLC22A1 rs2282413 中 CC、CT、TT 患儿的拉莫三嗪标准化血药浓度分别为 2.31,2.19,2.30(μg/ml)·(mg/kg),差异均无统计学意义($P>0.05$)。患儿的性别、体重、拉莫三嗪剂量以及丙戊酸均能显著性影响拉莫三嗪血药浓度($P<0.05$)。钠离子通道基因 SCN1A、SCN2A 和转运体基因 MDR1、SLC22A1 对拉莫三嗪血药浓度无显著性影响。[中国临床药理学杂志,2016(22):2069-2072]　　(黄　瑾　胡晋红)

LC-MS/MS 法同时测定人血浆中 4 种抗抑郁药物的浓度　建立 LC-MS/MS 法同时测定人血浆中西酞普兰、米氮平、舍曲林和度洛西汀浓度。血浆样品用乙腈沉淀蛋白后,以替米沙坦为内标,选用 Agilent Eclipse Plus-C_{18}(100mm×2.1mm,3.5μm)色谱柱,以乙腈-10mmol/L 醋酸铵溶液(均含 0.1% 甲酸)为流动相梯度洗脱,梯度流速恒定为 0.25ml/min,柱温为 30℃,进样量 10μl,总分析时间为 5min,采用电喷雾离子化源,正离子方式,多反应监测(MRM)扫描方式进行监测。结果血浆中西酞普兰和米氮平的线性范围为 0.50~100μg/L($r>0.99$),定量下限为 0.50μg/L;舍曲林和度洛西汀的线性范围为 0.20~50μg/L($r>0.99$),定量下限为 0.20μg/L;方法回收率 91.6%~109.2%;日内、日间 RSD 均<15%;提取回收率 77.6%~92.6%,无明显基质效应。该方法快速、灵敏、准确,专属性强,重复性好,适用于临床测定血药浓度及药动学研究。[中国临床药学杂志,2016(6):339-344]

(黄　瑾　胡晋红)

手性固定相 HPLC 法测定人血浆中奥拉西坦 2 种异构体的浓度　建立简便、快速、可靠的测定人血浆中 S-奥拉西坦和 R-奥拉西坦 2 种异构体浓度的 HPLC 测定方法,并用于 2 种异构体在人体内的药代动力学对比研究。采用大赛璐 CHIRALPAK ID(4.6mm×250mm,5μm)色谱柱,以异丙醇-无水乙醇-三氟乙酸(82∶18∶0.1)为流动相,流速 1.2ml/min,紫外检测波长为 210nm,柱温 35℃,内标物为吡拉西坦。12 名中国健康志愿者(男女各半)根据体重随机分组,采用双周期、双交叉给药设计。2 种异构体血浆药物浓度测定无内源性干扰,最低定量限为 5.000mg/L。S-奥拉西坦与 R-奥拉西坦质量浓度在 5.000~400.0mg/L 范围内线性关系均良好,相关系数分别为 0.9982 和 0.9987。日内、日间精密度的 RSD 分别为 1.6%~7.9% 和 2.3%~8.9%。准确度分别在 94.0%~103.1% 和 91.0%~103.2% 范围内。药动学结果显示,健康志愿者静脉滴注 3.0g S-奥拉西坦后,S-奥拉西坦在人体内平均 C_{max} 为(172.9±31.09)mg/L,平均 $t_{1/2}$ 为(2.22±0.42)h,平均 $AUC_{0-\infty}$ 为(364.0±55.45)(mg/L)·h;健康志愿者静脉滴注 6.0g 消旋奥拉西坦后 S-奥拉西坦与 R-奥拉西坦在人体内平均 c_{max} 分别为(183.8±37.13)mg/L 和(180.3±37.65)mg/L,平均 $t_{1/2}$ 分别为(2.24±0.44)h 和(2.34±0.47)h,平均 $AUC_{0-\infty}$ 分别为(386.7±70.61)(mg/L)·h 和(389.3±74.41)(mg/L)·h。经方法学验证,所建立的 HPLC 手性固定相法可应用于奥拉西坦两异构体在中国健康志愿者体内的药代动力学对比研究。[药物分析杂志,2016(5):776-782]

(黄　瑾　胡晋红)

葡萄糖醛酸转移酶 UGT2B7-A268G 基因多态性对癫痫儿童丙戊酸血药浓度的影响　丙戊酸(VPA)血药浓度与药物用量之间的相关性较差,主要由遗传药理学决定。VPA 非线性药物代谢动力学的首要原因是其代谢、排泄速率受到个体之间尿苷二磷酸葡萄糖醛酸基转移酶(UGT)代谢差异的影响。新的一系列研究发现,UGT2B7 基因多态性可能对 VPA 血药浓度造成影响。本研究纳入 200 例 VPA 单药治疗的癫痫患儿,测定其 VPA 稳态血药浓度。对 UGT2B7 编码区的 A268G 采用聚合酶链反应(RPLF)扩增进行基因鉴定分型。根据 UGT2B7 基因多态性分析 VPA 血清药物浓度与基因多态性的关系。携带变异 UGT2B7-268G 一个基因型或纯合基因患儿的 VPA 血清药物浓度显著高于携带 A/A 型基因的患儿。由于儿童个体差异较大,根据年龄、体质量调整 VPA 浓度后与基因多态性仍然显著关联($P<0.05$)。UGT2B7-A268G 的基因多态性与 Hardy-Weinberg 平衡一致($P>0.05$),其中 UGT2B7-268A>G 等位基因的分布频率是 30.00%,而 G 突变基因的分布频率为 70.00%。癫痫患儿 UGT2B7 基因的 A268G 突变可能改变 VPA 的药物代谢动力学过程,并且不受年龄、体质量等因素干扰。UGT2B7 的基因多态性对儿童 VPA 血药浓度产生影响,测定其基因型对于获得适合的 VPA 稳态浓度和设定起始用药剂量有积极意义。[儿科药学杂志,2016(3):33-36]　(黄　瑾　胡晋红)

CYP2C19 基因多态性对精神分裂症患者丙戊酸血药浓度的影响　研究 CYP2C19 基因多态性与精神分裂症患者心境稳定剂丙戊酸血药浓度的关系。选择奥氮平治疗且服用丙戊酸钠作为心境稳定剂的精神分裂症患者 160 例,采集血液,测定 CYP2C19 基因型以及丙戊酸血药浓度,比较各个基因型血药浓度的差异。*2/*2 型(122.06±41.30)mg/L 和 *2/*3 型(132.34±51.34)mg/L 患者丙戊酸血药浓度明显高于野生 *1/*1 型(79.41±25.14)mg/L($P<0.05$ 或 $P<0.01$);*1/*1、*1/*2 和 *1/*3 型之间、*2/*2 和 *2/*3 型之间血药浓度无统计学差异;PM 型血药浓度(122.13±

42.85)mg/L 与 EM 型(80.59 ± 48.60)mg/L 比较,显著升高($P<0.05$)。结论*2/*2 和*2/*3 型 CYP2C19 患者,其血液丙戊酸浓度较高,该类患者服用丙戊酸作为精神分裂症心境稳定剂时,宜适当降低用药剂量。[中国现代应用药学,2016(5):653-657] (黄　瑾　胡晋红)

CYP450 酶基因多态性对丙戊酸血药浓度的影响　探究 CYP2C9、CYP2A6 和 CYP2B6 基因多态性对单用丙戊酸(Valproic acid,VPA)治疗的癫痫患儿血药浓度的影响。收集单用 VPA 治疗的癫痫患儿 400 例,记录患儿的年龄、性别、体质量、日服药剂量等基本信息;应用荧光偏振免疫法(fluorescence polarigation immunoassay,FPIA)测定 VPA 血药浓度;采用聚合酶链式反应(PCR)扩增目的片段,分别采用直接测序法、巢式 PCR 法和质谱法检测 CYP2C9*3、CYP2A6*4 和 CYP2B6*6 位点的基因型。应用单因素方差分析(ANOVA)考查基因多态性对 VPA 血药浓度的影响。400 例癫痫患儿 CYP2C9*3、CYP2A6*4、CYP2B6*6 的等位基因频率分别为 2.75%、6.50%、23.00%,其中 CYP2C9*3 和 CYP2A6*4 基因多态性可以显著升高 VPA 标准化血药浓度(concentration dose ratio,CDRVPA)($P=0.024$;$P=0.000$),但 CYP2B6*6 基因多态性对 CDRVPA 的影响差异无统计学意义($P=0.95$)。CYP2C9*3 和 CYP2A6*4 等位基因多态性均能影响 CDRVPA,因此 CYP2C9*3 和(或)CYP2A6*4 等位基因携带的患儿 VPA 使用剂量应低于常规剂量,以避免发生不良反应。[中国生化药物杂志,2016(2):1-4] (黄　瑾　胡晋红)

丙戊酸对癫痫患者拉莫三嗪血药浓度的影响　考察丙戊酸(VPA)联合拉莫三嗪(LTG)治疗时,癫痫患者体内丙戊酸对拉莫三嗪药代动力学的影响,以及联合用药的有效性及安全性。共收集符合入选标准的癫痫患者病例 294 例,拉莫三嗪+丙戊酸合用组(A)72 例,拉莫三嗪单用组(B)92 例,丙戊酸单用组(C)130 例,分析各组之间血药浓度、临床疗效、不良反应的差异。结果:A 组的拉莫三嗪血药浓度与标准化血药浓度(CDR_(拉莫三嗪))分别是 B 组 2.23、1.93 倍($P<0.01$,$P<0.01$),A 组与 C 组的丙戊酸浓度和 CDR_(丙戊酸)相比,差异无统计学意义($P>0.05$,$P>0.05$)。A 组中不同丙戊酸浓度对拉莫三嗪浓度及 CDR_(拉莫三嗪)无影响($P>0.05$)。A 组的控制率显著高于 B 组和 C 组($P<0.05$,$P<0.05$)。3 组不良反应发生率差异均无统计学意义($P>0.05$)。拉莫三嗪与丙戊酸联合治疗时,临床疗效显著,但丙戊酸可增加拉莫三嗪的血药浓度,在合用时需调整拉莫三嗪剂量,以减少不良反应的发生。[中国临床药理学杂志,2016(10):883-886] (黄　瑾　胡晋红)

转运体基因多态性对癫痫患者丙戊酸血药浓度及临床疗效的影响　考察丙戊酸(VPA)转运体 ABCC2,MCT1,MCT2,OATP2B1 的单核苷酸多态性(SNP)对癫痫患者丙戊酸稳态浓度和临床疗效的影响。纳入 160 例单用丙戊酸控制 1 年以上癫痫患者,用高效液相色谱法测定丙戊酸稳态血药浓度,用 Sequenom Mass ARRAY System 对 ABCC2 rs2273697, rs3740066, MCT1 rs60844753, rs7169, MCT2 rs10784000,rs10877333,rs1693614,OATP2B1 rs2306168 进行基因分型,分析上述基因型对丙戊酸浓度和临床疗效的影响。结果发现 ABCC2 rs2273697(1249G > A)AA 型患者的丙戊酸血药浓度显著高于 GA 型和 GG 型($P<0.05$),其他 SNPs 各基因型对丙戊酸体重剂量校正浓度和临床疗效无显著影响。ABCC2 rs2273697 与丙戊酸血药浓度相关,该基因型对丙戊酸浓度和临床疗效的影响需进一步扩大样本量考察。[中国临床药理学杂志,2016(3):215-217] (黄　瑾　胡晋红)

UGT1A6 A541G 和 A552C 基因多态性与丙戊酸钠血药浓度关系的研究　研究 UGT1A6 A541G 和 A552C 基因多态性与丙戊酸钠(VPA)血药浓度的关系。方法对 129 例癫痫患者体内 UGT1A6 基因进行检测,采用化学发光微粒子免疫检测法检测癫痫患者体内丙戊酸钠血药浓度;采用 SNa Pshot 技术检测丙戊酸钠代谢基因 UGT1A6。结果 129 例癫痫患者中 UGTIA6 A541G 基因型 AA、AG、GG 分别为 55 例、61 例和 13 例。对丙戊酸钠血药浓度进行标准化处理,AA 基因型患者为(3.18 ± 1.67)μg/ml,AG 基因型患者为(2.73 ± 1.34)μg/ml,GG 基因型患者为(3.24 ± 1.70)μg/ml,UGT1A6 A541G 基因型对于丙戊酸钠血药浓度差异无统计学意义($P>0.05$)。UGTIA6 A552C 基因型 AA、AC、CC 分别为 61 例、56 例和 12 例,其中 AA 基因型患者为(3.28 ± 1.71)μg/ml,AC 基因型患者为(2.58 ± 1.66)μg/ml,CC 基因型患者为(3.21 ± 1.81)μg/ml,UGT1A6 A552C 基因型对于丙戊酸钠血药浓度差异有统计学意义($P<0.05$),含有突变基因型 AG 和 GG 患者的血药浓度低于野生基因型 AA 患者。不同性别在 UGT1A6 A541G 和 A552C 基因分型上差异无统计学意义($P>0.05$)。结论 UGTIA6 A541G 基因多态性与丙戊酸钠血药浓度无显著相关性,UGTIA6 A552C 基因多态性与丙戊酸钠血药浓度有显著相关性,AC 基因型患者丙戊酸钠代谢较快。[中华保健医学杂志,2016(4):280-283] (黄　瑾　胡晋红)

临床药师参与拉莫三嗪及奥卡西平代谢物血药浓度监测及个体化给药分析　建立快速有效的同时测定拉莫三嗪及奥卡西平血药浓度方法,通过开展拉莫三嗪与奥卡西平血药浓度监测,以达到患者个体化给药。采用 HPLC 法,色谱柱为 Hypersil BDS C_{18} 柱(250mm × 4.6mm,5μm)分离;流动相:甲醇-水(45:55);流速:1ml/min;检测波长:225nm;柱温:25℃;进样量:10μl;二极管阵列检测,外标法定量。结果:拉莫三嗪低、中、高 3 个浓度(0.80、8.00、40.00mg/L)方法回收率分别为95.7%、100.9%、99.6%，10-羟基卡马西平低、中、高3个浓度（1.12、14.00、56.00mg/L）方法回收率分别为97.1%、101.5%、100.3%，日内精密度RSD小于3%，日间精密度RSD小于5%。HPLC法操作简单，精密度高，分离度好，适用于拉莫三嗪与奥卡西平的血药浓度监测，可为患者个体化给药方案做出指导。［中国药物应用与监测，2016（5）：274-276］　（黄　瑾　胡晋红）

左乙拉西坦及奥卡西平对癫痫患儿丙戊酸钠及其代谢产物2-丙基-2-戊烯酸血药浓度的影响　探讨左乙拉西坦（Levetiracetam，LEV）、奥卡西平（Oxcarbazepine，OXC）对丙戊酸钠（VPA）及其代谢产物2-丙基-2-戊烯酸（2-ene-VPA）血药浓度的影响。共纳入114例在门诊癫痫病患儿，根据治疗方案分为VPA组（$n=71$），VPA+LEV组（$n=23$）以及VPA+OXC组（$n=20$）。采用RP-HPLC法测定VPA代谢产物2-ene-VPA的血药浓度，并采用SPSS 19.0软件进行统计学分析。VPA+LEV组与VPA组相比，VPA血药浓度的差异无统计学意义（$P=0.778$）；而VPA+OXC组中VPA的血药浓度较单独服用VPA组低，差异有统计学差异（$P=0.004$）。而在VPA组、VPA+LEV组、VPA+OXC组中，2-ene-VPA血药浓度的差异无统计学意义（$P=0.082$）。在VPA组中，VPA和2-ene-VPA血药浓度间的正相关关系具有统计学意义（$R=0.278$，$P=0.019$）。在VPA+LEV组及在VPA+OXC组中，VPA和2-ene-VPA血药浓度间的相关关系均没有统计学意义（$P=0.138$；$P=0.334$）。由此，VPA联合应用OXC时，需根据血药浓度监测结果调整VPA及OXC剂量，VPA联合应用LEV时无需调整VPA剂量；VPA与LEV或OXC合用时不会增加2-ene-VPA的中枢神经系统不良反应。［中国医院药学杂志，2016（1）：41-45］

（黄　瑾　胡晋红）

癫痫患儿奥卡西平活性代谢产物血药浓度监测结果分析　分析癫痫患儿奥卡西平活性代谢产物羟基卡马西平（MHD）血药浓度，为临床合理用药提供依据。选取2013年10月至2015年12月上海交通大学医学院附属新华医院儿科门诊和病房的987例癫痫患儿，均使用奥卡西平治疗。给药3～5d后于复诊时抽取空腹血，采用高效液相色谱法测定MHD血药浓度。结果以15～35mg/L为MHD的有效血药浓度范围，有54.0%（533/987）患儿的血药浓度在治疗窗内，45.8%（452/987）血药浓度偏低，0.2%（2/987）血药浓度偏高。MHD血药浓度随着患儿年龄的增加而明显升高［0～5、6～14、15～18岁依次为（14.27±0.32）、（16.28±0.22）、（16.46±1.00）mg/L，$P<0.05$］。不同性别患儿的MHD血药浓度比较差异无统计学意义（$P=0.63$）。癫痫患儿服用奥卡西平后，其活性代谢产物MHD血药浓度个体差异较大。MHD的血药浓度随年龄的增加而升高。MHD的血药浓度监测有助于及时调整用药剂量，促进奥卡西平个体化用药方案的实施。［中国医药，2016（11）：1634-1636］

（黄　瑾　胡晋红）

UPLC-MS/MS法同时检测人血浆中卡马西平和苯巴比妥浓度　建立同时检测人血浆中卡马西平和苯巴比妥浓度的UPLC-MS/MS方法，应用于临床卡马西平和苯巴比妥血药浓度监测。方法：以地西泮为内标，血浆样品经乙腈沉淀蛋白，运用WatersXEVOTQD三重四级杆液质联用仪检测，色谱柱为ACQUITYUPLC BEH C_{18}柱（50mm×2.1mm，1.7μm）；流动相为乙腈（10mmol/L甲酸铵）-水（10mmol/L甲酸铵，含0.1%甲酸），梯度洗脱，流速为0.4ml/min，柱温40℃；采用电喷雾离子化源（ESI），正离子多反应监测模式扫描分析；加入200μl乙腈沉淀蛋白，12000×g离心10min转移至1.5ml EP管中取2μl上样。结果：卡马西平的保留时间为1.23min，线性范围为0.25～25μg/ml（$r=0.9997$），最低定量限为0.01μg/ml；苯巴比妥的保留时间为1.11min，线性范围为0.5～50μg/ml（$r=0.9996$），最低定量限为0.05μg/ml。卡马西平的高、中、低浓度的回收率为（82.1±6.83）%，（82.91±4.3）%和（84.35±3.09）%；苯巴比妥的高、中、低浓度的回收率为（84.27±6.91）%，（84.32±7.74）%和（89.07±6.24）%。卡马西平和苯巴比妥的日内、日间RSD均<10%，血浆样品体系中的其他内源性物质不干扰测定。该方法准确可靠，操作简便，重复性好，适于检测人血浆中卡马西平和苯巴比妥的血药浓度测定。［中国药师，2016（10）：1826-1830］

（黄　瑾　胡晋红）

CYP3A5基因多态性对肾移植受者他克莫司血药浓度的影响　他克莫司口服生物利用率、药代动力学个体差异大，且属于狭窄治疗指数药物，临床常需进行血药浓度监测。CYP3A5是他克莫司在人体内的主要代谢酶。代谢酶的个体间遗传背景差异可能是导致服用他克莫司后血药浓度个体差异较大的原因之一。有必要探讨CYP3A5基因多态性对肾移植术后他克莫司血药浓度/剂量比值的影响。选取2011年1月至2016年3月间，接受初次肾移植的66例受者为研究对象。检测肾移植受者CYP3A5基因多态性，观察不同基因型对他克莫司浓度/剂量比及预后的影响。CYP3A5*3/*3组术后浓度/剂量比均明显高于其他两组（$P<0.05$）。术后1个月共6例患者发生急性排斥反应，4例为CYP3A5*1携带者。CYP3A5基因多态性与肾移植受者术后他克莫司浓度/剂量比相关。携带CYP3A5*1基因者需要更高剂量他克莫司以维持足够的血药浓度，移植早期可能因免疫抑制不足发生排斥反应。［中国医刊，2016（12）：39-42］　（黄　瑾　胡晋红）

肾病综合征患儿他克莫司血药浓度影响因素分析　探讨儿童肾病综合征患者服用他克莫司的血药浓度的影响因

素。方法采用酶增强免疫分析法测定他克莫司的全血浓度。收集某院 2011 年 1 月至 2012 年 12 月期间服用他克莫司的肾病综合征患儿的血药浓度、剂量以及年龄、性别、红细胞压积、血红蛋白浓度等数据。用 SPSS 软件分析年龄、性别、红细胞压积、血红蛋白和浓度、剂量间的相关性。结果年龄、性别和给药剂量间存在相关性($P<0.05$)。幼儿期所需他克莫司剂量显著高于学龄前期、学龄期和青少年期。青少年期所需给药剂量最小。女性所需给药剂量大于男性患儿。红细胞压积、血红蛋白不影响血药浓度。结论年龄、性别影响肾病综合征患儿的他克莫司剂量,临床需综合评估患儿,以给予合适的初始剂量,及时进行血药浓度监测,适时调整剂量。[今日药学,2016(1):46-50] (黄 瑾 胡晋红)

五酯胶囊对 CYP3A5 基因分型肾病综合征患儿他克莫司血药浓度的影响 探讨五酯胶囊对 CYP3A5 基因分型肾病综合征患儿他克莫司血药浓度的影响。方法肾病综合征患儿 30 例,口服他克莫司 0.1(mg/kg)·d 诱导治疗,但血药浓度始终偏低。依 CYP3A5 基因分型,*1/*1 型 6 例(A 组),*1/*3 型 13 例(B 组),*3/*3 型 11 例(C 组)。加用五酯胶囊口服,每日 2 次。用药前和用药 1 周后检测患儿他克莫司血药物浓度及肝肾功能,并测定尿 N-乙酰氨基葡萄糖苷酶(NAG)水平。结果服用五酯胶囊后,A、B、C 组他克莫司血药浓度均较服药前升高[(6.07 ± 0.79)ng/ml VS (2.75 ± 0.92)ng/ml、(8.45 ± 1.14)ng/ml VS (3.37 ± 0.92)ng/ml、(10.97 ± 2.80)ng/ml VS (4.00 ± 1.03)ng/ml]($P<0.05$ 或 $P<0.01$),且 C 组升高较 A、B 组更加明显($P<0.05$)。三组口服五酯胶囊前后肝肾功能相关指标及尿 NAG 水平比较均无统计学差异($P>0.05$)。结论口服五酯胶囊对肾病综合征患儿他克莫司血药浓度有明显的提升效果,尤以 CYP3A5*3/*3 型患儿效果更为明显。[江苏医药,2016(23):2556-2558] (黄 瑾 胡晋红)

有限采样法用于肾移植受者霉酚酸酯血药浓度监测的分析 观察肾移植受者采用霉酚酸酯(mycophenolate mofetil, MMF)进行免疫抑制的临床应用及其血药浓度监测情况,为临床合理用药提供参考。方法采用回顾性分析方法,收集 2012 年 8 月 ~2015 年 12 月接受同种异体肾移植术并服用 MMF 患者 23 例,所有患者均采用三联免疫抑制方案他克莫司(tacrolimus, FK506) + MMF + 泼尼松(prednisone, PRED)治疗,并于 2015 年 5 月 ~2016 年 4 月进行霉酚酸(mycophenolic acid, MPA)监测;根据口服 MMF 剂量,将患者分为 MMF 剂量组 A(MMF = 0.25g/12h, $n=2$),MMF 剂量组 B(MMF = 0.5g/12h, $n=11$),MMF 剂量组 C(MMF = 0.75g/12h, $n=10$)。本试验采用有限采样法(C0, C0.5h, C2h)估算 MPA AUC 暴露值,根据 MPA AUC 暴露值,将患者分为 MPA 低暴露组(<30μg·h/ml),MPA 目标暴露组(30 ~ 60μg·h/ml),MPA 高暴露组(>60μg·h/ml);并分析 3 组暴露组患者的基本资料、MMF 用量、合并用药、肝肾功能等指标。结果 23 例患者的平均体质量为(54.58 ± 16.22)kg,血肌酐浓度平均为(172.73 ± 166.84)mol/L,肾小球滤过率平均为(67.72 ± 38.2)ml/min,MPA 低暴露组 1 例(4.3%),MPA 目标暴露组 14 例(60.9%),MPA 高暴露组 8 例(34.7%);对目标暴露组和高暴露组进行独立样本 t 检验,发现目标组和高暴露组间他克莫司(tacrolimus, FK506)、MMF 和泼尼松(prednisone, PRED)间用量并无显著性差异;对 3 组数据进行非参数检验,发现 3 组间肝肾功主要指标间是无显著差异。服用 MMF 进行免疫抑制的肾移植受者间具有较大的个体差异,因此应对其进行治疗药物监测,根据 MPA AUC 值进行剂量的调整,达到更好的免疫抑制状态。[中国生化药物杂志,2016(7):187-190] (黄 瑾 胡晋红)

基于纳米金修饰的核酸适体生物传感器用于环孢素浓度的体外测定 本研究首次利用环孢素(CsA)的两条高亲和力核酸适体生物传感器用于环孢素浓度的体外测定,在柠檬酸三钠为还原剂条件下,以氯金酸为原料,制备纳米金(Au)溶液,并对其进行表征,将 aptamer-I 经酰胺化反应共价结合到磁性纳米颗粒表面,以纳米金(Au)修饰 aptamer-Ⅱ,以固定在磁性纳米颗粒表面的 aptamer-I 与环孢素孵育,再与 Au-aptamer-Ⅱ作用,形成磁性纳米颗粒/环孢素/纳米金三明治夹心结构,磁分离技术分离三明治复合物,210nm 处检测分离前后紫外吸收强度的变化,对环孢素进行定量检测。紫外检测结果显示,制备的纳米金溶胶在 520nm 处呈现典型的吸收峰,JEM-4000EX 电镜结果显示,纳米金溶胶颗粒粒径分布均匀、形貌、分散度较好,粒径大小在 30nm 左右,此法对环孢素的响应范围是 50 ~ 1500ng/ml,其线性回归方程为 Y = 4x10-3X + 5.769x10-1, $R=0.9973$。核酸适体是通过指数富集配基系统进化技术(SELEX 技术)筛选出来的,可特异性的结合目标分子如蛋白质、氨基酸、有机小分子及一些无机离子片段。核酸适体和蛋白质等目标分子的结合与抗原、抗体很类似。具有很强的专一性和选择性。本研究运用核酸适体与目标分子环孢素的强亲和力,构建一种基于磁性纳米颗粒的环孢素适体生物传感器,体外检测环孢素浓度。此法可在 1 ~ 2h 内完成检测,有望用于血液环孢素浓度的测定。[基因组学与应用生物学,2016(8):1903-1907] (黄 瑾 胡晋红)

LC-MS/MS 法测定人血浆中西格列汀浓度及其药物动力学研究 西格列汀是选择性二肽激肽酶Ⅳ(DPP,Ⅳ)抑制剂,口服用于 2 型糖尿病治疗。建立 LC-MS/MS 法测定在中国老年糖尿病人血浆中西格列汀的浓度并进行药动学研究。人血浆样品用乙酸乙酯提取后,选用 ZORBAX Eclipse XDB C_{18} (2.1mm × 100mm, 3.5μm)色谱柱,以乙腈-10mmol/L 醋酸铵溶液(80∶20,含0.1%甲酸)为流动相,流速为0.30ml/min,采用电喷雾离子化源,正离子方式,多反应监测(MRM)扫描方式进行监测,用于定量分析的离子反应分别为 m/z 408.1→m/z 235.1(西格列汀)和 m/z 303.2→m/z 152.9(内标橙皮素)。血浆中西格列汀的线性范围为0.20~1000ng/ml(r=0.9980),定量下限为0.20ng/ml;方法回收率在93.2%~105.5%;日内、日间RSD均小于15%;提取回收率81.6%~86.5%,无明显基质效应。该方法快速、灵敏、准确,专属性强,重复性好,与文献报道的方法相比,分析时间较短(4min),血浆用量较少(仅为100μl),可以达到更低的定量限(0.20ng/ml),可应用于大批量西格列汀的血药浓度检测和药物动力学研究。[中国临床药理学与治疗学,2016(10):1144-1148]

(黄　瑾　胡晋红)

CYP3A4*18A、CYP3A4*18B 和 MDRlC3435T 基因多态性对阿托伐他汀血药浓度及疗效的影响 探讨高脂血症患者CYP3A4*18A、*18B和MDR1C3435T基因多态性对阿托伐他汀血药浓度、调脂疗效的影响。115例福建籍汉族高脂血症患者以聚合酶链反应-限制性片段长度多态性法(polymerase chain reaction-restriction fragment length polymorphism, PCR-RFLP)进行基因分型,HPLC-UV检测阿托伐他汀稳态血药谷浓度,均相酶法监测治疗前、用药1个月后血清总胆固醇(TC)、低密度脂蛋白胆固醇(LDL-C)、高密度脂蛋白胆固醇(HDL-C)、甘油三酯(TG)水平。用SPSS13.0软件以ANOVA方差分析高脂血症患者基因型与调脂疗效、血药浓度之间的关系。115例高脂血症患者,CYP3A4*18A、*18B的突变频率分别为3.48%和23.48%,MDR1C3435T突变率为31.74%,三基因位点SNPs分布与文献报道的国人正常人群无显著性差异(P>0.05);CYP3A4*18A和MDR1C3435T各基因型患者ATV血药浓度组间及组内差异均无统计学意义(P>0.05)。CYP3A4*18B基因突变纯合子(AA)组患者ATV血药浓度显著高于突变杂合子(GA)组和野生型纯合子(GG)组(P=0.016)。CYP3A4*18A、MDR1C3435T不同基因型患者的调脂效率无显著性差异(P>0.05),CYP3A4*18B基因的AA组患者TC调脂效果显著优于GA组和GG组患者(P=0.02);LDL-C变化率三基因型组间均有显著差异,依次为AA组>GA组>GG组(P=0.01),对TG和HDL-C的调节作用3种基因型患者无显著性差异(P>0.05)。治疗前后,TC的变化率与血药浓度呈显著性相关(P=0.031),而其余3种脂质变化率与血药浓度相关性无统计学意义(P>0.05)。MDR1C3435T与CYP3A4*18A基因SNPs(single nueleotide polymorphisms),不影响ATV血药浓度及其疗效。携带CYP3A4*18B基因的患者接受ATV治疗时,比未携带者血药浓度高,调脂疗效更显著。[中国药学杂志,2016(19):1682-1689]

(黄　瑾　胡晋红)

基因多态性决定达比加群血药浓度研究新进展 抗凝治疗可有效预防血栓,达比加群酯是新一代口服抗凝药物直接凝血酶抑制剂(DTIs),用于预防非瓣膜性心房颤动患者卒中和全身性栓塞。但达比加群酯的活性代谢物血药浓度在不同个体之间存在较大的差异,本文就基因多态性决定达比加群血药浓度研究新进展进行综述。[临床心血管病杂志,2016(8):857-858]

(黄　瑾　胡晋红)

利伐沙班在老年非瓣膜性房颤患者中的药动学研究 建立LC-MS/MS测定人血浆中利伐沙班的浓度并进行药动学研究。方法人血浆样品用乙腈沉淀蛋白后,选用ZORBAX Eclipse XDB C_{18}色谱柱(2.1mm×100mm,3.5μm),以乙腈-10mmol醋酸铵溶液(含0.1%甲酸)为流动相梯度洗脱,流速为0.30ml/min,采用电喷雾离子化源,正离子方式,多反应监测扫描方式进行监测,用于定量分析的离子反应分别为 m/z 436.2→m/z 145.2(利伐沙班)和 m/z 256.1→m/z 165.2(内标苯海拉明)。结果血浆中利伐沙班的线性范围为5.0~1000ng/ml(r=0.9958),定量下限为5.0ng/ml;方法回收率为94.1%~106.7%;日内、日间RSD均<15%;提取回收率为84.4%~91.3%,无明显基质效应。结论该方法快速、灵敏、准确、专属性强、重复性好,适用于人血浆中利伐沙班的血药浓度检测和药动学研究。[中国现代应用药学,2016(8):978-981]

(黄　瑾　胡晋红)

高效液相色谱-质谱联用法测定人血浆中替格瑞洛及其代谢物的浓度 替格瑞洛主要经CYP3A4代谢成其主要活性代谢产物AR-C124910XX。有研究表明,替格瑞洛和代谢产物AR-C124910XX均可一定程度的抑制CYP3A4和P-糖蛋白,从而引起临床可能的相互作用。本文建立高效液相色谱-质谱联用法同时测定人血浆中替格瑞洛及其活性代谢产物AR-C124910XX的浓度。血浆样品用乙腈沉淀蛋白后,以伊曲康唑为内标,用Eclipse Plus-C_{18}色谱柱(2.1mm×10mm,3.5μm),以乙腈-10mmol/L醋酸铵溶液(均含0.15%甲酸)为流动相进行梯度洗脱,流速为0.3ml/min,柱温为30℃,进样量10μL,总分析时间为4min,用电喷雾离子化源,正离子方式,多反应监测(MRM)扫描方式进行监测。考察其专属性、标准曲线与定量下限、精密度与准确度、提取回收率、基质效应和稳定性。血浆中替格瑞洛的标准曲线方程为:$y=3.79\times10^{-2}x+5.27\times10^{-3}$($r$=0.9976),线性范围为2~2000μg/L,线性相关良好,定量下限为2μg/L;AR-C124910XX标准曲线方程为:$y=4.58\times10^{-7}x+6.15\times10^{-3}$($r$=0.9965),线性范围为1~1000μg/L,线性相关良好,定量下限为1μg/L。替格瑞洛和AR-C124910XX低、中、高3个质量浓度的准确度在93.6%~108.7%;日内、日间的相对标准偏差(RSD)均小于15%;提取回收率在84.7%~91.3%。液质联用法快速、灵敏、准确,专属性强,重复性好,适用于人血浆中替格瑞洛及其活性代谢产物 AR-C124910XX 的浓度测定。[中国临床药理学杂志,2016(13):1223-1226]

(黄　瑾　胡晋红)

液-质联用法测定人体血浆中万古霉素的浓度　运用液-质联用技术(LC-MS/MS),建立测定人体血浆中万古霉素浓度的方法,监测万古霉素血药浓度。以替洛福韦为内标,乙腈沉淀蛋白后,经 LC-MS/MS 方法分析。采用色谱柱为安捷伦 Poroshell 120 EC-C_{18}柱(4.6mm×100mm,2.7μm),流动相为混合有机相(乙腈:甲醇-2:1)-0.1%甲酸水溶液(10:90);流速 0.4ml/min;采用质谱电喷雾电离源(ESI),正离子模式,多重反应监测方式(MRM)检测;待测物质万古霉素用于定量的母子离子对:m/z 725.6→m/z 144.2,内标替洛福韦用于定量的母子离子对:m/z 288.0→m/z 176.2。万古霉素在 0.2~100μg/ml 范围内线性关系良好,最低定量限为 0.2μg/ml;日内 RSD 均在 6%以下,日间 RSD 均在 12%以下。提取回收率为 58.01%~66.58%。该分析方法快速、准确、灵敏度高、专属性强、重复性好,可用于医疗机构检测人体血浆中万古霉素的药物浓度。[中国医院药学杂志,2016(8):616-620]

(黄　瑾　胡晋红)

高效液相色谱质谱联用法测定人血浆中西他沙星的浓度　自 2008 年,西他沙星在日本上市以来对其在血浆中浓度检测的方法国内外鲜有报道。本文建立高效液相色谱质谱联用法测定西他沙星在人血浆中的浓度。色谱柱:Welch Ultimate C_{18}(2.1mm×50mm,5μm);流动相:甲醇-水(0.1%甲酸水溶液);梯度洗脱;流速:0.4ml/min。用电喷雾离子化源,正离子,多反应检测模式进行扫描检测。西他沙星和非布司他的质荷比分别为 m/z410.1→392.1 和 m/z317.1→261.1。考察该方法的专属性、标准曲线和定量下限、精密度与回收率、稳定性以及残留效应。血浆中西他沙星标准曲线线性范围为 10~1500ng/ml,最低定量下限为 10ng/ml。西他沙星的日内、日间精密度均小于 15%,绝对回收率在 76.18%~91.45%,残留为 14.48%。在所有测试条件下西他沙星相当稳定。本方法快速,分析周期短,单样品分析时间仅 3min;高效、灵敏,定量下限可为 10ng/ml,适用于血浆中西他沙星浓度的测定。[中国临床药理学杂志,2016(17):1606-1609]

(黄　瑾　胡晋红)

基于治疗药物监测及 Bayesian 反馈法的美罗培南注射剂药代动力学/药效学研究　结合治疗药物监测(TDM)和 Bayesian 反馈法,探索临床使用美罗培南的重症感染患者首次 TDM 后的谷浓度及药代动力学/药效学(PK/PD)参数达标情况。方法用高效液相色谱法测定患者美罗培南血药谷浓度,用 Bayesian 反馈法计算患者的个体药代动力学参数,并分别计算游离血药浓度超过致病菌最低抑菌浓度(MIC)的时间(fr,MIc)≥40%,≥75%及 100%的比例,并分析不同 MIC 值下各 PK/PD 目标值及不同谷浓度的达标情况。结果 382 例患者的首次谷浓度为(4.63±7.07)μg/ml,有 49 例(12.83%)患者首次谷浓度超过 5 倍 MIC。fT⟩MIC≥40%,≥75%及 100%的达标率分别为 86.13%,67.01%与 51.30%。在 382 例患者中,高、中、低 3 个谷浓度范围的达标率分别为 38.38%,54.19%和 73.30%。有必要在重症感染患者中开展基于 TDM 及 Bayesian 反馈法的个体化给药方案设计。[中国临床药理学杂志,2016(23):2141-2144]

(黄　瑾　胡晋红)

LC-MS/MS 法测定人血清中替加环素浓度　建立 LC-MS/MS 法测定人血清中替加环素的浓度。人血清样品用乙腈沉淀蛋白后,选用 Agilent Poreshell C_{18}(50mm×3.0mm,2.7μm)色谱柱,以乙腈-水(含 0.03%三氟乙酸)为流动相梯度洗脱,流速为 0.40ml/min。采用电喷雾离子化源,正离子方式,多反应监测(MRM)扫描方式进行监测。用于定最分析的离子反应分别为 m/z 586.1 ~513.1(替加环素)和 m/z 444.8~428.2(内标多西环素)。结果血清中替加环素的线性范围为 0.02~2.5mg/L(r=0.9979),定量下限为 0.02mg/L;低、中、高 3 种浓度下,本方法平均同收率为 95.5%~104.1%,日内、日间精密度良好(RSD 均<15%),提取回收率为 86.8%~93.2%。该方法快速、灵敏、准确,专属性强,重复性好,适用于人血清中替加环素浓度的测定。[中国临床药学杂志,2016(3):156-160]　(黄　瑾　胡晋红)

超高效液相色谱法测定人体血清中伏立康唑药物浓度　采用超高效液相色谱法测定人血清中伏立康唑(VRC)浓度,并用于临床上该药的血药浓度监测。方法以地西泮为内标,色谱柱为 Agilent Poroshell 120 EC-C_{18}(4.6×100mm,2.7μm),流速 1ml/min,流动相为乙腈-0.2%甲酸水溶液(45:55),检测波长 254nm,进样量 10μl,柱温 40℃。结果 VRC 及地西泮的保留时间分别为 2.52 和 4.06min;血清中 VRC 线性范围为 0.12~12.0μg/ml(r=0.9999),定量下限为 0.12μg/ml,日内精密度相对标准偏差(RSD)均<1.9%,日间精密度 RSD 均<2.1%,低、中、高 3 个浓度方法回收率为 98.39%、101.16%和 96.63%。结论该方法用于 VRC 的血药浓度检测,具有操作简便、稳定性良好,节约时间等优点。[中国现代医学杂志,2016(19):37-41]

(黄　瑾　胡晋红)

反相高效液相色谱法测定人血浆中伏立康唑的浓度　建立反相高效液相色谱法(Reversed Phase High Performance Liquid Chromatography,RP-HPLC)测定人血浆中伏立康唑的浓度。方法 Syncronis C_{18}柱(5μm,4.6mm×250mm);流动相:0.025mol/L 磷酸二氢钾缓冲溶液 pH 5.25(加三乙胺

62.5μl)：乙腈：甲醇(35：45：20)；流速：1.0ml/min；紫外检测波长260nm；柱温：30℃，以酮康唑为内标，血浆样品经乙腈沉淀蛋白，20μl进样检测。伏立康唑血浆浓度在0.2～10mg/L范围内线性关系良好，LLOQ为0.2mg/L，标准曲线为As=0.4609C+0.0301(r^2=0.9996，n=5)，低浓度、中浓度、高浓度的日内和日间变异RSD均小于7%，准确度范围为98%～103%，提取回收率在86%～95%。稳定性考察RSD<8%。本方法操作简便，灵敏度和准确度均较高，稳定性好，适用于伏立康唑血药浓度检测，为临床实施伏立康唑的个体化药物治疗提供依据。[安徽医药，2016(7)：1276-1279]

(黄　瑾　胡晋红)

↗ 肺部真菌感染患者伏立康唑血药浓度监测的临床应用 通过监测肺部真菌感染患者伏立康唑的血药浓度，探讨伏立康唑血药浓度与临床疗效和不良反应的相关性以及在不同病区的特点。采用高效液相色谱法-荧光法测定伏立康唑血药浓度，观察不同病区肺部真菌感染患者在治疗期间的临床疗效和不良反应发生的情况。结果共纳入87例患者，伏立康唑血药浓度检测次数为133次，87例患者首次检测的血药浓度为(3.37±2.6)mg/L，133次检测的血药浓度为(2.98±2.28)mg/L；静脉治疗时血药浓度(3.30±2.61)mg/L，口服治疗时血药浓度为(2.31±2.02)mg/L，静脉治疗的血药浓度显著高于口服治疗的血药浓度(P=0.018)；门诊患者血药浓度为(3.06±2.2)mg/L，普通病区患者血药浓度为(2.6±2.5)mg/L，ICU患者血药浓度为(3.1±2.5)mg/L，三组间差异无统计学意义，但对于同一患者而言，门诊患者药物浓度波动幅度较小，ICU患者血药浓度波动幅度较大。87例患者中，68例治疗成功(78%)，19例治疗失败(22%)，比较治疗成功组和失败组伏立康唑血药浓度，两组差异无统计学意义，提示血药浓度与疗效无明显相关性，但在治疗失败组中，血药浓度低于1mg/L的比例明显高于治疗成功组，两组差异有统计学意义(36.8% VS14.7%，P=0.048)。87例患者中，低钾血症发生率为32%，肝功能受损为14%，肾功能受损为3.4%，皮疹为3.4%，视觉障碍为20%。其中，视觉障碍和肝功能受损发生率与血药浓度有关系(均P<0.05)。伏立康唑血药浓度波动范围大，平均血药浓度为(3.37±2.6)mg/L。神经系统的不良反应和肝功能受损与较高的血药浓度有关；建议治疗期间血药浓度维持在(1～5)mg/L。在使用伏立康唑时，不同来源的患者应监测其血药浓度，尤其是ICU患者，应加强血药浓度的监测，及时调整用药方案，以减少药物不良反应。[国际呼吸杂志，2016(20)：1521-1526]

(黄　瑾　胡晋红)

↗ 固相萃取-HPLC法测定人血浆中伏立康唑浓度及其临床应用 建立测定人血浆中伏立康唑浓度的固相萃取-HPLC法。用Supelclean LC-18 SPE(500mg)固相萃取小柱提取人血浆中伏立康唑。色谱柱：Shim-Pack C_{18}(4.6mm×250mm，5μm)；流动相：甲醇-水(57：43)；流速：1.0ml/min；进样量：50μL；检测波长：255nm；柱温：32℃。考察该方法的专属性、标准曲线和定量下限、精密度与回收率、稳定性。结果伏立康唑在0.5～20.0μg/ml内线性关系良好，最低定量下限为0.5μg/ml(S/N≥3)。伏立康唑的平均提取回收率为88.87%，平均方法回收率为97.17%，平均日内RSD为3.57%，平均日间RSD为4.05%。结论本方法准确、快速、简便，适用于伏立康唑的血浆浓度测定及药代动力学研究。[中国临床药理学杂志，2016(20)：1894-1896]

(黄　瑾　胡晋红)

↗ 重症感染患者血清中利奈唑胺的浓度测定与临床应用评价 目前，国内外关于利奈唑胺血药浓度的测定方法，主要有微生物法、液质联用检测法、高效液相色谱法等。本文建立高效液相色谱法测定人血清中利奈唑胺浓度，应用于重症感染患者治疗药物监测，为其制定个体化给药方案提供参考。收集医院ICU使用利奈唑胺进行抗感染治疗的患者资料，自给药第2天起，每次给药前采集1～2ml静脉血于非抗凝管中送检，采用建立的HPLC法检测重症感染患者的利奈唑胺谷值浓度；色谱柱：Hypersil ODS2柱(5μm，250mm×4.6mm)；流动相：乙腈-0.01%磷酸(27：73，V/V)；流速：1.0ml/min；紫外检测波长：254nm，将建立的方法应用于重症感染患者血清中利奈唑胺的谷浓度测定。血清中利奈唑胺在0.1～30μg/ml浓度范围内线性关系良好(r=0.9997)，定量下限为0.1μg/ml；8例应用利奈唑胺治疗患者中的谷值浓度变化明显，谷浓度变化为1.97～6.37μg/ml。HPLC法操作简便、灵敏度高、样品稳定性良好，适用于利奈唑胺的临床血药浓度检测、生物利用度和药代动力学研究，重症感染患者体内利奈唑胺的血药浓度变化较大，有必要开展治疗药物浓度监测并制定个体化给药方案。[中华医院感染学杂志，2016(3)：564-567]

(黄　瑾　胡晋红)

↗ 合并用药对有无肾损伤患者地高辛血药浓度影响因素分析 探讨在有无肾功能损伤的情况下，合并用药及其他因素对地高辛血药浓度(serum Digoxin concentration，SDC)的影响，促进合理用药。回顾性分析了2014年口服地高辛治疗并进行治疗药物监测(therapeutic drug monitoring，TDM)住院患者的病历。55例肾功能基本正常的患者口服地高辛、合并使用抗菌药及噻嗪类利尿剂时对SDC影响较大；78例肾功能受损的患者口服地高辛、合并使用抗凝剂时对SDC影响较大；其他因素，如年龄对地高辛的代谢也有显著影响。在有无肾功能损伤的情况下，合并用药均会影响SDC，为确保地高辛使用的安全性，监测其血药浓度意义重大。[中国临床药理学与治疗学，2016(1)：71-76]　(黄　瑾　胡晋红)

二维高效液相色谱法测定血浆中氨甲环酸血药浓度方法的建立及其在关节置换术患者中的应用　建立全自动二维色谱法(2D-LC-UV)测定血浆中氨甲环酸浓度的方法,用于临床上行关节置换术患者围术期氨甲环酸治疗药物浓度的监测。待测物在一维柱 ASTON SPX(100mm×4.6mm,5μm)上初步分离,通过中间柱 ASTON SHC(10mm×4.6mm,3μm)截取保留并在二维柱 ASTON SX1(150mm×4.6mm,5μm)上进一步分离,200μL 样品进样,并最终测定。流速均为1.0ml/min,柱温为40℃,紫外检测波长为220nm。所建立方法运用于58名行膝关节/髋关节置换术的患者围术期中氨甲环酸血浆样本的检测分析。在所建立的色谱条件下,氨甲环酸与各杂质分离良好,线性范围为5~300μl/ml,最低检测限为5μg/ml,批间精密度均小于6.6%,提取回收率大于72.4%。58名患者围术期中氨甲环酸首次给药后3个时间点(5min,30min 和 2h)平均血浆浓度分别为:(103.3±20.4)μg/ml,(53.0±14.8)μg/ml 和(22.8±8.3)μg/ml。手术中男女之间氨甲环酸血药浓度无显著性差异($P>0.05$),而不同手术种类之间(膝关节/髋关节置换术)氨甲环酸血药浓度存在显著性差异($P<0.05$)。此法操作简单,准确、精密度好,适用于临床氨甲环酸血浆浓度的监测及浓度-疗效关系研究。[中国医院药学杂志,2016(23):2092-2096]

(黄　瑾　胡晋红)

HPLC 法测定维生素 A 在健康受试者及肝硬化患者体内的血药浓度　建立测定人血清中维生素 A(VitA)浓度的方法,并将其应用于健康受试者及肝硬化患者。血清样品经液-液萃取后,采用高效液相色谱法测定。以维生素 A 醋酸酯为内标,色谱柱为 Kromasil C_{18},流动相为甲醇-水(98:2,V/V),流速为1ml/min,检测波长为325nm,柱温为室温,进样量为20μl。结果:VitA 血药浓度在0.0124~3.210μg/ml 范围内线性关系良好($r=0.9972$,$n=5$),定量下限为0.0124μg/ml,日内、日间 RSD 为1.66%~2.97%,加样回收率为98.18%~99.56%,提取回收率为89.59%~91.38%。采用该法测得24例健康受试者和24例肝硬化患者 VitA 的平均血药浓度分别为(0.71±0.08)、(0.28±0.06)μg/ml;不同年龄段健康受试者与肝硬化患者 VitA 平均血药浓度比较,差异均有统计学意义($P<0.05$)。该方法简便、快速,且灵敏度高、准确性好,可用于健康受试者及肝硬化患者血清中 Vit A 浓度的测定。[中国药房,2016(35):4927-4930]

(黄　瑾　胡晋红)

百草枯中毒患者血药浓度与缺氧诱导因子-1α 相关性　探讨百草枯中毒患者入院时血清缺氧诱导因子(HIF)-1α 与百草枯血药浓度的相关性。回顾性分析2011年1月~2013年1月期间因口服百草枯中毒急诊科诊治的12例患者的临床资料。根据患者预后分为死亡组和存活组,对比分析两组患者入院时血白细胞计数、动脉血气分析以及肝肾功能等各项检查结果,应用高效液相色谱(HPLC)检测百草枯血药浓度,所用患者均行肺部 CT 检查,血清 HIF-1α 测定采用酶联免疫吸附法(ELISA)测定。死亡组患者白细胞计数、谷草转氨酶以及血肌酐明显高于存活组($P<0.05$),动脉二氧化碳分压(PCO2)下降明显:中毒早期,肺部 CT 表现为渗出性病变,可见片状絮状影、磨玻璃样影及肺叶实变等。存活组与死亡组百草枯血药浓度分别为(12.17±4.89)和(89.35±17.48)mg/L,差异具有统计学意义($P<0.05$);血清 HIF-1α 水平分别为(58.99±14.02)和(161.42±28.2)ng/ml,差异具有统计学意义($P<0.05$)。相关性分析显示,百草枯血药浓度与 HIF-1α 水平呈显著正相关性($r=0.907$,$P<0.01$)。百草枯中毒患者入院时血清中 HIF-1α 水平可能是百草枯中毒患者预后的一项有效评估指标。[世界临床药物,2016(4):261-264]

(黄　瑾　胡晋红)

患儿支气管异物手术麻醉中芬太尼血药浓度分析　气管异物是小儿外科较常见和危险的急症,麻醉科医师和五官科医师共同占用气道,容易出现窒息甚至死亡。在保留自主呼吸的基础上,充分的镇静和肌肉松弛才能保证异物的顺利取出。本文比较丙泊酚靶控输注复合不同剂量芬太尼行患儿支气管异物取出术的麻醉效果,并寻找适宜的芬太尼血药浓度。选择急诊行支气管异物取出术患儿200例,男107例,女93例,年龄8个月~2岁,体重8.3~12.0kg,ASA Ⅱ或Ⅲ级,随机分为四组:芬太尼1μg/kg 组(A组)、芬太尼1.5μg/kg 组(B组)、芬太尼2μg/kg 组(C组)和芬太尼2.5μg/kg 组(D组),每组50例。均复合丙泊酚 TCI 4μg/ml,记录给药后5min 硬支气管镜一次性置入的成功例数和呼吸抑制情况,并采集此时患儿的动脉血,测定芬太尼的血药浓度。结果 C 组患儿麻醉效果理想,硬支气管镜一次性置入成功率(96%)明显高于 A 组(20%)和 B 组(36%),呼吸抑制发生率(8%)明显低于 D 组(36%)。C 组血液中芬太尼有效靶浓度是(0.62±0.23)μg/L。芬太尼2μg/kg 复合靶控输注丙泊酚4μg/ml 用于患儿支气管异物取出术麻醉较平稳,既能有效抑制硬支气管镜对气管的反应,又能维持患儿较好的通气,此时血浆中芬太尼的血药浓度是(0.62±0.23)μg/L。[临床麻醉学杂志,2016(10):973-975]

(黄　瑾　胡晋红)

呼出气监测静脉麻醉药血药浓度　丙泊酚静脉麻醉药约占70%的临床手术麻醉用药量。由于缺乏丙泊酚血药浓度的实时监测手段,当前在麻醉过程中,仍然存在由于患者血流不稳定以及麻醉完全所导致的患者术中知晓或苏醒缓慢等情况。随着全凭静脉麻醉临床应用的深入研究,精确闭环麻醉的需求日益凸显。精确闭环静脉麻醉需要对麻醉药用量,手术麻醉效果以及麻醉预后进行快速监测和综合评价。由于静脉麻醉药经由静脉注射给药，实时血药浓度难以精确监测，这成了精确闭环麻醉的瓶颈。基于呼出气实时监测丙泊酚血药浓度的研究在近十年内快速发展，新的技术和方法不断涌现，有望在短期内突破上述瓶颈。本文提出了一种基于气相色谱(GC)-声表面波(SAW)传感器联用的麻醉药物丙泊酚实时监测系统和方法，在线检测呼出气体中丙泊酚浓度。通过固相微萃取气质联用对GC-SAW系统进行标定和校正，从而验证本系统的可行性、可靠性、检测极限和线性。通过初步临床实验比较了靶控输注(TCI)被试者呼出气中与血液中的丙泊酚浓度，以及比较了呼出气中丙泊酚浓度与TCI计算的血药浓度，结果均显示了高度的一致性。因此，GC-SAW系统是一种临床在线监测呼出气中丙泊酚含量的较为可靠的途径，它提供了一种便捷、快速的方法来精确地监测丙泊酚的剂量，这种监测方法可以减少患者在静脉麻醉时的丙泊酚的副作用。[中国医疗设备，2016(2)：18-20]

(黄　瑾　胡晋红)

药物经济学研究

药物经济学文献质量评价　范丽萍等通过检索2010－2014年在专业学术期刊发表的国内肿瘤药物经济学文献，评价肿瘤经济学现状，共纳入药物经济学文献53篇，研究者多以药剂师为主，大部分无经费支持，期刊分布广泛，对比方案多以化疗方案为主，方法采用回顾性研究和成本效果分析，结论为文献研究内容符合临床需求，但缺乏明确的评价角度、成本范围过窄、贴现问题易被忽略、研究设计方法有待提高。王艳春等评价我国降脂药药物经济学研究的近况，寻求成本-效果较好的用药方案，通过检索中国知网和万方数据，纳入2011－2015年国内发表的降脂药药物经济学文献并进行分析，结显果示目前国内发表的降脂药药物经济学研究文献尚存在研究方法不同、药物疗程长短不一、成本计算方法不同、效果指标单一和不良反应缺乏，需进一步提高质量。刘晓双等检索2000－2015收录在中国知网、维普中文科技期刊数据库、万方数据库中老年痴呆患者生活质量或照顾者负担的文献，纳入文献101篇，其中期刊论文较多(79篇)，作者来自于22个省级行政区，研究对象以受照顾者为主，结果显示虽然对老年痴呆患者生活质量和负担关注较多，但该领域研究质量还有待提高。[中国临床药学杂志，2016(3)：175-178；中国药房，2016，27(26)：3609-3613；护理学报，2016，23(5)：35-37]

(王　皓　李　俐　葛卫红)

Meta分析在药物经济学中的应用　唐富荣等采用meta分析法对单用左氧氟沙星与其和宁泌泰联合使用治疗慢性前列腺炎的临床有效率，进行成本-效果评价，共检索到6个RCT研究，包括1383名患者，Meta分析显示，联合用药与单用左氧氟沙星的临床有效率比较有统计学意义，合并 $OR=1.28$，其95% Cl为(1.21，1.36)；经济学评价结果显示，联合用药成本更高。结论：联合用药提高了临床有效率，减少了不良反应和耐药性，虽然治疗成本有所增加，但考虑其间接收益，联合用药依然有其合理性。肖洁等通过检索CBM、CNKI、VIP和万方数据库查找截至2014年11月有关丹参川芎嗪和丹参多酚酸盐治疗脑梗死的临床随机对照试验，以间接Meta分析的方法评价两种药物治疗脑梗死的临床疗效，分析结果显示，丹参川芎嗪与丹参多酚酸盐治疗脑梗死的有效率分别为89.25%和85.16%；治疗脑梗死的成本分别是4130.36元和5185.23元；成本效果比分别为46.28和60.89。结论：与丹参多酚酸盐注射液相比，在治疗脑梗死方面，丹参川芎嗪注射液可能更具有疗效及经济性优势。楚慧款等依据Meta分析探讨奥替溴铵、匹维溴铵、马来酸曲美布汀治疗肠易激综合征(IBS)的成本-效果，检索2000年以来中国生物医学文献数据库中符合相关标准的文献进行成本-效果分析，结果奥替溴铵、匹维溴铵和马来酸曲美布汀的4周治疗成本分别为162.4元、197.1元、162.4元；Meta分析发现，奥替溴铵、匹维溴铵和马来酸曲美布汀治疗IBS的总体有效率分别为89%、88%、89%，差异无统计学意义($P=0.8039$)，结论：奥替溴铵、匹维溴铵和马来酸曲美布汀治疗IBS的总体有效率无显著差异，但从药物经济学角度考虑，奥替溴铵和马来酸曲美布汀的成本-效果更高。冯晓远等检索The Cochrane library、Pub Med、中国知网等7个中外数据库(2000年1月至2015年10月)，筛选丹红注射液随机对照试验(RCT)，采用Meta分析对丹红注射液治疗冠心病心绞痛、不稳定型心绞痛进行成本-效果分析，纳入文献24篇，共2069例患者，分析结果显示，丹红注射液治疗效果优于对照组，($OR=2.98$，95% Cl：1.83～4.87，$P<0.0001$；$OR=2.55$，95% Cl：1.32～4.90，$P=0.005$)，疗程内日均成本分别增加1.51元、5.21元，各疾病增量成本效果比小于人均GDP，结论：丹红注射液治疗以上病症有一定临床疗效和经济性，但结果需更高等级证据支撑。[中国中西医结合外科杂志，2016(1)：28-31；中国循证心血管医学杂志，2016，8(10)：1171-1176；中国药物经济学，2016，11(12)；心肺血管病杂志，2016，35(7)：554-558]

(王　皓　李　俐　葛卫红)

药物经济学决策树模型在幽门螺杆菌治疗方案中的应用　杨晶将行胃镜诊断、14C呼气试验(14C-UBT)证实Hpylori感染的患者120例，随机分为A、B、C 3组，A组：克拉霉素铋剂四联(埃索美拉唑＋胶体果胶铋＋阿莫西林＋克拉霉素)；B组：呋喃唑酮铋剂四联(埃索美拉唑＋胶体果胶铋＋阿莫西林＋呋喃唑酮)；C组：序贯疗法(前5天埃索美拉唑＋阿莫西林，后5天埃索美拉唑＋克拉霉素＋替硝唑)，

10 天后停药,4 周后复查 14C-UBT,以幽门螺杆菌根除率、不良反应发生率及依从性为评价指标,结果显示:3 组根除率按 ITT 分析分别为 82.5%、87.5%、92.5%,按 PP 分析分别为 84.6%、89.7%、92.5%,差异无统计学意义($P<0.05$);3 组方案不良反应发生率、依从率均无统计学差异($P<0.05$)。以 4 周后根除率数据为状态点,构建决策树模型计算各方案的期望成本,进行成本-效果分析。分析显示 3 种方案期望成本分别为 645 元、540 元、506 元,成本-效果比分别为 780 元、620 元、550 元;从药物经济学角度考虑,序贯疗法为最佳根除 Hpylori 方案。[山西医科大学博士学位论文,2016]

(王　皓　李　俐　葛卫红)

药物经济学决策树模型在儿童支气管肺炎治疗中的应用　方伟对头孢硫脒、头孢曲松钠、头孢呋辛钠、阿莫西林钠克拉维酸钾和头孢哌酮钠舒巴坦钠治疗儿童支气管肺炎的方案建立决策树模型,进行成本-效果分析,纳入 338 例支气管肺炎患儿根据用药方案不同分为 A(75 例)、B(65 例)、C(76 例)、D(66 例)、E(56 例)组,分别对应使用头孢硫脒、头孢曲松钠、头孢呋辛钠、阿莫西林钠克拉维酸钾、头孢哌酮钠舒巴坦钠进行静脉滴注,结果:A、B、C、D、E 组的有效率分别为 93.33%、90.77%、96.05%、87.88%、87.50%,总治疗成本分别为 1929.09、2173.73、1611.91、1661.42、1801.32 元,成本/效果比(C/E)分别为 20.67、23.95、16.78、18.91、20.59。其中,C 组治疗方案的成本最低、C/E 最小。敏感度分析支持成本-效果分析结果。结论:在上述 5 种抗菌药物治疗方案中,头孢呋辛钠治疗儿童支气管肺炎更具成本-效果优势。[中国药房,2016,27(20):2740-2742]

(王　皓　李　俐　葛卫红)

药物经济学马尔可夫模型在慢性丙肝治疗中的应用　陈海等采用 Markov 状态转移模型评估中国初治的基因 1 型慢性丙肝人群中不同治疗方案的成本-效果。模型模拟 1000 名患者的丙肝进展过程,估计不同治疗方案的长期累积成本和健康效果,计算增量成本效果比。结果显示:与普通干扰素方案相比,采用聚乙二醇干扰素方案可延长 1.16 个质量调整生命年(QALYs),且人均总成本减少 11560 元;与聚乙二醇干扰素方案相比,采用司美匹韦方案可延长 0.44 个质量调整生命年(QALYs),且人均总成本减少 35171 元,同时相比于未接受治疗的患者,该方案可有效地降低晚期丙肝事件的发生率。结论:相比于普通干扰素方案,聚乙二醇干扰素方案具有较好的成本效果,而与聚乙二醇干扰素方案相比,司美匹韦方案则更为经济有效。[中国卫生统计,2016,33(3):370-373]

(王　皓　李　俐　葛卫红)

药物经济学马尔可夫模型在慢性髓系白血病治疗中的应用　程琳等根据文献检索获得尼洛替尼与达沙替尼治疗慢性髓系白血病受益与风险之比,根据费用数据搭建 Markov 模型,以主要分子生物学缓释率(major molecular response,MMR)为指标,推算 4 年生存期的治疗成本,计算增量成本效果值,得到优势治疗方案,并通过龙卷风图敏感性分析检验模型的结果稳定性。结果显示:尼洛替尼以及达沙替尼的成本效果比(cost-effect ratio, CER)分别为 164 618.5 元和 219 129.2 元,敏感性龙卷风图显示尼洛替尼药价为重要影响因素。结论:对于伊马替尼耐药或不耐受的慢性髓系患者接受二线酪氨酸激酶抑制剂(tyrosine kinase inhibitor,TKI)药物治疗,尼洛替尼更具经济性,且尼洛替尼经济性的结果稳定。[肿瘤,2016,36(6):698-704]

(王　皓　李　俐　葛卫红)

药物经济学方法在普通型手足口病药物治疗中的应用　肖珊等分别采用两组方案治疗 100 例儿童普通型手足口病,A 组(喜炎平 + 利巴韦林)50 例,B 组(小儿牛黄清心散 + 单磷酸阿糖腺苷)50 例。结果 A 组总有效率(94%)显著高于 B 组(82%)。A 组退热时间、临床症状(体征)消失时间等显著短于 B 组,均具有统计学差异,提示采用喜炎平 + 利巴韦林中西结合方案治疗临床效果可靠且成本低廉、经济性更好。[中国当代医药,2016,26(23):133-136]

(刘　潇　吴新荣　胡晋红)

药物经济学方法在成人下呼吸道感染药物治疗中的应用　吴嵩等回顾性分析 150 例下呼吸道感染患者,分成 3 组治疗(A 组患者给予头孢呋辛钠,B 组给予头孢曲松钠,C 组给予头孢哌酮钠),比较 3 组患者的疗效及不良反应,并进行药物经济学评价。结果 A 组总有效率为 86%,B 组 88%,C 组 82%,差异无统计计学意义;A 组的成本-效果比为 8.86、B 组 7.98,C 组 14.54,B 组方案经济学价值较高;3 组患者的不良反应发生率的差异无统计计学意义。提示与头孢呋辛钠和头孢哌酮钠比较,头孢曲松钠治疗下呼吸道感染的经济学价值较高。陈伟荣等回顾性分析 84 例下呼吸道感染患者,A 组头孢曲松钠治疗 42 例,B 组为头孢唑肟钠治疗 42 例。结果 A 组患者的总有效率为 88.10%,B 组 85.71%,差异无统计学意义;A 组治疗成本-效果比(C/E)为 10.44,该比例远低于 B 组的 23.83($P<0.05$);当药品费用降低 10% 时,A 组治疗 C/E 为 9.39,仍明显低于 B 组的 21.45,两组比较差异有统计学意义($P<0.05$)。提示与头孢唑肟钠比较头孢曲松钠经济学成本明显低于头孢唑肟钠,值得临床推广应用。郑勇等对 240 例下呼吸道感染患者进行回顾性分析,A、B、C 三组各 80 例,A 组患者应用左氧氟沙星,B 组应用阿奇霉素,C 组应用头孢呋辛钠。结果 A 组患者的总有效率为 86.25%,B 组 87.50%,C 组 88.75%,三组差异无统计学意义且均未发生明显不良反应,A 组的 C/E 值最小,其敏感度分析结果也表明 A 组应用的左氧氟沙星性价比更高。提示

左氧氟沙星治疗成人下呼吸道感染效果较好。翁冠裕抽取66例下呼吸道细菌性感染患者，随机分为Ⅰ组和Ⅱ组，各33例，Ⅰ组给予加替沙星注射液0.4g，静脉点滴1次/日，连用10d；Ⅱ组则给予加替沙星序贯疗法（治疗前3d给予加替沙星注射液0.4g，静脉点滴1次/日，第4天开始改为口服治疗，0.4g/次，1次/日，连用7d）。结果总有效率Ⅰ组93.94%，Ⅱ组90.91%；细菌清除率Ⅰ组84.85%，Ⅱ组81.82%，差异均无统计学意义；在成本-效果上，Ⅰ组的C/E值(9.05)高于Ⅱ组(3.13)且差异有统计学意义，提示对下呼吸道感染患者采用加替沙星序贯疗法比单用加替沙星静脉注射治疗在成本-效果更具优势，值得临床借鉴。薛连峰探讨了头孢呋辛治疗72例下呼吸道细菌性感染的成本-效果优势，静注组（静脉滴注头孢呋辛钠7d）与序贯组（静脉滴注头孢呋辛钠4d后改口服头孢呋辛酯片3d）各36例。结果静注组药物不良反应发生率为8.33%，序贯组为2.78%，无统计学差异。静注组与序贯组总有效率分别为91.67%和88.89%（$P>0.05$），成本-效果比分别为（2166.03±227.56）和（1680.17±175.61），序贯组成本-效果比均低于静注组（$P<0.05$）。提示头孢呋辛序贯治疗下呼吸道细菌性感染更具成本-效果优势。李梅等对57例使用亚胺培南西司他丁钠治疗重症下呼吸道感染的患者进行分组，国产组（30例）和进口组（27例）。发现国产组与进口组治疗重症下呼吸道感染的成本分别为1833.90元和2373.90元；有效率分别为80.00%和92.59%，差异有统计学意义；不良反应发生率分别为26.67%和18.52%，差异无统计学意义。国产组与进口组的成本一效果比分别为22.92和25.64，增量成本一效果比为42.89；敏感度分析国产组与进口组的成本一效果比分别为20.63和23.07，增量成本一效果比为38.60，与成本一效果分析结果一致。提示国产亚胺培南西司他丁钠治疗重症下呼吸道感染略显经济学优势，但进口亚胺培南西司他丁钠的疗效显著优于国产组，临床可根据患者情况选用。施金虎等选取80例MRSA所致的下呼吸道感染患者，替考拉宁治疗组（41例），万古霉素治疗组（39例）进行药物经济学评价。结果替考拉宁组治疗总有效率为90.2%，万古霉素组为87.2%，差异无统计学意义；在治疗时间上替考拉宁组为（6.5±2.4）d，万古霉素组为（13.5±4.6）d，前组显著短于后组，差异有统计学意义；替考拉宁组的成本-效果比值显著低于万古霉素组（19.5∶29.1）；替考拉宁组不良反应发生率为12.2%，万古霉素组为17.9%两组差异无统计学意义。提示替考拉宁治疗MRSA引起的下呼吸道感染，治疗时间短、效果好、花费少、副作用小，值得临床推广使用。李东升研究左氧氟沙星同给药剂量对下呼吸道感染患者的成本-效果。治疗组38例患者均给予静脉滴注左氧氟沙星注射液500mg，qd给药，治疗3d后改为口服左氧氟沙星500mg，qd，持续治疗7d；对照组38例患者仅给予静脉滴注左氧氟沙星注射液500mg，qd给药，持续治疗10d。结果治疗组总有效率97.37%、细菌清除率为81.58%，对照组分别为94.74%、86.84%，两组患者用药后不良反应症状均较轻；治疗组患者的治疗成本-效果25.28优于对照组为35.45，差异有统计学意义。提示采用左氧氟沙星序贯疗法治疗下呼吸道细菌感染患者的成本-效果比值优于左氧氟沙星普通静脉滴注。［中国医院用药评价与分析，2016，6（16）：760-762；海南医学，2016，24（27）：4048-4049；中国医药科学，2016，10（6）：210-212；当代医学，2016，20（22）：134-135；中国现代药物应用，2016，17（10）：155-156；中国药房，2016，14（27）：1881-1883；西南国防医药，2016，9（26）：1058-1060；抗感染药学，2016，13（3）：566-568］

（刘　潇　吴新荣　胡晋红）

药物经济学方法在成人支气管炎及支气管扩张药物治疗中的应用　汪勇比较头孢噻肟钠与左氧氟沙星治疗急性支气管炎的疗效，对照组给予左氧氟沙星治疗，观察组给予头孢噻肟钠治疗，各23例。结果观察组总有效率95.65%，对照组91.30%，差异有统计学意义，不良反应发生率与对照组比较，差异无显著性。提示左氧氟沙星治疗更具有经济性。刘彬探讨联用美洛西林钠舒巴坦钠与阿米卡星治疗支气管扩张的临床效果及经济性，甲组患者使用美洛西林钠舒巴坦钠，乙组患者联用美洛西林钠舒巴坦钠与阿米卡星进行治疗，各组30例。结果总有效率甲组为86.7%，乙组为70.0%（$P<0.05$），乙组患者住院的平均时间为（11.2±3.1）d，甲组为（16.7±2.8）d。乙组患者住院的时间明显短于甲组患者（$P<0.05$）。乙组患者治疗的总费用为6650.8元，甲组患者治疗的总费用为8496.6元，差异有显著性。提示联用美洛西林钠舒巴坦钠与阿米卡星治疗支气管扩张的临床效果显著，值得推荐。［中国医药指南，2016，11（14）：156-157；当代医药论丛，2016，6（14）：146-147］

（刘　潇　吴新荣　胡晋红）

药物经济学方法在成人肺部感染药物治疗中的应用
林梅玉等回顾性查阅150例医院获得性肺炎患者（HAP），分成3组治疗（A组：头孢哌酮钠舒巴坦钠；B组：哌拉西林钠他唑巴坦钠；C组：美罗培南），用决策树分析3组治疗方案的经济性。结果A组、B组、C组期望成本分别为7054.73元、6248.95元、12179.94元，成本效果比分别为78.39、76.49、141.76，提示哌拉西林钠他唑巴坦钠为3种治疗HAP常规手段的最经济方案。王秀云等比较注射用哌拉西林钠/舒巴坦钠（强舒西林）与注射用哌拉西林钠/他唑巴坦钠（哌舒西林）治疗重度医院获得性肺炎（HAP）的疗效和成本-效果，强舒西林组132例患者，哌舒西林组126例患者。结果强舒西林与哌舒西林组的有效率分别为81.82%和81.75%，细菌清除率分别为67.42%和68.25%，不良反应发生率分别为5.30%和4.76%，差异均无统计学意义，强舒西林组的有效率与细菌清除率的成本-效果比均低于哌舒西林组（30.07

对36.79和36.49对44.07)。提示两药用于治疗重度HAP的疗效和不良发生率无明显差异,但强舒西林较哌舒西林更经济。赵莹等回顾性分析877例细菌性肺炎患者用药,按照其抗生素种类分成4组:头孢呋辛钠(A组),头孢哌酮钠-舒巴坦钠(B组),莫西沙星(C组),哌拉西林钠-他唑巴坦钠(D组),亚胺培南-西司他丁钠(E组),用成本-效果分析5组治疗方案的经济性。结果发现A组C/E最低(18.73)为最优方案,E组C/E最高(41.53),为最劣方案,差异有统计学意义。其余3组以C组为基准,CEA分析结果显示:B组(30.73)优于D组(32.33),D组优于C组(34.93),差异无统计学意义。假设药物费用下降10%、其他费用上调5%,各组患者直接成本和成本-效果分析结果整体差异基本保持稳定。提示头孢呋辛钠在细菌性肺炎的治疗中具有最优的药物经济性。郭双探究喹诺酮类药物在社区获得性肺炎的临床疗效和药物经济学情况。180例患者随机分为A、B、C、D四组,每组各45例,A组给予患者乳酸左氧氟沙星注射液治疗,B组给予盐酸洛美沙星氯化钠注射液治疗,C组给予加替沙星氯化钠注射液治疗,D组给予盐酸莫西沙星氯化钠注射液治疗。结果总有效率A组82.22%,B组84.84%,C组91.11%,D组93.33%;成本一效果比较A、B、C、D四组的C/E依次增高,分别为4.70、5.36、5.81、22.07,D组C/E均最高,显著高于其余三组,差异显著($P<0.05$)。提示可选用乳酸左氧氟沙星注射液治疗社区获得性肺炎,更具经济性。于良富调查应用两种抗菌药物治疗社区获得性细菌肺炎的112例病历,左氧氟沙星治疗组和头孢哌酮钠/舒巴坦钠治疗组,临床有效率分别87.9%和87.0%($P>0.05$),成本效果比分别为26.86和32.24($P>0.05$),不良反应发生率分别为5.2%和3.7%($P>0.05$)。两种抗菌药物在治疗社区获得性细菌肺炎具有理想的成本效果比,两组的DUI值均小于1,表明在两种抗菌药物的使用均合理。李红霞等比较左氧氟沙星或阿奇霉素联合头孢呋辛治疗社区获得性肺炎的临床疗效和药物经济学情况。两组患者分别给予左氧氟沙星治疗($n=52$)或阿奇霉素联合头孢呋辛治疗($n=54$),结果左氧氟沙星组治疗成本为1194.53元,阿奇霉素联合头孢呋辛组为1431.77元($P<0.05$),第5天生活质量左氧氟沙星组优于阿奇霉素联合头孢呋辛组($P<0.05$)。两组治疗有效率分别为92.30%、90.80%,平均疗程分别为(10.88±1.10)、(11.04±1.01)d差异均无统计学意义。提示左氧氟沙星在门诊治疗社区获得性肺炎中更具成本-效果优势。徐瑞岭评价头孢西丁与左氧氟沙星治疗成人非重症社区获得性肺炎(CAP)的成本-效果,发现左氧氟沙星组患者的总有效率显著高于头孢西丁组,头孢西丁组患者的显效时间为(5.61±2.95)d,左氧氟沙星组为(3.65±2.66)d。头孢西丁组C/E为134.09增量△C/E为-59.85;左氧氟沙星组C/E为81.11,△C/E为0。提示左氧氟沙星治疗成人非重症CAP的经济性更好。龚如燕等比较比阿培南和亚胺培南治疗重症肺炎的成本效果。观察组给予比阿培南治疗,对照组给予亚胺培南治疗,各40例,疗程10d。结果观察组总有效率为92.5%与对照组95.5%近似($P>0.05$);不良反应发生率差异无统计学差异;观察组与对照组的C/E分别为10136.8、5185.9,调整价钱后C/E分别为8109.5、4148.8。提示比阿培南成本效果低于亚胺培南,更具有经济性。粟米等发现微泵输注比阿培南延长给药时间治疗重症肺炎具有显著的药物经济学优势。3h延长输注组(EI组)和0.5h短时间输注组(TI组)相比,EI组有效率为63.33%,平均成本为(4057±296)元;TI组有效率为60.71%,平均成本为(5624±308)元,EI组治疗成本明显低于TI组($P<0.05$)。王江军对比分析美罗培南与亚胺培南对重度肺部感染患者的疗效及安全性。亚胺培南治疗组为对照组,美罗培南治疗组为实验组,各45例。结果实验组临床总有效率为95.56%,显著高于对照组82.22%($P<0.05$)。实验组不良反应发生率为2.22%,略低于对照组4.44%($P>0.05$)。实验组C/E为4453.7,优于对照组6930.2。实验组住院时间略短于对照组($P>0.05$)。提示美罗培南治疗重度肺部感染临床疗效好,且安全性及经济性佳。杨志忠等比较3种治疗耐甲氧西林金黄色葡萄球菌(MRSA)感染药物的成本-效果。按不同的抗菌药物治疗方案分成夫西地酸钠组、万古霉素组和替考拉宁组,各50例。结果夫西地酸钠组、万古霉素组和替考拉宁组的临床有效率分别为68.0%、70.0%、80.0%,不良反应发生率分别为10.0%、18.0%、6.0%,成本分别为7437.4元、6805.7元、6966.7元,C/E分别为109.37、97.22、87.08。提示替考拉宁治疗MRSA感染的经济性优于夫西地酸钠和万古霉素。[海峡药学,2016,3(28):94-97;世界临床药物,2016,12(37):835-839;现代仪器与医疗,2016,3(22):63-78;世界最新医学信息文摘,2016,48(16):88-89;航空航天医学杂志,2016,12(27):1535-1537;中国医药导报,2016,19(13):31-34;临床医学,2016,10(36):31-32;中国当代医药,2016,15(23):91-93;中国药物警戒,2016,1(13):50-52;中医药科学,2016,10(6):26-28;解放军药学学报,2016,2(32):174-176]

(刘　潇　吴新荣　胡晋红)

↗ 药物经济学方法在儿童肺炎药物治疗中的应用 袁晓勇等回顾性分析头孢他啶和头孢曲松治疗100例支气管肺炎儿童的疗效及成本效果,观察组给予头孢曲松治疗,对照组给予头孢他啶治疗,各50例。结果观察组总有效率96.0%和对照组94.0%,观察组C/E为350.0,对照组C/E为476.6,观察组C/E低于对照组($P<0.05$)。头孢他啶和头孢曲松治疗儿童支气管肺炎均疗效显著,但认为头孢曲松的成本低于头孢他啶更具有经济性。邓翠玲等也对头孢他啶和头孢曲松治疗儿童支气管肺炎的疗效及成本效果进行分析,A组(头孢他啶组)和B组(头孢曲松组),每组58例。结果A组和B组疗效无显著差异;两组成本-效果分析比为

8.12(A组)和12.49(B组),提示头孢他啶相比头孢曲松更加经济,两篇文献结果相反,临床选药应视情况而定。张秋香分析5种头饱类抗生素对儿重肺炎患者临床疗效的成本一效果,150例儿重肺炎患者分为A、B、C、D和E组,每组30例;各组患者分别给予头饱替唑钠、头饱呋辛钠、头饱他啶、头饱美唑钠和头饱曲松钠治疗,5种头孢类抗生素对儿重肺炎患者临床治疗的总有效率经比较其差异无统计学意义($P>0.05$);但是头饱曲松钠与其他4种头饱菌素相比,其成本一效果比偏低(A组22.39,B组23.47,C组26.89,D组25.16,E组20.18),经比较其差异有统计学意义($P<0.05$)。结论提示头饱曲松钠用于治疗儿重肺炎患者疗效的成本一效果较为明显。郑茜回顾性分析90例社区获得性肺炎患儿的抗菌治疗方案,依据其治疗方案的不同分为三组,治疗A组(阿奇霉素+头孢呋辛钠)、治疗B组(阿奇霉素+头孢噻肟钠)、治疗C组(阿奇霉素+头孢他啶)。结果治疗A组、治疗B组、治疗C组的临床治疗总有效率分别为76.67%、73.33%、80.00%,不良反应发生率均为3.3,病原菌清除率分别为76.67%、76.67%、80.00%,差异不具备统计学意义。成本-效果(C/E)值分别为(7.13、7.05、6.8),C组的C/E值、抗菌药物平均费用明显低于A、B组,差异均具有统计学意义($P<0.05$)。提示阿奇霉素联合头孢他啶的方案,具有良好的经济性。[中国现代药物应用,2016,11(10):161-162;海峡药学,2016,2(28):206-207;抗感染药学,2016,13(2):360-362;医学理论与实践,2016,8(29):1088-1090]

(刘　潇　吴新荣　胡晋红)

药物经济学方法在成骨感染药物治疗中的应用 李结嫦对比不同抗生素在骨科感染预防中的药物效果及价格,将180例实施骨科手术的患者,随机分成A、B、C、D、E、F六组,每组30例。A组使用头孢呋辛,B组使用头孢他啶,C组使用磺苄西林钠,D组使用阿奇霉素,E组使用克林霉素,F组使用左氟沙星,对比这六组患者的治疗效果及用药的成本。结果:A组(96.67%)、B组(93.33%)、C组(96.67%)、D组(96.67%)。患者的治疗总有效率明显高于E组(80.00%)、F组(70.33%),差异具有统计学意义($P<0.05$);A组(C/E值92.5)药物的成本/效果明显低于B(167.5)、C(265.8)、D(145.5)、E(88.4)、F(88.4)组,差异具有统计学意义($P<0.05$)。结论:采用头孢呋辛治疗预防骨科感染效果较好并且成本较低,性价比最高,值得临床推广使用。王云琦比较利奈唑胺与达托霉素治疗骨科球菌感染的安全性和有效性,将78例骨科球菌感染患者,按照随机数字分组法分为两组:观察组39例,采用利奈唑胺治疗;对照组39例,采用达托霉素治疗。结果观察组和对照组的临床总有效率分别为92.3%、94.9%。两组差异均无统计学意义($P>0.05$);观察组的总不良反应发生率略高于对照组,但差异无统计学意义。观察组和对照组耐药性和退热时间,两组间的差异也无统计学意义。两组不同抗生素的成本效果比较,利奈唑胺成本效果(C/E值9.75)明显低于达托霉素(16.16)。两组间有统计学差异($P<0.0$)。结论治疗骨科球菌感染,利奈唑胺和达托霉素治疗效果基本相当,不良反应发生率低,二者均安全可靠。[中国现代药物应用,2016,11(10):161-162;航空航天医杂志,2016,9(27):1099-1101]

(刘　潇　吴新荣　胡晋红)

药物经济学方法在泌尿道感染药物治疗中的应用 黄丽雅比较莫西沙星与司帕沙星用于治疗220例泌尿道感染患者的临床疗效及其经济学价值,结果两组患者治疗后的总有效率、细菌清除率及不良反应的发生率差异均无统计学意义,而司帕沙星组患者的成效比为1.67优于莫西沙星组为4.26,具有统计学差异,提示司帕沙星用于治疗经济学价值更优。李国栋比较加替沙星与左氧氟沙星治疗泌尿系统感染的临床安全性、有效性,及疗效与成本,检索近18年在Pub Med、Cochrane图书馆、中国期刊全文数据库(CNKI)、万方数据库、中文科技期刊全文数据库(VIP)、中国生物医学文献数据库(CBM)发表的有关加替沙星与左氧氟沙星治疗泌尿系统感染的文献,按照Cochrane系统评价方法,运用Rev Man 4.2.10软件进行Meta分析。最后纳入文献17篇,共1348例;加替沙星治疗泌尿系统感染的有效性明显高于左氧氟沙星[$RR=2.01$,95% CI(1.44、2.79)],疗程与不良反应无统计学差异[$RR=0.76$,95% CI(0.50、1.17),$P=0.22$],但加替沙星治疗泌尿系统感染的成本-效果明显高于左氧氟沙星。提示在泌尿道感染的治疗中尽管左氧氟沙星的疗效稍逊色于加替沙星,但左氧氟沙星更具成本-效果优势。[抗感染药学,2016,13(3):-565;药物评价研究,2016,5(39):870-874]

(刘　潇　吴新荣　胡晋红)

药物经济学方法在高血压药物治疗中的应用 王莹等回顾性分析2014年1-10月在中国医学科学院阜外医院确诊高血压合并高尿酸血症的住院患者283例,根据使用ARB品种分为厄贝沙坦组(68例)、缬沙坦组(72例)、替米沙坦组(70例)、氯沙坦钾组(73例),4组患者使用药物费用差异有统计学意义($P<0.05$)。氯沙坦组费用最高,比最低的厄贝沙坦组日均费用高出1.48元,月均费用高出44.40元。范振兴等查阅中国知网、Pub Med等中英文检索数据库,利用设定的检索策略检索2002年1月至2013年12月发表的关于奥美沙坦酯药物经济学研究的文献,现有文献肯定了奥美沙坦酯在ARB类降压药中的药物经济学优势。周丹凤选择2014年11月至2015年11月收治的108例原发性轻、中度高血压病患者,分口服厄贝沙坦氢氯噻嗪片组与口服苯磺酸氨氯地平片组,厄贝沙坦氢氯噻嗪片组的成本/效果为2.3,苯磺酸氨氯地平片组为3.6,厄贝沙坦氢氯噻嗪片组的经济学价值较高。王清辉等将2013年1月至2015年1月收

治的120例原发性高血压患者随机分为苯磺酸左旋氨氯地平组(60例)和替米沙坦组(60例),苯磺酸左旋氨氯地平组成本效果比为1.42,替米沙坦组成本效果比为3.29,差异有统计学意义($P<0.05$)。苯磺酸左旋氨氯地平的成本效果低于替米沙坦。刘艳秋等对某三级甲等医院2015年1-8月732例老年高血压住院患者的临床资料进行回顾性分析。治疗老年高血压病最为经济、合理的用药方式是二药联用,其中钙离子拮抗剂+利尿剂的应用方式最为经济合理。倪华选取2015年3月至2016年3月期间在南通大学附属医院接受治疗的120例高血压患者作为研究对象,随机分为A组给予盐酸贝那普利片,B组给予硝苯地平片,C组给予苯磺酸氨氯地平片三个研究组,治疗周期为1个月。A、B、C三组治疗总有效率分别为90.0%、92.5%、85.0%,治疗成本分别为173.0元、125.0元、182.5元;成本-治疗效果比分别为1.9、1.4、2.1。硝苯地平片治疗高血压是最佳治疗方案。刘芳检索中英文数据库中2003-2015年发表的与钙拮抗剂降压药相关的药物经济学评价文献,以国家统计局报告的2014年我国人均GDP为外部参考值,将硝苯地平作为对照药品,非洛地平、氨氯地平、硝苯地平缓释片、硝苯地平控释片的增量成本效果比值均在451 ~8543元,均小于人均GDP。硝苯地平控释片、左旋氨氯地平、非洛地平均具有一定经济性。冯芮华等在我国东、中、西部选择15个省/自治区的220家社区卫生服务中心/站和卫生院,利用高血压社区规范化管理方案对卫生机构医务人员进行培训,由受训的基层医务人员对高血压患者实施规范化管理1年,对7032例患者进行成本-效果分析,年人均成本为219.0(553.0)元,收缩压下降率为(10.6±8.6)%,舒张压下降率为(10.0±9.6)%,血压控制率为75.1%(5281/7032),ACEI的成本-效果比分别为5.0、5.3、0.9,利尿剂的成本-效果比分别为19.0、18.6、2.5,均较β-受体阻滞剂、钙拮抗剂、ARB的成本-效果比低。ACEI和利尿剂具有更好的成本-效果。何江江等分析ACEI或ARB单药治疗轻中度原发性高血压患者的直接医疗费用,从卫生服务提供者的角度考虑,基于典型地区直接医疗费用数据分析结果,ACEI类药品在次均治疗费用上相对ARB类药品具有成本优势;通过预算影响分析,在假定完全规范高血压管理情况下,ACEI类药品对ARB类药品的替换具有节约费用的作用,若完全替代,可为上海医保支出节约1.5 ~2.4亿元。从医保基金的高效使用以及病人的经济负担角度,建议各级医疗机构优先使用ACEI类药品。才仁更尕选取100例原发性高血压患者随机分成A组:十八味金色汤散,B组:厄贝沙坦片0.15g/d,2种方案有效率分别为50.0%、81.0%,成本分别为93.24元、389.76元。通过调查与随访,A组患者依从性最佳。[药物流行病学杂志,2016,25(3):185-187;中国药房,2016,27(8):1017-1019;中国医院用药评价与分,2016,16(6):753-755;临床医药实践,2016,25(1):73-75;中国药业,2016,25(23):23-27;人人健康,2016,20:245;药物评价研究,2016,39(5):875-880;中国全科医学,2016,19(1):92-95;中国卫生经济,2016,35(7):80-84;中国民族医药杂志,2016,05:11-12;]　　(黄琳琅　吴新荣　胡晋红)

药物经济学方法在冠心病、心绞痛药物治疗中的应用

李裕兴等选取2013年6月至2015年12月收治的150例冠心病患者作为研究对象,按随机数字表法分A组采用阿托伐他汀钙片,B组采用阿托伐他汀胶囊,C组采用瑞舒伐他汀钙片进行治疗,阿托伐他汀钙片治疗总成本为1619.2元,阿托伐他汀钙片为934.4元,瑞舒伐他汀钙片为1177.6元,阿托伐他汀胶囊的总成本最低;阿托伐他汀钙片的成本-效果比为18.75,阿托伐他汀钙胶囊为9.12,瑞舒伐他汀钙片为14.47,阿托伐他汀钙胶囊的成本-效果比最低。周琴等采取或拟采取PCI患者94例,随机单盲法分为2组,对照组给予进口阿托伐他汀钙治疗,观察组给予国产瑞舒伐他汀钙治疗,各47例,服用1年观察组药物成本-效果为25.93元,对照组为34.31元。PCI术后长期应用国产瑞舒伐他汀费用较进口阿托伐他汀低。朱留宝等从Pubmed数据库检索有关比伐卢定用于PCI抗凝治疗的药物经济学分析的英文文献,纳入综述研究的12篇药物经济学评估文献显示,比伐卢定单药成本较高,但能显著降低MI、UR、出血、再缺血等并发症风险,延长患者预后生存年限,降低医疗成本,具有成本效益。侯杰按随机、双盲、对照试验原则将200例行冠状动脉造影的患者分为国产碘海醇组和进口碘普罗胺组,根据最小成本分析,国产碘海醇组人均成本为(235.66±0)元,碘普罗胺组为(363.79±36.94)元,对照组明显高于试验组($t=34.17$,$P<0.01$)。国产碘海醇的C/E(2.57)仍明显低于进口碘普罗胺组(3.88)。张翼等利用Meta分析方法纳入32篇国产氯吡格雷治疗冠状动脉粥样硬化性心脏病文章,包括7077例患者,其中使用国产氯吡格雷组3477例。国产氯吡格雷在药物经济性上较进口氯吡格雷具有明显优势。白羽霞等采用单因素敏感性分析方法,结合2014年全国31个地区的生产总值数据,对替格瑞洛相比氯吡格雷的经济性进行敏感性分析。在参数变动范围内,替格瑞洛相比氯吡格雷治疗ACS的增量成本效果比(ICER)小于绝大多数地区的人均国内生产总值(GDP)(甘肃、贵州除外),且均小于31个地区的3倍人均GDP。基于2014年数据,替格瑞洛相比氯吡格雷治疗ACS在全国31个地区均更具成本-效果。冯晓远等检索The Cochrane library、PubMed、中国知网等7个中外数据库(2000年1月至2015年10月),筛选丹红注射液随机对照试验(RCT)使用RevMan5.3软件进行Meta分析,研究纳入文献24篇,共2069例患者。Meta分析结果显示:丹红注射液治疗冠心病心绞痛、不稳定型心绞痛增加一个疗效单位,疗程内日均成本分别增加1.51元、5.21元。各疾病增量成本效果比小于人均GDP,因疗效增加的成本完全值得。董鹏欣等在数据库中检索对注射用丹参多酚酸盐和丹红注射液治

疗不稳定型心绞痛的疗效进行头对头比较的随机对照试验，总体的成本效果分析表明：若丹参多酚酸盐的效应持续时间超过4.95个月时，使用丹参多酚酸盐的成本介于低于边界成本；亚组分析表明：对于丹红注射液用量为20ml/d的亚组，若丹参多酚酸盐的效应持续时间超过4.93个月时，使用丹参多酚酸盐的成本介于低于边界成本；对于对丹红注射液用量为30ml/d和40ml/d的亚组，最小成本分析表明丹红组成本较低。蒋春彦等选取2010年1月至2012年9月收治的62例冠心病心绞痛患者，随机分为研究组和对照组，每组各31例。对照组患者给予银杏达莫注射液治疗，研究组给予注射用盐酸川芎嗪注射液治疗。研究组患者的药品成本(365.9)和C/E(4.36)均显著低于对照组(623.7、7.16)，差异具有统计学意义($P<0.05$)。朱玉芬等选取42例冠心病不稳定型心绞痛患者按照不同的药物治疗方案分为香丹注射液组(A组，20例)和丹参川芎嗪注射液组(B组，22例)。两组患者除药品费用外的所有费用均相等；用最小成本分析法，A组所用药品成本为77.28元，总成本为705.88元；B组所用药品成本为1310.40元，总成本为1939.00元，A组药品成本和总成本明显低于B组，差异有统计学意义($P<0.05$)。敏感度分析结果与最小成本分析结果一致。采用香丹注射液治疗冠心病不稳定型心绞痛的成本比丹参川芎嗪注射液更低、用药更经济。张玉方等将120例符合诊断标准的病例，分别给予丹参注射液(A组)、注射用丹参多酚酸盐(B组)、丹参酮ⅡA磺酸钠注射液(C组)和丹参川芎嗪注射液(D组)治疗，治疗14d后观察疗效。4种丹参制剂的心绞痛改善总有效率分别为70.0%、86.7%、76.7%、83.3%；成本分别为587.84、2945.8、1883.2、1174.32元；成本-效果比分别为8.40、33.98、24.55、14.09。从药物经济学角度，丹参注射液治疗冠心病心绞痛成本-效果比更优。洪玉清选取公安县中医医院2011年5月至2014年7月收治的冠心病心绞痛患者，按随机数字表法分成2组各94例。对照组患者给予丹参酮ⅡA磺酸钠注射液，观察组给予注射用丹参多酚酸盐，观察组患者日均成本为(184.30±5.50)元，疗程成本为(2576.90±26.30)元，高于对照组的(19.30±1.30)、(273.60±3.80)元，差异有统计学意义($P<0.05$)。丹参酮ⅡA磺酸钠注射液经济性较强。李君等选取185例冠心病心绞痛住院病人按照不同给药方案分为A组、B组、C组，3组病人均给予常规治疗，在此基础上A组加用参芎葡萄糖注射液，B组加用注射用丹参多酚酸盐，C组加用注射用盐酸川芎嗪。A组、B组、C组的临床总有效率分别为81.50%、70.00%、65.00%，成本分别为1794.83元、1633.64元、1188.03元，成本-效果比分别为22.02、23.34、18.28；A组、B组相对于C组的增量成本-效果比分别为36.78、89.12。参芎葡萄糖注射液治疗冠心病心绞痛较为安全、经济、有效。向会等选取中国人民解放军第九八医院2015年1月至2016年2月收治的冠心病心绞痛患者160例。按入院顺序将患者分为研究组(给予口服速效救心丸)与对照组(给予复方丹参滴丸)，各80例。研究组患者总有效率高于对照组($P<0.05$)，治疗成本(388.26元)低于对照组(401.47元)。研究组成本-效果比(4.37)低于对照组(5.17)。在假设药价下降15%的基础上，研究组成本-效果比(3.72)低于对照组(4.39)。速效救心丸治疗冠心病心绞痛的疗效优于复方丹参滴丸，且成本较低、经济性较优。孙刚等选取2012年1月至2015年1月贵阳中医学院第一附属医院收治的冠心病心绞痛患者84例，随机分观察组予以理气活血滴丸治疗，对照组予以复方丹参滴丸治疗。观察组药物成本/效果(3.25)低于对照组(5.65)。理气活血滴丸治疗冠心病心绞痛更经济合理。[中国医院用药评价与分析，2016，16(3)：345-347；蚌埠医学院学报，2016，41(12)：1659-1662；中国卫生经济，2016，35(2)：76-80；中国药业，2016，25(3)：79-81；中国药物经济学，2016，6：14-17；中国药物经济学，2016，7：16-21；心肺血管病杂志，2016，35(7)：554-558；药品评价，2016，13(20)：18-21，30；河南中医，2016，36(12)：2099-2101；中国药房，2016，27(17)：2312-2314；重庆医学，2016，45(8)：1081-1083；中国医院用药评价与分析，2016，16(3)：307-309；中西医结合心脑血管病杂志，2016，14(22)：2664-2666；临床合理用药，2016，9(12C)：11-15；临床合理用药，2016，9(1C)：141-142]

(黄琳琅　吴新荣　胡晋红)

↗ 药物经济学方法在房颤抗凝药物治疗中的应用　吴玥等基于全球性临床试验ARISTOTLE的研究数据及中国目前医疗成本，建立1年期决策树及长期外推Markov模型的方法，通过计算新型口服抗凝药物阿哌沙班(5mg bid)及华法林(INR控制在2.0～3.0)的质量调整生命年(quality-adjusted life-years QALYs)及治疗成本，阿哌沙班和华法林的总成本分别为271 826元和40 126元，阿哌沙班组患者可获得的QALYs为6.256，华法林组患者的QALYs为5.614。阿哌沙班较华法林的增量成本效果比(incremental cost-effectiveness ratio，ICER)为360 903元/QALY。在中国目前整体经济形势下，与华法林相比，将阿哌沙班预防非瓣膜性房颤患者卒中不具备成本效果优势。陈永法等根据疾病自然史构建心房颤动Markov模型，预测不同治疗方案下患者获得的质量调整生命年(quality adjusted life year，QALY)和花费的成本，模型周期为3个月，研究时限30年。对多种因素进行了单因素敏感性和概率敏感性分析。基线分析中，达比加群组和利伐沙班组相较于华法林组分别多获得0.38 QALYs和0.15 QALYs，同时多花费成本137 181.31元和351 514.95元，增量成本效果比分别为361 003.45和2 343 433。在WTP为139 885.5元时，华法林具有经济学优势。吴玥等基于全球性临床试验ARISTOTLE、RE-LY及ROCKET-AF的研究数据及我国目前医疗成本，建立一年期决策树及长期外推Markov模型的方法，通过分别计算3种新型口服抗凝药物阿哌沙班

(5mg bid)、达比加群(150mg bid、110mg bid)、利伐沙班(20mg qd)和华法林的调整质量生命年(QLAYs)及治疗成本,NOACs治疗的总成本为163 586 ~ 582 710元,使用NOACs患者可获得的质量调整生命年为6.812 ~7.010。以华法林为参考的增效成本效果分析显示,成本效果比(ICER)为177 271 ~739 480元/QLAY,ICER_(利伐沙班) > ICER_(阿哌沙班) > ICER_(达比加群150mg) > ICER_(达比加群110mg)。目前在我国,与华法林相比,使用新型抗凝药物预防非瓣膜性房颤患者卒中不具备成本效果优势。胡涛桃等查阅近年来国内外相关文献,对NOACs在治疗NVAF中的研究进行归纳和分析。NOACs相较于华法林在NVAF患者中,在疗效、风险及成本—效果等方面均不劣于华法林等其他抗凝药物,在成本效益方面表现出优越性。NOACs在治疗NVAF中有可观的临床发展前景。唐密等采用基于马尔可夫模型的成本效用分析,在均值估计的基础上,其效用值无论是否考虑年龄调整,200mg 吲哚布芬相比于5mg华法林其期望成本更低的同时期望收益更高,具有绝对经济性。黄碧瑜等采用2013－2014年广东省人民医院住院治疗NS患者的疗效和住院费用以及国家发改委定价的药品价格建立决策树模型进行成本-效果分析,华法林和依诺肝素重叠用药3天的成本为10 305.49元,成本-效果比为31 607.15;华法林和依诺肝素重叠用药4天的成本为8849.36元,成本-效果比为20 896.46;华法林和依诺肝素重叠用药≥5天的成本为9494.29元,成本-效果比为21 659.95。重叠用药4天相对于重叠用药≥5天的增量成本-效果比为5600.96。重叠用药4天的成本-效果比更低,而增量成本-效果比更高。4天疗程的华法林和依诺肝素重叠用药方案对NS患者预防血栓形成更具成本-效果优势。[中国现代应用药学,2016,9:1183-1188;中国新药杂志,2016,25(11):1216-1224;中国医院药学杂志,2016,36(12):1003-1007;中国药房,27(8):1139-1142;中国医疗保险,2016,11:57-61;中国循证医学杂志,2016,16(7):754-759]　(黄琳琅　吴新荣　胡晋红)

↗ 药物经济学方法在心肌梗死药物治疗中的应用　李杰华将80例STEMI患者按随机数字表法分为对照组和观察组,各40例。对照组患者采用注射用尿激酶150万U加入0.9%氯化钠注射液100ml中,30min内ivgtt,溶栓开始后12h给予依诺肝素钠注射液7500U,qd,肌内注射,持续3 ~5d;观察组患者采用依诺肝素钠60U/kg,ivgtt,给予1mg/ml注射用阿替普酶8ml静脉注射,其余42ml在90min内ivgtt,然后继续给予依诺肝素钠以12U/(kgh)微量泵泵入48h,48h后改为低分子肝素钙注射液5000U,肌内注射,bid,连用5d。观察组患者住院总费用明显高于对照组,差异有统计学意义($P<0.05$);但两组患者的临床有效率和血管再通率的单位效果所需花费成本比较,差异无统计学意义($P>0.05$)。尿激酶价格低廉,成本-效果比优于阿替普酶,临床可权衡使用。李奕贵等选取2013年1月至2014年12月广东省第二人民医院心内科和中山大学孙逸仙纪念心内科确诊的153例NSTEMI患者作为研究对象,其中行介入治疗102例,药物保守治疗51例,介入治疗组患者住院期间总成本明显高于药物保守治疗组,差异有统计学意义($P<0.05$);介入治疗组成本-效果明显高于药物保守治疗组,差异有统计学意义($P<0.05$)。介入治疗具有一定优势,能够降低住院期间不良心血管事件和随访1年主要终点事件发生率,但从药物经济学角度考虑,短期内药物保守治疗比介入治疗更具有经济性。刘琼等选择2013年1月至2014年1月收治的AMI 60例,根据随机数字表法分为观察组和对照组,每组30例。观察组给予瑞替普酶溶栓,对照组给予尿激酶。观察组溶栓后临床再通率高于对照组,临床再通时间短于对照组,CK、CK-MB峰值低于对照组,不良反应发生率低于对照组($P<0.05$)。观察组成本-效果比低于对照组($P<0.05$)。结论瑞替普酶治疗AMI效果好,不良事件少,且药物经济学效果最好。[中国药房,2016,27(20):2830-2833;中国药物经济学,2016,6:9-11;解放军医药杂志,2016,28(1):90-92]

(黄琳琅　吴新荣　胡晋红)

↗ 药物经济学方法在高脂血症药物治疗中的应用　殷强选取2013年9月至2015年9月大连市友谊医院收治的120例高脂血症患者作为研究对象,采用随机数字表法将其分为第1组与第2组,各60例。第1组患者采用阿托伐他汀进行治疗,第2组患者给予辛伐他汀片,经8周治疗,两组成本-效果比较,第2组(C/E为2.35)(明显低于第1组(C/E为7.14),差异有统计学意义($P<0.05$)。辛伐他汀与其治疗高脂血症均能取得良好临床治疗效果,且更经济适用,在一定程度上可缓解患者经济负担。杨迎东选取90例老年高脂血症患者,根据治疗方法不同将其分为对照组(45例,应用阿托伐他汀)与观察组(45例,应用瑞舒伐他汀),比较两组疗效。观察组成本-效果比(C/E)为510.29,明显低于对照组的648.07($P<0.05$)。采用瑞舒伐他汀治疗HLP具有有效性、安全性及经济性,值得推广。[中国药物经济学,2016,10:7-8,15;中国现代药物应用,2016,10(11):160-161]

(黄琳琅　吴新荣　胡晋红)

↗ 药物经济学方法在心力衰竭药物治疗中的应用　党立颖采用回顾性方法分析,选取辽宁省大石桥市中心医院2011年1月至2015年1月收治的重症慢性心力衰竭患者62例,按照用药方案分为常规组(32例)和个体化组(30例),个体化组的人均日费用(307 ± 112元)以及人均住院费用(2005 ±855元)均显著低于常规组(人均日费用(523 ± 158元)以及人均住院费(4018 ± 794元),经比较差异均有统计学意义,重症慢性心力衰竭患者中个体化药物治疗可提高疗效,且有较高的经济性。吴玥等根据全球SURVIVE临床试验数据，结合目前我省医疗及消费水平，对于急性心力衰竭患者，短期(5d)给予左西孟旦治疗的人均总成本为10 490.00元，多巴酚丁胺为6637.18元。成本-效果分析及敏感度试验结果均表明，我省人均国内生产总值(GDP) < 左西孟旦相较于多巴酚丁胺的增量成本-效果比我省3倍GDP。在我省目前的经济水平下，对于急性心力衰竭患者，采用左西孟旦的治疗方案较传统药物具有成本-效果优势。[中国医药指南，2016，14(6)：136-137；中国药房，2016，27(11)：1454-1456]

（黄琳琅　吴新荣　胡晋红）

↗ 药物经济学方法在室性期前收缩药物治疗中的应用 黄悦等将2014年10月至2015年10月期间于本院接受治疗的136例室上性期前收缩患者纳入研究，按治疗方案分为2组：联合用药组(稳心颗粒联合倍他乐克)和倍他乐克组(单用倍他乐克)。治疗4周后，联合用药组患者治疗有效率和生活质量改善均优于倍他乐克组($P<0.05$)，两组患者治疗成本分别为326.2元和22.3元，成本效果比分别为388.3和30.1，增量成本效果比为3039。成本效果分析结果提示联合用药虽然效果好但花费也高，从卫生经济学角度并不能完全推荐联合用药，医生应根据患者身体和经济状况合理选择治疗方案。[天津中医药，2016，33(9)：525-528]

（黄琳琅　吴新荣　胡晋红）

↗ 药物经济学方法在心肌保护药物治疗中的应用 韩晟等针对磷酸肌酸钠用于小儿病毒性心肌炎、新生儿窒息后心肌损伤、心脏手术中保护心脏的治疗，系统检索已发表的文献，进行Meta分析和成本效果分析。磷酸肌酸钠治疗小儿病毒性心肌炎，其总有效率、心肌酶谱转阴率、心电图转阴率显著高于对照组，基于显效率和心肌酶谱转阴率的增量成本效果比分别为17.08元和17.55元；磷酸肌酸钠治疗新生儿窒息后心肌损伤，能显著降低磷酸肌酸激酶值、磷酸肌酸激酶同工酶值，平均节约医疗成本91.27元；注射用磷酸肌酸钠用于小儿病毒性心肌炎、新生儿窒息后心肌损伤、心脏手术中保护心脏均具有良好的疗效和经济性。[药品评价，2016，13(24)：8-11，47]　（黄琳琅　吴新荣　胡晋红）

↗ 药物经济学方法脑血管药物治疗中的应用 肖洁等检索CBM、CNKI、VIP和万方数据库查找有关丹参川芎嗪和丹参多酚酸盐治疗脑梗死的临床随机对照试验，检索时间截止到2014年11月，按照纳入与排除标准筛选文献，提取资料，间接Meta分析结果显示，丹参川芎嗪与丹参多酚酸盐治疗脑梗死的有效率分别为89.25%和85.16%；治疗脑梗死的成本分别是4130.36元和5185.23元；成本效果比分别为46.28和60.89，敏感性分析结果稳定。与丹参多酚酸盐注射液相比，在治疗脑梗死方面，丹参川芎嗪注射液可能更具有疗效及经济性优势。樊秀丽选取2014年4月至2015年10月在河南省淮阳县人民医院接受治疗的667例患者作为研究对象随机分为观察组和对照组，各58例。对照组以疏血通注射液，观察组在此基础上联合丁苯酞进行治疗，在治疗成本上观察组高于对照组($P<0.05$)，但在成本效果比上，观察组优于对照组($P<0.05$)。联合丁苯酞注射液治疗急性期脑梗死具有良好的临床效果且经济价值较高。胡学谦等随机选取2015年1月至2016年1月进行治疗的90例轻中度血管性痴呆患者作为研究对象，研究组采用奥拉西坦胶囊治疗，对照组采用盐酸多奈哌齐治疗，对照组患者治疗经济成本、经济成本/效果分别为7476、9094.89；研究组患者治疗经济成本、经济成本/效果9408、11141.64以及增量经济成本/效果为87027.03。从药物经济学角度评估，奥拉西坦胶囊治疗轻中度血管性痴呆优于盐酸多奈哌齐。赖珺等选取2013年1月至2014年12月60例急性脑梗死患者，分为丹红组和疏血通组，14天为1个疗程，丹红组与疏血通组的成本分别为2613.52、1680.00元，总有效率分别为80.00%、90.00%，增量成本-效果分别为32.67%、18.67%，其中疏血通组与丹红组比较，总有效率较高且具有显著性差异($P<0.05$)，增量成本-效果较低。疏血通组较丹红组为更有效、经济的方案。张学斌等采用前瞻性队列研究设计，根据疏血通注射液销售分布，选择全国23家不同地区和不同等级医院基于临床实际治疗自然形成的疏血通注射液治疗队列625例，其他注射液治疗队列510例。疏血通注射液治疗队列急性期内成本略高于其他注射液治疗队列。但发病后90d内成本疏血通治疗队列略低，在缺血性脑卒中急性期患者的治疗中，疏血通注射液与其他注射液相比，具有一定的成本-效益。夏恪迪等选取120例急性脑梗死患者随机分为3组，即肌氨肽苷组、脑苷肌肽组和小牛血去蛋白提取物组，3组给予相同的基础治疗，3组有效率分别为90%、92.5%、87.5%，结果无统计学差异($P>0.05$)；3组药费人均成本分别为2505.44元、5408.9元、2726.08元；成本-效果比(C/E)分别为27.84、58.47、31.16。使用肌氨肽苷辅助治疗急性脑梗死可兼顾疗效和成本。范春芳等选择我院急性脑梗死住院患者90例，随机分为3组，每组30例，分别给予小牛血清去蛋白注射液(A组)、单唾液酸神经节苷脂注射液(B组)和奥拉西坦注射液(C组)，A组、B组和C组治疗成本分别为1588.23元、1895.56元和2344.16元，成本-效果比分别为18.26、22.84和26.34，B组和C组相对于A组的增量成本-效果比分别为-76.83、251.98。使用小牛血清去蛋白注射液治疗急性脑梗死是一个比较合理的药物治疗方案。高靖等选取2014年10月至2015年4月我院接诊的急性脑梗死患者92例，随机分为Ⅰ、Ⅱ两组，其中Ⅰ组46例采用长春西汀治疗，Ⅱ组46例采用依达拉奉治疗，Ⅰ组C/E值为1.70，明显少于Ⅱ组的2.87，组间差异具有统计学意义($P<0.05$)。相对而言长春西汀药物经济学价值更高，可作为急性脑梗死患者的临床首选药物。乔媛等运用回顾性调查法，

将 64 例急性脑梗死住院患者按不同用药方案分为 A 组(银杏达莫 + 依达拉奉)22 例、B 组(阿加曲班 + 依达拉奉)19 例、C 组(奥扎格雷钠 + 依达拉奉)23 例,治疗 7 ~14d,A、B、C 组方案治疗急性脑梗死的成本分别为 8746.36、10770.64、8264.67 元;敏感度分析结果与最小成本分析结果一致。奥扎格雷钠 + 依达拉奉的方案治疗急性脑梗死较为经济。刘军采用回顾性调查方法,将 336 例急性脑梗死病例根据治疗用药的不同分为血塞通组(A 组)、银杏达莫组(B 组)、红花黄色素组(C 组)、丹参川芎嗪组(D 组)、丹参多酚酸盐组(E 组),A 组、B 组、C 组、D 组和 E 组治疗急性脑梗死的成本分别为 760.20、2570.40、2258.20、3039.40 和 3215.80 元,有效率分别为 78.46%、89.16%、88.14%、87.18% 和 80.39%。在方案 A 的基础上,每再获得 1 个单位效果,方案 B、C、D 和 E 所需追加的成本依次为 169.18、154.75、261.38 和 1272.33 元。红花黄色素组(C 组)为较佳治疗方案。李江等研究采用回顾性调查方法,对注射用血塞通、注射用红花黄色素、注射用血栓通 3 种治疗中风的中药注射剂采用成本-效果分析法进行药物经济学评价,3 种中药注射剂中,注射用血栓通成本-效果比较低,总有效率最高,在 A 组的基础上,增量成本-效果比也是最低的,因此注射用血栓通是较有效、经济的方案。李殊选取 2015 年 6-12 月期间收治的脑梗死患者 108 例,将其随机分为血塞通组 54 例与尼莫地平组 54 例;血塞通组患者治疗的成本-效果比值为 25.01 优于尼莫地平组患者治疗的成本-效果比值为 32.33($P<0.05$);$\Delta C/\Delta E$ 为 22.74 小于尼莫地平为 30.74($P<0.05$)。血塞通价格更具优势,成本-效果比值低于尼莫地平组。潘岳松建立决策树与 Markov 模型相结合的模型,采用现有数据库分析和文献查阅等方法收集急性缺血性卒中 3h 内 rt-PA 溶栓治疗的效果、成本、健康效用及转移概率等模型参数。通过模型模拟计算,溶栓治疗后 1 年 ICER 值为 93796 元/健康调整寿命年(quality-adjusted life-years, QALY),ICER <3 个人均国内生产总值(gross domestic product, GDP)(105 000 元)/QALY。rt-PA 治疗后 30 年 ICER 值为 5953 元/QALY, ICER <1 个人均 GDP(35100 元)/QALY,rt-PA 治疗增加的成本完全值得。在我国当前国情背景下,急性缺血性卒中患者 3h 内 rt-PA 溶栓后短期和长期均具有经济性。王娜采用回顾性研究方法,对缺血性脑卒中住院患者病历进行用药分析,并基于缺血性脑卒中治疗指南等,依据临床路径中与经济性相关的指标进行统计,每位患者平均住院天数为 17.45d,平均住院费用约为 2.25 万元/人,其中中、西药费用 1.11 万元/人,住院总药费占住院费用的比例为 49.33%,西药费用占药品费用的 97.30%。缺血性脑卒中患者用药复杂,临床路径用药方案需要完善,以提高其治疗的经济性。廖义芳对 2014 年 1 月至 2015 年 12 月 77 例我院神经内科急性缺血性脑卒中单病种网上直报病例,对其药物使用费用组成、适应证、品种选择、时机、疗程、配伍禁忌等进行回顾性分析。总病例数 77,溶栓组 6 例,非溶栓组 71 例;平均年龄 57 岁,平均住院天数 17.63 天,平均住院费用 14198.5 元,药品费用 3852 元,每床日药费 218 元;药品费用组成,神经保护剂 36.96%,活血化瘀中成药占 28.72%;品种、时机基本合理,神经保护剂及活血化瘀类中成药所占费用较高,造成整体成本效果提高,不利于单病种质量控制。王英等检索 2000 年 1 月 1 日至 2015 年 9 月 7 日国内外中英文数据库,收集脑心通胶囊治疗冠心病心绞痛、脑梗死和血管性痴呆的随机对照试验文献,采用 Revman5.0 软件对符合纳排标准的研究进行统计分析,共纳入研究 39 个,其中冠心病 10 篇,脑梗死 14 篇,血管性痴呆 15 篇。Meta 分析结果显示:脑心通胶囊在治疗冠心病心绞痛、脑梗死中,其经济性均优于通心络胶囊,次于复方丹参片和地奥心血康胶囊。通过与复方丹参片的增量成本-效果分析发现,在心绞痛疗效方面,脑心通胶囊每增加 1 个疗效,多花费 6.4 元,在心电图疗效方面,脑心通胶囊每增加 1 个疗效,多花 8.01 元;脑心通胶囊在治疗血管性痴呆病症中,其经济性优于都可喜片。[中国循证心血管医学杂志,2016,8(10):1171-1176;世界最新医学信息文摘,2016,16(3):68-69;中国继续医学教育,2016,8(28):177-179;江西中医药大学学报,2016,28(3):36-39;中国药物评价,2016,33(2):117-123;中国继续医学教育,2016,8(6):144-145;武警后勤学院学报,2016,25(12):982-985;世界最新医学信息文摘,2016,16(3):34,36;中国药房,2016,27(5):581-583;天津药学,2016,28(3):8-10;实用临床医药杂志,2016,20(24):102-103;抗感染药学,2016,13(3):571-572;中国卒中杂志,2016,11(6):462-467.;临床药物治疗杂志,2016,14(2):44-47;海峡药学,2016,28(7):200-201;中国循证心血管医学杂志,2016,8(11):1379-1385]

(黄琳琅　吴新荣　胡晋红)

药物经济学方法在 2 型糖尿病药物治疗中的应用　俞聪聪等评价 3 种方案(A 组:阿卡波糖 + 二甲双胍、B 组:格列美脲 + 二甲双胍、C 组:瑞格列奈 + 二甲双胍)治疗 120 例 2 型糖尿病患者的疗效及经济性,结果三组总有效率相近,但 B 组成本-效果比显著优于 A、C 组(C/E,232.0),提示格列美脲 + 二甲双胍治疗 2 型糖尿病具有良好的临床疗效,经济学优势明显。陈婉纯等将该院 116 例 2 型糖尿病患者随机分为 2 组,分别给予 A 组(重组甘精胰岛素 + 门冬胰岛素 30 注射液)、B 组(精蛋白重组人胰岛素混合注射液 70/30)降糖治疗,结果发现 A 组成本效果比值较 B 组低(C/E,5.58),具有更高的药物经济学价值。吴晶等对 422 例中国 2 型糖尿病患者分别使用门冬胰岛素 30 和甘精胰岛素 2 种降糖方案的降糖效果及成本-效果进行分析,结果认为与使用甘精胰岛素相比,使用门冬胰岛素 30 可以获得更长的生命年和质量调整生命年,且直接医疗成本更低,是 2 型糖尿病患者优选的降糖方案。莫焕娇等回顾性比较 3 组降糖方案(在二甲双胍的基础上,A 组加用格列美脲,B 组加用瑞格列奈,C组加用吡格列酮)治疗84例初诊2型糖尿病老年患者的成本-效果,结论认为对于老年患者的初始治疗,选用格列美脲联合二甲双胍的治疗方案效价比高(C/E,7.45),但低血糖发生率高;高龄、智能和认知障碍、自理能力差、肝肾功能减退、预计远期寿命较短的患者可选择瑞格列奈的替代治疗。赵雪等采用Meta分析方法对国内外门冬胰岛素30和精蛋白生物合成人胰岛素30R成本-效果分析的文献进行系统评价,结果发现门冬胰岛素30组和精蛋白生物合成人胰岛素30R组总成本分别为1665.44元和1383.86元,HbA1c分别降低2.46%和1.83%,门冬胰岛素30治疗2型糖尿病的经济性总体上优于精蛋白生物合成人胰岛素30R,更具有临床推广价值。蒙光义等将80例2型糖尿病患者随机分为利拉鲁肽组和甘精胰岛素组,采用最小成本分析法对两种药物治疗方案进行比较评价,结果甘精胰岛素组在降低FBG、2hPG和HbAlc方面所需成本均小于利拉鲁肽组,但在降低BMI方面所需成本大于利拉鲁肽组,结论认为2种方案具有基本相当的临床疗效,但甘精胰岛素在控制血糖水平方面具有较佳的成本优势,而利拉鲁肽是控制体质量较佳的治疗方案。门鹏等运用系统评价方法分析维格列汀治疗2型糖尿病的经济学特性,其中,维格列汀与伏格列波糖相比可显著降低HbAlc水平;维格列汀与磺脲类、噻唑烷二酮类药物相比,联合二甲双胍可延长患者的质量调整生命年并具有良好的成本-效果比,提示维格列汀治疗2型糖尿病具有良好的有效性、安全性和经济性。吕宏伟对格列吡嗪普通片与格列吡嗪控释片治疗100例2型糖尿病的临床疗效及成本效果进行评价,结果格列吡嗪普通片和控释片在控制2型糖尿病患者血糖方面均效果显著,但普通片的成本更低(C/E,329.9),具有经济学优势。蔡耀等对3种方案(A组:阿卡波糖;B组:瑞格列奈;C组:二甲双胍)治疗2型糖尿病的降糖效果及成本-效果进行评价,结果C组用药方案成本-效果比更低(空腹C/E,2.96;餐后C/E,2.03),治疗2型糖尿病经济性更优。于丹等回顾性分析二甲双胍(A组)、阿卡波糖(B组)、米格列奈(C组)治疗150例2型糖尿病患者的成本效果,治疗12周后C组增量成本-效果比最低(△C/△E,28.44),有效率较A、B组高,所以从药物经济学的角度分析C组(米格列奈钙片)是较好的方案。[中国药物经济学,2016,11(06):7-9;今日药学,2016,26(02):127-129;中国药学杂志,2016,51(03):242-247;吉林医学,2016,37(07):1623-1625;中国药学杂志,2016,51(21):1895-1900;中国药房,2016,27(17):2309-2312;药物流行病学杂志,2016,25(09):533-540;中国医药指南,2016,14(12):77-78;海峡药学,2016,28(12):281-282;中国现代医学杂志,2016,26(22):120-123]

(彭玲玲　吴新荣　胡晋红)

药物经济学方法在非小细胞肺癌药物治疗中的应用 李敏等对58例晚期非鳞非小细胞肺癌3种化疗方案(A组培美曲塞+顺铂、B组吉西他滨+顺铂、C组多西他赛+顺铂)的临床疗效和成本-效果进行评价,结果:A、B、C组的有效率无显著差异(42.9%、36.8%和38.9%),但C组成本-效果比显著低于A、B组(C/E,66.1),提示多西他赛+顺铂方案是3种化疗方案中最具经济优势方案。赵庆大等回顾性纳入400例中晚期非小细胞肺癌住院患者,按治疗方案分为A组(西药化疗组)、B组(西药化疗联合中药注射液组)、C组(西药化疗联合中医辨证治疗组),以瘤体变化、生存质量、主要症状作为衡量疗效的指标,对3种治疗方案进行成本-效果分析。结果:C组治疗效果较好且可明显减低化疗相关的不良反应,同时C组成本-效果比较低(C/E,232.53),认为在不影响治疗效果的前提下,增加中医辨证治疗可降低不良反应且不显著增加治疗成本。周毅等评价30例使用长春瑞滨+顺铂(NP方案)与吉西他滨+顺铂(GP方案)治疗的中晚期非小细胞肺癌的效果及经济学成本,结果2组患者总体疗效无显著差异,但2个周期化疗后,NP组患者成本效果比低于GP组(C/E,220.31),提示NP方案与GP方案治疗中晚期NSCLC的疗效相当,但NP方案较GP方案更经济。张海明将92例非小细胞肺癌患者分为观察组(中药注射剂辅助吉西他滨联合顺铂化疗),对照组(单纯吉西他滨联合顺铂治疗),结果观察组生活质量改善率显著高于对照组,不良反应发生率及成本-效果比显著低于对照组(C/E,369.80),提示中药注射剂辅助治疗非小细胞肺癌疗效显著,且更符合药物经济学要求。张媚媚等回顾性纳入99例晚期非小细胞肺癌患者,根据不同治疗方法分为4组(A组:多西他赛+顺铂;B组:多西他赛+卡铂;C组:培美曲塞+顺铂;D组:培美曲塞+卡铂),结果多西他赛+顺铂方案临床效果显著且成本-效果较小(C/E,145.67)。欧阳丽英建立Markov决策树模型对2种一线化疗方案(厄洛替尼与吉西他滨+卡铂)对EGFR突变晚期非小细胞肺癌的治疗效果及经济性进行分析,结论厄洛替尼单药化疗较吉西他滨+卡铂的标准化疗对于EGFR突变的晚期NSCLC患者更具有成本效果性。[肿瘤基础与临床,2016,29(02):143-146;中国药物应用与监测,2016,13(02):73-76;广西医学,2016,38(07):1004-1006;现代肿瘤医学,2016,24(11):1742-1744;中国医院药学杂志,2016,36(22):2001-2004;中国新药与临床杂志,2016,35(02):138-144]

(彭玲玲　吴新荣　胡晋红)

药物经济学方法在乳腺癌药物治疗中的应用 张萌萌等通过纳入37篇文献,系统评价氟维司群500mg治疗晚期乳腺癌的有效性、安全性和经济性,结果氟维司群500mg与氟维司群250mg、阿那曲唑相比,可显著延长疾病进展时间/无进展生存时间和总生存时间,安全性指标差异无统计学意义,并具有显著的经济性优势。胡竞竞等将96例HER-2阳性乳腺癌患者随即分为CAF化疗组(环磷酰胺+多柔比星+氟尿嘧啶)和曲妥珠单抗组,比较2种治疗方案的成本-效果，结果曲妥珠单抗成本-效果比显著优于 CAF 化疗方案（C/E,1131.36），提示曲妥珠单抗治疗 HER-2 阳性乳腺癌更具经济性。范丽萍等采用最小成本分析法对 30 例使用白蛋白结合型紫杉醇与溶剂型紫杉醇治疗的转移性乳腺癌患者的经济性进行比较，结果 2 组患者客观缓解率、不良反应发生率无显著差异，但白蛋白结合型紫杉醇的成本较溶剂型紫杉醇更高（37404.82 元，17049.02 元），提示溶剂型紫杉醇更具有药物经济学优势。［药物流行病学杂志，2016，25（10）：606-611；中国药业，2016，25（04）：35-37；中国药房，2016，27（32）：4477-4479］　　（彭玲玲　吴新荣　胡晋红）

药物经济学方法在结直肠癌药物治疗中的应用　边申溦等探讨 6 种常用二线化疗方案对 551 例转移性结直肠癌患者的成本效果。6 种二线化疗方案分别为：雷替曲塞类方案：雷替曲塞 + 奥沙利铂（RALOX）或雷替曲塞 + 伊立替康（RALIRI）；卡培他滨类方案：卡培他滨 + 奥沙利铂（CAPOX）或卡培他滨 + 伊立替康（CAPIRI）；氟尿嘧啶类方案：氟尿嘧啶/亚叶酸钙 + 奥沙利铂（FOLFOX）或氟尿嘧啶/亚叶酸钙 + 伊立替康（FOLFIRI）。结果与成本最小的 CAPOX 方案相比，RALOX 方案具有更优的增量成本-效果比（△C/△E，26384 元/QALYs），提示 RALOX 方案为二线化疗方案治疗转移性结直肠癌的经济学优势方案。郑晓辉等利用 Treeage 软件建决策树模型对卡培他滨和 5-氟尿嘧啶 + 亚叶酸钙（5-FU + LV）治疗晚期转移性结直肠癌进行经济学评价，结果卡培他滨临床疗效略优于 5-FU + LV 组，但成本效果比 5-FU + LV 组高（C/E，76605.11），不具有经济学优势。认为 5-FU + LV 需静脉滴注、化疗不良反应多，卡培他滨口服方便、副作用小，间接成本和隐性成本费用低，仍具有一定的临床推广应用价值。［中国药物经济学，2016，11（02）：7-10；现代药物与临床，2016，31（02）：237-241］

（彭玲玲　吴新荣　胡晋红）

药物经济学方法在癌痛药物治疗中的应用　饶欣等利用决策树模型评价盐酸羟考酮缓释片和硫酸吗啡缓释片治疗癌痛患者的成本-效果，结果癌痛患者使用盐酸羟考酮缓释片和硫酸吗啡缓释片治疗两周的成本-效果比分别为 603.84、335.37，增量成本效果比为 8003，提示硫酸吗啡缓释片治疗癌痛的成本-效果优于盐酸羟考酮缓释片。刘娜等将 210 例初治重度癌痛患者随机分为 A、B、C 三组，A 组给予盐酸吗啡缓释片，B 组给予硫酸吗啡缓释片，C 组给予盐酸羟考酮控释片，治疗 28d 后 3 组疼痛缓解率、不良反应发生率比较无显著差异，但盐酸吗啡缓释片成本效果比更低（C/E，15.44 ± 8.53），更具经济学优势。胡志平将 80 例肺癌骨转移患者分成 2 组：治疗组给予唑来膦酸，对照组给予伊班膦酸，结果治疗组总有效率稍高于对照组，增量成本-效果比低于对照组（△C/△E，470.4），提示唑来膦酸治疗肺癌骨转移疼痛有效率更高、经济性更好。［中国疼痛医学杂志，2016，22（06）：448-453；中国实用医药，2016，11（25）：9-11；抗感染药学，2016，13（06）：1317-1319］（彭玲玲　吴新荣　胡晋红）

药物经济学方法在消化道溃疡药物治疗中的应用　魏秀美选取医院 2015 年 1-10 月的消化性溃疡患者 189 例，对其分别使用雷贝拉唑、泮托拉唑和奥美拉唑治疗进行经济学评价，疗效和安全性均较好，奥美拉唑治疗消化性溃疡的成本更低、经济性更好。伍建业对比分析埃索美拉唑、克拉霉素、阿莫西林序贯疗法与标准三联疗法治疗幽门螺杆菌阳性十二指肠溃疡临床疗效，序贯疗法和标准三联疗法均可有效治疗幽门螺杆菌阳性十二指肠溃疡，但序贯疗法根除率更高，具有更高的药物经济性。陈丽娜分析奥美拉唑和兰索拉唑治疗胃溃疡的成本-效果情况，发现应用奥美拉唑和兰索拉唑治疗胃溃疡治疗效果和不良反应相似，但奥美拉唑治疗成本低于兰索拉唑，成本-效果比值低（C/E，2.61），具有更高的药物经济学价值。祝艳霞比较兰索拉唑与奥美拉唑治疗胃溃疡的疗效、安全性以及药物经济学，结论兰索拉唑与奥美拉唑在治疗胃溃疡疗效无差异，兰索拉唑安全性高于奥美拉唑，兰索拉唑的药物经济性优于奥美拉唑。许霞探讨兰索拉唑与泮托拉唑治疗胃溃疡的药物经济学价值，两组治疗有效率无显著差异，采用泮托拉唑治疗比兰索拉唑药物治疗更具有药物经济学价值（C/E，2.16）。黄东良比较采用奥美拉唑、兰索拉唑、泮托拉唑和雷贝拉唑四种质子泵抑制药辅助治疗幽门螺杆菌感染的活动性胃溃疡的疗效，并结合药物经济学评价，结论发现雷贝拉唑的临床治愈率最高（91.7%），兰索拉唑具有最高的药物经济学价值（C/E，1.23）。徐瀚清等分析不同类型质子泵抑预防应激性溃疡的临床效果及药物经济学比较，结果发现兰索拉唑组成本效果比值最高（C/E，23.11），奥美拉唑组最低（C/E，7.33），经济性最佳。［中国药房 2016，27（32）：4480-4482，中国药物警戒 2016，13（10）：581-586，中国实用医药 2016，11（7）：145-146，淮海医药 2016，34（6）：722-723，结直肠肛门外科 2016，22（S1）：27-28，中国乡村医药 2016，23（21）：7-8，现代仪器与医疗 2016，22（5）：95-97］　　（杨　晨　吴新荣　胡晋红）

药物经济学方法在根除幽门螺杆菌药物治疗中的应用　张芝华观察和比较 4 种含铋剂四联方案（雷贝拉唑 + 复方铝酸铋颗粒 + 克拉霉素 + 左氧氟沙星，雷贝拉唑 + 复方铝酸铋颗粒 + 克拉霉素 + 替硝唑，泮托拉唑 + 复方铝酸铋颗粒 + 克拉霉素 + 左氧氟沙星，泮托拉唑 + 复方铝酸铋颗粒 + 克拉霉素 + 替硝唑）根除幽门螺旋杆菌的疗效、不良反应及成本-效果分析。结论为含左氧氟沙星及雷贝拉唑的铋剂四联方案根治率高，成本较低，效价比高（C/E，5.212）。王波玲对比分析标准三联疗法（泮托拉唑 + 克拉霉素 + 甲硝唑，泮托拉唑 + 克拉霉素 + 阿莫西林）及含铋剂四联疗法（果胶铋 + 泮托拉唑＋克拉霉素＋甲硝唑，果胶铋＋泮托拉唑＋克拉霉素＋阿莫西林）根除慢性胃炎及消化性溃疡患者幽门螺杆菌感染的成本-效果，结论从 ΔC/ΔE 方面考虑，新疆地区维吾尔族患者采用质子泵抑制剂、克拉霉素、阿莫西林方案根除幽门螺旋杆菌较为经济、合理。陈焕清比较国产泮托拉唑三联方案与进口泮托拉唑三联方案（泮托拉唑＋克拉霉素＋阿莫西林）治疗幽门螺旋杆菌的成本效果，结论为国产泮托拉唑治疗组治疗幽门螺旋杆菌阳性的胃溃疡成本效果分析具有优势（C/E，6.67）。薛文鹏比较三联方案（埃索美拉唑镁肠溶片＋克拉霉素缓释片＋阿莫西林胶囊）与四联方案（埃索美拉唑镁肠溶片＋克拉霉素缓释片＋阿莫西林胶囊＋枸橼酸秘钾）根治消化性溃疡伴幽门螺旋杆菌阳性的疗效及经济性评价，结论为四联方案根治消化性溃疡伴幽门螺旋杆菌阳性的疗效显著优于三联方案，且安全性较高，药物经济学评价与三联疗法比较无明显差异。张明探讨我国驻联合国黎巴嫩二级医院与黎巴嫩当地医院治疗幽门螺杆菌感染相关慢性胃炎的经济效果，我国驻黎巴嫩二级医院用药为：埃索美拉唑肠溶片十克拉霉素片十阿莫西林胶囊，当地镇医院用药为：奥美拉唑胶囊十阿莫西林胶囊十甲硝唑片，当地诊所、药店用药为：雷尼替丁胶囊十阿莫西林胶囊十硫糖铝片，我国用药方案治疗效果、成本-效果最优（CRE：169.15）。［天津医科大学学报 2016，22（1）：41-43，中国全科医学 2016，19（11）：1237-1241，当代医学 2016，22（33）：155-156，航空航天医学杂志 2016，27（3）：372-374，药学服务与研究 2016，16（2）：126-129］

（杨　晨　吴新荣　胡晋红）

药物经济学方法在消化道出血药物治疗中的应用　丁敏探索奥曲肽在治疗肝硬化合并上消化道出血的疗效及评价其药物经济学，发现相比于十四肽生长抑素，奥曲肽对于肝硬化合并上消化道出血具有较好的疗效，不良反应轻微，性价比高（C/E，18.93）。占国清等比较国产与进口生长抑素在治疗食管-胃底静脉破裂出血中的疗效及成本-效果比，从药物经济学角度，国产生长抑素相对低廉，治疗食管-胃底静脉曲张破裂出血的成本-效果比优于进口生长抑素（C/E，49.87）。王燕比较三种不同的质子泵抑制剂（注射用埃索美拉唑、注射用奥美拉唑、注射用兰索拉唑）治疗非静脉曲张性上消化道出血的成本-效果，结果分析显示，从药物经济学角度考虑，奥美拉唑治疗非静脉曲张性上消化道出血成本效果比优于埃索美拉唑和兰索拉唑（C/E，11.1）。［现代消化及介入诊疗，2016，21（1）：14-16，临床消化病杂志，2016，28（1）：36-38，医学综述，2016，22（12）：2413-2416］

（杨　晨　吴新荣　胡晋红）

药物经济学方法在肠易激综合征药物治疗中的应用　楚慧款探讨奥替溴铵、匹维溴铵、马来酸曲美布汀治疗肠易激综合征的成本-效果，结论为奥替溴铵、匹维溴铵和马来酸曲美布汀治疗的总体有效率无显著差异，但从药物经济学角度考虑，奥替溴铵和马来酸曲美布汀的成本-效果更高（最小成本法，成本 162.4 元）。刘洋从药物经济学角度探讨复方枸橼酸阿尔维林治疗肠易激综合征的应用价值，发现复方枸橼酸阿尔维林胶囊和匹维溴铵片治疗腹泻型肠易激综合征均较可靠，其中前者具备更优的总体疗效，对腹胀及直肠肛门不适的 C/E 更低（C/E，171.47；C/E，240.05），后者总体疗效的 C/E 更低（C/E，6.71）。张崖冰等采用文献研究方法，从全社会的角度对复方枸橼酸阿尔维林治疗肠易激综合征进行药物经济学评价，选定 Ducrotte 等在 2013 年报道的《枸橼酸阿尔维林西甲硅油按需治疗与常规治疗在肠易激综合征治疗方面的比较：一项随机实用性研究的结果》为原始文献，对其数据进行本土化处理，结果每降低 1 分严重程度症状评分，复方枸橼酸阿尔维林按需治疗组和常规治疗组所需要的成本分别是 8.79 元和 22.94 元，可以节约 17.62 元，具有明显的药物经济学优势。［中国药物经济学，2016，12：7-11；中国医药导刊，2016，18（10）：1051-1053；中国卫生经济 2016，35（2）：73-75］

（杨　晨　吴新荣　胡晋红）

药物经济学方法在反流性食管炎、胃管炎药物治疗中的应用　贾均对比分析两种奥美拉唑维持方案（每日维持方案和隔日方案）治疗胃食管反流病的成本和临床效果，结果认为胃食管反流病患者隔日给予奥美拉唑维持治疗效果可靠，治疗成本较低（C/E，33.23）。徐威观察柴胡加龙骨牡蛎汤治疗胃癌术后胆汁反流性胃炎的近期疗效，分析其成本-效果比，对照组为莫沙必利＋铝镁加混悬液，治疗组予柴胡加龙骨牡蛎汤，结果显示柴胡加龙骨牡蛎汤对于胃癌术后胆汁反流性胃炎有较好的疗效，在经济性方面更有优势（C/E，8.23）。李书平探讨两种质子泵抑制剂（埃索美拉唑和奥美拉唑）在反流性食管炎治疗和维持治疗中的成本效果，结论为奥美拉唑在反流性食管炎的治疗期和维持治疗期均可获得较好疗效，同时治疗成本也较低，经济性好（C/E，38.585）。袁晓勇观察两种质子泵抑制剂（埃索美拉唑和奥美拉唑）在反流性食管炎中的药物经济学差异，奥美拉唑和埃索美拉唑均对反流性食管炎有良好治疗效果，奥美拉唑的经济性更优（C/E，6.34）。蔡忠捷等研究和分析三种国产质子泵抑制剂（奥美拉唑肠溶胶囊（金奥康），雷贝拉唑钠肠溶片（丁齐尔），埃索美拉唑肠溶胶囊（莱美舒））治疗反流性食管炎的成本-效果，从药物经济学角度分析显示，雷贝拉唑治疗反流性食管炎经济效果更好（C/E，2.78）。张家兴等对泮托拉唑与雷尼替丁治疗胃食管反流的药物经济性进行评价，通过计算机检索 Pub Med、EMBase、The Cochrane Library、中国知网、维普和万方数据库，查找口服用泮托拉唑与雷尼替丁治疗胃食管反流的随机对照试验，检索时间从建库至 2014 年 9 月，采用 Stata 12.0 软件估算疗效指标及成本，并以决策树模型进行成本-效果分析，成本-效果分析结果提示，治疗Ⅰ～Ⅲ级胃食管反流，雷尼替丁的成本-效果比均低于泮托拉唑（Ⅰ级：18.86 *vs* 57.93；Ⅱ或Ⅲ级：35.58 *vs* 146.13），增量成本-效果比Ⅰ级为335.53，Ⅱ或Ⅲ级为349.85，说明雷尼替丁是治疗Ⅰ～Ⅲ级胃食管反流更为经济的方案，但增量成本-效果比波动范围较大，临床用药可根据患者的病情及经济状况制订个体化方案。张素贞等比较四种不同质子泵抑制剂联合莫沙必利治疗中重度反流性食管炎的临床疗效，并进行药物经济学分析，成本效果分析结果显示埃索美拉唑联合莫沙必利是治疗中重度反流性食管炎的经济性更优(C/E,9.63)。邱谊芳等对5种质子泵抑制剂剂（奥美拉唑肠溶胶囊、泮托拉唑钠肠溶片、泮托拉唑钠肠溶胶囊、埃索美拉唑肠溶片、雷贝拉唑肠溶片）治疗反流性食管炎的用药方案进行成本-效果分析，结论从药物经济学角度分析，奥美拉唑肠溶胶囊成本-效果比值最小（C/E，3.88），为治疗反流性食管炎的最佳治疗方案。［河南医学研究 2016，25(7)：1293-1294，中国肿瘤外科杂志 2016，8(3)：197-199，医学理论与实践 2016，29(22)：3129-3130，中国医药指南 2016，14(4)：66-67，中国医药科学 2016，6(21)：195-197，中国药房 2016，27(29)：4037-4041，中国实用医药 2016，3，海峡药学 2016，28(3)：239-240］ （杨 晨 吴新荣 胡晋红）

药物经济学方法在胰腺炎药物治疗中的应用 檀心广探讨双歧杆菌三联活菌散辅助经鼻空肠营养对重症急性胰腺炎患者实验室指标、并发症发生率及经济性的影响，结论双歧杆菌三联活菌散辅助经鼻空肠营养对重症急性胰腺炎患者可有效改善实验室指标，促进胃肠功能恢复，降低并发症风险，并有助于减轻经济负担。［河北医药 2016，38(22)：3385-3387］ （杨 晨 吴新荣 胡晋红）

药物经济学方法在缺铁性贫血治疗中的应用 江少坤等通过比较多维铁口服溶液和多糖铁复合物胶囊在治疗妊娠期缺铁性贫血的成本和效果，发现多维铁口服溶液和多糖铁复合物胶囊均能够改善妊娠期缺铁性贫血患者的贫血症状，其中多维铁口服溶液更经济；多糖铁复合物胶囊的疗效更佳、患者满意率更高，但由于该药价格相对较贵，临床上可根据患者经济情况选择药物。［中国药房，2016，27(20)：2743-2745］ （杨志英 吴新荣 胡晋红）

药物经济学方法在宫颈炎治疗中的应用 邱慧勇等将210例宫颈炎患者分为3组：1组（花红片治疗），2组（千金片治疗），3组（妇炎康片治疗），分析不同用药方案治疗慢性宫颈炎的药物经济学效果。结果发现使用妇炎康片治疗总有效率相比较，差异无统计学意义（$P>0.05$）。3组患者用药成本-效果相比较：2组低于1组、3组。3种用药方案敏感度分析：若3种药物费用均下降10%，2组用药成本-效果比仍低于1组、3组。结论：花红片、千金片、妇炎康片均是治疗慢性宫颈炎有效药物，从经济成本-效果分析看，千金片为治疗慢性宫颈炎最佳治疗方案。李友林分别给予某院念珠菌性阴道炎患者伊曲康唑和氟康唑进行治疗，探讨两者在治疗念珠菌性阴道炎的成本-效果。结果发现伊曲康唑组与氟康唑组治疗念珠菌性阴道炎的有效率分别为98%、96%；伊曲康唑与氟康唑治疗念珠菌性阴道炎的成本-效果比分别为0.91、0.20，可以看出氟康唑治疗念珠菌性阴道炎具有明显的成本-效果比优势，而且氟康唑每加一个效果单位（△C/△E）所花费的成本也较伊曲康唑组低；伊曲康唑组与氟康唑组治疗念珠菌性阴道炎的敏感度分别为88%、80%，基本无差异（$P>0.05$）。结论：本次研究认为念珠菌性阴道炎的治疗方案中可以选择成本-效果具有优势的氟康唑口服。［深圳中西医结合杂志，2016，26(9)：128-130；海峡药学，2016，28(1)：95-97］ （杨志英 吴新荣 胡晋红）

药物经济学方法在子宫疾病治疗中的应用 林肖霞等将60例子宫内膜异位症患者随机分成A组（曼月乐）、B组（孕三烯酮）、C组（诺雷德）三组，观察3种治疗方案的疗效及安全性，运用药物经济学的成本-效果分析方法进行评价。结果发现3种方案有效率分别为90%、95%、95%，成本分别为1540.743元、736.206元、5982.6元。结论：在同等疗效基础上孕三烯酮更有经济性优势。周微等将某院150例功能性子宫出血患者随机分为对照组（给予黄体酮胶囊治疗）和观察组（1组患者给予黄体酮阴道凝胶治疗，2组患者给予黄体酮栓治疗），探讨3种剂型黄体酮治疗功能性子宫出血的疗效及药物经济学。结果发现观察1组患者总有效率为88%（44/50），观察2组为96%（48/50），对照组为76%（38/50），3组的差异均有统计学意义（$P<0.05$）；治疗后，观察2组患者的子宫内膜厚度、雌二醇、促卵泡生成素分别为（5.1±1.8）mm、（43.28±0.3）pg/ml、（9.81±1.0）U/L，观察1组分别为（6.2±1.5）mm、（51.02±2.1）pg/ml、（10.04±1.2）U/L，对照组分别为（9.8±2.4）mm、（68.72±5.0）pg/ml、（2.48±1.6）U/L，3组的差异均有统计学意义（$P<0.05$）；3组患者不良反应发生率、成本-效果比的差异均有统计学意义（$P<0.05$）。结论：黄体酮栓治疗功能性子宫出血可提高临床疗效，降低不良反应发生率，药物经济学价值显著。康勤洪将某院126例子宫肌瘤患者随机分为A组（采用米非司酮进行治疗），B组（采用甲睾酮进行治疗），C组（采用亮丙瑞林进行治疗），观察对比3组患者的治疗效率和并发症发生情况，并统计各组患者的治疗成本，同时分别对3组患者进行成本-效果分析，讨论3种药物的经济性。结果治疗总有效率为C组（95.2%）>A组（90.5%）>B组（71.4%）；A、B、C组患者的并发症发生率分别为9.5%、11.9%、7.1%，各组间差异无统计学意义（$P>0.05$）；B组患者的成本-效果明显小于A、C两组，但B组的药物不良反应发生率较高，差异有统计学意义（$P<0.05$）。结论米非司酮、甲睾酮和亮丙瑞林3

种药物分别治疗子宫肌瘤患者时，米非司酮和亮丙瑞林的治疗效果更好，患者的恢复情况较好且并发症少，但花费较多。而从药物经济学角度来看，甲睾酮在治疗子宫肌瘤上更具经济性，治疗成本要明显低于另外两种药物，但其药物不良反应较高，局限于临床中的应用。［中国医院用药评价与分析，2016，16(01)：26-27；中国医院用药评价与分析，2016，16(5)：622-624；中国药物经济学，2016，(7)：22-23+26］

（杨志英　吴新荣　胡晋红）

↗ 药物经济学方法在围绝经期综合征治疗的应用 袁一君等通过对2000－2015年发表的有关坤泰胶囊和激素疗法(MHT)治疗围绝经期综合征的随机对照试验(RCT)文献进行meta分析，发现坤泰胶囊治疗围绝经期综合征临床有效率高于激素($P<0.05$)；坤泰胶囊治疗围绝经期综合征安全性优于激素($P<0.05$)；临床有效率每升高1%坤泰胶囊所需费用15.2元，激素所需费用12.5元。结论：较激素而言，坤泰胶囊治疗围绝经期综合征有效率高、安全性好，临床可酌情应用。［上海中医药杂志，2016，50(4)：15-17］

（杨志英　吴新荣　胡晋红）

↗ 药物经济学方法在人工流产中的应用 苏美霞等分别采用给予无痛人工流产术患者丙泊酚及丙泊酚复合右美托咪定，探讨在无痛人工流产术中联合应用丙泊酚与右美托咪定的临床效果及经济性。结果发现联合应用丙泊酚与右美托咪定的镇痛效果好，不良反应少，具有较好的经济性。［北方药学，2016，13(05)：184、195］

（杨志英　吴新荣　胡晋红）

↗ 药物经济学方法在乙型肝炎治疗中的应用 龚银华等通过比较拉米夫定联合阿德福韦酯、替比夫定联合阿德福韦酯、恩替卡韦联合阿德福韦酯、替诺福韦酯、长效干扰素联合阿德福韦酯治疗拉米夫定耐药乙型肝炎的药物经济学，结果发现拉米夫定联合阿德福韦酯、替比夫定联合阿德福韦酯、恩替卡韦联合阿德福韦酯、替诺福韦、长效干扰素联合阿德福韦酯的成本分别为4296，5556，5868，7896和10 812元；有效率分别为66.67%，75.00%，76.92%，85.00%和87.94%。从最小成本角度看，拉米夫定联合阿德福韦酯组成本效果比最低，是成本最低方案。前3组都是口服联合用药，其中临床有效率最高的是恩替卡韦联合阿德福韦酯。综合考虑，拉米夫定耐药后恩替卡韦与阿德福韦酯合用为经济学较优方案。替诺福韦酯、长效干扰素联合阿德福韦酯有效率超过85%，但是成本较前增长幅度较大。薛源等将65例早期慢加急性肝衰竭(ACLF)患者分为地塞米松组、氢化可的松组和对照组，发现氢化可的松治疗成本较高，地塞米松组和对照组的治疗成本接近。糖皮质激素不能改善早期ACLF患者的预后，不能降低治疗费用；影响该病预后的主要因素为肝肾综合征和自发性腹膜炎。林梅双通过比较不同联合用药方法(拉米夫定、拉米夫定联合阿德福韦酯及拉米夫定联合中药)在治疗慢性乙型肝炎的疗效及成本-效果，发现：联合西药组、中西药联合组治疗慢性乙型肝炎疗效均优于单纯西药组，中西药联合组成本低于联合西药组。廖云珍等对恩替卡韦与聚乙二醇干扰素α-2a治疗慢性乙型肝炎进行短期和长期的成本-效果分析，发现治疗慢性乙型肝炎1年以恩替卡韦有效率最高，成本-效果值最低，效果最佳。治疗观察到第5年2组间治疗方案的成本、成本-效果比及增量成本-效果比的差距已逐渐缩小。核苷类抗病毒药物短中期治疗成本效果较优，而聚乙二醇干扰素α-2a的优点在于较短的有限疗程及较好的长远成本-效果性。康海燕等通过比较国产恩替卡韦与进口恩替卡韦对代偿期乙肝肝硬化患者血清甲胎蛋白(AFP)、碱性成纤维细胞生长因子(BFGF)、转化生长因子β1(TGF-β1)、乙型肝炎表面抗原(HBs Ag)定量的影响，发现国产及进口恩替卡韦在代偿期乙型肝炎肝硬化患者治疗中，抗病毒、抗纤维化疗效确切，无明显不良反应，且两者疗效相当，国产恩替卡韦价格优于进口恩替卡韦，具有更高的经济学价值。李冰等应用肝纤维化无创扫描仪评价复方鳖甲软肝片联合恩替卡韦治疗代偿期乙型肝炎肝硬化患者的疗效及成本效益，将患者分为治疗组(98例，复方鳖甲软肝片2g，每日3次；恩替卡韦片0.5mg，每日1次，口服)、单药治疗组(85例，恩替卡韦片0.5mg，每日1次，口服)，疗程为24个月。结果：治疗24个月后联合治疗组较单药治疗组肝硬度下降明显〔(12.6±3.8)kPa *vs*(17.6±2.2)kPa，$P<0.05$〕；出现肝硬度下降比例更高(81/98 *vs* 43/85)，($P<0.05$)；肝功能复常率、HBV-DNA阴转率、HBe Ag阴转率、肝癌及失代偿发生率2组均无显著差异。治疗6个月及24个月时，发生肝硬度下降几率每增加1%则增加治疗成本分别为2382元和505元。显示长期应用复方鳖甲软肝片联合恩替卡韦治疗代偿期乙型肝炎肝硬化较单独应用恩替卡韦可以减轻肝硬化程度，肝纤维化改善患者比例更多。从经济学角度考虑，抗病毒治疗6个月后再联合复方鳖甲软肝片治疗其成本效益更佳。［中国新药杂志，2016，25(20)：2395-2400；肝脏，2016，21(08)：641-644；现代中西医结合杂志，2016，25(33)：3701-3703；今日药学，2016，26(10)：728-731；现代中西医结合杂志，2016，25(12)：1333-1335；解放军药学学报，2016，32(01)：28-31］

（杨志英　吴新荣　胡晋红）

↗ 药物经济学方法在丙型肝炎治疗中的应用 张明明等通过比较干扰素α1b与干扰素α2b在治疗慢性丙型肝炎中丙型肝炎病毒(HCV)-RNA转阴率、丙氨酸转氨酶(ALT)复常率和不良反应发生率，差异均无统计学意义，干扰素α1b的治疗成本为13 216.56元，α2b为7929.60元，干扰素α2b的成本明显低于干扰素α1b，显示干扰素α2b治疗慢性丙型肝炎较干扰素α1b更为经济。李传萍通过分析干扰素联合利巴韦林对慢性丙型肝炎(CHC)的疗效及经济性,发现聚乙二醇干扰素联合利巴韦林治疗CHC的临床疗效更佳。陈海等采用Markov状态转移模型,模拟1000名患者的丙肝进展过程,评估中国初治的基因1型慢性丙肝人群中不同治疗方案的成本效果,结果显示与普通干扰素方案相比,采用聚乙二醇干扰素方案可延长1.16个质量调整生命年,且人均总成本减少11 560元;与聚乙二醇干扰素方案相比,采用司美匹韦方案可延长0.44个质量调整生命年,且人均总成本减少35 171元,同时相比于未接受治疗的患者,该方案可有效地降低晚期丙肝事件的发生率。结论相比于普通干扰素方案,聚乙二醇干扰素方案具有成本效果,而与聚乙二醇干扰素方案相比,司美匹韦方案则更为经济有效。[中国药房,2016,27(23):3175-3177;中国实用医药,2016,11(06):219-220;中国卫生统计,2016,33(03):370-373+378]

(杨志英　吴新荣　胡晋红)

药物经济学方法在急性非淋巴细胞白血病治疗中的应用　张伶俐等选取102例成人急性非淋巴细胞白血病患者分别给予伊达比星联合阿糖胞苷(IA组)和柔红霉素联合阿糖胞苷(DA组)的一疗程(3+7)模式治疗,结果IA组完全缓解率(60.00% VS 30.56%)和有效率(86.67% VS 69.44%)均高于DA组,成本效果分析显示IA方案优于DA方案,即与阿糖胞苷联用时伊达比星比柔红霉素更为有效、经济。[药学与临床研究,2016(01):66-68]　(刘艳艳　吴新荣　胡晋红)

药物经济学方法在慢性粒细胞性白血病(CML)治疗中的应用　苏保雄等对80例慢性粒细胞性白血病(CML)患者按入院时间段分为对照组(39例)给予伊马替尼治疗,观察组(41例)采用伊马替尼联合高三尖杉酯碱治疗。治疗后及随访6个月期间,观察组血液学缓解率、血液型和非血液型不良反应发生率差异无统计学意义($P>0.05$),观察组的主要细胞遗传学反应显著高于对照组、平均药品费用明显低于对照组,差异均有统计学差异($P<0.05$)。结果显示伊马替尼联合高三尖杉酯碱治疗CML能明显提高患者主要细胞遗传学反应率,不良反应轻微,花费较少,药物经济学效果好。[西南国防医药,2016(10):1124-1126]

(刘艳艳　吴新荣　胡晋红)

药物经济学方法在抑郁症药物治疗中的应用　王映辉等回顾性纳入42例青少年抑郁症患者,随机分为4组(A组富马酸喹硫平片+盐酸度洛西汀肠溶胶囊,B组盐酸文拉法辛缓释胶囊+利培酮片,C组奥氮平片+盐酸度洛西汀肠溶胶囊,D组富马酸喹硫平片+盐酸舍曲林片),结果D组患者治疗总有效率显著高于其他组,成本-效果及敏感度分析显示D组的成本效果比最低(C/E,20.73),提示富马酸喹硫平片+盐酸舍曲林片是治疗青少年抑郁症的最优方案。刘强等建立决策树模型对4种抗抑郁药物(阿米替林、艾司西酞普兰、米氮平和文拉法辛)治疗方案进行药物经济学分析,从增量成本-效果分析中发现,当意愿支付金额小于3420.92元时,最优方案为阿米替林;当意愿支付金额大于3420.92元且小于4200元时,最优方案为米氮平;当意愿支付金额大于4200元时,最优方案为艾司西酞普兰,建议临床医生根据患者的支付意愿高低选择最优的治疗方案。唐丽平等对比度洛西汀和西酞普兰治疗116例抑郁症患者的经济学成本及临床疗效,结果度洛西汀和西酞普兰两种药物治疗方式对于抑郁症患者均有较好疗效,但度洛西汀成本-效果比较低(C/E,2476.06),更具经济性。潘虹将162例难治性抑郁症分成2组分别口服盐酸文拉法辛缓释片和米氮平片,结果文拉法辛和米氮平治疗难治性抑郁症患者的临床疗效及成本效果比相近(C/E,28.12、28.73),临床使用时,应根据患者具体情况选择适合的治疗方案。[中国医院用药评价与分析,2016,16(11):1504-1507;中国循证医学杂志,2016,16(06):628-634;中国医疗设备,2016,31(S1):104;中国全科医学,2016,19(S1):338-339]　(彭玲玲　吴新荣　胡晋红)

药物经济学方法在精神分裂症药物治疗中的应用　新加坡心理健康协会对11种抗精神病药物预防精神分裂症的复发成本-效益进行荟萃分析(氨磺必利、阿立哌唑、氯丙嗪、氟哌啶醇、奥氮平、帕利哌酮、喹硫平、利培酮、舒必利、三氟拉嗪、齐拉西酮),结果表明药物所致复发最少的是奥氮平,其次分别为帕利哌酮、齐拉西酮、利培酮、舒必利,另外奥氮平治疗导致最高的QALYs且花销最少,提示奥氮平预防精神分裂症复发性价比最高。路亚洲等纳入2600例使用奥氮平与喹硫平治疗精神分裂症住院患者,结果喹硫平组患者的次均住院时间显著低于奥氮平组,次均住院费用和日均住院费用均显著低于奥氮平组,次均及日均药品费用、药占比均显著低于奥氮平组,提示使用喹硫平能节约医疗服务资源、经济性更佳。吴琼对比利培酮与奥氮平治疗136例老年期精神障碍患者的成本效果,结果利培酮与奥氮平治疗老年期精神障碍的疗效基本持平(88.24%、89.71%),但利培酮的治疗成本更低(58.24±45.55、637.45±117.23),经济学优势明显。[海南医学,2016,27(08):1348;中国药物经济学,2016,11(07):10-13;中国医药指南,2016,14(32):164-165]

(彭玲玲　吴新荣　胡晋红)

药物经济学方法在骨质疏松症治疗中的应用　崔凯等根据国内外公开发表文献的数据建立Markov模型模拟阿仑膦酸钠、利塞膦酸钠、伊班膦酸钠和唑来膦酸治疗绝经后骨质疏松症,四种药物的成本效用比分别为6453.05、8809.48、13 274.99与8758.26,显示在治疗绝经后骨质疏松症上利塞膦酸钠和伊班膦酸钠为劣势方案,唑来膦酸效果优于阿仑膦酸钠，但增量成本效用比为 191 782.72 元/QALY。王群将 2013 年 2 月至 2015 年 1 月在我院接受长期激素治疗的老年男性患者随机分为研究组（钙尔奇 D）和对照组（唑来膦酸注射液，即密固达）各 50 例，两组对骨质疏松症治疗的有效率分别为 84% 与 54%，差异有统计学意义（$P<0.05$）；成本-效果比分别为 45.23 与 15.11，显示与密固达相比，钙尔奇 D 治疗老年男性骨质疏松具有明显的成本-效果比优势。［现代商贸工业，2016，（10）：99-101；现代论断与治疗，2016，（17）：3235-3236］ （刘艳艳　吴新荣　胡晋红）

药物经济学方法在腰椎骨性关节炎治疗中的应用　蔡秋晗等将 2012 年 12 月至 2014 年 12 月 238 例腰椎骨性关节炎（寒湿瘀阻证）患者随机分为腰痛宁组（118 例）和痹痛宁组（120 例）。治疗后腰痛宁组 VAS 评分、止痛起效时间及 ODI 改善情况均明显优于痹痛宁组，差异均有统计学意义（$P<0.001$）；腰痛宁组人均成本（354.41 元）高于痹痛宁组（292.99 元），差异有统计学意义（$P<0.01$）；增量成本-效果比结果显示，腰痛宁组活动痛的 VAS 评分、ODI 每降低 1 分或每缩短 1d 止痛起效时间需多花费 73.47 元、9.84 元及 15.36 元，增加的成本可接受，即治疗腰椎骨性关节炎（寒湿瘀阻证）在缓解活动痛及其起效时间、改善 ODI 方面，腰痛宁胶囊的经济性优于痹痛宁胶囊。［中国药物经济学，2016，（12）：15-18］ （刘艳艳　吴新荣　胡晋红）

药物经济学方法在类风湿关节炎治疗中的应用　周小莉等将 120 例类风湿关节炎患者随机分成干预组（常规治疗）和对照组（常规治疗基础上加用类风湿关节炎中医临床诊疗指南方案干预），各 60 例。干预组总有效率明显高于对照组，ESR 改善值、CRP 改善值、SDAI 评分改善值均明显优于对照组（$P<0.05$）；干预组住院平均日、诊疗费用均低于对照组（$P<0.05$），但平均每日住院成本高于对照组；干预组在成本效果比、增量成本比均低于对照组，差异均有统计学意义（$P<0.05$）。显示中医临床诊疗指南方案可提高类风湿关节炎临床有效性、经济性。李显文等检索 CNKI、VIP、万方数据库 1990－2015 年所有关复方夏天无片、复方风湿宁片治疗（类）风湿性关节炎文献，纳入 10 篇文献并对数据进行 Meta 分析，以最小成本法评价经济性。复方夏天无片与复方风湿宁片治疗（类）风湿性关节炎的临床总有效率分别为 84% 和 85%，不良反应发生率分别为 2.6% 和 1.5%，治疗成本分别为 154.40 元和 596.75 元。显示两种药物治疗（类）风湿性关节炎的临床疗效、不良反应发生率差异不显著，但经济性评价以复方夏天无片较优。师宇检索并筛选相关临床随机对照试验的文献并构造随机效应模型综合评估中药汤剂、中药复方制剂、中药单体与提取物、非甾体抗炎药及慢作用抗风湿药这 5 类抗类风湿性关节炎药物的有效性、安全性及经济性。以非甾体抗炎药物为参照，有效率每提高 1%，中药汤剂和中药复方制剂分别需增加成本 0.95 和 0.81 元，中药单体与提取物和慢作用抗风湿药分别减少 0.26 和 0.09 元。中药单体和提取物及慢作用抗风湿药的增量成本效果比值较小、经济性较高，但其不良反应较多，当增量成本效果比在付费方最大支付意愿之内时，单纯成本效果比高的用药方案如中药汤剂类和中药复方制剂类药物是可以被接受的。胡展红等根据 RA 疾病进展规律构建含多个健康状态的 Markov 模型，对早期活动性类风湿关节炎（RA）的甲氨蝶呤（MTX）单药治疗、MTX 联合益赛普及进入疾病低活动度后的减药方案进行时间跨度为 10 年的成本效果分析。结果显示 MTX 联合益赛普达疾病低活动度后继续减半量维持半年为可接受的药物治疗方案。MTX 单药治疗的累计成本和健康结果为 31 598 元和 6.71QALYs，联合益赛普的为 79 872 元和 6.93QALYs，其增量成本-效果比为 219 427 元/QALY；联合益赛普达疾病低活动度后继续减半量维持半年的累计成本和健康结果分别为 86 879 元和 7.18QALYs，增量成本-效果比为 117 619 元/QALY。显示对早期活动性 RA 的治疗方案中，相比单用 MTX，联合使用益赛普达疾病低活动度后继续减半量维持半年更具有经济学优势。［中国中医急症，2016，（06）：1172-1175；国外医学·卫生经济分册，2016，（01）：31-33；广东药学院学报，2016，（06）：790-796；中国医院药学杂志，2017，（03）：258-263］（刘艳艳　吴新荣　胡晋红）

药物经济学方法在痛风治疗中的应用　焦洋等建立决策树模型分析比较中国大陆地区成年痛风患者的三种治疗策略：别嘌醇 300mg/d 序贯非布司他 40mg 或 80mg/d，非布司他 40mg 序贯 80mg/d 以及不治疗。结果显示别嘌醇作为一线治疗药物、无法达标时改用非布司他方案为优选方案，两者 QALY 获益基本相当（1.61 VS 1.61）增量成本效果，但前者临床花费明显低于后者（10098 元和 21446 元）。提示中国大陆地区痛风患者应用别嘌醇序贯非布司他的治疗策略更具成本效果。［中华临床免疫和变态反应杂志，2016，（04）：334-339］ （刘艳艳　吴新荣　胡晋红）

药物经济学方法在哮喘治疗中的应用　秦琼等将 52 例中重度哮喘患者随机分成 A（吸入布地奈德/福莫特罗（160/4.5μg）2 吸 bid）、B（布地奈德/福莫特罗（320/9μg）1 吸 bid）两组，治疗时间为 12 周。治疗后 2 组哮喘控制测试 ACT 评分获得显著改善，不良反应发生率分别为 26.92% 和 23.08%，B 组人均每日治疗费用更低，显示布地奈德/福莫特罗（320/9μg）成本-效果比最低，是治疗中重度哮喘的最佳选择。［中国医院药学杂志，2016，（24）：2202-2205］

（刘艳艳　吴新荣　胡晋红）

药物经济学方法在慢性阻塞性肺疾病治疗中的应用　颜小艳等对比分析 80 例给予国产噻托溴铵粉雾剂吸入治疗

（治疗组）与80例使用进口噻托溴铵粉吸入剂（对照组）的COPD患者治疗60d的临床疗效和药物成本。两组的肺功能改善情况和有效率相当，差异无统计学意义（$P>0.05$）；在获得相同疗效时国产药比进口药少支出452.23元，费用为进口药的57.07%，增量成本效果比为5349.6，国产药每增加1%的有效率比进口药节约53.5元。显示国产噻托溴铵粉雾剂治疗慢性阻塞性肺疾病在临床疗效、医疗成本等方面均令人满意。范长生根据北京和广州的COPD医保数据，建立马尔科夫模型模拟COPD的进展状态比较茚达特罗与噻托溴铵为期三年和终生治疗COPD患者的经济性。结果显示：在北京，为期三年的治疗中茚达特罗组人均治疗成本为20744.06元，共获得2.151QALY和2.736LY，噻托溴铵组为人均治疗成本为24300.75元，共获得2.143QALY和2.730LY，茚达特罗比噻托溴铵节约医疗成本3556.69元，增加0.008QALY和0.006LY；终生治疗中茚达特罗组人均治疗成本为66149.96元，共获得8.083QALY和10.327LY，噻托溴铵组为人均治疗成本为74915.49元，共获得8.000QALY和10.230LY，茚达特罗比噻托溴铵节约医疗成本8765.53元，增加0.083QALY和0.097LY。在广州，效果数据与北京一致而成本略有差别，为期三年的治疗中茚达特罗比噻托溴铵节约医疗成本3526.58元，终生治疗中茚达特罗比噻托溴铵节约医疗成本8719.02元。提示茚达特罗（150μg）治疗COPD比噻托溴铵成本更低、效果更好，更具经济性。脱鸣富等把2014年5月至2015年5月就诊的120例AECOPD患者随机分为对照组（常规治疗）、静脉滴注组（加用痰热清20mL qd ivgtt）、雾化吸入组（加用痰热清10mL qd UF）和联合给药组（加用静滴痰热清联合雾化吸入），疗程均为7～14d。联合给药组的临床疗效较高、肺功能和生活质量改善优于其余三组，住院天数和治疗总费用均最小，均有显著性差异（$P<0.05$）；联合给药组C/E最小（42.62）。提示痰热清静脉滴注联合雾化吸入的临床疗效、安全性和经济性均较好。［四川医学，2016，(04)：426-429；药品评价，2016，(01)：34-39；中国现代应用药学，2016，(04)：484-488］

（刘艳艳　吴新荣　胡晋红）

药物经济学方法在感冒治疗中的应用　田丽珠将某院2017年1月-2015年7月76例病毒性感冒与发热患者，分为治疗组（清开灵颗粒）40例与对照组（双黄连口服液）36例，治疗总有效率分别为96.6%与87.49%，C/E分别为19.5±2.91与20.52±2.73。提示清开灵颗粒与双黄连口服液相比，治疗病毒性感冒与发热的成本效果比较好。［光明中医，2016，(16)：2356-2357］　（刘艳艳　吴新荣　胡晋红）

药物经济学方法在化疗致恶心呕吐治疗中的应用　张萌萌按卫生技术评估的方法系统检索Pubmed、Embase、CNKI和CBM等数据库及国内外卫生技术评估（HTA）机构官方网站，对阿瑞匹坦用于化疗所致恶心呕吐（CINV）的研究进行系统评价与Meta分析。结果显示，阿瑞匹坦三联方案比标准二联方案更显著改善全程完全控制率、急性期和延迟期CR（$P<0.001$），两组间安全性结局无显著差异，阿瑞匹坦三联方案具有显著的经济学优势。周建超等对3种5-HT3受体拮抗剂（阿扎司琼、昂丹司琼或托烷司琼）治疗顺铂及奥沙利铂所致急性呕吐进行成本效果分析和增量成本效果分析。其中顺铂+阿扎司琼组C/E最小，为9.24，差异有统计学意义（$P<0.05$）；奥沙利铂+阿扎司琼组的人均费用最小，差异有统计学意义（$P<0.05$）。本研究认为阿扎司琼为治疗铂类药物引起的呕吐的最佳治疗药物，托烷司琼在治疗急性呕吐方面适用于经济条件较好的患者，昂丹司琼则在治疗中度呕吐方面适用于经济条件较好的患者。牛晶丽等对163例急性非淋巴细胞白血病和114例急性淋巴细胞白血病，分别给予昂丹司琼、格拉司琼与托烷司琼防治化疗药物所致的恶心、呕吐。急性非淋巴细胞白血病组格拉司琼效果较好（$P<0.05$），有效率每增加1%格拉司琼所需费用最低，为8.32元；急性淋巴细胞白血病组三者无明显差异，有效率每增加1%格拉司琼所需费用最低，为11.14元。提示在急性白血病化疗中格拉司琼防治化疗所致恶心呕吐的有效性与经济性均优于昂丹司琼及托烷司琼。［中国医疗保险，2016，(11)：50-56；中国医院用药评价与分析，2016，(S1)：116；中国医药指南，2016，(35)：22-23］

（刘艳艳　吴新荣　胡晋红）

药物经济学方法在特应性皮炎治疗中的应用　李显文等通过比较药物释放与经皮渗透性研究国产与原研药物他克莫司软膏在治疗特应性皮炎的疗效和安全性，并采用最小成本法进行经济性比较。两者在疗效及安全性方面均无统计学差异，0.03%和0.1%的国产仿制他克莫司软膏比原研药费用分别减少31.29%和27.87%，显示国产仿制的他克莫司软膏在治疗特应性皮炎比原研药更具经济性。［国外医学·卫生经济分册，2016，(04)：179-181］

（刘艳艳　吴新荣　胡晋红）

药物经济学方法在慢性荨麻疹治疗中的应用　张剑聪等运用药物经济学原理分析盐酸依匹斯汀与盐酸左西替利嗪治疗慢性荨麻疹方案的成本-效果，两组的有效率无明显差异（$P>0.05$），C/E分别为3.09元、1.04元，盐酸依匹斯汀每获得一个单位效果比盐酸左西替利嗪多花费2.05元。从药物经济学分析评价，盐酸左西替利嗪治疗方案较优。［基层医学论坛，2016，(34)：4819-4820］

（刘艳艳　吴新荣　胡晋红）

药物经济学方法在前列腺炎治疗中的应用　闫德峰等回顾性分析2014年6月至2015年6月198例III型前列腺

炎的临床资料，根据用药不同分为4组，在应用左氧氟沙星、坦洛新的基础上加用：A（普适泰），B（癃闭舒），C（宁泌泰），D（泽桂癃爽），连续治疗1月。4组总有效率无统计学差异（$P>0.05$），其中D组成本-效果比为516.14，低于A（640.91）、B（614.89）、C（575.93）三组。从药物经济学来说，泽桂癃爽联合左氧氟沙星、坦洛新方案最优。[中国中医药现代远程教育，2016，（17）：35-37]

（刘艳艳　吴新荣　胡晋红）

药物经济学方法在膀胱过度活动症治疗中的应用　范长生等采用文献和模型研究，构建Markov模型对新一代治疗膀胱过度活动症（OAB）药物索利那新和托特罗定进行成本-效用分析。其中基础分析和对效用值的敏感性分析结果均显示索利那新成本较低，效用较好；对药品价格的敏感性分析结果显示索利那新成本略高，效用较好，QALY成本低于11655.74元，远低于中国的1倍人均GDP，显示索利那新治疗膀胱过度活动症比托特罗定更具经济性。[中国新药杂志，2016，（17）：1933-1938]　（刘艳艳　吴新荣　胡晋红）

药物经济学方法在小儿肺炎治疗中的应用　朱玫等把浙江省临海市妇幼保健院120例小儿支原体肺炎患儿随机分为A（静滴阿奇霉素）、B（静滴红霉素）、C（红霉素-阿奇霉素序贯治疗）3组，总有效率无明显差异（$P>0.05$），C组的C/E及△C/△E最低；不良反应方面，A、B组均出现不良反应，对症处理后消失，C组无明显不良反应，差异有统计学意义（$P<0.05$）。结果显示遵循安全、有效、经济的用药原则，红霉素-阿奇霉素序贯疗法最佳。石爱平等回顾性分析120例小儿支气管肺炎患儿使用哌拉西林他唑巴坦及联用大环内酯类药物（红霉素、阿奇霉素）的疗效与成本-效果。三组疗效及不良反应的差异无统计学意义（$P>0.05$），但哌拉西林他唑巴坦联用阿奇霉素组患者的成本-效果比低于其他两组，提示哌拉西林他唑巴坦联用阿奇霉素组更具经济学意义，是较为经济合理的治疗方案。[临床药物治疗杂志，2016，（03）：67-69；中国组织化学与细胞化学杂志临床研究研讨会，2016，（B06）：2058-2059]

（刘艳艳　吴新荣　胡晋红）

药物经济学方法在小儿上呼吸道感染治疗中的应用　王海平等采用决策树模型对安儿宁颗粒与金莲清热泡腾片治疗小儿上呼吸道感染进行成本-效果分析。两种治疗方案的总有效率均为100.00%，痊愈率均为90.1%，期望成本分别为36.664元和53.662元，C/E分别为40.693元和59.558元。显示安儿宁颗粒在治疗小儿上呼吸道感染的治疗方案明显优于金莲清热泡腾片的治疗方案。王海平等随机收集2014年6月至2014年12月佛山某医院60例诊断为小儿上呼吸道感染的患儿，给予金莲清热泡腾片和复方鱼腥草颗粒治疗各30例，采用决策树模型分析法比较两种药物的成本与效果。两种治疗方案有效率均为100.0%，痊愈率分别为0.901与0.933，期望成本分别为53.662元和33.098元，C/E分别为59.558元和35.475元。显示复方鱼腥草颗粒治疗方案对小儿上呼吸道感染的治愈率高，成本-效果更好。[天津药学，2016，（03）：11-12；中国药物经济学，2016，（07）：19-21]

（刘艳艳　吴新荣　胡晋红）

药物经济学方法在儿童变应性鼻炎治疗中的应用　阳玉萍等探讨皮下注射免疫治疗（SCIT）和舌下含服免疫治疗（SLIT）对儿童变应性鼻炎患者的疗效、成本-效果比分析以及卫生经济学评价，为制定有效、经济、合理的治疗方案提供参考。方法专病78例门诊确诊尘螨过敏的中-重度持续性小儿变应性鼻炎患者随机分为两组，分别接受舌下含服免疫治疗SCIT和皮下注射免疫SLIT治疗2年，两种治疗方案均疗效显著、不良反应发生率均较低，SLIT组儿童依从性优于SCIT组。SCIT组治疗成本平均为425.00元/月，总有效率为94.57%，C/E为4.49；SLIT组治疗成本平均为266.80元/月，总有效率为82.85%，C/E为3.22。提示在儿童变应性鼻炎患者中SLIT优于SCIT且具有良好的安全性和依从性，可作为治疗尘螨过敏的儿童变应性鼻炎的优选方法；SCIT治疗期间可有效减少药物使用，临床上可针对不同类型患者选择治疗方案。[中国妇幼保健，2016，（15）：3058-3060]

（刘艳艳　吴新荣　胡晋红）

药物经济学方法在小儿先心病治疗中的应用　王莹等回顾性分析2014年504例小儿先心病术后应用特殊级抗生素的情况，患者分为美洛培南组（255例）和比阿培南组（249例）。两者治疗效果相当，但美洛培南显著降低抗菌药日均费用168.77元和降低抗菌药总费用1287.31元（$P<0.05$）。从经济学而言，美洛培南较比阿培南更具优势。[药学与临床研究，2016，（01）：73-74]　（刘艳艳　吴新荣　胡晋红）

药物经济学方法在儿童肾脏疾病治疗中的应用　王硕等比较18例肾脏疾病患儿（1例因过敏退出）服用五酯胶囊前后他克莫司的浓度及减量情况，两药合用后显著减少他克莫司用量（$P<0.05$），年治疗成本下降6307.20元（$P<0.05$），且病情稳定，无不良反应。提示两药合用可使他克莫司浓度维持在治疗窗内的同时降低治疗成本，从社会经济学方面提高患儿家属的依从性。[中国医刊，2016，（03）：107-110]　（刘艳艳　吴新荣　胡晋红）

药物经济学方法在儿童手足口病治疗中的应用　王婷等检索中国知网、维普、万方、Pub Med、Cochrane Library等数据库中关于喜炎平注射液治疗普通型儿童手足口病并以利巴韦林注射液为对照的研究文献，构建决策树模型。喜炎平注射液和利巴韦林注射液总有效率分别为 92.49% 和 78.12%，总成本分别为 2887.53 元和 3058.72 元，喜炎平注射液更具成本-效果优势。[中国药房，2016，(35)：4900-4903]

（刘艳艳　吴新荣　胡晋红）

药物经济学方法在黄斑变性治疗中的应用　张婧怡等回顾性分析西安市第一医院眼科用雷株单抗和康柏西普治疗湿性年龄相关性黄斑变性的临床效果和费用差异，两组手术前后视力差异均无统计学意义（$P>0.05$），雷株单抗组人均医疗费用高于康柏西普组（$P<0.01$）。显示在治疗湿性年龄相关性黄斑变性上，康柏西普较雷株单抗更具经济性。[中国卫生标准管理，2016，(20)：120-121]

（刘艳艳　吴新荣　胡晋红）

药物经济学方法在酗酒治疗中的应用　潘维等把 240 例酗酒患者按就诊顺序分为 A（奥美拉唑注射液，洛赛克针）、B（奥美拉唑注射液，奥西康针）、C（兰索拉唑粉注射液，奥维加针）、D（泮托拉唑注射液）四组，每组各 60 例，疗程均为 1 ~2d。四组总有效率与不良反应发生率的差异无统计学意义（$P>0.05$），其中 A 组 C/E 最低，为 9.8，C 组 ΔC/ΔE 最低，为 160.79。显示奥美拉唑注射液（洛赛克针）治疗酗酒具有更高的药物经济学价值，兰索拉唑注射液（奥维加针）是最佳的替代选择。[医学与社会，2016，(03)：51-53]

（刘艳艳　吴新荣　胡晋红）

药物经济学方法在甲状腺功能亢进症治疗中的应用　石蕊等回顾性研究筛选甲状腺功能亢进症患者，应用 Markov 模型模拟患者接受国产和进口甲巯咪唑药物治疗 2 年，结果两组效果值 QALYs 均为 1.24 年，国产组成本为 2680.86 元，比进口组少 115.00 元，成本-效果比为 4516.50 元/QALY。显示 2 年内国产甲巯咪唑组的成本更低，为治疗优势方案，更具有成本-效果性。[中国医学导报，2016，(09)：160-164]

（刘艳艳　吴新荣　胡晋红）

药物经济学方法学研究　师宇采用文献研究的方法，以我国药物经济学研究已应用的决策分析模型中存在的问题为出发点，探究贝叶斯混合处理比较法的基本原理、优势及其应用前景，认为目前我国药物经济学评价中常用的决策分析模型并不能有效解决药物经济学评价中存在的问题，贝叶斯混合处理比较法较好地弥补了当前药物经济学评价的局限性。匡文龙通过获取医院相关信息系统中的成本及效果数据，建立药物经济性评价的决策树模型，采用成本-效果分析法和增量成本-效果分析法对评价模型进行计算和求解，开展评价结果敏感度分析，以此为基础开发了一套基于决策树模型的药物经济性评价系统，研究并解决目前医疗机构在开展药物经济性评价时存在的成本效果数据收集困难、计算方法不合理以及评价结果缺乏敏感度分析等问题。杜清云等采用回顾法对 2013 年 1 月至 2014 年 12 月入住呼吸科第一诊断为“社区获得性肺炎”的患者进行药师参与临床路径比较，认为药师应用药物经济学成本-效果评价方法，协同医师制订给药方案，规范了合理用药，降低了药品费用和住院总费用，同时缩短了住院时间。[中国药房，2016，27（23）：3177-3180，广东工业大学硕士学位论文 2016，中国医院药学杂志 2016，36（4）：315-318]

（杨　晨　吴新荣　胡晋红）

药物经济学在各领域中的综合研究　刘强等通过参考泰国 ISafE 评价法和其他国家和地区基本药物目录的遴选方法，以循证药学及药物经济学为理论基础，提出更为完善的我国基本药物目录遴选体系并对其进行说明。谭重庆等对药物基因组学的药物经济学评价中需要注意的多个问题进行探讨，认为未来的药物基因组学筛查方案应基于良好的循证依据，其药物经济学分析应该严格按照相关的《药物经济学评价指南》执行，使用正确的方法，选择合适的研究角度，进行更广泛的敏感性分析，采用合理的分析时间和贴现率。[中国药物评价 2016，33（5）：452-456，中国医院药学杂志 2016，36（16）：1339-1342]

（杨　晨　吴新荣　胡晋红）

药物经济学在各类药物中的综合研究　甘露通过对比医院呼吸内科有无派驻临床药师时间段的抗生素的使用强度、合理性、不良反应、成本效益，对呼吸内科抗生素的合理应用及药学干预方法进行分析，认为有效的药学干预对呼吸内科抗生素的合理应用具有促进作用。王艳春等通过对在中国学术期刊全文数据库上检索与筛选使用药物经济学方法评价高血压药物治疗方案的有效文献进行综合评估分析，探究我国在高血压药物治疗过程中药物经济学评价方法的应用现状及不足，认为我国研究者在进行高血压药物治疗过程中，药物经济学研究存在方法单一，各个研究不具有可比性，模型技术运用不足等问题。韩丽采用文献研究法，探讨药物经济学评价方法在传统中药领域中的应用现状，探索适合中药配方颗粒剂的评价方法。[临床合理用药杂志 2016，22（1）：41-43，中国药事 2016，30（7）：646-654，中国药物经济学 2016，11（10）：9-10]

（杨　晨　吴新荣　胡晋红）

药物经济学在各地区中的综合研究　刘国强等分别以“药物经济学”“成本-效果分析”“成本-效用分析”“成本-效益分析”“最小成本分析”和“河北”为关键词在中国期刊全文数据库和中文期刊全文数据库中检索 1990 年 1 月至 2014 年 12 月相关资料，结果发现近十年来，河北省内药物经济学相关文献研究数量相对于 1990 － 2001 年明显增加，但存在研究作者区域集中及研究方法、研究主体单一等问题，结论建议加强对《中国药物经济学评价指南》的推广、加大对药物经济学教育的重视以及建立良好的交流平台。[中国药物经济学 2016，4：7-9]

（杨　晨　吴新荣　胡晋红）

临床药师

三级综合医院临床药学服务实施现状 医院药学是医院组织体系中不可或缺的部门之一，除了提供传统的药学供应保障、处方调配等医院药学服务，同时还承担着以患者为中心的提供临床药学服务的职责。邢园等采用典型抽样法，对全国6个城市18家三级综合医院临床药学服务的现状进行调查。结果显示，18家医院平均配备6.5名专职临床药师，平均每家医院配备高效液相色谱仪2.47台，血药浓度检测仪1.00台，有2家医院经费投入在10万元以上。临床药师参与的临床科室主要有呼吸科、心血管内科、ICU等。有3家医院建立规章制度授予临床药师临床诊疗决策的权力。临床药师干预使药物剂量错误、不必要使用、选用不当等药物治疗错误的频率显著下降（$P<0.001$），且显著降低了无指征使用预防性抗菌药物的比率、抗菌药物平均使用天数和使用费用（$P<0.001$）。样本医院均配备了专职临床药师，大部分专职或兼职临床药师拥有本科以上学历和药师以上专业技术职称；大部分样本医院已配备了临床药学服务信息软件或系统，但是所需硬件设备不齐全，经费投入偏少，临床药师参与临床诊疗的主要临床科室集中在特定几个科室。以下几点仍须改进：①医院临床药学服务的人力资源、软硬件和经费仍需继续加大投入；②应扩大临床药师参与诊疗的临床科室范围；③临床药师缺乏必要的医疗权力与责任，使得临床药学服务发展受到了限制。在国家现行医疗法律法规的框架下，可适当授予临床药师参与临床诊疗的权力。［南京医科大学学报，2016，72(2)：10-14］ （张晋萍 葛卫红）

对中国临床药师工作模式的系统性评价 我国临床药师工作的干预模式正处于探索阶段，进行药师干预实验性研究的系统性评价，有助于建立合理的药学服务模式。目前，我国临床药师干预多为慢性病的管理，干预领域排名依次为呼吸科、心血管科，内分泌科，涉及哮喘、高血压、糖尿病等疾病。国外临床药师参与慢性肾病、骨质疏松症、类风湿关节炎等疾病的药学服务，也收到了满意的效果，对国内临床药学科室建设有借鉴意义。药师的干预方式分为医院药学信息服务、药物认知或生活方式干预、医疗团队的建立、患者教育与用药咨询、出院用药与随访5个项目，分别包括疾病管理与用药教育两个领域。仅有5篇文献涉及药师参与医疗团队的构建。在医疗改革大环境下，中国药师解决相关药学问题的能力匮乏，在药物的使用和治疗方案的决策上仍然落后，药师真正地干预医生用药行为的作用有限，以医疗团队构建与为代表的全新药学服务模式仍需发展。此外，系统性评价显示，药学服务在各级医院间开展力度不均衡。建议将三级医院的临床药师资源向二级医院合理调配，设立临床药师医院流动制度，平均分配临床药学资源。《医疗机构药事管理规定》中，仅规定临床药师参与药物治疗工作，未进一步细化临床药师的工作模式，临床药师的服务标准除医院药学工作之外，尚未有统一的工作流程与评价标准，因此临床药学工作难以广泛开展。临床药师的干预可以提高依从性、认知度，降低患者不良反应发生率、患者住院天数和药费。临床药师工作模式已初见成效，但相关政策相对滞后，药师工作标准有待建立，药学服务的模式与评价模式标准仍有待改善。［临床药物治疗杂志，2016，14(4)：23-29］

（张晋萍 葛卫红）

医护人员对临床药学和临床药师的认知 为推进临床药学服务发展，有研究运用便利抽样法对北京市5家“三甲”综合性医院医师进行调查，并采用探索性因子分析、单因素分析和多元逐步回归分析方法，分析医师对临床药学服务的评价及其影响因素。结果表明，医师对临床药学服务较为支持，但评价不高。另据一项对上海市30所二、三级医院的医护人员对临床药学工作和临床药师的认知情况调查，结果表明，医护人员已认识到临床药学工作的重要性，对临床药师工作内容有一定了解，并对医疗工作需要临床药师参与达成共识，但是他们普遍认为所在医院的临床药师不能完全胜任现在的工作。因此，须从国家、社会和医院层面加大对临床药学扶持力度和临床药师培养力度。医疗机构应积极采取措施，努力提高临床药师的业务素质和服务水平，加强医护人员对临床药学工作和临床药师的认知，有效推动临床药学工作的深入开展和临床药师制实施。临床药师也应转变观念，明确自身定位，提升专业素质及综合能力，以提高医院临床药学服务质量。［中国药房，2016，27(36)：5066-5068；中国医院药学杂志，2016，36(2)：122-125］（张晋萍 葛卫红）

现阶段临床药学工作存在的困难 在美国，药师在医疗中的作用和角色的转变已经得到了医护人员的广泛认可。而我国临床药学全面开展还面临着诸多的困难和困惑，目前还没有规范化临床药学工作模式。我国临床药物服务已经开展了数十年，但仍没有达到药学服务的目标，而其所发挥的作用亦没有达到理想的效果。现阶段存在的问题主要有：缺乏统一的入职标准、缺少完善的知识体系以及职能定位不清晰。为促进临床药师的发展，须提升临床药师工作规范化，引领临床用药新思维，提升对处方修改的认可度。［中国医学伦理学，2016，29(1)：33-35］ （张晋萍 葛卫红）

临床药师工作模式的探索与实践 药品的使用从医嘱的开具开始，临床药师可以针对药物选择、剂量、给药频率等方面展开具体的药学服务。研究表明，临床药师通过适时地药学干预，紧密围绕自己的专业特长展开工作，充分发挥了药师对药品的熟知能力，为医师查缺补漏，为临床提供切实可行的药学服务。进一步研究和探索特殊人群的用药风险可能是下一步临床药师药学服务的最佳临床切入点和工作模式。[中国药物应用与监测,2016,13(4):247-250]

(张晋萍　葛卫红)

临床药师在癌痛规范化治疗中的作用　李哲等探讨了临床药师在癌痛规范化治疗中的药学监护作用。监护药师对癌痛患者进行药学查房、审核医嘱、优化给药方案、开展用药教育等药学监护措施。结果表明,在临床药师参与的情况下,癌痛患者的癌痛缓解率,爆发痛缓解率可以得到显著提高,主要不良反应发生率可以得到显著降低。初步实现了提高疗效和安全性的实践目的,证明了临床药师在癌痛规范化治疗中可以发挥重要的作用,提高癌痛患者的生活质量。[中国医院药学杂志,2016,36(17):1433-1437]

(张晋萍　葛卫红)

临床药师参与慢性心力衰竭患者的疾病管理　陈爽等评价了临床药师参与慢性心力衰竭(CHF)疾病管理的效果。对照组患者给予常规治疗,药师管理组患者在此基础上,由临床药师提供药学监护、心理疏导、用药教育和为期6个月的出院随访等个体化药学服务。入院时,两组患者的情绪、症状评分和生活质量总分比较,差异均无统计学意义($P>0.05$);出院6个月后,两组患者的各项评分和总分均优于入院时,且药师管理组明显优于同期对照组,差异均有统计学意义($P<0.05$)。结论:临床药师参与CHF疾病管理可提高患者的综合自护能力,降低患者的再住院率,改善患者的心功能,提高患者的生活质量。[中国药房,2016,27(35):5021-5024]

(张晋萍　葛卫红)

内分泌科临床药师参与慢病管理的实践　刘丽华等探讨了内分泌科临床药师参与慢病管理的实践。临床药师通过参与医疗查房、开展药学查房,审核用药医嘱,协同临床医生制定药物治疗方案,多种形式指导患者用药,并深入社区,建立"以患者为中心"的药学服务,探讨开展慢病管理的有效模式。重点审核非专科用药,并对用药医嘱实施跟踪管理,极大地优化了临床药物治疗方案,提高了临床治疗的有效性和安全性。同时,有效利用临床药师规范化培训基地的优势,带领学员一道开展多样化的用药教育,既落实了带教工作,培养了学员,又指导了患者合理用药,改善了患者的用药依从性,有利地推进了慢病管理。[中国医院药学杂志,2016,36(21):1913-1916]

(张晋萍　葛卫红)

临床药师参与临时进药管理的实践研究　临时进药是指因临床个别患者的特殊需要,医院现有药品不能满足其治疗需要,且无替代药品,需临时采购并仅限一次性使用的药品。在医院药剂科,经常会出现药剂科面临医生的临时用药申请单十分为难的情况:不进,怕影响医生的诊疗行为;进,又担心由于是个别用药,能适用的患者非常少,倘若此患者因为其他原因,药房则面临报损的危险。因此,上海交通大学附属胸科医院药剂科建立了临时进药管理体系,并引入临床药师参与进药管理,以规范临时进药行为。由于临床药师具有丰富的药品知识和病史查阅能力,其参与医院药事管理活动,干预新药引进流程,有利于规范医院用药目录,减少新药引进的盲目性,保障医院引进药物质量,提高用药安全,促进医院药事管理的规范化。通过建立有临床药师参与的规范化制度和流程,并设计相关软件来规范临时进药行为,进一步规范了临时进药行为,同时为临床药师参与临床提供了平台。[中国药业,2016,25(2):75-77]　(张晋萍　葛卫红)

临床药师运用循证药学干预临床不合理使用抗菌药物　随着2015年版《抗菌药物临床应用指导原则》出台,国家更加重视循证医学与循证药学理论。安琪等探讨了循证药学在临床药师干预临床不合理使用抗菌药物中的作用,介绍了临床药师在选择、评价药物治疗方案和开展用药咨询时如何依据循证药学原则,为抗菌药物的合理使用提供专业技术支持。循证药学有助于临床接纳临床药师合理化建议,保证临床用药干预顺利进行;促进临床药师自身素质的提高,促进医院合理用药水平。[中国执业药师,2016,13(2):46-49]

(张晋萍　葛卫红)

分诊模式下急诊临床药师的工作模式探索　急诊分诊需要在短时间内判断患者病情状态,根据病情安排就诊时间。因此建立操作相对简单、根据患者病情轻重来确定就诊次序的分诊模式可以减少患者在就诊过程中发生意外情况的机会。目前,我国缺乏可以依据的急诊分级分诊标准。复旦大学附属华山医院北院药剂科急诊药师以尝试参与分诊预检和定期查房、对重点患者提出治疗建议、开通危重患者用药"绿色通道"等措施为切入点,积极配合临床医生共同建立符合急诊实际情况的分诊制度。相对于以前简单的先挂号先就诊的模式,使急诊有限的医疗资源得到充分利用,摸索出一套适合急诊分诊模式下的药学服务工作模式。[上海医药,2016,27(7):46-50]　(张晋萍　葛卫红)

基层医疗机构开展临床药学服务的实践　基层医疗机构不同于三甲市级医院,临床多以常见病、多发病和慢性病为主。同时,基层医疗机构由于硬件设施的不完备,难以从事像三级医院的实验研究、药物临床试验、血药浓度监测等工作。此外,绝大部分二级医院现今承担临床药师工作的药学人员,均为以前从事调剂工作的药师转岗而来。得到规范化培训的人数有限。因此照搬三甲市级医院临床药师工作模式会使原本就严重不足的临床药师资源得不到有效的利用而浪费。基层医疗机构临床药学正经历从"保障药品供应”为中心逐渐转变为以“患者”为中心提供临床药学技术服务为主的工作模式。各基层医院从各院实际状况出发，探索适合本院的临床药师工作模式，更好地发挥临床药师在基层医疗机构药学服务中的作用。作用集中在以下几方面：①处方审核、处方分析与反馈；②药事咨询，包括医师、护士与患者的沟通与交流；③用药宣教，走进社区开展讲座、发放宣传手册、制作用药宣传栏等主动开展患者的教育，做好药物知识的普及工作；④参与查房，书写药方，加强回访；⑤编写药讯，做好医院药学信息服务。基层医院临床药师应当立足于患者、立足于医院实际病种，不断学习提高自身素质，坚定信心，坚持深入临床参与到医护的治疗团队中，善于发现临床用药问题，寻找药学服务最佳切入点，建立良好的临床药师形象，努力提升临床药师在医院的地位。[中国农村卫生事业管理，2016，36(2)：183-185]　　（张晋萍　葛卫红）

临床药师培训基地学员入学选拔考核的实施　随着全国培训基地的增多，招生择优办法尚无统一的标准。昆明医科大学第一附属医院临床药学科经过6年的实践和探索，以笔试结合面试的方式对学员的理论知识储备、综合工作能力和工作学习态度考察，初步建立了学员准入选拔考核模式。入学考核包括了考前准备、实施考核、成绩评定和录取4个步骤，省内考生参加现场笔试，省外考生采取电话考核的方式，笔试面试成绩各占100分，总成绩由各成绩乘以权重系数再相加得出，从高到低择优录取新学员。此举不仅有利于全面考察学员的工作和学习能力，促进学员自我完善，同时有利于推动临床药师培训基地管理工作规范化发展。[中国继续医学教育，2016，26(8)：2-5]　　（张晋萍　葛卫红）

临床药学专业本科生教学模式的探索　为了加快人才培养速度，培养出更多的临床药师，以适应医院药学的发展，药学高校引入了转化药学的概念，进行了在校临床药学学生的培养模式探索。转化药学是在转化医学的基础上提出的新概念，是转化医学的重要组成部分。在临床药师在校教育培养中引入转化药学概念，针对目前我国临床药学学校教育的现状，从课程设置、培养方式、基于CBL、PBL、TBL的药学思维培养模式，并充分发挥临床药师培训基地的优势，探索转化药学在临床药师在校培养阶段的可行性。在药学教育中运用转化药学，让学生体验临床药师的工作场景，以得到更快成长，可缩短临床药师职业适应期，更快融入临床、服务于患者。[中国执业药师，2016，32(6)：16-19]

（张晋萍　葛卫红）

临床药师培训带教及教学管理工作的经验总结　随着国家临床药师规范化培训工作10余年的积累和不断完善，各培训基地也在带教及教学组织管理的各个方面不停总结经验，提出许多值得借鉴的方法和改进意见。曹薇等对185份上交的病例分析作业进行点评，对其在标题、引言、用药分析、总结及体会几大部分存在的具体问题，提出改进建议，特别是对《病例分析评估表》也提出改进意见。吴海燕等结合医院开展临床药师规范化培训的经验，分析总结药学病例分析书写的目的、内容、常见问题以及体会，提出了一套病例分析书写的教学模式与具体方法，对培养学员药学思维以及解决药学相关问题的实践能力具有明显实效。钱懿轶等对培训基地学员入学选拔考核的方式和具体实施效果进行了介绍和讨论，认为按照考前准备、实施考核、成绩评定和录取4个步骤，以笔试结合面试的方式实施入学考核，对学员的理论知识储备、综合工作能力和工作学习态度进行全面考核，择优录取学员。有利于全面考察学员的工作和学习能力，做到公平公正，择优录取，促进学员自我完善，推动临床药师培训基地管理工作规范化发展。丁楠等则对如何恰当地选择案例，用于临床药师案例考核进行了探讨，认为选择合适的案例并设计有针对性的问题可以提高教学质量，对标准化案例的讨论也是临床药师培训质量控制环节的一部分。黄珊等对临床药师与住院医师采集患者用药史的完整性进行了100名患者的对比，发现临床药师在用药品种、药品剂型、用药依从性方面的信息采集的完整性优于住院医师，但在用法用量、过敏史及不良反应史方面的信息采集完整性方面没有统计学差异，两组的最佳用药史采集均存在不完整性，都有可能导致患者潜在的不适或临床症状恶化的风险。这一调研对于临床药师问诊技能的训练设计和考核提供了重要的基础数据。[中国药师，2016，19(6)：1129-1131；中国药房，2016，27(24)：3452-3454；中国继续医学教育，2016，8(26)：2-5；药学服务与研究，2016，16(1)：67-69；中国医院药学杂志，2016，36(13)：1125-1128]　　（王　卓　胡晋红）

临床药师工作模式以及质量管理体系的探讨　随着临床药师工作的日益广泛和深入，许多单位都报告了自己多年形成的工作模式，但这些模式尚未统一，各有优势和不足。范洪玮等对已报道的中国临床药师工作模式进行了文献筛选、调研和系统评价，并评价了中国临床药师各种工作模式的干预效果。认为临床药师的干预可以提高依从性、认知度，降低患者不良反应发生率的药费。潘常青等认为临床药师原有的工作模式和方法需要进一步改进以适应新形势下需要，提出了基于医院全面质量管理理念的临床药师发展新模式，涉及临床药师职责定位、工作模式由“下临床”转变为“驻临床”、职业发展培训及绩效考核多方面，为公立医院临床药师转型发展改革提供了一条可行之路。实验室质量管理体系建设是实验室管理的重要方面，也是科研质量提高的保障。近年来，随着对此工作的日益重视，国家标准认可委员会(CNAS)推行的一系列国际性质量标准认可准则正在被相应的实验室机构所接受。张凤等将此管理体系的准则和理念应用于临床药学的教学和科研，认为人员是临床药学科研和教学活动开展的执行者和维护者，也是临床药学质量活动持续改进的推动者，通过对人员的科学管理可以促进人才培养，是个人成长和科室发展的双赢举措。通过将 CNAS-CL01 和 CNAS-CL10 理念引入临床药学教学和科研的管理体系，有助于提高医院临床教学和科研管理的科学化和实用化水平，促进临床药学发展。[临床药物治疗杂志，2016，14(4)：23-29；中华医院管理杂志，2016，32(3)：191-194；中国药业，2016，25(18)：11-13，14]　　(王　卓　胡晋红)

临床药师开设用药咨询门诊取得成效　医院临床药师对哮喘及慢性阻塞性肺疾病(COPD)患者开展用药咨询和指导等药学服务工作：①门诊首次应用吸入剂的患者进行用药指导，协助患者开展症状自评；②院内哮喘及 COPD 患者的教育管理；③对正在使用且既往用过吸入剂的患者进行吸入剂使用再培训，评估效果。完成患者教育和吸入剂指导共计900 余例，提高了患者吸入剂的使用技巧和治疗效果，改善了患者的用药依从性，为药师参与的哮喘及 COPD 患者的健康管理提供工作模式参考。作为全程化临床药学服务的新模式，为进一步建立慢病管理体系提供了重要依据。[临床药物治疗杂志，2016(4)：80-84]　　(孙华君　胡晋红)

临床药师参加门诊医疗团队模式形成　肾内科临床药师与临床医师组成治疗团队，对医院肾脏内科门诊就诊的慢性肾脏病(CKD)患者进行治疗药物管理，记录患者人口学信息、疾病诊断、实验室检查指标和药物重整清单，评估患者药物相关问题，研究纳入 116 例患者，男性 64 例，平均年龄(62 ±16.9)岁(范围：18～88 岁)。CKD3 期 48%，CKD4 期 29%，CKD5 期 23%。91 例(78%)患者合并高血压，29 例(25%)患者合并糖尿病，62 例(53%)患者合并高尿酸血症。每例患者平均服用药物(4.5 ±2.6)种(范围：1～13 种)，≥5 种的患者有 59 例(51%)，药物种类包括降压药、降糖药、心血管系统药物、降尿酸药、纠正肾性贫血及肾性骨病的药物以及肾脏保守治疗药物。临床药师通过评估共发现药物相关问题 65 个，涉及药物安全、有效、适宜和顺应性。门诊 CKD 患者合并疾病和用药均比较复杂，临床药师基于慢病管理模式能够对患者进行有效的药物治疗管理。临床药师随同医师坐诊，参与门诊甲亢患者治疗。将 156 例门诊甲亢患者随机分为干预组和对照组。对干预组进行用药教育，建立用药档案，参与用药方案调整；对照组由门诊医生进行常规治疗。统计药物咨询例次及内容，观察 2 组患者的依从性、不良反应发生情况及药物疗效。结果药学咨询 468 例次，其中患者咨询 390 例次，医师咨询 78 例次。咨询内容中药物的用法用量占 42.31%；对治疗方案的调整，药师意见被采纳率为 86.27%。与对照组相比，干预组依从性明显增高，不良反应发生率减少，治疗效果更好。[中国新药杂志，2016(14)：1667-1672；. 西北药学杂志，2016(5)：543-545]　　(孙华君　胡晋红)

临床药师主导的慢病管理模式多样，效果明显　近年来，临床药师对参与甚至主导患者的慢病药物管理投入了越来越多的探索和总结。这类工作模式多数在门诊开展，朱鹏里等通过建立临床药师用药咨询门诊开展，咨询对象除了患者，还包括医护人员和患者家属。潘威等依据指南设计了糖尿病慢病管理的方案，安排临床药师参与 2 型糖尿病患者用药管理工作，开展患者管理、建立健康电子档案、定期随访、有针对性地开展用药指导和健康宣教等工作。结果证明经临床药师参与开展糖尿病健康管理，患者对 2 型糖尿病相关知识掌握程度提高，满意度上升，有利于病情控制，防止或及早发现药物不良反应以及早期症状自我发现。还有临床药师随同医师联合坐诊，参与门诊甲亢患者治疗，为患者建立用药档案，参与用药方案调整和用药咨询，使患者依从性明显增高，不良反应发生率减少，治疗效果更好。也有部分单位以病房为主开展工作，并将其融入临床药师规范化培训的实践教学过程，通过参与医疗查房、开展药学查房、审核医嘱、多种形式指导患者用药等方面，提高了糖尿病患者的慢病管理效果。还有单位从住院过程介入，一直延续至患者出院后的服务，发现临床药师在缺血性脑卒中患者延续服务中可提高患者药物治疗的依从性和健康行为，更好地控制血压、血糖和血脂水平，降低复发率[安徽医药，2016，20(10)：1970-1973；四川医学，2016，37(10)：1087-1090；西北药学杂志，2016，31(5)：543-545；中国医院药学杂志，2016，36(21)：1913-1916；中国药师，2016，19(6)：1150-1153]。　　(王　卓　胡晋红)

临床药师参与临床路径环节，规范服务模式　随着临床路径在日常医疗中的常规化推进，临床药师积极参与其中，既完善和补充临床路径中的药学环节，同时也提高了临床药学服务模式的规范性和质量控制水平。沈云等对临床药师参与临床路径各环节前后门诊处方的合理用药情况进行了调研对比，发现临床药师参与临床路径各环节的实施，有助于促进合理用药，但在降低处方费用方面尚不明显。张藜莉等对临床药师参与第一诊断为慢性阻塞性肺疾病急性加重期(AECOPD)临床路径的过程进行分析，结果显示临床药师参与临床路径，通过药学路径完善临床路径的工作模式能有效地减少药费、促进药物规范使用、加强患者合理使用抗菌药物，优化治疗方案。[中国药业，2016，25(13)：83-85；临床药物治疗杂志，2016，14(6)：49-53]　　(王　卓　胡晋红)

临床药学研究

药物基因组学在抗肿瘤药物中的应用　抗肿瘤药物基因组学的研究热点集中药物敏感性及耐药性方面。柳志宝等探讨恶性胸腔积液中 ERCC1 的基因多态性与顺铂化疗敏感性的相关性。研究收集了 70 例经病理证实的非小细胞肺癌伴恶性胸腔积液患者，检测胸腔积液中 ERCC1 基因分型，并给予胸腔灌注顺铂及全身化疗，分析其对顺铂为基础的化疗疗效的影响。结果发现 ERCC1 T354C 基因型频率分别为 CC25.7%、CT57.1%、TT17.1%，T354C 的 TT 基因型与 CT/CC 基因型对顺铂化疗效果的差异有统计学意义（25.0% VS 65.5%，$P=0.021$）。从而得出结论：恶性胸腔积液中 ERCC1 的基因多态性可能与顺铂化疗敏感性相关。其他有关铂类药物敏感性研究还有：关灵等的"宫颈癌患者外周血 ERCC1 基因多态性对顺铂新辅助化疗疗效的影响"、李旭等的"肺癌患者 eIF3a 基因多态性与铂类药物化疗敏感性及耐药性的关系"以及乔荣等的"ABC 转运蛋白基因多态性与晚期非小细胞肺癌铂类药物化疗的相关性"。伊立替康的药物基因组学研究依然集中在药物不良反应上，大多数研究依旧集中在 UGT1A 上，尚无新的发现。这一类的研究有：段舟萍等的"UGT1A1*6 及*28 基因双杂合型患者使用伊立替康联合奈达铂化疗致重度骨髓抑制伴迟发性腹泻 1 例"、张素珍等的"尿苷二磷酸葡萄糖醛酸转移酶*28 基因多态性与 FOLFIRI 方案治疗晚期结直肠癌毒性的相关性分析"以及鱼芳等的"UGT1A1 基因多态性和肠道菌群紊乱与伊立替康化疗相关性腹泻的相关性"。[现代肿瘤医学，2016（2）：240-242；中国药业，2016，25（9）：15-18；山东医药，2016（5）：72-74；临床与病理杂志，2016（1）：42-49；中国医院药学杂志，2016，36（12）：1041-1042；中国药物与临床，2016，16（11）：1618-1620；中国微生态学杂志，2016，28（6）：741-744]

（李丹滢　葛卫红）

↗ 药物基因组学在抗菌药物方面的应用　抗菌药物基因组学研究主要集中在伏立康唑个体化用药上，值得关注的研究有：黄金梅等分析 CYP3A5 和 CYP2C19 基因多态性对伏立康唑药代动力学的影响。用 RFLP-PCR 法对 20 名健康男性志愿者进行 CYP3A5 和 CYP2C19 全血基因分型。所有志愿者单次口服伏立康唑片 200mg，采用液-质串联色谱法测定志愿者不同时间点的血浆药物浓度，用 DAS 2.0 软件计算其药代动力学参数。用主效应模型单独分析 CYP3A5 和 CYP2C19 的半衰期（$t_{1/2}$）、表观清除率（Cl/F）、血药峰浓度（C_{max}）、0 到 36h 药时曲线下面积（AUC_{0-36}），以及药时曲线下总面积（$AUC_{0-\infty}$）。结果发现：CYP3A5 不同基因型伏立康唑的药代动力学参数均无明显差异；CYP2C19 不同基因型的 $t_{1/2}$ 和 C_{max} 均无显著差异，而 Cl/F，AUC_{0-36} 及 $AUC_{0-\infty}$ 差异显著；CYP2C19 突变纯合子的 AUC_{0-36} 及 $AUC_{0-\infty}$ 值显著高于野生组及突变杂合组，而 CYP2C19 突变纯合子的 Cl/F 值则明显低于野生组。由此可见 CYP2C19 的基因多态性对伏立康唑的药代动力学有明显影响，而 CYP3A5 的基因多态性对伏立康唑的药代动力学无明显影响。彭璟等探讨蛋白酪氨酸激酶 2-信号转导子与激活子 3（JAK2-STAT3）基因多态性对真菌性角膜溃疡患者伏立康唑血药浓度的影响，并得出结论：JAK2-STAT3 基因多态性对伏立康唑血药浓度和临床疗效均有明显影响，提示药物遗传学研究对伏立康唑的临床合理用药有重要指导意义。[中国药业，2016，25（16）：63-66；国际眼科杂志，2016，16（12）：2204-2208]（李丹滢　葛卫红）

↗ 药物基因组学与抗癫痫药物的精准用药　抗癫痫药物的药物基因组学研究主要集中在丙戊酸钠个体化用药方面。张芹等纳入 200 例丙戊酸单药治疗的癫痫患儿，测定其丙戊酸稳态血药浓度。对 UGT2B7 编码区的 A268G 采用聚合酶链反应扩增进行基因鉴定分型。根据 UGT2B7 基因多态性分析丙戊酸血清药物浓度与基因多态性的关系。携带变异 UGT2B7-268G 一个基因型或纯合基因患儿的丙戊酸血清药物浓度显著高于携带 A/A 型基因的患儿。由于儿童个体差异较大，根据年龄、体质量调整丙戊酸浓度后与基因多态性仍然显著关联。UGT2B7-A268G 的基因多态性与 Hardy-Weinberg 平衡一致，其中 UGT2B7-268A > G 等位基因的分布频率是 30.00%，而 G 突变基因的分布频率为 70.00%。癫痫患儿 UGT2B7 基因的 A268G 突变可能改变丙戊酸的药物代谢动力学过程，并且不受年龄、体质量等因素干扰。UGT2B7 的基因多态性对儿童 VPA 血药浓度产生影响，测定其基因型对于获得适合的丙戊酸稳态浓度和设定起始用药剂量有积极意义。姜永生等对另一基因多态性位点 UGT1A6 A541G 对丙戊酸钠血药谷浓度的影响。结果发现在 67 例患儿中，UGT1A6 A541G 基因型为 A/A 者 49 例（73.1%），A/G 者 17 例（25.4%），G/G 者 1 例（1.5%），根据基因型分为 A 组（A/A 者）和 B 组（A/G 者和 G/G 者）。B 组患儿丙戊酸钠的标准血药谷浓度均值（3.43 ± 0.38）mg/ml 较 A 组（4.13 ± 0.21）mg/ml 低，且有显著统计学差异。进而得出结论 UGT1A6 A541G 基因多态性影响丙戊酸钠的代谢与排泄，提示含有 UGT1A6A541G 等位基因的患儿口服丙戊酸钠应高于常规用量。相关研究还有：康卫斌等的"UGT1A6 A541G 和 A552C 基因多态性与丙戊酸钠血药浓度关系的研究"和谢燕等的"CYP2C19 基因多态性对精神分裂症患者丙戊酸血药浓度的影响"。其他抗癫痫药的相关研究有：陈亚南等研究了钠离子通道基因 SCN1A、SCN2A 及转运体基因 MDR1、SLC22A1 对癫痫患儿拉莫三嗪血药浓度的影响。发现 SCN1A rs3812718 位点、SCN2A rs17183814 位点、MDR1 rs1128503 位点、MDR1 rs2032582 位点、MDR1 rs1045642 位点以及 SLC22A1 rs2282413 位点基因型对患儿的拉莫三嗪标准化血药浓度均无显著性影响。患儿的性别、体重、拉莫三嗪剂量以及丙戊酸均能显著性影响拉莫三嗪血药浓度（$P<0.05$）。从而得出结论钠离子通道基因 SCN1A、SCN2A 和转运体基因 MDR1、SLC22A1 对拉莫三嗪血药浓度无显著性影响。刘晓等探索 CYP3A4 及 CYP3A5 基因多态性与卡马西平浓度

与皮肤药物不良反应的相关性，未能发现 CYP3A4*1B、CYP3A4*18B、CYP3A5*3 位点的基因多态性与卡马西平浓度以及皮肤不良反应的明显相关性。[儿科药学杂志，2016(3):33-36；中国妇幼健康研究，2016，27(12):1526-1528；中华保健医学杂志，2016，18(4):280-283；中国现代应用药学，2016，33(5):653-657；中国临床药理学杂志，2016，32(22):2069-2072；中国临床药理学杂志，2016，32(19):1749-1752]

（李丹滢　葛卫红）

表观遗传药理学、药物代谢组学在精准药学中的应用 药物反应间的个体差异与遗传异质性密切相关，但是却不能完全用 DNA 序列的变异来解释。表观遗传就是 DNA 序列不发生变化但基因表达却发生了可遗传的改变。越来越多的研究发现，表观遗传因素是导致临床药物反应产生个体差异的重要原因。用表观遗传学的理论和技术来研究和阐述遗传药理学的新兴学科称为表观遗传药理学。徐姝等收集 38 例 EGFR 基因敏感突变且选用吉非替尼初治的肺腺癌患者外周血，采用 real-time PCR 法检测 microRNA-200c 的表达量，MSP 法检测 microRNA-200c 启动区的甲基化状态。发现对吉非替尼敏感的 29 例患者均存在 microRNA-200c 的相对高表达，其启动子区为非甲基化状态；耐药的 9 例患者存在 microRNA-200c 相对低表达，启动子区为甲基化状态。从而得出结论：肺腺癌患者 microRNA-200c 的表达与吉非替尼敏感性相关，作用机制可能为其启动子区的甲基化状态。田甜甜等运用 Taqman microRNA 芯片筛选接受紫杉醇化疗有效及无效胃癌患者血清中差异表达 microRNAs，选择与紫杉醇敏感性关系较大的 microRNA-135a(miR-135a)为研究对象，在体外培养的胃癌细胞中转染 miR-135a mimic 与 miR-Ctrl，用细胞增殖曲线、流式细胞仪、Western blot 等方法探索 miR-135a 表达对紫杉醇敏感性的影响及可能的作用机制。结果发现 miR-135a 在紫杉醇化疗无效患者血清中的表达水平明显高于化疗有效患者($P<0.05$)，可能与紫杉醇耐药有关。miR-135a 通过抑制紫杉醇诱导的细胞周期 G2 期阻滞及细胞凋亡而降低胃癌细胞对紫杉醇的敏感性。miR-135a 有望成为临床胃癌紫杉醇化疗疗效的预测标志物。药物代谢组学作为系统生物学中的新兴学科，近年来逐渐被应用于个体化医疗并展现出广阔的前景。它通过代谢组学手段，描绘病人个体复杂细致的代谢轮廓，提供对疾病表型的更加翔实的描述，并以此为依据，预测和评估不同个体对药物的反应能力，从而选择合适的药物和给药剂量，极大地促进了个体化治疗目标的实现。夏小涛等纳入 16 例中重度抑郁症患者和 16 例健康人分别作为疾病组和对照组，其中疾病组抑郁症患者服用抗抑郁药物帕罗西汀两周。采集对照组、抑郁症患者以及抑郁症患者服用帕罗西汀两周后的血清进行 1HNMR 测试，采用代谢组学技术结合多元统计方法分析血清中内源性代谢产物的变化及其规律，发现具有显著性差异的代谢产物，结合相关代谢途径及受试者工作曲线(ROC)分析发现潜在生物标志物，并进一步探讨其与抑郁症的相关性及应用于临床诊断的可靠性和可行性。结果发现抑郁症患者血清中谷氨酸、谷氨酰胺、丙氨酸、*N*-乙酰糖蛋白、亮氨酸及异亮氨酸的水平显著升高，而葡萄糖水平显著降低，而帕罗西汀对丙氨酸、*N*-乙酰糖蛋白、异亮氨酸及葡萄糖代谢水平具有显著的回调作用，并调节谷氨酸、谷氨酰胺及异亮氨酸代谢水平使其具有向正常水平恢复的趋势，因此可被确定为潜在生物标志物。上述生物标志物的应用将有助于提高抑郁症临床诊断的客观性和抗抑郁药物临床疗效评价的准确性。崔广波等采用气相色谱-质谱(GC-MS)的代谢组学技术研究人卵巢癌紫杉醇耐药细胞 A2780/Taxol 与敏感细胞之间内源性代谢物的差异，初步探讨 A2780/Taxol 细胞生物学特性和耐药机制。使用浓度梯度法建立 A2780/Taxol 细胞，并通过细胞形态观察，生长曲线测定，药物敏感试验，细胞内多药耐药相关蛋白(MRP1)、P-糖蛋白(P-gp)和肺耐药蛋白(LRP)的水平测定，评价 A2780/Taxol 细胞的生物学特性。同时，采用 GC-MS 的代谢组学方法分别对卵巢癌敏感细胞株与紫杉醇耐药细胞株的代谢物指纹图谱进行分析，并通过偏最小二乘法判别分析(PLS-DA)对代谢组学数据进行多元处理。结果表明：人卵巢癌细胞敏感细胞与耐药细胞相比，其中琥珀酸、天冬氨酸、果糖、肌醇等 13 种内源性代谢物存在显著性差异。糖降解、三羧酸(TCA)循环、肌苷代谢途径发生了异常改变，这些差异改变可能与卵巢癌细胞的耐药机制有关。[现代肿瘤医学，2016，24(24):3924-3926；基础医学与临床，2016，36(5):672-677；药学学报，2016，51(4):595-599，南京工业大学学报(自科版)，2016，38(1):111-116]

（李丹滢　葛卫红）

群体药物动力学在精准药学中的应用 传统药动学以个体为研究对象，需掌握个体的用药详细数据，要求严格按取样时间频繁取血，在临床实际工作中，尤其在年幼儿童、年迈老人及孕产妇等特殊人群中开展存在着相当的难度。群体药动学(population pharmacokinetics，PPK)以群体为对象，分析同一群体的所有数据，将传统药动学理论和统计学模型相结合，以群体动力学参数的群体均值和方差研究不同的变异。近年来群体药动学在特殊人群中的应用也越来越广泛。刘亚欧等在 Pub Med 和 CNKI 数据库中系统检索万古霉素儿科 PPK 文献，提取基本信息，将收集的国内患儿万古霉素治疗药物监测数据代入文献报道的最终模型中，根据模型拟合图形、可视化预测检验(VPC)及正态化预测分布误差(NPDE)等，判断已有模型对国内患儿血药浓度数据的拟合效果。研究共考察了 12 个万古霉素儿科 PPK 文献，除少数模型(2 个)拟合效果较好外，其余模型对患儿数据的拟合效果均不佳。为研究国内患儿万古霉素的药动学特征，有必要建立针对国内患儿的万古霉素 PPK 模型。李瑞瑞等统计分析了已发表的关于癫痫儿童的奥卡西平活性代谢物10-羟基卡马西平群体药动学模型，并提取了已发表文献中的人口学信息及模型信息，将其所在医院癫痫患儿的浓度数据进行模型拟合，根据实测浓度-预测浓度（DV-PRED）图及可视化预测检验（VPC）评估拟合效果。共检索到7篇奥卡西平的群体模型，将其所在医院69例癫痫患儿的76个稳态谷浓度点代入模型进行拟合。仅2个模型拟合效果较好，仍需建立适合中国癫痫患儿的奥卡西平群体模型。贾丽华等以已报道的癫痫患儿丙戊酸钠群体药动学模型为基础，根据临床研究目的、给药方案和随访时间等设计几套采样方案，采用WinPOPT软件计算优化采样方案，用蒙特卡罗法（Monte-Carlo）对各优化的采样方案分别建立一套含200个患者的NONMEM数据文件，用NONMEM7.2软件模拟丙戊酸钠的浓度数据，然后估算其重要药动学参数（Cl/F，V/F和Ka），并计算其平均预测误差（MPE）和平均绝对预测误差（MAPE）。结果从6个采样方案中选出2个对Cl/F估算的准确度和精密度较优的方案，用于临床的实际应用中。类似研究还有：陈亚南等的"用非线性混合效应模型法建立癫痫儿童拉莫三嗪的群体药代动力学模型"。遗憾的是尚未见到群体药动学在老年人及孕产妇等特殊人群中的临床应用，研究更多集中在成人患者中，如苏汉中等的"造血干细胞移植预处理患者静脉输注白消安的群体药动学研究"、王川等的"苯妥英钠预防颅脑术后早期癫痫的群体药动学及个体化给药方案设"以及王陶陶等的"侵袭性真菌感染患者伏立康唑群体药动学研究及给药方案优化"。无论如何，与传统药动学相比，群体药动学中收集的个体患者的相关药动学信息代表的是整个用药群体，患者的数据比健康志愿者的更具临床意义，且单个患者的取血样点少，更易在临床实际工作中开展。另外，群体药动学可通过考察人口统计学、病理生理学及合并用药等因素来解释变异，可为个体化用药提供重要参考。［中国药学杂志，2016，51（14）：1245-1251；中国新药杂志，2016（6）：668-673；兵团医学，2016，49（3）：39-42；中国临床药理学杂志，2016，32（17）：1610-1613；中国药学杂志，2016，51（21）：1860-1865；药学服务与研究，2016，16（6）：418-423；中国药学杂志，2014，49（3）：227-233］

（李丹滢　葛卫红）

药品监督管理

Drug Supervision and Administration

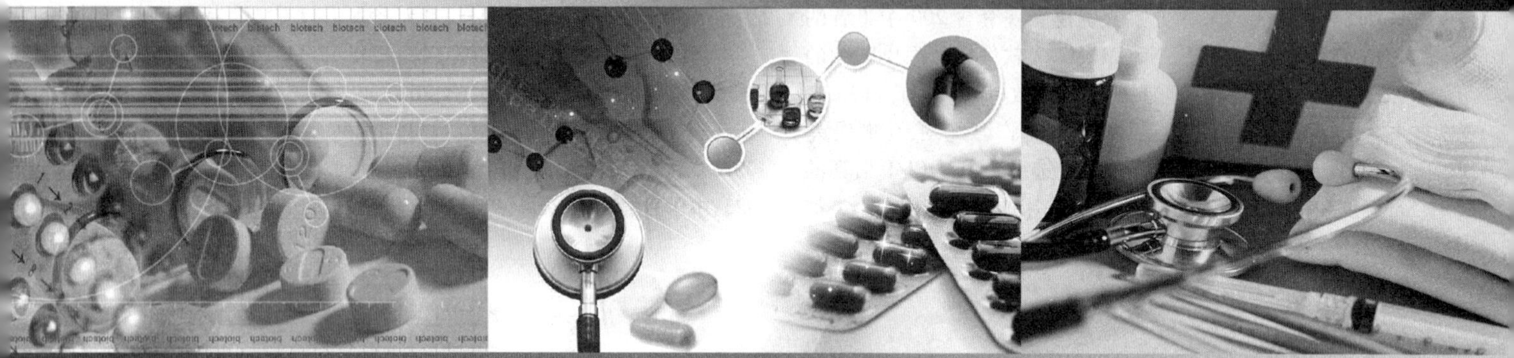

药品监督管理

概　况　2016年，各级食品药品监管部门坚决贯彻落实党中央、国务院决策部署，全面落实"四个最严"要求，加快完善法规标准制度体系，重点整治食品药品领域突出问题，不断深化药品医疗器械审批制度改革，简政放权，不断提高监管科学化水平，凝聚各方力量齐抓共管，推动落实"四有两责"，切实保障了人民群众饮食用药安全。

药品生产和经营许可　截至2016年11月底，全国共有原料药和制剂生产企业4176家。2016年，药品生产企业数量以及原料药和制剂企业数量均有减少，这是因为生产企业许可证换证期间，一些企业由于未通过GMP认证，暂不具备换证条件而暂缓换证。截至2016年11月底，全国共有药品经营许可证持证企业465 618家，其中法人批发企业11 794家、非法人批发企业1181家；零售连锁企业5609家，零售连锁企业门店220 703家；零售单体药店226 331家。

药品注册　2016年在新药审批工作中共批准新药临床4011件，新药证书及批准文号5件，批准文号13件；共批准按新药申请程序申报临床申请328件。2016年共批准仿制药临床申请2949件，生产申请207件。2016年共批准进口药品申请临床513件，上市28件。2016年总局共批准药品补充申请2560件，备案578件。全国各省（区、市）局共批准药品补充申请5202件，备案16 039件。2016年总局共批准直接接触药品的包装材料和容器生产申请782件，再注册申请924件，补充申请280件。

广告审批和查处　2016年，全国共审批药品广告30 027件，其中，异地备案19 799件。向工商行政管理部门移送违法药品广告7067件。撤销药品广告批准文号29件。

药品不良反应报告和监测　2016年全国药品不良反应监测网络收到《药品不良反应/事件报告表》143万份，较2015年增长了2.3%。1999年至2016年，全国药品不良反应监测网络累计收到《药品不良反应/事件报告表》近1075万份。2016年全国药品不良反应监测网络收到新的和严重药品不良反应/事件报告42.3万余份，与2015年比增长了7.4%；新的和严重报告数量占同期报告总数的29.6%，与2015年比增加了1.4个百分点。2016年药品不良反应/事件报告按照来源统计，来自医疗机构的报告占85.6%；来自药品经营企业的报告占12.8%；来自药品生产企业的报告占1.4%；来自个人及其他的报告占0.2%。按照报告人职业统计，医生报告占55.5%，药师报告占25.3%，护士报告占15.1%，其他报告占4.1%。与2015年的报告人职业构成情况基本相同。2016年药品不良反应/事件病例报告中，14岁以下儿童患者的报告占9.9%，与2015年持平；65岁以上老年患者的报告占23.5%，较2015年有升高了2.0个百分点。按怀疑药品类别统计，化学药占81.5%、中药占16.9%、生物制品（不含疫苗）占1.6%，与2015年基本一致。按照药品给药途径统计，2016年药品不良反应/事件报告涉及的药品给药途径分布中，静脉注射给药占59.7%、其他注射给药（如：肌内注射、皮下注射等）占3.4%、口服给药占33.7%、其他给药途径（如：外用、贴剂等）占3.2%。与2015年相比，总体给药途径分布无明显变化。2016年报告的药品不良反应/事件中，累及系统排名前三位的为皮肤及其附件损害（占27.6%）、胃肠系统损害（占25.4%）和全身性损害（占10.9%）。化学药、中成药累及系统前三位排序与总体情况一致，生物制品累及系统前三位与总体情况略有不同，依次是皮肤及其附件损害、全身性损害及免疫功能紊乱。2016年，通过日监测、周汇总、季度分析等方法加强对国家药品不良反应监测数据的分析评价，深入挖掘药品风险信号，对含睾酮药品、含非那西丁药品、注射用单磷酸阿糖腺苷、复方大青叶片、复方氨基酸注射液（18AA）及同类制剂、仙灵骨葆口服制剂等42个（类）品种进行了安全性评价，并采取了相应的风险管理和沟通措施。根据安全性评价结果，提出修改说明书建议35个；发布药品不良反应信息通报4期；编发《药物警戒快讯》12期，共计63条信息，涉及68个品种；对氯美扎酮和苯乙双胍两个品种发布撤市公告。

中药品种保护　截至2016年11月底，共有中药保护品种证书267个，其中初次申报品种120个，同品种15个，延长保护期132个。

投诉举报及案件查处　2016年受理药品投诉举报49 354件，立案4144件，结案4880件。2016年食品药品监管部门共查处药品案件96 825件，货值金额63 360.4万元，罚款45 821.7万元，没收违法所得金额13 175.5万元，取缔无证经营1401户，捣毁制假售假窝点188个，责令停产停业1702户，吊销许可证153件，移交司法机关1655件。2016年食品药品监管部门共查处药品包装材料案件457件，货值金额268.0万元。

执业药师资格考试及注册　2016年全国执业药师资格考试报考人数为88.47万人，实际参考人数为72.86万人，参考率为82.35%。考试合格人数为151 093人，合格率为20.74%。截止到2016年底，全国通过执业药师资格考试的总人数已达80万人，全国执业药师注册人数为342 109人，全年增加84 476人，执业药师注册率52.7%。注册于社会药店的执业药师298 016人，占注册总数的87.1%，全年增加79 519人。注册于医疗机构的执业药师5313人，较2015年底增长了2509人。注册于药品批发企业的执业药师35 434人，全国共有13 326家药品批发企业注册了执业药师，配备比达到2.7。注册于药品生产企业的执业药师3346人，较2015年底增长了364人。　（杨世民）

《中华人民共和国中医药法》颁布　2016年12月25日，

第十二届全国人民代表大会常务委员会第二十五次会议表决通过了《中华人民共和国中医药法》,以第五十九号主席令予以公布。《中医药法》共九章六十三条。该法第三章对中药保护与发展作了明确规定,从法律上进一步明确了中药发展的地位。(1)对中药材种植养殖、采集、贮存和初加工的规定:“国家制定中药材种植养殖、采集、贮存和初加工的技术规范、标准,加强对中药材生产流通全过程的质量监督管理,保障中药材质量安全”。“国家鼓励发展中药材规范化种植养殖,禁止在中药材种植过程中使用剧毒、高毒农药,支持中药材良种繁育,提高中药材质量”。“国家建立道地中药材评价体系,支持道地中药材品种选育,扶持道地中药材生产基地建设,加强道地中药材生产基地生态环境保护,鼓励采取地理标志产品保护等措施保护道地中药材”。“采集、贮存中药材以及对中药材进行初加工,应当符合国家有关技术规范、标准和管理规定”。(2)对中药材流通的规定:“国家鼓励发展中药材现代流通体系,提高中药材包装、仓储等技术水平,建立中药材流通追溯体系”。“药品生产企业购进中药材应当建立进货查验记录制度。中药材经营者应当建立进货查验和购销记录制度,并标明中药材产地”。(3)对药用野生动植物资源的保护规定:“国家保护药用野生动植物资源,对药用野生动植物资源实行动态监测和定期普查,建立药用野生动植物资源种质基因库,鼓励发展人工种植养殖,支持依法开展珍贵、濒危药用野生动植物的保护、繁育及其相关研究”。(4)对中药饮片炮制的规定:“国家保护中药饮片传统炮制技术和工艺,支持应用传统工艺炮制中药饮片,鼓励运用现代科学技术开展中药饮片炮制技术研究”。“对市场上没有供应的中药饮片,医疗机构可以根据本医疗机构医师处方的需要,在本医疗机构内炮制、使用”。医疗机构应当遵守中药饮片炮制的有关规定,对其炮制的中药饮片的质量负责,保证药品安全。“医疗机构炮制中药饮片,应当向所在地设区的市级人民政府药品监督管理部门备案”。“根据临床用药需要,医疗机构可以凭本医疗机构医师的处方对中药饮片进行再加工”。(5)对中药新药的研制和生产的规定:国家鼓励和支持中药新药的研制和生产;“国家保护传统中药加工技术和工艺,支持传统剂型中成药的生产,鼓励运用现代科学技术研究开发传统中成药”。“生产符合国家规定条件的来源于古代经典名方的中药复方制剂,在申请药品批准文号时,可以仅提供非临床安全性研究资料。具体管理办法由国务院药品监督管理部门会同中医药主管部门制定”。(6)对配制中药制剂的规定:“国家鼓励医疗机构根据本医疗机构临床用药需要配制和使用中药制剂,支持应用传统工艺配制中药制剂,支持以中药制剂为基础研制中药新药”。“医疗机构配制中药制剂,应当依照《中华人民共和国药品管理法》的规定取得医疗机构制剂许可证,或者委托取得药品生产许可证的药品生产企业、取得医疗机构制剂许可证的其他医疗机构配制中药制剂。委托配制中药制剂,应当向委托方所在地省、自治区、直辖市人民政府药品监督管理部门备案”;“医疗机构对其配制的中药制剂的质量负责;委托配制中药制剂的,委托方和受托方对所配制的中药制剂的质量分别承担相应责任”;“医疗机构配制的中药制剂品种,应当依法取得制剂批准文号。但是,仅应用传统工艺配制的中药制剂品种,向医疗机构所在地省、自治区、直辖市人民政府药品监督管理部门备案后即可配制,不需要取得制剂批准文号”。（杨世民）

国务院印发《中医药发展战略规划纲要(2016－2030年)》 2016年2月22日,国务院以国发[2016]15号文件印发了《中医药发展战略规划纲要(2016 ~2030年)》。(以下简称《纲要》)。《纲要》明确了未来十五年我国中医药发展方向和工作重点,是新时期推进我国中医药事业发展的纲领性文件。《纲要》提出,要坚持中西医并重,落实中医药与西医药的平等地位,遵循中医药发展规律,以推进继承创新为主题,以提高中医药发展水平为中心,以完善符合中医药特点的管理体制和政策机制为重点,以增进和维护人民群众健康为目标,拓展中医药服务领域,促进中西医结合,统筹推进中医药事业振兴发展。到2020年,实现人人基本享有中医药服务,中医药产业成为国民经济重要支柱之一;到2030年,中医药服务领域实现全覆盖,中医药健康服务能力显著增强,对经济社会发展做出更大贡献。《纲要》明确了今后一个时期中医药发展的重点任务。(1)切实提高中医医疗服务能力,完善覆盖城乡的中医医疗服务网络,促进中西医结合和民族医药发展,放宽中医药服务准入,推动“互联网+”中医医疗。(2)大力发展中医养生保健服务,加快服务体系建设,提升服务能力,促进中医药与健康养老、旅游产业等融合发展。(3)全面做好中医药理论方法继承,加强中医药传统知识保护与技术挖掘,强化中医药师承教育。(4)着力推进中医药创新,加强对重大疑难疾病、重大传染病的联合攻关,推动重大中药新药创制取得新进展。(5)全面提升中药产业发展水平,加强中药资源保护利用,实施野生中药材资源保护工程,完善中药材资源分级保护、野生中药材物种分级保护制度,建立濒危野生药用动植物保护区、野生中药材资源培育基地和濒危稀缺中药材种植养殖基地,加强珍稀濒危野生药用动植物保护、繁育研究。推进中药材规范化种植养殖,制定中药材主产区种植区域规划。制定国家道地药材目录,加强道地药材良种繁育基地和规范化种植养殖基地建设。促进中药工业转型升级,推进中药工业数字化、网络化、智能化建设,加强技术集成和工艺创新,提升中药装备制造水平,加速中药生产工艺、流程的标准化、现代化,提升中药工业知识产权运用能力,逐步形成大型中药企业集团和产业集群。以中药现代化科技产业基地为依托,实施中医药大健康产业科技创业者行动,促进中药一二三产业融合发展。开展中成药上市后再评价,加大中成药二次开发力度,开展大规模、规范化临床试验，培育一批具有国际竞争力的名方大药。开发一批中药制造机械与设备，提高中药制造业技术水平与规模效益。推进实施中药标准化行动计划，构建中药产业全链条的优质产品标准体系。构建现代中药材流通体系。制定中药材流通体系建设规划，建设一批道地药材标准化、集约化、规模化和可追溯的初加工与仓储物流中心，与生产企业供应商管理和质量追溯体系紧密相连。发展中药材电子商务。利用大数据加强中药材生产信息搜集、价格动态监测分析和预测预警。实施中药材质量保障工程，建立中药材生产流通全过程质量管理和质量追溯体系，加强第三方检测平台建设。(6)大力弘扬中医药文化，发展中医药文化产业。(7)积极推动中医药海外发展，加强对外交流合作，扩大中医药国际贸易。（杨世民）

《中华人民共和国药品管理法实施条例》修改 2016年2月6日，李克强总理签署第666号国务院令，公布了《国务院关于修改部分行政法规的决定》，自公布之日起施行。其中包括《中华人民共和国药品管理法实施条例》。本次对《中华人民共和国药品管理法实施条例》做了以下修改。(1)第三条修改为："开办药品生产企业，申办人应当向拟办企业所在地省、自治区、直辖市人民政府药品监督管理部门提出申请。省、自治区、直辖市人民政府药品监督管理部门应当自收到申请之日起30个工作日内，依据《药品管理法》第八条规定的开办条件组织验收；验收合格的，发给《药品生产许可证》。"删去第四条中的"申请人凭变更后的《药品生产许可证》到工商行政管理部门依法办理变更登记手续。"删去第十一条、第十二条中的"申办人凭《药品经营许可证》到工商行政管理部门依法办理登记注册。"(2)第十三条修改为："省、自治区、直辖市人民政府药品监督管理部门和设区的市级药品监督管理机构负责组织药品经营企业的认证工作。药品经营企业应当按照国务院药品监督管理部门规定的实施办法和实施步骤，通过省、自治区、直辖市人民政府药品监督管理部门或者设区的市级药品监督管理机构组织的《药品经营质量管理规范》的认证，取得认证证书。《药品经营质量管理规范》认证证书的格式由国务院药品监督管理部门统一规定。"新开办药品批发企业和药品零售企业，应当自取得《药品经营许可证》之日起30日内，向发给其《药品经营许可证》的药品监督管理部门或者药品监督管理机构申请《药品经营质量管理规范》认证。受理申请的药品监督管理部门或者药品监督管理机构应当自收到申请之日起3个月内，按照国务院药品监督管理部门的规定，组织对申请认证的药品批发企业或者药品零售企业是否符合《药品经营质量管理规范》进行认证；认证合格的，发给认证证书。"删去第十六条中的"申请人凭变更后的《药品经营许可证》到工商行政管理部门依法办理变更登记手续。"删去第三十二条。(3)第三十三条改为第三十二条，修改为："变更研制新药、生产药品和进口药品已获批准证明文件及其附件中载明事项的，应当向国务院药品监督管理部门提出补充申请；国务院药品监督管理部门经审核符合规定的，应当予以批准。其中，不改变药品内在质量的，应当向省、自治区、直辖市人民政府药品监督管理部门提出补充申请；省、自治区、直辖市人民政府药品监督管理部门经审核符合规定的，应当予以批准，并报国务院药品监督管理部门备案。不改变药品内在质量的补充申请事项由国务院药品监督管理部门制定。"(4)第四十二条改为第四十一条，增加一款，作为第二款："药品批准文号的再注册由省、自治区、直辖市人民政府药品监督管理部门审批，并报国务院药品监督管理部门备案；《进口药品注册证》、《医药产品注册证》的再注册由国务院药品监督管理部门审批。"删去第四十八条、第四十九条、第五十条、第五十一条、第七十五条。（杨世民）

国务院常务会议部署推动医药产业创新升级 2016年2月14日，国务院总理李克强主持召开国务院常务会议，部署推动医药产业创新升级，明确了四大方向。(1)瞄准群众急需，加强原研药、首仿药、中药、新型制剂、高端医疗器械等研发创新，加快肿瘤、糖尿病、心脑血管疾病等多发病和罕见病重大药物产业化。支持已获得专利的国产原研药和品牌仿制药开展国际注册认证。(2)健全安全性评价和产品溯源体系，强化全过程质量监管，对标国际先进水平，实施药品、医疗器械标准提高行动，尤其要提高基本药物质量。探索实施产品质量安全强制商业保险。推进医药生产过程智能化和绿色改造。(3)结合医疗、医保、医药联动改革，加快临床急需药物和医疗器械产品审评审批。完善财税、价格、政府采购等政策，探索利用产业基金等方式，支持医药产业化和新品推广。支持医药企业兼并重组，培育龙头企业，解决行业"小散乱"问题。(4)建设遍及城乡的现代医药流通网络，逐步理顺药品耗材价格。搭建全国药品信息公共服务平台，公开价格、质量等信息，接受群众监督。（杨世民）

取消中药材生产质量管理规范认证 2016年2月3日，国务院印发《关于取消13项国务院部门行政许可事项的决定》（国发[2016]10号），取消中药材生产质量管理规范（GAP）认证。根据国务院的决定，2016年3月17日，国家食品药品监督管理总局发布了《关于取消中药材生产质量管理规范认证有关事宜的公告(2016年第72号)》。为进一步做好中药材GAP监督实施工作，现就有关事宜公告如下：(1)自公告发布之日起，国家食品药品监督管理总局不再开展中药材GAP认证工作，不再受理相关申请。(2)国家食品药品监督管理总局将继续做好取消认证后中药材GAP的监督实施工作，对中药材GAP实施备案管理。(3)已经通过认证的中药材生产企业应继续按照中药材GAP规定，切实加强全过程质量管理，保证持续合规。食品药品监督管理部门要加强中药材 GAP 的监督检查,发现问题依法依规处理,保证中药材质量。(4)国家食品药品监督管理总局会同有关部门积极推进实施中药材 GAP 制度,制订完善相关配套政策措施,促进中药材规范化、规模化、产业化发展。 (杨世民)

↗ 国务院决定取消从事第三方药品物流业务批准等 7 项中央指定地方实施的食品药品行政审批事项 2016 年 2 月 3 日,国务院印发《关于第二批取消 152 项中央指定地方实施行政审批事项的决定》(国发[2016]9 号),规定取消从事第三方药品物流业务批准、对国家食品药品监督管理总局负责的麻醉药品和精神药品研究立项审批的初审、对国家食品药品监督管理总局负责的国产保健食品注册的初审、对国家食品药品监督管理总局负责的特殊用途化妆品审批的初审、对国家食品药品监督管理总局负责的处方药转换非处方药申报资料的初审、对国家食品药品监督管理总局负责的药品注册补充申请的初审、对国家食品药品监督管理总局负责的直接接触药品的包装材料和容器注册的初审等 7 项省级食品药品监督管理部门实施的审批事项。 (杨世民)

↗ 李克强总理对非法经营疫苗系列案件做出重要批示 2016 年 3 月 22 日,中国政府网报道:近日,国务院总理李克强对非法经营疫苗系列案件作出重要批示。批示指出:此次疫苗安全事件引发社会高度关注,暴露出监管方面存在诸多漏洞。食药监总局、卫生计生委、公安部要切实加强协同配合,彻查“问题疫苗”的流向和使用情况,及时回应社会关切,依法严厉打击违法犯罪行为,对相关失职渎职行为严肃问责,绝不姑息。同时,抓紧完善监管制度,落实疫苗生产、流通、接种等各环节监管责任,堵塞漏洞,保障人民群众生命健康。 (杨世民)

↗ 国务院办公厅印发《关于开展仿制药质量和疗效一致性评价的意见》 2016 年 2 月 6 日,国务院办公厅以国办发[2016]8 号文件,印发了《国务院办公厅关于开展仿制药质量和疗效一致性评价的意见》。该意见指出:根据《国务院关于改革药品医疗器械审评审批制度的意见》(国发[2015]44 号),经国务院同意,对开展一致性评价工作提出了以下 6 点意见。①明确评价对象和时限。化学药品新注册分类实施前批准上市的仿制药,凡未按照与原研药品质量和疗效一致原则审批的,均须开展一致性评价。国家基本药物目录(2012 年版)中 2007 年 10 月 1 日前批准上市的化学药品仿制药口服固体制剂,应在 2018 年底前完成一致性评价,其中需开展临床有效性试验和存在特殊情形的品种,应在 2021 年底前完成一致性评价;逾期未完成的,不予再注册。②确定参比制剂遴选原则。参比制剂原则上首选原研药品,也可以选用国际公认的同种药品。药品生产企业可自行选择参比制剂,报食品药品监管总局备案;食品药品监管总局在规定期限内未提出异议的,药品生产企业即可开展相关研究工作。③合理选用评价方法。药品生产企业原则上应采用体内生物等效性试验的方法进行一致性评价。符合豁免生物等效性试验原则的品种,允许药品生产企业采取体外溶出度试验的方法进行一致性评价,具体品种名单由食品药品监管总局另行公布。④落实企业主体责任。药品生产企业是一致性评价工作的主体,应主动选购参比制剂开展相关研究,确保药品质量和疗效与参比制剂一致。完成一致性评价后,可将评价结果及调整处方、工艺的资料,按照药品注册补充申请程序,一并提交食品药品监管部门。⑤加强对一致性评价工作的管理。食品药品监管总局负责发布一致性评价的相关指导原则,加强对药品生产企业一致性评价工作的技术指导;组织专家审核企业报送的参比制剂资料,分期分批公布经审核确定的参比制剂目录,建立我国仿制药参比制剂目录集;及时将按新标准批准上市的药品收入参比制剂目录集并公布。⑥鼓励企业开展一致性评价工作。通过一致性评价的药品品种,由食品药品监管总局向社会公布。药品生产企业可在药品说明书、标签中予以标注;通过一致性评价的药品品种,在医保支付方面予以适当支持,医疗机构应优先采购并在临床中优先选用。同品种药品通过一致性评价的生产企业达到 3 家以上的,在药品集中采购等方面不再选用未通过一致性评价的品种。通过一致性评价药品生产企业的技术改造,在符合有关条件的情况下,可以申请中央基建投资、产业基金等资金支持。 (杨世民)

↗ 国务院办公厅印发《药品上市许可持有人制度试点方案》 2016 年 5 月 26 日,国务院办公厅以国办发[2016]41 号文印发了《药品上市许可持有人制度试点方案》。本方案自印发之日起实施至 2018 年 11 月 4 日。《药品上市许可持有人制度试点方案》是为了推进药品审评审批制度改革而制定的管理办法。试点方案的主要内容有以下两个方面。(1)试点内容:试点行政区域内的药品研发机构或者科研人员可以作为药品注册申请人(以下简称申请人),提交药物临床试验申请、药品上市申请,申请人取得药品上市许可及药品批准文号的,可以成为药品上市许可持有人(以下简称持有人)。法律法规规定的药物临床试验和药品生产上市相关法律责任,由申请人和持有人相应承担。持有人不具备相应生产资质的,须委托试点行政区域内具备资质的药品生产企业(以下称受托生产企业)生产批准上市的药品。持有人具备相应生产资质的,可以自行生产,也可以委托受托生产企业生产。(2)试点药品范围:①本方案实施后批准上市的新药。具体包括:按照现行《药品注册管理办法》注册分类申报的化学药品第 1 ~4 类、第 5 类(仅限靶向制剂、缓释制剂、控释制剂),中药及天然药物第 1 ~6 类,治疗用生物制品第 1 类、第 7 类和生物类似药;化学药品注册分类改革实施后,按照新的化学药品注册分类(以下简称新注册分类)申报的化学药品第1～2类。②按与原研药品质量和疗效一致的新标准批准上市的仿制药。具体包括：化学药品注册分类改革实施后，按照新注册分类申报的化学药品第3～4类。③本方案实施前已批准上市的部分药品。具体包括：通过质量和疗效一致性评价的药品；试点行政区域内，药品生产企业整体搬迁或者被兼并后整体搬迁的，该企业持有药品批准文号的药品。麻醉药品、精神药品、医疗用毒性药品、放射性药品、预防用生物制品、血液制品不纳入试点药品范围。试点方案还对申请人和持有人条件，受托生产企业条件，申请人和持有人的义务与责任，受托生产企业的义务与责任以及监督管理等内容做了规定。（杨世民）

↗ 国务院办公厅印发《深化医药卫生体制改革2016年重点工作任务》 2016年4月21日，国务院办公厅以国办发［2016］26号印发了《深化医药卫生体制改革2016年重点工作任务》，对健全药品供应保障机制做了明确规定：（1）巩固完善基本药物制度。研究基本药物目录、生产、标识、价格、配送、配备使用等方面实行政策统一的工作，鼓励地方先行开展探索。研究儿童基本用药适宜剂型、规格，加强基本药物临床应用和处方集培训，加大对贫困地区药事服务帮扶力度。（2）全面推进公立医院药品集中采购。实行分类采购，每种药品采购的剂型原则上不超过3种，每种剂型对应的规格原则上不超过2种。优化药品购销秩序，压缩流通环节，综合医改试点省份要在全省范围内推行"两票制"积极鼓励公立医院综合改革试点城市推行"两票制"，鼓励医院与药品生产企业直接结算药品货款、药品生产企业与配送企业结算配送费用，压缩中间环节，降低虚高价格。（3）健全药品价格形成机制。进一步完善药品价格形成机制。强化药品价格行为监管，健全药品价格监测体系，依法查处价格欺诈和垄断行为，切实维护药品市场价格秩序。采取多种形式推进医药分开，禁止医院限制处方外流，患者可自主选择在医院门诊药房或凭处方到零售药店购药。（4）构建药品生产流通新秩序。进一步完善药品生产质量管理规范和药品经营质量管理规范等政策体系，并严格监督实施。严格药品经营企业准入，规范药品流通秩序。严厉打击药品购销中的违法违规行为，预防和遏制药品、医疗器械与耗材采购中的不正之风和腐败行为。试行零售药店分类分级管理，鼓励连锁药店发展。（5）提高药品供应保障能力。强化短缺药品供应保障和预警，建立多部门会商联动机制，深化药品医疗器械审评审批制度改革。进一步畅通儿童、老年人等特殊人群用药以及罕见病用药、临床急需药品的审评审批专门通道，加快注册审评进度。（6）成立专题工作组，研究制订以深化药品审评审批制度改革为重点，完善药品生产、流通、使用政策文件，着力解决药品规范生产和流通秩序问题。强化药品质量监管，启动建立药品出厂价格信息可追溯机制，相关价格信息要提供给价格、卫生计生、工业和信息化、医保管理等部门。加大力度，推进药品生产流通企业优化整合，规范药品流通秩序。（7）制订深化药品流通领域改革的意见。（杨世民）

↗ 《食品药品投诉举报管理办法》公布 2016年1月12日，国家食品药品监督管理总局令第21号公布了《食品药品投诉举报管理办法》。该《办法》分总则、受理、办理程序、信息管理、监督与责任、附则6章40条，自2016年3月1日起施行。食品药品投诉举报是指公民、法人或者其他组织向各级食品药品监督管理部门反映生产者、经营者等主体在食品（含食品添加剂）生产、经营环节中有关食品安全方面，药品、医疗器械、化妆品研制、生产、经营、使用等环节中有关产品质量安全方面存在的涉嫌违法行为。食品药品投诉举报管理工作实行统一领导、属地管理、依法行政、社会共治的原则。国务院食品药品监督管理部门主管全国食品药品投诉举报管理工作，主要履行下列职责：制定食品药品投诉举报管理制度和政策并监督实施；调查处理全国范围内有重大影响的食品药品投诉举报并发布相关信息；通报全国食品药品投诉举报管理工作情况；协调指导同级食品药品投诉举报机构的具体工作。国务院食品药品监督管理部门投诉举报机构负责全国食品药品投诉举报管理的具体工作，主要履行下列职责：对直接收到的食品药品投诉举报进行受理、转办、移送、跟踪、督促、审核等；收集、汇总全国食品药品投诉举报信息，定期发布全国食品药品投诉举报分析报告；制定食品药品投诉举报管理工作程序、标准和规范，对地方各级食品药品投诉举报机构进行业务指导；承担全国食品药品投诉举报管理的宣传、培训工作。各级食品药品监督管理部门应当畅通"12331"电话、网络、信件、走访等投诉举报渠道，建立健全一体化投诉举报信息管理系统，实现全国食品药品投诉举报信息互联互通。该《办法》规定：食品药品投诉举报机构或者管理部门收到投诉举报后应当统一编码，并于收到之日起5日内作出是否受理的决定。投诉举报承办部门应当自投诉举报受理之日起60日内向投诉举报人反馈办理结果；情况复杂的，在60日期限届满前经批准可适当延长办理期限，并告知投诉举报人正在办理。办结后，应当告知投诉举报人办理结果。投诉举报延期办理的，延长期限一般不超过30日。法律、行政法规、部门规章另有规定的，从其规定。（杨　悦）

↗ 修改《药品经营质量管理规范》 2016年6月30日，经国家食品药品监督管理总局局务会议审议通过了修改〈药品经营质量管理规范〉的决定》，2016年7月13日，国家食品药品监督管理总局以第28号局令予以公布，自公布之日起施行。《药品经营质量管理规范》修改内容如下：（1）涉及药品追溯要求的条款。将第二条修改为"本规范是药品经营管理和质量控制的基本准则。"企业应当在药品采购、储存、销售、运输等环节采取有效的质量控制措施，确保药品质量，并按照国家有关要求建立药品追溯系统，实现药品可追溯"。

删除或者修改涉及强制要求电子监管码扫码和数据上传的内容。①删除原第八十一条、原第八十二条、原第一百零二条、原第一百七十六条。②删除原第八十四条中“和进行药品电子监管码的扫码与数据上传”、原第一百六十一条中“实施电子监管的药品,还应当按照本规范第八十一条、第八十二条的规定进行扫码和数据上传”。③将企业质量管理制度应包括项目中“执行药品电子监管的规定”修改为“药品追溯的规定”。具体涉及原第三十六条第(二十一)项、原第一百三十八条第(十七)项。④删除或者修改要求企业计算机系统满足药品电子监管的实施条件的内容:删除原第五十七条中“并满足药品电子监管的实施条件”的内容;将原第一百四十九条修改为“企业应当建立能够符合经营和质量管理要求的计算机系统,并满足药品追溯的要求”。(2)涉及疫苗要求的条款:将原第二十二条第二款“经营疫苗的企业还应当配备2名以上专业技术人员专门负责疫苗质量管理和验收工作”,修改为“从事疫苗配送的,还应当配备2名以上专业技术人员专门负责疫苗质量管理和验收工作”;对疫苗配送企业提出较为严格的要求,以利于提高参与配送企业素质,严格控制数量;将原第四十九条“经营冷藏、冷冻药品的”修改为“储存、运输冷藏、冷冻药品的”;其下第(一)项中“经营疫苗的应当配备两个以上独立冷库”,修改为“储存疫苗的应当配备两个以上独立冷库”。(3)涉及查验税务登记、组织机构代码证件要求的条款根据国办发[2015]50号文件,对原GSP第六十二条首营企业要求审核查验的证件资料中单独要求提供的第(六)项“《税务登记证》和《组织机构代码证》复印件”,合并入第(二)项,成为“营业执照、税务登记、组织机构代码的证件复印件,及上一年度企业年度报告公示情况”,以便于企业实施。 (杨 悦)

《2016—2020年全国食品药品监管人员教育培训大纲》印发 2016年5月19日,国家食品药品监管总局印发了《2016—2020年全国食品药品监管人员教育培训大纲》(以下简称《大纲》)。《大纲》的适用范围为:食品药品监管系统国家、省、市、县及以下各级行政监管人员、技术监督人员和综合管理人员。《大纲》由基础知识、法律法规、监管实务和综合素质四部分内容组成,课程组合模块表规定了不同类别、不同层级人员应学习的课程及学时要求。《大纲》把干部教育培训的普遍性要求与不同类别、不同层次、不同岗位干部的差异化情况相结合、把课堂教学与现场实训相结合,有针对性地制定教学计划、设置培训课程、创新培训方式方法、加强培训考核,确保培训的全覆盖。《大纲》着眼解决食品药品监管工作中的实际问题,以组织需求、岗位需求和干部个人成长需求为出发点,真正做到干什么学什么、缺什么补什么、需什么教什么,把教育培训的成果转化为监管工作的成果,运用于监管工作实践,促进监管能力的全面提升。《大纲》的颁布实施,对全面提高全系统教育培训工作质量、切实提升监管队伍的能力与素质,有效贯彻落实中央关于建立统一权威的食品药品监管体系和“四个最严”要求具有重要意义。 (杨 悦)

《关于全面加强食品药品监管系统法治建设的实施意见》印发 2016年8月15日,国家食品药品监督管理总局以食药监法[2016]101号文印发了《关于全面加强食品药品监管系统法治建设的实施意见》。该《意见》提出,要认真贯彻落实《中共中央关于全面推进依法治国若干重大问题的决定》和《法治政府建设实施纲要(2015—2020年)》要求,落实创新、协调、绿色、开放、共享的发展理念,围绕保障公众饮食用药安全,坚持科学立法、深入普法、自觉守法、严格执法,全面加强食品药品监管系统法治建设,进一步提高食品药品监管法治化水平。到2020年,食品药品监管系统法治建设的总体目标是:科学完备的食品药品安全法律制度体系基本建成,高素质的专业化监管队伍基本建立,法治精神、法治理念与法治思维得到深入普及,职能清晰、执法严明、公开公正、廉洁高效的食品药品监管部门基本建成。为实现上述目标,《意见》提出了八个方面的重点工作安排:(1)要加快食品药品监管法律体系建设。(2)要落实简政放权放管结合优化服务改革要求。(3)要推进食品药品监管行政决策科学化、民主化、法治化。(4)要坚持严格、规范、公正、文明执法。(5)要深入开展食品药品法治宣传教育。(6)要强化对食品药品监管权力的制约和监督。(7)要依法有效化解食品药品监管社会矛盾纠纷。(8)要全面提高食品药品监管执法人员法治思维和依法行政能力。 (杨 悦)

全国食品药品监督管理暨党风廉政建设工作会议在京召开 2016年1月14日至15日,全国食品药品监督管理暨党风廉政建设工作会议在京召开。会议传达学习了李克强总理、张高丽副总理的重要批示指示和汪洋副总理关于做好食品药品安全工作的重要讲话精神。国家食品药品监督管理总局局长毕井泉作了工作报告;中央纪委派驻纪检组组长李五四传达了中央纪委六次全会精神并作了党风廉政建设工作报告。毕井泉在工作报告中充分肯定了2015年食品药品监管工作成绩,部署了2016年的工作。2015年全系统认真贯彻落实党中央、国务院的决策部署,按照“四个最严”的要求,加大监管执法力度,推进药品医疗器械审评审批制度改革,加强食品药品监管系统党风廉政建设和反腐败工作,服务了经济社会发展大局,各方面工作取得新成效,迈出新步伐,为“十二五”食品药品安全工作画上了圆满句号。2016年是“十三五”开局之年,食品药品监管部门以深化改革,以提高食品药品质量安全水平为核心,加强基层基础建设,推进体制机制改革,创新监管方式方法,实现“十三五”目标。2016年重点工作如下。(1)重点加大基层工作力度,积极落实“四有两责”。(2)重点加大基础建设力度。加强食品药品安全标准建设、各类企业生产经营行为规范建设、药品医疗器械研发技术指导原则建设、法规规章制度建设、监管信息化建设、检验检测体系建设、职业化检查员队伍建设。(3)重点加大监督检查力度。加强对经营企业、高风险企业的飞行检查，打击行业“潜规则”。(4)重点加大产品抽检力度。统筹计划逐步做到国家、省、市、县四级合理分工，产品、项目全面覆盖。(5)重点加大案件查处力度。继续加强案件查处工作，加强行刑衔接，通过对食品药品违法行为的及时发现、精准打击，震慑不法分子，守住安全底线。加强对行业“潜规则”性质违法行为的打击。(6)重点加大审评审批制度改革力度。继续扎实推进药品审评审批制度改革，加快推进仿制药质量疗效一致性评价和药品上市许可持有人试点，研究建立以临床疗效为导向的审评制度；继续推进医疗器械审评审批制度改革，研究建立食品生产经营许可审核评价机制，做好新的生产经营许可证启用工作。国家食品药品监督管理总局副局长王明珠、滕佳材、吴浈、焦红、孙咸泽，总局食品安全总监郭文奇出席会议。各省(区、市)及新疆生产建设兵团、计划单列市、副省级省会城市食品药品监管部门代表，总后卫生部药监局代表，总局机关各司局及直属单位代表参加了会议。 (杨　悦)

全国食品药品监管法制工作会议在京召开 2016年3月31日至4月1日，全国食品药品监管法制工作会议在北京召开。国家食品药品监管总局副局长焦红出席会议并讲话。焦红充分肯定了2015全系统食品药品监管法制工作，并指出总局成立以来全系统高度重视并大力强化法制建设在食品药品监管改革发展中的引领、推动作用，注重立法先行、强化执法监督、深入开展普法宣传、积极推进审批改革、着力提升队伍素质，各项工作成效显著。会议强调，2016年食品药品监管法制工作要坚持科学立法，加快健全法律体系，力争完成《药品管理法》修订草案起草，配合国务院法制办早日修订出台《化妆品监督管理条例》、《食品安全法实施条例》。要完善行政执法监督机制，促进执法严格规范。要认真开展行政复议诉讼，及时化解行政争议。要积极推进行政审批制度改革，强化事中事后监管。要精心谋划“七五”普法工作，全面提升干部队伍法治思维。会上，总局法制司主要负责人对2015年食品药品监管法制工作做了总结。国务院法制办有关专家就《法治政府建设实施纲要(2015 ~2020年)》进行了专题讲座。广东、安徽、湖北、山东、上海等5省市局做了经验交流。总局机关各司局、各直属单位有关负责人，各省、自治区、直辖市、新疆建设兵团，计划单列市食品药品监督管理局分管局领导和法规处处长参加了会议。

(杨　悦)

2016年度药品审评报告 2016年，国家食品药品监督管理总局批准了206件药品生产(上市)注册申请(中药2件、化学药品188件、生物制品16件)，批准了3666件药物临床试验注册申请(中药84件、化学药品3311件、生物制品271件)。2016年，国家食品药品监督管理总局根据药品审评建议，首次批准了金花清感颗粒、苹果酸奈诺沙星胶囊、富马酸贝达喹啉片、聚乙二醇干扰素α2b注射液、托珠单抗注射液、贝那鲁肽注射液、13价肺炎球菌结合疫苗等重要治疗领域的新药，为患者提供了获得最新治疗手段的可能。同时批准吉非替尼片、富马酸替诺福韦二吡呋酯片等国产首个仿制药，为患者用药可及性与可支付性提供了重要保障。2016年，药审中心完成审评并呈送总局审批的注册申请共12 068件，另有943件注册申请完成审评因申报资料缺陷等待申请人回复补充资料。全年完成审评的注册申请数量较2015年提高了26%，排队等待审评的注册申请已由2015年9月高峰时的近22 000件降至近8200件(不含完成审评因申报资料缺陷等待申请人回复补充资料的注册申请)，基本消除了注册积压。《2016年度药品审评报告》对全年的药品注册受理、审评和审批的总体情况进行了阐述，分别对化学药品、中药和生物制品的受理、审评数据及审评时限进行了分析。

(杨　悦)

2016年《药品不良反应信息通报》 2016年，国家药品不良反应监测中心发布了3期(第70 ~72期)药品不良反应信息通报，公布了注射用单磷酸阿糖腺苷等药品的不良反应。

2016年药品不良反应信息通报汇总表

通报期数	药品名称或类型	主要不良反应
第70期	注射用单磷酸阿糖腺苷	高热、过敏性休克、紫绀、呼吸困难、抽搐、震颤、四肢麻木、惊厥、意识障碍、幻觉、错乱、白细胞减少等
第71期	新复方大青叶片	过敏反应，以皮肤过敏反应为主，也有重症药疹、过敏性休克等严重过敏反应的个案报告
第72期	睾酮药品	红细胞压积升高、血红蛋白升高、血清前列素特异抗原升高、痤疮、肝肾损害、肝功异常、下肢水肿、恶心、胃部不适、头晕、头痛、潮红、牙龈增生、体重增加、心悸、高血压、心律失常、心力衰竭等

(杨　悦)

首届中国药品监管科学大会 2016年9月20日，“2016首届中国药品监管科学大会”在京召开。本次会议由中国药品监督管理研究会主办，会议主题为“药品监管改革与创新”。国家食品药品监督管理总局局长毕井泉出席会议并讲话。毕井泉强调，党中央、国务院高度重视药品监管工作。药品是治病救人的特殊商品，药品监管必须遵循药品研发生产的客观规律，必须正确认识规律、运用规律，进一步改革创新，不断提升监管科学化水平，切实保障人民群众生命安全与身体健康。毕井泉表示，一年来，食品药品监管总局按照党中央、国务院改革药品审评审批制度的总体要求，推出了一系列改革措施：简化新药临床试验审批程序，对仿制药临床试验实行备案管理，开展药物临床试验数据自查核查，加快对市场急需药品的审批，集中力量解决减少药品审评积压，目前积压数量已由最高时的2.2万件积压减少到1.2万件。会上，中国药品监督管理研究会会长邵明立对参会的近千名“药学人”提出倡议：从事或即将从事与药品研究、生产、销售、使用、评价、监管相关工作的人员，在保护公众健康、用药安全有效这一事业中，必须要担负经济责任、法律责任、社会责任、政治责任。“药学人”要有效保护生产者合法权益，创造竞争有序的社会环境；要掌握最先进、最前沿、最实用的科学知识、技术手段，构建起科学监管体系。来自省市食品药品监管部门、技术支撑部门，国内外医药领域院士、专家、学者、企业家，围绕当前一系列药品监管改革举措和医药创新发展面临的难点、热点问题进行了解读和研究。除了主论坛外，同时还召开了药品质量监督与药品安全有效、药用辅料与药包材政策法规解读、医疗器械科学监管等七个分论坛。

全国食品药品行政受理和投诉举报工作座谈会 2016年6月16-17日，全国食品药品行政受理和投诉举报工作座谈会在山东烟台召开。国家食品药品监管总局党组成员、食品安全总监郭文奇同志出席会议并讲话。郭文奇指出，总局成立后，加快推进行政受理制度改革，出台《国家食品药品监督管理总局行政受理改革工作方案》，全国行政受理大厅和窗口建设成效显著，行政受理工作全口径、高标准、专业化、信息化建设有序推进；全面规范投诉举报工作，着力构建集散一体、高效运行的全国食品药品投诉举报体系，颁布实施《食品药品投诉举报管理办法》，投诉举报业务能力建设不断强化，进一步发挥了服务监管大局、服务行政相对人、服务人民群众的重要作用。郭文奇强调指出，要进一步认清形势，深刻领会中央对食品药品监管工作的新精神，充分认识行政审批制度改革对行政受理工作提出的新要求，准确把握实现食品药品安全社会共治对投诉举报工作提出的新要求。“十三五”时期，要全面贯彻落实中央“四个最严”的要求，创新食品药品行政受理和投诉举报工作思路，进一步加强制度机制建设，全面落实行政受理改革任务，推动投诉举报工作提质增效，强化技术能力建设。要不断巩固行政受理和投诉举报工作基础，加强队伍建设，优化窗口服务，转变工作作风，认真扎实做好新形势下的食品药品行政受理和投诉举报工作。本次会议是总局成立以来第一次就行政受理和投诉举报工作专门召开的全国性会议。来自全国各省（区、市）的100余名分管行政受理和投诉举报工作的代表和总局受理和举报中心相关人员参加了会议。（杨　悦）

“一带一路”国家药品监管与发展合作会议暨发展中国家药品监管领域部级研讨班 2016年7月27日，由国家食品药品监督管理总局和商务部共同主办的“一带一路”国家药品监管与发展合作会议暨发展中国家药品监管领域部级研讨班在京举行。来自加纳、牙买加、肯尼亚、毛里求斯、尼日利亚、巴勒斯坦、巴拿马、斯里兰卡等国的药品监督管理机构部级及相关官员参加了会议。国家食品药品监督管理总局副局长孙咸泽出席会议并致辞。孙咸泽在讲话中指出，中国的“一带一路”建设给国际药品监管与发展合作带来了新平台和新机遇，也提出了更高要求。中国政府正在采取一系列有效的改革措施，以制度创新推动制药行业加快结构调整和产业升级步伐，使公众用药疗效更加确切，质量更安全，整体提高中国制造药品的质量水平和国际竞争力。会上，WHO驻华官员介绍了发展中国家药品监管与药物应用现状，联合国项目事务署（UNOPS）介绍了对药品监管项目的支持情况；斯里兰卡和尼日利亚药监部门官员介绍了各自药品监管与发展情况。国家食品药品监管总局有关司局负责人与学员对中国药品监管发展、药品审评审批体制改革、药品检验体系、药品标准管理体系的发展现况等进行了研讨交流；卫生计生委、工信部相关人士做会议主题演讲。盖茨基金、中国医保进出口商会、中国知名医药企业介绍了行业发展现状。（杨　悦）

全国食品药品监管网络安全与信息化工作会议 2016年11月9-10日，国家食品药品监管总局科技和标准司在北京召开全国食品药品监管网络安全与信息化工作会议。国家总局副局长孙咸泽出席会议并讲话。孙咸泽在讲话中回顾了“十二五”以来食品药品系统信息化建设成就，深入分析网信工作当前面临的形势，对今后的网络安全和信息化工作提出了要求。孙咸泽指出，全系统要认真贯彻落实习近平总书记系列讲话精神，把握好信息化建设任务繁重与网络安全形势严峻两个主要矛盾，全力推动“十三五”规划和指导意见的实施，大力推进大数据管理与应用，有效提升网络安全水平，加快实施重大信息化工程，持续加强工作保障，扎实推进全系统网络安全和信息化工作。总局科技和标准司司长、网信办主任于军对“十二五”期间食品药品监管网络安全和信息化工作进行了总结，对下一步工作作出具体安排。总局信息中心负责人就《关于“十三五”时期加强食品药品监管网络安全和信息化建设的指导意见》进行了解读；来自公安部的网络安全专家作了网络安全专题讲座，并对新颁布的《中华人民共和国网络安全法》进行了简要说明；来自北京、河北、浙江、山东、甘肃以及成都等省（市）局和中检院、中保委的代表分别作了经验交流。全国各省级局网信工作分管负责人及网信工作机构负责人、总局有关司（局）和各直属单位负责人参加会议。（杨　悦）

2016年全国食品药品科技标准工作会议 2016年2月25-26日，国家食品药品监管总局科技标准司在南宁召开全国食品药品科技标准工作会议。总局副局长孙咸泽同志出席会议并讲话。科技标准司主要负责人对2015年工作进行了总结，就开展2016年科技标准工作作出了具体安排。孙咸泽在讲话中回顾了2015年全国食品药品科技标准工作取得的成绩，对2016年工作提出来要求。孙咸泽强调，2016年要以提高食品药品质量安全水平为中心，紧紧围绕“十三五”食品药品监管形势和任务要求，围绕科技标准工作职能，认真落实“四个最严”和“四有两责”要求，统筹“一标准三支撑”工作，为食品药品监管工作提供有力的技术保障。各级食品药品科技标准工作人员要增强责任感和使命感，按照全国食品药品监督管理暨党风廉政建设工作会议的要求，把思想统一到中央精神上来，统一到总局的总体部署上来，不断开创食品药品科技标准工作新局面。会议安排广西、广东、北京、山东、黑龙江、福建等省级局做经验交流，总局科技标准司各处室就科技标准有关重点工作进行了介绍。与会代表就落实孙咸泽同志重要讲话、做好2016年科技标准工作以及加强药品追溯体系建设等方面进行了全面深入的交流、讨论。来自各省(区、市)局分管科技标准工作的负责人、处室负责同志，总局相关司局和直属单位的有关负责人参加了会议。　(杨　悦)

关于暂停执行2015年1号公告药品电子监管有关规定的公告　2016年2月20日，食品药品监管总局发布了《关于暂停执行2015年1号公告药品电子监管有关规定的公告(2016年第40号)》。该公告指出：鉴于食品药品监管总局已就落实国务院办公厅《关于加快推进重要产品追溯体系建设的意见》(国办发[2015]95号)要求，对《药品经营质量管理规范》有关药品电子监管内容修订公开征求意见，现决定暂停执行食品药品监管总局《关于药品生产经营企业全面实施药品电子监管有关事宜的公告》(2015年第1号)中药品电子监管的有关规定。　(杨　悦)

关于做好药品上市许可持有人制度试点有关工作的通知　2016年7月6日，国家食品药品监督管理局以食药监药化管[2016]86号文件发布了《关于做好药品上市许可持有人制度试点有关工作的通知》，通知明确：申请参加试点的申请者，可以按照《药品注册管理办法》规定的程序，在申报药物临床试验或者药品上市申请时，填写《药品注册申请表》中持有人的相关内容，向其所在地省级药品监督管理部门申报；也可以按照《药品注册管理办法》附件4补充申请第18项，提交补充申请，填写《补充申请表》中持有人的相关内容，向其所在地省级药品监督管理部门申报。省级药品监督管理部门提出审核意见后，报食品药品监管总局审批。药品生产企业申请成为持有人的，应当提交机构合法登记证明文件(营业执照等)、《药品生产企业许可证》及变更记录页等证明性文件复印件。申请人委托生产药品的，在提交上市注册申请或者之后提交补充申请申报持有人信息时，应当提交受托生产企业生产的书面说明、申请人与受托生产企业签订的书面合同以及相应的技术资料等。受托生产企业应位于试点行政区域内。该《通知》还对药品上市许可持有人需履行法律规定的主体责任予以明确：包括药物研发符合《药物临床试验质量管理规范》(GCP)、药品生产质量管理、流通质量管理以及上市后质量监测与评价、不良反应监测、上市后研究、风险获益评估等责任；负责督促受托生产企业严格按照《药品生产质量管理规范》(GMP)的有关要求组织生产，并配合持有人履行上市后的监测、评价及召回、处置等责任。对于违反《中华人民共和国药品管理法》等法律法规和《试点方案》有关规定的持有人及受托生产企业，持有人所在地省(市)药品监督管理部门应当依法查处，追究相关责任人的责任。　(杨　悦)

国家食品药品监督管理总局举行首次新聘任国家级药品检查员颁证及宣誓仪式　2016年12月29日，国家食品药品监督管理总局在京举行首次新聘任国家级药品检查员颁证及宣誓仪式。毕井泉局长出席并讲话，吴浈副局长主持宣誓仪式。毕井泉对获聘的国家级药品检查员表示祝贺。他指出，检查员代表着中国食药监的形象、能力和水平，既是荣誉，更是责任。检查员要牢记宣誓的誓词，履职尽责，不辱使命，维护形象，珍惜荣誉，做人民健康的忠诚卫士。检查员要坚持原则。对任何可能影响药品质量和疗效的问题，绝不放过。在药品注册阶段的检查中，要围绕真实性、一致性和上市规模的可行性，严把药品上市关；在药品生产质量管理规范跟踪检查中，要确保生产过程持续合规，数据完整、真实、可溯源；在有因检查中，要善于揭露“潜规则”，严厉打击违法违规行为。检查员要严守纪律。检查员执行总局安排的检查任务，要服从安排调度，听从指挥；要严格按照药物研发、生产、经营等各项管理规范要求履行检查责任；要完成规定的检查工作量，不断学习新的知识，始终保持对检查工作的敏感性；要培养科学务实、严谨细致、雷厉风行的作风；要树立坚持原则、刚正不阿、铁面无私的正气；要守住不徇私枉法、不收受贿赂、不泄露秘密的底线。新聘任的200余名国家级药品检查员代表参加了宣誓仪式，机关有关司局、直属单位负责同志参加了会议。截止2016年底，我国有国家级药品检查员649名，其中国际检查员108名。　(杨　悦)

中药保护品种　2016年国家食品药品监督管理总局批准22个中药品种列为首家中药二级保护品种，保护期限为七年。具体品种为：芪麝丸(上海黄海制药有限责任公司)、板蓝清热颗粒(昆明中药厂有限公司)、麝香追风止痛膏和跌打七厘片(重庆希尔安药业有限公司)、甘桔冰梅片(重庆华森制药有限公司)、胆舒胶囊(四川济生堂药业有限公司)、红花逍遥片(江西普正制药有限公司)、通络祛痛膏(河南羚锐制药股份有限公司)、肾宝片(江西汇仁药业有限公司)、馥感啉口服液(广州一品红制药有限公司)、丹益片(重庆巨琪诺美制药有限公司)、小儿石蔻散(乌兰浩特中蒙制药有限公司)、注射用丹参多酚酸(天津天士力之骄药业有限公司)、蒲元和胃胶囊(青岛华仁太医药业有限公司)、儿泻停颗粒(合肥华润神鹿药业有限公司)、蒲苓盆炎康颗粒(翔宇药业股份有限公司)、注射用血塞通(冻干)(哈尔滨珍宝制药有限公司)、复方黄柏液涂剂(山东汉方制药有限公司)、扶正化瘀胶囊(上海黄海制药有限责任公司)、宣肺止嗽合剂(甘肃普安制药有限公司)、注射用血塞通(冻干)(昆药集团股份有限公司)、生血宝合剂(清华德人西安幸福制药有限公司)。国家食品药品监督管理总局要求上述同品种生产企业应按《中药品种保护条例》及有关规定申报同品种保护,逾期不申报的,应停止生产;若继续生产,总局将中止其批准文号效力,并按《中药品种保护条例》第二十三条相关规定进行查处。此外,经国家中药品种保护审评委员会组织委员审评、国家食品药品监督管理总局核准,对以下12个中药保护品种继续给予保护,保护期限为七年。分别为:藿香清胃片(吉林省俊宏药业有限公司)、冠心丹参颗粒(广东佰和药业有限公司)、桂枝颗粒(山西太行药业股份有限公司)、妇科千金胶囊(株洲千金药业股份有限公司)、清热止咳颗粒(漳州片仔癀药业股份有限公司)、伸筋片(威海人生药业集团股份有限公司)、复方川芎胶囊(山东凤凰制药股份有限公司)、荣心丸(上海玉丹药业有限公司)、银杏叶滴丸(浙江万邦药业股份有限公司)、穿心莲内酯滴丸(天士力制药集团股份有限公司)、参芪健胃颗粒(江苏中兴药业有限公司)、红药气雾剂(沈阳红药精诚药业有限公司)。(贾夏怡)

纠正医药购销不正之风专项治理工作 2016年6月24日,国家卫生计生委、国家发展改革委、工业和信息化部、财政部、人力资源社会保障部、商务部、税务总局、工商总局和食品药品监督管理总局9部门联合发布了《2016年纠正医药购销和医疗服务中不正之风专项治理工作要点》(国卫医函[2016]172号)。重点从4方面进行治理。(1)实行医药购销全过程规范管理:完善药品和高值医用耗材集中招标机制,保障药品供应;维护健康有序的药品流通市场环境,严厉打击挂靠经营、商业贿赂、生产经营假劣药品和发布虚假药品广告等违法违规行为及垄断行为;加强药品流通行业诚信制度建设,加强诚信和职业道德教育,完善药品流通行业信用评价体系;建立部际联席会议成员信息共享机制和信息披露制度,共同治理医药购销领域涉税违法问题,巩固医药卫生行业发票使用情况专项整治成果。(2)持续改进医疗质量和服务水平,完善分级诊疗体系,加强医疗服务监管,确保医疗安全。(3)深化改革,加强源头治理。强化药品流通安全管理工作,启动建立药品出厂价格可追溯机制,扩大公立医院综合改革试点城市范围,协同推进医疗服务价格、药品流通等改革,不断深化付费方式改革、加强基金监管、协同推进医药卫生体制综合配套改革。(4)加大执纪力度。加强医疗卫生行业"九不准"的贯彻落实,继续加大医药领域商业贿赂等不正当竞争行为的查处,严厉打击虚假违法医疗广告。(贾夏怡)

临床必需、用量小、市场供应短缺药品定点生产试点 2016年12月6日,国家卫生计生委、工业和信息化部、国家发展改革委、食品药品监督管理总局联合下发了《关于2016年临床必需、用量小、市场供应短缺药品定点生产试点有关事项的通知》(国卫药政函[2016]365号)。截至2016年12月6日已完成地高辛口服溶液、复方磺胺甲噁唑注射液、注射用对氨基水杨酸钠3个品种的定点生产企业招标工作。其定点生产品种规格和中标企业分别为:地高辛口服溶液(30ml:1.5mg/瓶),北京华润高科天然药物有限公司;复方磺胺甲噁唑注射液(2mL:磺胺甲噁唑0.4g,甲氧苄啶80mg×10支/盒),山东方明药业集团股份有限公司、山东新华制药股份有限公司;注射用对氨基水杨酸钠(2.0g/支),哈药集团制药总厂、山西振东泰盛制药有限公司。该通知要求:政府办基层医疗卫生机构和公立医院应当全部配备使用定点生产品种。自2016年12月6日起1年内,定点生产企业按照所划分的区域,直接在省级集中采购平台上挂网销售相应品种。政府办基层医疗卫生机构使用的定点生产品种,应当委托省级药品采购机构按照统一价格,从定点生产企业集中采购、集中支付货款;公立医院也应当按照统一价格从定点生产企业采购相应品种;鼓励其他医疗卫生机构采购使用定点生产品种。此外《通知》还提出加强质量监管和供应条约检测的具体要求。(贾夏怡)

2016年全国安全用药月活动 2016年全国安全用药月于10月1日至10月31日举办,活动重点宣传《国务院关于改革药品医疗器械审评审批制度的意见》及相关文件,严把药品上市关,着力提升药品质量,解决注册申请积压,促进医药产业供给侧结构性改革。此外还涉及药品上市许可持有人制度、优先审评审批制度等政策法规以及前沿领域技术成果,推动研究成果惠及公众健康。安全用药月重点活动方案围绕以下10个方面进行:安全月启动仪式暨第一届中国药品安全论坛,第五届"药品安全网络知识竞赛,"安全用药健康中国"互动体验活动,药品安全守望者活动,药品安全辟谣联盟论,《走出国人用药误区》再版发布,"安全用药"科普微视频、疫苗科普工作坊及药品安全进社区。(贾夏怡)

化学药品注册分类改革 2016年3月4日,国家食品药品监督管理总局发布了化学药品注册分类工作改革方案,适用于新受理的化学药品注册申请(包括临床、生产、进口注册申请)。本方案对化学药品注册分类类别进行调整,化学药品新注册分类共分为5个类别。1类,境内外均未上市的创新药。指含有新的结构明确的、具有药理作用的化合物,且具有临床价值的药品;2类,境内外均未上市的改良型新药。指在已知活性成分的基础上,对其结构、剂型、处方工艺、给药途径、适应证等进行优化，且具有明显临床优势的药品；3类，境内申请人仿制境外上市但境内未上市原研药品的药品；4类，境内申请人仿制已在境内上市原研药品的药品；5类，境外上市的药品申请在境内上市。新注册分类1、2类别药品，按照《药品注册管理办法》中新药的程序申报；新注册分类3、4类别药品，按照《药品注册管理办法》中仿制药的程序申报；新注册分类5类别药品，按照《药品注册管理办法》中进口药品的程序申报。此外2016年3月4日前已受理的化学药品注册申请，可以继续按照原规定进行审评审批，也可以申请按照新注册分类进行审评审批。《药品注册管理办法》与本方案不一致的，按照本方案要求执行。（贾夏怡）

药品注册申请积压实行优先审评审批 2016年2月26日，国家食品药品监督管理总局发布了《关于解决药品注册申请积压实行优先审评审批的意见》（食药监药化管[2016]19号）。优先审评审批的范围是具有明显临床价值，符合下列情形之一的药品注册申请。（1）未在中国境内外上市销售的创新药注册申请。（2）转移到中国境内生产的创新药注册申请。（3）使用先进制剂技术、创新治疗手段、具有明显治疗优势的药品注册申请。（4）专利到期前3年的药品临床试验申请和专利到期前1年的药品生产申请。（5）申请人在美国、欧盟同步申请并获准开展药物临床试验的新药临床试验申请；在中国境内用同一生产线生产并在美国、欧盟药品审批机构同步申请上市且通过了其现场检查的药品注册申请。（6）在重大疾病防治中具有清晰的临床定位的中药（含民族药）注册申请。（7）列入国家科技重大专项或国家重点研发计划的新药注册申请。（8）防治下列疾病且具有明显临床优势的药品注册申请：如艾滋病、肺结核、病毒性肝炎、罕见病、恶性肿瘤、儿童用药品、老年人特有和多发的疾病。此外还包括在仿制药质量一致性评价中，需改变已批准工艺重新申报的补充申请；列入《关于开展药物临床试验数据自查核查工作的公告》的自查核查项目，申请人主动撤回并改为按与原研药质量和疗效一致的标准完善后重新申报的仿制药注册申请；临床急需、市场短缺的药品注册申请。对于优先审评审批的药品注册申请，食品药品监管总局将优先进行药物临床试验数据真实性的核查。若申报材料不能满足优先审评条件的，药审中心将终止该品种的优先审评，退回正常审评序列重新排队。（贾夏怡）

两岸开展药物临床试验机构共同认定 在《药品注册申请积压实行优先审评审批海峡两岸医药卫生合作协议》框架下，国家食品药品监督管理总局于2016年4月25日发布了台湾地区4家医疗机构承接药物临床试验有关事宜的公告（2016年第87号）。两岸成立了药物临床试验专项工作小组，共同开展药物临床试验机构认定。经专项工作小组共同评估，认定台湾地区的台北荣民总医院、三军总医院、台湾大学医学院附设医院、林口长庚纪念医院等四家医院，符合两岸药物临床试验管理的相关要求。与此同时大陆的北京协和医院、北京大学第一医院、上海交通大学附属瑞金医院、复旦大学附属中山医院也通过共同认定。自2016年4月25日起，药品注册申请人可委托上述4家台湾地区的医院，按两岸有关监管要求开展药物临床试验，符合要求的临床试验数据可用于在大陆申报药品注册。（贾夏怡）

遏制细菌耐药国家行动计划（2016－2020年）发布 2016年8月5日，国家卫生计生委、国家发展改革委、教育部、科技部、工业和信息化部、财政部、国土资源部、环境保护部、农业部、文化部、新闻出版广电总局、食品药品监管总局、国家中医药管理局和中央军委后勤保障部卫生局共14个部门联合发布了《遏制细菌耐药国家行动计划（2016－2020年）》（以下简称《行动计划》）。制定《行动计划》是从国家层面实施综合治理策略和措施，对抗菌药物的研发、生产、流通、应用、环境保护等各个环节的监管，加强宣传教育和国际交流合作，应对细菌耐药带来的风险挑战。行动计划的工作目标为至2020年：（1）争取研发上市全新抗菌药物1~2个，新型诊断仪器设备和试剂5~10项。（2）零售药店凭处方销售抗菌药物的比例基本达到全覆盖。省（区、市）凭兽医处方销售抗菌药物的比例达到50%。（3）健全医疗机构、动物源抗菌药物应用和细菌耐药监测网络；建设细菌耐药参比实验室和菌种中心；建立医疗、养殖领域的抗菌药物应用和细菌耐药控制评价体系。（4）全国二级以上医院基本建立抗菌药物临床应用管理机制。（5）人兽共用抗菌药物或易产生交叉耐药性的抗菌药物作为动物促生长应用逐步退出。（6）对全国医务人员、养殖一线兽医和养殖业从业人员完成抗菌药物合理应用培训；全面实施中小学抗菌药物合理应用科普教育。行动计划的主要措施有：发挥联防联控优势，履行部门职责；加大抗菌药物相关研发力度；加强抗菌药物供应保障管理；加强抗菌药物应用和耐药控制体系建设；完善抗菌药物应用和细菌耐药监测体系；提高专业人员细菌耐药防控能力；加大公众宣传教育力度并广泛开展国际交流与合作。（贾夏怡）

全国食品药品监管系统法治宣传教育第七个五年规划（2016－2020年） 2016年9月27日，国家食品药品监督管理总局印发了《全国食品药品监管系统法治宣传教育第七个五年规划（2016－2020年）》（以下简称《规划》）。《规划》的主要目标是进一步完善法治宣传教育机制，进一步丰富法治宣传教育形式，进一步提升法治宣传教育效果。《规划》的工作原则是坚持围绕中心、服务大局，坚持依靠群众、服务群众，坚持学用结合、普治并举。食品药品安全法治宣传教育的对象是食品药品监管部门及其行政执法人员、食品药品生产经营企业及其从业者、广大消费者和青少年，重点是各级食品药品监管部门领导干部。《规划》的工作措施是健全食品药品安全法治宣传教育机制，落实食品药品安全普法责任制，推进食品药品安全法治宣传教育创新，积极推动食品药品安全法治教育公益宣传。普法规划阶段为2016年，组织实施阶段为2017－2020年，2020年为检查验收阶段。《规划》要求，各级食品药品监管部门要切实加强组织领导，提供必要保障条件，强化考核评估工作，严格按照《规划》所确定的要求，保质保量，按期完成各项宣传教育工作。（贾夏怡）

全国食品药品监管系统开展公职律师工作方案 2016年11月23日，国家食品药品监督管理总局印发了《全国食品药品监管系统开展公职律师工作方案》。本《方案》分6部分，对公职律师工作方案的适用范围、公职律师的职责和任职条件、公职律师的权利和义务、公职律师管理体制和职责，公职律师证书的申领和管理、公职律师的工作保障等方面作了规定。食品药品监管公职律师范围是持有中华人民共和国律师资格或者法律职业资格证书，供职于食品药品监管机关，经司法行政机关核准领取公职律师证，从事本单位法律事务，不面向社会提供有偿法律服务的人员。公职律师的职责是为本单位的重大决策和行政行为提供法律意见；参与食品药品法律法规以及规范性文件的起草、论证工作；参与合作项目的洽谈，协助起草、修改重要的法律文书或者以食品药品监管机关为一方当事人的合同；为处置涉法涉诉案件、信访案件和重大突发事件等提供法律服务；参与处理行政复议、诉讼、仲裁等法律事务等。公职律师享有的权利和义务为在从事本单位法律事务活动中依法享有调查取证、查阅案件材料等；加入律师协会，享有律师协会会员；按证件换发程序直接转换为社会律师，担任公职律师工作经历计入社会律师执业年限等。该《方案》还要求公职律师应遵守国家法律、法规，恪守职业道德，遵守食品药品监管机关制定的各项管理制度；应保守在执业活动中知悉的国家秘密、商业秘密和个人隐私；不得在律师事务所等法律服务机构兼职及从事其他有偿法律服务；不得以律师身份办理本单位以外的诉讼和非诉讼法律事务等。公职律师的管理由食品药品监管机关统一管理、分级负责。（贾夏怡）

药物临床试验机构认定公告 2016年7月20日，国家食品药品监督管理总局发布了《药物临床试验机构资格认定复核检查公告（第6号）》（2016年第128号）。国家食品药品监督管理总局与国家卫计委联合会审认定54家医疗机构及所列专业通过药物临床试验机构资格认定复核检查。其中包括北京中医药大学东方医院的中医呼吸、中医心血管、中医神经内科、中医内分泌、中医消化、中医肿瘤、中医外科、中医妇产等。此外有4家医疗机构未通过药物临床试验机构资格认定复核检查予以取消，分别为四川省肿瘤医院、甘肃省人民医院、哈尔滨医科大学附属第二医院的心脏大血管外科、上海交通大学医学院附属仁济医院的神经外科、妇产、骨科。（贾夏怡）

药品检查员协调使用暂行规定印发 2016年4月27日，国家食品药品监督管理总局制定了《药品检查员协调使用暂行规定》，用以做好无菌药品生产质量管理规范认证工作，确保认证检查质量。主要内容有：（1）总局食品药品审核查验中心负责统一协调选派药品检查员。跨行政区域协调选派的检查员需取得国家药品GMP检查员资格，具有相关领域检查经验。（2）省级药品认证检查机构原则上需提前15个工作日向核查中心提出书面需求。核查中心收到需求表后，2个工作日内启动检查员选派工作，并及时将被选派检查员信息反馈省级药品认证检查机构。（3）选派工作应结合检查任务和检查员技术特长等因素统筹安排。（4）被选派检查员不得担任检查组组长，每个检查组中被选派检查员不超过2名。被选派检查员应认真履行检查职责。派出期间应严格遵守核查中心和省级药品认证检查机构有关检查的各项制度和廉政纪律要求，签署无利益冲突声明和药品检查员承诺书并对被检查企业的技术资料负有保密义务。（5）检查结束后，省级药品认证检查机构应向核查中心反馈被选派检查员工作情况，包括廉政纪律和相关制度的执行情况，有关情况记入检查员记录，作为检查员工作的考核、评估、聘用时参考。（贾夏怡）

2016年允许发布处方药广告的医学药学专业刊物名单 2016年11月2日，国家食品药品监督管理总局以食药监稽［2016］145号令公布了第二十七批允许发布处方药广告的7个医学药学专业刊物名单。

2016年允许发布处方药广告的医学药学专业刊物名单

序号	刊物中文名称	刊号	登记地	广告经营许可证号/营业执照统一社会信用代码
1	中国计划生育学杂志	CN11-4550/R	北京	京海工商广字第0328号（1-1）
2	生殖医学杂志	CN11-4645/R	北京	京海工商广字第0328号（1-1）
3	药店周刊	CN44-1716/R	广东	440000000001437
4	健康忠告	CN44-1639/R	广东	914400007993108420
5	医师在线	CN44-1700/R	广东	440104000404187
6	中国骨与关节损伤杂志	CN11-5265/R	福建	3506002003032
7	药学研究	CN37-1493/R	山东	37000040000175

（贾夏怡）

省市药监动态

我国首个药品上市许可持有人试点品种“吉非替尼”获批 2016年12月23日，由山东省齐鲁制药有限公司研发的抗肿瘤新药吉非替尼及片剂经国家食品药品监管总局批准取得持有人文号，成为我国首个“上市许可持有人制度试点品种”和“首仿品种”（即国内第一家被批准合法生产该品种）。此药品已经被CFDA批准为非小细胞肺癌的一线用药，用于治疗携带EGFR突变的非小细胞肺癌患者，可有效提高患者用药的可及性。（沈 倩）

江苏省食品药品监督管理局在全国率先发布药品注册研制现场核查要点 2016年10月14日，江苏省食药监局发布了《江苏省食品药品监督管理局药品注册研制现场核查要点》（以下简称《核查要点》）。《核查要点》依据研究方向按化药制剂、化药原料、中药、治疗类生物制品、药理毒理、动物药代、临床和生物等效8个部分明确了现场核查的主要内容和要求。要求省、市食品药品监管部门在药品注册研制现场核查中应严格执行《核查要点》和国家总局相应技术指导原则，药品生产企业、药品研发机构、GCP和GLP机构应加强质量管理体系建设和实验（试验）过程质量控制，在申报注册申请前，认真对照《核查要点》和国家总局相应技术指导原则进行全面自查。（沈 倩）

江苏省完成首批无菌注射剂品种GMP认证现场检查工作 2016年4月，江苏省食品药品监管局认证审评中心组织对江苏省3家药品生产企业的6个无菌注射剂品种开展GMP认证现场检查。该中心主要采取健全质量管理体系、加强检查员队伍培养、严把审评和现场检查标准三项措施做好无菌注射剂药品生产企业GMP认证检查工作。其中，为了规范开展无菌注射剂GMP认证检查，该中心一方面修订《药品GMP认证工作控制程序》等标准，并且完善《江苏省药品GMP认证申请资料要求及审查要点》，同时提前做好无菌制剂检查员人才储备工作。检查组根据企业申请认证的剂型，精心制定检查方案，明确重点核查问题。依据规范、附录和《无菌药品检查指南》要求，结合企业实际，以无菌保证、无菌操作和质量管理体系检查为重点，全面评价企业实施无菌注射剂GMP的能力。（沈 倩）

江苏省首家互联网中药材交易第三方平台“绿金在线”正式上线 2016年11月11日，江苏省首家互联网中药材交易第三方平台“绿金在线”获得国家总局颁发的互联网药品交易服务资格证书（国A20160011），已正式上线。“绿金在线”具有用户管理、信息发布、信息查询、招投标、合同管理、交易结算等功能，对中药材种植、生产、经营的整个流通产业链进行资源整合，为中药材买卖双方提供公开、公平的网上交易市场。此平台线下业务已覆盖安徽、河北、成都、辽宁、宁夏、甘肃、青海、吉林等国内17家中药材专业市场和中药材产地资源，其线上业务的开通将可以实现中药材交易的网上集聚，进一步提升中药材市场流通效率。（沈 倩）

北京市食品药品监督管理局打击假药及中药检测技术分别获两项国家发明专利 2016年9月，北京市食品药品监管局所属事业单位市药品检验所研制的两项打击假药的快速检测技术“快速检测制品中非法添加西布曲明的方法”和“检测制品中西布曲明的方法”分别获得国家知识产权局颁发的发明专利证书。近年来，北京市药检所通过建设“药品违禁物质检测平台”，加强适用于基层监管的快速筛查打击假药技术研发，先后开发了一批拥有自主知识产权的药品、保健食品快速检测方法，涵盖7类11种常见非法添加化学成分。2016年11月，北京市食品药品监管局直属事业单位-北京市药品检验所在北京市科委“五十种北京市常用中药饮片质量评价与标准研究”课题基础上，先后获得“鉴别五味子中掺杂南五味子的薄层色谱方法”和“用于鉴别贡菊和亳菊的反相薄层色谱方法”两项国家发明专利。这两项专利不仅可以鉴别五味子（中药材及饮片）的掺伪及快速识别不同来源的菊花（中药材及饮片），而且涉及的反相薄层色谱技术更是对日常检验方法的创新和提升。（沈 倩）

北京市中药新药“金花清感颗粒”获国家新药证书和上市许可 2016年9月，北京市自主研发的中药新药“金花清感颗粒”获得国家新药证书和上市许可，主要用于治疗和预防流行性感冒。“金花清感颗粒”研发始于北京市政府2009年6月紧急启动的针对甲型H1N1流感疫情的科技攻关项目，北京市食品药品监管局建立“政府主导，首都中医药专家、医院和科研院所共同公关重大疾病”的新药研发模式，开通绿色通道，全程跟踪服务，促进了新药的成功研发和上市。（沈 倩）

京津冀联席推进三地药品监管一体化 2016年2月，北京市食品药品监管局、天津市市场和质量监督管理委员会、河北省食品药品监管局在京召开药品GMP联合检查联席会，就进一步加强协同发展事宜进行深入研讨。会议指出，京津冀将进一步加强合作交流，充分利用三地资源，逐步打造从研发、生产、流通到使用终端的完整医药产业链条，在监管层面形成标准一致、覆盖京津冀三地、覆盖药品全生命周期的监管体系，落实中央京津冀协同发展战略，保障京津冀地区人民群众用药安全。（沈 倩）

京津冀三地明确药品生产领域重点合作事项 2016年

12月，根据《京津冀药品生产监管工作协议》内容，河北省食品药品监督管理局在保定市组织召开京津冀药品生产联合监管工作研讨会议，明确重点合作事项，包括建立京津冀三地药品生产联防机制，局长层面每年召开一次会议，处长层面每半年召开一次会议，每季进行一次药品生产监管情况信息通报；对中成药生产使用的中药提取物，京津冀任何一方延伸检查结果互通互认；药品生产企业每年实施诚信体系量化评定工作，建立联合惩戒平台；建立三地药品生产监管微信群，及时了解沟通各项监管工作，提升信息共享水平；京津冀联合统一建立药品生产检查员库，随时随机抽取检查人员开展联合检查；将进一步研究和梳理中药饮片炮制规范，中药饮片生产执行使用地炮制规范标准，或等待时机制定京津冀统一的规范标准；京津冀三地互相培训药品生产监管人员，以提高监管人员素质。

（沈　倩）

↗ 四川省对创新药审评审批开启“绿色通道” 2016年2月，四川省食品药品监管局对创新药审评审批开启“绿色通道”，对治疗艾滋病、癌症、基因药物、3D生物打印等高端药械开展精准服务，在新药申报、现场检查等环节通过现场办公、政策技术指导、集中核查等方式加速孵化新药上市。四川省局建立了重点企业联系协调、创新产品审评审批快速通道等机制，工作人员深入企业现场办公、上门服务，主动协调解决药械注册等难题，对重大创新药械、首仿药、临床急需的品种，在标准不降、程序不减的前提下，提前介入，开启创新药械审评审批“绿色通道”，特事特办，缩短审评审批周期。

（沈　倩）

↗ 四川省药品物流行业迎来大“洗牌” 2016年9月，四川省食品药品监管局出台了《四川省食品药品监督管理局关于推进药械第三方物流发展的意见》（以下简称《意见》），规定从9月26日起，四川省将正式开展药械第三方物流试点，以进一步解决药械经营企业多、小、散、乱的问题，规范药械流通秩序。根据《意见》要求，四川省内的药品批发企业、省内外的药品生产企业、省内外科工贸一体化的集团型企业设立的仅销售本集团药品的全资批发企业、省内药品生产企业在外省设立的全资药品批发企业、省内的进口药品国内总代理企业均可委托药品第三方物流服务企业进行药品储存配送。《四川省药品现代物流系统验收标准》规定药品第三方物流企业必须满足14条规定，如要求药品冷藏车应当安装有全球定位系统（GPS）；配置仓库温湿度监测系统，对药品所有仓库温湿度实时监测及记录等。其中开展冷藏药品第三方储存、配送业务的，应设置符合GSP且与企业经营规模和第三方药品物流相适应的冷库、保温箱或者冷藏箱及相关设施设备等。

（沈　倩）

↗ 四川省建设“四品一械”数据中心、加强食药信息化系统建设 2016年12月，四川省食品药品监督管理局积极采取六项措施，切实加强统一规范的食品药品监管信息化系统建设。（1）省级监管部门着重建设“四品一械”数据中心、大型综合监管平台、整合现有各项应用系统等，实现与国家、省及省级以下监管业务平台的业务协同和信息共享。（2）市级监管部门着重抓好食品药品重点企业、环节的日常监管系统、稽查执法系统以及电子档案的建设。（3）县级监管部门做好食品药品生产、经营重点企业之外的企业、餐饮服务环节以及移动执法等系统建设。（4）加强信息化基础设施和安全保障体系建设。（5）强化公共服务体系建设。（6）认真宣贯落实国家总局《食品药品监管信息化标准体系》等标准规范，标准体系包含了信息化基础术语、信息分类与编码规范、数据共享等内容。

（沈　倩）

↗ 安徽省率先全面推行食品药品安全风险分级监管 2016年5月，安徽省食品药品监管局印发了《安徽省食品药品风险分级监督管理办法（试行）》，在全国率先推行食品、药品、医疗器械全品种、全环节、全过程风险分级监督管理制度。将食品、药品、医疗器械生产经营者分为一般风险、中等风险、较高风险和高风险四个等级，根据风险评级情况，对不同企业区别对待，利用有限的监管资源实施“精准监管”。风险分级原则上定为四个级别，即一般风险、中等风险、较高风险和高风险。风险等级由食品药品监管部门根据不同类别业态的风险分级评定标准，对品种（或业态）风险、规模大小、管控水平、产品质量、违法违规情况等风险要素评定分值加权后形成。监管部门根据企业或单位的不同风险等级，确定监督检查频次。具体为：一般风险企业或单位每年监督检查原则上不少于1次；中等风险企业或单位每年监督检查不少于2次；较高风险企业或单位每年监督检查不少于3次；高风险企业或单位每年监督检查不少于4次。生产经营者风险等级越高，监管频次越多。依托食品药品风险分级监督管理信息系统，评级、检查数据一律实行信息化表单式管理，既规范监管行为，又能使企业明白如何落实主体责任。

（沈　倩）

↗ 安徽省对药房验收立新规，消除药房安全盲区 2016年7月，安徽省食品药品监管局印发《关于进一步明确医疗机构“规范药房”创建工作相关问题的通知》，对全省医疗机构药房（库）的验收标准提出新要求，规定依据《中华人民共和国药典2015年版》，明确“药品应按温湿度要求陈列或储存于相应的药房（库），其中常温库温度为10℃ ~30℃、阴凉库（柜）温度不高于20℃、冷库（柜）温度为2℃ ~10℃，相对湿度应保持在35% ~75%之间”。依据国家中医药管理局、卫生部关于印发《医院中药饮片管理规范》的通知（国中医药发[2007]11号）之规定，“医院中药房应配置调配处方和临方炮制所需的设备。计量器具应定期校验。”要求分别从明确创建条件、严格药房标准、严把验收关口及实施动态管理四个方面实现2016年年底前确保70%的乡镇级以上医疗机构达到"规范药房(库)"创建目标。（沈　倩）

安徽省着力构建完善5+1模式食品药品监管体系 2016年10月14日，安徽省代理省长李国英主持召开会议，并作重要讲话，提出采取"5+1"模式，构建一个更加完善的食品药品监管体系。随后，安徽省局制定了贯彻落实方案，从六个方面细化了具体贯彻措施，并明确了责任处室和进度时限。包括坚持依法办事、于法有据；建立完善预防体系；建立完善监测体系；建立完善处置体系；建立完善发展服务体系；优化完善工作体系。要求预防体系应该突出源头治理，严把食用农产品入市关，严格药物临床试验管理，开展仿制药质量和疗效一致性评价，从源头提升食品药品质量。同时完善食品药品地方标准体系，以严格的标准将食品药品安全风险压缩在最低范围内。（沈　倩）

安徽省实施2016年食品药品"网剑"行动 2016年，安徽省食品药品监管局开展了"食品药品网剑"系列行动，通过网上发现线索、网下实地核查跟进，做到了全省统一网上监管、统一网上采购、统一送检，形成整体效应。"网剑"1号行动针对春节前夕食品热销的特点，采取驻点集中、引擎搜索、全面筛查、抽样检测相结合的办法，对网上销售蜜饯、糖果、炒货、食用油、肉制品、酒类等六大类节日食品进行了重点监测，对300余家网络购物网站(网店)进行了重点监管，对58种可疑货品进行了抽样邮购，共发现涉嫌经营过期食品的1家，涉嫌无证经营的2家，未按要求配备食品安全管理人员、缺少消毒设施等各类安全隐患违规行为22起。"网剑"2号行动主要筛查治疗肿瘤等慢性病、性功能障碍以及减肥类、辅助降血糖类等药品，坚持问题导向，采取驻点集中、引擎搜索、全面筛查、抽样检测相结合的办法，对网上45种药品和保健食品进行了重点监测，对400余家网络购物网站(网店)进行了重点监管。24家涉嫌虚假宣传、扩大宣传等违法网址、网站锁定了。对26种可疑货品抽样邮购；对1家淘宝网店涉嫌无证销售三类医疗器械的行为进行了现场核查，所有涉嫌违法信息或违法行为的均予以屏蔽或立案调查。"网剑"3号行动中，执法人员以问题为导向，有针对性地采取驻点集中、引擎搜索、全面筛查、抽样检测相结合办法，排查约3000个网站(网页)，发现涉嫌违法犯罪案件线索83起，发现非法网站29家，均已移交相关部门处理。"网剑"4号行动共排查重点网站(网页)2100多个，覆盖全省网上销售的各类食品；发现涉嫌违法线索108起，非法网站43家，网络抽样食品42组，并在第一时间送省食品药品检验院进行针对性检验。（沈　倩）

安徽省医疗机构打造"升级版"药房 2016年4月，安徽省食品药品监管局、省卫计委联合印发《安徽省医疗机构"规范药房(库)"创建验收标准》，就全省医疗机构药房(库)的人员与管理、设施与设备、采购与验收、储存与养护、调配与使用等作出严格规范。《创建验收标准》明确规定了医疗机构采购药品应对供货单位、销售人员及购进药品进行合法性审核，索取、查验、留存相关证明材料，按照规定逐批验收并建立真实完整的药品购进验收记录，做到票、账、货相符；按规定分类陈列和储存药品，做到药品与非药品分开，内服药与外用药分开，中药材、中药饮片与其他药品分开，并有明显标志；药品应按温湿度要求陈列或储存于相应的药房(库)，其中常温库温度为0℃-30℃、阴凉库(柜)温度不高于20℃、冷库(柜)温度为2℃-10℃，相对湿度应保持在45%～75%之间等。根据计划，2016年底前，各市、县70%的医疗机构药房达到创建目标。（沈　倩）

辽宁省沈阳市食药监管深入开展"四零"服务活动 2016年4月，辽宁省沈阳市食品药品监管局积极开展服务受理"零推诿"、服务方式"零距离"、服务质量"零差错"、服务结果"零投诉"为主要内容的"四零"活动，通过亮明身份、公开职责、强化业务、拓展服务及提高效率五项措施不断提高食品药品监管行政审批服务效能。要求在前台公示每名工作人员的职责，在工作中严格落实首问负责制；加强对工作人员的业务培训，开展业务技能竞赛，全面提高工作人员的业务能力；并且对招商引资项目、投资数额较大项目开辟绿色通道，全程实行跟踪服务等。（沈　倩）

辽宁省沈阳市五项举措加强药品安全动态监管 2016年上半年，辽宁省沈阳市食品药品监管局积极采取五项措施，扎实推进药品安全监管工作，不断提升药品安全保障水平。(1)开展药品生产监管环节调研摸底。(2)开展高风险企业及医疗机构制剂室跟踪检查。(3)开展医疗机构制剂非法添加专项检查。(4)开展中药材、中药饮片专项整治。(5)开展南六地区集中检查。全面调研了全市药品生产企业品种停产情况、2016年度基本药物生产情况、2015版《中国药典》执行情况、药品生产企业品种转移及研发情况、药物临床试验及一致性评价等内容。组织开展了中药材、中药饮片专项整治工作，重点打击以次充好、染色增重、掺杂使假等违法违规行为，累计监督检查参茸产品经营店50余家。对6家重点企业进行了突击检查，累计取缔黑库房2个，查获药品441批次，并将相关涉案人员移交公安机关处理。

（沈　倩）

吉林省采取"三项措施"集中整治药品流通领域违法行为 2016年上半年，吉林省食品药品监管局结合实际，分别采取开展GSP认证跟踪检查、实施异地交叉检查及组织专项督导检查三项措施有序开展药品流通领域集中整治行动，进一步规范药品流通秩序，进而全面保障群众用药安全。其中，对42家药品批发企业开展飞行检查，撤销了5家企业GSP证书。采取异地交叉检查方式，对2013年7月1日以来药品流通企业（包括医疗机构）的经营行为开展监督检查。对各地整治工作落实情况进行现场督查，对企业自查情况进行“回头看”，及时曝光违法违规企业名单，并把药品流通领域日常检查和集中整治情况纳入年度政府绩效考核指标。

（沈　倩）

云南省成功破获一起跨国制售假药案　2016年7月，云南省食品药品监督管理局稽查局配合昆明市公安局，成功侦破公安部挂牌督办的“9·17”特大跨国制售假药案，该案历时近8个月，抓获主要犯罪嫌疑人27名，捣毁昆明、广州、深圳、佛山等地制售假药窝点9个、仓库3个，现场查获假冒产品近百种，成品2600多箱，半成品数百公斤，查获大量原料、包装标签及生产、包装设备。该涉案团伙先后注册成立多家公司，使用面粉、纤维素、西地那非、他达那非等原料生产假药和有毒、有害食品，以从事外贸生意为掩护，通过具有国际快运资质的物流公司，将涉案物品以化妆品、美容产品的名义发往美国、英国等11个国家及少量国内客户，涉案销售金额达2000余万元。

（沈　倩）

西安市全面推进药品零售企业精细化管理，积极探索处方药管理新模式　2016年3月9日，陕西省西安市食品药品监管局召开了全市药品零售企业精细化管理工作现场会。会上，西安市局传达了《西安市药品零售企业精细化管理指导意见》。其中，针对慢性病患者购药实际，西安市在强化处方药监管的基础上，要求各药品零售企业可结合慢性病患者用药史，将病人的慢性病诊断病例、用药处方及个人基础信息建立慢性病患者用药档案。患者购买药品的数量不得超过其处方载明的用量，连续购药超过3个月，或购药品种发生变化时，需执业医师根据患者病情变化重新开具处方。同时，慢性病患者还可在24小时自动售药机上通过刷验二代身份证直接购买登记备案的处方药。

（沈　倩）

江西省开展药品流通专项整治“回头看”　江西省食品药品监督管理局在全省开展药品流通领域专项整治“回头看”自2016年11月8日启动。主要围绕以下重点：(1)检查专项整治期间各企业自查、监督检查发现的问题和风险隐患，针对十种违法经营行为，整改是否到位，隐患是否得到有效清除。(2)检查企业在日常经营活动中的药品经营质量管理合规情况，是否存在反弹，关键岗位人员、账户、资金和票据管理、收货发货及贮运、冷链等环节的质量管理等。(3)检查专项整治期间发现的违法违规行为依法该立案的是否立案，以及调查处理与结案情况。(4)检查专项整治期间建立起来的制度是否得到落实和严格执行，是否存在有制度不执行情况等问题。

（沈　倩）

宁波市药检所通过国家实验室认可　2016年9月，宁波市药检所通过中国合格评定国家认可委员会（简称CNAS）评审，获得国家实验室资质认可。宁波药检所是继浙江省药检所、杭州市药检所之后的浙江省第三家通过国家实验室认可的药检所。本次评审，专家组调阅了大量的书面报告和原始记录，并审查了用于内部控制的质量手册、程序文件及作业指导书等一系列内部控制条件，在经过严格评审考核后，专家组一致认为该所符合国家实验室认可条件。截止2016年6月19日合格评定通过后，该所药品领域93项检验能力资质达到国际互认要求。

（沈　倩）

海南出台史上最严食药犯罪惩治措施　海南省高级人民法院、省人民检察院、省公安厅、省食药监管局、省食安办联合印发了《关于<食品药品行政执法与刑事司法衔接工作办法>的实施细则的通知》（以下简称《细则》），对国家五部委制定的《食品药品行政执法与刑事司法衔接工作办法》（以下简称《办法》）进行细化，增加了“追诉标准与量刑规范”的具体规定，增强了可操作性。(1)严格缓刑、免予刑事处罚的适用，解决量刑偏低的问题。(2)县（区）案件由地市级以上公案机关侦查，解决立案率低的问题。(3)从严追究失职渎职责任，解决履职不到位的问题。其中，《细则》将原来模糊立案标准具体化。对最高人民法院、最高人民检察院关于办理危害食品药品安全刑事案件适用法律若干问题的解释中有关“少量”“严重”等模糊的规定进行了量化。对原“销售少量根据民间传统配方私自加工的药品或者未经批准进口的国外、境外药品的行为”中的“少量”具体化为即使销售金额不足人民币3500元，但经营假药货值金额超过10 500元的，应追究刑事责任；如果上述药品是以孕产妇、婴幼儿或者危重病人为使用对象的，销售金额达人民币2000元、或不足2000元但经营假货的货值金额超过6000元的，应追究刑事责任；对曾因销售假药被判处刑罚或在一年内曾因销售假药受到行政处罚的，按前述标准的50%计算。

（沈　倩）

海南省实现食品药品行政执法证全省执法　2016年3月，海南省食品药品监管局将市县区食品药品行政执法证执法区域由各市县区辖区统一调整为全省区域。执法范围调整后，将在重大活动保障、交叉执法、跨区域执法等方面实现全省执法力量统一调配、统一执法，盘活和放大了执法资源。海南省是全国首个实现省内行政执法证执法区域为全省范围的省份。

（沈　倩）

湖南省率先使用信息化手段加强一次性进口药品监管　为切实履行好进口药品的审批和使用情况的监督，湖南省食药监局制定了研制过程中所需研究用对照药品一次性进口的有关规定，明确了申报资料项目和要求，公布了办事程序，并同步开发使用了"一次性进口药品监管系统"，作为"湖南省药品注册信息监管系统"的子系统，于2016年10月12日正式上线运行。要求凡本省药品生产企业、研发机构申请或委托代理机构申请一次性进口药品的，应将《进口药品通关单》在系统中扫描上传，并将复印件及时报送所在地辖区市州食品药品监督管理局。进口药品通关后，有关单位应严格按照批准的用途使用，在一次性进口药品管理子系统中详细记录购进使用情况。同时该系统同步记录备案一次性进口药品的购进和使用情况，对异常购买情况进行预警提示。（沈　倩）

湖南省局"三驾马车"推动食药安全社会共治 湖南省食药监局通过运用信息公开、科普宣传、应急演练"三驾马车"，实现强化执法监管，深入推进食品药品安全社会共治。主要做法包括以及时快捷的信息服务赢得公众信任；以深入人心的科普宣传树立部门形象及以广泛开展的应急演练争取各方支持。其中，根据国家总局的部署，湖南食药监系统着力打好"三六九牌"，即以每年3月份"12331食品药品投诉举报宣传日"、6月份"食品安全宣传周"、9月份"安全用药月"活动为载体，组织社会各界参与、声势浩大的食品药品安全法宣与科普行动，将宣传阵地推进到乡镇集市、城市社区，特别在3、6、9月的集中科普行动中，各市州局、县市区局组织执法人员、动员社会力量开展科普下乡进社区活动，成为全省知名的科普品牌；同时各级食药监部门善于借助科协组织的力量，将食品药品安全知识深入宣传到全省300多个基层科普示范社区或行政村。（沈　倩）

武汉市成立首届食品药品法律专家咨询委员会 2016年12月2日，武汉市食品药品监督管理局成立了法律专家咨询委员会，来自党委法治、人大机关、政府法制、行政审判、检察监督、公安法制和法律院校、顾问律师等方面受聘的近二十位法律界专业人士受聘成为委员会成员。法律专家咨询委员会对涉及食品药品监管方面的重大政策及规范性文件的出台，提供法律咨询意见；对涉及食品药品立法项目的确定、调研提供法律意见；对食品药品监管过程中遇到的执法难题提供咨询指导；定期对药监执法人员开展法律法规培训。（沈　倩）

广东省食品药品监管局实现行政审批事项办事指南标准化"三统一" 2016年8月，广东省食品药品监管局完成了全部85项行政审批事项办事指南的标准化工作，并实现了行政审批标准化录入模块、政府网上办事大厅、门户网站上办事指南"三统一"。本次行政审批事项办事指南的标准化工作有以下三个特点：(1)对审批要素进行规范化和明确化。凡是没有法律法规及规章依据的办事条件、申请材料，一律砍掉；凡是没有必要或重复要求提交的证件证明等，一律取消；凡是办事环节涉及的模糊条款、兜底条款、附加条款等，一律消除。(2)对审批环节进行简化和优化。大幅简化优化通用审批流程，大幅减少审批环节、材料、时限、中介服务等繁文缛节，整合压减和规范优化跨层级、跨部门审批事项办理流程，真正降低办事门槛。(3)对裁量基准进行细化和量化。要求严格对照审批条件，细化审查标准，明确审查的程序、内容、要求和方法，量化审批通过、整改、不通过等判定标准，按照"否定必有依据"的要求，详细列明整改、不通过的情形，对法律法规没有明细标准和程序的，制定相关文件予以明确规范。（沈　倩）

广东省深圳市多措并举提升药品不良反应应急处置能力 2016年，深圳市药品不良反应监测中心坚持以风险防控为目标，以信号挖掘为手段，以信息化建设为保障，多措并举，实现应急处置能力"三个提升"。(1)提升应急处置网络建设能力。在全市搭建起基本覆盖所有医院、药械生产企业及批发和连锁经营企业的"三横四纵"监测网络，筑牢应急处置药害事件的网络根基。(2)提升风险信号捕捉和挖掘能力。积极协调三家三级医院完成HIS与药械上报系统的对接试点，对药械安全性数据进行自动抓取采集；开发建立ADR分区预警提示系统，及时掌握药害事件信息并迅速开展应急处置。(3)提升应急处置的现场控制和溯源能力。制定《药品不良反应突发事件应急预案》，规范、迅速地处置了数十起不良事件，并坚持两个"报告"和四个"进一步"：即发现问题第一时间报告本市行政监管及上级业务部门，进一步跟踪事件处置情况、进一步分析事件事出原因、进一步通报相关涉事企业、进一步反馈产品使用单位，在源头最大限度地遏制药害事件的发生和扩散。（肖　霄）

河北省"六围绕、六加强"提升食品药品监管能力 河北省食品药品监管局多次召开会议，研讨落实提升食品药品监管能力的举措，并按照河北省政府的决策部署和要求，决定2016年做好"六围绕、六加强"。分别包括下述六方面：(1)围绕加强能力建设，强化基层基础。(2)围绕解决突出问题，强化食品安全监管。(3)围绕提升质量，强化药品安全监管。(4)围绕示范引领，强化"两个创建"。(5)围绕净化市场环境，强化严惩重处。(6)围绕转作风提素质，强化人才和干部队伍建设。其中，要求重点推进基层配置标准化、检验检测体系、信息化建设、网格化监管等建设，着手建设贯通全系统、涵盖"四品一械"的大数据综合利用格局；继续开展食品生产聚集区整治提升、食品生产企业质量安全审计、全面规范食用农产品和食品经营行为、强化餐饮食品和保健食品监管、农村食品安全治理、将食品"五小"纳入有效监管等工作，特别是结合开展"清源""净流""扫雷"等行动，确保农村食品安全可靠。（沈　倩）

天津市2016年药品零售企业量化分级管理及放心药店评定工作启动 2016年4月，天津市市场监管委印发了《2016年药品零售企业量化分级管理及放心药店建设工程实施方案》，正式启动了全市2016年药品零售企业量化分级管理及放心药店检查评定工作。分别包括下述内容：(1)依据企业经营范围，全面检查评定企业三品一械（药品、保健食品、化妆品及医疗器械）年度经营情况；(2)落实企业主体责任，提升A级放心药店企业法定代表人或企业负责人资格要求；(3)采取日常监管和现场检查相结合的综合评定方法，日常监管占30%、现场检查占70%，细化评定方式，确保实效；(4)实时登陆天津市市场主体信用信息公示系统，全面及时掌握企业行政处罚信息，确保等级评定公正、准确；(5)对企业违法违规行为，依法处理并按要求及时调整企业等级，实施差异化管理，将动态分级监管落到实地，全面提升本市药品经营企业管理及服务水平。（沈 倩）

福建省局部署开展"净网"行动保障全省网络食品药品安全 2016年9月，福建省食品药品监管局在全省范围部署开展全省网络食品药品安全"净网"行动，分别从清理核查经营资质、加强"四品一械"违法信息及违法广告的监测排查、大力整顿网络订餐经营行为及严肃查处网络食品药品违法行为四方面进行整顿，从而严厉打击网络食品药品安全违法行为，净化网络食品药品交易环境，保障网络食品药品安全。其中，药品信息方面重点监测排查发布虚假药品信息、非法销售药品的行为；已审批的互联网药品信息服务和交易服务网站发布麻醉药品、精神药品、医疗用毒性药品、放射性药品、戒毒药品和医疗机构制剂信息的行为；非交易网站发布的药品信息直接撮合药品网上交易；向个人消费者提供交易服务的网站展示和销售处方药及麻黄碱类复方制剂的行为。（沈 倩）

贵州省建立食品药品行政执法与检察监督衔接工作制度 2016年12月，贵州省食品药品监督管理局与贵州省人民检察院联合印发《贵州省食品药品行政执法与检察监督衔接工作制度》（以下简称《制度》），明确建立健全两部门办理食品（含食品添加剂）、药品、医疗器械、化妆品等领域涉嫌犯罪案件的协作配合工作机制。《制度》分别明确和细化了人民检察院和食品药品监管部门应当履行的监督职责和监管职责，也明确了食品药品监管部门会同公安部门与人民检察院联合挂牌督办的案件类型。《制度》要求，人民检察院定期会同公安机关、食品药品监管部门联合开展"打击危害食品药品安全违法犯罪专项活动"；建立食品药品案件信息发布沟通协作机制，及时发布重大、典型案件，加强舆论宣传；开展专业培训、案例研讨，分析危害食品药品安全的违法犯罪及职务犯罪案件的成因、预防对策等，引导执法人员正确履职；建立工作联络机制，定期通报食品药品安全领域重大举措，共同研究重大、复杂、疑难问题。（沈 倩）

青海省食品药品监督管理局制定"一单两库一细则"积极推进双随机一公开 2016年8月，青海省食品药品监管局按照放管结合、优化服务和加快转变政府职能的总要求，结合食品药品监管执法工作职能，认真研究部署和推进"双随机、一公开"工作，建立了随机抽查事项清单、检查对象名录库和执法检查人员名录库，制定随机抽查工作细则，进一步规范和加强了食品药品安全事中事后监管。(1)建立随机抽查事项清单；(2)建立随机抽查市场主体名录库；(3)建立随机抽查执法检查人员名录库；(4)制定随机抽查工作细则；(5)分类选择随机抽查方式。（沈 倩）

国家食品药品监督管理总局与上海市人民政府签署食品药品安全监管战略合作协议 2016年3月2日下午，国家食品药品监督管理总局局长毕井泉与上海市人民政府市长杨雄签署关于加强食品药品安全监管战略合作协议。根据协议，国家食药监总局将积极支持上海市开展全国食品安全示范城市创建工作，落实市、区两级食品药品监管"四有两责"制度，落实区县地方政府食品安全属地责任和监管部门监管责任，进一步加强监管队伍建设，促进上海食品药品安全保障水平提升。通过部市合作，更好地服务上海自贸试验区和科创中心建设国家战略，积极推进鼓励药物创新的各项工作，助推上海生物医药产业发展。（沈 倩）

特殊药品管理

国家食品药品监督管理总局开展特殊药品生产流通信息报告系统试运行工作 为加强麻醉药品、精神药品和药品类易制毒化学品监管，国家食品药品监督管理总局按照《麻醉药品和精神药品管理条例》《易制毒化学品管理条例》及《药品类易制毒化学品管理办法》有关要求组织开发了《特殊药品生产流通信息报告系统》，特药信息报告系统于2017年1月1日起试运行。中国麻醉药品协会负责特药信息报告系统试运行的组织协调工作，中国食品药品检定研究院信息中心负责为特药信息报告系统提供技术支持。试运行工作的目标有：对麻醉药品、精神药品和药品类易制毒化学品生产、流通、库存的明细数据进行查询和统计，对特药生产计划和购用计划执行情况进行监控；对特药信息报告系统的功能进行检验和完善；探索开展已有省级特药网络系统与国家特药信息报告系统数据对接工作。试运行范围包括：省级、设区的市级食品药品监督管理部门；各类生产麻醉药品原料药及制剂、第一类精神药品原料药及制剂、第二类精神药品原料药及制剂、含麻醉药品(包括罂粟壳)的复方制剂、含第一类精神药品的复方制剂、药品类易制毒化学品原料药及单方制剂、罂粟壳的制药企业;各类经营麻醉药品制剂、第一类精神药品制剂、第二类精神药品原料药及制剂、药品类易制毒化学品原料药及单方制剂、罂粟壳的流通企业。试运行工作内容:特药生产企业自生产之日起7日内按照每品种、每规格、每批次的方式将原料药购进、原料药和制剂生产完成情况、原料药和制剂销售情况等详细信息在系统中进行填报。省级、设区的市级食品药品监督管理部门利用特药信息报告系统对麻醉药品、精神药品和药品类易制毒化学品生产、流通、库存的明细数据进行查询和统计,对特药生产计划和购用计划执行情况进行监控。（贾夏怡）

关于换发放射性药品生产经营许可证有关工作的通知 2016年10月21日,国家食品药品监督管理总局、国家国防科技工业局印发了关于换发放射性药品生产经营许可证有关工作的通知(食药监药化管[2016]132号)。本通知的工作程序及要求为:(1)申请换发许可证的企业应按《放射性药品管理办法》规定,及时将相关材料的纸质版和电子版报至所在地省局。省局依申请对本行政区域内企业换发许可证的申请材料进行审查并组织现场检查。对符合换发许可证要求的,由省局将企业申报材料、现场检查报告和初审意见上报国家食品药品监督管理总局。对尚不符合要求或存在生产质量隐患的,应责令其限期整改,整改完成经所在地省局现场检查确认符合要求后,方可上报食品药品监管总局。(2)食品药品监管总局会同国家国防科技工业局组织对企业申报材料和现场检查结果进行审查,符合要求的,经国家国防科技工业局书面审查同意,食品药品监管总局审核批准后,办理换发许可证批件,由省局换发许可证。审查不符合要求的,食品药品监管总局作出不予批准的书面决定并说明理由,交由省局告知申请人。(3)原先分品种核发的《放射性药品生产许可证》,以最先到期的许可证日期为准,合并办理为一个《放射性药品生产许可证》。《放射性药品经营许可证》有此类情况的,也按此办理。(4)食品药品监管总局统一印制新版《放射性药品生产许可证》和《放射性药品经营许可证》。省局可根据本行政区域内放射性药品生产、经营企业的数量和实际发证需要向食品药品监管总局书面申请领取。(5)对通过放射性药品《药品生产质量管理规范(2010年修订)》认证的生产企业(或生产范围),可视情况免予现场检查。近年新开办的放射性药品生产、经营企业,也可向省局提交要求的材料,省局可不再组织现场检查,直接为其更换新版许可证,有效期与原许可证一致。（贾夏怡）

加强注射用A型肉毒毒素管理 2016年6月24日,国家食品药品监督管理总局发布了关于加强注射用A型肉毒毒素管理的通知(食药监办药化监[2016]88号)。本通知要求药品生产经营企业要切实加强注射用A型肉毒毒素购销管理。注射用A型肉毒毒素生产(进口)企业应当指定具有医疗用毒性药品收购经营资质的药品批发企业作为本企业注射用A型肉毒毒素的经营企业,并经指定的经营企业直接将注射用A型肉毒毒素销售至已取得《医疗机构执业许可证》的医疗机构或医疗美容机构。未经指定的药品经营企业不得购销注射用A型肉毒毒素;生产经营企业不得向未取得《医疗机构执业许可证》的单位销售注射用A型肉毒毒素;药品零售企业不得经营注射用A型肉毒毒素。注射用A型肉毒毒素生产(进口)企业和指定经营企业必须严格审核购买单位资质,建立客户档案,健全各项管理制度,加强购、销、存管理,保证来源清楚,流向可核查、可追溯。要建立注射用A型肉毒毒素购进、销售台账,并保存至超过药品有效期2年备查。注射用A型肉毒毒素生产(进口)企业应当及时将指定经营企业情况报所在地省级食品药品监管部门备案。药品生产(进口)企业所在地省级食品药品监管部门要对生产(进口)企业指定的经营企业进行审核,经审核确认的经营企业名单应当予以公布。各级食品药品监管部门强化对注射用A型肉毒毒素生产、经营的监督管理,防止注射用A型肉毒毒素从合法渠道流入非法从事美容业务的机构,防止假药进入合法渠道。要对注射用A型肉毒毒素流通环节进行重点检查,根据销售记录抽取一定比例,跟踪核实销售流向。对监督检查中发现的违法违规行为,依法严厉处罚;涉嫌犯罪的,及时移送公安机关。（贾夏怡）

生物制品管理

贯彻实施《疫苗流通和预防接种管理条例》的有关事宜 国家食品药品监督管理总局和国家卫生计生委于2016年6月13日联合发布了关于贯彻实施新修订《疫苗流通和预防接种管理条例》的通知(食药监药化监[2016]74号)。本通知的主要内容如下。(1)严格规范疫苗销售和采购行为。疫苗生产企业对其生产、配送的疫苗质量依法承担责任。向我国出口疫苗的境外疫苗厂商应当在我国境内指定一家代理机构,统一销售该厂商进口的全部疫苗,代表该厂商履行《条例》规定疫苗生产企业的全部责任。第一类疫苗的疫苗计划、分发供应管理按照《预防接种工作规范》要求执行。第二类疫苗采购计划由接种单位提出,县级疾病预防控制机构汇总后逐级提交至省级疾病预防控制机构,省级疾病预防控制机构通过省级公共资源交易平台组织全省集中采购。承担国家医药储备任务的药品经营企业和疾病预防控制机构,应按照有关政府部门的指令进行储备疫苗的收储和调用。(2)严格落实疫苗配送管理。严格落实疫苗冷链和追溯管理要求。疫苗生产企业和配送疫苗的企业储存、运输疫苗时，应当按照药品 GSP 的要求，确保温湿度自动监测系统采集冷链储存、运输数据真实、原始、完整、准确，保证疫苗储存、运输环节全程不脱离冷链控制。对疫苗装卸、交接等情况下的温度控制要求应在验证基础上作出规定。(3)严格规范疫苗流通和使用管理。接种单位的医疗卫生人员应当对符合接种条件的受种者实施接种，并依照《预防接种工作规范》，记录疫苗的品种、生产企业、最小包装单位的识别信息(或批号)、有效期、接种时间、实施接种的医疗卫生人员、受种者等内容。接种记录保存时间不得少于 5 年。接种单位接种第一类疫苗不得收取任何费用，接种第二类疫苗可以收取服务费、接种耗材费。(4)各级卫生计生部门通过《条例》实施，加强疫苗冷链设备建设和管理，确保疫苗的全程冷链运转和记录完整可追溯。 (贾夏怡)

↗ 国家食品药品监督管理总局、公安部、卫计委联合做好非法经营疫苗案件查处工作 2016 年 3 月 21 日国家食品药品监督管理总局、公安部、国家卫生计生委发布了《关于共同做好非法经营疫苗案件查处工作的通知》(食药监药化监[2016]31 号)。文件要求地方各级食品药品监管、公安和卫生计生部门要立即成立联合工作组，统一指挥、密切配合，切实落实落地查人责任，共同做好非法经营疫苗案件涉案产品处置和案件查办工作。食品药品监管和公安部门应当密切配合，根据公布的涉案嫌疑人员名单和协查线索，对涉及本地区的嫌疑人尽快核实身份，及时查明疫苗购销情况。对属于销售上线的，应当查明销售单位和人员以及销售的品种、生产企业、批号、数量等情况；对属于购进下线的，应当查明购进单位和人员以及购进的品种、生产企业、批号、数量、销售去向等情况。食品药品监管、公安和卫生计生部门应当对非法购销疫苗的企业、机构和个人，根据事实和情节依法严肃查处。查处情况要逐案及时上报上级主管部门。食品药品监管和公安部门对查实医疗卫生机构购入、使用涉案疫苗的，应当及时通报同级卫生计生部门。卫生计生部门应当配合食品药品监管部门迅速查明疫苗最终去向及使用情况，要做好风险评估并采取相应措施，切实保护公众健康。各级联合工作组应当及时汇总工作进展情况，每日逐级向上级联合工作组上报。省级联合工作组需将本地区情况汇总后，于每日 17 时前分别报食品药品监管总局、公安部、国家卫生计生委。 (贾夏怡)

↗ 国家食品药品监督管理总局关于做好疫苗供应工作的通知 2016 年 7 月 8 日，国家食品药品监督管理总局办公厅印发了关于做好疫苗供应工作的通知(食药监办药化监[2016]94 号)。根据基层反映近期部分疫苗出现供应短缺和销售量大幅下滑的问题，引发公众对疫苗供应不足的担心。为及时有效解决相关问题，国家食品药品监督管理总局办公厅对有关要求通知如下：(1)各级食品药品监管部门要进一步增强大局意识和责任意识，高度重视疫苗供应保障和质量安全工作，积极配合有关部门采取有效措施，及时解决疫苗供应中出现的问题。督促引导疫苗生产企业严格按计划组织生产，不得因暂时性销售困难随意减产或停产，影响疫苗的正常供应和接种工作。(2)我国疫苗生产能力可满足市场需求，质量安全有保障。近期出现的疫苗短缺主要是工作衔接问题，是暂时性的。各级食品药品监管部门要结合贯彻落实《疫苗流通和预防接种管理条例》，引导企业切实落实食品药品监管总局、卫生计生委联合印发的《关于贯彻实施新修订〈疫苗流通和预防接种管理条例〉的通知》中的各项政策，做好与疾控机构疫苗采购的衔接工作，防止出现因疫苗供应不足导致的接种率下降问题。(3)各地要强化对疫苗生产流通的全过程监管，加大监督检查和产品抽验力度，保证疫苗质量和生产流通行为的规范。充分发挥监管部门的职能作用，寓监管于服务之中，积极帮助企业解决生产经营中遇到的问题，保证疫苗产品持续稳定生产。对企业提交的疫苗产品批签发申请，相关单位要加快抽样送样和检验审核工作，提高批签发效率。指导和督促疫苗生产企业组织开展冷链物流体系建设，做好委托储存配送企业的备案管理工作。积极配合卫生计生部门和疾控机构做好疫苗采购工作，保障疫苗及时供应和预防接种工作顺利进行。 (贾夏怡)

↗ 脊髓灰质炎疫苗免疫新策略实施 2016 年 4 月 29 日，国家卫生计生委、国家发展改革委、工业和信息化部、财政部、食品药品监督管理总局联合发布了《关于调整国家免疫规划脊髓灰质炎疫苗免疫策略的通知》(国卫疾控发[2016]29 号)。《通知》要求我国于 2016 年 5 月 1 日实施新的脊髓灰质炎疫苗免疫策略，用二价脊灰减毒活疫苗(bOPV)替代三价脊灰减毒活疫苗(tOPV)，并将脊灰灭活疫苗(IPV)纳入国家免疫规划。2015 年世界卫生组织宣布Ⅱ型脊灰野病毒已经在全球范围内被消灭，接种含Ⅱ型毒株的减毒活疫苗已经没有必要。因此世界卫生组织决定全球停用三价脊灰减毒活疫苗，改用含有Ⅰ型、Ⅲ型两个血清型的二价减毒活疫苗，同时要求各国应引入至少一剂次脊灰灭活疫苗。我国政府高度重视脊灰疫苗免疫策略调整工作，经国务院同意，确定我国脊灰疫苗转换安排为 2016 年 5 月 1 日起，全国将 1 剂次脊灰灭活疫苗和 3 剂次二价脊灰减毒活疫苗纳入国家免疫规划。 (贾夏怡)

↗ 三个国产体外诊断试剂首次获批 2016 年 9 月 2 日，国家食品药品监督管理总局首次批准了厦门致善生物科技有限公司生产的三个用于结核分枝杆菌耐药性检测的国产体外诊断试剂。分别为：结核分枝杆菌氟喹诺酮类药物耐药突变检测试剂盒(荧光 PCR 熔解曲线法)、结核分枝杆菌链霉素耐药突变检测试剂盒(荧光 PCR 熔解曲线法)和结核分枝杆菌乙胺丁醇耐药突变检测试剂盒(荧光 PCR 熔解曲线法)。三个产品都由扩增试剂、对照试剂和提取试剂组成。分别用于检测结核分枝杆菌对氟喹诺酮类药物耐药性、链霉素药物耐药性或乙胺丁醇药物耐药性,可用于临床上结核病的辅助诊断。食品药品监督管理部门应加强产品上市后监管,保护患者用械安全。（贾夏怡）

世界首个预防儿童手足口病疫苗在我国研发上市 2016 年 4 月 14 日,国家食品药品监督管理总局发布公告称去年 12 月 3 日总局已经批准了预防儿童手足口病的肠道病毒 71 型灭活疫苗(人二倍体细胞)生产注册申请,成为全球首个 EV71 型灭活疫苗由自主研发。中国医学科学院医学生物学研究所自 2008 年开始研发 EV71 灭活疫苗,该产品突破了疫苗二倍体细胞规模化生产和质量控制关键技术瓶颈,建立了可规模化生产的工艺体系以及质量控制和质量标准体系,为生产安全、有效、质量可控的疫苗产品奠定了基础。通过上万例受试者的临床试验结果显示,该疫苗安全性较好,对 EV71 引起的手足口病的保护率可达 97.3%。（贾夏怡）

国家食品药品监督管理总局批准人乳头瘤病毒吸附疫苗上市 2016 年 7 月 12 日,国家食品药品监督管理总局批准葛兰素史克(GSK)公司的人乳头瘤病毒吸附疫苗的进口注册申请。该产品系采用杆状病毒表达系统分别表达重组 HPV16 和 18 型的 L1 病毒样颗粒,经纯化,添加 MPL 和氢氧化铝佐剂等制备的双价疫苗。该疫苗是首次申请在我国上市的新疫苗,研究数据表明在国内目标人群中应用的安全性和有效性与国外具有一致性。该疫苗的批准,为我国宫颈癌的预防提供了新的有效手段。（贾夏怡）

进出口药品管理

国家食品药品监督管理总局关于进口药品符合《中华人民共和国药典》有关事宜的通知 2016 年 2 月 16 日,国家食品药品监督管理总局发布关于进口药品符合《中华人民共和国药典》有关事宜的通知(食药监药化管[2016]18 号)要求各口岸严格执行《中华人民共和国药典》,确保进口药品质量。有关事宜如下:所有进口药品必须符合《中华人民共和国药典》的有关要求,进口药品口岸检验应按照《中华人民共和国药典》2015 年版的相应要求对进口药品进行检验,不符合要求的不得进口。对于《中华人民共和国药典》2015 年版收载的品种,进口药品口岸检验在符合进口药品注册标准基础上,应同时符合《中华人民共和国药典》2015 年版相关标准。对于《中华人民共和国药典》2015 年版未收载的品种,其口岸检验应符合《中华人民共和国药典》2015 年版的相关通用要求。对于已按《关于实施〈中华人民共和国药典〉2015 年版有关事宜的公告》第五条要求提交补充申请,但尚未获得批准的进口药品,补充申请审评审批期间,其口岸检验仍执行原进口药品注册标准。属于本情形的,在办理进口备案时,应提交相关补充申请的《药品注册申请表》及受理通知书的复印件。（贾夏怡）

捐赠药品进口管理规定印发 2016 年 5 月 20 日,国家食品药品监督管理总局、民政部、国家卫生计生委、海关总署 4 部门联合发布了《捐赠药品进口管理规定》(食药监药化管[2016]66 号)。本规定适用范围为国外政府、制药企业或相关组织、机构自愿无偿向国内受赠人捐赠药品办理进口备案。捐赠人应对捐赠药品的质量负责,捐赠时须向受赠人提供药品清单和捐赠药品检验报告。捐赠的药品必须满足以下条件:我国已批准进口注册的品种;捐赠药品有效期限距失效日期须在 12 个月以上;药品批准有效期为 12 个月及以下的,捐赠药品有效期限距失效日期须在 6 个月以上;捐赠药品最小包装的标签上应加注“捐赠药品,不得销售”或类似字样,并附中文说明书;捐赠药品不得上市销售,不得向使用者收取费用。食品药品监管和卫生计生行政管理部门依职责对捐赠药品的进口备案和分发使用管理情况进行监督检查,海关按《药品进口管理办法》有关要求对其实施监管。（贾夏怡）

《增设允许药品进口口岸工作评估考核实施方案》印发 2016 年 9 月 30 日,国家食品药品监督管理总局办公厅印发了《增设允许药品进口口岸工作评估考核实施方案》(食药监办药化管[2016]150 号)。通过对增设药品进口口岸相关申请的评估考核,指导口岸食品药品监督管理部门、口岸药品检验机构的建设,提高药品检验机构检测能力,规范进口药品通关备案和口岸检验工作。药品进口口岸工作评估考核实施方案的工作程序包括资料审查和现场评估。中国食品药品检定研究院收到申报资料后,根据《食品药品监管总局办公厅、海关总署办公厅关于印发增设允许药品进口口岸工作评估考核方案的通知》的要求进行资料审查,并于 40 日内提出审查意见报总局批准。资料审查不符合要求的,中检院可要求申请的省局补充相关材料,必要时进行当面沟通,明确补充的具体内容,并商定反馈的时限,原则上补充资料应在发出通知后 6 个月内补齐。资料审查符合要求的,中检院于总局批准后 20 日内按照批准的现场评估工作方案,组织专家组实施现场评估,专家组应于现场评估后 7 日内作出评估报告,经中检院审核后报总局批准。（贾夏怡）

增设允许中药材进口边境口岸 2016 年 11 月 21 日,国家食品药品监督管理总局、海关总署联合发布了增设允许中药材进口边境口岸的通知。具体内容如下。(1)药材进口边境口岸应当按需设置,且只能进口该口岸接壤及邻近国家(地区)所产药材。(2)增设的药材进口边境口岸,应当是已设立海关机构且具备进口药材海关监管能力的边境口岸。(3)增设的药材进口边境口岸所在地食品药品监督管理部门应当符合《食品药品监管总局海关总署关于印发增设允许药品进口口岸的原则和标准的通知》相应要求,负责进口药材登记备案工作。(4)增设的药材进口边境口岸所在地食品药品检验机构负责进口药材检验工作。该食品药品检验机构应符合《食品药品监管总局海关总署关于印发增设允许药品进口口岸的原则和标准的通知》相应要求并满足下列条件:技术负责人和质量负责人应具有10年以上药品检验工作经验及高级技术职称;具备常用进口药材及其伪品的鉴别能力,并拥有相关药材及蜡叶标本以供鉴定;具备重金属及有害元素残留、农药残留、黄曲霉毒素等有害残留物检测能力及常见掺伪物的检验能力。 (贾夏怡)

国家食品药品监督管理总局与比尔及梅琳达·盖茨基金会正式签署《战略合作谅解备忘录》 2016年6月8日,国家食品药品监督管理总局与比尔及梅琳达·盖茨基金会签署了《中华人民共和国国家食品药品监督管理总局与比尔及梅琳达·盖茨基金会战略合作谅解备忘录》。根据备忘录的内容,盖茨基金会支持国家食品药品监管总局致力于中国药品审评审批制度的改革工作,进一步提升中国药品审评审批能力,促进药品可及性;支持提高中国医药产品生产企业执行国际认可的《生产质量管理规范》的水平;支持中国药品监管能力和药品技术标准的提升,不断与国际标准接轨;合作开展药品监管国际合作交流,促进提升全球药品的质量,保障安全有效,以加强公众健康。盖茨基金会凭借其全球资源及技术专长,协助国家食品药品监督管理总局推进当前的药审改革工作,包括建立一套吸引国际人才的机制,将这些人才长期引进中国加强专业监管人员队伍建设,并开展对全球监管趋势的研究,以支持中国标准和规范与国际更加接轨。双方合作有助于提升中国药品监管能力和药品技术标准,建立药品监管国际高端人才引进机制和国际化监管人才培养机制。 (贾夏怡)

药品标准化工作

2016年国家药品标准物质新增品种 根据国家药品检验的需要,中国食品药品检定研究院2016年研制、标定供化学药品标准检验用新增标准物质共80个;供中药标准检验用新增标准物质共43个;供包装材料和药用辅料检验用新增标准物质共29个;供生物参考品、生物标准品、医疗器械检测用标准检验用新增标准物质共17个。

2016年供化学药品标准检验用新增标准物质

序号	批 号	名 称	规 格	用 途
1	100014-201603	胆影酸	50mg/支	鉴别
2	100569-201601	喹那普利杂质Ⅰ	20mg/支	系统适用性
3	101170-201601	苯磺顺阿曲库铵	200mg/支	含量测定
4	101193-201601	氯膦酸二钠	100mg/支	含量测定
5	101194-201601	亚磷酸	3mg/支,约1mg/ml	检查
6	101195-201601	磷酸	约3mg/支	检查
7	101271-201501	盐酸兰地洛尔	100mg/支	含量测定
8	101272-201501	盐酸兰地洛尔异构体Ⅰ	20mg/支	系统适用性
9	101273-201501	盐酸兰地洛尔异构体Ⅱ	20mg/支	系统适用性
10	101274-201501	盐酸兰地洛尔异构体Ⅲ	20mg/支	系统适用性
11	101342-201601	托吡卡胺杂质Ⅰ	100mg/支	系统适用性
12	101345-201601	4-乙基邻苯二酚	1mg/支	系统适用性
13	101397-201601	2,3-二氮杂萘(盐酸肼屈嗪杂质	50mg/支	系统适用性
14	101398-201601	对氯苯胺	50mg/支	系统适用性及显色法检查
15	101399-201601	胺碘酮杂质Ⅰ盐酸盐	1mg/支	TLC检查
16	101401-201501	非布司他杂质A	20mg/支	系统适用性
17	101402-201501	非布司他杂质B	20mg/支	系统适用性
18	101403-201501	非布司他杂质C	20mg/支	系统适用性
19	101405-201601	左布洛芬	30mg/支	检查及法检查
20	101407-201601	盐酸安非他酮杂质Ⅰ(3-氯苯丙酮)	20mg/支	系统适用性
21	101411-201601	盐酸赛庚啶杂质Ⅰ	30mg/支	系统适用性
22	101412-201601	尼莫地平杂质B	50mg/支	系统适用性
23	101413-201601	丁烯苯酞	100mg/支	系统适用性

（续表）

序号	批　号	名　称	规　格	用　途
24	101414-201601	甲酸	约1ml/支	检查
25	101415-201601	间羟异丙肾上腺素	20mg/支	系统适用性
26	101416-201601	天麻素杂质I	30mg/支	系统适用性
27	101421-201601	邻苯二中酸二中酯(磷酸川芎嗪杂质I)	50mg/支	系统适用性
28	130671-201601	放线菌素D系统适用性对照品	0.2mg/支	系统适用性
29	130673-201601	肉桂酰胺	约50mg/支	系统适用性
30	130686-201501	伊曲康唑杂质A	30mg/支	检查
31	130687-201501	伊曲康唑杂质B	30mg/支	检查
32	130688-201501	伊曲康唑杂质C	30mg/支	检查
33	130689-201501	伊曲康唑杂质D	30mg/支	检查
34	130690-201501	伊曲康唑杂质E	30mg/支	检查
35	130691-201501	伊曲康唑杂质F	30mg/支	检查
36	130692-201501	伊曲康唑杂质G	30mg/支	检查
37	130693-201501	氟康唑杂质A	30mg/支	检查
38	130694-201501	氟康唑杂质B	30mg/支	检查
39	130695-201501	氟康P坐杂质I(中国药典)(yi)	30mg/支	系统适应性
40	130696-201501	氟康唑杂质D	30mg/支	检查
41	130697-201501	氟康唑杂质F	30mg/支	检查
42	130698-201501	氟康唑杂质H	30mg/支	检查
43	130699-201501	氟康唑杂质I(ai)	30mg/支	检查
44	130703-201601	伏立康唑右旋异构体	30mg/支	检查
45	140823-201501	矛头蝮蛇血凝酶对照品	1mg/瓶	鉴别及检查
46	140825-201501	抗凝血酶(AT1II)	IOIU/瓶	效价测定
47	140826-201501	Xa因子(FXa)	71nkat/支	效价测定
48	140827-201501	Ila因子(Flla)	40IU/支	效价测定
49	140829-201501	单唾液酸四己糖神经节廿脂钠	约25mg/瓶	鉴别及含量测定
50	140836-201501	双唾液酸四己糖神经节苷脂钠	5mg/瓶	检查及含量测定系统适用性
51	140837-201501	双唾液酸二己糖神经节苷脂钠	5mg/瓶	含量测定系统适用性
52	140838-201601	脑苷肌肽	2mL/支	系统适应性
53	140839-201601	阿糖腺苷	约20mg/瓶	系统适应性
54	140840-201601	甘氨酰谷氨酰胺	20mg/瓶	鉴别及系统适用性
55	140841-201601	辅酶Q9	约4mg/瓶	系统适应性
56	150512-201601	促皮质素	3.29单位/mg	生物效价测定
57	150522-201601	硫酸鱼精蛋白	20mg/支	效价测定
58	150527-201601	尿促卵泡素	213IU/支	效价测定
59	150800-201601	细菌内毒素国家标准品(细菌内毒素检测)	1mL/支	细菌内毒素检测
60	171292-201601	1,1,2-三氯-1,2,2-三氟乙烷(氟烷杂质I)	0.1mL/支	GC法含量测定
61	171293-201601	酒石酸布托啡诺右旋异构体	20mg/支	系统适用性
62	171294-201601	苯妥英钠杂质1(2-轻基-1,2-二苯基乙刚)	50mg/支	系统适应性
63	410014-201501	碘塞罗宁钠	50mg/支	检查
64	420035-201501	盐酸厄洛替尼(B晶型)	100mg/支	含量测定
65	420036-201601	焦磷酸钠	250mg/支	含量测定
66	420037-201601	阿司帕坦	100mg/支	检查
67	420038-201601	硫酸长春碱	20mg/支	系统适用性
68	420039-201601	硫酸长春新碱	20mg/支	系统适用性
69	510106-201401	布洛芬杂质A	100ul/支	检查
70	510107-201401	布洛芬杂质F	20mg/支	有关物质检查
71	510116-201501	奥氮平杂质C	20mg/支	检查
72	510120-201501	双氯芬酸钠杂质E	20mg/支	检查
73	510122-201501	奥氮平杂质D	20mg/支	检查
74	510123-201501	双氯芬酸钠杂质B	20mg/支	检查
75	510124-201501	双氯芬酸钠杂质C	20mg/支	检查

（续表）

序号	批　号	名　称	规　格	用　途
76	510128-201501	诺氟沙星杂质K	20mg/支	检查
77	510130-201501	孟鲁司特杂质B	20mg/支	检查
78	510131-201501	孟鲁司特杂质C	10mg/支	检查
79	510137-201601	核磁共振定量内标物（一）	500mg/支	核磁共振定量用
80	520030-201501	安赛蜜	100mg/支	含量测定

（贾夏怡）

《抗疟药使用规范》发布　2016年5月20日，国家卫生计生委发布了《抗疟药使用规范》等两项推荐性卫生行业标准（国卫通［2016］4号），其编号和名称如下：WS/T 485-2016 抗疟药使用规范；WS/T 487-2016 隐孢子虫病的诊断。《抗疟药使用规范》主要从术语与定义、范围、使用原则、选择、使用方案等方面进行规范。例如抗疟药的使用原则为抗疟药应遵循安全、有效、合理、规范的原则。应根据疟原虫虫种及其对抗疟药的敏感性和患者的临床症状与体征合理选择药物，并严格掌握剂量、疗程、和给药途径，以保证治疗和预防效果并延缓抗药性的产生。《隐孢子虫病的诊断》主要从术语与定义、诊断依据、诊断原则、诊断、鉴别诊断等方面进行规范。例如隐孢子虫病是指由隐孢子虫属中的微小隐孢子虫和人隐孢子虫等寄生于人体小肠黏膜上表皮细胞内引起的一种寄生虫病。主要临床表现为自限性腹泻，免疫功能低下者尤为严重。（贾夏怡）

66种中药材收入欧洲药典　2016年5月29日，欧洲药典中药委员会主席葛哈德·法兰兹在杭州“中医的未来”国际峰会上阐释包括人参、陈皮、白术、大黄、水红花子、虎杖、三七等66种中药材已经被收录进欧洲药典。这66种中药材占欧洲药典里184种草药数量的三分之一以上，每一味中药材进入欧洲药典都经过了严格地检测论证。欧洲药典是欧洲药品质量检测的唯一指导文献。基于中医药在欧洲的发展势头，欧洲药典自2008年起专门成立中药委员会，依此标准规范中药材和中成药在欧洲的销售和使用。

（贾夏怡）

2016年药品说明书修改概况　2016年国家食品药品监督管理总局对甘桔冰梅片、罗格列酮及其复方制剂等19种药品的药品说明书进行修改，修改内容主要涉及药品的不良反应、功能主治、禁忌、用法用量等方面。

2016年药品说明书修改概况

药品名称	药品类别	修改内容
甘桔冰梅片	非处方药	【功能主治】【注意事项】
罗格列酮及其复方制剂	处方药	【警示语】【适应症】【不良反应】【禁忌】【注意事项】
茵栀黄注射液	处方药	【不良反应】【禁忌】【注意事项】
复方氨基酸注射液（18AA）及同类制剂	处方药	【不良反应】
吡喹酮片	处方药	【不良反应】【禁忌】【注意事项】
紫杉醇注射液	处方药	【用法用量】
潘立酮制剂（包括马来酸多潘立酮制剂）	非处方药、处方药	【不良反应】【禁忌】【注意事项】【用法用量】
肾衰宁制剂	处方药	【警示语】【不良反应】【禁忌】【注意事项】
新复方大青叶片	处方药	【警示语】【不良反应】【禁忌】【注意事项】
感冒清制剂	处方药	【警示语】【不良反应】【禁忌】【注意事项】
穿王消炎制剂	处方药	【不良反应】【禁忌】【注意事项】
一扫光药膏	处方药	【功能主治】【不良反应】【禁忌】和【注意事项】
单唾液酸四己糖神经节苷脂钠注射剂	处方药	【不良反应】【禁忌】【注意事项】【儿童用药】
脑蛋白水解物注射剂（包括注射用脑蛋白水解物及脑蛋白水解物注射液）	处方药	【禁忌】【不良反应】【注意事项】
麦角碱类衍生物（包括甲磺酸二氢麦角碱、尼麦角林、甲磺酸双氢麦角胺、麦角隐亭咖啡因、麦角胺咖啡因、甲磺酸-α-二氢麦角隐亭）制剂	处方药	【适应证】【不良反应】【注意事项】
维胺酯口服制剂（包括胶囊、软胶囊）	处方药	【注意事项】【不良反应】
黄体酮注射液	处方药	【适应证】【不良反应】【注意事项】
非普拉宗片	处方药	【适应证】【用法用量】【不良反应】【禁忌】【注意事项】和【儿童用药】
注射用乳糖酸红霉素	处方药	【用法用量】

（贾夏怡）

药品检验工作

国家食品药品监督管理总局发布2015年度药品检查报告 2016年6月3日，国家食品药品监督管理总局食品药品审核查验中心发布《2015年度药品检查报告》。报告公布了2015年药品生产质量管理规范（简称药品GMP）认证检查、GMP跟踪检查、飞行检查等7项检查情况，共计检查企业698家（次）。具体检查情况如下：在2015年药品GMP认证检查中，共安排检查224家（次），其中212家药品生产企业通过检查，9家企业未通过。报告显示，对无菌药品生产风险控制不足、数据可靠性问题、质量管理体系无法保证产品的生产和质量要求等是9家企业未能通过检查的主要因素。对检查发现的违法违规行为，国家食品药品监督管理总局依法进行严厉查处，有效控制了药品质量风险，促进了企业的持续合规。此外，药品GMP认证检查数量较前两年有所降低，但接受整改复核检查和接收告诫信的企业所占比例明显上升，前者由2013年的3.25%上升至2015年的7.69%，后者则由2013年的17.81%上升至2015年的30.77%。根据公布的结果药品生产质量监管力度明显加强，一批小、散、乱的药品生产企业逐渐被淘汰，行业整合升级迹象显现。

（贾夏怡）

国家食品药品监督管理总局关于药品注册检验相关事宜的公告 2016年2月4日，国家食品药品监督管理总局发布关于药品注册检验相关事宜的公告（2016年第36号）。公告的具体内容如下。（1）药品注册申请人应当自收到受理部门出具的《检验通知单》之日起6个月内，将用于药品注册检验的资料、样品和有关标准物质送交相关药品检验机构。（2）药品注册检验期间如需药品注册申请人补充资料、样品和有关标准物质的，申请人应当自收到药品检验机构出具的《补充资料通知》之日起4个月内，将补充资料、样品和有关标准物质送交相关药品检验机构。补充资料、样品和有关标准物质时间不计入注册检验时限。（3）注册申请受理后，未在规定时间内送交资料、样品和有关标准物质的；注册检验期间，未在规定时间内补充资料、样品和有关标准物质的，均视同药品技术审评过程中未能在规定时限内补充资料的情形。药品审评机构根据相关药品检验机构出具的情况说明，按不予批准办理。（4）2016年2月4日前已经受理的药品注册申请，超过规定期限尚未提交资料、样品和有关标准物质的，需在2016年2月4日起30日内补交相关资料、样品和有关标准物质，逾期未交者按不予批准办理。（贾夏怡）

全国食品药品医疗器械检验工作电视电话会议 2016年1月22日，全国食品药品医疗器械检验工作电视电话会议在北京召开。会议总结了2015年食品药品医疗器械检验检测工作，分析了食品药品检验工作面临的形势和挑战，明确了2016年的工作重点。药品检验工作方面：首先2015版《中国药典》发布，建立了严谨的药品标准体系。其次国家食品药品监管总局启动了临床数据核查、打击银杏叶提取物非法添加、全面启动了药品医疗器械审评审批制度改革、推进仿制药一致性评价、开展了药品上市许可持有人制度试点以及完善医疗器械管理规范等都取得显著成效。此外，2015年抽验药品24万批次，查出不合格或问题药品1.5万批次。抽验后及时向社会公布结果，召回问题药品，查处违法行为。通过成功举办中国药品质量安全年会，将共性质量问题向有关生产企业进行通报，切实发挥了监督抽验在食品药品安全整体工作中的作用。（贾夏怡）

新药审批

2016 年批准的新药(化学药品)

药品名称	剂　型	规　格	批准文号	申请单位
盐酸托烷司琼	原料药	—	国药准字 H20160001	重庆植恩药业有限公司
非那雄胺片	片剂	1mg	国药准字 H20160002	杭州康恩贝制药有限公司
那屈肝素钙	原料药	—	国药准字 H20160003	天津生物化学制药有限公司
那屈肝素钙	原料药	—	国药准字 H20160004	河北常山生化药业股份有限公司
苹果酸奈诺沙星	原料药	—	国药准字 H20160005	浙江医药股份有限公司新昌制药厂
苹果酸奈诺沙星胶囊	胶囊剂	0.25g(以 $C_{20}H_{25}N_3O_4$ 计)	国药准字 H20160006	浙江医药股份有限公司新昌制药厂
左奥硝唑氯化钠注射液	注射剂	100ml:左奥硝唑 0.25g 与氯化钠 0.87g	国药准字 H20160007	南京圣和药业股份有限公司
地西他滨	原料药	—	国药准字 H20160008	杭州中美华东制药有限公司
利奈唑胺	原料药	—	国药准字 H20160009	连云港润众制药有限公司
达托霉素	原料药	—	国药准字 H20160010	江苏盛迪医药有限公司
罂粟乙碘油	原料药	—	国药准字 H20160011	江苏盛迪医药有限公司
盐酸依匹斯汀胶囊	胶囊剂	20mg	国药准字 H20160012	重庆药友制药有限责任公司
吉非替尼	原料药	—	国药准字 H20160013	齐鲁安替(临邑)制药有限公司

(孙友松)

2016 年批准的新药(中药)

药品名称	剂　型	规　格	批准文号	申请单位
蛤杞白术胶囊	胶囊剂	每粒装 0.4g	国药准字 B20160001	烟台万润药业有限公司
维脂康胶囊	胶囊剂	每粒装 0.45g	国药准字 B20160002	重庆希尔安药业有限公司
牙痛清火口服液	合剂	每支装 10ml	国药准字 B20160003	重庆希尔安药业有限公司
金百洗剂	洗剂	每瓶装 80ml	国药准字 B20160005	湖南五洲通药业有限责任公司
金花清感颗粒	颗粒剂	每袋装 5g(相当于饮片 17.3g)	国药准字 Z20160001	聚协昌(北京)药业有限公司
九味黄连解毒软膏	软膏剂	每支装 19g	国药准字 Z20160002	成都圣康药业有限公司

(孙友松)

2016 年批准的新药(生物制品)

药品名称	剂　型	规　格	批准文号	申请单位
聚乙二醇干扰素 α-2b 注射液	注射剂	180μg(66 万 U)/0.5ml/支(西林瓶)、180μg(66 万 U)/0.5ml/支(预充式)	国药准字 S20160001	厦门特宝生物工程股份有限公司
脊髓灰质炎减毒活疫苗糖丸(人二倍体细胞)	丸剂	每 1 次人用剂量 1 粒,含脊髓灰质炎活病毒总量 ≥5.951g $CCID_{50}$,其中 Ⅰ 型≥5.81g $CCID_{50}$,Ⅱ 型≥4.81g $CCID_{50}$,Ⅲ型≥5.31g $CCID_{50}$	国药准字 S20160002	中国医学科学院医学生物学研究所
人用狂犬病疫苗(Vero 细胞)	注射剂	每瓶 1.0ml。每 1 次人用剂量为 1.0ml,狂犬病疫苗效价应不低于 2.5IU	国药准字 S20160003	大连雅立峰生物制药有限公司
吸附破伤风疫苗	注射剂	每瓶 0.5ml。每 1 次人用剂量 0.5ml,含破伤风类毒素效价不低于 40IU	国药准字 S20160004	成都欧林生物科技股份有限公司
水痘减毒活疫苗	注射剂	0.5ml/瓶	国药准字 S20160005	上海荣盛生物药业有限公司
冻干人用狂犬病疫苗(Vero 细胞)	注射剂	复溶后每瓶 0.5ml。每 1 次人用剂量为 0.5ml,出厂前效价应不低于 4.0IU/剂,有效期内效价应不低于 2.5IU/剂	国药准字 S20160006	长春卫尔赛生物药业有限公司
贝那鲁肽注射液	注射剂	2.1ml:4.2mg(42000U)	国药准字 S20160007	上海仁会生物制药股份有限公司
肠道病毒 71 型灭活疫苗(Vero 细胞)	注射剂	每瓶 0.5ml,每 1 次人用剂量为 0.5ml,含肠道病毒 71 型灭活疫苗效价不低于 3.0EU(EU 代表中和抗体效价单位)	国药准字 S20160008	武汉生物制品研究所有限责任公司
甘精胰岛素注射液	注射剂	3ml:300 单位(笔芯)	国药准字 S20160009	珠海联邦制药股份有限公司
甘精胰岛素	原料药	—	国药准字 S20160010	珠海联邦制药股份有限公司

(孙友松)

药学人物

Prominent Figures

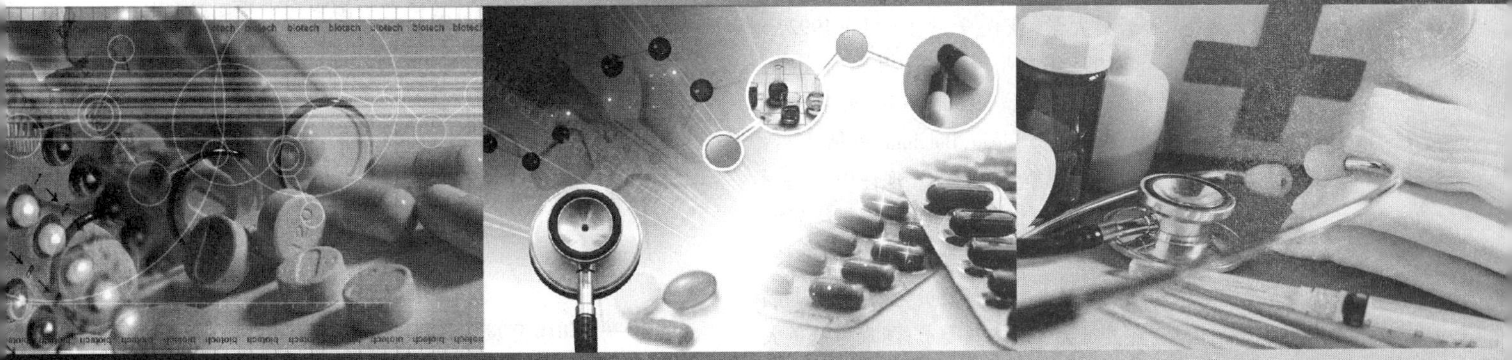

人物简介

杜冠华

——2016 年度国家科学技术进步奖二等奖

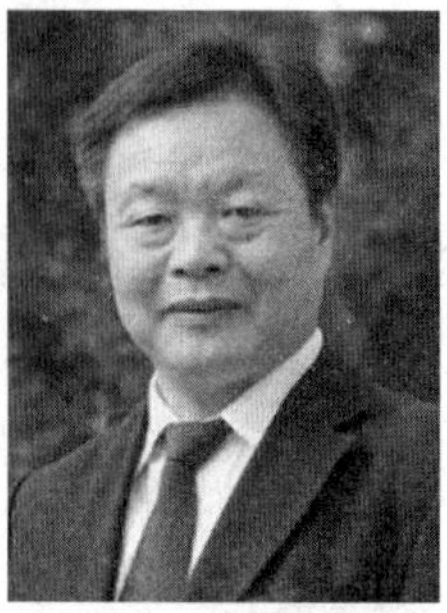

杜冠华

杜冠华，男，汉族，1956 年 12 月生，山东滕州人。1978 － 1982 年毕业于山东医科大学药学院，获学士学位；1986 － 1989 年毕业于同济医科大学，获医学硕士学位；1992 － 1995 年毕业于中国协和医科大学，获博士学位；1995 － 1998 年在 University of Liege，Belgium，读博士后，研究神经生物化学。现任中国医学科学院、北京协和医学院药物研究院副院长，药物筛选中心主任。兼任中国药理学会理事长；亚洲西太平洋地区药理学家联合会执行委员会委员；中国晶体学会药物晶体学专业委员会名誉主任委员；国家科技重大专项“重大新药创制”总体专家组专家；中国药典委员会委员；中华医学会中华医学科技奖评审委员；全国仪器分析测试标准化技术委员会委员；中国国际工程咨询公司第一届专家学术委员会专家；中国信息推进联盟医药专业委员会常务副主任委员；中国科学技术协会第八次全国代表大会全国委员会委员等职务。

杜教授 1998 年就职于中国医学科学院北京协和医学院药物研究所，主要从事药物发现、高通量药物筛选、神经药理学和心脑血管药理学研究；主持建立了我国第一个高通量药物筛选体系，该体系包括国内第一个现代化样品库、系列高通量和高内涵药物筛选模型、药学科学数据共享库及生物芯片、生物信息和虚拟筛选等技术，并通过国家科技部验收。团队利用高通量药物筛选技术，经过 10 余年探索，开创了网点式筛选策略，以多靶点组合的神经血管单元为整合靶点，发现并研发了抗脑缺血新药匹诺塞林，2009 年获 1.1 类化药临床试验批件并转让企业，已顺利完成 I 期临床试验；建立组合多靶点药物筛选策略，根据组合多靶点策略设计筛选出调节中枢神经递质平衡的抗帕金森新药百可利，突破十余项关键技术，2011 年获 1.1 类化药临床试验批件，进入临床研究；根据药学发展趋势，率先推进我国晶型药物研究，连续 3 年主办三届全国晶型药物学术讨论会；完成新（晶型）尼群地平临床前研究，2011 年获临床试验批件。

杜教授长期从事药学科研、教学工作，近十年发表论文 300 余篇，出版专著 30 余（册）部，申请国际国内专利 60 余件，取得 1.1 类化学新药临床批件 3 个。兼任 *Acta Pharmacologica Sinica*、《医药导报》《中国药理学通报》《中国临床药理学与治疗学》副主编，《药学学报》《国际药学杂质》《过程工程学报》《中国药理学与毒理学杂志》《中国药学杂志》、*Marine Drugs*、《基础医学与临床》《生物信息学》等刊物编委，担任《神经药理学报》第一届编委会顾问委员会主席。

近几年来，杜教授主持完成国家科研项目十余项，研究工作取得良好进展。在高通量筛选理论与策略研究、药物作用靶点及机制研究、模型与筛选方法研究、活性及先导化合物的评价、样品实物库与信息库的建设、虚拟筛选与生物信息学研究、中药复方有效成分组研究等方面进行了大量研究工作。“高通量药物筛选技术体系与应用”研究成果在 2002 年度分别获得了北京市科学技术二等奖和中华医学科技三等奖；“新型高通量筛选用蛋白质芯片技术的研究和应用”获得 2009 年度北京市科学技术二等奖；“天然产物活性评价研究”获得 2011 年度中华医学科技奖三等奖等多项奖励；“化学药物晶型关键技术体系的建立与应用”荣获 2016 年度国家科学技术进步二等奖。

尤启冬

——2016 年度国家科学技术进步奖二等奖

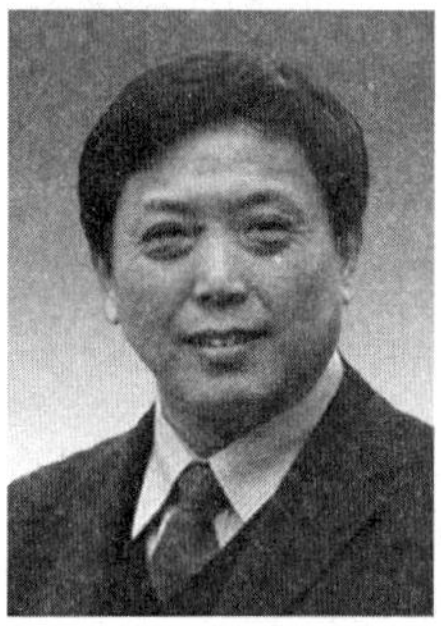

尤启冬

尤启冬，男，汉族，1955 年 12 月生，教授，博士生导师，1982 年毕业于南京药学院（中国药科大学的前身）并获理学学士学位，1985 年于中国药科大学获药物化学专业理学硕士学位，1989 于上海医药工业研究院获药物化学专业博士学位。1994 年赴英国 Strathclyde 大学药学系从事博士后研究。2009 － 2015 年任中国药科大学药学院院长，现为中国药科大学江苏省药物分子设计与成药性优化重点实验室主任，国家药典委员会执行委员、中国药学会理事、药物化学专业委员会副主任委员、江苏省药学会常务理事、副秘书长、药物化学专业委员会主任委员、国家自然科学基金委员会及江苏省自然科学基金学科评审组成员、国家食品药品监督管理总局及江苏省食品药品监督管理局新药审评专家、中国化学会及美国化学会会员。担任《中国药科大学学报》《药学进展》杂志副主编及多种专业学术杂志的编委；担任 *J Med Chem*，*Plos One*，*Current Medicinal Chemistry*，*Eur J Med Chem*，*Bioorg Med Chem*，*Bioorg Med Chem Lett* 等著名国际学术杂志特约审稿人。

尤教授先后参加原国家教委“21 世纪医药教学改革”项目、教育部全国化工高教学会“十五”教育研究课题、教育部“世行贷款—21 世纪初高等教育教学改革项目”，主持江苏省高等教育教学改革研究课题二项；主持国家“863”、国家自然科学基金、教育部博士点基金、省部级科技攻关等项目20多项。已指导本科生毕业论文65人,已培养硕士生28名(包括2名国外留学生)、博士生14名、博士后1名;发表论文300余篇,其中SCI论文100多篇;申请专利40项,授权专利12项。尤教授主编《药物化学》《手性药物》等书籍4本,参编20本。尤教授的研究方向,包括抗肿瘤药物、心血管药物、抗菌药物、手性药物等。尤启冬教授课题组主要从事药物化学、生物有机化学及化学生物学等相关领域的研究工作,研究内容涵盖抗肿瘤药物,心血管药物、抗菌药物、手性药物等,承担国家"十五"、"十一五"科技重大专项、国家"863"、"973"科技计划项目、国家自然科学基金项目及省部级科技攻关等纵向研究项目20余项。尤启冬教授发表论文260余篇,其中SCI论文80余篇,申请专利34项,授权专利19项,主编《手性药物》等著作30余本。

尤教授主持的国家级科研项目:①具有抗肿瘤作用的微管动力蛋白Eg5抑制剂的全新设计、合成和生物活性研究国家自然科学基金课题负责人;②心肌延迟整流钾通道的生物信息学与先导化合物的发现研究国家科技部"863"计划项目课题负责人;③调控肿瘤干细胞凋亡的信号转导通路研究及化学小分子探针的构建国家自然科学基金重大研究计划项目课题负责人;④抗肿瘤及糖尿病等药物研究与开发技术体系建设"重大新药创制"科技重大专项子课题负责人;⑤针对重大疾病的先导化合物结构优化设计的关键技术研究"重大新药创制"科技重大专项课题负责人

尤启冬教授在中国药科大学药学院工作期间,荣获省部级科技进步奖5项,获教育部和江苏省国家精品课程、教学成果奖多项,于1994年获教育部霍英东优秀青年教师奖;1999年享受国家政府特殊津贴;2002年评为教育部高等学校优秀骨干教师;2004年获江苏省"五一劳动奖章";2005年被评为江苏省有突出贡献的中青年专家;2005年获德彪-CCRF中国奖鼓励奖;2006年荣获国家教育部"高等学校教学名师"称号;2007年江苏省科技进步二等奖;2008国家级教学成果二等奖;2010年"礼来亚洲杰出研究生论文导师奖"(Eli Lilly Asia Outstanding Graduate Thesis Award);2010第十一届吴阶平医学研究奖、保罗-杨森药学研究奖药物化学专业奖。尤启冬教授作为第一完成人、中国药科大学作为第一完成单位的"复杂结构天然产物抗肿瘤药物的研发及其产业化"的研究成果获2016年度国家科技进步奖二等奖。

果德安

——2016年度国家科学技术进步奖二等奖奖

果德安,男,1962年4月出生于山东郓城。1983年毕业于长春中医学院中药系,获学士学位,1987年毕业于华西医科大学药学院,获硕士学位,1990年毕业于北京医科大学药学院,获博士学位,1993－1996年在美国德州理工大学从事博士后研究。1990－2009年在北京大学医学部先后任讲师、副教授、教授、系主任、天然药物及仿生药物国家重点实验室副主任、中医药现代化中心副主任等职。2005年起任中国科学院上海药物所研究员/首席科学家,中药标准化技术国家工程实验室主任,上海中药现代化研究中心主任。1999年以来共培养博士后12人,博士生50人,其中毕业41人,在读9人。

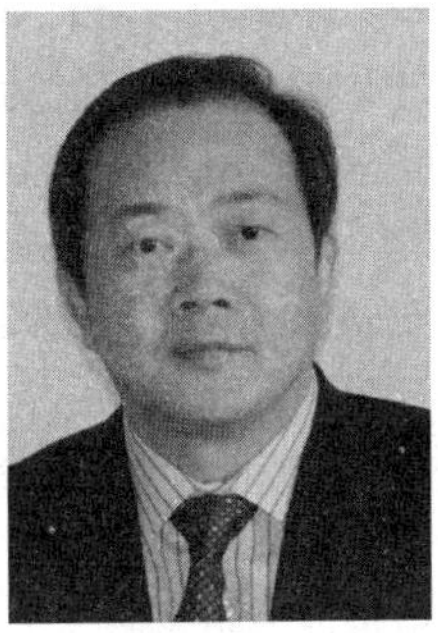

果德安

果教授兼任《国际药用植物研究学会》(GA)理事,顾问专家;美国国家药典委员会委员;美国植物学协会顾问专家(American Botanical Council, Advisory Board Member);国家药品监督管理总局药品审评委员;第八届、第九届、第十届国家药典委员会委员,天然药物专业委员会主任委员;国家863海洋生物技术主题专家组专家(1998-2005);中国中药GAP产业促进会理事;中国植物学会植物化学与资源学专业委员会副主任委员;中国药科大学、沈阳药科大学等5所大学兼职博士生导师;山东大学等3所大学客座教授;*Journal of Ethnopharmacology*、*Frontiers in Ethnopharmacology*、*Planta Medica*、*Phytomedicine*、*Acta Pharmacologica Sinica*、*Nat Prod Commun*、*Phytochemistry Letters*、*J Integr Plant Biol*、*Acta Pharmaceutica Sinica*、*Scientitia Pharmaceutica*等国际杂志副主编、编委;《中国天然药物》《世界科学技术-中医药现代化》杂志副主编;《中草药》《中国中药杂志》《中药新药与临床药理》杂志编委。

果德安教授长期从事中药分析与质量标准研究,在中药质量标准相关基础和应用研究以及推动中药国际化方面取得突破和创新性成果,创建了中药复杂体系活性成分"化学分析-代谢分析-生物分析"三位一体的系统分析方法,构建了中药整体质量标准体系并应用于国家药典、国际药典和中药产品标准提升中;牵头制定的丹参、三七等7个中药26个标准首次载入美国药典,钩藤等4个中药标准被欧洲药典采纳,是首位制定美国药典和欧洲药典中药标准的中国学者;作为负责人承担"新药创制重大专项"、中医药行业专项等一系列国家项目,领导全国中药标准研究核心团队制定100余个中药国际推荐标准,初步实现了国务院提出的"中药标准主导国际标准制定"的目标。

果教授共发表学术论文430余篇,其中SCI收录论文270篇(通讯作者论文220篇)。这些SCI论文共被SCI源期刊引用3000余次,单篇影响因子最高9.39。Hirsh指数为27;发表专著12部,其中主编6部。

主要科研成就如下。(1)中药质量标准模式建立及新方法研究。在国内率先开展中药质量标准的系统研究工作,提出了多指标成分定量结合指纹图谱技术等多手段控制中药复

杂体系质量的模式，体现了中医药的整体观和多靶点作用，建立了一套符合中药复杂体系特点的中药质量标准体系，并为这套体系纳入中国药典做出了重要贡献。提出了中药标准制定需要“深入研究，浅出标准”的基本理念。在国际高水平杂志上率先发表了一系列这方面的论文，已经被SCI引用1300次以上。是国内中药指纹图谱技术研究的先行者和实践者，是2000年国家药品监督管理局发布的“中药注射剂指纹图谱技术要求”的主要起草人。（2）蛋白质组学技术应用于中药作用机理研究。在国内外率先开展应用蛋白质组学技术阐明中药作用的分子机理研究，建立了研究平台体系，如今已经发表一系列高水平的学术论文，2008年发表在*Mol Cell Proteomics*上的论文影响因子达9.39。2011年又连续在*PROTEOMICS*，*PLOS ONE*等国际知名杂志上连续发表3篇论文阐明中药丹参中的主要活性成分丹酚酸B的作用机理，受到广泛关注。（3）平台建设方面的成果。作为项目负责人在2008年经申请获得发改委批准筹建《中药标准化技术国家工程实验室》，现任实验室主任，工程实验室理事会副理事长。如今已经建成拥有2500平方米的实验室，仪器设备价值达4000多万元的从事中药质量标准研究的现代化实验室。2002年作为主要负责人成功组建《北京大学中医药现代研究中心》。2005年开始组建《上海中药现代化研究中心》，如今形成了一支有70多人，其中6名研究员、6名副研究员、博士、硕士组成的开展中药现代化研究的年青队伍。

1997年获得“霍英东教育基金会青年教师基金”；1998年获得国家教育部“跨世纪优秀人才基金”同年获第四届吴阶平保罗杨森医药研究院三等奖；1999年获得“国家杰出青年基金”同年获中国药学发展基金会地奥药学科技奖三等奖；2002年获教育部自然科学二等奖；2005年获得教育部提名国家自然科学奖一等奖；2007年获得教育部高等学校自然科学一等奖；2013年获美国植物协会（ABC）“Farnsworth植物研究杰出成就”奖。2017年果德安领衔完成的“国际化导向的中药整体质量标准体系创建与应用”项目获2016年度国家科学技术进步二等奖。

陈士林

——2016年度国家科学技术进步奖二等奖

陈士林，男，汉族，1961年11月出生于湖北，毕业于湖北中医药大学，后到成都中医药大学学习。现任中国中医科学院中药研究所所长，首席研究员，世界卫生组织传统医学合中心主任；国际欧亚科学院院士；CGCM（中药全球化联盟）副主席。曾任香港理工大学客座教授，并在英国皇家植物园丘园接受专业培训、哈佛医学院Mclean医院做访问学者等。现兼任日本东京药科大学客座教授、“濒危药材繁育”国家工程实验室主任、中国药学会中药与天然药物专业委员会主任委员、美国药典传统中药咨询组顾问等。

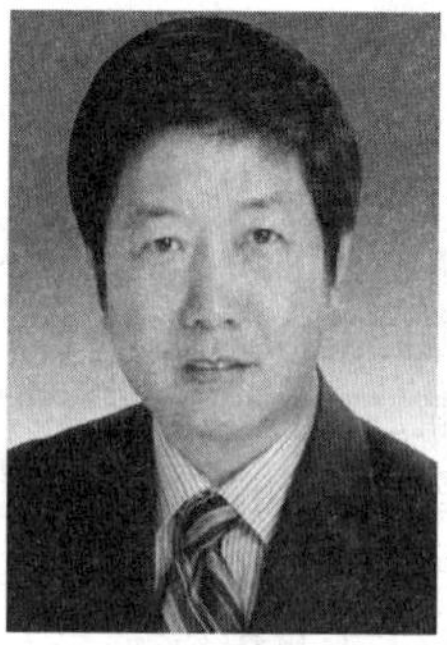

陈士林

现为教育部长江学者创新团队负责人，担任*Pharmaceutical Crops*共同主编，*Chinese Medicine*、*CHM*、《药学学报》等副主编，*PLOS ONE*等十余种国际国内学术刊物的编委；在国际上创建了基于ITS2的中草药DNA条形码鉴定方法体系，完成专著《中国药典中药材DNA条形码标准序列》，从基因层面解决中草药物种真伪鉴定的难题，被评为2016中国十大医学进展；通过全基因组解析提出灵芝为首个中药基原药用模式真菌，被Nature China选为中国最佳研究亮点推介；完成并发表人参、丹参、赤芝、紫芝等中草药的全基因组图谱和相关组学研究，首次提出并编著《本草基因组学》，主持无公害人参农田精细栽培和三七持续种植项目并推广应用；完成中国中药材产地生态适宜性数值区划，避免中药材盲目引种栽培；成功培育并获批3项中药栽培新品种证书；获国家发明专利和美国专利授权36项；发表论文400余篇，其中SCI论文200余篇，包括平均IF > 10的国际著名期刊*Nature Commun*、*Biotech Adv*、*PNAS*等，论文被他引1.1万余次，H指数50（Google Scholar）。获得吴阶平医药创新奖、诺奖之星、Agilent Thought Leadership Award等荣誉。获国家教育部高校成果科技进步一等奖1项，国家科技进步二等奖3项。陈士林领衔完成的“中草药DNA条形码物种鉴定体系”项目获2016年度国家科学技术进步二等奖。

人物名录

2016年度何梁何利基金科技奖 何梁何利基金2016年度颁奖大会10月21日在京举行。何梁何利基金信托委员会主席、评选委员会主任朱丽兰做工作报告。本年度何梁何利基金最高奖项——“科学与技术成就奖”由著名的结构生物学家、清华大学施一公院士捧得，35名科学家荣获“科学与技术进步奖”，15名科学家荣获“科学与技术创新奖”。其中生物医药领域获奖名单如下。

科学与技术成就奖

施一公　成就奖　清华大学

科学与技术进步奖

邵　峰　生命科学奖　北京生命科学研究所

陈　虎　医学药学奖　军事医学科学院附属医院

窦科峰　医学医药奖　中国人民解放军第四军医大学

樊　嘉　医学医药奖　复旦大学附属中山医院

付　丽　医学医药奖　天津医科大学肿瘤医院

贾伟平　医学医药奖　上海交通大学第六人民医院
沈洪兵　医学医药奖　南京医科大学
田　伟　医学医药奖　北京积水潭医院

科学与技术创新奖

游书力　青年创新奖　中国科学院上海有机化学研究所
谢　恬　产业创新奖　杭州师范大学
萧　伟　产业创新奖　江苏康缘药业股份有限公司
王　锐　区域创新奖　兰州大学

2016 年“吴杨奖”　2017 年 2 月 13 日，第十七届吴阶平-保罗·杨森医学药学奖(吴杨奖)颁奖典礼在清华大学举行。12 位中国医药卫生领域的优秀工作者因其在各自领域所作的突出贡献荣获该奖项。

基础医学领域

罗敏敏　北京生命科学研究所及清华大学
祁　海　清华大学医学院

临床医学领域

李太生　中国医学科学院北京协和医院
孙英贤　中国医科大学附属第一医院
赵明辉　北京大学第一医院
樊　嘉　复旦大学附属中山医院
姜保国　北京大学人民医院
史伟云　山东省眼科医院

药学领域

岳建民　中国科学院上海药物研究所
孔令义　中国药科大学

公共卫生领域

余宏杰　中国疾病预防控制中心
詹思延　北京大学医学部

2016 年陈嘉庚科学奖及青年科学奖　2016 年度共有五名科学家获得 2016 年度陈嘉庚科学奖、青年科学奖，其中生物医药领域的人员获奖名单如下。

生命科学奖(科学奖)

曹雪涛　中国医学科学院基础医学研究所

化学科学奖(青年科学奖)

陈　鹏　北京大学

2016 年度求是杰出青年学者奖　2016 年度求是杰出青年学者奖共 10 位青年学者获得该奖。其中生物医药领域的人员获奖名单如下。

生命科学与医学

焦宇辰　中国医学科学院肿瘤医院
杨　竞　北京大学生命科学学院
曾文文　清华大学免疫学研究所

第十一届光华工程科技奖　第十一届光华工程科技奖颁奖大会 6 月 1 日在北京举行，34 位专家分获成就奖、工程奖和青年奖。呼吸病学专家钟南山获得第十一届光华工程科技奖成就奖；获得第十一届光华工程科技奖工程奖的有 16 位专家；获得第十一届光华工程科技奖青年奖的有 17 位专家。其中生物医药领域的人员获奖名单如下。

成就奖

钟南山　中华医学会

青年奖

邓旭亮　中华医学会
李劲松　中国细胞生物学会

第九届“谈家桢生命科学奖”　2016 年 11 月 26 日，被誉为我国生命科学“诺贝尔奖”的 2016 年度第九届“谈家桢生命科学奖”颁奖典礼，在武汉大学隆重举行。共有 14 位科学家获得该项殊荣，其中生物医药领域的人员获奖名单如下。

生命科学成就奖

丁　健　中国科学院上海药物研究所
程　京　清华大学医学院生物医学工程系及医学系统生物学研究中心
　　　　生物芯片北京国家工程研究中心
　　　　博奥生物集团有限公司

生命科学临床医学奖

李兰娟　浙江大学附属第一医院
樊　嘉　复旦大学附属中山医院。

生命科学产业化奖

陈　卫　江南大学食品学院

生命科学创新奖

王艳丽　中国科学院生物物理研究所
汤富酬　北京大学
许琛琦　中科院上海生科院
杨茂君　清华大学
陈大华　中国科学院动物研究所
周荣斌　中国科学技术大学
胡海岚　浙江大学
蓝　斐　复旦大学
魏文胜　北京大学

第十届“药明康德生命化学研究奖”　2016 年 12 月 11 日，中国生命科学研究领域权威奖项，第十届“药明康德生命化学研究奖”在北京公布评选结果，来自国内高校、科研院所以及医院临床一线的 19 位优秀科研工作者和医院专家，分别凭借在化学、生物学、药学及医学等领域所做出的突出贡献获奖。

杰出成就奖

石远凯　中国医学科学院肿瘤医院
徐华强　中国科学院上海药物研究所

学者奖

叶丽林　第三军医大学全军免疫学研究所
伊成器　北京大学生命科学学院
孙红哲　香港大学化学系/中山大学化学与化学工程学院
孙良丹　安徽医科大学第一附属医院
朱　进　南京大学化学化工学院
陈　弓　南开大学元素有机化学国家重点实验室
李红良　武汉大学动物中心/武汉大学 A3 实验室
李　剑　华东理工大学药学院
杨梦甦　香港城市大学生物医学系
罗　成　中国科学院上海药物研究所
范建高　上海交通大学医学院附属新华医院
林浩添　中山大学中山眼科中心
高　宁　清华大学生命科学学院
高　炜　北京大学第三医院
盛春泉　第二军医大学药学院
蒋扬富　四川大学华西医院
魏　来　北京大学人民医院

2016 年度"康缘杯"中华中医药学会中青年创新人才及优秀管理人才奖

中青年创新人才

张彦琼　中国中医科学院中药研究所
刘存志　首都医科大学附属北京中医医院
孙明瑜　上海中医药大学附属曙光医院
王雪茜　北京中医药大学
祝亚男　浙江中医药大学附属第一医院

优秀管理人才

王　阶　中国中医科学院广安门医院
张允岭　北京中医药大学东方医院
冼绍祥　广州中医药大学第一附属医院
刁殿军　天津市武清区中医医院
张　琪　常州市中医医院

2016 年度"康缘杯"中华中医药学会岐黄国际奖

Gerhard Franz(德国)　德国雷根斯伯格大学
Rudolf Bauer(奥地利)　奥地利格拉茨大学
Jan van der Greef(荷兰)　中荷预防和个体化医疗中心/莱顿大学

2016 年第 19 届中国药学会-施维雅青年药物化学奖

王　潮　军事医学科学院毒物药物研究所
张晓进　中国药科大学
王　江　中国科学院上海药物研究所
展　鹏　山东大学药学院
李　新　浙江大学药学院

第四届中国药学会-施维雅青年医院药学奖

陈　蓉　苏州大学附属第一医院
仇　琪　北京安贞医院
胡卢丰　温州医科大学附属第一医院
卢　静　四川大学华西医院
汤　姝　郑州大学第一附属医院
王大志　青岛市市立医院
颜　苗　中南大学湘雅二医院

第八届中国药学会-赛诺菲青年生物药物奖

高　伟　首都医科大学
李　剑　华东理工大学药学院
刘　虹　中国医学科学院医药生物技术研究所
刘　文　厦门大学药学院
孙春昀　神州细胞工程有限公司
唐　娟　第四军医大学基础部细胞工程研究中心
王红胜　中山大学药学院
于传飞　中国食品药品检定研究院

首届中国药学会-以岭生物医药奖

创新奖

钱忠明　复旦大学药学院
石远凯　中国医学科学院肿瘤医院
王军志　中国食品药品检定研究院
王　锐　兰州大学基础医学院
张　强　北京大学药学院

青年奖

李　玲　第四军医大学
聂广军　国家纳米科学中心
彭宗根　中国医学科学院医药生物技术研究所
孙　磊　新疆维吾尔自治区食品药品检验所
唐志书　陕西中医药大学

学会与学术活动

Associations and Academic Activities

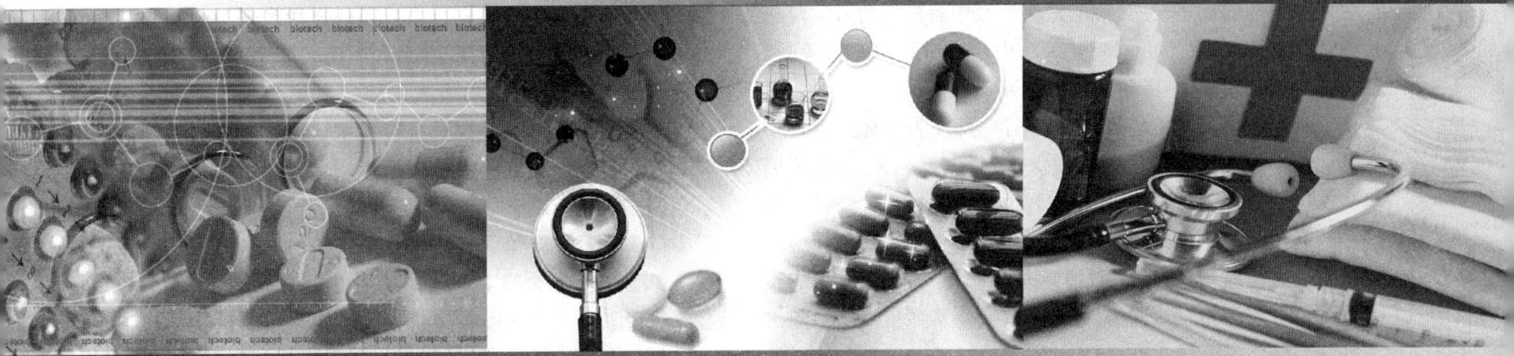

世界中医药学会联合会中药新药创制专业委员会成立大会暨第一届学术年会 2016 年 3 月 25-27 日，世界中医药学会联合会中药新药创制专业委员会成立大会暨第一届学术年会在成都召开。会议由世界中医药学会联合会主办、四川省中医药科学院承办。来自中国以及美国、荷兰、新加坡等国家的近 100 个单位的 400 余名学者参会。开幕式上，世界中医药学会联合会学术部邹建华主任宣布了世界中医药学会联合会对“中药新药创制专业委员会”成立的批复函及第一届理事会成员名单。会议主题为“面向全球的中药、天然药物新药发现与创制”，共 3 个议题：(1) 中药新药创制政策解读与重点任务。学术报告包括屠呦呦教授荣获诺奖的启示和中药的创新发展(陈凯先院士)，中药药代动力学与药效学相关性研究(王广基院士)，对中药质量管控的思考(钱忠直教授)。(2) 中药新药创制的新理论、新思路及创新案例。学术报告包括中药研究创新案例分析(陈士林教授)，中药药理学现代研究与新药研发(杜冠华教授)，系统-系统模式的中药复方创新研发(罗国安教授)，四川省中医药科学院中药新药研究与讨论(邓文龙教授)，基于疾病靶标创新中药研发模式与应用(孙晓波教授)，基于中药“显效理论”的超低毒性多重药物设计思路(蔡少青教授)，从冬虫夏草中走出的现代新型小分子免疫抑制剂(廖嘉渝博士)，推动中药科技成果转化促进中药特色发展(李高和泸县常委)，色谱质谱新技术在现代中药研究中的应用进展(安蓉经理)。(3) 中药资源系统研究、产品开发及国际化发展。学术报告包括中药产品现代化国际化的思考与展望(窦金辉博士)，System Diagnosis：Bridging Chinese and Western Medicine(王梅教授)，基于中药资源的活性先导化合物和创新药物的发现(屠鹏飞教授)，基于中药的新药发现(张卫东教授)，中华医药：国际发展与创新研发(王一涛教授)，基于川产道地药材姜黄系统研究的中药新药创制(赵军宁教授)，朝向国际注册的现代中药研究模式与方法(刘建勋教授)，银杏叶提取物及其制剂的专项治理研究(马双成教授)，大数据与中药研发(张庆宏博士)。 (李友佳)

第八届药源性疾病与安全用药中国论坛 2016 年 4 月 7-9 日，由药物不良反应杂志社、中国药理学会药源性疾病学专业委员会、中国老年保健医学研究会老年合理用药分会、中国医师协会老年医学医师分会等单位联合主办的第八届药源性疾病与安全用药中国论坛在北京召开。会议以“老年人群药源性疾病与安全用药”为主题，邀请到国内 30 余名临床、药学、护理等专业的专家、学者共话老年人群常见疾病合理用药、安全用药的现状与发展，探索改善老年用药安全新思路。论坛的 3 个主题分别为“基于大数据的中国老年人潜在不适当用药现状研究”“应用大数据对老年住院患者进行风险预测与评价”“老年人门诊与急诊处方点评的大数据分析”。论坛探讨了常见老年心血管疾病、糖尿病、神经精神疾病等临床进展及治疗的相关研究，综合国际最新指南与研究解读老年非瓣膜房颤患者抗栓治疗的选择及合理用药；从药效学、心血管不良事件发生情况等方面介绍新型口服降糖药 DPP-4 抑制剂的临床应用；从中医药理论探讨老年心血管疾病治疗和安全性的研究；从老年人群合理用药及药源性疾病角度作报告，以提高我国广大医药工作者对老年人用药的安全意识，包括对 2015 年 Beers 标准的解读，抗风湿药物的合理使用，中国药源性肾损伤的研究现状及医院预警等。本次论坛还进行了优秀论文评选、“老年患者用药教育”微电影大赛及“老年安全用药科普进社区”等活动。 (李友佳)

2016 年中华中医药学会中成药分会学术研讨会暨换届大会 2016 年 4 月 8-9 日，由中华中医药学会主办，中华中医药学会中成药分会、中国人民解放军第 302 医院承办的 2016 中华中医药学会中成药分会学术研讨会暨分会换届会议在北京召开。来自全国各地的专家和代表 200 余人参加了会议。换届会议选举产生了新一届分会的主任委员、副主任委员、秘书长、副秘书长、常务委员、委员。中国人民解放军第 302 医院药学部主任赵艳玲研究员当选为主任委员。会议邀请了 9 名国内中成药研究领域知名专家进行学术报告。刘昌孝院士针对中药质量管理方面存在的问题，强调“中药质量——标志物在中成药质量标准形成”中发挥重要作用，同时应进一步挖掘中药的独特药用价值。解放军总医院陈香美院士结合国务院出台的中医药相关文件，为与会代表分享了“创新中药临床研究方法”。成都中医药大学彭成副校长与与会代表分享了“中成药益母草注射液的药效物质基础研究”，军事医学科学院高月主任分享了“中药毒性的界定及相关研究”，中国中医科学院中药研究所所长陈士林分享了“中药研究创新案例分析”，中国医学科学院药用植物研究所孙晓波所长分享了“中成药与创新药研发的思考”，中国中医科学院广安门医院全小林副院长分享了“中成药在治疗糖尿病领域的应用现状和发展前景”，浙江中医药大学吕圭源所长分享了“中药特点与高效特色中成药研发”，解放军第 302 医院全军中药研究所肖小河所长分享了“朝向精准医疗的临床中药研究”；与会专家就中药安全性、临床合理用药及中药创新药物研究方面交流了最新研究成果和经验。

(李友佳)

中华中医药学会炮制分会首届雷公论坛 2016 年 4 月 15-16 日，由中华中医药学会主办，中药炮制分会、辽宁中医药大学承办的中华中医药学会炮制分会首届雷公论坛在辽宁大连召开。中药炮制领域知名专家代表、中药饮片企业代表及相关媒体等 70 余人参加了论坛。论坛的主题为“中药炮制传承与创新要旨”。论坛采用“主题报告”与“自由讨论”相结合的形式。南京中医药大学丁安伟教授、江西中医药大学副校长杨明教授、四川新荷花中药饮片股份有限公司江云董事长、中药饮片全自动调剂系统发明人肖庚戌先生、暨南大学曹晖教授、山东省中医药研究院李群研究员、云南中医学院赵荣华教授、香港浸会大学禹志领教授等人分别做了主题报告，报告的主题内容包括“雷敩、《雷公炮炙论》年代再考”“论中药炮制传承与创新的关系”“炮制专家王孝涛和王琦的学术思想”“关于中药炮制界几个坚持”“即食饮片的研究成果”等。（李友佳）

中华医学会临床药学分会2016年全国学术会议 2016年4月22-24日，中华医学会临床药学分会2016年全国学术会议在广州白云国际会议中心召开，会议主题为“精准药学服务”，由中华医学会、中华医学会临床药学分会主办，广东省医学会、中山大学附属第一医院承办。来自全国各地的1万余名代表参会。本次大会共设1个主会场，16个分会场，6个卫星会场。大会邀请到国内外190多位专家作学术报告。在主会场上，中国工程院副院长樊代明院士等专家分别作了题为“HIM走向医学发展新时代”“药物代谢酶的表观遗传调控”“Precision medicine vs. personalized medicine-implication for clinical pharmacy practice”的主题报告。分会场的主题包括互联网＋药学服务、临床药学专业人才培养及学科建设、临床药师工作实践与经验交流、基层药学服务、中药安全与质量控制、循证药学与超说明书用药、青年药师论坛、抗肿瘤药物的合理使用、抗感染药物的合理使用、特殊患者安全合理用药、营养的安全性与合理应用、药物经济学与临床用药评价、麻精与高危药品管理论坛、慢病管理的精准治疗与药学监护、精准药学与个体化药学服务、药房现代化与临床药学等。大会还进行了2016年中华医学会临床药学分会优秀临床药师评选。31名临床药师获评2016优秀临床药师。另有11名药师获优秀临床药师提名奖。（李友佳）

2016年紫禁城国际药师论坛 2016年5月6-8日，由中国健康促进基金会主办的2016紫禁城国际药师论坛在北京举行。会议主题为“互联网＋药学服务”。来自全球20多个国家和地区的300多位医学、药学专家学者以及近400位药师参会。紫禁城国际药师论坛大会主席、北京大学人民医院李玉珍、中国健康促进基金会白书忠理事长、首都医科大学附属北京天坛医院王晨院长发表了主题讲座。论坛设置了药事管理、教育科研、最新学术成果、临床药学、人文话题等不同领域的17场分论坛，包括精准医疗与精准药物治疗、智能药学与数据利用、“互联网＋药学服务”创新、用药安全与风险管理等。会议收到论文356篇，其中参加论坛交流5篇、壁报交流165篇。此外，第十四届中日韩注射剂研讨会，《守护针尖上的安全——中国输液安全与防护专家共识》及《中国药学服务标准与收费专家共识》发布会，药师紫晶奖启动仪式，“互联网＋合理用药”实践技能大赛启动仪式，“互联网＋药学服务”摇篮计划启动仪式，首届中国药师“燃梦之火”演说大赛，第二届中国药师职业技能大赛，青年药师辩论比赛，药师摄影比赛等活动也在论坛中同步举行。（李友佳）

第十七届全国神经精神药理学学术交流会 2016年5月13-16日，由中国药理学会神经精神药理学专业委员会主办，安徽医科大学安徽省神经精神疾病与心理健康协同创新中心承办的第十七届全国神经精神药理学学术交流会在安徽省合肥市召开。来自国内外高校和研究机构的神经精神药理学领域专家及代表400余人参会。会议特邀中科院神经科学研究所张旭院士、海德堡大学Wolfgang Sommer教授、首都医科大学宣武医院贾建平教授、中国医学科学院药物研究所王晓良研究员、南京中医药大学胡刚教授、浙江大学陈忠教授、苏州大学镇学初教授等作了大会报告，主题包括“躯体感觉神经元分类及疼痛调节”“Lost in Translation Medication development for Alcohol Use Disorders”“中国痴呆现状及展望”“神经心理学的临床研究历程”等。期间，举办了脑中风与脑损伤、神经退行性疾病、精神分裂症与抑郁症、睡眠与癫痫、疼痛与成瘾医学、神经药理学评价方法与新技术等6场专题报告会。（李友佳）

第二届中国安全药理学学术年会暨第五届安全药理学国际学术研讨会 2016年5月25-27日，中国安全药理学学术年会暨第五届安全药理学国际学术研讨会在济南召开。会议由中国药理学会安全药理学专业委员会主办，中国食品药品检定研究院国家药物安全评价监测中心、山东省药学科学院新药评价中心、山东省生物药业协会联合承办。大会的主题是：“把握安全药理学研究发展动向，全面提升安全药理学研究水平”。国际安全药理研究专家、中国主要的GLP机构、CDE、药检药理、大学科研机构、制药企业等专业领域共计100余家单位230余名代表参加了会议。会议邀请到了FDA JEAN WU博士，国际安全药理学会前主席DUSTY博士，日本著名安全药理学专家安东贤太郎博士、千叶克芳博士、吉永贵志博士、谏田泰成博士等国际安全药理学研究专家，中国工程院刘昌孝院士，中国药理学会杜冠华理事长，CFDA药审中心胡晓敏教授、黄芳华博士，中国食品药品检定研究院国家药物安全评价监测中心主任汪巨峰教授等18位国际国内安全药理学专家做了大会特邀报告。演讲专家从“国际安全药理学研究的进展和未来的发展趋势、安全药理学的国际国内政策法规、安全药理学的新技术新方法、安全药理学研究常用研究模型、新模型、数据分析以及新药发现中的安全药理学”等方面做了的报告。（李友佳）

第六届全国医院药剂科建设与管理学术研讨会 2016年6月24-25日，由中国药学会医院药学专业委员会主办，中国医学装备协会、北京大学第三医院协办的第六届全国医院药剂科建设与管理学术研讨会在北京召开。来自全国各地医院负责药剂科建设与管理的300多位相关专家代表参会。会议的主题是“医改形式下医院药剂科的管理、医院药师的专业服务拓展”。与会专家围绕“药剂科建设与管理”“提升药学服务”“管理与服务模式的创新”等三项议题展开探讨。会议中,国家卫计委医政医管局综合评价处陈虎处长就新医改形势下医院药学的发展方向为与会嘉宾做了政策解读。北医三院乔杰院长作了“建设患者安全文化,全面提升医疗质量”的报告。来自全国各重点医院的药剂科专家就当前药剂科建设与管理中存在的问题与不足聚焦热点、提升关切,达成了共识。 （李友佳）

第六届全国药物毒理学年会 2016年6月28日至7月1日,由中国毒理学会遗传毒理专业委员会、中国毒理学会毒理研究质量保证专业委员会、中国药学会药物安全评价研究专业委员会、中国药理学会安全药理专业委员会、中华中医药学会中药毒理学与安全性研究分会、中国毒理学会中药与天然药物毒理专业委员会、中国药理学会药物毒理专业委员会、中国毒理学会药物毒理与安全性评价专业委员会和中国毒理学会生殖毒理专业委员会九家联合主办,由重庆市人口与计划生育科学技术研究院和重庆市中药研究院共同承办的第六届全国药物毒理学年会在重庆市召开。年会主题为“把握需求和发展动向、提升药物毒理研究和应用水平”。国内外药物毒理学领域专家学者共500余人参会。会议设4个分会场进行汇报交流,内容涉及一般毒理、安全药理、遗传毒理、药物生殖毒理、致癌、分子毒理学、药物毒理代谢动力学、药物安全性评价和药物毒性机制、药物安全性研究和评价的新观点、新技术和新方法等研究及药物安全性评价中经验总结等内容。 （李友佳）

第一届全国细菌耐药监测大会和第十三届全国抗感染药物临床药理学术会 2016年7月1-3日,第一届全国细菌耐药监测大会和第十三届全国抗感染药物临床药理学术会议在京召开。大会由国家卫生计生委合理用药专家委员会联合北京大学临床药理研究所、中国药师协会和中国药理学会临床药理专业委员会共同主办。来自全国细菌耐药监测网和省级细菌耐药监测网各成员单位相关技术人员共700余人参会。大会对全国细菌耐药监测网工作进行了总结及表彰,并对2015年监测结果进行了反馈。会议邀请了国内外30多位专家,就国际上抗感染及临床微生物领域的最新学术进展进行了专题报告,并对全国细菌耐药监测网成员单位开展了各种实用性技术培训及经验交流。 （李友佳）

2016年医药卫生体制改革与药学服务论坛 2016年7月2日,由中国药师协会、中国药学会药事管理专业委员会共同主办的2016年医药卫生体制改革与药学服务论坛在北京召开。来自全国各地的120多位药师和政府部门的领导参加了此次会议。北京协和医院教授李大魁、中国药学会药事管理专业委员会主任委员白慧良、中国药师协会会长张耀华担任大会主席。国家食药监总局药品注册管理司、人力资源和社会保障部社会保障研究所、国家卫生计生委医政医管局医疗资源处等国家政府部门的有关领导做了国家医药相关政策方面的报告;上海长海医院、中国人民解放军总医院、北京大学人民医院、北京同仁医院、中日友好医院、中国医学科学院肿瘤医院、华中科技大学同济医学院附属协和医院的药学专家,做了国家医药卫生体制改革中医院药房管理与药学服务发展的相关报告。 （李友佳）

中国药学会第三届药物检测质量管理学术研讨会 2016年7月2-3日,由中国药学会主办,浙江省食品药品检验研究院、浙江医药高等专科学校承办的中国药学会第三届药物检测质量管理学术研讨会在宁波召开。来自全国药品检验机构、高等院校、医药企业、医疗机构260余人参会。会上,中国食品药品检定研究院张志军副院长、国家食品药品监督管理总局药品认证管理中心钱雪副处长、中国食品药品检定研究院项新华副处长、浙江省食品药品检定研究院院长洪利娅分别作了题为“仿制药一致性评价工作介绍”“临床数据核查介绍”“食品药品检验检测机构能力验证现状及发展展望”“质量控制实验室电子数据可靠性挑战与机遇”的报告。研讨会收到论文90余篇,论述了实验室质量管理体系建设、认证认可、质量监督、实验方法、仪器设备及数据完整性、能力验证和比对等质量管理学科发展中需要解决的难题。 （李友佳）

2016年生物技术药物理化特性分析与质量研究技术研讨会 2016年7月13-15日,由中国药学会主办、中国药学会生物药品与质量研究专业委员会承办的2016年生物技术药物理化特性分析与质量研究技术研讨会在北京召开。来自中国食品药品检定研究院、生物制药企业、高等院校和科研院所的390余名代表参议。中国食品药品检定研究院生物制品检定首席专家、中国药学会生物药品与质量研究专业委员会主任委员王军志研究员在致辞中回顾了生物药品与质量研究专业委员会从2012年成立至今开展的主要学术活动和取得的成绩,并介绍了编撰《生物技术药研发与质量控制》第三版总体设计。与会专家就“重组药物质量控制研究”“重组激素类药物质量控制与评价策略”“重组药物生产用细胞基质的质量控制”“脐带间充质干细胞作为疫苗生产用细胞基质的探索”“重组人血白蛋白糖基化修饰免疫原性研究”“融合蛋白质量控制和技术标准”“基因治疗药物质量控制”“报告基因法测定重组药物生物学活性”“抗体类药物质量控制”“抗体药物部分Fc效应功能评价研究”等主题进行了报告。 （李友佳）

2016年中国药学会药事管理专业委员会年会暨"聚焦'十三五'规划促进药事健康发展"学术研讨会 2016年7月15-17日，由中国药学会药事管理专业委员会主办，南京中医药大学承办的2016年中国药学会药事管理专业委员会年会暨"聚焦'十三五'规划，促进药事健康发展"学术研讨会在江苏省南京市召开。来自全国各大高等院校、药监、药检、医疗机构、企事业共73个单位共300余名代表参会。会议特邀国家卫生计生委、中国食品药品检定研究院、国家药典委员会、国家食品药品审核查验中心、复旦大学公共卫生学院等单位的专家，分别作了题为"医药卫生体制改革的若干问题""仿制药一致性评价工作情况介绍""药物临床试验数据核查程序""2015年版中国药典实施与2020年版中国药典编制工作思路""药物经济学研究的前沿问题"等主题报告。本次年会共征集主题论文173篇，涉及药品安全质量监管、医疗卫生及医疗保险、药品使用管理、药品不良反应与警戒管理、药品审评审批、药品供应保障等领域。评选出优秀论文36篇，推选优秀组织奖9家。年会还组织了"面对面"活动，到会专家就药品管理法修订与监督管理实践、药品注册与审批、新医药改革与实践存在的问题、药品价格与管理、中医药发展与管理、药事管理学科发展等专题，与参会代表进行面对面的互动交流。 (李友佳)

第七届中国医院药学政策论坛 2016年7月22日，由中国医药创新促进会、中国药师协会共同主办，中国药学会医院药学专业委员会、中国药促会医药政策专委会、中国药促会医药产业发展研究中心承办的"第七届中国医院药学政策论坛"在杭州召开。论坛的主题为"提高药师能力，满足临床合理用药与医保控费"。来自全国各地药学领域的代表近500人参会。本次会议对药品零差率的思考、健康中国背景下的药师发展、医疗保险与药师转型、支付标准实施后，药师如何发挥作用等话题进行了专家解读及讨论。论坛学术活动主要分为两个阶段：主题报告阶段和专题讨论阶段。主题报告的内容包括"医疗保险发展与药师转型""健康中国建设中的药师发展""关于药品零差率的思考""药师深入社区——探索公立医院药学服务新模式"等。期间，北京天坛医院药剂科主任赵志刚，从项目背景、项目目标、项目规划、实施情况、共识内容等方面对《中国药学服务标准与收费专家共识》进行了介绍。专题讨论围绕"新形势下如何发挥药师的作用"分两个主题进行：医保支付标准对医院药学的影响及零差率、二次议价对医院药学的影响。与会代表围绕"医保报销比例与医保支付标准转化的难点""医保支付价与药品价格形成""如何将药事服务费用与医保支付衔接""零差率与医院用药管理"及"二次议价是否合理"等问题进行了讨论。 (李友佳)

第六届全国妇产科药学大会 2016年8月5-6日，由中国药学会医院药学专业委员会主办，中国药学会医院药学专业委员会妇产科药学学组和《中国药学杂志》社有限公司共同承办的第六届全国妇产科药学大会在内蒙古自治区赤峰市召开，会议主题为"精准医学与妇幼健康"。来自全国各地150多位药学代表与妇产科专家参会。会议收到稿件共70篇，5日下午进行了优秀论文及经典案例的评比并设置了优秀论文及案例的璧报展示。会议期间，举行了学组工作会，并根据中国药学会相关规定，进行了第二届妇产科学组成员换届选举。6日上午是大会主题报告。国家卫计委药政司药品供应管理处处长韩会学为大会解读《健全药品供应保障机制，推进药品分类采购》。国家卫计委妇幼司妇女卫生处处长王亮强调了妇产科的用药热点，解读"二孩"政策的出台背景。大会特邀5名妇产科药学专家进行学术讲座，首都医科大学附属北京妇产医院的阴赖宏副院长、北京中日友好医院精准医学中心首席专家王鹤尧教授、昆明医科大学第一附属医院的郑巧玲药师、内蒙古自治区人民医院药物临床试验机构办公室副主任张勇、首都医科大学附属北京妇产医院药事部主任冯欣分别作了题为"国家科技部重点研发计划生殖专项申报历程""精准诊断与精准医学""溴隐亭用于妊娠期泌乳素腺瘤患者的体外胎盘透过性研究""妊娠期用药危险性分级系统的比较分析与思考""孕激素临床应用研究新进展"的特邀报告。 (李友佳)

第三届海峡两岸地道药材临床应用论坛 2016年8月11日，由中华中医药学会和甘肃省科协共同主办的第三届海峡两岸地道药材临床应用论坛暨2016年中医美容学术年会在甘肃省兰州市召开。此次会议由台湾省"中华海峡两岸中医药合作发展交流协会"、台湾省"中华药用植物学会"、甘肃省中医药大学以及甘肃省中医药学会协办，中华中医药学会国际部、中华中医药学会中医美容分会及甘肃省陇药产业协会承办。会议旨在通过海峡两岸对地道药材临床应用和中医美容的经验交流，加强两岸地道药材临床应用和中医美容的交流与合作，增进海峡两岸中医药学者对地道药材产地的认同。来自海峡两岸150多位专家学者出席了会议。会上，海峡两岸中医药专家和中医美容专家以地道药材与中医美容为主题，围绕中医美容新思想、新观点、新技术、新成果作专题演讲报告，开展学术交流。 (李友佳)

首届中国中药资源大会 2016年8月11-12日，以"中药资源和健康中国"为主题的首届中国中药资源大会在西安召开。会议由中国自然资源学会中药及天然药物资源研究专业委员会等9家专业委员会共同主办，陕西中医药大学、南京中医药大学等共同承办。来自全国308家单位的1400余名代表参会。开幕式由大会组委会主席、南京中医药大学段金廒教授主持。开幕式期间同时举行了中药资源动态监测任务管理移动终端系统启动上线仪式。中国工程院副院长樊代明院士等17位专家学者应邀作大会特邀报告。报告主题包括“整合医学走向医学发展新时代”“从‘中药资源-中药质量-中药质量标志物’认识中药产业的健康发展”“中国中药资源报告”“中药资源化学研究与资源循环利用”“中草药共生菌研究”等。6个分会场围绕“中药资源调查研究与资源保护”“中药资源生态与生产区划”“中药材规范化生产(GAP)与标准化”“中药材鉴定与品质评价”“中药资源化学与资源循环利用”“中药大健康产业与新产品开发”等作了专题报告。期间，大会就中国中药资源的保护与发展相关事项初步起草拟定《中国中药资源发展西安倡议书》。

（李友佳）

2016年国际药学研究生学术论坛 2016年9月1-3日，由中山大学研究生处主办，中山大学药学院承办的2016国际药学研究生学术论坛在广州召开。来自美国匹兹堡大学、浙江大学、澳门大学、中山大学等药学领域专家及研究生代表出席了本次学术论坛。会议交流形式分为研究生学术报告、专家报告和墙报三种，并邀请了药学领域著名专家报告当前药学基础与应用研究的最新成果与发展趋势，提供互动交流平台。论坛研究生报告由药剂学、药理学、药学综合及药物分析学四个专题组成。来自美国匹兹堡大学、新加坡国立大学、香港中文大学、澳门大学、复旦大学、浙江大学、中山大学、四川大学、厦门大学、中国药科大学、南方医科大学、首都医科大学的20名研究生代表进行了现场学术报告。

（李友佳）

第二届《药学学报》药学前沿论坛 2016年9月7-10日，由《药学学报》编委会、中国药学会老年药学专业委员会主办，兰州大学基础医学院和甘肃省新药临床前研究重点实验室承办的第二届《药学学报》药学前沿论坛在兰州召开。来自医药领域的国内专家学者近400人参加了论坛。会议特邀医学分子生物学家刘德培院士和遗传药理学和临床药理学家周宏灏院士，分别作了题为“系统生物医学与新药创制”与“基因组为基础的个体化医学新模式”的大会报告。此后，青岛大学王克威教授，复旦大学王明伟教授、陆伟跃教授、钱忠明教授，中国医学科学院药物研究所庾石山研究员，解放军302医院肖小河研究员，中国医学科学院药物研究所王晓良研究员，兰州大学王锐教授、山东大学娄红祥教授分别以“靶向TRP通道天然药物活性分子的发现和治疗潜能”“硫氧还蛋白相互作用蛋白抑制剂的发现与作用机制研究”“脑部肿瘤靶向递药策略及其应用”“Hepcidin and treatment of iron-associated disorders”“活性天然产物的结构修饰与成药性研究”“中草药肝毒性客观辨识与安全用药研究”“精准医疗时代的药理学研究”“高血脑屏障通透性低耐受的镇痛原创多肽候选药物的研究”“苔藓化学与生物学”为题做了报告。会议设立了四个分会场，分别是“药物研发论坛”“新药创制论坛”“老年慢病药物研究战略论坛”和“青年专家论坛”。论坛期间，《药学学报》还召开了由70余名编委和青年编委参加的2016年度编委会。

（李友佳）

第五届全国肿瘤药学大会 2016年9月10-11日，由中国药学会医院药学专委会主办，肿瘤药学组和北京大学肿瘤医院承办的第五届全国肿瘤药学大会在北京召开。来自北京大学肿瘤医院、上海肿瘤医院、中山大学肿瘤医院、中国医学科学院肿瘤医院、天津肿瘤医院、哈医大附属肿瘤医院、四川省肿瘤医院等全国肿瘤医院的药学同道共300余人参会。会议收到论文70多篇。大会的主题是“规范、精准、实践、创新”，聚焦肿瘤患者药学服务、癌痛患者规范化治疗动态管理、肿瘤临床药学学科建设及转化医学研究、药学科研、抗肿瘤药物的最新研究进展、抗肿瘤药物的个体化治疗、抗肿瘤治疗药物监测与精准医疗、抗肿瘤药物的不良反应与防治、抗肿瘤辅助用药的合理应用、抗肿瘤药物的配置与用药安全等主题，与会专家及同行就肿瘤治疗中面临的药学实践服务问题进行了讨论交流。

（李友佳）

第六届全国治疗药物监测学术年会 2016年9月22-24日，由中国药理学会治疗药物监测研究专业委员会主办，中日医院和南京鼓楼医院共同承办的第六届全国治疗药物监测学术年会在南京召开。中国医学科学院药物研究所杜冠华教授、中国药科大学王广基院士、四川大学华西医学院的李幼平教授、北京大学第三医院翟所迪教授、北京天坛医院的赵志刚主任、日本庆应义塾大学药学院的谷川原祐介教授、南京鼓楼医院药学部葛卫红主任、北京医院药学部胡欣教授、中日医院药学部陈文倩博士分别作了题为“药代动力学与TDM的应用”的“中药多组分体内代谢与药效关联研究探索”“循证制定中国TDM指南的探索与思考”“伏立康唑个体化用药指南制定”“药事服务收费标准及实施专家共识”“Implementation of pharmacogenomics-informed personalized dosing”“TDM发展与临床药师的作用”“药学大数据的临床应用”“精准医学用药实践”的主题报告。此后，会议设立了TDM临床药师学组年会、TDM基层医院药学峰会/TDM技术峰会、TDM循证药学学组年会、TDM医院药品风险管理学组年会4个专题分论坛。同期举办了优秀论文颁奖“TDM科研与临床”自由学术讨论会暨医科报优秀青年临床药师颁奖典礼。

（李友佳）

2016年中国中药制剂大会 2016年9月23-25日，由世界中医药学会联合会中药新型给药系统专业委员会、世界中医药学会联合会中药药剂专业委员会、中华中医药学会制剂分会、国家药品审评中心主办会主办的2016年中国中药制剂大会在桂林召开。来自国内外中药制剂领域的近100专家及全国各地中药制剂教育、研发、生产制造领域的代表500

余人参会。会议期间，江西中医药大学杨世林教授、四川大学张志荣教授、国家食药总局药品评审中心中周跃华主任药师、江西中医药大学杨明教授分别作了题为“制剂技术推动新药开发的案例分析”“天然化合物成药关键技术”“中药复方新药药学研究与评价近况”“中药绿色与智能制药工艺与装备发展现状与策略”的主题报告。会议期间，就“控制原料的质量来保证产品质量的稳定性”“通过提取、纯化、浓缩、干燥工艺的优化来保证产品质量的稳定性”“通过生产过程的控制保证产品质量的稳定性”和“质量标准如何保证产品质量的稳定性”等议题进行了圆桌讨论。与会代表就中药新型给药系统研究、中药新型给药系统研究的必要性与可行性、中药新型给药系统的制备与评价技术、新形势下的中药新药开发等内容进行了探讨和成果交流。（李友佳）

2016 年全国药物流行病学学术年会 2016 年 9 月 23-26 日，由中国药学会药物流行病学专业委员会和药物流行病学杂志社主办的 2016 全国药物流行病学学术年会在北京召开。会议主题是“循证精准互补安全有效并重”，强调循证理念和科学研究方法、关注精准医学与个性化治疗，利用循证、科学的方法研究临床合理用药及其相关问题，探索临床医师和临床药师协同推进临床合理用药。来自全国各地的 200 多名药学、医学、流行病学和管理学等方面专家代表参加了大会。来自国内外的多位专家学者作了专题报告。国际药物流行病学学会（ISPE）新任主席久保田潔教授介绍了药物流行病学研究的热点内容、开展相关研究可利用的资源及 ISPE 可提供的帮助。美国 FDA 哨点（sentinel）系统项目协调中心主任、哈佛大学 Darren Toh 教授讲述了哨点系统建立的背景、哨点分布式数据库、利用其进行的安全评定和证据生成。国家食品药品监督管理总局药品评价中心杨威主任通过数据说明了我国药品不良反应监测工作的现状、列举实例介绍风险管理的基本内容并展望我国 ADR 监测工作。报告内容还包括制定中国药物流行病学研究方法学指南的必要性和可行性、市场准入和药品卫生技术评估（HTA）、临床药师在药物安全性监护工作中发挥的作用、如何采用分子流行病学研究方法开展精准医疗、围绕临床患者信息的主动监测和智能评估经验等。会议还分别开设了系统评价与 Meta 分析初级培训和网状 Meta 分析高级培训班，以及循证药物治疗指南培训班等培训活动。会议期间，还召开了中国药学会第四届药物流行病学专业委员会第二次全体会议、中国医师协会循证医学专委会青年学组换届会，以及《系统综述与 Meta 分析》定稿会。（李友佳）

中华中医药学会中药炮制分会 2016 年学术年会 2016 年 9 月 26-29 日，由中华中医药学会主办，中华中医药学会中药炮制分会、河南禹州市政府承办的“中华中医药学会中药炮制分会 2016 年学术年会”在河南省禹州市召开。大会的主题为“新饮片、新标准、新设备”。中药炮制领域的专家学者、中药饮片行业的企业家、研究生等 230 余名代表参会。中华中医药学会中药炮制分会主任委员贾天柱教授总结了中药炮制分会 2015 年 7 月换届一年以来的工作和所取得的成绩，与会人员共同商议了下一年的工作计划。贾天柱教授做了题为“新饮片发展趋势”的报告，倡导大家开展科技炮制、创新炮制、绿色炮制研究，提出了微型饮片的研究方向。云南中医学院赵荣华教授做了“大健康背景下的中药饮片传承与创新”的报告，并带来自行研制的“即食饮片”与代表共同讨论新饮片的发展趋势。江西中医药大学龚千锋教授、国家中药现代化工程技术研究中心曹晖研究员、中国中医科学院中药研究所张村研究员、香港浸会大学禹志领教授、河南中医药大学张振凌教授、成都中医药大学胡昌江教授、南京中医药大学吴皓教授、江西中医药大学钟凌云教授、山东中医药大学张学兰教授等 10 名专家分别做了大会报告。会议共收到论文 206 篇，评出优秀论文 19 篇。（李友佳）

2016 全球健康·药品安全与政策高端论坛 2016 年 9 月 26-29 日，由西安交通大学药品安全与政策研究中心、美国哈佛医学院人口医学系共同主办，西安交通大学药学院药事管理与临床药学系承办的“2016 全球健康药品安全与政策高端论坛”在西安召开。来自哈佛大学、卡塔尔大学、北京大学、复旦大学、西安交通大学、四川大学、北京协和医学院、上海交通大学、华中科技大学、武汉大学、天津大学、山东大学、沈阳药科大学、第四军医大学、河南大学、郑州大学、南京中医药大学、广州中医药大学、海南医学院、国家卫计委卫生发展研究中心、上海市卫生发展研究中心等 20 余所国内外知名高校和科研机构的近百名专家学者齐聚一堂，共同探讨全球健康大背景下的药品安全与政策所面临的重大机遇与挑战。论坛由西安交通大学药品安全与政策研究中心主任、药学院药事管理与临床药学系主任方宇教授主持。在随后的大会报告中，国内外专家学者就药品安全与药物政策、药物政策与全球健康、高水平药物政策研究与论文发表、国际卫生政策、中国卫生政策与药事管理、药学政策前沿等主题展开研讨，共同规划药品安全与政策研究的重点领域，并谋划未来发展的新方向。（李友佳）

第二十七届全国儿科药学学术年会 2016 年 9 月 28-29 日，由中国药学会药学专业委员会主办、中国药学会医院药学专业委员会儿科药学专业组、深圳市儿童医院及《儿科药学杂志》联合承办的“第二十七届全国儿科药学学术年会暨第八届全国儿科药学中青年药师论文报告会”在深圳召开。会议以“精准医疗下的儿科药学服务”为主题。来自全国各地的 500 余名代表参加了此次会议。大会以特邀专题报告、儿科各亚专科临床药师典型病例报告、儿科药学服务珍珠链、中青年药师论文报告会以及午餐时间的卫星会议、壁报交流等多种形式交流和展示了国内外儿科药学学科进展的前沿与成果。大会专题报告环节，专委会副主委第四军医大学西京医院文爱东教授、WHO 驻中国代表处药学科学家 Noura Maalaoui 教授分别作了题为“安全合理用药与药师职责”“WHO 对基本药物及儿童基药目录的遴选过程及药师的作用”的特邀报告。主题报告的内容包括 CAP 管理指南临床实践思维、精准医学在儿科肿瘤的应用、基于药物基因组学研究的儿童血液肿瘤疾病的精准治疗、发育药理学在儿科精准药物治疗的实践、PK/PD/PG 理论应用于儿童药学服务实践、循证医学工具在儿科临床药物评价中的作用、智慧医院智慧药学服务、基于定量药理学的儿童适宜剂型的研发与作用、HIMSS 认证与医院药房标准化管理等。大会共收到论文 186 篇。会议围绕儿科药学的发展、医院临床药学的发展、药师在医院合理用药中的职责、信息化等方面进行了报告和探讨。（李友佳）

↗ 第十四届全国药用植物及植物药学术研讨会 2016 年 9 月 28-29 日，中国植物学会第十四届全国药用植物及植物药学术研讨会在湘西州吉首大学召开。本次研讨会由中国植物学会药用植物及植物药学专业委员会主办，湘西州人民政府、吉首大学承办。来自我国大陆、港澳台和美国等地的 300 多名专家和代表参会。会议期间，与会专家和代表围绕“药用植物与健康产业”的主题，对药用植物和植物药的研发、利用、发展等问题开展多场学术交流研讨报告，并举行人才培养论坛、产业发展论坛和青年学术沙龙等研讨活动。（李友佳）

↗ 第 26 届全国医院药学学术年会暨第 76 届世界药学大会卫星会 2016 年 10 月 15-17 日，由中国药学会医院药学专业委员会主办，浙江省药学会、浙江大学、《中国药学杂志》社有限公司、中国现代应用药学杂志社联合承办的第 26 届全国医院药学年会暨第 76 届世界药学大会卫星会在杭州市召开。来自全国各地的 1500 余名药师代表参会。会议的主题是“安全用药与医院药学服务”。开幕式由北京大学第三医院药剂科主任翟所迪主持。国家人力资源和社会保障部医疗保险司副司长陈金甫、国家卫计委药物政策和基本药物制度司副巡视员王雪涛、国家卫计委医药医政管理局局长张宗久、中国药学会医院药学专业委员会主任委员朱珠分别作了题为“大健康下战略下的医保政策与思考”“医药政策与合理用药”“医改与医院药学发展”“医院药学继往开来”的大会特邀报告。大会特邀报告后特设妇儿分会场、第四届全国非公立医疗卫生机构安全用药论坛、调剂安全与质量控制论坛、互联网助力药学服务、肿瘤与疼痛分会场、临床药学教学与科研、医院药学学科建设与管理、个体化药物治疗理论与实践、慢病管理和基层药学分论坛共 9 个分会场，同时进行的还包括药学教育职业规划、药学服务品质管理、药学监护实践技能强化培训、院长眼中的药学人等专题会议。（李友佳）

↗ 中国药学会 2016 年制药工程专业委员会学术年会 2016 年 10 月 16-17 日，由中国药学会制药工程专业委员会主办，四川大学承办的中国药学会制药工程专业委员会 2016 年学术年会暨全国制药工程科技与教育研讨会在成都召开。中国药学会制药工程专业委员会近 40 位委员，以及来自全国药品监管部门、高等院校、科研院所和国内外制药企业的 200 余位专家学者参会。会议主题内容为：科技引领制药工业发展、药品制造风险及质量控制、制药工程专业建设与人才培养。工信部消费品司医药处王学恭处长，国家认监委实验室与检测监管部乔东主任，中国工程院院士、复旦大学陈芬儿教授和中国医药包装协会蔡弘秘书长等专家作了大会主题报告。期间，举行了三个分组会场，会议主题分别为固体制剂工程、制药技术前沿、制药工程专业教育研讨。与会代表围绕新版 GMP 实施对制药企业影响与机遇、企业对制药工程专业人才培养的要求、药物制剂新发展、新思路、新技术、制药工艺、中药制药质量研究与过程控制、协同创新，绿色制药等论题展开了交流和讨论。（李友佳）

↗ 中国药理学会第十四次全国学术大会 2016 年 10 月 22-25 日，中国药理学会第十四次全国学术大会暨中国药理学会-施维雅优秀青年药理学工作者奖 20 周年学术论坛在北京国际会议中心召开。来自全国 700 余名代表参加了本次大会。会议开幕式由中国药理学会副理事长兼秘书长张永祥教授主持，中国药理学会理事长杜冠华教授致欢迎辞。会议的学术日程由大会报告、院士论坛、分论坛报告和壁报展讲共 4 个板块组成。国际药理学联合会（IUPHAR）主席 S J Enna 教授、IUPHAR 副主席 Masamitsu Iino 教授、提名委员会主席 Kim Brøsen 教授、美国药理学与实验治疗学学会前主席 Kenneth Thummel 教授、亚洲太平洋药理学家联盟主席 Masayoshi Mishina 教授、香港中文大学容永豪教授、中国药理学会张永祥教授分别作了题为“Drug discovery: An alternative approach for lead generation”“Calcium signaling in the brain in health and disease”“Interindividual differences in the pharmacokinetics（PK）and pharmacodynamics（PD）of metformin”“Pharmacogenetic discoveries and clinical associations in Alaska native populations”“From molecular regulators of synapses to learning and memory”“Plasticity of the motor cortex: Focusing on dopamine and its receptors”“‘重大新药创制’科技重大专项实施进展与发展思路”的报告。在院士论坛环节，杨宝峰、王广基、周宏灏和丁健院士分别作了题为“医学创新与思考”“中药多组分药物代谢动力学与药效关联研究的探索”“个体化/精准医学的现状”“精准医疗与个性化抗肿瘤药物”的报告。5 个分论坛主题包括新药发现、中药与网络药理学、分子与生化药理学、治疗药物监测以及药源性疾病。此外，为纪念中国药理学会-施维雅优秀青年药理学工作者奖20周年，还专门设立了“中国药理学会-施维雅奖20周年论坛”。

（李友佳）

第八届中国药师大会 2016年10月28日，由中国药师协会、国家卫生计生委合理用药专家委员会主办，以“医改、药师、责任”为主题的第八届中国药师大会在四川省峨眉市召开。来自国家卫生计生委合理用药专家委员会、中国药师协会、各地卫生计生管理部门及药品监督管理部门、国内高校的专家教授、药师代表共400余人参会。国家卫生计生委合理用药专家委员会主任委员、中国药师协会资深顾问高强，中国药师协会名誉会长张文周出席。中国药师协会会长张耀华在致辞中说，2016年是我国全面建成小康社会决胜阶段的开局之年，也是我国卫生与健康事业蓬勃发展的关键之年。药师作为医务人员的重要组成部分，承担着保证药品质量和药学服务质量，呵护公众健康的重要职责，责任重大、使命光荣。会议期间，与会领导和嘉宾围绕我国药品质量与疗效一致性评价工作进展、我国分级诊疗现状及政策方向、新医改政策下的医院药学发展、药师药学服务胜任力、医保支付制度改革面临的挑战、健康管理的发展趋势等主题进行了对话研讨。

（李友佳）

中华中医药学会医院药学分会2016年学术年会 2016年10月28-30日，由中华中医药学会主办，湖南省中医药学会、中华中医药学会医院药学分会、湖南省中医药学会中药专业委员会、北京中医药大学东直门医院、湖南中医药大学第一附属医院、中国医学科学院肿瘤医院联合承办的“中华中医药学会医院药学分会2016年学术年会”在长沙召开。来自全国500余位中药和药学工作者参议。会议开幕式由中华中医药学会医院药学分会秘书长李国辉教授主持。中国工程院的黄璐琦院士、解放军中药研究所所长肖小河研究员、辽宁中医药大学贾天柱教授、北京中医药大学东直门医院副院长晏军主任医师分别就中药资源现状、临床中药学学科发展、生制饮片的差别与应用、感冒类中成药的合理使用的主题报告。会议期间安排了中药房自动化的发展与未来、肠外营养及输液反应三场卫星会，围绕生制饮片的差别与应用、感冒类中成药的合理应用、中药饮片质量控制现状、药物不良反应研究、中医药在北美加拿大的应用、中药重金属快速检测技术研发与示范、转化药学：从概念到实践、心血管系统DDI与用药安全、互联网+在中药煎药管理与质量控制的应用与实践、新形势下医院药学的发展等题目进行了报告和讨论。

（李友佳）

第十六届全国感染药学学术会议 2016年11月3-5日，由中国药学会医院药学专业委员会主办，中国药学会医院药学专业委员会感染药学专业组、浙江中医药大学附属杭州西溪医院、江苏大学附属镇江三院和《抗感染药学》编辑部共同承办的“第十六届全国感染药学学术会议”在江苏镇江召开。会议的主题是“感染药学与药学监护”。来自全国各地190余名代表参议。会议开幕式上举行了中国药学会医院药学专业委员会感染药学专业组组织编写的《抗感染药物临床合理应用手册》的发行仪式。中国药学会医院药学专业委员会主任委员朱珠教授等10位专家分别作了题为“挑战中自立自强，机遇中凸显药学服务价值”“以人为本、资源整合、构建连续健康服务体系”“丙型肝炎治疗面临的挑战与进展”“2015版慢性乙肝防治指南解读”“临床药师与感染科医生的关系”“传染病专科医院抗菌药物用药分析”“新发传染病”“肺部感染的个性化抗生素治疗策略探索”“抗菌药物临床应用指导原则更新内容简介”“慢性传染病患者药学服务模式探讨”的主题报告。会议共收到论文78篇并安排了6篇“临床药学案例分析”论文作者作了报告。（李友佳）

首届全球药学教育会议 2016年11月7-9日，由国际药学联合会、中国药学会联合主办，中国药科大学和美国药学院协会承办的首届“全球药学教育会议”在南京召开。十一届全国人大常委会副委员长、中国药学会理事长桑国卫，国家食品药品监督管理总局副局长孙咸泽，江苏省人大常委会副主任赵鹏，国际药学联合会主席卡门·佩尼娅及本届大会共同主席、美国亚利桑那大学药学院副院长菲利普·施耐德等嘉宾出席了会议开幕式并致辞。来自美国、加拿大、日本、澳大利亚、法国、印度等47个国家和地区的561名药学专家及代表围绕“为全球药学从业人员建立全球视野”的主题展开了讨论。会上，来自36个国家的代表采取现场投票的方式，就“共同的全球愿景”“综合职业技能”“基础训练和领导能力”“教育质量保证”等8个方面共70个话题逐一表决，最终形成《国际药学联合会关于全球药学教育的专家共识》，发布了《关于药学从业人员及其发展的全球愿景（从教育和培训的角度）》《药学从业人员发展目标》等纲领性文件。国际药学联合会在会上还形成了关于药学教育现状的总结报告，部署了围绕药学教育将要开展的主要工作。会议期间，还举办了“2016高等药学教育研讨会”“国际大学生药苑论坛”两个药学教育论坛。中国药学会理事长桑国卫出席“国际大学生药苑论坛”并发表专题演讲。（李友佳）

2016年中国药物制剂大会 2016年11月18-20日，以“药剂学发展与制剂创新”为主题的2016年中国药物制剂大会在江苏南京召开。会议由中国药学会、中国化学制药工业协会主办，中国药学会药剂专业委员会、中国化学制药工业协会固体制剂专业委员会、国际控释协会中国分会等机构承办。来自高等院校、研究院所、医药企业专家、学者和研究生等1200余人参会。大会开幕式由中国药科大学周建平教授主持，中国药学会副理事长吴晓明教授、中国化学制药工业协会执行会长潘广成、中国药科大学副校长姚文兵教授等致词。大会邀请了中国药科大学王广基院士、美国密歇根大学Steven P. Schwendeman教授、四川大学张志荣教授等著名学者作特邀报告。会议设大会报告主会场、基础药剂学论坛、工业药剂学论坛、药物辅料与包材论坛、青年药剂学论坛、一致性评价与高端制剂研发论坛、研究生论坛等6个分会场。经专家评审，大会收录学术论文420篇，并设140个墙报展示。会议期间，共评选出青年药剂学奖8名、研究生论坛优胜奖6名和优秀墙报奖15名。（李友佳）

↗ 2016年全国抗炎免疫药理学术会议 2016年11月12-13日，由中国药理学会抗炎免疫药理专业委员会主办，遵义医学院承办的2016年全国抗炎免疫药理学术会议在贵州遵义召开。来自第三军医大学、安徽医科大学、南方医科大学、浙江大学、澳门大学、中国医学科学院、中国药科大学、中国医科大学、复旦大学等60余所高校及科研院所的350余名药理学领域专家、科研人员、研究生参加了会议，收到参会论文共计150篇。会议围绕"重大疾病的炎症免疫机制与药物靶标研究"等议题展开学术交流和研讨。第三军医大学李晓辉教授、澳门大学叶德全教授、西安交通大学林蓉教授、华中科技大学向明教授、遵义医学院刘杰教授、南京大学孙洋教授、安徽医科大学汪庆童博士和南方医科大学程魁教授等专家作了大会报告，内容涉及炎症免疫相关标志物在重大疾病中的作用及药物作用靶点相关研究的最新成果。（李友佳）

↗ 中国生物制品年会暨第十六次全国生物制品学术研讨会 2016年11月18-19日，由中国医药企业发展促进会、中国药学会生物药品与质量研究专业委员会等7家机构共同主办的"2016中国生物制品年会暨第十六次全国生物制品学术研讨会暨珠海市生物医药产业发展合作会议"在广东珠海召开。来自国内外384家单位的1500余名代表出席会议。开幕式上，珠海市食品药品监督管理局局长唐本雄作了题为"珠海医药产业发展趋势"的报告。呼吸病学专家钟南山院士、肿瘤治疗及肿瘤免疫学专家魏于全院士、干细胞和发育生物学专家周琪院士和中检院生物制品检定王军志研究员分别作了题为"从SARS到禽流感到MERS到Zika""生物治疗与基因治疗研究最新进展""干细胞的转化研究"和"WHO生物制品标准化的发展趋势"的大会主题报告。专题报告期间，会议设立了"新型生物技术药研发与评价""新型疫苗研发与评价"以及"免疫细胞和干细胞治疗，基因治疗"3个分论坛。中检院的11位专家在分会场做了各自领域的科研或质量标准研究报告，题目包括"可视化动物模型在生物制品有效性评价中的作用""艾滋病、乙型肝炎、结核病及新发突发传染病疫苗质量评价技术与标准化研究"和"中检院国家十二五重大新药专项生物技术药质量研究成果介绍"等。专题报告内容涉及生物制药领域的最新研究成果及发展趋势以及生物医药研发新政策等。会议期间，来自国家食品药品监督管理总局药品审评中心生物制品药学部的研究人员，针对"审批遇到的制检规程中的工艺与质量问题"与参会代表进行了交流。（李友佳）

↗ 第十五届全国青年药师成才之路论坛 2016年11月19-21日，由中国药学会医院药学专业委员会主办，第四军医大学唐都医院和第四军医大学西京医院共同承办的"第十五届全国青年药师成才之路论坛"在西安隆开。会议的主题是"精准实践提升青年药师价值"。西京医院药学部文爱东主任主持了大会开幕式。唐都医院医教部李晓芳主任、中国药学会医院药学专业委员会主任委员朱珠教授分别为大会致辞。论坛特别邀请了20位国内外专家作了报告，报告主题内容包括"促进青年药师培养和推动医院药学发展""Becoming a Competent Clinical Pharmaccist""运用科研思维，探讨药学技术评估指标体系""实践凝练深化升华，量变积累质变飞跃"等。大会共收到稿件228篇，并选出10篇青年优秀论文进行了大会发言。（李友佳）

↗ 第九届全国临床中药学术年会 2016年11月25-28日，由中华中医药学会主办，中华中医药学会中药基础理论分会、广州中医药大学共同承办的中华中医药学会中药基础理论分会2016年学术年会暨第九届全国临床中药学学术研讨会在广州召开。来自全国23所中医药相关院校的学者代表近300人参会议，会议共收到论文150余篇。学术研讨会上，来自广州中医药大学蓝森麟教授、湖南中医药大学李钟文教授、广州中医药大学赖小平教授、成都中医药大学彭成教授、广西中医药大学邓家刚教授、湖南中医药大学郭建生教授等21位专家分别从中药传统基本理论到科学实验研究，从中药学的教学基本功、教材编写中的学术问题到中药学课程的慕课制作、实训教学等临床中药学学科的基础、科研、教学等角度进行了交流探讨。大会期间，根据学会的章程和精神，召开了中华中医药学会中药基础理论分会的筹备会议和换届工作大会。同时，还召开了第三届中药基础理论分会第一次常务委员会议暨推动临床中药学学术创新与发展会议。（李友佳）

↗ 第六届全国药物分析大会 2016年12月1-3日，由全国药物分析大会理事会主办，中央民族大学、中国医学科学院药物研究所和中国分析测试协会共同承办的第六届全国药物分析大会在北京召开。会议主题为"交叉融合、创新驱动"，来自全国各地科研院所、高等学府及相关企业的400余名代表参会。中科院上海药物研究所陈凯先院士、中科院上海药物研究所丁健院士、中国药科大学王广基院士、军事医学科学院张学敏院士和中国医学科学院药物研究所胡友财研究员分别作了题为"抓住机遇、迎接挑战——创新药物研发的趋势与对策思考""精准医疗理念下的抗肿瘤药物研发——疗效监控标志物探索""中药多组分体内代谢与药效关联研究探索""炎症与肿瘤及其干预""基于天然产物的创新药物研究"的大会特邀报告。此外,来自全国药物分析领域的7名专家作了大会报告,并设"基于精准医学与组学技术的药物分析""药物分析新材料与新技术"和"药品标准与质控、药物评价及活性安全性分析"3个分会场,主要包括药物分析学科进展、药物分析研究策略、新药创制中的药物及活性物质分析方法与技术、精准医学和组学技术等,由60多名专家和青年学者作了分会报告。会议收到投稿论文200多篇,共30名青年学者获得了优秀论文奖。同时,会议期间还安排了国家自然科学基金申报研讨会。 (李友佳)

世界中医药学会联合会中药饮片质量专业委员会第二届学术年会暨国际研讨会 2016年12月1-3日,由世界中医药学会联合会中药饮片质量专业委员会和中国医药物资协会中药材与中药饮片专业委员会联合主办,河南中医药大学和江苏南中医健康产业研究院联合承办的世界中医药学会联合会中药饮片质量专业委员会第二届学术年会暨国际研讨会在郑州召开。来自国内外专家和代表近400人参会。会议特邀中国工程院刘昌孝院士作了"中药质量标准研究探索"的主题报告。南京中医药大学党委书记陈涤平教授等20位专家分别做了主题发言,围绕中药材产地加工、中药饮片炮制机理、中药饮片质量标准、中药复方炮制研究、中药炮制减毒研究、中药炮制设备以及中药饮片产供销一体化等研究领域进行了大会交流。会议还设立了青年论坛,12位青年学者就中药饮片质量控制、中药饮片炮制作用机理等研究进行了学术交流。 (李友佳)

中华中医药学会中药临床药理分会2016年学术年会 2016年12月4日,由中华中医药学会主办,中华中医药学会中药临床药理分会、天津中医药大学、天津中西医结合学会临床药理专业委员会、天津市中西医结合学会循证医学专业委员会承办的"中华中医药学会中药临床药理分会2016年学术年会"在天津召开。来自全国各地的200位代表参会。会议以"承前启后,开创未来——创新中药研究新思维"为主题。开幕式由天津中医药大学中医药研究院副院长、临床药理分会秘书长张俊华主持。开幕式上,新成立四诊客观化和标准、临床研究结局指标和合同研究组织工作组,并启动建设青年委员会。开幕式后,任德权教授、王海南处长、刘炳林教授、钱忠直教授分别作了题为"中药优势评价与四诊客观化""中药新药注册管理办法""中药新药临床研究指导原则解读""中药国际化与中药标准"的学术报告。大会期间设立了中药新药临床研究标准及构建、机构运行相关问题、中药临床研究结局指标等三个主题进行研讨。 (李友佳)

2016年中国执业药师发展论坛 2016年12月4-5日,由中国药科大学国家执业药师发展研究中心主办的"2016年中国执业药师发展论坛"在杭州召开。论坛的主题是"加强药学队伍建设,提升执业药师服务能力"。CFDA执业药师资格认证中心主任周福成、培训机构专家教授、执业药师协会负责人、协会成员单位共400余人参会。论坛开幕式上,中国药科大学姚文兵副校长就新组建的"中国药科大学国家执业药师发展研究中心"以及全新出版的2015年《中国执业药师发展报告》(蓝皮书)作了专门的信息发布。国家食品药品监督管理总局执业药师资格认证中心联合中国药学会、中国医药物资协会、中国非处方药物协会、中国医药商业协会,就新修订的《执业药师业务规范》进行了正式发布并就宣传贯彻实施要点进行了专家解读。国家食品药品监督管理总局执业药师中心主任周福成、香港药学会明心医疗集团董事长孙耀灿、国家食品药品监督管理总局执业药师资格认证中心顾问康震分别作了题为"发展执业药师服务健康中国""香港社区药房老人用药管理""如何学习和落实执业药师业务规范"的专题报告。 (李友佳)

第四届中国—东盟药品合作发展高峰论坛 2016年12月6日,第四届中国—东盟药品合作发展高峰论坛暨西太平洋地区草药协调论坛在南宁召开。论坛由国家食品药品监督管理总局和广西壮族自治区人民政府共同主办。论坛主题为"仿制药质量提高"。东盟各成员国代表和世界卫生组织、美国食品药品管理局、日本药品医疗器械综合机构、欧盟等国际组织代表应邀参会,国家食品药品监管总局有关司局和直属单位、各省(市、区)食品药品监管局代表及制药企业代表共400余人参加了会议。会议期间,中国、东盟、美国、日本、欧盟以及世界卫生组织等国家和组织的代表分享了各自在仿制药质量监管领域的经验。 (李友佳)

2016年中国药学大会暨第十六届中国药师周 2016年12月7-9日,由中国药学会主办的2016年中国药学大会暨第十六届中国药师周在北京召开。国家食品药品监督管理总局、中国科协等部门领导、两院院士、中国药学会理事、医药科研院所、高等院校、医疗机构、医药企业等专家学者2000余人参会。会议以"服务创新驱动发展、推进健康中国建设"为主题。中国药学会副理事长兼秘书长丁丽霞主持大会开幕式,中国药学会理事长桑国卫院士致开幕词,中国药学会副理事长陈凯先院士、陈志南院士主持大会学术报告。

会议期间,桑国卫理事长作了"中国药物创新与'十三五'发展前景"的大会报告,桑国卫理事长指出,要按照党中央、国务院确定的实现制造强国"三步走"战略部署,以建设医药强国为目标,构建产业新体系,实现医药工业中高速发展和向中高端迈进，到2020年，医药工业整体素质明显提升，创新能力显著增强，产品质量全面提高，国际化水平显著提高，实现医药产业由仿制为主向自主创新为主的跨越发展，加速由医药大国向医药强国转变。国家食品药品监管总局副局长、中国药学会副理事长孙咸泽作了“药品监管改革与创新”的大会报告，中国食品药品检定研究院院长李波作了“仿制药质量和疗效一致性评价工作进展”的大会报告。与会代表探讨了我国医药卫生事业发展中面临的热点和难点问题，交流了医药学科技领域的新成果、新经验。大会开幕式上进行了2016年中国药学会优秀药师、第十一届中国药学会科学技术奖、首届中国药学会-以岭生物医药奖、第四届中国药学会-施维雅青年医院药学奖、第八届中国药学会-赛诺菲青年生物药物奖、第十九届中国药学会-施维雅青年药物化学奖等6个奖项的表彰。中国药学会所属专业委员会设立了药品质量安全与精准药物分析技术论坛、药剂学青年学者报告会、老年疾病防治药物与关键技术研讨会、创新药学服务模式研讨会、第三届全国药学科技知识传播发展研讨会等10个专题会场及卫星会专题报告进行了学术交流。会议共收录论文637篇并评出优秀论文54篇。大会期间，还召开了中国药学会23届理事会第六次全体会议、2016年全国医药经济信息网工作会议、“新起点·新机遇·新发展”高峰论坛及“安全用药，共享健康”系列科普公益活动之“药师您好”等系列活动。（李友佳）

↗ 中华中医药学会中药分析分会换届暨第九次中药分析学术交流会 2016年12月8-10日，由中华中医药学会主办，中国食品药品检定研究院中药民族药检定所、中华中医药学会中药分析分会联合承办的“中华中医药学会中药分析分会换届改选暨第九次中药分析学术交流会”在北京召开。来自全国高等院校、研究院所、药检系统、医药企业等单位的近200位代表参会。12月8日，中药分析分会召开换届大会，112名委员候选人参加大会。卢建秋研究员代表第三届中药分析分会做了工作总结，王志斌研究员受第四届中药分析分会筹备组的委托介绍了换届工作准备情况。12月9日至10日，召开第九次中药分析学术交流会。会议主题是“中药分析学科建设、中药质量标准”。与会专家就中药分析学科发展趋势、中药分析学科建设及人才培养、中药质量标准提升的技术和方法、中药分析的新技术和新方法、中药标准物质及相关标定技术要求、中药成分的体内分析、中药生产过程控制盒实时技术分析、中药质量分析研究的现状、问题及发展趋势做了报告。93会议论文篇编入《第九次中药分析学术交流论文集》。（李友佳）

↗ 中国药学会医药知识产权研究专业委员会2016年学术年会 2016年12月10-11日，由中国药学会医药知识产权研究专业委员会主办、白云山制药总厂承办的中国药学会医药知识产权研究专业委员会2016年学术年会在广州召开。来自法院、知识产权部门、科研院所和医药企业从事科研开发和知识产权产权管理的80余人参会。本次年会以知识产权保护与创新发展为主题。专委会主任委员张清奎致开幕辞并作了题为“浅谈TPP对我国医药产业的影响”报告。广州市知识产权局黄爱民处长介绍了专利与广州的渊源，并重点介绍了广州在知识产权规划中的重大举措；中国医药保健进出口商会中药部主任于志斌、北京务实知识产权发展中心主任程永顺、中国药学会副秘书长陈兵、白云山制药总厂法务总监许淑文分别作了题为“一带一路与医药产业发展”“药品创新离不开专利保护—对专利简介制度的思考”“专利强制许可”和“药品开发上市过程的专利管理—‘金戈’的仿制开发案例”的报告。本次年会征集了学术论文，内容涉及生物制品数据保护、药品商标权司法保护以及药品生命周期中专利运用等方面。经专家评审投票，评选出优秀论文一等奖1篇、二等奖3篇、三等奖3篇。（李友佳）

↗ 2016年中国药品质量安全年会 2016年12月15-16日，以“保障药品安全，维护公众健康”为主题，由中国食品药品检定研究院主办的2016年中国药品质量安全年会在武汉召开。来自各级药品、医疗器械、药包材与辅料检验检测机构、药品生产企业、药品研发单位及大专院校和科研院所专业技术人员等近1300人参会。国家食品药品监督管理总局副局长孙咸泽到会并讲话，湖北省食品药品监督管理局副局长邓小川，中国食品药品检定研究院院长、党委书记李波致辞，中检院副院长张志军主持年会。会议内容包括国家药品医疗器械监管战略剖析，2015年度药品医疗器械抽验结果通报，药品医疗器械质量状况分析，仿制药一致性评价工作程序与技术要求，药品医疗器械质量检验与研究重要问题探讨和检验检测新技术、新方法交流等。年会设立了化学药品、中药、血源筛查体外诊断试剂、医疗器械、包装材料与药用辅料5个主题分会，分别设置主题报告、专题报告、讨论互动等环节对药品医疗器械质量安全进行了分析。（李友佳）

↗ 世界中医药学会联合会中药鉴定专业委员会第三届学术年会 2016年12月15-16日，由世界中医药学会联合会主办，上海中医药大学承办的2016年世界中医药学会联合会中药鉴定专业委员会第三届学术年会暨中药传承与创新博士论坛在上海召开。来自全国各地460余名代表参会。27位专家依次进行了专题汇报，主题涉及质量标准、物质基础、活性成分与机制研究、以及组学和新技术研究等，从经典的辨识经验到系统生物技术，为中药鉴定知识的应用、技术推广提供了最新的研究成果。会议收到投稿论文共92篇。（李友佳）

药学书刊

Pharmaceutical Publications

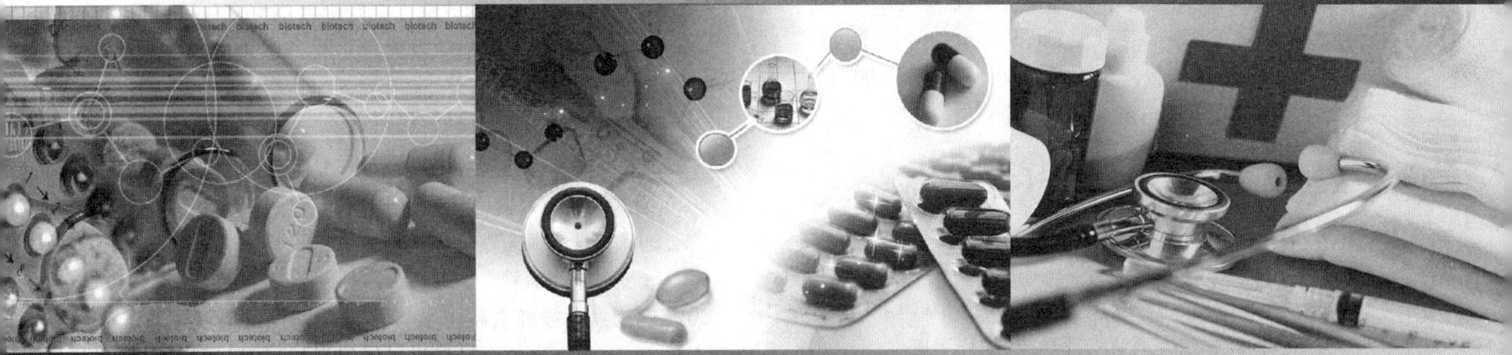

2016年药学图书出版书目选录

"互联网+大健康"系列丛书:互联网+药店会员营销管理
张志辉　编著
中国商业出版社　180页　16开　58.00元
"互联网+大健康"系列丛书:互联网+药店选址与布局
刘　雷　编著
中国商业出版社　185页　16开　58.00元
《道藏》医方研究
张其成　主编
中国中医药出版社　269页　小16开　53.00元
《岭南采药录》考证与图谱(上、下册)
马　骥　刘传明　唐旭东　主编
广东科技出版社　845页　32开　166.00元
《神农本草经》精编图鉴
路　臻　主编
人民军医出版社　310页　大32开　118.00元
《医疗机构药学工作质量管理规范》操作手册
中国药学会医院药学专业委员会　组织编写
人民卫生出版社　328页　小16开　55.00元
《医学衷中参西录》临证助读系列,药论分册
董尚朴　总主编
人民卫生出版社　202页　小16开　30.00元
100种常见中草药快速识别图谱
王良信　主编
中国医药科技出版社　222页　小16开　45.00元
2015年度药品检查报告
国家食品药品监督管理总局食品药品审核查验中心　编
中国医药科技出版社　111页　16开　48.00元
2016国家执业药师考试30天冲刺跑(全7本)
本书编委会　编写
中国医药科技出版社　940页　16开　299.00元
2016国家执业药师考试必备考点速记掌中宝(全7本)
陈　敬　聂筱妍等　主编
中国医药科技出版社　1379页　32开　177.00元
2016国家执业药师考试冲刺试卷(全7本)
宿　凌　陈有亮等　主编
中国医药科技出版社　594页　16开　295.00元
2016国家执业药师考试辅导用书(全7本)
杨世民　总主编,林　蓉　王建等　主编
中国医药科技出版社　2097页　16开　403.00元
2016国家执业药师考试复习精要(全7本)
左根永　季　晖　龚晓健等　主编
中国医药科技出版社　2008页　小16开　385.00元
2016国家执业药师考试高频易错考点随身记(全7本)
郭翔宇　杨东旭等　主编
中国医药科技出版社　2210页　32开　262.00元
2016国家执业药师考试全真模拟试卷(2版,全7本)
本书编委会　著
中国医药科技出版社　629页　16开　138.60元
2016国家执业药师考试通关必做2000题(全7本)
左根永　郝国祥等　主编
中国医药科技出版社　1680页　16开　523.00元
2016国家执业药师考试习题与解析(8版,全7本)
杨世民　总主编,宿　凌　王　建等　主编
中国医药科技出版社　1855页　16开　583.00元
2016国家执业药师资格考试超级辅导书(全7本)
聂筱妍　陈　敬等　编著
北京科学技术出版社　2031页　16开　425.00元
2016国家执业药师资格考试辅导讲义(全7本)
国家执业药师资格考试辅导用书编写组　组织编写
人民卫生出版社　2203页　16开　382.00元
2016国家执业药师资格考试辅导讲义同步练习题集(全7本)
国家执业药师资格考试辅导用书编写组　组织编写
人民卫生出版社　1581页　16开　308.00元
2016国家执业药师资格考试高分宝典(全7本)
朱鹏飞　段洪云　编著
中国医药科技出版社/中国原子能出版社　2164页　小16开　370.00元
2016国家执业药师资格考试考点精讲辅导讲义(中药学,全3本)
严景岳　主编
中国原子能出版社　553页　16开　240.00元
2016年麻醉药理学进展
戴体俊　杨宝学　林　蓉　主编
人民卫生出版社　262页　16开　59.00元
2016药师资格考试临考冲刺模拟试卷(全7本)
田　燕　蒋　妮等　编著
中国中医药出版社　582页　16开　321.00元
2016药学(中级)资格考试强化训练与试题解析(9版)
刘　屏　柴　栋　主编
军事医学科学出版社　612页　16开　85.00元
2017国家执业药师考试必背采分点(全7本)
蒋　妮　田　燕等　主编
中国中医药出版社　2415页　32开　261.00元
2017全国卫生专业技术资格考试指导,药学(师)
全国卫生专业技术资格考试用书编写专家委员会　编写
人民卫生出版社　869页　16开　148.00元

2017 全国卫生专业技术资格考试指导,药学(士)
全国卫生专业技术资格考试用书编写专家委员会　编写
人民卫生出版社　634 页　16 开　118.00 元

2017 全国卫生专业技术资格考试指导,药学(中级)
全国卫生专业技术资格考试用书编写专家委员会　编写
人民卫生出版社　838 页　16 开　148.00 元

2017 中药学(师)模拟试卷
张贵君　主编
人民卫生出版社　183 页　16 开　52.00 元

2017 中药学(师)习题精选
张贵君　主编
人民卫生出版社　256 页　16 开　55.00 元

2017 中药学(士)模拟试卷
张贵君　主编
人民卫生出版社　183 页　16 开　52.00 元

2017 中药学(中级)模拟试卷
张贵君　主编
人民卫生出版社　182 页　16 开　53.00 元

2017 中药学(中级)习题精选(配增值)
张贵君　主编
人民卫生出版社　291 页　16 开　58.00 元

300 味常见中药辨识与应用彩色图谱
张贵君　张贵林　主编
中国中医药出版社　308 页　32 开　45.00 元

30 天快速突破(国家执业药师考试)(全 7 本)
田　侃　喻小勇等　主编
人民卫生出版社　1652 页　小 16 开　336.00 元

560 种中草药野外识别彩色图鉴
车晋滇　编著
化学工业出版社　424 页　32 开　79.00 元

700 种中草药野外识别速查图鉴
岳桂华　范丽丽　岳　进　主编
化学工业出版社　730 页　32 开　69.00 元

EUCAST 欧盟药敏试验标准
刘玉庆　李璐璐等 编译
中国标准出版社　148 页　大 16 开　39.00 元

安徽省中药饮片规格等级手册
周建理　编著
安徽大学出版社　261 页　32 开　20.00 元

安泽县中药材图谱大全(上册)
安泽县果业服务中心　编著
中国质检出版社　327 页　16 开　159.00 元

保健药物食物全图鉴
尚云青　陈飞松　主编
江苏凤凰科学技术出版社　544 页　16 开　88.00 元

保婴撮要
[明]薛　铠,薛　己　著
中国中医药出版社　579 页　16 开　108.00 元

北京协和医院复杂病例用药解析
张抒扬　梅　丹　主编
人民卫生出版社　231 页　16 开　35.00 元

北京中医医院传统外用制剂
毛克臣　李　洋　主编
北京科学技术出版社　469 页　小 16 开　109.00 元

备急千金要方校注(上下册)
高文柱　校注
学苑出版社　968 页　小 16 开　218.00 元

本草:生长在时光的柔波里
嵇　元　嵇　晔　著
人民卫生出版社　287 页　32 开　58.00 元

本草乘雅半偈
[明]卢之颐　撰
中国中医药出版社　237 页　16 开　45.00 元

本草洞诠
[清]沈　穆　撰
中国中医药出版社　391 页　小 16 开　78.00 元

本草纲目(共 6 册)
林余霖　编著
中医古籍出版社　740 页　大 16 开　890.00 元

本草纲目:简明彩图版
[明]李时珍　著
化学工业出版社　448 页　32 开　42.00 元

本草纲目:图文珍藏本(上中下册)
[明]李明珍　著
中国医药科技出版社　2323 页　16 开　380.00 元

本草纲目彩色图鉴(全二册)
周重建　裴　华　主编
海南出版社　498 页　16 开　136.00 元

本草纲目导读
郑金生　张志斌　著
科学出版社　235 页　16 开　168.00 元

本草纲目中草药使用图鉴
老中医养生堂　编著
福建科学技术出版社　607 页　32 开　68.00 元

本草汇纂
[清]屠道和　著
中国中医药出版社　319 页　小 16 开　65.00 元

本草基因组学:中药组学的发展与未来
陈士林等　编著
科学出版社　313 页　大 16 开　238.00 元

本草经解要
[清]姚 球 撰
中国中医药出版社 182页 小16开 45.00元

本草求原
[清]赵其光 编
中国中医药出版社 168页 小16开 52.00元

本草杂咏
胡随瑜 编著
中南大学出版社 168页 小16开 52.00元

苯二氮卓类药物临床使用专家共识
刘铁桥 赵 敏 主编
人民卫生出版社 131页 32开 15.00元

鼻腔药物制剂:基础与应用
赵应征 主编
化学工业出版社 308页 16开 79.00元

病毒与干扰素
(加)Karen Mossman 编著
中国农业科学技术出版社 318页 16开 98.00元

病毒与人类世界的时空风暴
刘 欢 著
科学出版社 212页 小16开 35.00元

彩色图解《千金方》:中国医学养生方剂大全
孟 飞 主编
北京联合出版公司 359页 小16开 59.00元

产业专利分析报告(第41册,糖尿病药物)
杨铁军 主编
知识产权出版社 265页 16开 70.00元

常见病名医秘验良方
刘 俊 主编
化学工业出版社 361页 32开 35.00元

常见病中西医诊断及合理用药:药店专用版(修订版)
张守明 著
中国医药科技出版社 426页 16开 79.00元

常见眼耳鼻咽喉科中成药手册
郭 裕 王丽华 主编
科学出版社 240页 32开 42.00元

常见药用动物的临床应用及药理学研究
赖 仞 安 输 编著
科学出版社 333页 16开 128.00元

常见中草药:彩色精华版
谢文英 编著
陕西科学技术出版社 384页 16开 39.80元

常见中药诗画精粹(2版)
周超凡 王崇焕 主编
中国中医药出版社 216页 16开 98.00元

常用药物新编(2版)
李学玲 秦红兵 邹浩军 主编
人民卫生出版社 1418页 小16开 150.00元

沉香
陈兴夏 叶美玲等 合著
中原农民出版社 167页 16开 98.00元

沉香风云:官茂有传奇
王建章 著
光明日报出版社 239页 小16开 39.80元

沉香鉴定与选购从新手到行家
刘 岩 冯林英 著
文化发展出版社有限公司 188页 大32开 49.00元

沉香悟道
郑奎飞 著
华文出版社 183页 32开 38.00元

陈士铎外科集验良方
王海鸥 编
中国中医药出版社 386页 16开 65.00元

成瘾基因组学:中华民族基因组多态现象研究
李生斌 本卷主编
西安交通大学出版社 475页 16开 380.00元

成瘾医学:理论与实践
郝 伟 赵 敏 李 锦 主编
人民卫生出版社 615页 16开 158.00元

川丹参及其近缘种资源植物研究
张 利 主编
科学出版社 205页 16开 98.00元

传世国医灵方
柳书琴 主编
上海科学技术文献出版社 309页 小16开 78.00元

创新药物发现:实践、过程和展望
[美]Jie Jack Li,E.J.Corey 著
华东理工大学出版社 510页 小16开 168.00元

大别山地区特色药用植物:以鄂东九种地理标志保护产品为例
张万举 张 龚 编著
化学工业出版社 141页 小16开 48.00元

大剂量中药临床应用
周德生 胡 华 主编
山西科学技术出版社 654页 16开 99.00元

道地药材理论与文献研究
黄璐琦 张瑞贤 主编
上海科学技术出版社 254页 16开 59.00元

道地药材特色栽培及产地加工技术规范
郭兰萍 黄璐琦 谢晓亮 主编

上海科学技术出版社　231 页　16 开　128.00 元

毒理学基础(2 版)

张爱华　蒋义国　主编

科学出版社　424 页　16 开　69.80 元

毒理学基础(2 版)

黄吉武　童　建　主编

人民卫生出版社　588 页　16 开　79.00 元

毒理学研究新方法:有害结局路径(AOP)的基本内涵与研究进展

刘济宁　王　蕾　党志超　主编

中国环境出版社　119 页　16 开　30.00 元

杜尔伯特蒙古族自治县野生药用植物彩色图志

杜尔伯特蒙古族　主编

东北林业大学出版社　250 页　16 开　380.00 元

多药合用药效相加的数学规律及协同拮抗的定量计算方法

袁守军　著

江苏凤凰科学技术出版社　110 页　小 16 开　50.00 元

恶性肿瘤药物治疗毒副反应及处理

胡艳萍　主编

人民卫生出版社　674 页　32 开　126.00 元

方剂学(中西医结合等专业)(2 版)

李　冀　主编

中国中医药出版社　277 页　16 开　39.00 元

方剂学(中药方向)(2 版)

贾　波　主编

中国中医药出版社　205 页　16 开　39.00 元

方剂学(3 版)

谢　鸣　主编

人民卫生出版社　371 页　16 开　53.00 元

方剂学彩图速记手册

孙　鼎　主编

复旦大学出版社　110 页　32 开　22.00 元

方剂学速记歌诀

李兴广　张　珊　姜昭妍　主编

化学工业出版社　183 页　小 32 开　19.00 元

方药趣记歌诀

陈建章　高晓静　主编

人民卫生出版社　84 页　32 开　15.00 元

方药实训与实验指导

董秋梅　刘春慧　主编

北京大学医学出版社　191 页　16 开　35.00 元

分类草药性

[清]无名氏　编

中国中医药出版社　80 页　小 16 开　25.00 元

风湿病良方验方

袁立霞　肖　炜　主编

化学工业出版社　242 页　小 16 开　49.80 元

风药新识与临床

王明杰　罗再琼　主编

人民卫生出版社　554 页　32 开　58.00 元

符号是个钩:葫芦娃小儿肺热咳喘颗粒 4 克装药品全案

张默闻　著

机械工业出版社　333 页　16 开　88.00 元

福建高山本草

汤万团　主编

上海世界图书出版公司　929 页　32 开　160.00 元

辅助生育技术促排卵药物治疗共识专家解读

乔　杰　主编

人民卫生出版社　94 页　16 开　32.00 元

妇科疾病经方治验

钟相根　李　配　主编

中国医药科技出版社　286 页　小 16 开　49.00 元

甘草主要成分的抗菌特性

廖成水　著

原子能出版社　112 页　小 16 开　36.00 元

感染科常用药物及疾病防治

周智宏　巨煜华等　主编

黑龙江科学技术出版社　681 页　16 开　88.00 元

高良姜研究与开发利用

林丽静　李积华　主编

中国农业科学技术出版社　135 页　小 16 开　36.00 元

葛洪肘后备急方选萃

耿庆山　主编

广东人民出版社　101 页　16 开　60.00 元

个体化用药基因检测的临床应用

陈智龙　编著

云南科技出版社　360 页　32 开　62.00 元

根和根茎类中草药彩色图鉴

巢建国　周德生　主编

湖南科学技术出版社　281 页　小 16 开　58.00 元

古德曼·吉尔曼治疗学的药理学基础(12 版)

[美]布鲁顿等　主编

人民卫生出版社　1551 页　16 开　498.00 元

古方汇精

[清]爱虚老人　辑

中国中医药出版社　141 页　小 16 开　35.00 元

国家级非物质文化遗产巡礼:传统民俗卷之传统医药卷

张玉台　主编

中国文史出版社　550 页　16 开　210.00 元

国家药典中药识别图鉴

林余霖　主编

福建科学技术出版社　581 页　大 32 开　68.00 元

国家执业药师考试精讲(2 版,全 7 本)
本书编写组 编
中国医药科技出版社 1545 页 16 开 208.00 元
国家执业药师考试十日特训 1200 题(全 7 本)
刘隆臻 耿义红等 主编
中国医药科技出版社 1378 页 32 开 131.00 元
国家执业药师考试通关必备红宝书(药学金考点)
国家执业药师考试研究组 编写
中国医药科技出版社 437 页 小 32 开 48.00 元
国家执业药师考试通关必备红宝书(中药学金考点)
国家执业药师考试研究组 著
中国医药科技出版社 423 页 小 32 开 46.00 元
国家执业药师考试指南(全 7 本)
国家食品药品监督管理总局执业药师资格认证中心组织编写
中国医药科技出版社 2796 页 大 16 开 752.00 元
国家执业药师资格考试辅导用书高频考点速记(全 7 本)
中公教育执业药师考试研究中心 编著
世界图书出版公司北京公司 3177 页 32 开 177.00 元
国家执业药师资格考试辅导用书临考冲刺模拟试卷(全 7 本)
田 燕 蒋 妮 霍晓奎 编
中国中医药出版社 585 页 16 开 263.00 元
国家执业药师资格考试辅导用书同步强化训练题(全 7 本)
中公教育执业药师考试研究中心 著
中国医药科技出版社 1401 页 16 开 298.00 元
国家执业药师资格考试辅导用书专项讲义(全 7 本)
本书编委会 组织编写
中国医药科技出版社 2287 页 16 开 440.00 元
国家执业药师资格考试考试大纲.7 版
国家食品药品监督管理总局 制定
中国医药科技出版社 129 页 大 16 开 49.00 元
国家执业药师资格考试通关系列(2017 押题秘卷,全 7 本)
《国家执业药师资格考试押题秘卷》编委会 编
中国中医药出版社 514 页 16 开 336.00 元
国医大师金世元中药调剂学讲稿
金世元 原著
人民卫生出版社 564 页 16 开 109.00 元
国医大师朱良春全集,常用虫药卷
朱良春 著
中南大学出版社 386 页 小 16 开 138.00 元
国医特效偏方单方大全
柳书琴 主编
上海科学技术文献出版社 308 页 小 16 开 78.00 元
果实和种子类中草药彩色图鉴
周德生 巢建国 主编
湖南科学技术出版社 283 页 小 16 开 58.00 元
海南沉香鉴赏
孙广娥 编著
上海科学技术出版社 152 页 大 32 开 48.00 元
海洋天然产物与药物研究开发
于广利 谭仁祥 主编
科学出版社 398 页 16 开 150.00 元
海药本草集解
谭启龙 著
湖北科学技术出版社 327 页 32 开 98.00 元
邯郸道地药材
周海平 孔增科 付正良 主编
山西科学技术出版社 214 页 16 开 168.00 元
罕见病治疗药物.Ⅲ,白血病新药手册
刘昌治 卓永岳 卢亦鲁 主编
江苏凤凰科学技术出版社 411 页 32 开 50.00 元
河北食品药品安全研究报告(2016)
丁锦霞 主编
社会科学文献出版社 339 页 小 16 开 79.00 元
呼吸内科常见病用药(2 版)
刘春涛 梁宗安 易 群 主编
人民卫生出版社 644 页 32 开 69.00 元
湖北本草撷英
廖朝林 主编
湖北人民出版社 169 页 16 开 188.00 元
湖南省医疗机构制剂规范:2016 年版
湖南省食品药品监督管理局 编
湖南科学技术出版社 659 页 16 开 248.00 元
湖南省中医单方验方精选(外科·上下册)
刘君武 易法银 总主编
人民卫生出版社 1519 页 16 开 246.00 元
湖湘本草
谢文军 谢思健 主编
湖南科学技术出版社 694 页 16 开 98.00 元
护理药理学
杨解人 宋建国 黄正明 主编
中国科学技术大学出版社 472 页 16 开 56.00 元
护理应用药理学学考精编
胡 敏 刘 敏 主编
人民卫生出版社 198 页 16 开 32.00 元
护理用药 100 问
伏 晓 主编
上海科学技术文献出版社 116 页 32 开 19.80 元
护用药理学
王志亮 张彩霞 主编
人民卫生出版社 344 页 16 开 52.00 元

护用药理学
况　涛　蒋红艳　主编
人民卫生出版社　310页　16开　47.00元
护用药理学实验与学习指导
秦红兵　陈树君　著
人民卫生出版社　153页　16开　18.00元
华法林抗凝应用管理:临床使用指导手册(翻译版)
刘宏宇　著
人民卫生出版社　341页　32开　60.00元
化学致癌
朱宝立　王民生　莫宝庆　主编
北京大学医学出版社　780页　32开　92.00元
基础药学服务(2版)
向　敏　缪燕丽　主编
化学工业出版社　295页　16开　39.00元
基因工程药物研究与应用
李校堃　主编
人民卫生出版社　488页　16开　88.00元
基因工程制药技术
王安平　主编
中国农业出版社　142页　16开　26.00元
基因工程制药综合实验指导
李德山　王文飞　任桂萍　主编
中国农业出版社　85页　16开　16.50元
激素类药物得合理应用
童荣生　李　刚　陈　岷　主编
人民卫生出版社　568页　32开　48.00元
急性ST段抬高型心肌梗死溶栓治疗的合理用药指南
傅向华　霍　勇　主编
人民卫生出版社　62页　32开　15.00元
济世碎金方
[明]王文谟　撰
中国中医药出版社　310页　小16开　65.00元
济众新编
[朝]康命吉　撰
中国中医药出版社　397页　小16开　75.00元
家庭常见病中草药偏方大全
路　臻　周重建　周　芳　主编
海南出版社　246页　16开　68.00元
家庭常用药物合理使用指南
孙　涛　主编
吉林科学技术出版社　718页　32开　80.00元
简易名方临证备要
陈永灿　主编
人民卫生出版社　679页　小16开　90.00元
解读神农本草经:从药性到临床.第一集
祝之友　主编
人民军医出版社　240页　16开　42.00元
解码中药:传统中医药理学概论
赵正孝　著
湖南科学技术出版社　447页　小16开　68.00元
金牌药师·国家执业药师考试百日通关宝典(全7本)
国家执业药师资格考试研究组　组织编写
中国医药科技出版社　2376页　小16开　455.00元
金牌药师·国家执业药师考试历年真题解析与避错(全7本)
国家执业药师资格考试研究组　编写
中国医药科技出版社　1607页　16开　259.00元
近代中医未刊本精选(第八册,方剂)
杨杏林　梁尚华　主编
上海科学技术出版社　201页　小16开　58.00元
近代中医未刊本精选(第七册,方剂)
杨杏林　梁尚华　主编
上海科学技术出版社　235页　小16开　58.00元
经方大用
赵俊欣　赵志达　著
中国中医药出版社　454页　32开　49.00元
经方观止
张建荣　编著
中国中医药出版社　815页　32开　78.00元
经方解郁
张沁园　张　弛　编著
山东大学出版社　172页　16开　28.00元
经方梦:南京中医药大学国际经方学院成立纪念文集
吴以岭　黄　煌　主编
中国中医药出版社　372页　16开　99.00元
经方人生
王三虎　著
中国中医药出版社　246页　小16开　39.00元
经方入门
王伟鹏　杨红娣　狄文玲　编著
北京科学技术出版社　274页　大32开　39.00元
精编《本草纲目》药物彩色图鉴
刘春生　主编
人民军医出版社　500页　16开　288.00元
精编《本草纲目》药物彩色图鉴
刘春生　周重建　谢　宇　主编
山西科学技术出版社　1417页　大32开　138.00元
精编《神农本草经》药物彩色图鉴
路军章　主编
人民军医出版社　387页　16开　199.00元

精编实用药剂学
张俊生 梁婵婵 李 芳 主编
西安交通大学出版社 219页 16开 58.00元
精编中草药彩色图谱
张贵君 主编
中国医药科技出版社 1072页 大32开 138.00元
精编中国药典中药原色图谱
林余霖 李葆莉 编著
中医古籍出版社 212页 16开 39.00元
精神科常用药物手册
刘铁榜 主编
人民卫生出版社 492页 32开 40.00元
精神药理学(第2版)
刘吉成 艾 静 主编
人民卫生出版社 283页 16开 49.00元
精神障碍药物治疗指导
江开达 主编
人民卫生出版社 555页 16开 75.00元
精准医学:药物治疗纲要
王 辰 姚树坤 主编
人民卫生出版社 302页 16开 129.00元
静脉用药集中调配基础知识问答
米文杰 陈 迹 主编
人民卫生出版社 385页 小16开 50.00元
静脉用药集中调配中心建设与管理
吴晓龙 何广宏 秦 娜 主编
人民卫生出版社 281页 16开 50.00元
救荒本草图谱
阎玉凝 主编
北京科学技术出版社 430页 大16开 260.00元
救急易方
[明]赵季敷 辑
中国中医药出版社 114页 小16开 29.00元
居家中药使用手册
朱梦梅 编
学苑出版社 143页 32开 19.00元
聚乙二醇修饰药物:概念、设计和应用
马光辉 苏志国等 编著
科学出版社 342页 小16开 128.00元
抗感染药物临床合理应用手册
中国药学会医院药学专业委员会感染药学专业组 组织编写
中国医药科技出版社 741页 16开 140.00元
抗肿瘤药物:2010－2015年全球上市新药
陈 玲 张 静 主编
江苏凤凰科学技术出版社 208页 16开 128.00元
抗肿瘤中药药理与临床
季宇彬 主编
人民卫生出版社 981页 16开 198.00元
壳聚糖载药纳米粒的制备与性能
刘占军 赵琳琳 赵 宁 著
台海出版社 427页 16开 58.00元
客家中草药图鉴及民间验方
程金生 陈文滨 主编
中国医药科技出版社 246页 小16开 59.00元
滥用物质分析与应用
沈 敏 向 平 主编
科学出版社 923页 小16开 580.00元
老中医霍列五60年单验方秘传
霍 毅 霍筱薇 整理
中国医药科技出版社 274页 小16开 36.00元
类经证治本草
[清]吴 钢 辑
中国中医药出版社 410页 小16开 88.00元
李连达中药研究探索与实践
李连达 李贻奎 主编
北京科学技术出版社 245页 小16开 49.00元
理论大家恽铁樵方药论著选
恽铁樵 编著
中国中医药出版社 193页 小16开 35.00元
历年真题与考前押题详解(药学,全3本)
圣才学习网 著
中国石化出版社 324页 16开 108.00元
莲斋医意立斋案疏
[清]叶 崧 著
中国中医药出版社 172页 小16开 38.00元
临床不合理用药案例评析
张志清 殷立新 主编
人民卫生出版社 256页 32开 32.00元
临床常见药物的使用和不良反应观察
赵天莹 许永福 白仲梅 主编
兰州大学出版社 578页 16开 78.00元
临床大家张锡纯方药论著选
张锡纯 著
中国中医药出版社 351页 小16开 55.00元
临床方药配伍学
汤小虎 编著
云南科技出版社 259页 16开 39.00元
临床合理用药答疑
张石革 著
人民军医出版社 545页 32开 68.00元

临床实用方药手册
欧阳建军　李　点　吴红娟　主编
湖南科学技术出版社　514 页　16 开　70.00 元

临床实用中药药理手册
王红丽　吕洲杰　李季文　主编
中医古籍出版社　810 页　16 开　148.00 元

临床药剂学
孙路路　主编
高等教育出版社　275 页　16 开　36.80 元

临床药理学
赵秀丽　王汝龙　王鹤尧　主编
高等教育出版社　535 页　16 开　68.00 元

临床药理学
王建刚　张玉林　主编
人民卫生出版社　363 页　16 开　80.00 元

临床药理学
印晓星　张庆柱　主编
中国医药科技出版社　312 页　16 开　46.00 元

临床药物代谢动力学(3 版)
刘克辛　主编
科学出版社　440 页　16 开　79.80 元

临床药物学
刘　畅等　编著
天津科学技术出版社　202 页　16 开　50.00 元

临床药物学
刘序红　著
吉林科学技术出版社　136 页　16 开　100.00 元

临床药物学进展
张鲁明　姚云峰　张　文　主编
天津科学技术出版社　406 页　16 开　68.00 元

临床药物治疗学(4 版)
姜远英　文爱东　主编
人民卫生出版社　507 页　16 开　66.00 元

临床药物治疗学·儿科疾病
徐　虹等　册主编
人民卫生出版社　436 页　16 开　63.00 元

临床药物治疗学·妇产科疾病
赵　霞　张伶俐　册主编
人民卫生出版社　376 页　16 开　58.00 元

临床药物治疗学·呼吸系统疾病
蔡映云　吕迁洲　册主编
人民卫生出版社　404 页　16 开　59.00 元

临床药物治疗学·心血管系统疾病
李宏建等　册主编
人民卫生出版社　525 页　16 开　72.00 元

临床药学服务与用药指导丛书:妇产科药学服务与用药指导
高淑丽等　主编
科学技术文献出版社　297 页　16 开　85.00 元

临床药学服务与用药指导丛书:临床儿科药学服务与用药指导
张古英　刘艳辉等　主编
科学技术文献出版社　344 页　16 开　95.00 元

临床药学服务与用药指导丛书:临床风湿免疫科药学服务与用药指导
赵可新等　主编
科学技术文献出版社　297 页　16 开　85.00 元

临床药学服务与用药指导丛书:临床感染科药学服务与用药指导
李雪靖等　主编
科学技术文献出版社　349 页　16 开　95.00 元

临床药学服务与用药指导丛书:临床骨科药学服务与用药指导
杨　劼等　主编
科学技术文献出版社　358 页　16 开　95.00 元

临床药学服务与用药指导丛书:临床心血管科药学服务与用药指导
白　莉等　主编
科学技术文献出版社　348 页　16 开　85.00 元

临床药学服务与用药指导丛书:消化内科药学服务与用药指导
李翠芹等　主编
科学技术文献出版社　274 页　16 开　75.00 元

临床药学理论与实践研究
娄小娥　著
中国原子能出版社　198 页　小 16 开　70.00 元

临床药学实践教学指导
高　申　李宏建　主编
中国医药科技出版社　141 页　16 开　38.00 元

临床药学与药物治疗学(上下 2 册)
梁绪中等　主编
吉林科学技术出版社　664 页　16 开　170.00 元

临床用药指南与评价
苑振亭　高培平　刘成刚　主编
金盾出版社　1060 页　32 开　155.00 元

临床中药师药学服务策略与实践
张　冰　主编
人民卫生出版社　134 页　32 开　18.00 元

临床中药学
周祯祥　唐德才　主编
中国中医药出版社　317 页　16 开　49.00 元

临床中药学(第2版)
王　建　张　冰　主编
人民卫生出版社　332页　16开　49.00元
临证本草:修订本
陶御风　编著
中国医药科技出版社　706页　16开　118.00元
灵芝纵横谈
林志彬　编著
北京大学医学出版社　195页　小16开　55.00元
岭南本草(七)
陈蔚文　主编
广东科技出版社　565页　大32开　112.00元
岭南本草(三)
陈蔚文　主编
广东科技出版社　449页　大32开　90.00元
岭南名医卢朋著方药论著选
卢朋著　编著
中国中医药出版社　372页　小16开　58.00元
岭南中草药图谱
郑小吉　饶　军　林伟波　主编
中国医药科技出版社　314页　16开　89.00元
岭南中医药名家何志雄
沈创鹏　张横柳　主编
广东科技出版社　389页　大32开　55.00元
刘涓子鬼遗方:宋刻本
[南齐]龚庆宣　整理
北京科学技术出版社　77页　小16开　18.00元
刘尚义常用药对辨析与临证应用
唐东昕　主编
科学出版社　198页　16开　78.00元
刘尚义临床常用中药百味选
杨　柱　主编
科学出版社　210页　16开　78.00元
六味地黄丸古今研究与应用
年　莉　康立源　主编
中国中医药出版社　379页　小16开　65.00元
陆氏中药临床用解(2版)
陆鹏飞　宋月英　主编
中医古籍出版社　322页　16开　46.00元
陆拯反佐药对
陆　拯　著
人民卫生出版社　354页　小16开　52.00元
麻醉药理学(4版)
喻　田　王国林
人民卫生出版社　227页　16开　42.00元
眉山中草药资源图鉴(上)
眉山市中草药资源调查研究课题组　编
四川科学技术出版社　392页　16开　228.00元
美国食品药品纯净运动研究
吴　强　著
武汉大学出版社　254页　16开　49.00元
孟河大家丁甘仁方药论著选
丁甘仁　编著
中国中医药出版社　207页　小16开　35.00元
梦想成真系列.药事管理与法规应试宝典
医学教育网　编
江苏凤凰科学技术出版社　284页　16开　55.00元
梦想成真系列.药学专业知识(二)应试宝典
医学教育网　编
江苏科学技术出版社　396页　16开　55.00元
梦想成真系列.药学专业知识(一)应试宝典
医学教育网　编
江苏科学技术出版社　360页　16开　55.00元
梦想成真系列.药学综合知识与技能应试宝典
医学教育网　编
江苏科学技术出版社　410页　16开　55.00元
梦想成真系列.中药学专业知识(二)应试宝典
医学教育网　编
江苏凤凰科学技术出版社　397页　16开　55.00元
梦想成真系列.中药学专业知识(一)应试宝典
医学教育网　编
江苏凤凰科学技术出版社　333页　16开　68.00元
梦想成真系列.中药学综合知识与技能应试宝典
医学教育网　编
江苏科学技术出版社　305页　16开　55.00元
泌尿系疾病经方治验
畅洪昇　主编
中国医药科技出版社　187页　小16开　36.00元
民国广东中医药专门学校中医讲义系列,药物方剂类
邓铁涛　总主编
上海科学技术出版社　331页　16开　75.00元
名贵珍稀药材鉴别图册(2版,上下册)
李　薇　喻良文　主编
广东科技出版社　418页　32开　72.00元
名贵中草药彩色图鉴
刘春生　主编
人民军医出版社　408页　16开　248.00元
名贵中草药彩图手册
徐鸿华　张桂芳　主编
广东科技出版社　328页　32开　55.00元

名贵中草药原色图鉴
周重建　周　芳　主编
山西科学技术出版社　374 页　32 开　88.00 元

名老中医胃肠病效方验案
李志更　冯　岩　主编
化学工业出版社　218 页　小 16 开　46.00 元

名师讲中药:四十年临床心悟
王绪前　编著
人民军医出版社　187 页　小 16 开　28.00 元

名医亲献,独味中药老方精华
陈广银　编著
陕西科学技术出版社　432 页　小 16 开　35.00 元

名中医教你开药方(2)
张智龙　编著
北京科学技术出版社　201 页　小 16 开　29.80 元

木性药考:中国传统家具用材的药用价值研究
周京南　著
中国林业出版社　240 页　大 32 开　98.00 元

男科病妙法良方
王　昕　主编
化学工业出版社　198 页　小 16 开　29.80 元

南方中草药识别与家庭应用
姬生国　刘基柱　主编
羊城晚报出版社　165 页　16 开　39.00 元

南国神草:三七
苏　豹　主编
云南科技出版社　310 页　16 开　88.00 元

南征用药心得十讲
南劲松　南红梅　主编
中国医药科技出版社　282 页　小 16 开　39.00 元

脑病良方验方
刘　刚　袁立霞　主编
化学工业出版社　248 页　小 16 开　49.00 元

内分泌代谢病经方治验
陈　建　主编
中国医药科技出版社　187 页　小 16 开　36.00 元

内分泌代谢病中成药治疗指南
倪　青　闫秀峰　于春江　主编
科学技术文献出版社　494 页　32 开　128.00 元

内分泌毒理学
李芝兰　李建祥　曹　毅　主编
北京大学医学出版社　1007 页　32 开　115.00 元

内科常见病诊疗与合理用药(上下 2 册)
杨军等　编著
吉林科学技术出版社　712 页　16 开　180.00 元

内科常见疾病的药学监护
阚全程　主编
河南科学技术出版社　363 页　16 开　68.00 元

黏膜免疫及其疫苗设计
杨　倩　著
科学出版社　459 页　16 开　180.00 元

欧洲二十五国药政管理体系
Claudia Habl 等　主编
中国医药科技出版社　391 页　16 开　99.00 元

炮炙全书
[日]稻生宣义　撰
中国中医药出版社　144 页　小 16 开　38.00 元

皮肤病效验秘方(2 版)
李广瑞　主编
化学工业出版社　392 页　32 开　35.00 元

皮肤病中药外用制剂
宋兆友　宋宁静　主编
中国中医药出版社　341 页　小 16 开　49.00 元

皮茎木叶花树脂和菌藻类中草药彩色图鉴
周德生　巢建国　主编
湖南科学技术出版社　245 页　小 16 开　58.00 元

普济内外全书
[清]泄峰桂林主人　编纂
中国中医药出版社　439 页　小 16 开　88.00 元

奇异中草药·单方验方(全 4 册)
杨卫平　夏同珩　编著
贵州科技出版社　1896 页　小 32 开　152.00 元

千金翼方校注
高文柱　校注
学苑出版社　653 页　小 16 开　158.00 元

青光眼药物治疗
[美]韦恩雷伯　主编,刘旭阳　王　涛　主译
人民卫生出版社　257 页　16 开　70.00 元

全草类中草药彩色图鉴
巢建国　周德生　主编
湖南科学技术出版社　244 页　16 开　58.00 元

全国忍冬属药典植物生态建设与开发利用
胡建忠　邰源临　蔡建勤等　编著
中国水利水电出版社　286 页　16 开　88.00 元

全国卫生专业技术资格考试.药学(师)历年真题与考前冲刺模拟试卷(2017)
祁　鸣　编著
安徽科学技术出版社　240 页　16 开　62.00 元

全国中药饮片炮制规范辑要:2016 版
于江泳　张　村　主编
人民卫生出版社　1169 页　16 开　198.00 元

全国中医妇科流派名方精粹
胡国华　罗颂平　主编
中国中医药出版社　326 页　小 16 开　49.00 元
全国中医药专业技术资格考试:中药专业(初级士)考前冲刺
《全国中医药专业技术资格考试考前冲刺》编委会　编
中国中医药出版社　190 页　16 开　39.00 元
全国中医药专业技术资格考试:中药专业(中级)考前冲刺
《全国中医药专业技术资格考试考前冲刺》编委会　编
中国中医药出版社　189 页　16 开　39.00 元
全科医生常用方剂手册
周　慎　主编
湖南科学技术出版社　743 页　32 开　56.00 元
全科医师合理用药速查
党大胜　郭　涛　主编
人民军医出版社　576 页　32 开　59.00 元
全球医药政策:药品的可持续发展
[美]弗雷德里克·M.阿尔伯特,(挪)格雷厄姆·杜克斯　著
中国政法大学出版社　273 页　小 16 开　56.00 元
泉港本草(全三辑)
肖惠中　主编
福建科学技术出版社　1232 页　小 16 开　554.00 元
群药论
王世范　著
科学出版社　583 页　16 开　188.00 元
仁斋直指
[宋]杨士瀛　撰
中医古籍出版社　549 页　32 开　52.00 元
认识西药吃对药
陈信安　著
广东科技出版社　252 页　16 开　39.00 元
日华子本草辑注
常敏毅　辑注
中国医药科技出版社　165 页　小 16 开　35.00 元
如何快速提升药店经营业绩
杨　泽　朱必翔　编著
化学工业出版社　88 页　小 16 开　49.00 元
三七临床研究
张荣平　陆　地　陈纪军　主编
科学出版社　307 页　小 16 开　88.00 元
三七药理学
徐天瑞　夏雪山　主编
科学出版社　286 页　小 16 开　98.00 元
三仁汤方证研究与临证发挥
高建忠　于晓强　王　平　编著
山西科学技术出版社　248 页　小 16 开　39.00 元
山西道地中药材种植与加工
张　燚　主编
山西科学技术出版社　328 页　16 开　50.00 元
山楂叶研究
英锡相　主编
科学出版社　314 页　小 16 开　98.00 元
陕西中医药史话
康兴军　辛智科　主编
西安交通大学出版社　355 页　16 开　228.00 元
伤寒论汤证新解
蒋　健　周　华　主编
上海科学技术出版社　343 页　小 16 开　49.00 元
少林寺武术伤科秘方集释(2 版)
韦以宗　主编
上海科学技术出版社　542 页　16 开　98.00 元
绍派伤寒何廉臣方药论著选
何廉臣　编著
中国中医药出版社　373 页　小 16 开　58.00 元
神经毒理学
陈景元　主编
人民卫生出版社　848 页　16 开　198.00 元
神农本草经:日森立之辑本
[日]森立之　辑
北京科学技术出版社　91 页　小 16 开　22.00 元
神农本草经全彩全真图本
谢　宇　主编
湖南科学技术出版社　492 页　大 32 开　38.00 元
生理及药理基础
王玉姝　主编
重庆大学出版社　330 页　16 开　43.00 元
生物活性物质及中蒙药有效成分对心脏疾病的治疗作用
宣丽颖　著
吉林大学出版社　144 页　16 开　38.00 元
生物药剂学与药物动力学
张淑秋　王建新　主编
中国医药科技出版社　332 页　16 开　45.00 元
生物药剂学与药物动力学(5 版)
刘建平　主编
人民卫生出版社　396 页　16 开　56.00 元
生物药剂学与药物动力学学习指导与习题集(3 版)
张　娜　主编
人民卫生出版社　221 页　16 开　30.00 元
生药学
李　钦　陈建伟　主编
中国医药科技出版社　482 页　16 开　68.00 元

东方　税丕先　主编
中国医药科技出版社　368 页　16 开　49.00 元

生药学(7 版)
蔡少青　秦路平　主编
人民卫生出版社　332 页　16 开　59.00 元

生药学实验指导
张东方　税丕先　主编
中国医药科技出版社　100 页　16 开　18.00 元

生药学学习指导与习题集
姬生国　主编
人民卫生出版社　320 页　16 开　42.00 元

圣济总录校注(上下册)
[宋]赵　佶　编
上海科学技术出版社　2026 页　大 16 开　698.00 元

湿热灭菌工艺的验证
[美]莫登豪尔　著
化学工业出版社　261 页　小 16 开　198.00 元

十剂类方及验案选编
刘之凤　耿贤华　主编
学苑出版社　309 页　32 开　48.00 元

识药记. 良木篇
丁兆平　著
人民卫生出版社　254 页　32 开　32.00 元

实验方剂学
彭　成　余成浩　主编
中国中医药出版社　268 页　16 开　39.00 元

实用百味中药细解
谭同来　吴泽君　主编
山西科学技术出版社　403 页　16 开　58.00 元

实用家庭中成药
何少霞　著
湖北科学技术出版社　304 页　16 开　38.00 元

实用临床中西药合用解读
周德生　李　中　主编
山西科技出版社　417 页　16 开　55.00 元

实用临床中药歌括解读
林俨石　主编
人民卫生出版社　339 页　小 16 开　49.00 元

实用临床中药手册
郭建生　潘清平　主编
湖南科学技术出版社　944 页　小 16 开　98.00 元

实用美容药物
张　何　高明春　姚苏宁　主编
华中科技大学出版社　251 页　16 开　46.00 元

实用文献中药学
洪治平　庞　敏　李国信　主编
辽宁科学技术出版社　907 页　16 开　240.00 元

实用新药特药手册(6 版)
戴德银　黄茂涛等　主编
科学出版社　1423 页　32 开　138.00 元

实用药物学基础与实践
宋东伟　主编
江苏大学出版社　269 页　16 开　46.00 元

实用中草药彩色图鉴(全 3 册)
李葆莉　编著
中医古籍出版社　462 页　大 16 开　320.00 元

实用中成药速查手册
詹锦岳　主编
化学工业出版社　359 页　32 开　29.80 元

实用中药传统技能、中药调剂员技能竞赛培训教程
赵珍东　黄昌杰　主编
化学工业出版社　247 页　16 开　39.00 元

实用中药临床手册
刘　俊　主编
化学工业出版社　731 页　32 开　49.00 元

实用中药师手册
黄红中　叶文平　主编
广东科技出版社　944 页　大 32 开　88.00 元

实用中药速查速记
魏　辉　主编
人民军医出版社　279 页　小 16 开　29.80 元

实用中医方药手册(4 版)
王世民　王永吉　主编
科学出版社　393 页　32 开　38.00 元

食品毒理学(2 版)
李　宁　马　良　主编
中国农业大学出版社　367 页　16 开　48.00 元

食品药品安全刑事法保护多维视角研究
刘晓莉　著
东北师范大学出版社　222 页　16 开　52.00 元

食品药品检测测量不确定度评定实例. 二
罗卓雅　主编
中国质检出版社　284 页　16 开　78.00 元

世界毒物全史(1－90 卷,全 9 本)
史志诚　主编
西北大学出版社　3640 页　16 开　1,522.00 元

世界上市新药动态与分析
邹　栩　陈　玲　主编
中国医药科技出版社　289 页　16 开　150.00 元

世界卫生组织药品标准专家委员会第46次技术报告
世界卫生组织　编
中国医药科技出版社　188页　小16开　58.00元

寿世新编
[清]万潜斋　编著
中国中医药出版社　160页　小16开　38.00元

水蛭与水蛭素
周维官　主编
中国中医药出版社　190页　32开　25.00元

四川省中药饮片炮制规范(2015年版)
四川省食品药品监督管理局　编
四川科学技术出版社　562页　16开　260.00元

四大南药:阳春砂
张丹雁　赖小平　熊清平　编著
湖北科学技术出版社　108页　16开　36.00元

宋本鸡峰普济方
李顺保　主校注
学苑出版社　440页　小16开　98.00元

太极拳养生图谱
柳书琴　主编
上海科学技术文献出版社　310页　小16开　78.00元

汤剂煎服法研究
刘起华　仝小林　主编
科学出版社　279页　16开　78.00元

汤头歌诀:精版
信　彬　吴剑坤　主编
江苏凤凰科学技术出版社　512页　16开　88.00元

汤头歌诀白话解(2版)
王　欣　夏　青　编著
中国医药科技出版社　271页　32开　19.80元

汤头歌诀白话解(6版)
李庆业　高　琳等　编著
人民卫生出版社　274页　大32开　25.00元

唐宋医方钩沉
潘华信　王　莉　编著
人民卫生出版社　183页　小16开　50.00元

唐祖宣经方发挥
桂明忠　唐　丽　主编
科学出版社　202页　16开　78.00元

特色中草药及配方.全6册
杨卫平　夏同珩　主编
贵州科技出版社　1920页　32开　252.00元

体内药物分析
邓远雄　李晓宇　主编
中南大学出版社　425页　16开　58.00元

天然产物丁香酚的研究与应用
李剑勇　杨亚军　主编
中国农业科学技术出版社　288页　小16开　50.00元

天然药物:玻璃苣药理学实验研究
刚宏林　主编
黑龙江人民出版社　149页　16开　25.00元

天然药物化学
阮汉利　张　宇　主编
中国医药科技出版社　526页　16开　68.00元

天然药物化学(3版)
宋晓凯　主编
化学工业出版社　290页　16开　39.00元

天然药物化学(7版)
裴月湖　娄红祥　主编
人民卫生出版社　441页　16开　59.00元

天然药物化学基础(2版)
刘诗泆　主编
西安交通大学出版社　157页　16开　22.00元

天然药物化学实验教程
胡芳弟　著
兰州大学出版社　282页　小16开　39.00元

天然药物化学实验指导
胡君萍　王晓梅　王新玲　主编
科学出版社　138页　小16开　32.00元

天然药物化学实验指导(4版)
裴月湖　主编
人民卫生出版社　333页　16开　38.00元

天然药物化学学习指导与习题集(4版)
裴月湖　主编
人民卫生出版社　299页　16开　36.00元

突变、癌变、畸变的检测和评价
黄念君　著
中国环境出版社　607页　16开　168.00元

图解本草纲目
李时珍　著
黄山书社　580页　小16开　38.80元

图解中草药大全
岳桂华　杨高华编
化学工业出版社　370页　小16开　68.00元

图说中药两百味
罗兴洪　刘圣金　严铸云　主编
中国医药科技出版社　380页　小16开　79.00元

王付经方医案
王　付　主编
河南科学技术出版社　315页　小16开　38.00元

西安交通大学第一附属医院药物临床试验管理制度和标准操作规程
陆明莹　主编
西安交通大学出版社　192页　16开　66.00元

西药药剂员
吕　洁　主编
人民卫生出版社　404页　16开　59.00元

系统药理学:原理、方法及应用
王永华　李　燕　著
大连理工大学出版社　468页　16开　149.00元

鲜食果蔬、中药材熏制干制的绿色工艺
康莲薇　著
中国原子能出版社　172页　16开　35.00元

鲜为人知的中药特效应用
唐靖尧　编著
山西科学技术出版社　476页　32开　35.00元

现代化学基础丛书:基础药物化学
周成合　主编
科学出版社　551页　小16开　142.80元

现代化学基础丛书:药物化学总论(3版)
郭宗儒　著
科学出版社　641页　小16开　142.80元

现代疾病病理诊断要点及药物治疗精要
曲震理　要建超等　主编
吉林科学技术出版社　569页　16开　88.00元

现代临床药物新进展
丁长玲等　主编
科学技术文献出版社　548页　16开　128.00元

现代实用药学理论与实践技术
尚勇等　主编
科学技术文献出版社　645页　16开　88.00元

现代药物活性筛选
段为钢　云　宇　主编
科学出版社　197页　16开　68.00元

现代优质道地药材种植管理模式及实践
孙君社　编著
中国农业科学技术出版社　273页　16开　60.00元

现代中药药理与临床应用手册(3版)
梅全喜　主编
中国中医药出版社　941页　16开　230.00元

香奁润色
[明]胡文焕　辑
中国中医药出版社　115页　小16开　29.00元

香谱:外一种
[宋]洪　刍　撰
浙江人民美術出版社　275页　32开　34.00元

香药:沉香
梅全喜　主编
中国中医药出版社　240页　小16开　35.00元

消失的微生物:滥用抗生素引发的健康危机
[美]马丁·布莱泽　著
湖南科学技术出版社　348页　大32开　48.00元

小柴胡汤临证应用
赵振兴　辑录
山西科学技术出版社　159页　32开　18.00元

蝎生物学与毒素
李文鑫等　著
科学出版社　555页　16开　328.00元

心力衰竭合理用药指南
杨杰孚　张　健　主编
人民卫生出版社　164页　32开　18.00元

心脉病证风药应用十六讲
王　显　编著
人民卫生出版社　251页　16开　42.00元

心脑血管疾病药物治疗与防控
宋振民　刘　芳　石磊　主编
科学技术文献出版社　218页　16开　48.00元

心血管疾病经方治验
畅洪昇　主编
中国医药科技出版社　204页　小16开　39.00元

心血管遗传药理学
周宏灏　刘昭前　主编
人民卫生出版社　247页　小16开　58.00元

心脏病治法方药:曾学文讲课实录
宋　峻　顾月星等　主编
中国中医药出版社　352页　32开　30.00元

辛酸与荣耀:中国科学的诺奖之路
饶　毅　张大庆　黎润红　编著
北京大学出版社　283页　小16开　45.00元

新安医学临证用药求真
郑梅生　主编
人民卫生出版社　338页　小16开　48.00元

新版国家药典中药彩色图鉴
周重建　魏献波　马　华　主编
山西科学技术出版社　498页　大16开　268.00元

新版国家药典中药识别图谱.手绘版
蒋红涛　马　华　周　芳　主编
山西科学技术出版社　930页　大32开　128.00元

新编临床用药速查手册(2版)
苏冠华　王朝晖　主编
人民卫生出版社　568页　32开　33.00元

新编神农本草经彩色图鉴
谢　宇　蒋红涛　周重建　主编
海南出版社　248 页　小 16 开　68.00 元
新编药物学临床学术导读
宋书斋等　主编
湖北科学技术出版社　304 页　16 开　38.00 元
新编药性歌诀 400 首
吴延义　主编
人民军医出版社　408 页　32 开　29.50 元
新编中草药彩色图谱(2 版)
朱意麟　李　斌　周　蓓　主编
化学工业出版社　692 页　32 开　98.00 元
新编肿瘤药物手册
付桂英　主编
金盾出版社　451 页　32 开　45.00 元
新经方实验录
王不留行　著
学苑出版社　148 页　小 16 开　38.00 元
杏林春涌:少年医药学家
徐清德　董仁威　著
山东教育出版社　208 页　32 开　19.00 元
血栓栓塞性疾病防治的药学监护
高　申　陆方林　主编
人民卫生出版社　272 页　小 16 开　38.00 元
血液系统疾病临床诊疗和药物应用
宋　斌　杨文忠等　主编
科学技术文献出版社　504 页　16 开　108.00 元
严重精神障碍抗精神病药治疗核心信息卡
国家精神卫生项目办,北京大学第六医院公共卫生事业部　编
北京大学医学出版社　27 页　小 32 开　10.00 元
颜正华中药学思想与临床用药研究全集
张　冰　主编
科学出版社　462 页　16 开　148.00 元
眼科常用治疗药物手册
王家伟　唐细兰　主编
人民卫生出版社　211 页　32 开　30.00 元
杨扶国经方医论医案精华
杨扶国　编著
中国医药科技出版社　202 页　小 16 开　32.00 元
药:千错万错别吃错
陈　勇　刘丽宏　主编
中国协和医科大学出版社　236 页　小 16 开　36.00 元
药厂洁净车间净化空调系统验证与验收技术措施
许钟麟　主编
中国建筑工业出版社　96 页　32 开　18.00 元
药厂空气净化与水处理技术
张素萍　康彦芳　主编
化学工业出版社　272 页　16 开　38.00 元
药到病除:药物特效养生大全
韦桂宁　焦明耀　主编
军事医学出版社　232 页　小 16 开　59.00 元
药店买不到的传世秘方
王　芳　编著
天津科学技术出版社　243 页　小 16 开　29.80 元
药房里买得到的传世名方
焦　亮　主编
江西科学技术出版社　224 页　16 开　29.80 元
药盒子里的知识不可少
徐　正　著
人民卫生出版社　212 页　小 16 开　28.00 元
药剂设备实训教程
孙传聪　董天梅　主编
山东人民出版社　205 页　16 开　28.00 元
药剂学
孟胜男　胡容峰　主编
中国医药科技出版社　508 页　16 开　64.00 元
药剂学(2 版)
龙晓英　田　燕　主编
科学出版社　446 页　16 开　69.80 元
药剂学(2 版)
胡兴娥　刘素兰　主编
高等教育出版社　401 页　16 开　43.80 元
药剂学(2 版)
刘素兰　王　萍　主编
西安交通大学出版社　372 页　16 开　48.00 元
药剂学(3 版)
方　亮　主编
中国医药科技出版社　619 页　16 开　79.00 元
药剂学实验
葛月宾　主编
化学工业出版社　217 页　小 16 开　29.80 元
药剂学实验
凌春生　著
中国医药科技出版社　145 页　16 开　22.00 元
药剂学实验指导
孟胜男　胡容峰　主编
中国医药科技出版社　82 页　16 开　16.00 元
药剂学知识新编
刘世任等　主编
西安交通大学出版社　512 页　16 开　65.00 元

药剂与中药药剂学实验操作技术
姚慧敏　杨守娟　主编
北京科学技术出版社　139 页　16 开　29.00 元

药鉴
［明］杜文燮　著
中国中医药出版社　82 页　32 开　25.00 元

药理学
淤泽溥　林　青　主编
科学出版社　402 页　16 开　58.00 元

药理学
屈　刚　梁建梅　主编
人民卫生出版社　459 页　16 开　64.00 元

药理学
黄志力　主编
复旦大学出版社　454 页　16 开　89.00 元

药理学
魏敏杰　周　红　主编
中国医药科技出版社　640 页　16 开　75.00 元

药理学
邱丽颖　张轩萍　主编
中国医药科技出版社　418 页　16 开　58.00 元

药理学
宋晓亮　王瑞婷　主编
中国医药科技出版社　308 页　16 开　49.00 元

药理学
邓凤君　王　斌　潘朝旺　主编
华中科技大学出版社　339 页　大 16 开　48.00 元

药理学
李永金　高　静　主编
江苏大学出版社　382 页　16 开　56.00 元

药理学
封　云　刘晗青　主编
江苏大学出版社　350 页　16 开　68.00 元

药理学(2 版)
刘　敏　姜国贤　主编
西安交通大学出版社　334 页　16 开　46.00 元

药理学(2 版)
李学军　杨宝学　主编
北京大学医学出版社　518 页　16 开　78.00 元

药理学(3 版)
廖端芳,周玖瑶　主编
人民卫生出版社　453 页　16 开　64.00 元

药理学(4 版)
陈建国　主编
科学出版社　406 页　16 开　69.80 元

药理学(4 版)
孙建宁　主编
中国中医药出版社　430 页　16 开　63.00 元

药理学(8 版)
朱依谆　殷　明　主编
人民卫生出版社　536 页　16 开　72.00 元

药理学(第 4 版)
徐　红　李志毅　主编
科学出版社　154 页　16 开　29.80 元

药理学:双语教材(2 版)
罗学刚　周庆峰　著
华中科技大学出版社　446 页　16 开　49.80 元

药理学复习考试指导(2 版)
艾　静　主编
中国协和医科大学出版社　481 页　16 开　64.00 元

药理学基础:创新教材
宋晓娜　主编
人民卫生出版社　308 页　16 开　65.00 元

药理学实验(2 版)
臧林泉　韦锦斌　主编
科学出版社　168 页　小 16 开　33.00 元

药理学实验操作技术
李丽静　张　浩　侯　微　主编
北京科学技术出版社　131 页　16 开　29.00 元

药理学实验教程
余建强　彭晓东　主编
宁夏人民出版社　225 页　16 开　26.00 元

药理学实验指导
陈建国　吕延杰　主编
人民卫生出版社　196 页　16 开　29.00 元

药理学实验指导
周　红　魏敏杰　主编
中国医药科技出版社　118 页　16 开　19.00 元

药理学学习精要与习题汇编
刘　玮　严继贵　钱善军　主编
山东科学技术出版社　158 页　16 开　24.00 元

药理学学习与实验指导
陈　丽　陆桂喜　主编
电子工业出版社　283 页　16 开　39.00 元

药理学学习指导
云　宇　龙　榕　主编
科学出版社　191 页　16 开　29.80 元

药理学学习指导
潮欣宜　胡焕明　主编
中国科学技术大学出版社　231 页　16 开　26.00 元

药理学学习指导(4 版)
陈建国　主编
科学出版社　154 页　16 开　29.80 元
药理学学习指导及习题集
艾　静　刘　霞　主编
人民卫生出版社　376 页　16 开　59.00 元
药理学助记图表与歌诀
余承高　白融等　主编
北京大学医学出版社　300 页　小 16 开　42.00 元
药历书写与药学信息
梅　丹　赵志刚　主编
高等教育出版社　117 页　16 开　16.60 元
药名之海
噶玛·让穹多吉　著
青海人民出版社　151 页　16 开　28.00 元
药品 GMP 车间实训教程(下册)
马爱霞　总主编
中国医药科技出版社　416 页　16 开　59.00 元
药品不良反应救治与防范
张石革　朱建明　主编
北京科学技术出版社　455 页　16 开　95.00 元
药品超说明书使用循证评价
赵志刚　费宇彤　主编
中国协和医科大学出版社　562 页　16 开　128.00 元
药品抽样检验问题精解
张　弛　杨　霞　主编
中国医药科技出版社　266 页　16 开　60.00 元
药品分析检验实验操作技术
徐　晶　谭洪臣　杜学勤　主编
北京科学技术出版社　167 页　16 开　29.00 元
药品微生物检测技术
张中社　祝　玲　主编
第四军医大学出版社　239 页　16 开　36.00 元
药品政策:中国问题与国际经验
国务院发展研究中心社会部课题组　著
中国发展出版社　260 页　小 16 开　50.00 元
药品专利实验例外制度研究
胡潇潇　著
知识产权出版社　290 页　小 16 开　55.00 元
药师经的济世观
南怀瑾　讲述
东方出版社　376 页　小 16 开　39.00 元
药师经的济世观(2 版)
南怀瑾　著述
复旦大学出版社　290 页　小 16 开　38.00 元
药师审方技能培训试题荟萃(上下册)
陈万生　柴逸峰
科学出版社　891 页　16 开　200.00 元
药食同源本草素食方库
高立超　李清记　主编
上海科学技术文献出版社　484 页　小 16 开　68.00 元
药食同源药膳标准通则
黄惠勇　主编
中国中医药出版社　30 页　大 16 开　15.00 元
药事法规管理(2 版)
杨松岭　关　力　主编
中国轻工业出版社　402 页　小 16 开　50.00 元
药事管理学
王玉琨　潘红春　主编
科学出版社　264 页　16 开　52.00 元
药事管理学
杨　悦　主编
人民卫生出版社　308 页　16 开　48.00 元
药事管理学
田　侃　吕雄文　主编
中国医药科技出版社　327 页　16 开　45.00 元
药事管理学
刘红宁　主编
中国中医药出版社　290 页　16 开　53.00 元
药事管理学(案例版)
翁开源　汤新强　主编
科学出版社　304 页　16 开　35.00 元
药事管理学(2 版)
刘红宁　主编
高等教育出版社　321 页　16 开　43.50 元
药事管理学(4 版)
孟　锐　主编
科学出版社　278 页　16 开　49.80 元
药事管理学(6 版)
杨世民　主编
人民卫生出版社　382 页　16 开　58.00 元
药事管理学学习指导与习题集(3 版)
杨世民　主编
人民卫生出版社　242 页　16 开　32.00 元
药事管理与法规(2 版)
杨世民　主编
高等教育出版社　344 页　16 开　37.30 元
药事管理与法规(2 版)
谢　明　田　侃　主编
人民卫生出版社　312 页　16 开　49.00 元

药王孙思邈内病外治验案妙法
杨建宇　孙永章　柳越冬　主编
中原农民出版社　200 页　16 开　32.00 元
药王孙思邈针灸验案妙术
杨建宇　杨金生　陈英华　主编
中原农民出版社　116 页　16 开　20.00 元
药物毒理学
宋丽华　主编
中国医药科技出版社　240 页　16 开　36.00 元
药物毒理学(2 版)
郝丽英　主编
清华大学出版社　243 页　16 开　49.80 元
药物毒理学(4 版)
楼宜嘉　主编
人民卫生出版社　245 页　16 开　46.00 元
药物分析
刘　洋　邹春阳　主编
清华大学出版社　421 页　16 开　59.80 元
药物分析
张振秋　马　宁　主编
中国医药科技出版社　430 页　16 开　55.00 元
药物分析(2 版)
杨　红　主编
西安交通大学出版社　385 页　16 开　50.00 元
药物分析(3 版)
王炳强　张正兢　主编
化学工业出版社　259 页　16 开　35.00 元
药物分析(8 版)
杭太俊　主编
人民卫生出版社　535 页　16 开　68.00 元
药物分析实验指导
张振秋　马　宁　主编
中国医药科技出版社　114 页　16 开　20.00 元
药物分析实验指导(2 版)
范国荣　主编
人民卫生出版社　143 页　16 开　30.00 元
药物分析学习指导与习题集(2 版)
于治国　主编
人民卫生出版社　220 页　16 开　30.00 元
药物化学
徐　峰　主编
化学工业出版社　231 页　16 开　36.00 元
药物化学
孟繁浩　李柱来　主编
中国医药科技出版社　407 页　16 开　55.00 元
药物化学
何敬文　王玉刚　主编
中国轻工业出版社　355 页　小 16 开　45.00 元
药物化学
唐　虹　方应权　周振华　主编
华中科技大学出版社　245 页　大 16 开　46.00 元
药物化学(2 版)
孟繁浩　余　瑜　主编
科学出版社　450 页　16 开　69.80 元
药物化学(2 版)
杨友田　於学良　主编
化学工业出版社　266 页　16 开　36.00 元
药物化学(2 版)
孟繁浩　主编
清华大学出版社　208 页　16 开　39.80 元
药物化学(3 版)
尤启冬　主编
化学工业出版社　542 页　16 开　55.00 元
药物化学(8 版)
尤启冬　主编
人民卫生出版社　474 页　16 开　69.00 元
药物化学实验
李艳杰　主编
中国中医药出版社　114 页　16 开　22.00 元
药物化学实验:双语版
马玉卓　主编
科学出版社　170 页　小 16 开　35.00 元
药物化学实验操作技术
刘文娟　康　浩　主编
北京科学技术出版社　140 页　16 开　29.00 元
药物化学实验指导
李柱来　孟繁浩　主编
中国医药科技出版社　88 页　16 开　18.00 元
药物化学双语实验指导
木合布力·阿布力孜　主编
科学出版社　84 页　小 16 开　25.00 元
药物基因组学与个体化治疗用药决策
阳国平　郭成贤　主编
人民卫生出版社　241 页　小 16 开　42.00 元
药物检验技术
周　立　刘裕红　主编
西南交通大学出版社　189 页　16 开　29.00 元
药物检验实训教程
马松艳　主编
黑龙江大学出版社　206 页　16 开　27.00 元

药物晶型专利保护
白光清　主编
知识产权出版社　223 页　小 16 开　68.00 元
药物警戒管理规范
金红英　万帮喜　赵　璐　主编
天津科技翻译出版公司　400 页　小 16 开　59.80 元
药物流行病学(2 版)
曾繁典　郑荣远等　主编
中国医药科技出版社　663 页　16 开　160.00 元
药物设计学
姜凤超　主编
中国医药科技出版社　266 页　16 开　39.00 元
药物设计学(3 版)
方　浩　主编
人民卫生出版社　347 页　16 开　52.00 元
药物设计学学习指导与习题集(2 版)
杨晓虹　主编
人民卫生出版社　129 页　16 开　28.00 元
药物贴敷:视频版(2 版)
张天生　主编
科学出版社　196 页　小 16 开　39.00 元
药物涂层球囊:基础与临
苗志林　方唯一　主编
辽宁科学技术出版社　212 页　16 开　98.00 元
药物学理论及新进展
邹　宇　马晓星　丛　欢　主编
中国纺织出版社　404 页　16 开　85.00 元
药物血液毒理学与检测方法
潘东升　范玉明　张　舒　主编
电子科技大学出版社　168 页　16 开　128.00 元
药物应用护理
田　杰　主编
人民卫生出版社　433 页　16 开　60.00 元
药物应用护理
刘文艳　主编
中国中医药出版社　416 页　16 开　66.00 元
药物制剂
杨凤琼　徐芳辉　江荣高　主编
华中科技大学出版社　457 页　大 16 开　78.00 元
药物制剂技术
丁　立　邹玉繁　主编
化学工业出版社　280 页　16 开　38.00 元
药物制剂设备
王　沛　主编
中国医药科技出版社　294 页　16 开　44.00 元
药物制剂新技术与新药研发
薛大权　洪　怡等　主编
华中科技大学出版社　241 页　小 16 开　32.80 元
药物制剂制备工艺及其新发展
尚海巍　廉　莲　楚冬海　著
吉林大学出版社　269 页　16 开　42.00 元
药物质量检测(2 版)
赵　斌　主编
广东高等教育出版社　212 页　16 开　32.00 元
药物质量控制与检测技术
张佳佳　主编
化学工业出版社　291 页　16 开　39.00 元
药物治疗学
张庆柱　主编
山东大学出版社　787 页　16 开　86.00 元
药物致病的诊断和防治
刘兴德　韩　松　王艺明　主编
科学技术文献出版社　346 页　32 开　38.00 元
药性赋
[金]李东垣　著
中国医药科技出版社　160 页　小 32 开　10.00 元
药性赋白话解(2 版)
王加锋　程守祯　编著
中国医药科技出版社　187 页　32 开　19.80 元
药性歌括四百味白话解(2 版)
张　蕾　编著
中国医药科技出版社　226 页　32 开　19.80 元
药性三字经注解
袁凤鸣　原著
中国中医药出版社　482 页　32 开　45.00 元
药性提要
[日]丹波元简　撰
中国中医药出版社　44 页　小 16 开　15.00 元
药选
万友生　编著
中国中医药出版社　235 页　32 开　28.00 元
药学(士)考前冲刺必做
吕竹芬　杨　帆　主编
人民卫生出版社　125 页　16 开　29.00 元
药学(士)模拟试卷及解析
吕竹芬　杨　帆　主编
人民卫生出版社　344 页　16 开　49.00 元
药学(中级)模拟试卷及解析
吕竹芬　杨　帆　主编
人民卫生出版社　348 页　16 开　49.00 元

药学(中级)应试指导及历年考点串讲

吕竹芬　杨　帆　主编

人民卫生出版社　443 页　16 开　75.00 元

药学导论(4 版)

毕开顺　主编

人民卫生出版社　218 页　16 开　36.00 元

药学分子生物学(5 版)

张景海　主编

人民卫生出版社　288 页　16 开　42.00 元

药学分子生物学学习指导与习题集

宋永波　主编

人民卫生出版社　256 页　16 开　32.00 元

药学服务概论

丁选胜　主编

人民卫生出版社　376 页　16 开　58.00 元

药学服务技术

张　虹　刘东平　主编

北京科学技术出版社　262 页　16 开　48.00 元

药学服务实务

许杜娟　主编

中国医药科技出版社　395 页　16 开　52.00 元

药学服务实务

国家食品药品监督管理总局执业医师资格认证中心组织编写

中国医药科技出版社　406 页　16 开　49.00 元

药学概论

胡昌华　周春阳　主编

科学出版社　216 页　16 开　42.00 元

药学基础理论与应用技术

兰雅萍　黄　萍等　主编

科学技术文献出版社　529 页　16 开　108.00 元

药学监护实践方法:以患者为中心的药物治疗管理服务

[美]奇波利,斯特兰德,莫利著

化学工业出版社　520 页　小 16 开　98.00 元

药学微生物(2 版)

刘春兰　主编

化学工业出版社　262 页　16 开　35.00 元

药学信息检索技术

刘元江　主编

华中科技大学出版社　152 页　16 开　20.00 元

药学信息检索与利用

何　华　主编

人民卫生出版社　237 页　16 开　42.00 元

药学英语(下册,5 版)

史志祥　主编

人民卫生出版社　193 页　16 开　36.00 元

药学英语学习指导(3 版)

史志祥　主编

人民卫生出版社　268 页　16 开　36.00 元

药学综合实验指导

李悦山　张　超　主编

科学出版社　144 页　16 开　29.80 元

药用动物高效养殖关键技术

李顺才　主编

化学工业出版社　384 页　32 开　39.00 元

药用工业用转基因植物安全管理

王旭静　刘培磊　王志兴　著

中国农业科学技术出版社　197 页　16 开　80.00 元

药用化学实验

游文玮　主编

科学出版社　265 页　16 开　58.00 元

药用基础化学

张宝成　俞晨秀　主编

东南大学出版社　299 页　16 开　47.00 元

药用蘑菇 50 种

图力古尔　著

东北林业大学出版社　90 页　32 开　15.00 元

药用生物学

吴勃岩　主编

中国中医药出版社　387 页　16 开　52.00 元

药用天然产物全合成:合成路线精选

曾步兵　任江萌　主编

华东理工大学出版社　359 页　16 开　88.00 元

药用微生物技术

张俊鹏　主编

郑州大学出版社　135 页　16 开　25.00 元

药用植物标本采集与制作技术

杨先国　徐芳辉　主编

西安交通大学出版社　321 页　32 开　38.00 元

药用植物病害原色图鉴

周如军　傅俊范　主编

中国农业出版社　251 页　大 32 开　120.00 元

药用植物过程工程及其生态产业集成

陈洪章等　编著

科学出版社　287 页　16 开　89.00 元

药用植物鉴别及分类研究

陈苏丹　著

中国水利水电出版社　274 页　小 16 开　52.50 元

药用植物内生真菌生物学(上下卷)

郭顺星　编著

科学出版社　1150 页　16 开　398.00 元

药用植物识别技术
姚腊初　张建海　许友毅　主编
华中科技大学出版社　257 页　大 16 开　52.00 元
药用植物图鉴
隋　春　主编
中国农业科学技术出版社　136 页　小 16 开　45.00 元
药用植物图鉴
谢利德　赵春颖　主编
北京大学医学出版社　104 页　小 16 开　60.00 元
药用植物学
吴立明　谈永进　著
科学出版社　204 页　16 开　46.00 元
药用植物学
曾令杰　张东方　主编
科学出版社　262 页　16 开　49.80 元
药用植物学
董诚明　王丽红　主编
中国医药科技出版社　342 页　16 开　50.00 元
药用植物学(2 版)
熊耀康　严铸云　主编
人民卫生出版社　485 页　16 开　65.00 元
药用植物学(3 版)
路金才　主编
中国医药科技出版社　428 页　16 开　65.00 元
药用植物学(3 版)
詹亚华　刘合刚　黄必胜　主编
中国医药科技出版社　441 页　16 开　45.00 元
药用植物学(4 版)
刘春生　主编
中国中医药出版社　296 页　16 开　65.00 元
药用植物学(7 版)
黄宝康　主编
人民卫生出版社　256 页　16 开　52.00 元
药用植物学实践与学习指导(2 版)
黄宝康　主编
人民卫生出版社　260 页　16 开　35.00 元
药用植物学实验与指导(2 版)
王旭红　主编
中国医药科技出版社　190 页　16 开　38.00 元
药用植物学野外实践指导
李君玲　主编
化学工业出版社　107 页　16 开　35.00 元
药园仙草:青蒿与青蒿素的前世今生
潘　文　康开彪　著
山东人民出版社　220 页　小 16 开　36.00 元
药征
[日]吉益为则　著
中国中医药出版社　105 页　小 16 开　28.00 元
药征续编
[日]村井椿　著
中国中医药出版社　95 页　小 16 开　25.00 元
药之沉香:诗词中的中药往事
张　觅　著
北京工业大学出版社　259 页　小 16 开　32.00 元
要藥分劑補正(影印本,全 2 册)
[清]沈金鰲　著
北京科學技術出版社　878 页　16 开　980.00 元
医方大成论
[日]吉田宗桂　辑
中国中医药出版社　104 页　小 16 开　28.00 元
医疗机构及医药企业法律风险管理实务(2 册)
卢意光　魏俊璟　著
中国法制出版社　849 页　16 开　168.00 元
医师案头用药参考:中成药化学药(2 版)
刘福强　侯志宏等　主编
中国中医药出版社　982 页　16 开　218.00 元
医学大家秦伯未方药论著选
秦伯未　编著
中国中医药出版社　370 页　小 16 开　59.00 元
医药法律与伦理评论. 第一卷
刘　鑫　刘俊荣　主编
知识产权出版社　200 页　16 开　50.00 元
医药共同物流管理机制研究
周　敏　著
中国经济出版社　215 页　16 开　52.00 元
医药国际贸易实务
徐爱军　主编
人民卫生出版社　265 页　16 开　45.00 元
医药行业大趋势:2016
孙　峰　林丽开　主编
中国中医药出版社　287 页　16 开　80.00 元
医药计算机基础及应用(2 版)
刘长久　主编
中国医药科技出版社　310 页　16 开　58.00 元
医药拉丁语(4 版)
詹亚华　谈献和　黄必胜　主编
中国医药科技出版社　191 页　16 开　26.00 元
医药市场营销技术
刘　徽　主编
西安交通大学出版社　274 页　16 开　36.00 元

医药市场营销技术
周先云　刘　徽　孙兴力　主编
华中科技大学出版社　351 页　大 16 开　65.00 元
医药市场营销技术(2 版)
王冬丽　主编
中国医药科技出版社　232 页　16 开　35.00 元
医药市场营销学
陈玉文　主编
人民卫生出版社　268 页　16 开　46.00 元
医药学家曹炳章方药论著选
曹炳章　编著
中国中医药出版社　225 页　小 16 开　38.00 元
医药营销高参:行业大咖访谈录
六力文化　编著
清华大学出版社　262 页　16 开　80.00 元
医院药师调剂服务手册
张晓乐　主编
人民卫生出版社　487 页　32 开　49.00 元
医院药学
李　鹏　编著
云南科技出版社　238 页　32 开　46.50 元
银杏医药与保健
田常杰　主编
辽宁科学技术出版社　156 页　32 开　28.00 元
用药传奇:中医不传之秘在于量
王幸福　编著
中国科学技术出版社　238 页　小 16 开　29.50 元
用药咨询标准化手册丛书:癌痛治疗用药咨询标准化手册
张艳华　主编
人民卫生出版社　73 页　32 开　10.00 元
用药咨询标准化手册丛书:癫痫与帕金森病用药咨询标准化手册
闫素英　主编
人民卫生出版社　108 页　32 开　10.00 元
用药咨询标准化手册丛书:儿童保健用药咨询标准化手册
张君莉　主编
人民卫生出版社　60 页　32 开　10.00 元
用药咨询标准化手册丛书:儿童哮喘用药咨询标准化手册
王晓玲　主编
人民卫生出版社　74 页　32 开　10.00 元
用药咨询标准化手册丛书:高血压用药咨询标准化手册
林　阳　主编
人民卫生出版社　104 页　32 开　10.00 元
用药咨询标准化手册丛书:结核病用药咨询标准化手册
郭振勇　主编
人民卫生出版社　107 页　32 开　10.00 元
用药咨询标准化手册丛书:老年期痴呆用药咨询标准化手册
蔡　郁　主编
人民卫生出版社　76 页　32 开　10.00 元
用药咨询标准化手册丛书:妊娠及哺乳期用药咨询标准化手册
冯　欣　主编
人民卫生出版社　76 页　32 开　10.00 元
用药咨询标准化手册丛书:消化道肿瘤用药咨询标准化手册
宁　华　主编
人民卫生出版社　99 页　32 开　10.00 元
用药咨询标准化手册丛书:消化系统疾病用药咨询标准化手册
沈　素　主编
人民卫生出版社　73 页　32 开　10.00 元
用药咨询标准化手册丛书:血脂异常用药咨询标准化手册
林　阳　主编
人民卫生出版社　94 页　32 开　10.00 元
用药咨询标准化手册丛书:眼科、耳鼻咽喉头颈外科用药咨询标准化手册
王家伟　主编
人民卫生出版社　92 页　32 开　10.00 元
用药咨询标准化手册丛书:中成药慢病管理用药咨询标准化手册
鄢　丹　主编
人民卫生出版社　90 页　32 开　10.00 元
玉屏风颗粒临床应用研究
王　琦　张　军　主编
中国中医药出版社　179 页　小 16 开　36.00 元
遇见最美的本草:一位临床医生的中药札记
楚　林　著
中国中医药出版社　264 页　32 开　42.00 元
豫产中药的 DNA 条形码鉴定
侯典云等　编著
化学工业出版社　206 页　小 16 开　48.00 元
原汁原味用经方
马继松　臧建华　主编
人民军医出版社　227 页　小 16 开　36.00 元
源于自然:植物药何以事关人类未来
Kara Rogers　著
浙江大学出版社　264 页　大 32 开　28.00 元
粤桂港澳中药材习用品
罗集鹏　编著
中国医药科技出版社　543 页　16 开　246.00 元
云南中草药栽培技术
古　今　李维蛟　编著
云南科技出版社　247 页　16 开　38.00 元

孕产妇及儿童合理用药指导手册
丁海运　编著
安徽科学技术出版社　231页　16开　18.00元

在阳台上种草药
[美]克里斯托弗·霍布斯　莱斯利·加德纳　著
西安交通大学出版社　252页　小16开　55.00元

张氏医门零金碎玉微信小课堂.第一集,张炳厚讲中药临床应用与鉴别
张炳厚　主编
中国中医药出版社　141页　32开　25.00元

张仲景中医药文化研究
刘太祥　著
河南大学出版社　207页　16开　35.00元

樟树药帮中药传统炮制法经验集成及饮片图鉴
范崔生全国名老中医药专家传承工作室编
上海科学技术出版社　413页　16开　298.00元

长白山常用有毒中药的现代研究
腾　坤　著
吉林大学出版社　283页　小16开　78.00元

长沙药解
[清]黄元御　撰
中国中医药出版社　188页　小16开　45.00元

浙南本草新编
甘慈尧　主编
中国中医药出版社　495页　16开　135.00元

执业药师考试通关题库2000题(药事管理与法规,2017)
田　磊　编著
中国中医药出版社　309页　16开　59.00元

执业药师考试通关题库2000题(中药学,2017,全3本)
田　磊　编著
中国中医药出版社　882页　16开　177.00元

执业药师考试通关题库2000题(中药学,全3本)
田　磊　编著
中国中医药出版社　882页　16开　170.00元

制药工程实验
于智莘　王　烨　主编
中国中医药出版社　234页　16开　41.00元

制药行业制造执行系统实施手册
何国强　主编
化学工业出版社　144页　16开　98.00元

制药用水系统
张功臣　主编
化学工业出版社　383页　16开　149.00元

致命药瘾:让人沉迷的食品和药物
[美]辛西娅·库恩等　著,林慧珍　关　莹　译
生活·读书·新知三联书店　385页　16开　45.00元

中藏药材种植技术
《中藏药材种植技术》编委会编
青海人民出版社　251页　32开　26.00元

中草药高清大图谱:典藏版
林余霖　胡炳义　主编
福建科学技术出版社　535页　16开　98.00元

中草药快认指南(四色)(全二册)
周重建　裴　华　主编
海南出版社　495页　小16开　136.00元

中草药全图鉴
温玉波　李海涛　主编
江苏科学技术出版社　543页　小16开　88.00元

中成药临床应用指南,妇科疾病分册
罗颂平　杜惠兰　主编
中国中医药出版社　124页　16开　32.00元

中成药临床应用指南,呼吸系统疾病分册
张洪春　主编
中国中医药出版社　187页　16开　48.00元

中成药临床应用指南,消化疾病分册
张声生　主编
中国中医药出版社　301页　16开　70.00元

中成药临床应用指南,眼科疾病分册
金　明　主编
中国中医药出版社　187页　16开　60.00元

中成药商品学(2版)
张小明　主编
中国医药科技出版社　331页　16开　42.00元

中成药学(2版)
杜守颖　崔　瑛　主编
人民卫生出版社　311页　16开　49.00元

中成药应用技术(2版)
张俊生　孙　楠　主编
中国医药科技出版社　466页　小16开　59.00元

中成药与西药的相互作用
曹俊岭　甄汉深　主编
人民卫生出版社　442页　16开　78.00元

中成药与西药临床合理联用
曹俊岭　李国辉　主编
北京科学技术出版社　968页　32开　82.00元

中国道地药材:科普版
张方钢　编著
浙江科学技术出版社　306页　16开　198.00元

中国抗菌药物临床应用管理和细菌耐药现状
国家卫生和计划生育委员会　编
中国协和医科大学出版社　88页　小16开　39.80元

中国人民解放军医疗机构制剂规范
中央军委后勤保障部卫生局　编
人民军医出版社　508 页　16 开　96.00 元

中国人应该这样用药
裴学义　裴　胜　著
吉林科学技术出版社　235 页　小 16 开　35.00 元

中国蛇类药物
吴卯斌　编著
中国科学技术大学出版社　144 页　小 16 开　30.00 元

中国石柱参及相关中药研究
窦德强　王谷强　主编
辽宁科学技术出版社　607 页　16 开　300.00 元

中国糖尿病患者胰岛素使用教育管理规范
郭晓蕙　主编
天津科学技术出版社　132 页　32 开　39.00 元

中国药酒精粹(2 版)
任晋生　罗兴洪　主编
人民卫生出版社　218 页　小 16 开　99.00 元

中国药品安全治理变革:历史、逻辑和未来
孙　敏　著
东北大学出版社　185 页　32 开　30.00 元

中国药学服务标准与收费研究蓝皮书:2016 年版
中国健康促进基金会　组织编写
人民卫生出版社　194 页　小 16 开　35.00 元

中国药学教育史
吴晓明　主编
中国医药科技出版社　128 页　16 开　219.00 元

中国药学年鉴. 2015 第 31 卷
彭司勋　主编
中国医药科技出版社　479 页　16 开　320.00 元

中国药用植物. 第二辑(八)
叶华谷　曾飞燕等　主编
化学工业出版社　403 页　32 开　79.00 元

中国药用植物. 第二辑(九)
叶华谷　曾飞燕等　主编
化学工业出版社　404 页　32 开　79.00 元

中国药用植物. 第二辑(六)
叶华谷　曾飞燕等　主编
化学工业出版社　404 页　32 开　79.00 元

中国药用植物. 第二辑(七)
叶华谷　曾飞燕等　主编
化学工业出版社　403 页　32 开　79.00 元

中国药用植物. 第二辑(十)
叶华谷　曾飞燕等　主编
化学工业出版社　404 页　32 开　79.00 元

中国药用植物. 第三辑(十二)
叶华谷　易思荣等　主编
化学工业出版社　404 页　32 开　79.00 元

中国药用植物. 第三辑(十三)
叶华谷　易思荣等　主编
化学工业出版社　404 页　32 开　79.00 元

中国药用植物. 第三辑(十四)
叶华谷　易思荣等　主编
化学工业出版社　404 页　32 开　79.00 元

中国药用植物. 第三辑(十五)
叶华谷　张丽霞等　主编
化学工业出版社　404 页　32 开　79.00 元

中国药用植物. 第三辑(十一)
叶华谷　曾飞燕等　主编
化学工业出版社　404 页　32 开　79.00 元

中国药用植物志(第三卷)
韦发南　艾铁民本卷　主编
北京大学医学出版社　1215 页　大 16 开　650.00 元

中国药用植物志. 第五卷(上下 2 册)
艾铁民　主编
北京大学医学出版社　1816 页　大 16 开　960.00 元

中国医院药学学科发展史
中国药学会医院药学专业委员会　编
中国科学技术出版社　449 页　16 开　168.00 元

中国执业药师发展报告(2015)
中国药科大学国家执业药师发展研究中心　编
中国医药科技出版社　227 页　16 开　78.00 元

中国中药资源发展报告(2016)
王国强　主编
经济科学出版社　325 页　16 开　62.00 元

中国壮药材(2 版)
韦浩明　蓝日春　滕红丽　主编
广西民族出版社　424 页　大 16 开　230.00 元

中国壮医学(2 版)
黄汉儒　主编
广西民族出版社　391 页　大 16 开　130.00 元

中国壮医药大辞典
钟　鸣　主编
广西民族出版社　401 页　大 16 开　130.00 元

中华传世偏方秘方名医验方速查手册(偏方秘方篇)
简梅梅　主编
新疆人民卫生出版社　464 页　大 32 开　59.60 元

中华枸杞应用宝典
蒋正国　张万昌　主编
阳光出版社　425 页　16 开　88.00 元

中华海洋本草图鉴(第2卷)
管华诗　王曙光　主编
上海科学技术出版社　433页　大16开　478.00元
中华海洋本草图鉴(第3卷)
管华诗　王曙光　主编
上海科学技术出版社　430页　大16开　478.00元
中华人民共和国药典(三部注释)
国家药典委员会　编
中国医药科技出版社　302页　大16开　332.00元
中华人民共和国药典:一部注释(2版)
国家药典委员会　编
中国医药科技出版社　485页　大16开　548.00元
中西药物配伍与合理应用
王　伟　朱全刚　主编
人民卫生出版社　232页　16开　40.00元
中药"十八反"配伍禁忌论述
范欣生　段金傲　主编
人民卫生出版社　776页　16开　135.00元
中药不良反应与警戒实践
张　冰　主编
人民卫生出版社　129页　32开　18.00元
中药材鉴定师培训教材
《中药材鉴定师培训教材》编写组　编
中国劳动社会保障出版社　338页　16开　68.00元
中药传统技能
田景振　主编
中国医药科技出版社　400页　16开　58.00元
中药刺五加神经保护作用研究
卢　芳　刘树民　主编
中国中医药出版社　379页　小16开　59.00元
中药大品种质量标准提升研究
张铁军　刘昌孝　主编
科学出版社　799页　16开　258.00元
中药多糖结构与功能及其机制
丁　侃　主编
科学出版社　579页　16开　296.00元
中药多糖提取分离鉴定技术及应用
张　宇　著
化学工业出版社　232页　16开　58.00元
中药方剂基础
封银曼　主编
高等教育出版社　205页　16开　25.10元
中药分析
梁生旺　贡济宇　主编
中国中医药出版社　342页　16开　53.00元
中药分析与检测(2版)
时维静　王甫成　主编
化学工业出版社　238页　16开　32.00元
中药分析与药物分析实验
贡济宇　主编
中国中医药出版社　114页　16开　21.00元
中药分子鉴定技术与应用
曹　晖　邵鹏柱　毕培曦　主编
人民卫生出版社　694页　16开　99.00元
中药复杂体系现代化研究方略与思考
曾克武　主编
科学出版社　168页　小16开　58.00元
中药购销实务
国家食品药品监督管理总局执业药师资格认证中心组织编写
中国医药科技出版社　444页　16开　49.00元
中药合理应用指导手册(2版)
吴　玢　主编
化学工业出版社　284页　32开　39.00元
中药化学(2版)
石任兵　邱　峰　主编
人民卫生出版社　439页　16开　62.00元
中药化学成分提取分离技术与方法
罗永明　主编
上海科学技术出版社　343页　16开　98.00元
中药化学实用技术
杨俊杰　李利红　主编
重庆大学出版社　282页　16开　37.00元
中药鉴定技术
张　静　王　慰　主编
重庆大学出版社　351页　16开　49.80元
中药鉴定学
姜大成　主编
中国农业大学出版社　352页　16开　49.00元
中药鉴定学(2版)
王喜军　主编
人民卫生出版社　376页　16开　80.00元
中药鉴定学(3版)
张贵君　金哲雄　主编
科学出版社　394页　16开　59.00元
中药鉴定学(4版)
康廷国　主编
中国中医药出版社　556页　16开　78.00元
中药拉丁语(2版)
李　峰　巢建国　主编

中国中医药出版社　163 页　16 开　28.00 元

中药临床方剂学

孙洪胜　全世建　主编

人民卫生出版社　251 页　16 开　42.00 元

中药临床合理用药理论与策略

张　冰　主编

人民卫生出版社　120 页　32 开　18.00 元

中药临床新用途

田　燕　广妍鹭　主编

金盾出版社　269 页　32 开　26.00 元

中药临床应用

旺建伟　主编

黑龙江科学技术出版社　462 页　16 开　68.00 元

中药炮制技能实训

李　凯　著

人民卫生出版社　65 页　16 开　19.00 元

中药炮制技术

蔡翠芳　主编

中国中医药出版社　278 页　16 开　37.00 元

中药炮制技术

李越峰　严兴科　主编

甘肃科学技术出版社　320 页　16 开　68.00 元

中药炮制技术

姚东云　朱　艳　主编

重庆大学出版社　326 页　16 开　42.00 元

中药炮制学(2 版)

张　丽　主编

高等教育出版社　361 页　16 开　42.60 元

中药炮制学(2 版)

吴　皓　李　飞　主编

人民卫生出版社　446 页　16 开　59.00 元

中药炮制学(4 版)

龚千锋　主编

中国中医药出版社　416 页　16 开　59.00 元

中药炮制学实验与指导(2 版)

张春凤　主编

中国医药科技出版社　247 页　16 开　38.00 元

中药炮制与药剂实验

董金香　张啸环　主编

中国中医药出版社　201 页　16 开　37.00 元

中药调剂技术

蒋爱品　主编

中国中医药出版社　224 页　16 开　30.00 元

中药调剂实务

国家食品药品监督管理总局执业药师资格认证中心组织编写

中国医药科技出版社　309 页　16 开　45.00 元

中药调剂学实用手册

翟华强　王燕平　翟胜利　主编

中国中医药出版社　548 页　小 16 开　55.00 元

中药显微鉴定图典

赵中振　陈虎彪　主编

福建科学技术出版社　543 页　大 16 开　398.00 元

中药现代化二十年(1996－2015)

张伯礼　陈传宏　主编

上海科学技术出版社　576 页　16 开　158.00 元

中药学(士)习题精选

张贵君　主编

人民卫生出版社　230 页　16 开　52.00 元

中药学(2 版)

周祯祥　唐德才　主编

中国中医药出版社　484 页　16 开　69.00 元

中药学(3 版)

唐德才　吴庆光　主编

人民卫生出版社　389 页　16 开　65.00 元

中药学(4 版)

钟赣生　主编

中国中医药出版社　485 页　16 开　63.00 元

中药学速记歌诀

李兴广　马家宝　主编

化学工业出版社　282 页　小 32 开　25.00 元

中药学与方剂学综合训练教程

杨金枝　张佩琛　主编

郑州大学出版社　408 页　16 开　59.00 元

中药研究与临床应用

田淇元　于晓红　韩洁茹　主编

黑龙江科学技术出版社　341 页　大 16 开　160.00 元

中药药剂学(2 版)

李范珠　李永吉　主编

人民卫生出版社　459 页　16 开　65.00 元

中药药剂学(4 版)

杨　明　主编

中国中医药出版社　515 页　16 开　69.00 元

中药药剂学实验

杨志欣　王　锐　主编

中国中医药出版社　304 页　16 开　49.00 元

中药药剂学实验

贾永艳　主编

中国中医药出版社　102 页　16 开　30.00 元

中药药剂学实验指导

程　敏　主编

东南大学出版社　104 页　16 开　20.00 元

中药药理及配伍应用
刘玉婕　许　伟　著
吉林大学出版社　115 页　32 开　29.80 元
中药药理学(2 版)
陆　茵　马越鸣　主编
人民卫生出版社　341 页　16 开　49.00 元
中药药理学(4 版)
彭　成　主编
中国中医药出版社　428 页　16 开　63.00 元
中药药效研究方法学
陈　奇　张伯礼　主编
人民卫生出版社　928 页　16 开　198.00 元
中药药学服务手册
刘绍贵　欧阳荣　主编
人民卫生出版社　291 页　大 32 开　32.00 元
中药饮片认知实训
姚金福　尚　坤　主编
中国中医药出版社　175 页　16 开　35.00 元
中药有效成分提取分离 300 例
关　枫　主编
人民卫生出版社　414 页　小 16 开　56.00 元
中药制剂分析技术
朱　艳　张　叶　主编
重庆大学出版社　504 页　小 16 开　39.00 元
中药中成药快速记忆法
赵　昌　主编
山西科学技术出版社　212 页　32 开　15.00 元
中药资源与环境经济学
申俊龙　熊季霞　主编
科学出版社　212 页　16 开　68.00 元
中药资源与鉴定实验
翁丽丽　齐伟辰　主编
中国中医药出版社　154 页　16 开　29.00 元
中药资源转录组分析操作指南
袁　媛　黄璐琦　主编
上海科学技术出版社　312 页　32 开　38.00 元
中医常用方剂快速趣记
曹　雪　编著
华中科技大学出版社　201 页　32 开　28.00 元
中医方剂大辞典. 第六册(2 版)
彭怀仁　南京中医药大学等　主编
人民卫生出版社　970 页　大 16 开　259.00 元
中医方剂大辞典. 第三册(2 版)
彭怀仁　南京中医药大学等　主编
人民卫生出版社　915 页　大 16 开　259.00 元
中医方剂大辞典. 第四册(2 版)
彭怀仁　南京中医药大学等　主编
人民卫生出版社　834 页　大 16 开　259.00 元
中医方剂大辞典. 第五册(2 版)
彭怀仁　南京中医药大学等　主编
人民卫生出版社　908 页　大 16 开　259.00 元
中医方证代谢组学研究进展(2016 年卷)
王喜军　主编
科学出版社　340 页　16 开　198.00 元
中医膏方大全
王绪前　主编
中国医药科技出版社　1099 页　32 开　98.00 元
中医灵验名方大全
柳书琴　主编
上海科学技术文献出版社　305 页　小 16 开　78.00 元
中医妙方全书
瞿岳云　主编
湖南科学技术出版社　1138 页　16 开　158.00 元
中医奇方治百病
柳书琴　主编
上海科学技术文献出版社　302 页　小 16 开　78.00 元
中医实用经典 100 方
姚建平　李青雅　主编
河南科学技术出版社　346 页　16 开　39.80 元
中医药大数据与真实世界
谢雁鸣　王志飞　主编
人民卫生出版社　466 页　16 开　89.00 元
中医药国家标准制定实战录
廖利平　吕爱平　曾庆明　主编
中国质检出版社　246 页　16 开　68.00 元
中医药健康旅游实践与思考:三亚中医健康旅游纪实
陈小勇　编
人民卫生出版社　152 页　16 开　26.00 元
中医药统计学(4 版)
何　雁　主编
中国中医药出版社　202 页　16 开　38.00 元
中医药图书馆学
张华敏　符永驰　主编
科学出版社　349 页　16 开　108.00 元
中医药知识发现可靠性研究
封　毅　著
浙江工商大学出版社　147 页　16 开　30.00 元
肿瘤经方治验
郭明章　主编
中国医药科技出版社　149 页　小 16 开　29.00 元

肿瘤治疗名方验方
尚怀海　曹士华　冯尚彩　主编
人民卫生出版社　480 页　32 开　35.00 元

众妙仙方
[明]冯时可　撰
中国中医药出版社　313 页　小 16 开　60.00 元

重组人血管内皮抑素
徐根兴　华子春　编著
东南大学出版社　137 页　16 开　36.00 元

周超凡中药临证新用
刘　颖　主编
人民卫生出版社　191 页　小 16 开　30.00 元

肘后备急方:明万历刻本
[晋]葛洪撰
北京科学技术出版社　230 页　小 16 开　42.00 元

朱进忠老中医用药经验真传
朱进忠　编著
山西科学技术出版社　466 页　32 开　30.00 元

逐层讲透中药:揭示中药用法不传之秘
姬领会　主编
中国医药科技出版社　196 页　小 16 开　32.00 元

注射剂安全配置手册
张志清　主编
人民卫生出版社　632 页　32 开　38.00 元

自我药疗与非处方药
庄　洁　贡联兵　主编
高等教育出版社　215 页　16 开　28.50 元

最流行的药食同源健康植物
初　舍　刘若兰　主编
中国农业出版社　160 页　小 16 开　38.00 元

最新临床药物手册:配合 2015 版药典(4 版)
师海波　王克林　主编
辽宁科学技术出版社　1444 页　32 开　75.00 元

2016 年药学期刊名录

2016 年收录的药学期刊

名称	主办单位	创刊年份	刊期	主编	国内统一刊号（CN）	国际标准刊号（ISSN）	定价/期	出版地	网址	中国知网(2016) 综合影响因子	中国知网(2016) 复合影响因子
《安徽医药》	安徽省药学会	1997	月刊	徐恒秋	34-1229/R	1009-6469	12.00	合肥市	www. ahyyzz. cn	0.743	0.880
《安徽中医药大学学报》	安徽中医药大学	1981	双月刊	周美启	34-1324/R	2095-7246	10.00	合肥市	http://xuebao. ahtcm. edu. cn	0.480	0.805
《北方药学》	内蒙古自治区食品药品学会	2004	月刊	王玉杰	15-1333/R	1672-8351	12.00	呼和浩特市	www. nmgbfyx. com	0.147	0.198
《北京中医药》	北京中医药学会、北京中西医结合学会、北京市中药研究所	1982	月刊	赵　静	11-5635/R	1674-1307	12.00	北京市	http://www. bjtcm. net	0.366	0.631
《北京中医药大学学报》	北京中医药大学	1959	月刊	王永炎	11-3574/R	1006-2157	18.00	北京市	http://xb. bucm. edu. cn	1.096	1.747
《长春中医药大学学报》	长春中医药大学	1985	双月刊	冷向阳	22-1375/R	2095-6258	15.00	长春市	http://jlzyy. ccucm. edu. cn	0.518	0.753
《成都中医药大学学报》	成都中医药大学	1958	季刊	梁繁荣	51-1501/R	1004-0668	5.00	成都市	http://xuebao. cdutcm. edu. cn/	0.372	0.625
《当代医药论丛》	吉林省当代医药论丛杂志社有限公司	2003	半月刊	欣　格	22-1407/R	2095-7629	28.00	吉林市	www. ddyylczz. com		
《东方药膳》	湖南中医药大学	1995	月刊	谭兴贵	43-1461/R	1671-3591	6.00	长沙市	http://www. cqvip. com/QK/98564B/		
《东南国防医药》	南京军区医学科学技术委员会	1986	双月刊	方胜昔	32-1713/R	1672-271X	15.00	南京市	http://dngfyy. paperopen. com/	0.614	0.681
《毒理学杂志》	北京市预防医学研究中心、北京大学医学部公共卫生学院	1987	双月刊	高　星	11-5263/R	1002-3127	8.00	北京市	http://www. cnki. com. cn/Journal/E-E1-WSDL. htm	0.408	0.565
《儿科药学杂志》	重庆医科大学附属儿童医院、中国药学会儿科药学专业组	1995	月刊	李廷玉	50-1156/R	1672-108X	9.00	重庆市	http://www. ekyxzz. com. cn	0.512	0.577
《福建医药杂志》	福建省医学会	1979	双月刊	林才经	35-1071/R	1002-2600	10.00	福州市	www. fjsyky. com	0.186	0.226
《福建中医药》	福建省中医药学会、福建中医药大学	1956	双月刊	李灿东	35-1073/R	1000-338X	10.00	福州市	http://zzs. fjtcm. edu. cn/	0.155	0.348
《甘肃医药》	甘肃省医学科学研究院	1982	月刊	夏小军	62-1076/R	1004-2725	7.00	兰州市	http://www. gsyxzz. com	0.248	0.410
《广东药学院学报》	广东药学院	1985	双月刊	郭　姣	44-1413/R	1006-8783	10.00	广州市	http://branch. gdpu. edu. cn/xuebao/	0.489	0.699
《广西中医药》	广西中医药大学、广西中医药学会	1977	双月刊	唐　农	45-1123/R	1003-0719	4.50	南宁市	http://gxzy. chinajournal. net. cn	0.364	0.540
《广西中医药大学学报》	广西中医药大学	1998	季刊	唐　农	45-1391/R	2095-4441	6.00	南宁市	http://gszb. chinajournal. net. cn	0.273	0.397
《广州中医药大学学报》	广州中医药大学	1984	双月刊	陈蔚文	44-1425/R	1007-3213	8.00	广州市	http://www. gzzyydxxb. cn/	0.663	1.014
《广州医药》	广州市第一人民医院	1970	双月刊	黄达德	44-1199/R	1000-8535	8.00	广州市	http://gzyy. cbpt. cnki. net	0.407	0.480
《贵州医药》	贵州省医药卫生学会办公室	1976	月刊	徐秀薮	52-1062/R	1000-744X	12.00	贵阳市	http://gzyi. chinajournal. net. cn	0.402	0.455
《国际生物制品学杂志》	中华医学会和上海生物制品研究有限责任公司	1978	双月刊	晏子厚	31-1962/R	1673-4211	6.00	上海市	http://www. ijbiol. com	0.108	0.137
《国际药学研究杂志》	军事医学科学院毒物药物研究所和中国药学会	1958	双月刊	刘克良	11-5619/R	1674-0440	30.00	北京市	http://www. pharmacy. ac. cn	0.583	0.929
《国际医药卫生导报》	中华医学会和国际医药卫生导报社	1995	半月刊	钟国华	44-1417/R	1007-1245	15.00	广州市	http://www. imhgn. com	0.179	0.198
《国际中医中药杂志》	中华医学会和中国中医科学院中医药信息研究所	1978	月刊	曹洪欣	11-5398/R	1673-4246	12.00	北京市	http://gjzy. cintcm. com/	0.216	0.274
《国外医药抗生素分册》	中国医药集团总公司四川抗菌素工业研究所、中国医学科学院医药生物技术研究所	1980	双月刊	苟小军	51-1127/R	1001-8751	12.00	成都市	www. worldnotes. cn	0.356	0.467
《哈尔滨医药》	哈尔滨市医学会	1981	双月刊	孙　然	23-1164/R	1001-8131	9.00	哈尔滨市	www. hrbyybjb. cn	0.129	0.168
《海峡药学》	中国药学会福建分会	1988	月刊	张炳祥	35-1173/R	1006-3765	10.00	福州市	http://haix. chinajournal. net. cn	0.183	0.242
《河北医药》	河北省医学情报研究所	1972	半月刊	狄　岩	13-1090/R	1002-7386	8.00	石家庄市	http://www. hebimi. cn/index. do?templet = hbyy	0.386	0.482
《河北中医药学报》	河北医科大学	1986	季刊	高维娟	13-1214/R	1007-5615	5.00	石家庄市	http://www. cnki. com. cn/Journal/E-E2-HZYX. htm	0.489	0.733
《黑龙江医药》	黑龙江省食品药品监督管理干部学校	1988	双月刊	邢艳萍	23-1383/R	1006-2882	8.80	哈尔滨市	http://www. cqvip. com/QK/90529X/	0.166	0.248
《黑龙江医药科学》	佳木斯大学	1972	双月刊	江清林	23-1421/R	1008-0104	15.00	佳木斯市	http://www. cqvip. com/QK/96409A/	0.409	0.472
《黑龙江中医药》	黑龙江省中医药科学院	1958	双月刊	王　顺	23-1221/R	1000-9906	5.00	哈尔滨市	http://www. cnki. com. cn/Journal/E-E2-HLZY. htm	0.152	0.318
《湖北医药学院学报》	湖北医药学院	1982	双月刊	涂汉军	42-1815/R	1006-9674	10.00	十堰市	http://yyyx. cbpt. cnki. net	0.221	0.272
《湖北中医药大学学报》	湖北中医药大学	1999	双月刊	王　华	42-1844/R	1008-987X	10.00	武汉市	http://hbzyy. cnjournals. com/ch/index. aspx	0.457	0.682

（续表）

名称	主办单位	创刊年份	刊期	主编	国内统一刊号（CN）	国际标准刊号（ISSN）	定价/期	出版地	网址	中国知网(2016) 综合影响因子	复合影响因子
《湖南中医药大学学报》	湖南中医药大学	1979	月刊	黄惠勇	43-1472/R	1674-070X	10.00	长沙市	http://hnzyy.jourserv.com/front/default.aspx	0.722	0.954
《华西药学杂志》	四川大学和四川省药学会	1986	双月刊	张志荣	51-1218/R	1006-0103	10.00	成都市	http://www.cnki.com.cn/Journal/E-EC-HXYO.htm	0.462	0.589
《化工与医药工程》	中国石化集团上海工程有限公司	1980	双月刊	王江义	31-2101/TQ	2095-817X	15.00	上海市	www.nicpd.com.cn	0.049	0.111
《淮海医药》	蚌埠市医学科学情报站和《淮海医药》编辑部	1983	双月刊	刘雪洁	34-1189/R	1008-7044	8.00	蚌埠市	http://www.cnki.com.cn/Journal/E-ED-HHYY.htm	0.169	0.227
《环球中医药》	中华国际医学交流基金会	2008	月刊	王永炎 张伯礼	11-5652/R	1674-1749	15.00	北京市	http://www.hqzyy.com/	0.560	0.899
《吉林医药学院学报》	吉林医药学院	1979	双月刊	蔡建辉	22-1368/R	1673-2995	11.00	吉林市	http://yuanjian.cnki.com.cn/CJFD/Detail/Index/JLDS	0.209	0.345
《吉林中医药》	长春中医药大学	1979	月刊	冷向阳	22-1119/R	1003-5699	10.00	长春市	http://jlzyy.ccucm.edu.cn	0.521	0.841
《家庭医药-就医选药》/《家庭医药-快乐养生》	广西科学技术协会	2002	上下半月刊	吴孟超	45-1301/R	1671-4954	8.00	南宁市	http://www.jtyy.com		
《家庭中医药》	中国中医科学院中药研究所	1993	月刊	张瑞贤	11-3379/R	1005-3743	10.00	北京市	http://wuxizazhi.cnki.net/MagaList/JTZY.html		
《江苏医药》	江苏省人民医院	1975	半月刊	黄　峻	32-1221/R	0253-3685	10.00	南京市	http://yiya.cbpt.cnki.net	0.344	0.405
《江苏中医药》	江苏省中医药学会、江苏省中西医结合学会、江苏省针灸学会	1956	月刊	黄亚博	32-1630/R	1672-397x	8.00	南京市	http://www.jstcm.com	0.332	0.609
《江西医药》	江西省医学会	1961	月刊	李　利	36-1094/R	1006-2238	10.00	南昌市	http://www.jxma.org	0.444	0.508
《江西中医药》	江西中医药大学和江西省中医药学会	1951	月刊	刘红宁	36-1095/R	0411-9584	8.00	南昌市	http://www.ajutcm.com	0.188	0.357
《江西中医药大学学报》	江西中医药大学	1988	双月刊	刘红宁	36-1331/R	2095-7785	10.00	南昌市	http://www.ajutcm.com	0.259	0.390
《解放军药学学报》	中国人民解放军总后勤部卫生部药品仪器检验所	1985	双月刊	张　炯	11-4227/R	1008-9926	15.00	北京市	http://www.jfjyxxb.cn	0.398	0.483
《解放军医药杂志》	北京军区医学科学技术委员会	1989	月刊	赵会懂	13-1406/R	2095-140x	15.00	石家庄市	http://mag.zgkw.cn/jfjyy	0.955	1.105
《今日药学》	广东省药学会和中国药学会	1991	月刊	郑志华	44-1650/R	1674-229X	10.00	广州市	www.jinriyaoxue.com	0.223	0.285
《开卷有益求医问药》	天津市医药集团有限公司	1981	月刊	张　平	12-1216/R	1007-2950	8.00	天津市	http://www.cqvip.com/QK/96358A/		
《抗感染药学》	苏州市第五人民医院	2004	双月刊	丁龙其	32-1726/R	1672-7878	12.80	苏州市	http://www.aiph.org.cn	0.312	0.384
《辽宁中医药大学学报》	辽宁中医药大学	1999	月刊	杨关林 张立德	21-1543/R	1673-842X	10.00	沈阳市	http://lzxb.cbpt.cnki.net	0.535	0.848
《临床合理用药杂志》	河北省科学技术协会	2008	旬刊	马　智	13-1389/R	1674-3296	10.00	北京市	http://www.cnki.com.cn/Journal/E-EC-PLHY.htm	0.187	0.237
《临床药物治疗杂志》	北京药学会	2003	双月刊	冯国安	11-4989/R	1672-3384	18.00	北京市	http://linchuangyaowuzhiliao.cntg.org.cn/	0.699	0.828
《临床医药实践》	山西医科大学第二医院	1974	月刊	李　保	14-1300/R	1671-8631	8.00	太原市	http://SXLC.chinajournal.net.cn	0.201	0.254
《临床医药文献杂志》电子版	中国医药科技出版社	2014	周刊	候锐钢	11-9355/R	2095-8242	28.00	北京市	http://www.cmacme.org.cn/		
《内蒙古中医药》	内蒙古自治区中医药学会、内蒙古自治区中蒙医研究所	1982	半月刊	苏根元 赛西娅	15-1101/R	1006-0979	6.00	呼和浩特市	http://www.nmgzyy.com.cn/	0.094	0.164
《南京中医药大学学报》	南京中医药大学	1959	双月刊	范欣生	32-1247/R	1672-0482	12.00	南京市	http://xb.njutcm.edu.cn	0.991	1.424
《青岛医药卫生》	青岛市医学会	1972	双月刊	王者令	37-1249/R	1006-5571	8.00	青岛市	http://yuanjian.cnki.com.cn/CJFD/Detail/Index/QDYW	0.130	0.171
《青海医药杂志》	青海省医药卫生学会联合办公室	1958	月刊	张进京	63-1018/R	1007-3795	8.00	西宁市	http://www.cnki.com.cn/Journal/E-ED-QHYZ.htm	0.060	0.083
《山东医药》	山东卫生报刊社	1957	周刊	田　伟 欧一平	37-1156/R	1002-266x	8.00	济南市	http://www.sdyy.cbpt.cnki.net	0.594	0.708
《山东中医药大学学报》	山东中医药大学	1977	双月刊	武继彪	37-1279/R	1007-659x	6.50	济南市	http://sdyx.chinajournal.net.cn	0.355	0.577
《山西医药杂志》	山西医药卫生传媒集团有限责任公司	1957	半月刊	董海原	14-1108/R	0253-9926	5.00	太原市	http://sxyy.cbpt.cnki.net	0.205	0.245
《上海医药》	上海医药行业协会	1979	半月刊	张永信	31-1663/R	1006-1533	10.00	上海市	http://www.cnki.com.cn/Journal/E-EC-SYIY.htm	0.374	0.488
《上海中医药大学学报》	上海中医药大学、上海市中医药研究院	1960	双月刊	陈凯先	31-1788/R	1008-861x	10.00	上海市	http://www.shzyyzz.com	0.652	0.906
《上海中医药杂志》	上海中医药大学、上海市中医药学会	1955	月刊	严世芸	31-1276/R	1007-1334	10.00	上海市	http://www.shzyyzz.com	0.654	0.945
《沈阳药科大学学报》	沈阳药科大学	1957	月刊	毕开顺	21-1349/R	1006-2858	20.00	沈阳市	http://www.syyd.cbpt.cnki.net	0.442	0.619

(续表)

名称	主办单位	创刊年份	刊期	主编	国内统一刊号(CN)	国际标准刊号(ISSN)	定价/期	出版地	网址	中国知网(2016)	
										综合影响因子	复合影响因子
《时珍国医国药》	时珍国医国药杂志社	1990	月刊	肖 璜 周 虹	42-1436/R	1008-0805	15.00	黄石市	http://www.shizhenchina.com	0.450	0.692
《实用临床医药杂志》	扬州大学和中国高校科技期刊研究会	1997	半月刊	史宏灿	32-1697/R	1672-2353	10.00	扬州市		0.643	0.702
《实用药物与临床》	辽宁省药学会和中国医科大学附属盛京医院	1998	月刊	张成普	21-1516/R	1673-0070	10.00	沈阳市	http://lylc.cbpt.cnki.net/	0.736	0.859
《实用医药杂志》	济南军区联勤部卫生部	1984	月刊	王正国 高春芳 蔡锦方	37-1383/R	1671-4008	8.00	济南市	http://qeyy.cbpt.cnki.net	0.191	0.231
《实用中医药杂志》	重庆医科大学中医药学院	1985	月刊	曹文富	50-1056/R	1004-2814	10.00	重庆市	http://ZYAO.cbpt.cnki.net	0.168	0.320
《食品与药品》	山东省生物药物研究院	1991	双月刊	凌沛学	37-1438/R	1672-979X	15.00	济南市	http://www.cnki.com.cn/Journal/B-B6-SDPK.htm	0.495	0.822
《食药用菌》	浙江省食用菌协会	1982	双月刊	蔡为明	33-1371/S	2095-0934	10.00	杭州市	www.emmushroom.com	0.288	0.364
《世界科学技术-中医药现代化》	中科院科技战略咨询研究院	1999	月刊	陈凯先	11-5699/R	1674-3849	58.00	北京市	www.wst.ac.cn	0.804	1.086
《世界临床药物》	上海医药工业研究院和中国药学会	1980	月刊	周 斌	31-1939/R	1672-9188	26.00	上海市	www.jwph.com.cn	0.407	0.569
《世界中医药》	世界中医药学会联合会	2006	月刊	李振吉	11-5529/R	1673-7202	12.00	北京市	www.sjzyyzz.com	0.746	1.113
《首都食品与医药》	《首都食品与医药》杂志社	1994	半月刊	高 军	10-1288/R	1005-8257	12.50	北京市	www.sdyyzz.com.cn	0.092	0.130
《数理医药学杂志》	武汉大学、中国工业与应用数学学会、医药数学专业委员会	1988	月刊	张选群 马建忠	42-1303/R	1004-4337	15.00	武汉市	http://slyy.chinajournal.net.cn	0.184	0.221
《天津药学》	天津市医药集团有限公司和天津市药学会	1989	双月刊	董志立	12-1230/R	1006-5687	10.00	天津市		0.424	0.585
《天津医药》	天津市医学科学技术信息研究所	1959	月刊	王贺胜	12-1116/R	0253-9896	10.00	天津市	http://www.tjyybjb.ac.cn	0.839	1.039
《天津中医药》	天津中医药大学、天津中医药学会、天津中西医结合学会	1984	月刊	张伯礼	12-1349/R	1672-1519	8.00	天津市	www.tjzhongyiyao.com	0.627	0.943
《天津中医药大学学报》	天津中医药大学	1982	双月刊	张伯礼	12-1391/R	1673-9043	6.00	天津市	www.tjzhongyiyao.com	0.764	0.975
《天然产物研究与开发》	中国科学院成都文献情报中心	1989	月刊	李伯刚	51-1335/Q	1001-6880	35.00	成都市	http://www.trcw.ac.cn	0.701	0.968
《西北药学杂志》	西安交通大学、陕西省药学会	1986	双月刊	杨世民	61-1108/R	1004-2407	6.00	西安市	http://XBYZ.cbpt.cnki.net	0.724	0.885
《西部中医药》	甘肃省中医药研究院、中华中医药学会	1988	月刊	潘 文	62-1204/R	1004-6852	8.00	兰州市	http://gszy.paperopen.com/	0.376	0.540
《西南国防医药》	成都军区医学科学技术委员会	1973	月刊	牛文忠	51-1361/R	1004-0188	15.00	成都市	http://www.cnki.com.cn/Journal/E-ED-XNGF.htm	0.329	0.397
《西藏医药》	西藏医学会	1975	季刊	卢彦朝	54-1030/R	1005-5177	4.00	拉萨市	http://XZYY.cbpt.cnki.net	0.043	0.049
《现代药物与临床》	天津药物研究院和中国药学会	1980	月刊	邹美香	12-1407/R	1674-5515	20.00	天津市	www.tiprpress.com	0.838	0.997
《现代医药卫生》	重庆市卫生信息中心	1985	半月刊	杜晓峰	50-1129/R	1009-5519	18.00	重庆市	http://xdyy.jourserv.com	0.224	0.302
《现代中药研究与实践》	安徽中医药高等专科学校	1987	双月刊	胡世林 赵国胜	34-1267/R	1673-6427	10.00	芜湖市	http://jzzy.cbpt.cnki.net	0.358	0.516
《现代中医药》	陕西中医药大学	1981	双月刊	邢玉瑞	61-1397/R	1672-0571	8.00	咸阳市	http://xdzyy.sntcm.edu.cn/	0.163	0.396
《新疆中医药》	新疆维吾尔自治区中医药学会	1981	双月刊	周铭心	65-1067/R	1009-3931	7.00	乌鲁木齐市	http://www.cnki.com.cn/Journal/E-E2-XJZY.htm	0.177	0.322
《亚太传统医药》	中国民族医药学会、湖北省科技信息研究院	2005	半月刊	鄢 良	42-1727/R	1673-2197	18.00	武汉市	www.aptm.com.cn	0.261	0.442
《亚洲社会药学》(英文)	沈阳药科大学与汉草坊医药有限公司	2006	季刊	黄泰康		1818-0884	60.00	沈阳市	http://asianjsp.syphu.edu.cn/		
《药品评价》	江西省药学会	2004	半月刊	母义明 赵志刚	36-1259/R	1672-2809	15.00	北京市	http://www.cnki.com.cn/Journal/E-EC-YPPJ.htm	0.392	0.489
《药物不良反应杂志》	中华医学会	1999	双月刊	程经华 王育琴	11-4015/R	1008-5734	25.00	北京市	http://www.cadrj.com	0.560	0.641
《药物分析学报》英文版	西安交通大学	1985	双月刊	贺浪冲	61-1484/R	2095-1779	50.00	西安市	http://www.journals.elsevier.com/journal-of-pharmaceutical-analysis/	0.383	0.638
《药物分析杂志》	中国药学会	1951	月刊	金少鸿	11-2224/R	0254-1793	30.00	北京市	http://www.ywfxzz.cn	0.932	1.173
《药物流行病学杂志》	中国药学会	1992	月刊	詹思延 辛华雯 翟所迪	42-1333/R	1005-0698	12.00	武汉市	http://www.cnjpe.org	0.573	0.624
《药物生物技术》	中国药科大学、中国医药科技出版社、中国药学会	1994	双月刊	王 旻	32-1488/R	1005-8915	30.00	南京市	http://www.ywswjs.com	0.455	0.606

（续表）

名称	主办单位	创刊年份	刊期	主编	国内统一刊号（CN）	国际标准刊号（ISSN）	定价/期	出版地	网址	中国知网（2016）	
										综合影响因子	复合影响因子
《药物评价研究》	中国药学会和天津药物研究院	1978	双月刊	汤立达	12-1409/R	1674-6376	30.00	天津市	http://www.tiprpress.com	1.340	1.582
《药学服务与研究》	第二军医大学	2001	双月刊	胡晋红	31-1877/R	1671-2838	15.00	上海市	http://www.pcarjournal.net.cn	0.378	0.453
《药学教育》	中国药科大学、广东药学院、中国医药教育协会	1985	双月刊	吴晓明	32-1352/G4	1007-3531	10.00	南京市	http://jiaoyu.cpu.edu.cn/	0.642	0.667
《药学进展》	中国药科大学、中国药学会	1959	月刊	陈凯先	32-1109/R	1001-5094	30.00	南京市	http://www.cpupps.cn	0.439	0.781
《药学实践杂志》	第二军医大学、中国药学会药事管理专业委员会	1983	双月刊	李捷玮	31-1685/R	1006-0111	16.00	上海市	http://www.yxsjzz.cn	0.446	0.564
《药学学报》（英文）	中国药学会和中国医学科学院药物研究所	2011	双月刊	蒋建东	10-1171/R	2211-3835	40.00	北京市	http://www.yxxb.com.cn:8081/apsb/EN/volumn/current.shtml	0.980	1.320
《药学学报》	中国药学会和中国医学科学院药物研究所	1953	月刊	王晓良	11-2163/R	0513-4870	40.00	北京市	http://www.yxxb.com.cn	1.035	1.427
《药学研究》	山东省食品药品检验所、山东省药学会	1982	月刊	史国生	37-1493/R	2095-5375	10.00	济南市	www.yaoxueyanjiu.com	0.474	0.622
《药学与临床研究》	江苏省药学会	1993	双月刊	谈恒山	32-1773/R	1673-7806	15.00	南京市	http://www.pcr.org.cn	0.518	0.683
《医药导报》	中国药理学会、华中科技大学同济医学院附属同济医院	1982	月刊	杜　光	42-1293/R	1004-0781	25.00	武汉市	www.yydbzz.com	0.526	0.663
《医药论坛杂志》	中华预防医学会、河南省医学情报研究所	1980	月刊	乔国祥	11-5479/R	1672-3422	10.00	郑州市	http://www.zgyylt.cn/	0.125	0.154
《医药前沿》	河北省疾病预防控制中心	2011	旬刊	崔　泽	13-1405/R	2095-1752	30.00	保定市	www.yyqyzz.net		
《云南医药》	云南省医学会	1958	双月刊	任国钧	53-1056/R	1006-4141	12.00	昆明市	http://www.cnki.com.cn/Journal/E-ED-YNYY.htm	0.089	0.109
《云南中医中药杂志》	云南省中医中药研究院、云南省中医药学会	1980	月刊	郑　进	53-1120/R	1007-2349	5.00	昆明市	http://www.cnki.com.cn/Journal/E-E2-YZYY.htm	0.208	0.378
《浙江中医药大学学报》	浙江中医药大学	1977	月刊	方剑乔	34-1349/R	1005-5509	10.00	杭州市	http://xuebao.zcmu.edu.cn	0.623	0.982
《中草药》	天津药物研究院、中国药学会	1970	半月刊	汤立达	12-1108/R	0253-2670	30.00	天津市	http://中草药杂志社.中国	1.737	2.254
《中草药》英文版	天津药物研究院，中国医学科学院药用植物研究所	2009	季刊	刘昌孝	12-1410/R	1674-6384	35.00	天津市	www.tiprpress.com	0.857	1.071
《中成药》	国家食品药品监督管理局信息中心中成药信息站、上海中药行业协会	1978	月刊	陶建生	31-1368/R	1001-1528	32.00	上海市	www.zcyjournal.com	1.031	1.348
《中国处方药》	国家食品药品监督管理局南方医药经济研究所	2002	月刊	陶剑虹	44-1549/T	1671-945X	25.00	广州市		0.152	0.194
《中国当代医药》	中国保健协会和当代创新（北京）医药科学研究院	1994	旬刊	卫　轲	11-5786/R	1674-4721	20.00	北京市	www.dangdaiyiyao.com	0.327	0.409
《中国海洋药物》	中国药学会	1982	双月刊	管华诗	37-1155/R	1002-3461	16.00	青岛市	http://hyyw.journalsystem.net	0.443	0.695
《中国基层医药》	中华医学会和安徽医科大学	1994	半月刊	吴孟超 郑芙林	34-1190/R	1008-6706	10.00	淮南市	www.cjpmp.com	0.238	0.265
《中国抗生素杂志》	中国医药集团总公司四川抗菌素工业研究所、中国医学科学院医药生物技术研究所	1976	月刊	刘昌孝	51-1126/R	1001-8689	16.00	成都市	www.zgkss.com.cn	0.628	0.787
《中国临床药理学与治疗学》	中国药理学会	1996	月刊	孙瑞元	34-1206/R	1009-2501	12.00	芜湖市	www.cjcpt.com	0.738	0.928
《中国临床药理学杂志》	中国药学会	1985	半月刊	韩启德	11-2220/R	1001-6821	15.00	北京市	http://zglcyl.qikann.com/	1.084	1.241
《中国临床药学杂志》	中国药学会主办，复旦大学药学院	1992	双月刊	姚明辉	31-1726/R	1007-4406	10.00	上海市	www.chinesejcp.com	0.502	0.531
《中国疫苗和免疫》	中国疾病控制中心	1995	双月刊	赵　铠	11-5517/R	1006-916X	10.00	北京市	http://ymmy.chinacdc.cn/ch/index.aspx	1.904	2.033
《中国民族民间医药》	云南省民族民间医药研究会	1992	半月刊	郑　进	53-1102/R	1007-8517	16.00	昆明市	www.mzmjyy.com	0.113	0.179
《中国民族医药杂志》	全国中医药图书情报工委会和内蒙古中蒙医研究所	1994	月刊	苏根元	15-1175/R	1006-6810	8.00	呼和浩特市	http://www.cnki.com.cn/Journal/E-E2-ZMYZ.htm	0.082	0.130
《中国生化药物杂志》	无锡锡报期刊传媒有限公司	1976	月刊	詹启敏	32-1355/R	1005-1678	25.00	无锡市	www.cbcpharm.com	0.862	1.039
《中国生物制品学杂志》	中华预防医学会	1988	月刊	封多佳	22-1197/Q	1004-5503	15.00	长春市	http://www.zgswj.com.cn	0.374	0.487
《中国食品药品监管》	中国医药报社	2003	月刊	仵荣彬	11-5362/D	1673-5390	18.00	北京市	http://www.zgspypjg.com/	0.041	0.091
《中国实验方剂学杂志》	中国医学科学院中药研究所、中国中西医结合学会中药专业委员会	1995	半月刊	吴以岭	11-3495/R	1005-9903	35.00	北京市	www.syfjxzz.com	1.050	1.414
《中国实用医药》	中国康复医学会	2006	旬刊	范欣慰	11-5547/R	1673-7555	20.00	北京市	http://www.zgsyyy.cn	0.175	0.228
《中国天然药物》（英文版）	中国药科大学和中国药学会	2003	月刊	吴晓明 孙汉董	32-1845/R	2095-6975	50.00	南京市	www.cpucjnm.com	0.772	1.143

（续表）

名称	主办单位	创刊年份	刊期	主编	国内统一刊号（CN）	国际标准刊号（ISSN）	定价/期	出版地	网址	中国知网（2016）	
										综合影响因子	复合影响因子
《中国现代药物应用》	中国水利电力医学科学技术学会	2007	半月刊	黄景新	11-5581/R	1673-9523	20.00	北京市	http://www.zgxdywyy.cn	0.179	0.227
《中国现代应用药学》	中国药学会	1984	月刊	张幸国	33-1210/R	1007-7693	30.00	杭州市	www.chinjmap.com	0.749	0.923
《中国现代医药杂志》	北京航天总医院	1999	月刊	王建国	11-5248/R	1672-9463	8.00	北京市	www.zgxdyyzz.com.cn	0.304	0.368
《中国现代中药》	中国中药协会、中国医药集团总公司、中国药材公司	1999	月刊	肖培根 赵润怀	11-5442/R	1673-4890	20.00	北京市	http://www.zgxdzy.net	0.593	0.801
《中国乡村医药》	中国农村卫生协会	1994	半月刊	朱宝铎	11-3458/R	1006-5180	8.00	北京市	http://www.crmp.cn	0.127	0.167
《中国新药与临床杂志》	中国药学会、上海市食品药品监督管理局科技情报研究所	1982	月刊	陈凯先	31-1746/R	1007-7669	12.00	上海市	http://xyyl.cbpt.cnki.net	0.665	0.779
《中国新药杂志》	中国医药科技出版社、中国医药集团总公司、中国药学会	1991	半月刊	桑国卫	11-2850/R	1003-3734	30.00	北京市	http://www.newdrug.cn	0.791	1.067
《中国药店》	中国整形美容协会	1994	半月刊	张 斌	11-4476/R	1009-5012	8.00	北京市	www.zgyd.org		
《中国药房》	中国医院协会、中国药房杂志社	1990	旬刊	胡欣	50-1055/R	1001-0408	15.00	重庆市	http://www.china-pharmacy.com	0.687	0.814
《中国药科大学学报》	中国药科大学	1956	双月刊	彭司勋	32-1157/R	1000-5048	40.00	南京市	http://www.zgykdxxb.cn	0.585	0.764
《中国药剂学杂志》（网络版）	沈阳药科大学	2003	双月刊	张志荣				沈阳市	http://syphu-pd.com		
《中国药理学报》（英文版）	中国药理学会、中科院上海药物研究所	1980	月刊	丁建	31-1347/R	1671-4083	80.00	上海市	http://www.chinaphar.com	0.932	1.409
《中国药理学通报》	中国药理学会	1985	月刊	魏 伟 李 俊	34-1086/R	1001-1978	25.00	合肥市	http://www.zgylxtb.cn/	1.367	1.826
《中国药理学与毒理学杂志》	军事医学科学院毒物药物研究所、中国药理学会和中国毒理学会	1986	双月刊	张永祥	11-1155/R	1000-3002	20.00	北京市	http://www.cjpt.ac.cn	0.733	1.092
《中国药品标准》	国家药典委员会	2000	双月刊	张 伟	11-4422/R	1009-3656	12.00	北京市	http://ypbz.cnjournals.com	0.175	0.222
《中国药师》	国家食品药品监督管理局高级研修学院和武汉医药（集团）股份有限公司	1998	月刊	江德元 张生勇	42-1626/R	1008-049X	28.00	武汉市	http://www.zgys.org	0.630	0.748
《中国药事》	中国食品药品检定研究所	1987	月刊	桑国卫	11-2858/R	1002-7777	25.00	北京市	www.zhgysh.org	0.535	0.656
《中国药物化学杂志》	沈阳药科大学和中国药学会	1990	双月刊	张礼和	21-1313/R	1005-0108	20.00	沈阳市	http://zgyh.cbpt.cnki.net	0.273	0.379
《中国药物经济学》	中国中医药研究促进会	2006	月刊	刘国恩	11-5482/R	1673-5846	26.80	北京市	www.zgywjjxzz.com	0.117	0.157
《中国药物警戒》	国家食品药品监督管理局药品评价中心暨国家药品不良反应监测中心	2004	月刊	金少鸿	11-5219/R	1672-8629	10.00	北京市	http://www.zgywjj.com	0.627	0.742
《中国药物滥用防治杂志》	中国药物滥用防治协会、军事医学科学院毒物药物研究所	1995	双月刊	李 锦	11-3742/R	1006-902X	10.00	北京市	http://zhongguoyaowulanyongfangzhi.cntg.org.cn/	0.264	0.360
《中国药物评价》	国家食品药品监督管理局主管、国家食品药品监督管理局信息中心	2011	双月刊	王拥军 洪晓顺	10-1056/R	2095-3593	18.00	北京市	http://www.zgywpj.cn	0.438	0.603
《中国药物依赖性杂志》	北京大学、中国毒理学会	1992	双月刊	陆 林	11-3920/R	1007-9718	10.00	北京市	www.ywyb.cbpt.cnki.net	0.512	0.665
《中国药物应用与监测》	中国人民解放军总医院	2004	双月刊	郭代红	11-5227/R	1672-8157	9.00	北京市	http://www.cnki.com.cn/Journal/E-EC-YWYY.htm	1.262	1.388
《中国药物与临床》	中国医院协会	2001	月刊	董海原	11-4706/R	1671-2560	10.00	太原市	http://www.sxyxqk.com	0.338	0.432
《中国药学》（英文版）	中国药学会	1992	月刊	张礼和	11-2863/R	1003-1057	40.00	北京市	http://www.jcps.ac.cn	0.412	0.528
《中国药学杂志》	中国药学会	1953	半月刊	桑国卫	11-2162/R	1001-2494	30.00	北京市	www.zgyxzz.com.cn	0.860	1.102
《中国药业》	重庆市食品药品监督管理局	1992	半月刊	刘 斌	50-1054/R	1006-4931	10.00	重庆市	http://zgyy.jourserv.com	0.447	0.522
《中国医药》	中华医学会	2006	月刊	杨秋	11-5451/R	1673-4777	12.00	北京市	http://www.chinamedicinej.com/	0.808	0.855
《中国医药导报》	中国医学科学院	1992	旬刊	田 玲 王 丽	11-5539/R	1673-7210	20.00	北京市	www.yiyaodaobao.com.cn	0.771	0.923
《中国医药导刊》	国家食品药品监督管理局信息中心	1999	月刊	胡大一	11-4395/R	1009-0959	30.00	北京市	http://www.zgyydk.cn	0.418	0.501
《中国医药工业杂志》	上海医药工业研究院、中国药学会和中国化学制药业工业协会	1970	月刊	周伟澄	31-1243/R	1001-8255	20.00	上海市	www.cjph.com.cn	0.484	0.605
《中国医药技术与市场》	全国医药技术市场协会、北京世纪华健经贸有限公司	1993	双月刊	王明学			30.00	北京市	http://www.cntg.org.cn/newadd/中国医药技术与市场/index.html		
《中国医药科学》	海峡两岸医药卫生交流协会	2011	半月刊	詹洪春	11-6006/R	2095-0616	20.00	北京市	www.zgyykx.com/	0.348	0.410
《中国医药生物技术》	中国医药生物技术协会	2006	双月刊	蒋建东	11-5512/R	1673-713X	18.00	北京市	http://www.cmbp.net.cn	0.236	0.343

（续表）

名称	主办单位	创刊年份	刊期	主编	国内统一刊号（CN）	国际标准刊号（ISSN）	定价/期	出版地	网址	中国知网(2016)	
										综合影响因子	复合影响因子
《中国医药指南》	中国保健协会	2003	旬刊	王宝群	11-4856/R	1671-8194	10.00	北京市	www. zgyyzn2004. com	0.132	0.177
《中国医院药学杂志》	中国药学会	1981	半月刊	张　玉	42-1204/R	1001-5213	18.00	武汉市	www. zgyyyx. com	0.862	1.014
《中国医院用药评价与分析》	中国医药生物技术协会、中国药房杂志社	2001	月刊	张相林	11-4975/R	1672-2124	12.00	北京市	http://yypf-china. com	0.533	0.611
《中国执业药师》	中国执业药师协会	2003	月刊	张耀华	11-5132/R	1672-5433	8.00	北京市	http://www. zhongguoyaoshi. com	0.411	0.480
《中国制药信息》	中国化学制药工业协会和中国医药集团公司	1984	月刊	潘广成			20.00	北京市	http://www. cqvip. com/qk/97400A/		
《中国中药杂志》	中国药学会	1955	半月刊	张伯礼	11-2272/R	1001-5302	50.00	北京市	www. cjcmm. com. cn 或 www. 中国中药杂志. com	1.434	1.958
《中国中医药科技》	中华中医药学会	1994	双月刊	陈可冀	23-1353/R	1005-7072	10.00	哈尔滨市	http://www. cqvip. com/qk/97940X/	0.477	0.705
《中国中医药图书情报杂志》	中国中医科学院中医药信息研究所	1960	双月刊	崔　蒙	10-1113/R	2095-5707	20.00	北京市	http://tsqb. cintcm. com		
《中国中医药现代远程教育》	世中联(北京)远程教育科技发展中心	2003	半月刊	杨建宇	11-5024/R	1672-2779	10.00	北京市	http://www. zgzyyycjy. com	0.164	0.274
《中国中医药信息杂志》	中国中医科学院中医药信息研究所	1994	月刊	叶祖光	11-3519/R	1005-5304	20.00	北京市	http://xxzz. cintcm. com	0.554	0.895
《中华中医药学刊》	中华中医药学会、辽宁中医药大学	1982	月刊	杨关林 张立德	21-1546/R	1673-7717	10.00	沈阳市	http://zyhs. chinajournal. net. cn	0.634	0.935
《中华中医药杂志》	中国中医药学会	1986	月刊	佘　靖	11-5334/R	1673-1727	50.00	北京市	www. zhzyyzz. com	0.812	1.227
《中南药学》	湖南省药学会	2003	月刊	李焕德	43-1408/R	1672-2981	15.00	长沙市	http://znyx. cbpt. cnki. net	0.583	0.746
《中药材》	国家食品药品监督管理局中药材信息中心站	1978	月刊	元四辉	44-1286/R	1001-4454	35.00	广州市	http://zyca. chinajournal. net. cn	0.795	1.064
《中药新药与临床药理》	广州中医药大学，中华中医药学会	1990	双月刊	王宁生	44-1308/R	1003-9783	10.00	广州市	www. zyxy. com. cn	0.615	0.858
《中药药理与临床》	四川省中医药科学院和中国药理学会	1985	双月刊	邓文龙	51-1188/R	1001-859X	30.00	成都市	http://www. zyyl. cbpt. cnki. net	0.603	0.893
《中药与临床》	成都中医药大学	2010	双月刊	彭　成	51-1723/R	1674-926X	8.00	成都市	http://zylc. paperopen. com	0.462	0.688
《中医药导报》	湖南省中医药管理局、湖南省中医药学会、中华中医药学会	1995	半月刊	袁长津	43-1446/R	1672-951X	12.00	长沙市	http://zyydb. com	0.397	0.586
《中医药管理杂志》	中华中医药学会	1993	月刊	曹正逵	11-3070/R	1007-9203	20.00	北京市	http://www. cnki. com. cn/Journal/E-E2-ZYYG. htm	0.138	0.167
《中医药临床杂志》	中华中医药学会	1988	月刊	王　键	34-1268/R	1672-7134	15.00	合肥市	http://ahlc. cbpt. cnki. net	0.246	0.441
《中医药通报》	中华中医药学会、厦门市中医药学会	2002	双月刊	卢太坤	35-1250/R	1671-2749	10.00	厦门市	http://zyytbzz. cn	0.196	0.333
《中医药信息》	中华中医药学会、黑龙江中医药大学	1984	双月刊	匡海学	23-1194/R	1002-2406	6.00	哈尔滨市	http://www. cnki. com. cn/Journal/E-E2-ZYXN. htm	0.609	1.025
《中医药文化》	上海中医药大学、中华中医药学会	2005	双月刊	张智强	31-1971/R	1673-6281	8.00	上海市	http://www. shzyyzz. com	0.171	0.207
《中医药学报》	中华中医药学会、黑龙江中医药大学	1973	双月刊	匡海学	23-1193/R	1002-2392	6.00	哈尔滨市	http://www. cntg. org. cn/zazhi/中医药学报/kanshe298. html	0.464	0.808
《肿瘤药学》	湖南省肿瘤医院、中南大学湘雅医学院附属肿瘤医院	2011	双月刊	任华益	43-1507/R	2095-1264	10.00	长沙市	http://www. zgzlyx. com	0.551	0.677

2016 年 CSCD 收录的药学期刊

名　称	CSCD(2015-2016)
《北京中医药大学学报》	C
《毒理学杂志》	E
《国际药学研究杂志》	C
《华西药学杂志》	C
《沈阳药科大学学报》	E
《时珍国医国药》	E
《天然产物研究与开发》	C
《药物不良反应杂志》	E
《药物分析学报》英文版	C
《药物分析杂志》	C
《药学学报》英文版	B
《药学学报》	C
《中草药》	C
《中成药》	E
《中国海洋药物》	C
《中国抗生素杂志》	E
《中国临床药理学与治疗学》	C
《中国临床药理学杂志》	C
《中国生物制品学杂志》	E
《中国实验方剂学杂志》	E
《中国天然药物》(英文版)	C
《中国现代应用药学》	E
《中国新药与临床杂志》	C
《中国新药杂志》	E
《中国药科大学学报》	C
《中国药理学报》(英文版)	C
《中国药理学通报》	C
《中国药理学与毒理学杂志》	C
《中国药物化学杂志》	E
《中国药物依赖性杂志》	E
《中国药学》(英文版)	C
《中国药学杂志》	C
《中国医药工业杂志》	C
《中国医院药学杂志》	E
《中国中药杂志》	C
《中国中医药信息杂志》	E
《中华中医药杂志》	E
《中药材》	C
《中药新药与临床药理》	C
《中药药理与临床》	C

2016 年北大核心收录的药学期刊

名　称	北大核心
《北京中医药大学学报》	Y(6)
《毒理学杂志》	R1(20)
《广州中医药大学学报》	R2(19)
《华西药学杂志》	R9(12)
《江苏医药》	R(23)
《南京中医药大学学报》	R2(17)
《沈阳药科大学学报》	R9(10)
《时珍国医国药》	R2(16)
《世界科学技术—中医药现代化》	R2(15)
《天津医药》	R(33)
《天然产物研究与开发》	R2(9)
《药物分析杂志》	R9(6)
《药学学报》	R9(1)
《医药导报》	R(29)
《中草药》	R2(2)
《中成药》	R2(7)
《中国海洋药物》	R9(16)
《中国抗生素杂志》	R9(14)
《中国临床药理学杂志》	R9(11)
《中国生化药物杂志》	R9(15)
《中国实验方剂学杂志》	R2(18)
《中国新药与临床杂志》	R9(9)
《中国新药杂志》	R9(5)
《中国药科大学学报》	R9(4)
《中国药理学通报》	R9(3)
《中国药理学与毒理学杂志》	R9(13)
《中国药学杂志》	R9(2)
《中国医药工业杂志》	R9(8)
《中国医院药学杂志》	R9(7)
《中国中药杂志》	R2(1)
《中华中医药杂志》	R2(8)
《中药材》	R2(3)
《中药新药与临床药理》	R2(12)
《中药药理与临床》	R2(13)

2016 年中信所药学期刊影响因子

名　称	中国科技核心	
	核心影响因子	拓展影响因子
《安徽医药》	0.684	1.613
《安徽中医药大学学报》	0.451	0.935
《北方药学》		0.686
《北京中医药》	0.361	0.663
《北京中医药大学学报》	1.038	1.832
《长春中医药大学学报》	0.489	1.09
《成都中医药大学学报》	0.346	0.793
《当代医药论丛》		0.714
《东方药膳》		
《东南国防医药》	0.607	1.239
《毒理学杂志》	0.394	0.537
《儿科药学杂志》	0.437	1.131
《福建医药杂志》		0.585
《福建中医药》		0.374
《甘肃医药》		0.602
《广东药学院学报》	0.444	0.825
《广西中医药》		0.78
《广西中医药大学学报》		0.745
《广州中医药大学学报》	0.665	1.257
《广州医药》		0.991
《贵州医药》	0.421	0.792
《国际生物制品学杂志》		0.154
《国际药学研究杂志》	0.563	0.884
《国际医药卫生导报》		0.927

（续表）

名　称	中国科技核心	
	核心影响因子	拓展影响因子
《国际中医中药杂志》	0.230	0.515
《国外医药抗生素分册》		0.956
《哈尔滨医药》		0.801
《海峡药学》		0.595
《河北医药》	0.442	1.288
《河北中医药学报》	0.485	1.028
《黑龙江医药》		0.73
《黑龙江医药科学》		0.874
《黑龙江中医药》		0.462
《湖北医药学院学报》		0.418
《湖北中医药大学学报》	0.432	1.156
《湖南中医药大学学报》	0.684	1.229
《华西药学杂志》	0.434	0.664
《化工与医药工程》		0.21
《淮海医药》		0.615
《环球中医药》	0.558	1.279
《吉林医药学院学报》		0.529
《吉林中医药》	0.463	0.998
《江苏医药》		0.89
《江苏中医药》	0.428	0.767
《江西医药》		0.907
《江西中医药》		0.485
《江西中医药大学学报》		0.632
《解放军药学学报》	0.354	0.568
《解放军医药杂志》	0.855	1.501
《今日药学》		0.545
《开卷有益求医问药》		
《抗感染药学》		0.502
《辽宁中医药大学学报》	0.478	1.028
《临床合理用药杂志》		0.906
《临床药物治疗杂志》	0.633	1.252
《临床医药实践》		0.734
《临床医药文献杂志》电子版		0.706
《内蒙古中医药》		0.528
《南京中医药大学学报》	0.966	1.991
《青岛医药卫生》		0.84
《青海医药杂志》		0.314
《山东医药》	0.585	1.358
《山东中医药大学学报》	0.380	0.66
《山西医药杂志》		0.722
《上海医药》		0.778
《上海中医药大学学报》	0.622	0.983
《上海中医药杂志》	0.589	0.95
《沈阳药科大学学报》	0.391	0.557
《时珍国医国药》		0.744
《实用临床医药杂志》		2.172
《实用药物与临床》	0.640	1.727
《实用医药杂志》		0.479
《实用中医药杂志》		0.567
《食品与药品》	0.433	0.731

（续表）

名　称	中国科技核心	
	核心影响因子	拓展影响因子
《世界科学技术—中医药现代化》	0.707	1.07
《世界临床药物》	0.339	0.72
《世界中医药》	0.697	1.448
《首都食品与医药》		0.449
《数理医药学杂志》		0.847
《天津药学》		0.785
《天津医药》	0.787	1.362
《天津中医药》	0.620	0.986
《天津中医药大学学报》	0.685	1.005
《天然产物研究与开发》	0.630	0.851
《西北药学杂志》	0.672	1.04
《西部中医药》	0.364	1.084
《西南国防医药》	0.343	0.805
《西藏医药》		
《现代药物与临床》	0.739	1.561
《现代医药卫生》		0.921
《现代中药研究与实践》	0.345	0.57
《现代中医药》		0.548
《新疆中医药》		0.616
《亚太传统医药》		0.847
《药品评价》		0.669
《药物不良反应杂志》	1.053	0.923
《药物分析学报》英文版		0.415
《药物分析杂志》	0.851	1.133
《药物流行病学杂志》	0.604	0.98
《药物生物技术》	0.402	0.595
《药物评价研究》	1.184	1.817
《药学服务与研究》	0.381	0.628
《药学教育》		1.192
《药学进展》		0.579
《药学实践杂志》	0.463	0.846
《药学学报》	1.125	1.501
《药学研究》		0.75
《药学与临床研究》	0.488	1.039
《医药导报》	0.496	0.958
《医药前沿》		0.151
《云南医药》		0.495
《云南中医中药杂志》		0.666
《浙江中医药大学学报》	0.530	1.193
《中草药》	1.578	2.076
《中草药》英文版	0.693	0.919
《中成药》	0.935	1.445
《中国处方药》		0.791
《中国当代医药》		1.411
《中国海洋药物》	0.411	0.53
《中国基层医药》		1.053
《中国抗生素杂志》	0.549	1.074
《中国临床药理学与治疗学》	0.649	1.219
《中国临床药理学杂志》	0.900	2.222
《中国临床药学杂志》	0.474	0.831

（续表）

名　称	中国科技核心	
	核心影响因子	拓展影响因子
《中国疫苗和免疫》	1.690	2.451
《中国民族民间医药》		0.68
《中国民族医药杂志》		0.362
《中国生化药物杂志》		1.94
《中国生物制品学杂志》	0.335	0.502
《中国实验方剂学杂志》	0.948	1.581
《中国实用医药》		0.898
《中国天然药物》（英文版）	0.665	0.907
《中国现代药物应用》		0.988
《中国现代应用药学》	0.700	0.942
《中国现代医药杂志》		0.813
《中国现代中药》	0.527	0.779
《中国乡村医药》		0.537
《中国新药与临床杂志》	0.592	1.043
《中国新药杂志》	0.702	1.009
《中国药店》		
《中国药房》	0.564	1.118
《中国药科大学学报》	0.496	0.756
《中国药剂学杂志（网络版）》		
《中国药理学报》（英文版）	0.820	1.025
《中国药理学通报》	1.311	2.016
《中国药理学与毒理学杂志》	0.648	1.074
《中国药品标准》		0.327
《中国药师》	0.590	1.117
《中国药事》	0.459	0.936
《中国药物化学杂志》	0.329	0.341
《中国药物经济学》		0.802
《中国药物警戒》	0.614	0.961
《中国药物滥用防治杂志》		0.51
《中国药物评价》		0.814
《中国药物依赖性杂志》	0.337	0.689
《中国药物应用与监测》	1.113	1.915
《中国药物与临床》		0.915
《中国药学》（英文版）	0.341	0.477

（续表）

名　称	中国科技核心	
	核心影响因子	拓展影响因子
《中国药学杂志》	0.798	1.136
《中国药业》		1.123
《中国医药》	0.754	1.507
《中国医药导报》	0.658	2.024
《中国医药导刊》		1.523
《中国医药工业杂志》	0.412	0.587
《中国医药技术与市场》		
《中国医药科学》		1.321
《中国医药生物技术》	0.222	0.367
《中国医药指南》		0.828
《中国医院药学杂志》	0.782	1.452
《中国医院用药评价与分析》		1.379
《中国执业药师》		0.796
《中国中药杂志》	1.303	1.868
《中国中医药科技》		1.409
《中国中医药图书情报杂志》		0.66
《中国中医药现代远程教育》		0.658
《中国中医药信息杂志》	0.509	0.943
《中华中医药学刊》	0.583	1.073
《中华中医药杂志》	0.782	1.243
《中南药学》	0.545	0.819
《中药材》	0.707	1.096
《中药新药与临床药理》	0.564	0.835
《中药药理与临床》		0.942
《中药与临床》		0.772
《中医药导报》	0.400	0.832
《中医药管理杂志》		0.805
《中医药临床杂志》		0.742
《中医药通报》		0.552
《中医药信息》		1.665
《中医药文化》		0.282
《中医药学报》		1.423
《肿瘤药学》	0.462	0.92

（赵　莉）

药学记事

Events

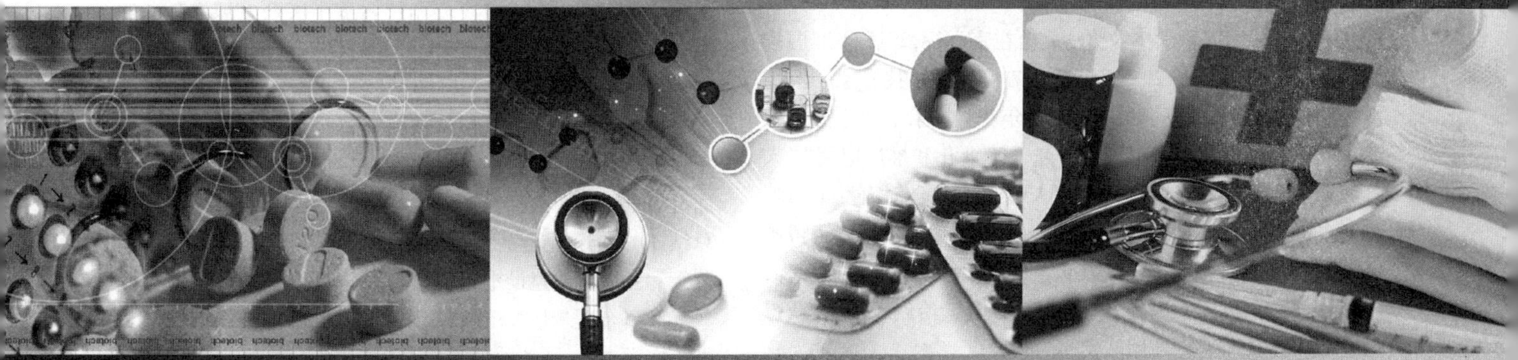

1 月

4 日　科学家小行星命名仪式在钓鱼台国宾馆举办，屠呦呦、谢家麟、吴良镛、郑哲敏、张存浩等五位著名科学家的名字被用于命名。其中，第 31230 号小行星永久命名为“屠呦呦星”。

7 日　国家中医药管理局中医药文化建设与科学普及专家委员会办公室与中国网、中国中医药报社、中国中医药出版社等单位签署协议，共同合作成立中医药文化科普媒体传播联盟。

8 日　国家科学技术奖励大会在京举行，2015 年度国家科学技术奖共授予 295 项成果和 7 位外籍科技专家。医药卫生领域共计 39 项成果获奖。今年获奖成果中，“小分子靶向抗癌药盐酸埃克替尼开发研究”“产业化和推广应用”“人工麝香研制及其产业化”“中国人体表难愈合创面发生新特征与防治的创新理论与关键措施研究”等 3 项成果，获得国家科技进步奖一等奖。浙江大学郑树森院士领衔的浙江大学医学院附属第一医院终末期肝病综合诊治创新团队，获得国家科技进步奖创新团队奖。

“慢性乙型肝炎诊疗体系的创新及关键技术推广应用”等 29 项成果，获得国家科技进步奖二等奖。“髓系白血病发病机制和新型靶向治疗研究”等 5 个项目，获得国家自然科学奖二等奖。“基于稀土纳米上转发光技术的即时检测系统创建及多领域应用项目”获得国家技术发明奖二等奖。

2015 年度国家科技进步奖二等奖奖励项目中，有 9 项药学研究成果，它们是：石药集团药物研发创新体系建设；高端医药产品精制结晶技术的研发与产业化；以桂枝茯苓胶囊为示范的中成药功效相关质量控制体系创立及应用；基于活性成分中药质量控制新技术及在药材和红花注射液等中的应用；藏药现代化与独一味新药创制、资源保护及产业化示范；中药及天然药物活性成分分离新技术研究与应用；原创新药艾普拉唑的研发与产业化；重组人生长激素系列产品研制与产业化；奥美拉唑系列产品产业化与国际化的关键技术开发。

10 日　世界中医药学会联合会在京举行新闻发布会。由世界中联新媒体专业委员会和世界中医药网邀请有关媒体及专家评出的“以岭杯”2015 年世界中医药十大新闻揭晓。分别为：中国科学家屠呦呦获诺贝尔生理学或医学奖；中国中医药振兴发展迎来天时地利人和大好时机；匈牙利《中医立法实施细则》10 月 19 日生效；ISO/TC249 正式命名，新发布 4 项中医药国际标准；中捷中医中心、中法中医药中心成立；康莱特注射液、连花清瘟胶囊获批进入美国 FDA 临床研究；世界中医药学会联合会（WFCMS）与世界卫生组织（WHO）建立官方正式关系，《世界中医药杂志》（WJTCM）英文刊创刊；首家中医针灸国际传承基地落户加拿大多伦多；WHO 传统医药合作中心落户澳门；国际制药巨头及农场业者瞄准中药市场商机。

世界中联主席佘靖，世界中联创会副主席兼秘书长李振吉，世界中联新媒体专业委员会会长、世界中医药网总编辑陈贵廷等出席。

12 日　国家食品药品监督管理总局局长毕井泉签署第 21 号令《食品药品投诉举报管理办法》（以下简称《办法》。《办法》将于 2016 年 3 月 1 日起实施。

14 日　2016 年全国中医药工作会议在京召开。国家卫生计生委主任、党组书记李斌出席会议并强调，要坚定自信，把中医药宝库深度挖掘工作列为“十三五”时期中医药工作的重头戏，要有信心、有决心始终占据中医药发展竞争的制高点。国家卫生计生委副主任、国家中医药管理局局长王国强作工作报告。

14 日～15 日，全国食品药品监督管理暨党风廉政建设工作会议在京召开。会议的主要任务是学习贯彻党的十八届五中全会和中央经济工作会议、中央农村工作会议精神，总结 2015 年食品药品监管工作，研究部署 2016 年食品药品监管和党风廉政建设重点工作。

2015 年是“十二五”收官之年，会议总结全系统认真贯彻落实党中央、国务院的决策部署，按照“四个最严”要求开展食品药品监管工作所取得的经验和成绩。2016 年是“十三五”开局之年，会议对做好今年的工作提出明确要求，并对做好春节、“两会”食品药品保障工作作出具体安排。

26 日　近日，中国食品药品检定研究院、国家药典委员会、国家食品药品监督管理总局高级研修学院联合举办《国家药包材标准》宣贯培训班，首期在北京开班，来自全国药检机构、药品生产企业、药包材企业的学员共 300 多人参加培训。

27 日　由中国中医药报社推选的“2015 年度中国中医药新闻人物”揭晓，中国中医科学院研究员屠呦呦、国医大师孙光荣、东阿阿胶股份有限公司总裁秦玉峰当选。

30 日，由中华医学会主办，扬子江药业集团协办的中华医学科技奖（2015）颁奖大会在京召开，这也是扬子江药业集团连续 15 年独家资助中华医学科技奖。2015 年共有 83 项医学科研成果获奖，其中一等奖 7 项，二等奖 27 项，三等奖 45 项，另有卫生管理奖和医学科普奖各 2 项。

中华医学科技奖自 2001 年设立以来，引领医学科技创新发展，共评选出获奖尖端医学科研成果 1199 项，极大地激励了广大医药科技工作者勇于创新的精神，营造了崇尚科学、尊重人才、褒扬先进的良好风尚，促进了医学科技成果的转化。

2015 年中华医学科技奖采取限额推荐方式，全国共有 149 个单位推荐了 202 项科技成果，依据《中华医学科技奖奖励条例》确立的公平、公正、公开的评审原则，经形式审查、网评、初审、公示、终审以及中华医学会常务理事会确认等环节，遴选出 83 项获奖项目。

大会同期颁发了第二届树兰医学奖。由树森·兰娟院士人才基金设立的“树兰医学奖”,两年来已评选产生获奖人才20余名,通过奖掖群贤、扶植新秀,促进了我国医学教育和医药卫生事业的发展。

2月

3日国务院印发《关于取消13项国务院部门行政许可事项的决定》《关于第二批取消152项中央指定地方实施行政审批事项的决定》,取消中药材生产质量管理规范(GAP)认证,取消从事第三方药品物流业务批准等7项中央指定地方实施的食品药品行政审批事项。

14日　由中央电视台《感动中国》栏目组主办的“感动中国2015年度人物”评选活动结果揭晓。作为首位获得诺贝尔科学奖(即诺贝尔生理学或医学奖)的本土科学家,中国中医科学院终身研究员屠呦呦当选。

18日　由北京中医药大学牵头组织全国8所中医院校及相关临床、科研院所编写的《中医未病学》创新教材日前由中国中医药出版社出版发行。

22日,国家食品药品监督管理总局公布2015年度药品上市批准情况,共批准中药、天然药物上市注册申请76个,化学药品上市注册申请241个,生物制品上市注册申请25个。

24日　2016年安徽亳州药市开市仪式在康美(亳州)华佗国际中药城举行。这是亳州连续第14年举办药市开市活动。

25日　近日,由全国妇幼健康研究会、中国妇女发展基金会共同主办的第一届中国妇幼健康科技大会暨“首届妇幼健康科学技术奖”颁奖典礼在北京举行,山东中医药大学附属医院中西医结合生殖与遗传中心主任连方及其团队的研究成果《中医药在辅助生殖技术中的基础与临床转化研究》获得全国妇幼健康科技奖科技成果一等奖,是获此殊荣的唯一一项中医药研究成果。

25日　由中国医药新闻信息协会主办的首届“中国制造”药物创新传播论坛在京举办。

3月

3日　中国人民政治协商会议第十二届四次会议在人民大会堂开幕。会议审议通过政协第十二届全国委员会第四次会议议程,听取全国政协主席俞正声作政协全国委员会常务委员会工作报告,听取全国政协副主席陈晓光作政协全国委员会常务委员会关于政协第十二届三次会议以来提案工作情况的报告。全国政协十二届四次会议圆满完成各项议程,3月14日下午在人民大会堂闭幕。

5日　十二届全国人大四次会议开幕,国务院总理李克强作政府工作报告,国务院编制的《国民经济和社会发展第十三个五年规划纲要(草案)》提交大会审查。健全完善食品药品监管体制机制、深化药审改革、实行医疗、医保、医药联动等,都被写入政府工作报告和“十三五”规划纲要草案当中。3月16日上午,第十二届全国人民代表大会第四次会议圆满完成各项议程,在人民大会堂闭幕。大会批准政府工作报告、“十三五”规划纲要、全国人大常委会工作报告等;通过《慈善法》,国家主席习近平签署第43号主席令予以公布。

23日　博鳌亚洲论坛暨中医药分论坛再度亮海南博鳌,今年的主题为“科技创新:助推中医药国际化”。

26日　世界中联中医治未病专业委员会成立大会在南京中医药大学召开。江苏省政协主席张连珍出席大会时指出,江苏拥有丰富的中医药资源和深厚的历史积淀,今后将继续深入发掘中医药宝库精华,加强人才队伍建设,切实把祖先留给我们的宝贵财富继承好、发展好、利用好。南京中医药大学党委书记陈涤平当选世界中联中医治未病专业委员会会长。世界中联创会副主席兼秘书长李振吉等参会。

首届国际中医治未病学术大会同期举办,国医大师石学敏院士、王琦、孙光荣、夏桂成,中国中医科学院常务副院长黄璐琦院士等中医药专家分别作主旨报告。

28日　党中央、国务院高度重视山东济南非法经营疫苗系列案件,国务院批准成立部门联合调查组,并同时成立国务院工作督查组。4月13日,国务院常务会议听取了山东济南非法经营疫苗系列案件调查处理工作汇报。

4月

1日　“2015年度中国药学发展奖颁奖大会”在北京钓鱼台国宾馆举行,丁列明、李松等28人获奖,其中国医大师晁恩祥等12名中医药研究专家获奖。

6日　由山东中医药大学与山东东阿国胶堂阿胶药业有限公司联合共建,我国首家胶类中药技术开发研究中心日前在山东济南成立。

20日　国家药典委组织全国药品检验和研究机构编写的《各国药用辅料标准对比手册》(以下简称《手册》),近日由中国医药科技出版社出版发行。

25日　国家食品药品监督管理总局通报对山东济南非

法经营疫苗系列案件中45家涉案药品经营企业查处情况和对案发现场扣押的产品检验情况。

28日　近日，国务院办公厅印发《深化医药卫生体制改革2016年重点工作任务》。

5月

9日　日前，由全国政协常委、中国佛教协会会长学诚法师任编委主任，北京中医药大学国学院副院长、海峡两岸中医药交流与合作研究所所长李良松教授主编的《中华佛藏医药全集》首发，《中华佛医全藏》同期启动编纂。

25日　65家连锁药店联合互联网企业阿里健康在京成立"中国医药O2O先锋联盟"。

28日　上海中医药大学举行"建校六十周年纪念大会暨张江中医药国际论坛"等系列学术活动。

29日　"京交会中医药服务主题日暨海外华侨华人中医药大会"在国家会议中心举行。

6月

2日　欧洲药典中药委员会主席葛哈德·法兰兹日前在浙江杭州举办的"中医的未来"国际峰会上表示，截至今年5月，已有66种中药材进入欧洲药典，未来的目标是把中医最常使用的至少300种中药材纳入欧洲药典。

2日　"世界中医药大会第二届夏季峰会暨第三届中华中医药文化大典"在炎帝故里湖北省随州市开幕。会议以"传承文化，创新发展"为主题，全球30多个国家和地区的3000多名专家学者参会，共同研讨中医药服务社会、走向世界的新模式。

4-5日　以"中医药优势与证据"为主题的第一届循证中医药学国际论坛在天津举行。

11日　由国家中医药管理局和厦门市政府主办的"2016海峡两岸中医药发展与合作研讨会"召开。600余名海峡两岸知名专家学者就两岸健康养老发展模式及产业合作展开交流探讨。

14日　国家自然科学基金委员会正式发布了《国家自然科学基金"十三五"发展规划》。

16-17日，全国食品药品行政受理和投诉举报工作座谈会在山东烟台召开。国家食品药品监督管理总局食品安全总监郭文奇出席会议并讲话。

20日　近日，由黑龙江中医药大学和俄罗斯阿穆尔国立医学院倡导发起的中俄中医药创新发展联盟宣告成立。来自中俄两国的70家高校、医疗机构、药企等，作为首批成员联合发表《共同宣言》："共同促进中医药在俄罗斯乃至世界范围内健康、有序、成熟地传播和发展。"

19-20日　国家卫生计生委在江苏苏州举办第二届中国—中东欧国家卫生部长论坛，主题为"深化卫生务实合作，促进健康可持续发展"。

20日　据6月14日发布的2015《期刊引用报告》（Journal Citation Reports），由中华中医药学会和中国中医科学院主办的《中医杂志》英文版（JTCM）2015年SCI影响因子达到1.023，首次超过1。

24日　近日，全国伊尹医药文化学术研讨会在河南商丘市举行。

25日　中国中药协会中药职业技能培训中心在京成立。

27日　中国药品监督管理研究会药品监管国际交流合作研究专业委员会日前在京成立。

27日　扬子江药业集团向受龙卷风、冰雹袭击的阜宁县等重灾区捐赠价值500万元的现金和药品，全力支持灾区人民抢险救灾和灾后重建。

29日　作为全国食品安全宣传周食品药品监督管理总局主题日活动之一的第二届"食药安全与传播创新青年学者论坛"在中国人民大学举行。论坛由国家食品药品监督管理总局指导，由中国人民大学新闻学院、食品药品安全新闻传播青年学者联盟和中国人民大学食品安全治理协同创新中心联合主办，中国医药科技出版社协办。中国人民大学校长刘伟，国家总局副局长滕佳材出席了论坛。

7月

1日　中共中央授予屠呦呦"全国优秀共产党员"称号。

3日　国务院副总理刘延东在俄罗斯圣彼得堡出席并见证"北京中医药大学圣彼得堡中医中心"揭牌仪式，北京中医药大学校长徐安龙和俄罗斯圣彼得堡水务集团董事长菲利克斯为中心揭牌，标志俄罗斯第一所获得俄法律认可的中医院建立。

3日　甘肃省委书记、省人大常委会主任王三运率甘肃省代表团在布达佩斯出席匈牙利岐黄中医药中心揭牌仪式。

4日　全国省级食品药品监管局药品安全工作分管领导专题研修班在国家食品药品监督管理总局高级研修学院开班。来自全国各省（区、市），新疆生产建设兵团，计划单列市、副省级省会城市食品药品监管局分管药品安全工作的40余名负责人将进行为期一周的培训。

6 日　浙江中医药大学与加拿大昆特兰理工大学日前在温哥华签署合作备忘录，双方将在中医医生和中医专业人士的培训、社区护理教育和老年护理等方面展开合作。

7 日　日前，由成都中医药大学贾敏如教授和张艺研究员担任主编的《中国民族药辞典》由中国医药科技出版社出版。

9-10 日　“第三届中医中药台湾行暨 2016 年两岸中医中药学术交流会”在台湾新北、彰化市召开，其中新北为第一站，彰化为第二站。

10 日　贵州省贵阳市举行“2016 现代苗药创新技术国际高峰论坛”。

14 日　日前，国家食品药品监督管理总局发布《国家药品不良反应监测年度报告(2015 年)》。2015 年，国家药品不良反应监测网络收到药品不良反应事件报告 139.8 万份，比 2014 年增长 5.3%，其中新的和严重药品不良反应事件报告 39.3 万份，占同期报告总数的 28.2%。药品不良反应报告县级覆盖率达到 96.6%，全国每百万人口平均报告数量达到 1044 份。

15 日　澳大利亚中医学会和澳洲全国中医药协会日前在悉尼合并为澳大利亚中医药学会(CMASA)。目前，该学会是澳大利亚华人团体中最大的中医药学会，会员超过 1600 人。

18 日　国务院副总理、国务院食品安全委员会副主任汪洋到国家食品药品监督管理总局调研。

27 日　由国家食品药品监督管理总局和商务部共同主办的“一带一路”国家药品监管与发展合作论坛暨发展中国家药品监管领域部级研讨班在京举行。国家食品药品监督管理总局副局长孙咸泽出席会议并致辞。

29 日　第三届中国中医药民族医药信息大会在内蒙古自治区鄂尔多斯市开幕。

8 月

9-12 日　由中国民族医药学会、广西民族医药协会主办的 2016 年全国壮医药大会日前在广西南宁举行。

11 日　《中医药发展“十三五”规划》发布，明确了今后五年中医药发展的指导思想、基本原则和发展目标。

11 日　首届中国中药资源大会在陕西西安开幕，主题是“中药资源与健康中国”

11 日　世界中医药学会联合会与中华中医药学会在京举办“全国性、国际性社会组织联合打击非法社团研讨会”。

19-21 日　世界中医药学会联合会综合医院中医药工作委员会成立大会暨首届综合医院中医药工作研讨会在黑龙江省哈尔滨市召开

24-25 日，全国食品药品安全应急管理工作会议在沈阳市召开，国家食品药品监督管理总局副局长孙咸泽出席会议并讲话。

26 日　国家中医药发展会议(“珠江会议”)第二十一届学术研讨会在广州召开，聚焦“十三五”中医药科技创新与国际合作重点方向，推进中医药现代化与国际化。

31 日　中国医药新闻信息协会在京成立专家委员会。

31 日　首届北京中医药大学岐黄奖候选人公布。中医类提名为王琦、王永炎、邓铁涛、陈可冀、路志正；中药类为肖培根、张伯礼、黄璐琦、屠呦呦、颜正华。

9 月

2 日　近日，亚太质量组织(Asia Pacific Quality Organization)发布 2016 年“全球卓越绩效奖”(Global Performance Excellence Award)评审结果，扬子江药业集团荣获“2016 年度全球卓越绩效奖”(世界级)，成为国内第一家也是唯一一家获得“全球卓越绩效奖”(世界级)的制药企业。在日前泰国曼谷举行的国际质量管理小组大会(ICQCC)又传出喜讯，扬子江药业集团勇夺 5 项国际 QC 金奖。

8-9 日　由中国医药包装协会主办的 2016 输液与包装发展论坛在青岛举办。

9 日　由北京中医药大学联合中华中医药学会、新华网以及全国 23 所高等中医药院校组成的全国中医药学术新媒体联盟在京成立。

10 日　北京中医药大学举行建校 60 周年纪念活动。

18 日　由云南省科学技术协会、云南省卫生计生委、云南中医学院和云南省临沧市政府主办的“首届澜沧江-湄公河传统医药学术交流会暨首届国际佤医药发展交流会”在昆明开幕。来自泰国、缅甸等国的 80 多位专家学者围绕传统医药知识管理等展开讨论。

19 日　近日，首届儿童安全用药传播与发展大会在京举办。

21 日　以“药品监管改革与创新”为主题的 2016 首届中国药品监管科学大会在北京举行，由中国药品监督管理研究会药品标准管理研究专业委员会、药品监管史研究专业委员会主办的“药品监管史研究与药品标准发展”分论坛同期举行。

22 日　日前，第三届“金熊猫”国际纪录片节在四川成都开幕。《本草中国》从 35 个国家和地区的 743 部作品中脱颖而出，获人文类最佳系列纪录片奖。

23 日　第二届全国食品药品职业教育教学指导委员会

成立暨第一次工作会议召开。国家食品药品监督管理总局党组成员、食品安全总监郭文奇，教育部职业教育与成人教育司副司长王扬南出席会议并讲话。

26日　由台盟中央主办的第三届大江论坛·两岸中医药合作发展论坛上，来自海峡两岸的中医药界专家、学者及企业界人士近百人，就中医药产业、政策、文化等方面的话题进行交流研讨。

10月

10-11日　2016中国医药质量年会在通化召开。

16日　由江西省政府、中国中药协会主办的樟树第47届全国药材药品交易会在“中国药都”江西省樟树市开幕。

16日　全国脱贫攻坚奖表彰大会在北京举行，北京大学药学院教授屠鹏飞因在沙生植物的研究和推广种植方面的突出贡献获2016年全国脱贫攻坚奖创新奖。

17日　中国国家药典委员会与欧洲医药管理局（EDQM）在法国斯特拉斯堡联合举办“2016年中欧药典研讨会”，国家药典委员会秘书长张伟率团参加。来自欧洲药典机构、制药协会和生产企业的近100名代表参加了会议。

17-19日　《中医药发展战略规划纲要（2016－2030年）》专题培训暨中医药管理干部提升治理能力培训班在京举办。

18日　中国国家药典委员会（ChPC）与美国药典委员会（USP）在华盛顿美国药典委员会总部联合举办了“第八届中美药典论坛”。来自美国、中国的药品和药用辅料生产企业以及有关制药协会的80多名代表参加了论坛。

19日　第四届中国—中亚合作论坛在四川成都举办。

22日　由国医大师刘敏如倡导的“首届国际中医药女性大健康高峰论坛”在四川成都举行，中医药女性大健康联盟成立。

23日　由科技部、国家中医药管理局等多部门和四川省政府共同主办的第五届中医药现代化国际科技大会在四川成都召开。大会聚焦“中医药科技创新与大健康产业”主题。

23日　庆祝成都中医药大学建校60周年暨“双一流”建设推进大会在该校温江校区举行。

25-28日　来自43个国家、42个实验室的56名国际药品质量管理专家和我国26个实验室的53名药品质量控制实验室同行聚首深圳，参加由世界卫生组织（WHO）主办，深圳市药品检验研究院承办的“第五届WHO药品质量控制实验室预认证区域研讨会”，就如何遵守WHO药品质量控制实验室标准开展主题研讨。

26-29日　中国、东盟建立对话关系25周年之际，首届中国-东盟卫生合作论坛在广西南宁举办。

28日　由中国工程院院士张伯礼、科技部社会发展科技司司长陈传宏主编，全国近200名活跃在中药科研工作第一线专家参与编写的《中药现代化二十年（1996－2015）》，近日由上海科学技术出版社出版。

28日　广州中医药大学与澳大利亚皇家墨尔本理工大学在澳大利亚墨尔本正式签署协议，双方将共同筹建广中医皇家墨尔本理工深圳生命科学与工程学院。

30日　全国高等医药教材建设研究暨人民卫生出版社专家咨询2016年年会在京召开。

11月

7日　工业和信息化部、国家发展改革委、科技部、商务部、国家卫生计生委和国家食品药品监督管理总局共同发布了《医药工业发展规划指南》（以下简称《规划指南》）。《规划指南》明确我国医药工业“十三五”总体目标为：到2020年，规模效益稳定增长，创新能力显著增强，产品质量全面提高，供应保障体系更加完善，国际化步伐明显加快，医药工业整体素质大幅提升。

7-9日　由国际药学联合会、中国药学会联合主办，中国药科大学和美国药学院协会承办的首届“全球药学教育会议”在南京召开。会议重点讨论并通过了《国际药学联合会关于全球药学教育的专家共识》（以下简称《南京共识》），发布了《关于药学从业人员及其发展的全球愿景（从教育和培训的角度）》《药学从业人员发展目标》等纲领性文件，在从业人员的综合执业技能、药学教育资源和质量等方面达成全球共识。

8-9日　由国家中医药管理局政策法规与监督司主办的中医药行业“七五”普法座谈会暨2016年普法培训班在浙江省杭州市举办。

12日　由世界中医药学会联合会主办、新西兰中医学院承办的第十三届世界中医药大会暨“一带一路”中医药文化周在新西兰奥克兰开幕。

16日　近日，首届清华医药论坛在京召开。

17日　中澳国际中医药研究中心在广东省中医院举行了第三届中心顾问委员会会议暨《中医药临床循证丛书》首发式。

19日　由世界中医药学会联合会主办的2016广州国际中医药大健康博览会暨高峰论坛开幕。

23日　第九届全球健康促进大会中医药发展论坛在上海召开。

25日　日前，广州中医药大学举行建校60周年纪念活动。

24 日　吴阶平医学基金会在其官网上公布，将 2016 年吴阶平医学奖授予中国中医科学院院长张伯礼院士，以表彰他对中国中药现代化研究和中医药发展所做出的杰出贡献。

26 日　第九届“恰卡杯”中国药膳制作技术大赛暨药膳食材器材展销洽谈与学术论坛活动在北京举办。

30 日　近日“中国智慧制药 2025”高峰论坛在浙江杭州召开。

12 月

2 日　由新华社《经济参考报》、中国中药协会与康美药业主办的“2016 健康中国与中医药发展高峰论坛”在京举办。

2-4 日　“第 76 届全国药品交易会”在昆明滇池国际会展中心举办，此次医药展包括了 2016 中国健康营养博览会和第 16 届中国国际保健博览会。作为国内医药领域的盛会，本届药交会共吸引了 2000 家国内外优质参展商参展，展出面积达 90000 平方米，共有超过 11 万人次观众前来参观洽谈。

6 日　国务院新闻办公室召开新闻发布会，发布《中国的中医药》白皮书。国务院新闻办公室新闻发言人袭艳春表示，这是中国政府首次就中医药发展发表白皮书。

9 日　日前，由国家中医药管理局制定的《中医药信息化发展“十三五”规划》发布。

11 日　第四届中国工业大奖在京揭晓，天士力控股集团获中国工业大奖，这在我国中药领域中药现代化和国际化企业中尚属首例。

12 日　由中国品牌建设促进会、中国国际贸易促进会、中国资产评估协会等联合发布的“2016 年中国品牌价值评价信息”在京揭晓。扬子江药业集团以 953 分的品牌强度和 228.42 亿元的品牌价值强势上榜，位列中国生物医药类品牌强度、品牌价值双料冠军。

13 日　第四届中国-东盟药品合作发展高峰论坛日前在南宁举办，中国、东盟、美国、日本、欧盟以及世界卫生组织等国家和地区及有关组织的代表齐聚一堂，共话“仿制药质量提高”等药品监管经验，共同谋划中国-东盟药品合作发展新愿景。

15-16 日　2016 年中国技能大赛——全国医药行业特有职业技能竞赛在河北化工医药职业技术学院举办。本次大赛由中国医药教育协会和中国就业培训技术指导中心共同主办。

25 日　下午，全国人大常委会办公厅在人民大会堂举行新闻发布会，公布《中华人民共和国中医药法》(以下简称《中医药法》)由第十二届全国人民代表大会常务委员会第二十五次会议表决通过，自 2017 年 7 月 1 日起施行。

28 日　由健康报社组织的 2016 年度卫生计生十大新闻评选结果揭晓。

29 日　日前从国家食品药品监督管理总局获悉，由齐鲁制药有限公司研发的抗肿瘤原料药吉非替尼经总局批准取得持有人文号，成为我国首个药品上市许可持有人制度试点品种。

29 日　国家中医药管理局、教育部、国家卫生与计划生育委员会在人民大会堂举行表彰大会，授予丁樱等 60 位教师中医药高等学校教学名师荣誉称号。这是新中国成立以来国家首次开展此类评选表彰。

(曹雪松)

附 录

Appendix

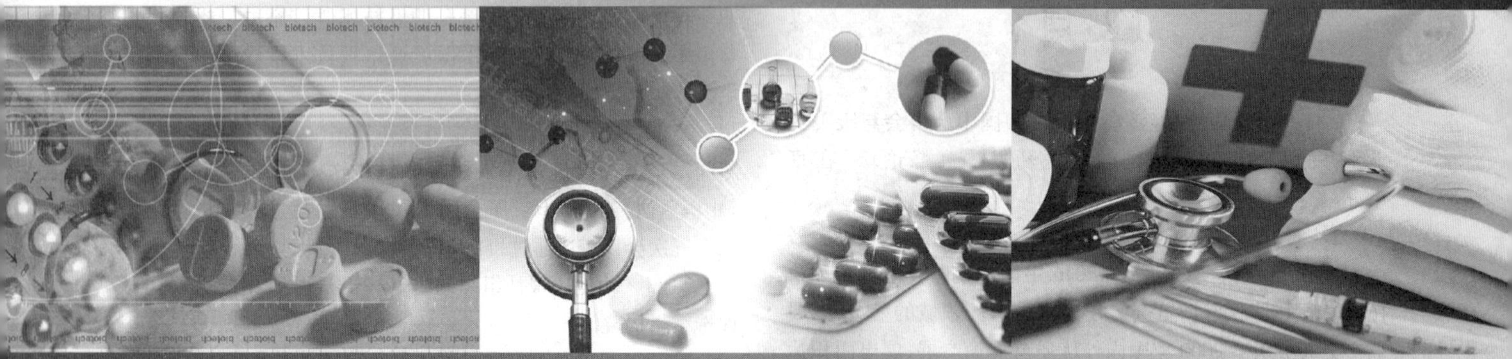

《国务院关于修改〈疫苗流通和预防接种管理条例〉的决定》

（中华人民共和国国务院令第668号）

《国务院关于修改〈疫苗流通和预防接种管理条例〉的决定》已经2016年4月13日国务院第129次常务会议通过，现予公布，自公布之日起施行。

总理 李克强

2016年4月23日

国务院关于修改《疫苗流通和预防接种管理条例》的决定

国务院决定对《疫苗流通和预防接种管理条例》作如下修改：

一、将第十条修改为："采购疫苗，应当通过省级公共资源交易平台进行。"

二、将第十五条修改为："第二类疫苗由省级疾病预防控制机构组织在省级公共资源交易平台集中采购，由县级疾病预防控制机构向疫苗生产企业采购后供应给本行政区域的接种单位。

疫苗生产企业应当直接向县级疾病预防控制机构配送第二类疫苗，或者委托具备冷链储存、运输条件的企业配送。接受委托配送第二类疫苗的企业不得委托配送。

县级疾病预防控制机构向接种单位供应第二类疫苗可以收取疫苗费用以及储存、运输费用。疫苗费用按照采购价格收取，储存、运输费用按照省、自治区、直辖市的规定收取。收费情况应当向社会公开。"

三、将第十六条修改为："疾病预防控制机构、接种单位、疫苗生产企业、接受委托配送疫苗的企业应当遵守疫苗储存、运输管理规范，保证疫苗质量。疫苗储存、运输的全过程应当始终处于规定的温度环境，不得脱离冷链，并定时监测、记录温度。对于冷链运输时间长、需要配送至偏远地区的疫苗，省级疾病预防控制机构应当提出加贴温度控制标签的要求。

疫苗储存、运输管理的相关规范由国务院卫生主管部门、药品监督管理部门制定。"

四、将第十七条第一款修改为："疫苗生产企业在销售疫苗时，应当提供由药品检验机构依法签发的生物制品每批检验合格或者审核批准证明复印件，并加盖企业印章；销售进口疫苗的，还应当提供进口药品通关单复印件，并加盖企业印章。"

五、将第十八条修改为："疫苗生产企业应当依照药品管理法和国务院药品监督管理部门的规定，建立真实、完整的销售记录，并保存至超过疫苗有效期2年备查。

疾病预防控制机构应当依照国务院卫生主管部门的规定，建立真实、完整的购进、储存、分发、供应记录，做到票、账、货、款一致，并保存至超过疫苗有效期2年备查。疾病预防控制机构接收或者购进疫苗时应当索要疫苗储存、运输全过程的温度监测记录；对不能提供全过程温度监测记录或者温度控制不符合要求的，不得接收或者购进，并应当立即向药品监督管理部门、卫生主管部门报告。"

六、将第二十三条第一款修改为："接种单位接收第一类疫苗或者购进第二类疫苗，应当索要疫苗储存、运输全过程的温度监测记录，建立并保存真实、完整的接收、购进记录，做到票、账、货、款一致。对不能提供全过程温度监测记录或者温度控制不符合要求的，接种单位不得接收或者购进，并应当立即向所在地县级人民政府药品监督管理部门、卫生主管部门报告。"

七、将第二十五条第二款修改为："医疗卫生人员应当对符合接种条件的受种者实施接种，并依照国务院卫生主管部门的规定，记录疫苗的品种、生产企业、最小包装单位的识别信息、有效期、接种时间、实施接种的医疗卫生人员、受种者等内容。接种记录保存时间不得少于5年。"

八、将第四十六条第二款修改为："因接种第一类疫苗引起预防接种异常反应需要对受种者予以补偿的，补偿费用由省、自治区、直辖市人民政府财政部门在预防接种工作经费中安排。因接种第二类疫苗引起预防接种异常反应需要对受种者予以补偿的，补偿费用由相关的疫苗生产企业承担。国家鼓励建立通过商业保险等形式对预防接种异常反应受种者予以补偿的机制。"

九、将第五十二条修改为："卫生主管部门、药品监督管理部门发现疫苗质量问题和预防接种异常反应以及其他情况时，应当及时互相通报，实现信息共享。"

十、增加一条，作为第五十四条："国家建立疫苗全程追溯制度。国务院药品监督管理部门会同国务院卫生主管部门制定统一的疫苗追溯体系技术规范。

疫苗生产企业、疾病预防控制机构、接种单位应当依照药品管理法、本条例和国务院药品监督管理部门、卫生主管部门的规定建立疫苗追溯体系，如实记录疫苗的流通、使用信息，实现疫苗最小包装单位的生产、储存、运输、使用全过程可追溯。

国务院药品监督管理部门会同国务院卫生主管部门建立疫苗全程追溯协作机制。"

十一、增加一条，作为第五十五条："疾病预防控制机构、接种单位对包装无法识别、超过有效期、脱离冷链、经检验不符合标准、来源不明的疫苗，应当如实登记，向所在地县级人民政府药品监督管理部门报告，由县级人民政府药品监督管理部门会同同级卫生主管部门按照规定监督销毁。疾病预防控制机构、接种单位应当如实记录销毁情况，销毁记录保存时间不得少于5年。"

十二、将第五十四条改为第五十六条，修改为："县级以上人民政府卫生主管部门、药品监督管理部门违反本条例规定,有下列情形之一的,由本级人民政府、上级人民政府卫生主管部门或者药品监督管理部门责令改正,通报批评;造成受种者人身损害,传染病传播、流行或者其他严重后果的,对直接负责的主管人员和其他直接责任人员依法给予处分;造成特别严重后果的,其主要负责人还应当引咎辞职;构成犯罪的,依法追究刑事责任:

(一)未依照本条例规定履行监督检查职责,或者发现违法行为不及时查处的;

(二)未及时核实、处理对下级卫生主管部门、药品监督管理部门不履行监督管理职责的举报的;

(三)接到发现预防接种异常反应或者疑似预防接种异常反应的相关报告,未立即组织调查处理的;

(四)擅自进行群体性预防接种的;

(五)违反本条例的其他失职、渎职行为。"

十三、将第五十五条改为第五十七条,修改为:"县级以上人民政府未依照本条例规定履行预防接种保障职责的,由上级人民政府责令改正,通报批评;造成传染病传播、流行或者其他严重后果的,对直接负责的主管人员和其他直接责任人员依法给予处分;发生特别严重的疫苗质量安全事件或者连续发生严重的疫苗质量安全事件的地区,其人民政府主要负责人还应当引咎辞职;构成犯罪的,依法追究刑事责任。"

十四、将第五十六条改为第五十八条,第一款修改为:"疾病预防控制机构有下列情形之一的,由县级以上人民政府卫生主管部门责令改正,通报批评,给予警告;有违法所得的,没收违法所得;拒不改正的,对主要负责人、直接负责的主管人员和其他直接责任人员依法给予警告至降级的处分:

(一)未按照使用计划将第一类疫苗分发到下级疾病预防控制机构、接种单位、乡级医疗卫生机构的;

(二)未依照规定建立并保存疫苗购进、储存、分发、供应记录的;

(三)接收或者购进疫苗时未依照规定索要温度监测记录,接收、购进不符合要求的疫苗,或者未依照规定报告的。"

十五、将第五十七条改为第五十九条,修改为:"接种单位有下列情形之一的,由所在地的县级人民政府卫生主管部门责令改正,给予警告;拒不改正的,对主要负责人、直接负责的主管人员依法给予警告至降级的处分,对负有责任的医疗卫生人员责令暂停3个月以上6个月以下的执业活动:

(一)接收或者购进疫苗时未依照规定索要温度监测记录,接收、购进不符合要求的疫苗,或者未依照规定报告的;

(二)未依照规定建立并保存真实、完整的疫苗接收或者购进记录的;

(三)未在其接种场所的显著位置公示第一类疫苗的品种和接种方法的;

(四)医疗卫生人员在接种前,未依照本条例规定告知、询问受种者或者其监护人有关情况的;

(五)实施预防接种的医疗卫生人员未依照规定填写并保存接种记录的;

(六)未依照规定对接种疫苗的情况进行登记并报告的。"

十六、将第五十八条改为第六十条,修改为:"疾病预防控制机构、接种单位有下列情形之一的,由县级以上地方人民政府卫生主管部门责令改正,给予警告;有违法所得的,没收违法所得;拒不改正的,对主要负责人、直接负责的主管人员和其他直接责任人员依法给予警告至撤职的处分;造成受种者人身损害或者其他严重后果的,对主要负责人、直接负责的主管人员依法给予开除的处分,并由原发证部门吊销负有责任的医疗卫生人员的执业证书;构成犯罪的,依法追究刑事责任:

(一)违反本条例规定,未通过省级公共资源交易平台采购疫苗的;

(二)违反本条例规定,从疫苗生产企业、县级疾病预防控制机构以外的单位或者个人购进第二类疫苗的;

(三)接种疫苗未遵守预防接种工作规范、免疫程序、疫苗使用指导原则、接种方案的;

(四)发现预防接种异常反应或者疑似预防接种异常反应,未依照规定及时处理或者报告的;

(五)擅自进行群体性预防接种的;

(六)未依照规定对包装无法识别、超过有效期、脱离冷链、经检验不符合标准、来源不明的疫苗进行登记、报告,或者未依照规定记录销毁情况的。"

十七、将第六十一条改为第六十三条,修改为:"疫苗生产企业未依照规定建立并保存疫苗销售记录的,依照药品管理法第七十八条的规定处罚。"

十八、将第六十三条改为第六十五条,修改为:"疫苗生产企业向县级疾病预防控制机构以外的单位或者个人销售第二类疫苗的,由药品监督管理部门没收违法销售的疫苗,并处违法销售的疫苗货值金额2倍以上5倍以下的罚款;有违法所得的,没收违法所得;其直接负责的主管人员和其他直接责任人员5年内不得从事药品生产经营活动;情节严重的,依法吊销疫苗生产资格或者撤销疫苗进口批准证明文件,其直接负责的主管人员和其他直接责任人员10年内不得从事药品生产经营活动;构成犯罪的,依法追究刑事责任。"

十九、将第六十四条改为第六十六条,修改为:"疾病预防控制机构、接种单位、疫苗生产企业、接受委托配送疫苗的企业未在规定的冷藏条件下储存、运输疫苗的,由药品监督管理部门责令改正,给予警告,对所储存、运输的疫苗予以销毁;由卫生主管部门对疾病预防控制机构、接种单位的主要负责人、直接负责的主管人员和其他直接责任人员依法给予警告至撤职的处分,造成严重后果的,依法给予开除的处分,并吊销接种单位的接种资格;由药品监督管理部门依法责令疫苗生产企业、接受委托配送疫苗的企业停产、停业整顿，并处违反规定储存、运输的疫苗货值金额2倍以上5倍以下的罚款，造成严重后果的，依法吊销疫苗生产资格或者撤销疫苗进口批准证明文件，其直接负责的主管人员和其他直接责任人员10年内不得从事药品生产经营活动；构成犯罪的，依法追究刑事责任。"

二十、将第六十八条改为第七十条，修改为："违反本条例规定，疫苗生产企业、县级疾病预防控制机构以外的单位或者个人经营疫苗的，由药品监督管理部门依照药品管理法第七十二条的规定处罚。"

二十一、将第七十二条改为第七十四条，增加一款，作为第五款："疫苗生产企业，是指我国境内的疫苗生产企业以及向我国出口疫苗的境外疫苗厂商指定的在我国境内的代理机构。"

二十二、增加一条，作为第七十五条："出入境预防接种管理办法由国家出入境检验检疫部门另行制定。"

二十三、删除第十二条、第十三条、第十七条第二款、第三十三条、第四十九条、第六十二条中的"疫苗批发企业"。

二十四、将第六十条改为第六十二条，并将其中的"第八十七条"修改为"第八十六条"。

此外，对条文顺序和个别文字作相应调整和修改。

本决定自公布之日起施行。

《疫苗流通和预防接种管理条例》根据本决定作相应修改，重新公布。

中华人民共和国
药品管理法实施条例

（2002年8月4日中华人民共和国国务院令第360号公布根据2016年2月6日国务院第666号令《国务院关于修改部分行政法规的决定》修订）

第一章　总则

第一条　根据《中华人民共和国药品管理法》（以下简称《药品管理法》），制定本条例。

第二条　国务院药品监督管理部门设置国家药品检验机构。

省、自治区、直辖市人民政府药品监督管理部门可以在本行政区域内设置药品检验机构。地方药品检验机构的设置规划由省、自治区、直辖市人民政府药品监督管理部门提出，报省、自治区、直辖市人民政府批准。

国务院和省、自治区、直辖市人民政府的药品监督管理部门可以根据需要，确定符合药品检验条件的检验机构承担药品检验工作。

第二章　药品生产企业管理

第三条　开办药品生产企业，申办人应当向拟办企业所在地省、自治区、直辖市人民政府药品监督管理部门提出申请。省、自治区、直辖市人民政府药品监督管理部门应当自收到申请之日起30个工作日内，依据《药品管理法》第八条规定的开办条件组织验收；验收合格的，发给《药品生产许可证》。

第四条　药品生产企业变更《药品生产许可证》许可事项的，应当在许可事项发生变更30日前，向原发证机关申请《药品生产许可证》变更登记；未经批准，不得变更许可事项。原发证机关应当自收到申请之日起15个工作日内作出决定。

第五条　省级以上人民政府药品监督管理部门应当按照《药品生产质量管理规范》和国务院药品监督管理部门规定的实施办法和实施步骤，组织对药品生产企业的认证工作；符合《药品生产质量管理规范》的，发给认证证书。其中，生产注射剂、放射性药品和国务院药品监督管理部门规定的生物制品的药品生产企业的认证工作，由国务院药品监督管理部门负责。

《药品生产质量管理规范》认证证书的格式由国务院药品监督管理部门统一规定。

第六条　新开办药品生产企业、药品生产企业新建药品生产车间或者新增生产剂型的，应当自取得药品生产证明文件或者经批准正式生产之日起30日内，按照规定向药品监督管理部门申请《药品生产质量管理规范》认证。受理申请的药品监督管理部门应当自收到企业申请之日起6个月内，组织对申请企业是否符合《药品生产质量管理规范》进行认证；认证合格的，发给认证证书。

第七条　国务院药品监督管理部门应当设立《药品生产质量管理规范》认证检查员库。《药品生产质量管理规范》认证检查员必须符合国务院药品监督管理部门规定的条件。进行《药品生产质量管理规范》认证，必须按照国务院药品监督管理部门的规定，从《药品生产质量管理规范》认证检查员库中随机抽取认证检查员组成认证检查组进行认证检查。

第八条　《药品生产许可证》有效期为5年。有效期届满，需要继续生产药品的，持证企业应当在许可证有效期届满前6个月，按照国务院药品监督管理部门的规定申请换发《药品生产许可证》。

药品生产企业终止生产药品或者关闭的，《药品生产许可证》由原发证部门缴销。

第九条　药品生产企业生产药品所使用的原料药，必须具有国务院药品监督管理部门核发的药品批准文号或者进口药品注册证书、医药产品注册证书；但是，未实施批准文号管理的中药材、中药饮片除外。

第十条　依据《药品管理法》第十三条规定，接受委托生产药品的，受托方必须是持有与其受托生产的药品相适应的《药品生产质量管理规范》认证证书的药品生产企业。

疫苗、血液制品和国务院药品监督管理部门规定的其他药品，不得委托生产。

第三章　药品经营企业管理

第十一条　开办药品批发企业，申办人应当向拟办企业所在地省、自治区、直辖市人民政府药品监督管理部门提出申请。省、自治区、直辖市人民政府药品监督管理部门应当自收到申请之日起30个工作日内，依据国务院药品监督管理部门规定的设置标准作出是否同意筹建的决定。申办人完成拟办企业筹建后，应当向原审批部门申请验收。原审批部门应当自收到申请之日起30个工作日内，依据《药品管理法》第十五条规定的开办条件组织验收；符合条件的，发给《药品经营许可证》。

第十二条　开办药品零售企业，申办人应当向拟办企业所在地设区的市级药品监督管理机构或者省、自治区、直辖市人民政府药品监督管理部门直接设置的县级药品监督管理机构提出申请。受理申请的药品监督管理机构应当自收到申请之日起30个工作日内，依据国务院药品监督管理部门的规定，结合当地常住人口数量、地域、交通状况和实际需要进行审查，作出是否同意筹建的决定。申办人完成拟办企业筹建后，应当向原审批机构申请验收。原审批机构应当自收到申请之日起15个工作日内，依据《药品管理法》第十五条规定的开办条件组织验收；符合条件的，发给《药品经营许可证》。

第十三条　省、自治区、直辖市人民政府药品监督管理部门和设区的市级药品监督管理机构负责组织药品经营企业的认证工作。药品经营企业应当按照国务院药品监督管理部门规定的实施办法和实施步骤，通过省、自治区、直辖市人民政府药品监督管理部门或者设区的市级药品监督管理机构组织的《药品经营质量管理规范》的认证，取得认证证书。《药品经营质量管理规范》认证证书的格式由国务院药品监督管理部门统一规定。

新开办药品批发企业和药品零售企业，应当自取得《药品经营许可证》之日起30日内，向发给其《药品经营许可证》的药品监督管理部门或者药品监督管理机构申请《药品经营质量管理规范》认证。受理申请的药品监督管理部门或者药品监督管理机构应当自收到申请之日起3个月内，按照国务院药品监督管理部门的规定，组织对申请认证的药品批发企业或者药品零售企业是否符合《药品经营质量管理规范》进行认证；认证合格的，发给认证证书。

第十四条　省、自治区、直辖市人民政府药品监督管理部门应当设立《药品经营质量管理规范》认证检查员库。《药品经营质量管理规范》认证检查员必须符合国务院药品监督管理部门规定的条件。进行《药品经营质量管理规范》认证，必须按照国务院药品监督管理部门的规定，从《药品经营质量管理规范》认证检查员库中随机抽取认证检查员组成认证检查组进行认证检查。

第十五条　国家实行处方药和非处方药分类管理制度。国家根据非处方药品的安全性，将非处方药分为甲类非处方药和乙类非处方药。

经营处方药、甲类非处方药的药品零售企业，应当配备执业药师或者其他依法经资格认定的药学技术人员。经营乙类非处方药的药品零售企业，应当配备经设区的市级药品监督管理机构或者省、自治区、直辖市人民政府药品监督管理部门直接设置的县级药品监督管理机构组织考核合格的业务人员。

第十六条　药品经营企业变更《药品经营许可证》许可事项的，应当在许可事项发生变更30日前，向原发证机关申请《药品经营许可证》变更登记；未经批准，不得变更许可事项。原发证机关应当自收到企业申请之日起15个工作日内作出决定。

第十七条　《药品经营许可证》有效期为5年。有效期届满，需要继续经营药品的，持证企业应当在许可证有效期届满前6个月，按照国务院药品监督管理部门的规定申请换发《药品经营许可证》。

药品经营企业终止经营药品或者关闭的，《药品经营许可证》由原发证机关缴销。

第十八条　交通不便的边远地区城乡集市贸易市场没有药品零售企业的，当地药品零售企业经所在地县（市）药品监督管理机构批准并到工商行政管理部门办理登记注册后，可以在该城乡集市贸易市场内设点并在批准经营的药品范围内销售非处方药品。

第十九条　通过互联网进行药品交易的药品生产企业、药品经营企业、医疗机构及其交易的药品，必须符合《药品管理法》和本条例的规定。互联网药品交易服务的管理办法，由国务院药品监督管理部门会同国务院有关部门制定。

第四章　医疗机构的药剂管理

第二十条　医疗机构设立制剂室，应当向所在地省、自治区、直辖市人民政府卫生行政部门提出申请，经审核同意后，报同级人民政府药品监督管理部门审批；省、自治区、直辖市人民政府药品监督管理部门验收合格的，予以批准，发给《医疗机构制剂许可证》。

省、自治区、直辖市人民政府卫生行政部门和药品监督管理部门应当在各自收到申请之日起30个工作日内，作出是否同意或者批准的决定。

第二十一条　医疗机构变更《医疗机构制剂许可证》许可事项的，应当在许可事项发生变更30日前，依照本条例第二十条的规定向原审核、批准机关申请《医疗机构制剂许可证》变更登记；未经批准，不得变更许可事项。原审核、批准机关应当在各自收到申请之日起15个工作日内作出决定。

医疗机构新增配制剂型或者改变配制场所的，应当经所在地省、自治区、直辖市人民政府药品监督管理部门验收合格后，依照前款规定办理《医疗机构制剂许可证》变更登记。

第二十二条　《医疗机构制剂许可证》有效期为5年。

有效期届满，需要继续配制制剂的，医疗机构应当在许可证有效期届满前6个月，按照国务院药品监督管理部门的规定申请换发《医疗机构制剂许可证》。

医疗机构终止配制制剂或者关闭的，《医疗机构制剂许可证》由原发证机关缴销。

第二十三条　医疗机构配制制剂，必须按照国务院药品监督管理部门的规定报送有关资料和样品，经所在地省、自治区、直辖市人民政府药品监督管理部门批准，并发给制剂批准文号后，方可配制。

第二十四条　医疗机构配制的制剂不得在市场上销售或者变相销售，不得发布医疗机构制剂广告。

发生灾情、疫情、突发事件或者临床急需而市场没有供应时，经国务院或者省、自治区、直辖市人民政府的药品监督管理部门批准，在规定期限内，医疗机构配制的制剂可以在指定的医疗机构之间调剂使用。

国务院药品监督管理部门规定的特殊制剂的调剂使用以及省、自治区、直辖市之间医疗机构制剂的调剂使用，必须经国务院药品监督管理部门批准。

第二十五条　医疗机构审核和调配处方的药剂人员必须是依法经资格认定的药学技术人员。

第二十六条　医疗机构购进药品，必须有真实、完整的药品购进记录。药品购进记录必须注明药品的通用名称、剂型、规格、批号、有效期、生产厂商、供货单位、购货数量、购进价格、购货日期以及国务院药品监督管理部门规定的其他内容。

第二十七条　医疗机构向患者提供的药品应当与诊疗范围相适应，并凭执业医师或者执业助理医师的处方调配。

计划生育技术服务机构采购和向患者提供药品，其范围应当与经批准的服务范围相一致，并凭执业医师或者执业助理医师的处方调配。

个人设置的门诊部、诊所等医疗机构不得配备常用药品和急救药品以外的其他药品。常用药品和急救药品的范围和品种，由所在地的省、自治区、直辖市人民政府卫生行政部门会同同级人民政府药品监督管理部门规定。

第五章　药品管理

第二十八条　药物非临床安全性评价研究机构必须执行《药物非临床研究质量管理规范》，药物临床试验机构必须执行《药物临床试验质量管理规范》。《药物非临床研究质量管理规范》、《药物临床试验质量管理规范》由国务院药品监督管理部门分别商国务院科学技术行政部门和国务院卫生行政部门制定。

第二十九条　药物临床试验、生产药品和进口药品，应当符合《药品管理法》及本条例的规定，经国务院药品监督管理部门审查批准；国务院药品监督管理部门可以委托省、自治区、直辖市人民政府药品监督管理部门对申报药物的研制情况及条件进行审查，对申报资料进行形式审查，并对试制的样品进行检验。具体办法由国务院药品监督管理部门制定。

第三十条　研制新药，需要进行临床试验的，应当依照《药品管理法》第二十九条的规定，经国务院药品监督管理部门批准。

药物临床试验申请经国务院药品监督管理部门批准后，申报人应当在经依法认定的具有药物临床试验资格的机构中选择承担药物临床试验的机构，并将该临床试验机构报国务院药品监督管理部门和国务院卫生行政部门备案。

药物临床试验机构进行药物临床试验，应当事先告知受试者或者其监护人真实情况，并取得其书面同意。

第三十一条　生产已有国家标准的药品，应当按照国务院药品监督管理部门的规定，向省、自治区、直辖市人民政府药品监督管理部门或者国务院药品监督管理部门提出申请，报送有关技术资料并提供相关证明文件。省、自治区、直辖市人民政府药品监督管理部门应当自受理申请之日起30个工作日内进行审查，提出意见后报送国务院药品监督管理部门审核，并同时将审查意见通知申报方。国务院药品监督管理部门经审核符合规定的，发给药品批准文号。

第三十二条　变更研制新药、生产药品和进口药品已获批准证明文件及其附件中载明事项的，应当向国务院药品监督管理部门提出补充申请；国务院药品监督管理部门经审核符合规定的，应当予以批准。其中，不改变药品内在质量的，应当向省、自治区、直辖市人民政府药品监督管理部门提出补充申请；省、自治区、直辖市人民政府药品监督管理部门经审核符合规定的，应当予以批准，并报国务院药品监督管理部门备案。不改变药品内在质量的补充申请事项由国务院药品监督管理部门制定。

第三十三条　国务院药品监督管理部门根据保护公众健康的要求，可以对药品生产企业生产的新药品种设立不超过5年的监测期；在监测期内，不得批准其他企业生产和进口。

第三十四条　国家对获得生产或者销售含有新型化学成份药品许可的生产者或者销售者提交的自行取得且未披露的试验数据和其他数据实施保护，任何人不得对该未披露的试验数据和其他数据进行不正当的商业利用。

自药品生产者或者销售者获得生产、销售新型化学成份药品的许可证明文件之日起6年内，对其他申请人未经已获得许可的申请人同意，使用前款数据申请生产、销售新型化学成份药品许可的，药品监督管理部门不予许可；但是，其他申请人提交自行取得数据的除外。

除下列情形外，药品监督管理部门不得披露本条第一款规定的数据：

（一）公共利益需要；

（二）已采取措施确保该类数据不会被不正当地进行商业利用。

第三十五条　申请进口的药品，应当是在生产国家或者地区获得上市许可的药品；未在生产国家或者地区获得上市许可的，经国务院药品监督管理部门确认该药品品种安全、有效而且临床需要的，可以依照《药品管理法》及本条例的规定批准进口。

进口药品，应当按照国务院药品监督管理部门的规定申请注册。国外企业生产的药品取得《进口药品注册证》，中国香港、澳门和台湾地区企业生产的药品取得《医药产品注册证》后，方可进口。

第三十六条　医疗机构因临床急需进口少量药品的，应当持《医疗机构执业许可证》向国务院药品监督管理部门提出申请；经批准后，方可进口。进口的药品应当在指定医疗机构内用于特定医疗目的。

第三十七条　进口药品到岸后，进口单位应当持《进口药品注册证》或者《医药产品注册证》以及产地证明原件、购货合同副本、装箱单、运单、货运发票、出厂检验报告书、说明书等材料，向口岸所在地药品监督管理部门备案。口岸所在地药品监督管理部门经审查，提交的材料符合要求的，发给《进口药品通关单》。进口单位凭《进口药品通关单》向海关办理报关验放手续。

口岸所在地药品监督管理部门应当通知药品检验机构对进口药品逐批进行抽查检验；但是，有《药品管理法》第四十一条规定情形的除外。

第三十八条　疫苗类制品、血液制品、用于血源筛查的体外诊断试剂以及国务院药品监督管理部门规定的其他生物制品在销售前或者进口时，应当按照国务院药品监督管理部门的规定进行检验或者审核批准；检验不合格或者未获批准的，不得销售或者进口。

第三十九条　国家鼓励培育中药材。对集中规模化栽培养殖、质量可以控制并符合国务院药品监督管理部门规定条件的中药材品种，实行批准文号管理。

第四十条　国务院药品监督管理部门对已批准生产、销售的药品进行再评价，根据药品再评价结果，可以采取责令修改药品说明书，暂停生产、销售和使用的措施；对不良反应大或者其他原因危害人体健康的药品，应当撤销该药品批准证明文件。

第四十一条　国务院药品监督管理部门核发的药品批准文号、《进口药品注册证》、《医药产品注册证》的有效期为5年。有效期届满，需要继续生产或者进口的，应当在有效期届满前6个月申请再注册。药品再注册时，应当按照国务院药品监督管理部门的规定报送相关资料。有效期届满，未申请再注册或者经审查不符合国务院药品监督管理部门关于再注册的规定的，注销其药品批准文号、《进口药品注册证》或者《医药产品注册证》。

药品批准文号的再注册由省、自治区、直辖市人民政府药品监督管理部门审批，并报国务院药品监督管理部门备案；《进口药品注册证》、《医药产品注册证》的再注册由国务院药品监督管理部门审批。

第四十二条　非药品不得在其包装、标签、说明书及有关宣传资料上进行含有预防、治疗、诊断人体疾病等有关内容的宣传；但是，法律、行政法规另有规定的除外。

第六章　药品包装的管理

第四十三条　药品生产企业使用的直接接触药品的包装材料和容器，必须符合药用要求和保障人体健康、安全的标准，并经国务院药品监督管理部门批准注册。

直接接触药品的包装材料和容器的管理办法、产品目录和药用要求与标准，由国务院药品监督管理部门组织制定并公布。

第四十四条　生产中药饮片，应当选用与药品性质相适应的包装材料和容器；包装不符合规定的中药饮片，不得销售。中药饮片包装必须印有或者贴有标签。

中药饮片的标签必须注明品名、规格、产地、生产企业、产品批号、生产日期，实施批准文号管理的中药饮片还必须注明药品批准文号。

第四十五条　药品包装、标签、说明书必须依照《药品管理法》第五十四条和国务院药品监督管理部门的规定印制。

药品商品名称应当符合国务院药品监督管理部门的规定。

第四十六条　医疗机构配制制剂所使用的直接接触药品的包装材料和容器、制剂的标签和说明书应当符合《药品管理法》第六章和本条例的有关规定，并经省、自治区、直辖市人民政府药品监督管理部门批准。

第七章　药品价格和广告的管理

第四十七条　政府价格主管部门依照《价格法》第二十八条的规定实行药品价格监测时，为掌握、分析药品价格变动和趋势，可以指定部分药品生产企业、药品经营企业和医疗机构作为价格监测定点单位；定点单位应当给予配合、支持，如实提供有关信息资料。

第四十八条　发布药品广告，应当向药品生产企业所在地省、自治区、直辖市人民政府药品监督管理部门报送有关材料。省、自治区、直辖市人民政府药品监督管理部门应当自收到有关材料之日起10个工作日内作出是否核发药品广告批准文号的决定；核发药品广告批准文号的，应当同时报国务院药品监督管理部门备案。具体办法由国务院药品监督管理部门制定。

发布进口药品广告，应当依照前款规定向进口药品代理机构所在地省、自治区、直辖市人民政府药品监督管理部门申请药品广告批准文号。

在药品生产企业所在地和进口药品代理机构所在地以外的省、自治区、直辖市发布药品广告的，发布广告的企业应当在发布前向发布地省、自治区、直辖市人民政府药品监督管理部门备案。接受备案的省、自治区、直辖市人民政府药品监督管理部门发现药品广告批准内容不符合药品广告管理规定的，应当交由原核发部门处理。

第四十九条　经国务院或者省、自治区、直辖市人民政府的药品监督管理部门决定，责令暂停生产、销售和使用的药品，在暂停期间不得发布该品种药品广告；已经发布广告的，必须立即停止。

第五十条　未经省、自治区、直辖市人民政府药品监督管理部门批准的药品广告，使用伪造、冒用、失效的药品广告批准文号的广告，或者因其他广告违法活动被撤销药品广告批准文号的广告，发布广告的企业、广告经营者、广告发布者必须立即停止该药品广告的发布。

对违法发布药品广告，情节严重的，省、自治区、直辖市人民政府药品监督管理部门可以予以公告。

第八章　药品监督

第五十一条　药品监督管理部门（含省级人民政府药品监督管理部门依法设立的药品监督管理机构，下同）依法对药品的研制、生产、经营、使用实施监督检查。

第五十二条　药品抽样必须由两名以上药品监督检查人员实施，并按照国务院药品监督管理部门的规定进行抽样；被抽检方应当提供抽检样品，不得拒绝。

药品被抽检单位没有正当理由，拒绝抽查检验的，国务院药品监督管理部门和被抽检单位所在地省、自治区、直辖市人民政府药品监督管理部门可以宣布停止该单位拒绝抽检的药品上市销售和使用。

第五十三条　对有掺杂、掺假嫌疑的药品，在国家药品标准规定的检验方法和检验项目不能检验时，药品检验机构可以补充检验方法和检验项目进行药品检验；经国务院药品监督管理部门批准后，使用补充检验方法和检验项目所得出的检验结果，可以作为药品监督管理部门认定药品质量的依据。

第五十四条　国务院和省、自治区、直辖市人民政府的药品监督管理部门应当根据药品质量抽查检验结果，定期发布药品质量公告。药品质量公告应当包括抽验药品的品名、检品来源、生产企业、生产批号、药品规格、检验机构、检验依据、检验结果、不合格项目等内容。药品质量公告不当的，发布部门应当自确认公告不当之日起 5 日内，在原公告范围内予以更正。

当事人对药品检验机构的检验结果有异议，申请复验的，应当向负责复验的药品检验机构提交书面申请、原药品检验报告书。复验的样品从原药品检验机构留样中抽取。

第五十五条　药品监督管理部门依法对有证据证明可能危害人体健康的药品及其有关证据材料采取查封、扣押的行政强制措施的，应当自采取行政强制措施之日起 7 日内作出是否立案的决定；需要检验的，应当自检验报告书发出之日起 15 日内作出是否立案的决定；不符合立案条件的，应当解除行政强制措施；需要暂停销售和使用的，应当由国务院或者省、自治区、直辖市人民政府的药品监督管理部门作出决定。

第五十六条　药品抽查检验，不得收取任何费用。

当事人对药品检验结果有异议，申请复验的，应当按照国务院有关部门或者省、自治区、直辖市人民政府有关部门的规定，向复验机构预先支付药品检验费用。复验结论与原检验结论不一致的，复验检验费用由原药品检验机构承担。

第五十七条　依据《药品管理法》和本条例的规定核发证书、进行药品注册、药品认证和实施药品审批检验及其强制性检验，可以收取费用。具体收费标准由国务院财政部门、国务院价格主管部门制定。

第九章　法律责任

第五十八条　药品生产企业、药品经营企业有下列情形之一的，由药品监督管理部门依照《药品管理法》第七十九条的规定给予处罚：

（一）开办药品生产企业、药品生产企业新建药品生产车间、新增生产剂型，在国务院药品监督管理部门规定的时间内未通过《药品生产质量管理规范》认证，仍进行药品生产的；

（二）开办药品经营企业，在国务院药品监督管理部门规定的时间内未通过《药品经营质量管理规范》认证，仍进行药品经营的。

第五十九条　违反《药品管理法》第十三条的规定，擅自委托或者接受委托生产药品的，对委托方和受托方均依照《药品管理法》第七十四条的规定给予处罚。

第六十条　未经批准，擅自在城乡集市贸易市场设点销售药品或者在城乡集市贸易市场设点销售的药品超出批准经营的药品范围的，依照《药品管理法》第七十三条的规定给予处罚。

第六十一条　未经批准，医疗机构擅自使用其他医疗机构配制的制剂的，依照《药品管理法》第八十条的规定给予处罚。

第六十二条　个人设置的门诊部、诊所等医疗机构向患者提供的药品超出规定的范围和品种的，依照《药品管理法》第七十三条的规定给予处罚。

第六十三条　医疗机构使用假药、劣药的，依照《药品管理法》第七十四条、第七十五条的规定给予处罚。

第六十四条　违反《药品管理法》第二十九条的规定，擅自进行临床试验的，对承担药物临床试验的机构，依照《药品管理法》第七十九条的规定给予处罚。

第六十五条　药品申报者在申报临床试验时，报送虚假研制方法、质量标准、药理及毒理试验结果等有关资料和样品的，国务院药品监督管理部门对该申报药品的临床试验不予批准，对药品申报者给予警告；情节严重的，3 年内不受理该药品申报者申报该品种的临床试验申请。

第六十六条　生产没有国家药品标准的中药饮片，不符合省、自治区、直辖市人民政府药品监督管理部门制定的炮制规范的；医疗机构不按照省、自治区、直辖市人民政府药品监督管理部门批准的标准配制制剂的，依照《药品管理法》第七十五条的规定给予处罚。

第六十七条　药品监督管理部门及其工作人员违反规定，泄露生产者、销售者为获得生产、销售含有新型化学成份药品许可而提交的未披露试验数据或者其他数据，造成申请人损失的，由药品监督管理部门依法承担赔偿责任；药品监督管理部门赔偿损失后，应当责令故意或者有重大过失的工作人员承担部分或者全部赔偿费用，并对直接责任人员依法给予行政处分。

第六十八条　药品生产企业、药品经营企业生产、经营的药品及医疗机构配制的制剂，其包装、标签、说明书违反《药品管理法》及本条例规定的，依照《药品管理法》第八十六条的规定给予处罚。

第六十九条　药品生产企业、药品经营企业和医疗机构变更药品生产经营许可事项，应当办理变更登记手续而未办理的，由原发证部门给予警告，责令限期补办变更登记手续；逾期不补办的，宣布其《药品生产许可证》、《药品经营许可证》和《医疗机构制剂许可证》无效；仍从事药品生产经营活动的，依照《药品管理法》第七十三条的规定给予处罚。

第七十条　篡改经批准的药品广告内容的，由药品监督管理部门责令广告主立即停止该药品广告的发布，并由原审批的药品监督管理部门依照《药品管理法》第九十二条的规定给予处罚。

药品监督管理部门撤销药品广告批准文号后，应当自作出行政处理决定之日起 5 个工作日内通知广告监督管理机关。广告监督管理机关应当自收到药品监督管理部门通知之日起 15 个工作日内，依照《中华人民共和国广告法》的有关规定作出行政处理决定。

第七十一条　发布药品广告的企业在药品生产企业所在地或者进口药品代理机构所在地以外的省、自治区、直辖市发布药品广告，未按照规定向发布地省、自治区、直辖市人民政府药品监督管理部门备案的，由发布地的药品监督管理部门责令限期改正；逾期不改正的，停止该药品品种在发布地的广告发布活动。

第七十二条　未经省、自治区、直辖市人民政府药品监督管理部门批准，擅自发布药品广告的，药品监督管理部门发现后，应当通知广告监督管理部门依法查处。

第七十三条　违反《药品管理法》和本条例的规定，有下列行为之一的，由药品监督管理部门在《药品管理法》和本条例规定的处罚幅度内从重处罚：

（一）以麻醉药品、精神药品、医疗用毒性药品、放射性药品冒充其他药品，或者以其他药品冒充上述药品的；

（二）生产、销售以孕产妇、婴幼儿及儿童为主要使用对象的假药、劣药的；

（三）生产、销售的生物制品、血液制品属于假药、劣药的；

（四）生产、销售、使用假药、劣药，造成人员伤害后果的；

（五）生产、销售、使用假药、劣药，经处理后重犯的；

（六）拒绝、逃避监督检查，或者伪造、销毁、隐匿有关证据材料的，或者擅自动用查封、扣押物品的。

第七十四条　药品监督管理部门设置的派出机构，有权作出《药品管理法》和本条例规定的警告、罚款、没收违法生产、销售的药品和违法所得的行政处罚。

第七十五条　药品经营企业、医疗机构未违反《药品管理法》和本条例的有关规定，并有充分证据证明其不知道所销售或者使用的药品是假药、劣药的，应当没收其销售或者使用的假药、劣药和违法所得；但是，可以免除其他行政处罚。

第七十六条　依照《药品管理法》和本条例的规定没收的物品，由药品监督管理部门按照规定监督处理。

第十章　附则

第七十七条　本条例下列用语的含义：

药品合格证明和其他标识，是指药品生产批准证明文件、药品检验报告书、药品的包装、标签和说明书。

新药，是指未曾在中国境内上市销售的药品。

处方药，是指凭执业医师和执业助理医师处方方可购买、调配和使用的药品。

非处方药，是指由国务院药品监督管理部门公布的，不需要凭执业医师和执业助理医师处方，消费者可以自行判断、购买和使用的药品。

医疗机构制剂，是指医疗机构根据本单位临床需要经批准而配制、自用的固定处方制剂。

药品认证，是指药品监督管理部门对药品研制、生产、经营、使用单位实施相应质量管理规范进行检查、评价并决定是否发给相应认证证书的过程。

药品经营方式，是指药品批发和药品零售。

药品经营范围，是指经药品监督管理部门核准经营药品的品种类别。

药品批发企业，是指将购进的药品销售给药品生产企业、药品经营企业、医疗机构的药品经营企业。

药品零售企业，是指将购进的药品直接销售给消费者的药品经营企业。

第七十八条　《药品管理法》第四十一条中“首次在中国销售的药品”，是指国内或者国外药品生产企业第一次在中国销售的药品，包括不同药品生产企业生产的相同品种。

第七十九条　《药品管理法》第五十九条第二款“禁止药品的生产企业、经营企业或者其代理人以任何名义给予使用其药品的医疗机构的负责人、药品采购人员、医师等有关人员以财物或者其他利益”中的“财物或者其他利益”，是指药品的生产企业、经营企业或者其代理人向医疗机构的负责人、药品采购人员、医师等有关人员提供的目的在于影响其药品采购或者药品处方行为的不正当利益。

第八十条　本条例自2002年9月15日起施行。

药品经营质量管理规范

(2000年4月30日原国家药品监督管理局局令第20号公布,2012年11月6日原卫生部部务会议第一次修订,2015年5月18日国家食品药品监督管理总局局务会议第二次修订,根据2016年6月30日国家食品药品监督管理总局局务会议《关于修改〈药品经营质量管理规范〉的决定》修正)

第一章　总　则

第一条　为加强药品经营质量管理,规范药品经营行为,保障人体用药安全、有效,根据《中华人民共和国药品管理法》、《中华人民共和国药品管理法实施条例》,制定本规范。

第二条　本规范是药品经营管理和质量控制的基本准则。

企业应当在药品采购、储存、销售、运输等环节采取有效的质量控制措施,确保药品质量,并按照国家有关要求建立药品追溯系统,实现药品可追溯。

第三条　药品经营企业应当严格执行本规范。

药品生产企业销售药品、药品流通过程中其他涉及储存与运输药品的,也应当符合本规范相关要求。

第四条　药品经营企业应当坚持诚实守信,依法经营。禁止任何虚假、欺骗行为。

第二章　药品批发的质量管理

第一节　质量管理体系

第五条　企业应当依据有关法律法规及本规范的要求建立质量管理体系,确定质量方针,制定质量管理体系文件,开展质量策划、质量控制、质量保证、质量改进和质量风险管理等活动。

第六条　企业制定的质量方针文件应当明确企业总的质量目标和要求,并贯彻到药品经营活动的全过程。

第七条　企业质量管理体系应当与其经营范围和规模相适应,包括组织机构、人员、设施设备、质量管理体系文件及相应的计算机系统等。

第八条　企业应当定期以及在质量管理体系关键要素发生重大变化时,组织开展内审。

第九条　企业应当对内审的情况进行分析,依据分析结论制定相应的质量管理体系改进措施,不断提高质量控制水平,保证质量管理体系持续有效运行。

第十条　企业应当采用前瞻或者回顾的方式,对药品流通过程中的质量风险进行评估、控制、沟通和审核。

第十一条　企业应当对药品供货单位、购货单位的质量管理体系进行评价,确认其质量保证能力和质量信誉,必要时进行实地考察。

第十二条　企业应当全员参与质量管理。各部门、岗位人员应当正确理解并履行职责,承担相应质量责任。

第二节　组织机构与质量管理职责

第十三条　企业应当设立与其经营活动和质量管理相适应的组织机构或者岗位,明确规定其职责、权限及相互关系。

第十四条　企业负责人是药品质量的主要责任人,全面负责企业日常管理,负责提供必要的条件,保证质量管理部门和质量管理人员有效履行职责,确保企业实现质量目标并按照本规范要求经营药品。

第十五条　企业质量负责人应当由高层管理人员担任,全面负责药品质量管理工作,独立履行职责,在企业内部对药品质量管理具有裁决权。

第十六条　企业应当设立质量管理部门,有效开展质量管理工作。质量管理部门的职责不得由其他部门及人员履行。

第十七条　质量管理部门应当履行以下职责:

(一)督促相关部门和岗位人员执行药品管理的法律法规及本规范;

(二)组织制订质量管理体系文件,并指导、监督文件的执行;

(三)负责对供货单位和购货单位的合法性、购进药品的合法性以及供货单位销售人员、购货单位采购人员的合法资格进行审核,并根据审核内容的变化进行动态管理;

(四)负责质量信息的收集和管理,并建立药品质量档案;

(五)负责药品的验收,指导并监督药品采购、储存、养护、销售、退货、运输等环节的质量管理工作;

(六)负责不合格药品的确认,对不合格药品的处理过程实施监督;

(七)负责药品质量投诉和质量事故的调查、处理及报告;

(八)负责假劣药品的报告;

(九)负责药品质量查询;

(十)负责指导设定计算机系统质量控制功能;

(十一)负责计算机系统操作权限的审核和质量管理基础数据的建立及更新;

(十二)组织验证、校准相关设施设备,

(十三)负责药品召回的管理;

(十四)负责药品不良反应的报告;

(十五)组织质量管理体系的内审和风险评估;

(十六)组织对药品供货单位及购货单位质量管理体系和服务质量的考察和评价;

（十七）组织对被委托运输的承运方运输条件和质量保障能力的审查；

（十八）协助开展质量管理教育和培训；

（十九）其他应当由质量管理部门履行的职责。

第三节　人员与培训

第十八条　企业从事药品经营和质量管理工作的人员，应当符合有关法律法规及本规范规定的资格要求，不得有相关法律法规禁止从业的情形。

第十九条　企业负责人应当具有大学专科以上学历或者中级以上专业技术职称，经过基本的药学专业知识培训，熟悉有关药品管理的法律法规及本规范。

第二十条　企业质量负责人应当具有大学本科以上学历、执业药师资格和 3 年以上药品经营质量管理工作经历，在质量管理工作中具备正确判断和保障实施的能力。

第二十一条　企业质量管理部门负责人应当具有执业药师资格和 3 年以上药品经营质量管理工作经历，能独立解决经营过程中的质量问题。

第二十二条　企业应当配备符合以下资格要求的质量管理、验收及养护等岗位人员：

（一）从事质量管理工作的，应当具有药学中专或者医学、生物、化学等相关专业大学专科以上学历或者具有药学初级以上专业技术职称；

（二）从事验收、养护工作的，应当具有药学或者医学、生物、化学等相关专业中专以上学历或者具有药学初级以上专业技术职称；

（三）从事中药材、中药饮片验收工作的，应当具有中药学专业中专以上学历或者具有中药学中级以上专业技术职称；从事中药材、中药饮片养护工作的，应当具有中药学专业中专以上学历或者具有中药学初级以上专业技术职称；直接收购地产中药材的，验收人员应当具有中药学中级以上专业技术职称。

从事疫苗配送的，还应当配备 2 名以上专业技术人员专门负责疫苗质量管理和验收工作。专业技术人员应当具有预防医学、药学、微生物学或者医学等专业本科以上学历及中级以上专业技术职称，并有 3 年以上从事疫苗管理或者技术工作经历。

第二十三条　从事质量管理、验收工作的人员应当在职在岗，不得兼职其他业务工作。

第二十四条　从事采购工作的人员应当具有药学或者医学、生物、化学等相关专业中专以上学历，从事销售、储存等工作的人员应当具有高中以上文化程度。

第二十五条　企业应当对各岗位人员进行与其职责和工作内容相关的岗前培训和继续培训，以符合本规范要求。

第二十六条　培训内容应当包括相关法律法规、药品专业知识及技能、质量管理制度、职责及岗位操作规程等。

第二十七条　企业应当按照培训管理制度制定年度培训计划并开展培训，使相关人员能正确理解并履行职责。培训工作应当做好记录并建立档案。

第二十八条　从事特殊管理的药品和冷藏冷冻药品的储存、运输等工作的人员，应当接受相关法律法规和专业知识培训并经考核合格后方可上岗。

第二十九条　企业应当制定员工个人卫生管理制度，储存、运输等岗位人员的着装应当符合劳动保护和产品防护的要求。

第三十条　质量管理、验收、养护、储存等直接接触药品岗位的人员应当进行岗前及年度健康检查，并建立健康档案。患有传染病或者其他可能污染药品的疾病的，不得从事直接接触药品的工作。身体条件不符合相应岗位特定要求的，不得从事相关工作。

第四节　质量管理体系文件

第三十一条　企业制定质量管理体系文件应当符合企业实际。文件包括质量管理制度、部门及岗位职责、操作规程、档案、报告、记录和凭证等。

第三十二条　文件的起草、修订、审核、批准、分发、保管，以及修改、撤销、替换、销毁等应当按照文件管理操作规程进行，并保存相关记录。

第三十三条　文件应当标明题目、种类、目的以及文件编号和版本号。文字应当准确、清晰、易懂。

文件应当分类存放，便于查阅。

第三十四条　企业应当定期审核、修订文件，使用的文件应当为现行有效的文本，已废止或者失效的文件除留档备查外，不得在工作现场出现。

第三十五条　企业应当保证各岗位获得与其工作内容相对应的必要文件，并严格按照规定开展工作。

第三十六条　质量管理制度应当包括以下内容：

（一）质量管理体系内审的规定；

（二）质量否决权的规定；

（三）质量管理文件的管理；

（四）质量信息的管理；

（五）供货单位、购货单位、供货单位销售人员及购货单位采购人员等资格审核的规定；

（六）药品采购、收货、验收、储存、养护、销售、出库、运输的管理；

（七）特殊管理的药品的规定；

（八）药品有效期的管理；

（九）不合格药品、药品销毁的管理；

（十）药品退货的管理；

（十一）药品召回的管理；

（十二）质量查询的管理；

（十三）质量事故、质量投诉的管理；

（十四）药品不良反应报告的规定；

（十五）环境卫生、人员健康的规定；

（十六）质量方面的教育、培训及考核的规定；

（十七）设施设备保管和维护的管理；

（十八）设施设备验证和校准的管理；

（十九）记录和凭证的管理；

（二十）计算机系统的管理；

（二十一）药品追溯的规定；

（二十二）其他应当规定的内容。

第三十七条　部门及岗位职责应当包括：

（一）质量管理、采购、储存、销售、运输、财务和信息管理等部门职责；

（二）企业负责人、质量负责人及质量管理、采购、储存、销售、运输、财务和信息管理等部门负责人的岗位职责；

（三）质量管理、采购、收货、验收、储存、养护、销售、出库复核、运输、财务、信息管理等岗位职责；

（四）与药品经营相关的其他岗位职责。

第三十八条　企业应当制定药品采购、收货、验收、储存、养护、销售、出库复核、运输等环节及计算机系统的操作规程。

第三十九条　企业应当建立药品采购、验收、养护、销售、出库复核、销后退回和购进退出、运输、储运温湿度监测、不合格药品处理等相关记录，做到真实、完整、准确、有效和可追溯。

第四十条　通过计算机系统记录数据时，有关人员应当按照操作规程，通过授权及密码登录后方可进行数据的录入或者复核；数据的更改应当经质量管理部门审核并在其监督下进行，更改过程应当留有记录。

第四十一条　书面记录及凭证应当及时填写，并做到字迹清晰，不得随意涂改，不得撕毁。更改记录的，应当注明理由、日期并签名，保持原有信息清晰可辨。

第四十二条　记录及凭证应当至少保存 5 年。疫苗、特殊管理的药品的记录及凭证按相关规定保存。

第五节　设施与设备

第四十三条　企业应当具有与其药品经营范围、经营规模相适应的经营场所和库房。

第四十四条　库房的选址、设计、布局、建造、改造和维护应当符合药品储存的要求，防止药品的污染、交叉污染、混淆和差错。

第四十五条　药品储存作业区、辅助作业区应当与办公区和生活区分开一定距离或者有隔离措施。

第四十六条　库房的规模及条件应当满足药品的合理、安全储存，并达到以下要求，便于开展储存作业：

（一）库房内外环境整洁，无污染源，库区地面硬化或者绿化；

（二）库房内墙、顶光洁，地面平整，门窗结构严密；

（三）库房有可靠的安全防护措施，能够对无关人员进入实行可控管理，防止药品被盗、替换或者混入假药；

（四）有防止室外装卸、搬运、接收、发运等作业受异常天气影响的措施。

第四十七条　库房应当配备以下设施设备：

（一）药品与地面之间有效隔离的设备；

（二）避光、通风、防潮、防虫、防鼠等设备；

（三）有效调控温湿度及室内外空气交换的设备；

（四）自动监测、记录库房温湿度的设备；

（五）符合储存作业要求的照明设备；

（六）用于零货拣选、拼箱发货操作及复核的作业区域和设备；

（七）包装物料的存放场所；

（八）验收、发货、退货的专用场所；

（九）不合格药品专用存放场所；

（十）经营特殊管理的药品有符合国家规定的储存设施。

第四十八条　经营中药材、中药饮片的，应当有专用的库房和养护工作场所，直接收购地产中药材的应当设置中药样品室（柜）。

第四十九条　储存、运输冷藏、冷冻药品的，应当配备以下设施设备：

（一）与其经营规模和品种相适应的冷库，储存疫苗的应当配备两个以上独立冷库；

（二）用于冷库温度自动监测、显示、记录、调控、报警的设备；

（三）冷库制冷设备的备用发电机组或者双回路供电系统；

（四）对有特殊低温要求的药品，应当配备符合其储存要求的设施设备；

（五）冷藏车及车载冷藏箱或者保温箱等设备。

第五十条　运输药品应当使用封闭式货物运输工具。

第五十一条　运输冷藏、冷冻药品的冷藏车及车载冷藏箱、保温箱应当符合药品运输过程中对温度控制的要求。冷藏车具有自动调控温度、显示温度、存储和读取温度监测数据的功能；冷藏箱及保温箱具有外部显示和采集箱体内温度数据的功能。

第五十二条　储存、运输设施设备的定期检查、清洁和维护应当由专人负责，并建立记录和档案。

第六节　校准与验证

第五十三条　企业应当按照国家有关规定，对计量器具、温湿度监测设备等定期进行校准或者检定。

企业应当对冷库、储运温湿度监测系统以及冷藏运输等设施设备进行使用前验证、定期验证及停用时间超过规定时限的验证。

第五十四条　企业应当根据相关验证管理制度，形成验证控制文件，包括验证方案、报告、评价、偏差处理和预防措施等。

第五十五条　验证应当按照预先确定和批准的方案实

施，验证报告应当经过审核和批准，验证文件应当存档。

第五十六条　企业应当根据验证确定的参数及条件，正确、合理使用相关设施设备。

第七节　计算机系统

第五十七条　企业应当建立能够符合经营全过程管理及质量控制要求的计算机系统，实现药品可追溯。

第五十八条　企业计算机系统应当符合以下要求：

（一）有支持系统正常运行的服务器和终端机；

（二）有安全、稳定的网络环境，有固定接入互联网的方式和安全可靠的信息平台；

（三）有实现部门之间、岗位之间信息传输和数据共享的局域网；

（四）有药品经营业务票据生成、打印和管理功能；

（五）有符合本规范要求及企业管理实际需要的应用软件和相关数据库。

第五十九条　各类数据的录入、修改、保存等操作应当符合授权范围、操作规程和管理制度的要求，保证数据原始、真实、准确、安全和可追溯。

第六十条　计算机系统运行中涉及企业经营和管理的数据应当采用安全、可靠的方式储存并按日备份，备份数据应当存放在安全场所，记录类数据的保存时限应当符合本规范第四十二条的要求。

第八节　采　购

第六十一条　企业的采购活动应当符合以下要求：

（一）确定供货单位的合法资格；

（二）确定所购入药品的合法性；

（三）核实供货单位销售人员的合法资格；

（四）与供货单位签订质量保证协议。

采购中涉及的首营企业、首营品种，采购部门应当填写相关申请表格，经过质量管理部门和企业质量负责人的审核批准。必要时应当组织实地考察，对供货单位质量管理体系进行评价。

第六十二条　对首营企业的审核，应当查验加盖其公章原印章的以下资料，确认真实、有效：

（一）《药品生产许可证》或者《药品经营许可证》复印件；

（二）营业执照、税务登记、组织机构代码的证件复印件，及上一年度企业年度报告公示情况；

（三）《药品生产质量管理规范》认证证书或者《药品经营质量管理规范》认证证书复印件；

（四）相关印章、随货同行单（票）样式；

（五）开户户名、开户银行及账号。

第六十三条　采购首营品种应当审核药品的合法性，索取加盖供货单位公章原印章的药品生产或者进口批准证明文件复印件并予以审核，审核无误的方可采购。

以上资料应当归入药品质量档案。

第六十四条　企业应当核实、留存供货单位销售人员以下资料：

（一）加盖供货单位公章原印章的销售人员身份证复印件；

（二）加盖供货单位公章原印章和法定代表人印章或者签名的授权书，授权书应当载明被授权人姓名、身份证号码，以及授权销售的品种、地域、期限；

（三）供货单位及供货品种相关资料。

第六十五条　企业与供货单位签订的质量保证协议至少包括以下内容：

（一）明确双方质量责任；

（二）供货单位应当提供符合规定的资料且对其真实性、有效性负责；

（三）供货单位应当按照国家规定开具发票；

（四）药品质量符合药品标准等有关要求；

（五）药品包装、标签、说明书符合有关规定；

（六）药品运输的质量保证及责任；

（七）质量保证协议的有效期限。

第六十六条　采购药品时，企业应当向供货单位索取发票。发票应当列明药品的通用名称、规格、单位、数量、单价、金额等；不能全部列明的，应当附《销售货物或者提供应税劳务清单》，并加盖供货单位发票专用章原印章、注明税票号码。

第六十七条　发票上的购、销单位名称及金额、品名应当与付款流向及金额、品名一致，并与财务账目内容相对应。发票按有关规定保存。

第六十八条　采购药品应当建立采购记录。采购记录应当有药品的通用名称、剂型、规格、生产厂商、供货单位、数量、价格、购货日期等内容，采购中药材、中药饮片的还应当标明产地。

第六十九条　发生灾情、疫情、突发事件或者临床紧急救治等特殊情况，以及其他符合国家有关规定的情形，企业可采用直调方式购销药品，将已采购的药品不入本企业仓库，直接从供货单位发送到购货单位，并建立专门的采购记录，保证有效的质量跟踪和追溯。

第七十条　采购特殊管理的药品，应当严格按照国家有关规定进行。

第七十一条　企业应当定期对药品采购的整体情况进行综合质量评审，建立药品质量评审和供货单位质量档案，并进行动态跟踪管理。

第九节　收货与验收

第七十二条　企业应当按照规定的程序和要求对到货药品逐批进行收货、验收，防止不合格药品入库。

第七十三条　药品到货时，收货人员应当核实运输方式是否符合要求，并对照随货同行单（票）和采购记录核对药品，做到票、账、货相符。

随货同行单（票）应当包括供货单位、生产厂商、药品的通用名称、剂型、规格、批号、数量、收货单位、收货地址、发货日期等内容，并加盖供货单位药品出库专用章原印章。

第七十四条　冷藏、冷冻药品到货时，应当对其运输方式及运输过程的温度记录、运输时间等质量控制状况进行重点检查并记录。不符合温度要求的应当拒收。

第七十五条　收货人员对符合收货要求的药品，应当按品种特性要求放于相应待验区域，或者设置状态标志，通知验收。冷藏、冷冻药品应当在冷库内待验。

第七十六条　验收药品应当按照药品批号查验同批号的检验报告书。供货单位为批发企业的，检验报告书应当加盖其质量管理专用章原印章。检验报告书的传递和保存可以采用电子数据形式，但应当保证其合法性和有效性。

第七十七条　企业应当按照验收规定，对每次到货药品进行逐批抽样验收，抽取的样品应当具有代表性：

（一）同一批号的药品应当至少检查一个最小包装，但生产企业有特殊质量控制要求或者打开最小包装可能影响药品质量的，可不打开最小包装；

（二）破损、污染、渗液、封条损坏等包装异常以及零货、拼箱的，应当开箱检查至最小包装；

（三）外包装及封签完整的原料药、实施批签发管理的生物制品，可不开箱检查。

第七十八条　验收人员应当对抽样药品的外观、包装、标签、说明书以及相关的证明文件等逐一进行检查、核对；验收结束后，应当将抽取的完好样品放回原包装箱，加封并标示。

第七十九条　特殊管理的药品应当按照相关规定在专库或者专区内验收。

第八十条　验收药品应当做好验收记录，包括药品的通用名称、剂型、规格、批准文号、批号、生产日期、有效期、生产厂商、供货单位、到货数量、到货日期、验收合格数量、验收结果等内容。验收人员应当在验收记录上签署姓名和验收日期。

中药材验收记录应当包括品名、产地、供货单位、到货数量、验收合格数量等内容。中药饮片验收记录应当包括品名、规格、批号、产地、生产日期、生产厂商、供货单位、到货数量、验收合格数量等内容，实施批准文号管理的中药饮片还应当记录批准文号。

验收不合格的还应当注明不合格事项及处置措施。

第八十一条　企业应当建立库存记录，验收合格的药品应当及时入库登记；验收不合格的，不得入库，并由质量管理部门处理。

第八十二条　企业按本规范第六十九条规定进行药品直调的，可委托购货单位进行药品验收。购货单位应当严格按照本规范的要求验收药品，并建立专门的直调药品验收记录。验收当日应当将验收记录相关信息传递给直调企业。

第十节　储存与养护

第八十三条　企业应当根据药品的质量特性对药品进行合理储存，并符合以下要求：

（一）按包装标示的温度要求储存药品，包装上没有标示具体温度的，按照《中华人民共和国药典》规定的贮藏要求进行储存；

（二）储存药品相对湿度为35%～75%；

（三）在人工作业的库房储存药品，按质量状态实行色标管理，合格药品为绿色，不合格药品为红色，待确定药品为黄色；

（四）储存药品应当按照要求采取避光、遮光、通风、防潮、防虫、防鼠等措施；

（五）搬运和堆码药品应当严格按照外包装标示要求规范操作，堆码高度符合包装图示要求，避免损坏药品包装；

（六）药品按批号堆码，不同批号的药品不得混垛，垛间距不小于5厘米，与库房内墙、顶、温度调控设备及管道等设施间距不小于30厘米，与地面间距不小于10厘米；

（七）药品与非药品、外用药与其他药品分开存放，中药材和中药饮片分库存放；

（八）特殊管理的药品应当按照国家有关规定储存；

（九）拆除外包装的零货药品应当集中存放；

（十）储存药品的货架、托盘等设施设备应当保持清洁，无破损和杂物堆放；

（十一）未经批准的人员不得进入储存作业区，储存作业区内的人员不得有影响药品质量和安全的行为；

（十二）药品储存作业区内不得存放与储存管理无关的物品。

第八十四条　养护人员应当根据库房条件、外部环境、药品质量特性等对药品进行养护，主要内容是：

（一）指导和督促储存人员对药品进行合理储存与作业。

（二）检查并改善储存条件、防护措施、卫生环境。

（三）对库房温湿度进行有效监测、调控。

（四）按照养护计划对库存药品的外观、包装等质量状况进行检查，并建立养护记录；对储存条件有特殊要求的或者有效期较短的品种应当进行重点养护。

（五）发现有问题的药品应当及时在计算机系统中锁定和记录，并通知质量管理部门处理。

（六）对中药材和中药饮片应当按其特性采取有效方法进行养护并记录，所采取的养护方法不得对药品造成污染。

（七）定期汇总、分析养护信息。

第八十五条　企业应当采用计算机系统对库存药品的有效期进行自动跟踪和控制，采取近效期预警及超过有效期自动锁定等措施，防止过期药品销售。

第八十六条　药品因破损而导致液体、气体、粉末泄漏时，应当迅速采取安全处理措施，防止对储存环境和其他药品造成污染。

第八十七条　对质量可疑的药品应当立即采取停售措施，并在计算机系统中锁定，同时报告质量管理部门确认。对存在质量问题的药品应当采取以下措施：

（一）存放于标志明显的专用场所，并有效隔离，不得销售；

（二）怀疑为假药的，及时报告食品药品监督管理部门；

（三）属于特殊管理的药品，按照国家有关规定处理；

（四）不合格药品的处理过程应当有完整的手续和记录；

（五）对不合格药品应当查明并分析原因，及时采取预防措施。

第八十八条　企业应当对库存药品定期盘点，做到账、货相符。

第十一节　销　售

第八十九条　企业应当将药品销售给合法的购货单位，并对购货单位的证明文件、采购人员及提货人员的身份证明进行核实，保证药品销售流向真实、合法。

第九十条　企业应当严格审核购货单位的生产范围、经营范围或者诊疗范围，并按照相应的范围销售药品。

第九十一条　企业销售药品，应当如实开具发票，做到票、账、货、款一致。

第九十二条　企业应当做好药品销售记录。销售记录应当包括药品的通用名称、规格、剂型、批号、有效期、生产厂商、购货单位、销售数量、单价、金额、销售日期等内容。按照本规范第六十九条规定进行药品直调的，应当建立专门的销售记录。

中药材销售记录应当包括品名、规格、产地、购货单位、销售数量、单价、金额、销售日期等内容；中药饮片销售记录应当包括品名、规格、批号、产地、生产厂商、购货单位、销售数量、单价、金额、销售日期等内容。

第九十三条　销售特殊管理的药品以及国家有专门管理要求的药品，应当严格按照国家有关规定执行。

第十二节　出　库

第九十四条　出库时应当对照销售记录进行复核。发现以下情况不得出库，并报告质量管理部门处理：

（一）药品包装出现破损、污染、封口不牢、衬垫不实、封条损坏等问题；

（二）包装内有异常响动或者液体渗漏；

（三）标签脱落、字迹模糊不清或者标识内容与实物不符；

（四）药品已超过有效期；

（五）其他异常情况的药品。

第九十五条　药品出库复核应当建立记录，包括购货单位、药品的通用名称、剂型、规格、数量、批号、有效期、生产厂商、出库日期、质量状况和复核人员等内容。

第九十六条　特殊管理的药品出库应当按照有关规定进行复核。

第九十七条　药品拼箱发货的代用包装箱应当有醒目的拼箱标志。

第九十八条　药品出库时，应当附加盖企业药品出库专用章原印章的随货同行单（票）。

企业按照本规范第六十九条规定直调药品的，直调药品出库时，由供货单位开具两份随货同行单（票），分别发往直调企业和购货单位。随货同行单（票）的内容应当符合本规范第七十三条第二款的要求，还应当标明直调企业名称。

第九十九条　冷藏、冷冻药品的装箱、装车等项作业，应当由专人负责并符合以下要求：

（一）车载冷藏箱或者保温箱在使用前应当达到相应的温度要求；

（二）应当在冷藏环境下完成冷藏、冷冻药品的装箱、封箱工作；

（三）装车前应当检查冷藏车辆的启动、运行状态，达到规定温度后方可装车；

（四）启运时应当做好运输记录，内容包括运输工具和启运时间等。

第十三节　运输与配送

第一百条　企业应当按照质量管理制度的要求，严格执行运输操作规程，并采取有效措施保证运输过程中的药品质量与安全。

第一百零一条　运输药品，应当根据药品的包装、质量特性并针对车况、道路、天气等因素，选用适宜的运输工具，采取相应措施防止出现破损、污染等问题。

第一百零二条　发运药品时，应当检查运输工具，发现运输条件不符合规定的，不得发运。运输药品过程中，运载工具应当保持密闭。

第一百零三条　企业应当严格按照外包装标示的要求搬运、装卸药品。

第一百零四条　企业应当根据药品的温度控制要求，在运输过程中采取必要的保温或者冷藏、冷冻措施。

运输过程中，药品不得直接接触冰袋、冰排等蓄冷剂，防止对药品质量造成影响。

第一百零五条　在冷藏、冷冻药品运输途中，应当实时监测并记录冷藏车、冷藏箱或者保温箱内的温度数据。

第一百零六条　企业应当制定冷藏、冷冻药品运输应急预案，对运输途中可能发生的设备故障、异常天气影响、交通拥堵等突发事件，能够采取相应的应对措施。

第一百零七条　企业委托其他单位运输药品的，应当对承运方运输药品的质量保障能力进行审计，索取运输车辆的相关资料，符合本规范运输设施设备条件和要求的方可委托。

第一百零八条　企业委托运输药品应当与承运方签订

运输协议，明确药品质量责任、遵守运输操作规程和在途时限等内容。

第一百零九条 企业委托运输药品应当有记录，实现运输过程的质量追溯。记录至少包括发货时间、发货地址、收货单位、收货地址、货单号、药品件数、运输方式、委托经办人、承运单位，采用车辆运输的还应当载明车牌号，并留存驾驶人员的驾驶证复印件。记录应当至少保存5年。

第一百一十条 已装车的药品应当及时发运并尽快送达。委托运输的，企业应当要求并监督承运方严格履行委托运输协议，防止因在途时间过长影响药品质量。

第一百一十一条 企业应当采取运输安全管理措施，防止在运输过程中发生药品盗抢、遗失、调换等事故。

第一百一十二条 特殊管理的药品的运输应当符合国家有关规定。

第十四节 售后管理

第一百一十三条 企业应当加强对退货的管理，保证退货环节药品的质量和安全，防止混入假冒药品。

第一百一十四条 企业应当按照质量管理制度的要求，制定投诉管理操作规程，内容包括投诉渠道及方式、档案记录、调查与评估、处理措施、反馈和事后跟踪等。

第一百一十五条 企业应当配备专职或者兼职人员负责售后投诉管理，对投诉的质量问题查明原因，采取有效措施及时处理和反馈，并做好记录，必要时应当通知供货单位及药品生产企业。

第一百一十六条 企业应当及时将投诉及处理结果等信息记入档案，以便查询和跟踪。

第一百一十七条 企业发现已售出药品有严重质量问题，应当立即通知购货单位停售、追回并做好记录，同时向食品药品监督管理部门报告。

第一百一十八条 企业应当协助药品生产企业履行召回义务，按照召回计划的要求及时传达、反馈药品召回信息，控制和收回存在安全隐患的药品，并建立药品召回记录。

第一百一十九条 企业质量管理部门应当配备专职或者兼职人员，按照国家有关规定承担药品不良反应监测和报告工作。

第三章 药品零售的质量管理

第一节 质量管理与职责

第一百二十条 企业应当按照有关法律法规及本规范的要求制定质量管理文件，开展质量管理活动，确保药品质量。

第一百二十一条 企业应当具有与其经营范围和规模相适应的经营条件，包括组织机构、人员、设施设备、质量管理文件，并按照规定设置计算机系统。

第一百二十二条 企业负责人是药品质量的主要责任人，负责企业日常管理，负责提供必要的条件，保证质量管理部门和质量管理人员有效履行职责，确保企业按照本规范要求经营药品。

第一百二十三条 企业应当设置质量管理部门或者配备质量管理人员，履行以下职责：

（一）督促相关部门和岗位人员执行药品管理的法律法规及本规范；

（二）组织制订质量管理文件，并指导、监督文件的执行；

（三）负责对供货单位及其销售人员资格证明的审核；

（四）负责对所采购药品合法性的审核；

（五）负责药品的验收，指导并监督药品采购、储存、陈列、销售等环节的质量管理工作；

（六）负责药品质量查询及质量信息管理；

（七）负责药品质量投诉和质量事故的调查、处理及报告；

（八）负责对不合格药品的确认及处理；

（九）负责假劣药品的报告；

（十）负责药品不良反应的报告；

（十一）开展药品质量管理教育和培训；

（十二）负责计算机系统操作权限的审核、控制及质量管理基础数据的维护；

（十三）负责组织计量器具的校准及检定工作；

（十四）指导并监督药学服务工作；

（十五）其他应当由质量管理部门或者质量管理人员履行的职责。

第二节 人员管理

第一百二十四条 企业从事药品经营和质量管理工作的人员，应当符合有关法律法规及本规范规定的资格要求，不得有相关法律法规禁止从业的情形。

第一百二十五条 企业法定代表人或者企业负责人应当具备执业药师资格。

企业应当按照国家有关规定配备执业药师，负责处方审核，指导合理用药。

第一百二十六条 质量管理、验收、采购人员应当具有药学或者医学、生物、化学等相关专业学历或者具有药学专业技术职称。从事中药饮片质量管理、验收、采购人员应当具有中药学中专以上学历或者具有中药学专业初级以上专业技术职称。

营业员应当具有高中以上文化程度或者符合省级食品药品监督管理部门规定的条件。中药饮片调剂人员应当具有中药学中专以上学历或者具备中药调剂员资格。

第一百二十七条 企业各岗位人员应当接受相关法律法规及药品专业知识与技能的岗前培训和继续培训，以符合本规范要求。

第一百二十八条 企业应当按照培训管理制度制定年度培训计划并开展培训，使相关人员能正确理解并履行职责。培训工作应当做好记录并建立档案。

第一百二十九条　企业应当为销售特殊管理的药品、国家有专门管理要求的药品、冷藏药品的人员接受相应培训提供条件，使其掌握相关法律法规和专业知识。

第一百三十条　在营业场所内，企业工作人员应当穿着整洁、卫生的工作服。

第一百三十一条　企业应当对直接接触药品岗位的人员进行岗前及年度健康检查，并建立健康档案。患有传染病或者其他可能污染药品的疾病的，不得从事直接接触药品的工作。

第一百三十二条　在药品储存、陈列等区域不得存放与经营活动无关的物品及私人用品，在工作区域内不得有影响药品质量和安全的行为。

第三节　文　件

第一百三十三条　企业应当按照有关法律法规及本规范规定，制定符合企业实际的质量管理文件。文件包括质量管理制度、岗位职责、操作规程、档案、记录和凭证等，并对质量管理文件定期审核、及时修订。

第一百三十四条　企业应当采取措施确保各岗位人员正确理解质量管理文件的内容，保证质量管理文件有效执行。

第一百三十五条　药品零售质量管理制度应当包括以下内容：

（一）药品采购、验收、陈列、销售等环节的管理，设置库房的还应当包括储存、养护的管理；

（二）供货单位和采购品种的审核；

（三）处方药销售的管理；

（四）药品拆零的管理；

（五）特殊管理的药品和国家有专门管理要求的药品的管理；

（六）记录和凭证的管理；

（七）收集和查询质量信息的管理；

（八）质量事故、质量投诉的管理；

（九）中药饮片处方审核、调配、核对的管理；

（十）药品有效期的管理；

（十一）不合格药品、药品销毁的管理；

（十二）环境卫生、人员健康的规定；

（十三）提供用药咨询、指导合理用药等药学服务的管理；

（十四）人员培训及考核的规定；

（十五）药品不良反应报告的规定；

（十六）计算机系统的管理；

（十七）药品追溯的规定；

（十八）其他应当规定的内容。

第一百三十六条　企业应当明确企业负责人、质量管理、采购、验收、营业员以及处方审核、调配等岗位的职责，设置库房的还应当包括储存、养护等岗位职责。

第一百三十七条　质量管理岗位、处方审核岗位的职责不得由其他岗位人员代为履行。

第一百三十八条　药品零售操作规程应当包括：

（一）药品采购、验收、销售；

（二）处方审核、调配、核对；

（三）中药饮片处方审核、调配、核对；

（四）药品拆零销售；

（五）特殊管理的药品和国家有专门管理要求的药品的销售；

（六）营业场所药品陈列及检查；

（七）营业场所冷藏药品的存放；

（八）计算机系统的操作和管理；

（九）设置库房的还应当包括储存和养护的操作规程。

第一百三十九条　企业应当建立药品采购、验收、销售、陈列检查、温湿度监测、不合格药品处理等相关记录，做到真实、完整、准确、有效和可追溯。

第一百四十条　记录及相关凭证应当至少保存 5 年。特殊管理的药品的记录及凭证按相关规定保存。

第一百四十一条　通过计算机系统记录数据时，相关岗位人员应当按照操作规程，通过授权及密码登录计算机系统，进行数据的录入，保证数据原始、真实、准确、安全和可追溯。

第一百四十二条　电子记录数据应当以安全、可靠方式定期备份。

第四节　设施与设备

第一百四十三条　企业的营业场所应当与其药品经营范围、经营规模相适应，并与药品储存、办公、生活辅助及其他区域分开。

第一百四十四条　营业场所应当具有相应设施或者采取其他有效措施，避免药品受室外环境的影响，并做到宽敞、明亮、整洁、卫生。

第一百四十五条　营业场所应当有以下营业设备：

（一）货架和柜台；

（二）监测、调控温度的设备；

（三）经营中药饮片的，有存放饮片和处方调配的设备；

（四）经营冷藏药品的，有专用冷藏设备；

（五）经营第二类精神药品、毒性中药品种和罂粟壳的，有符合安全规定的专用存放设备；

（六）药品拆零销售所需的调配工具、包装用品。

第一百四十六条　企业应当建立能够符合经营和质量管理要求的计算机系统，并满足药品追溯的要求。

第一百四十七条　企业设置库房的，应当做到库房内墙、顶光洁，地面平整，门窗结构严密；有可靠的安全防护、防盗等措施。

第一百四十八条　仓库应当有以下设施设备：

（一）药品与地面之间有效隔离的设备；

（二）避光、通风、防潮、防虫、防鼠等设备；

（三）有效监测和调控温湿度的设备；

（四）符合储存作业要求的照明设备；

（五）验收专用场所；

（六）不合格药品专用存放场所；

（七）经营冷藏药品的，有与其经营品种及经营规模相适应的专用设备。

第一百四十九条　经营特殊管理的药品应当有符合国家规定的储存设施。

第一百五十条　储存中药饮片应当设立专用库房。

第一百五十一条　企业应当按照国家有关规定，对计量器具、温湿度监测设备等定期进行校准或者检定。

第五节　采购与验收

第一百五十二条　企业采购药品，应当符合本规范第二章第八节的相关规定。

第一百五十三条　药品到货时，收货人员应当按采购记录，对照供货单位的随货同行单（票）核实药品实物，做到票、账、货相符。

第一百五十四条　企业应当按规定的程序和要求对到货药品逐批进行验收，并按照本规范第八十条规定做好验收记录。

验收抽取的样品应当具有代表性。

第一百五十五条　冷藏药品到货时，应当按照本规范第七十四条规定进行检查。

第一百五十六条　验收药品应当按照本规范第七十六条规定查验药品检验报告书。

第一百五十七条　特殊管理的药品应当按照相关规定进行验收。

第一百五十八条　验收合格的药品应当及时入库或者上架，验收不合格的，不得入库或者上架，并报告质量管理人员处理。

第六节　陈列与储存

第一百五十九条　企业应当对营业场所温度进行监测和调控，以使营业场所的温度符合常温要求。

第一百六十条　企业应当定期进行卫生检查，保持环境整洁。存放、陈列药品的设备应当保持清洁卫生，不得放置与销售活动无关的物品，并采取防虫、防鼠等措施，防止污染药品。

第一百六十一条　药品的陈列应当符合以下要求：

（一）按剂型、用途以及储存要求分类陈列，并设置醒目标志，类别标签字迹清晰、放置准确。

（二）药品放置于货架（柜），摆放整齐有序，避免阳光直射。

（三）处方药、非处方药分区陈列，并有处方药、非处方药专用标识。

（四）处方药不得采用开架自选的方式陈列和销售。

（五）外用药与其他药品分开摆放。

（六）拆零销售的药品集中存放于拆零专柜或者专区。

（七）第二类精神药品、毒性中药品种和罂粟壳不得陈列。

（八）冷藏药品放置在冷藏设备中，按规定对温度进行监测和记录，并保证存放温度符合要求。

（九）中药饮片柜斗谱的书写应当正名正字；装斗前应当复核，防止错斗、串斗；应当定期清斗，防止饮片生虫、发霉、变质；不同批号的饮片装斗前应当清斗并记录。

（十）经营非药品应当设置专区，与药品区域明显隔离，并有醒目标志。

第一百六十二条　企业应当定期对陈列、存放的药品进行检查，重点检查拆零药品和易变质、近效期、摆放时间较长的药品以及中药饮片。发现有质量疑问的药品应当及时撤柜，停止销售，由质量管理人员确认和处理，并保留相关记录。

第一百六十三条　企业应当对药品的有效期进行跟踪管理，防止近效期药品售出后可能发生的过期使用。

第一百六十四条　企业设置库房的，库房的药品储存与养护管理应当符合本规范第二章第十节的相关规定。

第七节　销售管理

第一百六十五条　企业应当在营业场所的显著位置悬挂《药品经营许可证》、营业执照、执业药师注册证等。

第一百六十六条　营业人员应当佩戴有照片、姓名、岗位等内容的工作牌，是执业药师和药学技术人员的，工作牌还应当标明执业资格或者药学专业技术职称。在岗执业的执业药师应当挂牌明示。

第一百六十七条　销售药品应当符合以下要求：

（一）处方经执业药师审核后方可调配；对处方所列药品不得擅自更改或者代用，对有配伍禁忌或者超剂量的处方，应当拒绝调配，但经处方医师更正或者重新签字确认的，可以调配；调配处方后经过核对方可销售。

（二）处方审核、调配、核对人员应当在处方上签字或者盖章，并按照有关规定保存处方或者其复印件。

（三）销售近效期药品应当向顾客告知有效期。

（四）销售中药饮片做到计量准确，并告知煎服方法及注意事项；提供中药饮片代煎服务，应当符合国家有关规定。

第一百六十八条　企业销售药品应当开具销售凭证，内容包括药品名称、生产厂商、数量、价格、批号、规格等，并做好销售记录。

第一百六十九条　药品拆零销售应当符合以下要求：

（一）负责拆零销售的人员经过专门培训；

（二）拆零的工作台及工具保持清洁、卫生，防止交叉污染；

（三）做好拆零销售记录，内容包括拆零起始日期、药品

的通用名称、规格、批号、生产厂商、有效期、销售数量、销售日期、分拆及复核人员等;

(四)拆零销售应当使用洁净、卫生的包装,包装上注明药品名称、规格、数量、用法、用量、批号、有效期以及药店名称等内容;

(五)提供药品说明书原件或者复印件;

(六)拆零销售期间,保留原包装和说明书。

第一百七十条　销售特殊管理的药品和国家有专门管理要求的药品,应当严格执行国家有关规定。

第一百七十一条　药品广告宣传应当严格执行国家有关广告管理的规定。

第一百七十二条　非本企业在职人员不得在营业场所内从事药品销售相关活动。

第八节　售后管理

第一百七十三条　除药品质量原因外,药品一经售出,不得退换。

第一百七十四条　企业应当在营业场所公布食品药品监督管理部门的监督电话,设置顾客意见簿,及时处理顾客对药品质量的投诉。

第一百七十五条　企业应当按照国家有关药品不良反应报告制度的规定,收集、报告药品不良反应信息。

第一百七十六条　企业发现已售出药品有严重质量问题,应当及时采取措施追回药品并做好记录,同时向食品药品监督管理部门报告。

第一百七十七条　企业应当协助药品生产企业履行召回义务,控制和收回存在安全隐患的药品,并建立药品召回记录。

第四章　附　则

第一百七十八条　本规范下列术语的含义是:

(一)在职:与企业确定劳动关系的在册人员。

(二)在岗:相关岗位人员在工作时间内在规定的岗位履行职责。

(三)首营企业:采购药品时,与本企业首次发生供需关系的药品生产或者经营企业。

(四)首营品种:本企业首次采购的药品。

(五)原印章:企业在购销活动中,为证明企业身份在相关文件或者凭证上加盖的企业公章、发票专用章、质量管理专用章、药品出库专用章的原始印记,不能是印刷、影印、复印等复制后的印记。

(六)待验:对到货、销后退回的药品采用有效的方式进行隔离或者区分,在入库前等待质量验收的状态。

(七)零货:拆除了用于运输、储藏包装的药品。

(八)拼箱发货:将零货药品集中拼装至同一包装箱内发货的方式。

(九)拆零销售:将最小包装拆分销售的方式。

(十)国家有专门管理要求的药品:国家对蛋白同化制剂、肽类激素、含特殊药品复方制剂等品种实施特殊监管措施的药品。

第一百七十九条　药品零售连锁企业总部的管理应当符合本规范药品批发企业相关规定,门店的管理应当符合本规范药品零售企业相关规定。

第一百八十条　本规范为药品经营质量管理的基本要求。对企业信息化管理、药品储运温湿度自动监测、药品验收管理、药品冷链物流管理、零售连锁管理等具体要求,由国家食品药品监督管理总局以附录方式另行制定。

第一百八十一条　麻醉药品、精神药品、药品类易制毒化学品的追溯应当符合国家有关规定。

第一百八十二条　医疗机构药房和计划生育技术服务机构的药品采购、储存、养护等质量管理规范由国家食品药品监督管理总局商相关主管部门另行制定。

互联网销售药品的质量管理规定由国家食品药品监督管理总局另行制定。

第一百八十三条　药品经营企业违反本规范的,由食品药品监督管理部门按照《中华人民共和国药品管理法》第七十八条的规定给予处罚。

第一百八十四条　本规范自发布之日起施行,卫生部2013年6月1日施行的《药品经营质量管理规范》(中华人民共和国卫生部令第90号)同时废止。

2016年度药品审评报告

发布日期:20170317

国家食品药品监督管理总局药品审评中心

2016年,在国家食品药品监督管理总局(以下简称总局)的坚强领导下,药品审评中心(以下简称药审中心)紧紧围绕《国务院关于改革药品医疗器械审评审批制度的意见》(国发〔2015〕44号)相关要求,不断推进审评制度改革,坚持依法依规、科学规范审评,切实保护和促进公众健康。

药审中心通过加强审评项目管理、细化审评序列、强化时限管理,成立专项小组、增加审评人员、授权分级签发,制修订审评要点、规范技术要求,发挥省局挂职团队力量等措施,不断提高审评效率和质量。全年完成审评并呈送总局审批的注册申请共12 068件(以受理号计,下同),接收新报注册申请3779件。化药和疫苗临床试验申请、中药民族药各类注册申请已基本实现按时限审评,完成了国发〔2015〕44号文件和总局确定的阶段性目标。

一、药品注册申请审评完成情况

(一)审评总体完成情况

1. 全年审评完成情况

2016年,药审中心完成审评并呈送总局审批的注册申请共 12 068 件，另有 943 件注册申请完成审评因申报资料缺陷等待申请人回复补充资料。全年完成审评的注册申请数量较 2015 年提高了 26%，排队等待审评的注册申请已由 2015 年 9 月高峰时的近 22 000 件降至近 8200 件（不含完成审评因申报资料缺陷等待申请人回复补充资料的注册申请），基本消除了注册积压。2016 年全年完成审评并呈送总局审批和排队等待审评的注册申请情况与前三年比较详见图 1。

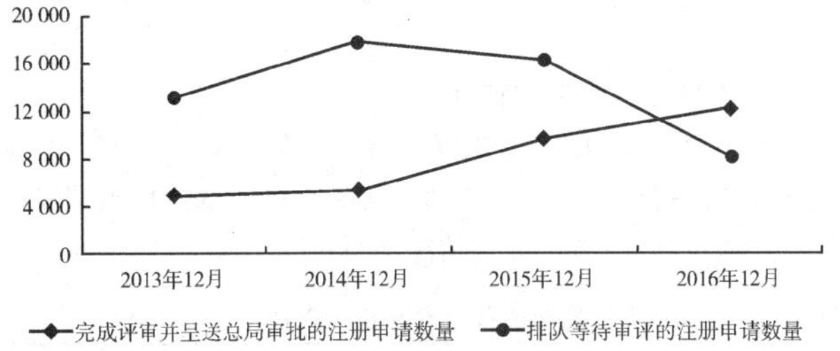

图 1　2016 年完成审评并呈送总局审批和排队等待审评的注册申请情况与前三年比较

2016 年审评完成的注册申请中，化药注册申请为 10 060 件，约占全部完成量的 83%。2016 年各类药品注册申请完成审评送局数量与前三年比较详见图 2。

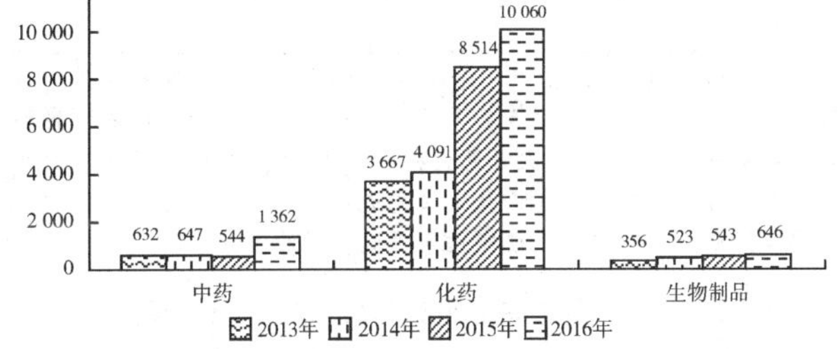

图 2　2016 年各类药品注册申请完成审评送局数量与前三年比较

2. 各类注册申请审评完成情况

2016 年，药审中心完成新药临床试验（IND）申请审评 961 件，验证性临床申请审评 3275 件，新药上市申请（NDA）审评 690 件，仿制药申请（ANDA）审评 3655 件。2016 年完成审评的注册申请类型主要为验证性临床申请、ANDA 和补充申请，各类注册申请完成审评送局数量与前三年比较详见图 3。

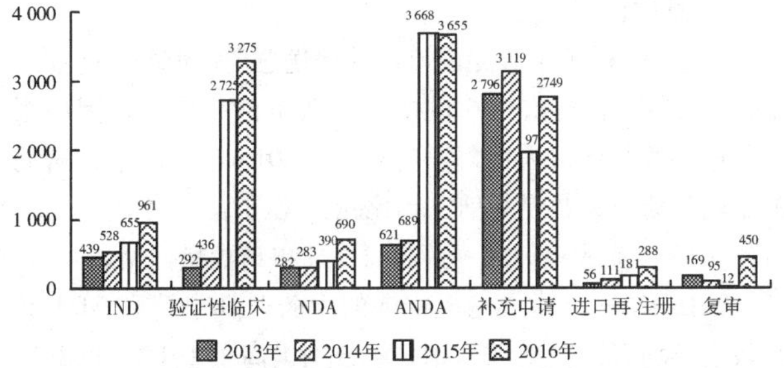

图 3　2016 年各类注册申请完成审评送局数量与前三年比较

3. 优先审评品种审评完成情况

2016 年药审中心根据总局《关于解决药品注册申请积压实行优先审评审批的意见》（食药监药化管〔2016〕19 号，以下简称 19 号文），共将 12 批 193 件注册申请纳入优先审评程序（中药注册申请 2 件、化药注册申请 169 件、生物制品注册申请 22 件），详见图 4。其中具有明显临床价值的新药注册申请共 85 件，占 44%。

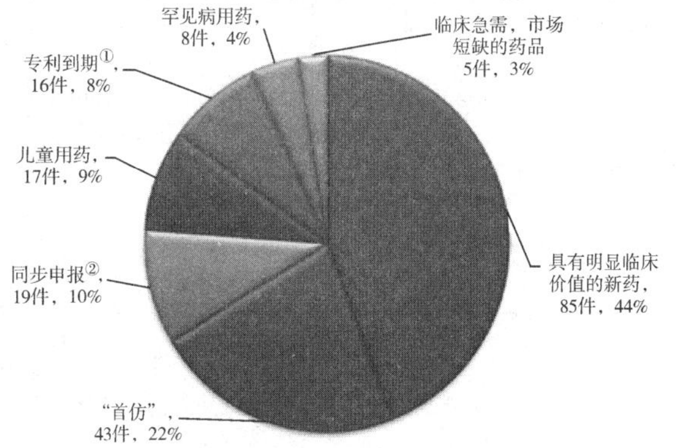

图 4　纳入优先审评程序的注册申请情况

注：①"专利到期"是指 19 号文优先审评审批范围（一）中第 4 种情形，即"专利到期前 3 年的临床试验申请和专利到期前 1 年的药品生产申请"；②"同步申报"是指 19 号文优先审评审批范围（一）中第 5 种情形，即"申请人在美国、欧盟同步申请并获准开展药物临床试验的新药临床试验申请；在中国境内用同一生产线生产并在美国、欧盟药品审批机构同步申请上市且通过了其现场检查的药品注册申请"。

截至 2016 年底，纳入优先审评程序的注册申请中已有 57 件完成审评，另有 42 件注册申请完成审评因申报资料缺陷等待申请人回复补充资料，详见图 5。

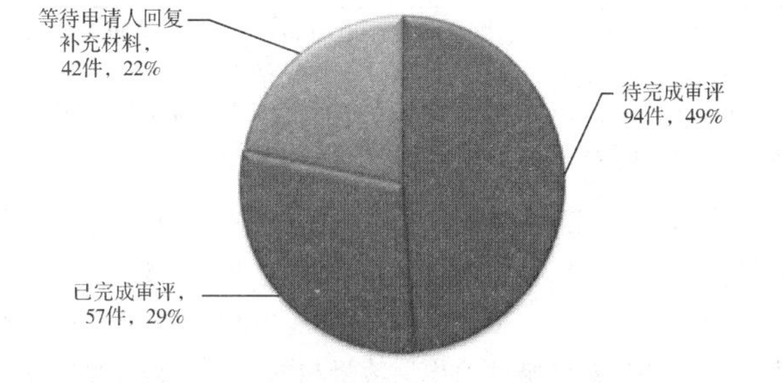

图 5　2016 年纳入优先审评程序的注册申请审评情况

57 件已完成审评的优先审评注册申请中，有 11 件为建议批准上市（含原料药注册申请 2 件），详见表 1。

（二）化药注册申请审评完成情况

1. 总体情况

2016 年，药审中心完成审评并呈送总局审批的化药注册申请共 10 060 件，另有 729 件化药注册申请完成审评因申报资料缺陷等待申请人回复补充资料。2016 年完成审评的化药注册申请数量与前三年比较详见图 6。

2016 年完成审评的化药各类注册申请数量详见表 2。

表1　已完成审评建议批准上市的优先审评注册申请名单

受理号	药品名称	审评结论	纳入优先审评的理由
JXSS1600002/3/4	托珠单抗注射液	建议批准进口	儿童用药
JXHS1300104	左乙拉西坦注射用浓溶液	建议批准进口	儿童用药
JXHS1500026	玫格司他胶囊	建议批准进口	儿童用药
CYHS1400461	枸橼酸咖啡因注射液	建议批准生产	儿童用药
CYHS1490010	吉非昔尼片	建议批准生产	“首仿”
JXHS1500103	瑞戈非尼片	建议批准进口	显著临床优势
CYHS1201509	注射用醋酸卡泊芬净	建议批准生产	专利到期

注：此表不含原料药注册申请。

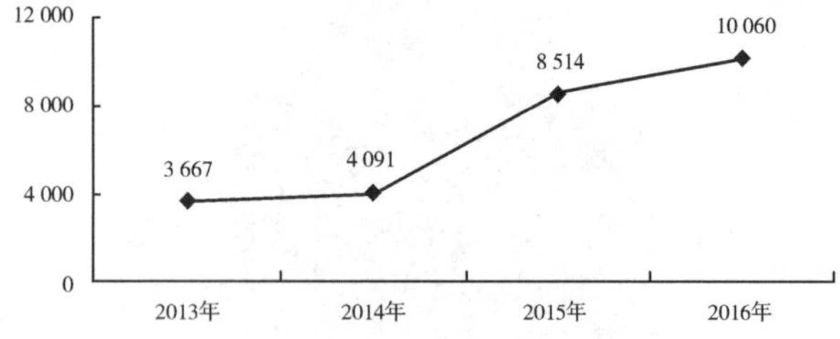

图6　2016年完成审评送局的化药注册申请数量与前三年比较

表2　2016年完成审评的化药各类注册申请数量（件）

申请类型	完成审评并呈送总局审批				等待补充资料①	合计
	建议批准	建议不批准	撤回等②	小计		
IND	455	51	22	528	20	548
验证性临床	2856	375	44	3275	56	3331
NDA	23	28	478	529	20	549
ANDA	1564	1012	397	2973	247	3220
补充申请	1634	448	173	2255	232	2487
进口再注册	173	76	8	257	154	411
复审	243	243	/	243		
合计	/	10 060	729	10 789		

注：①“等待补充资料”是指完成审评因申报资料缺陷等待申请人回复补充资料的注册申请；②“撤回等”是指申请人主动申请撤回的注册申请、非中心审评退回注册司的注册申请、送器械审评中心的药械组合注册申请和关联制剂撤回的原料/辅料注册申请等。

2016年，药审中心完成审评的化药IND申请、验证性临床试验申请、NDA、补充申请和进口再注册申请数量较2015年分别提高了37%、20%、81%、67%和49%。2016年完成审评送局的化药各类注册申请数量与前三年比较详见图7。

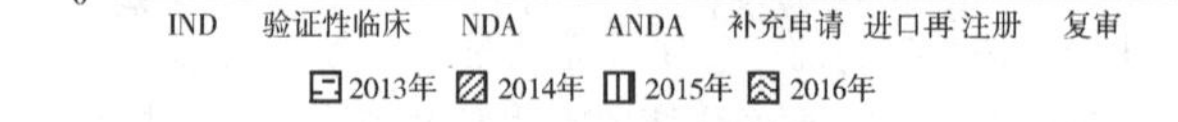

图7　2016年完成审评送局的化药各类注册申请数量与前三年比较

2. 审评建议批准的情况

2016年，药审中心完成审评建议批准并呈送总局审批的化药各类注册申请共计6705件，其中约87%的注册申请经1轮审评通过，各轮审评通过情况详见表3。

表3　2016年化药注册申请各轮审评通过情况

申请类型	审评通过数①（件）	各轮审评通过情况（%）②		
		1轮	2轮	3轮及以上
IND	455	75%	24%	1%
验证性临床	2856	97%	2%	1%
NDA	23	61%	26%	13%
ANDA	1564	86%	13%	1%
补充申请	1634	81%	18%	1%
进口再注册	173	40%	57%	3%
总计	6705	87%	12%	1%

注：①“审评通过数”是指审评建议批准并呈送总局审批的注册申请数量；②“各轮审评通过情况（%）”：注册申请未进行过补充资料即为1轮完成审评，历经一次补充资料即为2轮完成审评，历经两次及两次以上补充资料即为3轮及以上完成审评。该比例为该轮审评通过的注册申请数占该类注册申请审评通过数的百分。

2016年，药审中心完成审评建议批准上市并呈送总局审批的化药NDA共23件。

2016年，药审中心完成审评建议批准临床试验的化药IND申请455件，其中国产IND申请316件，国际多中心临床试验申请（含进口IND申请，下同）139件。

完成审评送局建议批准的IND申请和NDA中，建议批准上市的化药创新药注册申请2件（1个品种），建议批准临床试验的化药创新药注册申请255件（91个品种，其中抗肿瘤药物42个品种）。

（三）中药注册申请审评完成情况

1. 总体情况

2016年，药审中心完成审评并呈送总局审批的中药注册申请共1362件，另有106件中药注册申请完成审评因申报资料缺陷等待申请人回复补充资料。2016年完成审评送局的中药注册申请数量与前三年比较详见图8。

2016年完成审评的中药各类注册申请数量详见表4。

2016年，药审中心完成审评的中药IND申请和NDA数量较往年均有所提高，较2015年分别提高了161%和68%。2016年完成审评送局的中药各类注册申请数量与前三年比较详见图9。

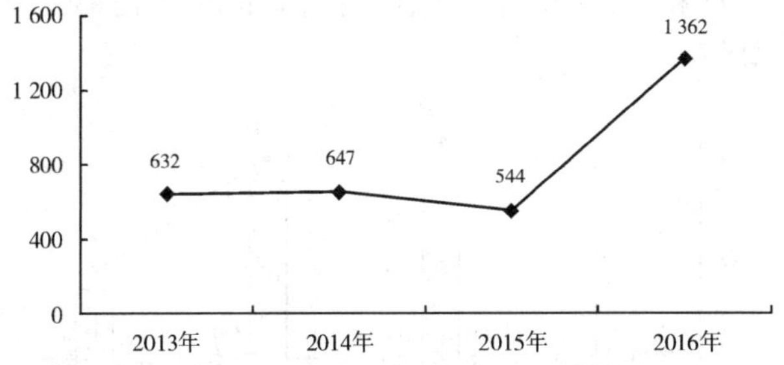

图 8　2016 年完成审评送局的中药注册申请数量与前三年比较

表 4　2016 年完成审评的中药各类注册申请数量(件)

申请类型	完成审评并呈送总局审批				等待补充资料	合计
	建议批准	建议不批准	撤回等	小计		
IND	84	26	10	120	23	143
NDA	2	7	92	101	15	116
ANDA	0	6	14	20	/	20
补充申请	129	53	57	239	48	287
进口再注册	15	4	0	19	19	38
复审	196	196	1	197		
过渡期遗留品种	667	667	/	667		
合计	/	1362	106	1468		

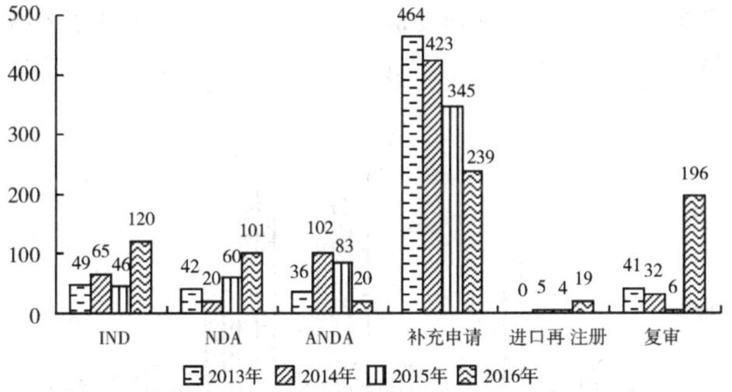

图 9　2016 年完成审评送局的中药各类注册申请数量与前三年比较

注:上图未计入中药过渡期遗留品种;

2. 审评建议批准的情况

2016 年,药审中心完成审评建议批准并呈送总局审批的中药各类注册申请共计 230 件,其中约 38% 的注册申请经 1 轮审评通过,具体各轮审评通过情况详见表 5。

表 5　2016 年中药注册申请各轮审评通过情况

申请类型	审评通过数(件)	各轮审评通过情况(%)		
		1 轮	2 轮	3 轮及以上
IND	84	32%	42%	26%
NDA	2	/	/	100%
ANDA	0	/	/	/
补充申请	129	47%	42%	11%
进口再注册	15	/	47%	53%
总计	230	38%	42%	20%

2016 年,药审中心完成审评建议批准临床试验并呈送总局审批的中药 IND 申请 84 件,其中呼吸、心血管、消化和妇科疾病的 IND 申请较多,共占 65%。

(四)生物制品注册申请审评完成情况

1. 总体情况

2016 年,药审中心完成审评并呈送总局审批的生物制品注册申请共 646 件,另有完成审评因申报资料缺陷等待申请人回复补充资料注册申请 108 件。2016 年完成审评送局的生物制品注册申请数量与前三年比较详见图 10。

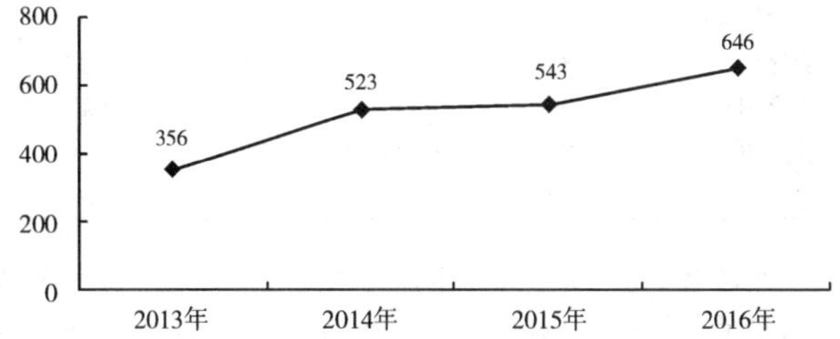

图 10　2016 年完成审评送局的生物制品注册申请数量与前三年比较

2016 年完成审评的生物制品各类注册申请数量详见表 6。

表 6　2016 年完成审评的生物制品各类注册申请数量(件)

申请类型	完成审评并呈送总局审批				等待补充资料	合计
	建议批准	建议不批准	撤回等	小计		
预防用 IND	30	3	2	35	15	50
预防用 NDA	9	5	7	21	/	21
治疗用 IND	241	17	20	278	42	320
治疗用 NDA	8	4	27	39	10	49
补充申请	196	21	38	255	41	296
进口再注册	8	3	1	12	0	12
复审	6	6	/	6		
合计	/	646	108	754		

注:“预防用 IND”为预防用生物制品 IND 申请,“预防用 NDA”为预防用生物制品 NDA,“治疗用 IND”为治疗用生物制品 IND 申请,“治疗用 NDA”为治疗用生物制品 NDA。

2016 年,药审中心完成审评送局的生物制品各类注册申请数量与前三年比较详见图 11。

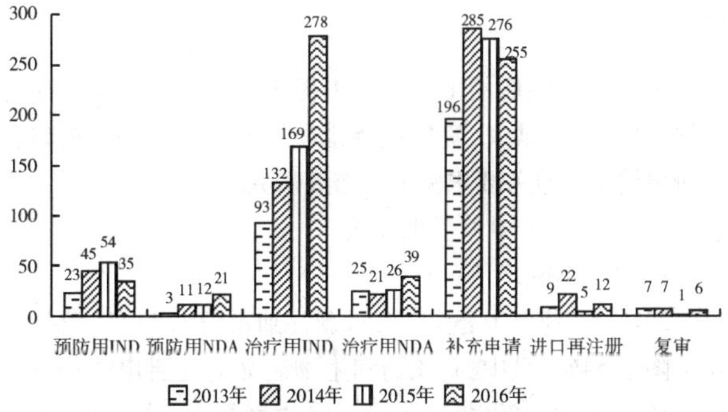

图 11　2016 年完成审评送局的生物制品各类注册申请数量与前三年比较

2. 审评建议批准的情况

2016 年,药审中心完成审评建议批准并呈送总局审批的生物制品各类注册申请共计492件,其中约57%的注册申请经1轮审评通过,具体各轮审评通过情况详见表7。

表7　2016年生物制品注册申请各轮审评通过情况

申请类型	审评通过数(件)	各轮审评通过情况(%)		
		1轮	2轮	3轮及以上
预防用IND	30	10%	83%	7%
预防用NDA	9	11%	33%	56%
治疗用IND	241	49%	51%	/
治疗用NDA	8	37%	50%	13%
补充申请	196	74%	24%	2%
进口再注册	8	100%	/	/
总计	492	57%	41%	2%

2016年,药审中心完成审评建议批准临床试验并呈送总局审批的生物制品IND申请共271件,其中预防用生物制品IND申请30件,治疗用生物制品IND申请241件(治疗用IND申请中抗肿瘤药物注册申请109件)。

(五)审评发现的主要问题

2016年,各类注册申请因研究项目设计和实施不能支持其申请药品的安全性、有效性、质量可控性等情形导致审评结论为建议不批准的共计2139件;各类注册申请因研究存在缺陷,第1轮审评结论为补充资料的共计1654件。对上述注册申请不批准和补充资料的原因进行全面分析,梳理了各类药品注册申请在研究和申报过程中存在的主要问题。

1. 创新药

IND前期的安全性研究不够充分或研究数据可靠性不足,临床方案中对受试者风险管控措施不足或整体设计欠完善;NDA临床试验规范性差,数据质量较差,临床试验结果可靠性不足。此外,NDA申报资料中生产工艺信息不够详细的问题也较为常见。

2. 仿制药

仿制药药学工艺、质量标准等研究存在较大缺陷,稳定性研究存在不足;前期研究不够充分,与审评要求差距过大,导致申请人未能按期完成补充资料或在后期主动放弃补充资料。

3. 进口药

进口上市注册的申报资料未提供国外上市的全部研究数据,关键信息缺失,资料翻译错误较多,可读性差;进口再注册申请未按批件要求完成上市后研究。

二、药品注册申请受理情况

(一)总体受理情况

2016年,药审中心全年接收新注册申请3779件,较2015年下降了54%,且中药、化药和生物制品的注册申请接收量均有所下降,其中化药接收量下降幅度最大,降幅达57%。2016年注册申请接收情况与前三年比较详见图12。

(二)化药注册申请受理情况

1. 总体情况

2016年,药审中心新接收化药注册申请3110件,其中ANDA和补充申请共占化药注册申请全年接收量的63%,详见图13。

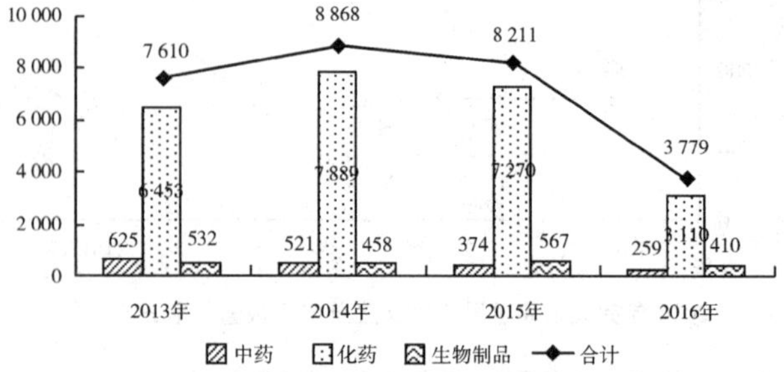

图12　2016年注册申请接收情况与前三年比较

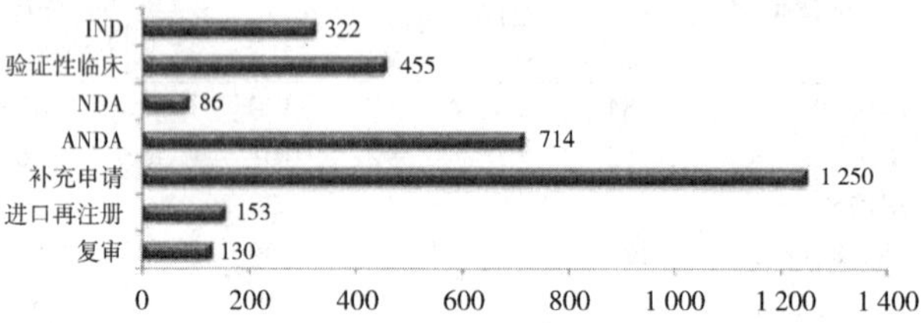

图13　2016年化药各类注册申请接收情况

与前三年相比,2016年化药各类注册申请接收量整体呈下降趋势,其中验证性临床试验申请和ANDA受新注册分类实施影响接收量下降幅度最大,较2015年分别下降了80%和69%,详见图14。

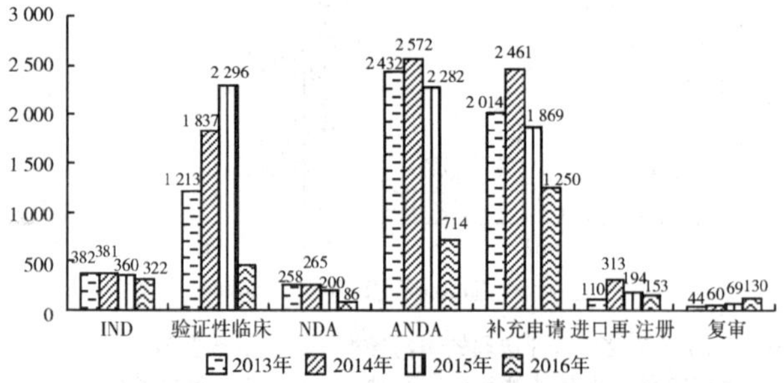

图14　2016年化药各类注册申请接收情况与前三年比较

2. 新分类受理情况

自总局《关于发布化学药品注册分类改革工作方案的公告》(2016年第51号)发布并实施以来,2016年药审中心共接收新分类化药注册申请268件(不含补充申请和进口再注册申请),其中创新药注册申请(新1类)129件,改良型新药注册申请(新2类)24件,仿制药注册申请(新3类、新4类和新5.2类)69件,原研药品进口注册申请(新5.1类)46件,详见图15。

其中129件新1类化药注册申请共涉及52个品种(以活性成分计数,下同),分布在11个治疗领域,其中抗肿瘤药物20个品种,消化系统疾病药物12个品种。

3. 创新药受理情况

2016年,药审中心共接收化药创新药注册申请(原1.1类、原1.2类和新1类,下同)240件,较2015年增长了18%,

其中国产注册申请212件(77个品种),进口注册申请28件(13个品种)。

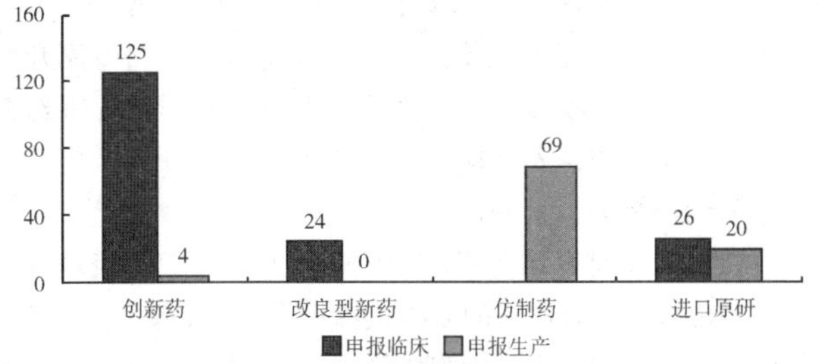

图15　2016年新分类化药注册申请接收情况

4. 化药临床试验申请适应证分布情况

2016年,药审中心共接收化药IND申请322件,其中国产IND申请233件,国际多中心临床试验申请89件。国产IND申请接收量较多的治疗领域为抗肿瘤药物、消化系统疾病药物、抗感染药物、皮肤及五官科药物。国际多中心临床试验申请接收量较多的治疗领域为抗肿瘤药物、呼吸系统疾病及抗过敏药物、循环系统疾病药物、血液系统疾病药物。

(三)中药注册申请受理情况

2016年,药审中心共接收中药注册申请259件,其中IND申请33件,补充申请196件,共占中药全年接收量的88%,2016年中药各类注册申请接收情况详见图16。

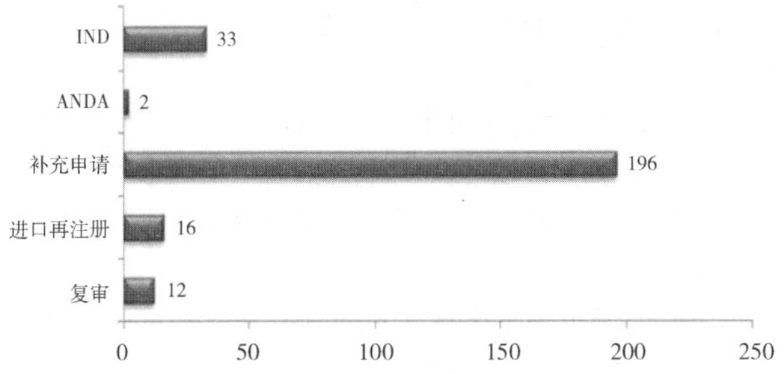

图16　2016年中药各类注册申请接收情况

与前三年相比,除进口再注册申请外,2016年中药各类注册申请接收量整体呈下降趋势,详见图17。

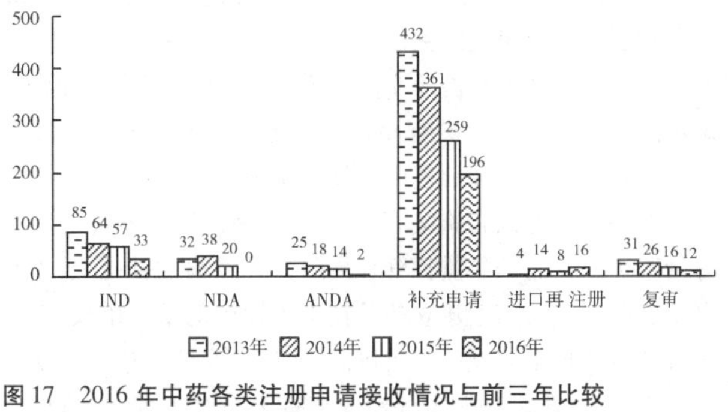

图17　2016年中药各类注册申请接收情况与前三年比较

(四)生物制品注册申请受理情况

2016年,药审中心共接收生物制品注册申请410件(含体外诊断试剂注册申请2件),其中补充申请204件,治疗用生物制品IND申请157件,共占生物制品全年接收量的88%,详见图18。

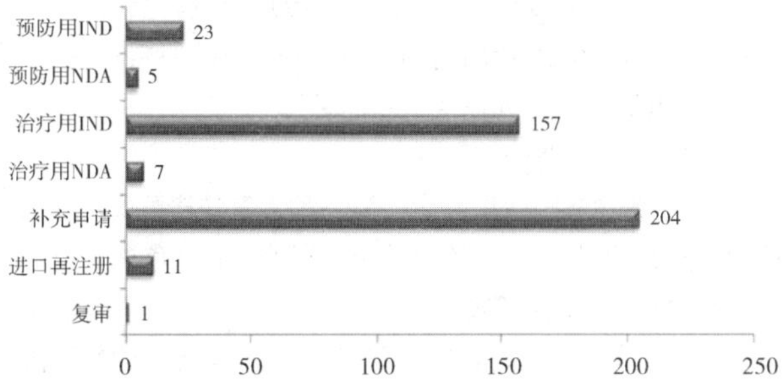

图18　2016年生物制品各类注册申请接收情况

注:上图未计入体外诊断试剂注册申请。

2016年,生物制品各类注册申请接收情况与前三年比较详见图19。

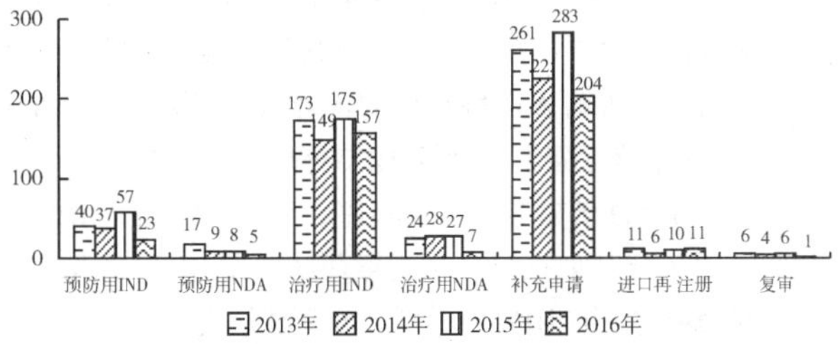

图19　2016年生物制品各类注册申请接收情况与前三年比较

注:上图未计入体外诊断试剂注册申请。

(五)化学药生物等效性试验(BE)备案情况

自BE备案平台开通以来,2016年新申报化学仿制药BE备案品种41个,仿制药一致性评价BE备案品种16个。

三、重要治疗领域品种情况

2016年,一批具有明显临床价值的创新药、临床急需药、专利过期药和国内首仿药完成审评并建议批准上市。

(一)抗肿瘤药物

1. 瑞戈非尼片　为小分子酪氨酸激酶抑制剂,适用于治疗既往接受过以氟尿嘧啶、奥沙利铂和伊立替康为基础的化疗,以及既往接受过或不适合接受抗血管内皮生长因子受体、抗表皮生长因子受体类药物治疗(RAS野生型)的转移性结直肠癌患者;既往接受过甲磺酸伊马替尼及苹果酸舒尼替尼治疗的局部晚期的、无法手术切除的或转移性的胃肠道间质瘤患者。该药品为第一个用于治疗晚期结直肠癌的小分子靶向药。

2. 培唑帕尼片　为血管内皮生长因子受体酪氨酸激酶抑制剂,适用于晚期肾细胞癌患者的一线治疗和曾接受细胞因子治疗的晚期肾细胞癌患者的治疗。其改善患者无进展生存期的疗效与同类产品苹果酸舒尼替尼相似,在一些可能影响生活质量的不良事件上的安全性特征更优。该药品在我国批准上市将为晚期肾细胞癌患者带来更多的治疗选择。

3. 吉非替尼片　为靶向晚期非小细胞肺癌表皮生长因子受体的第一代小分子酪氨酸激酶抑制剂，与传统化疗相比疗效和安全性均更好，适用于具有表皮生长因子受体敏感突变的晚期非小细胞肺癌患者的一线治疗。该药品为我国首仿药，可有效提高患者用药的可及性（该药品原料药为我国首个“上市许可持有人制度试点品种”）。

（二）抗感染药物

1. 苹果酸奈诺沙星胶囊　为一种无氟喹诺酮类抗生素，适用于对奈诺沙星敏感的由肺炎链球菌、金黄色葡萄球菌、流感嗜血杆菌、副流感嗜血杆菌、卡他莫拉菌、肺炎克雷伯菌以及肺炎支原体、肺炎衣原体和嗜肺军团菌所致的轻、中度成人（≥18 岁）社区获得性肺炎。该药品上市可为临床增加新的治疗选择。

2. 富马酸贝达喹啉片　为二芳基喹啉类抗分枝杆菌药物，其作为联合治疗的一部分，适用于治疗成人（≥18 岁）耐多药肺结核。该药品为全球近 30 年来研发的新的抗结核药物，可为我国应对结核病这一严重公共卫生难题提供新的治疗选择，有望改善耐多药肺结核的治疗效果，满足耐多药肺结核患者临床治疗需求，降低我国结核病疾病负担。

3. 富马酸替诺福韦二吡呋酯片　为核苷酸反转录酶抑制剂，适用于与其他抗反转录病毒药物联用，治疗成人 1 型人类免疫缺陷病毒（HIV-1）感染。该药品是我国首仿的艾滋病一线治疗药物，可有效提高患者用药的可及性，对解决我国重大公共卫生问题具有重要意义。

4. 聚乙二醇干扰素 α2b 注射液　为重组人干扰素 α2b 与聚乙二醇结合形成的长效干扰素，适用于治疗慢性丙型肝炎成年患者（患者不能处于肝脏失代偿期）。该药品为我国自主研发的首个长效干扰素，可有效提高患者用药的可及性。

（三）风湿性疾病及免疫药物

托珠单抗注射液　为人源化单克隆抗体，通过与具有可溶性和膜结合性的白细胞介素-6 受体结合，抑制信号传导和基因激活，适用于治疗全身型幼年特发性关节炎（sJIA），可显著改善对非甾体类抗炎药及全身性糖皮质激素治疗反应不足的活动性 sJIA 患者的美国风湿学会评分并降低激素用量。该药品本次增加适应证，主要用于儿科患者，为我国儿科患者提供了首个疗效及安全性明确的治疗药物，解决了临床长期无药可用的问题。

（四）内分泌系统药物

贝那鲁肽注射液　为胰高血糖素样肽-1 类似物，其氨基酸序列与人体内胰高血糖素样肽-1 相同，具有葡萄糖浓度依赖的促胰岛素分泌作用，并且诱导 β 细胞分化，抑制胰高血糖素释放、胃排空和摄食冲动，提高对胰岛素受体的敏感性，适用于单用二甲双胍疗效不佳的成人 2 型糖尿病患者的血糖控制。该药品为我国自主研发的首个胰高血糖素样肽-1 类药物，将满足我国 2 型糖尿病患者对此类药品的可及性。

（五）呼吸系统疾病及抗过敏药物

金花清感颗粒　为新的中药复方制剂，适用于流行性感冒。该药品是北京市人民政府在 2009 年防治甲型 H1N1 流感期间，组织临床医学、药学、公共卫生等多个学科专家开展的重大科技攻关项目成果。该药品上市将发挥传统中药在突发卫生事件和重大公共卫生事件中的积极作用。

（六）预防用生物制品（疫苗）

13 价肺炎球菌结合疫苗：为通过化学方法将肺炎球菌多糖与蛋白载体结合制备的多糖蛋白结合疫苗，将多糖的非 T 细胞依赖免疫转变为 T 细胞依赖的免疫，适用于预防 6 周龄至 15 月龄婴幼儿由 13 种肺炎球菌血清型引起的侵袭性疾病（包括菌血症性肺炎、脑膜炎、败血症和菌血症等）。该药品为我国首个上市的可用于婴幼儿主动免疫的 13 价肺炎疫苗，较 7 价肺炎球菌结合疫苗有更高的血清型覆盖率。

四、主要工作措施及进展情况

（一）加强审评制度建设

按照国发〔2015〕44 号文件和总局要求，积极推动审评制度建设，初步建立了以临床疗效为核心，规范指导在前、沟通交流在中、审评决策在后的审评管理模式。

一是项目管理人制度进展顺利。建立了近 20 人的项目管理人队伍，对内管理项目，制定工作计划，协调审评任务，服务于适应证审评团队；对外联系和服务申请人，组织申请人与审评人员沟通交流会议等，提高审评业务管理的专业性，使审评人员专心于技术审评，避免审评人员与申请人的私下接触，建立起廉政的“防火墙”。

二是适应证团队审评制度初步形成。以肿瘤适应证团队为试点，以临床疗效为核心，临床、药学、药理毒理、统计等多专业审评人员与项目管理人员共同组成审评团队，实现了多专业审评、综合评价与集体决策。切实加强各审评专业间的沟通衔接，强化专业学科建设，明确主审人和审评员权责，依据风险大小授权不同层级人员签发，提高审评的科学性和规范性。

三是沟通交流制度初见成效。按照《药物研发与技术审评沟通交流管理办法（试行）》的要求，为促进药品创新、服务申请人，已组织安排针对创新药研发的沟通交流会 122 次。在创新药物研发的关键环节与申请人开展沟通交流，畅通申请人与审评人员沟通交流渠道，共同研究解决研发中的疑难问题与技术指南没有涵盖的问题，为创新药物、临床急需药物等的研发与评价提供支持与服务。

四是建立专家咨询委员会与技术争议解决制度。在学习借鉴美国食品药品监督管理局（FDA）经验的基础上，立足自身、创新制度，探索建立药品技术审评中的重大争议、重大疑难及特殊技术问题的解决机制，明确专家公开论证解决争议的方法。《药品注册审评专家咨询委员会管理办法》已经总局局务会审议通过。

五是审评信息公开制度稳步实施。在官网设立专栏公开技术指南、申报受理、审评过程和审评结果等信息，提高药品审评工作透明度，帮助申请人了解注册申报情况，把握最新的行业研发动态，引导社会理性投资与研发，避免低水平研究、重复申报。已公开12个新药的审评报告，起草了《药品技术审评信息公开管理办法》并公开征求了意见，将按总局要求进行修改后对社会发布。

六是优先审评制度持续推进。为鼓励创新，加快具有临床价值和临床急需药品的研发上市，对创新药、儿童用药、临床急需药、专利到期药和“首仿”等实行了优先审评，制定各类优先审评品种的遴选原则和具体工作程序，依程序先后发布12批优先审评目录，对193件注册申请进行了优先审评。

（二）夯实审评基础工作

一是加强审评技术指南与标准体系建设。完成10余个指导原则的制修订工作；为推动审评标准与指导原则体系建设工作，研究探索委托外部参与研究制定指导原则的工作模式，2016年共组织完成翻译140多个国际技术指导原则，积极开展国外监管机构指导原则相关的研究工作。

二是加强审评质量管理体系建设。疫苗技术审评质量管理体系于2016年12月21日顺利通过方圆标志认证集团监督审核，获得ISO9001：2015新版证书；制定了《药审中心审评质量管理体系建设方案》，全面启动了三年审评质量管理体系建设工作，加强审评全过程的质量管理。

三是加强审评信息化管理体系建设。开发构建优先审评程序子系统，升级化学药BE试验备案信息平台为化学仿制药生物等效性与临床试验备案平台，增加了仿制药一致性评价试验备案平台。在官网增加申请人优先审评申请、任务公示模块，以及化药注册分类改革意见反馈等内容，强化信息技术支持，落实网络安全保障。

（三）深化人事制度改革

设立首席科学家岗位，引进FDA资深审评专家何如意博士担任首席科学家；加快推进招聘工作，人员规模达到近600人；创新人员培训模式，增加生产现场实训内容；制定药审中心《临床兼职审评员管理办法》等制度；积极探索项目聘用等灵活用人方式；进一步扩大药审中心在技术审评方面与社会的合作，与西苑医院、北京医院、清华大学医学院签署合作协议。

五、2017年重点工作安排

2016年，药审中心工作取得了一定进展，但仍存在着一些问题：一是造成注册审评积压的体制性、机制性问题还未从根本上解决；二是审评能力与医药产业创新发展、转型升级的需求还不适应；三是审评管理制度和标准体系仍需进一步完善；四是审评基础工作仍较薄弱，历史遗留问题尚未完全解决。

2017年药审中心将紧密围绕总局工作部署，重点开展以下工作。

一是进一步加大解决药品审评积压力度，确保本年度完成注册申请积压，2018年实现按规定时限审评。二是围绕提高审评质量，鼓励创新，增加审评透明度，继续深化、细化、实化优先审评、沟通交流、项目管理、适应证团队、专家咨询、信息公开、立卷审查制度等工作。三是加快建立和完善审评质量控制体系、技术指南体系、合规管理体系。四是加快推进药品生产工艺登记核对工作，建立工艺登记平台，出台工艺变更指导原则，规范工艺变更管理。五是建立药品品种档案，建立完善包括药品工艺、处方、原辅料包材、质量标准、说明书、上市后安全信息、生产工艺变化等信息的数据库。六是建立药品电子通用技术文档（eCTD）系统，争取本年底前实现化学仿制药按eCTD要求接收申报和进行审评。七是进一步优化内设组织机构，提升科学化管理水平；严格审评人员的管理，加强保密制度建设和监督管理；优化审评员职业发展体系。

道虽远，行将必至。药品审评制度改革已经在路上，药审中心将坚定改革信心，牢记保护和促进公众健康的使命，努力实现改革目标，加快建设具有国际影响力的、权威的、公众信赖的审评机构。

2016年度药品检查报告

前　言

核查中心全年组织开展药品注册生产现场检查、药品GMP认证检查、GMP跟踪检查、飞行检查、进口药品境外生产现场检查、流通检查以及观察检查共计434项。2016年完成各类药品检查工作情况见表1。

表1　2016年完成各类药品检查任务一览表

检查工作	检查企业数/品种数	派出组数	派出人次
药品注册生产现场检查	34	43	178
药品GMP认证检查	16	16	47
药品GMP跟踪检查	204	197	704
药品飞行检查	39	39	155
进口药品境外生产现场检查	7	7	31
药品流通检查	50	50	77
国际观察检查	81	81	85
合计	431	433	1277

第一节　药品注册生产现场检查

一、检查基本情况

2016 年共收到 29 个检查任务（包括多阶段检查），21 个来自总局药品审评中心（以下简称“药审中心”），8 个有因检查任务。共派出 43 个检查组 178 人次对 34 个品规进行了现场检查；完成现场检查报告 42 个，其中通过 34 个，占 81%；不通过及企业主动撤回注册申请的 8 个，占 19%。近 5 年药品注册生产现场检查任务及检查剂型分布情况见图 1、图 2。

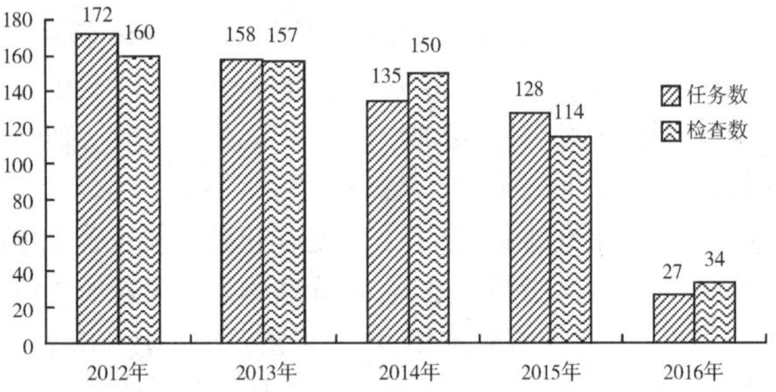

图 1　近五年药品注册生产现场检查任务数量图

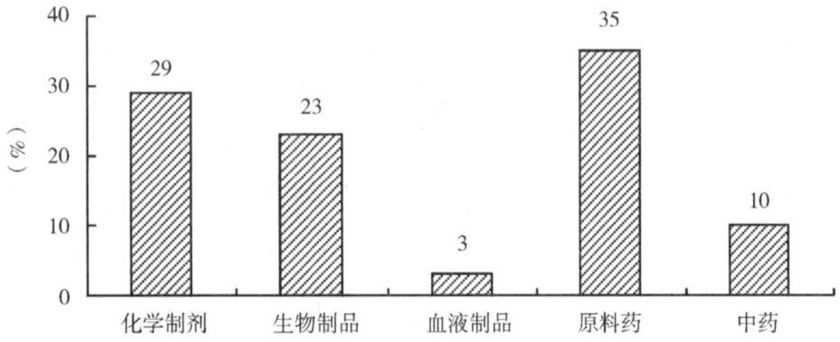

图 2　现场检查剂型分布图

二、发现主要问题

在 2016 年的现场检查中，个别企业的数据无法溯源、申报资料不真实等数据可靠性问题仍然突出，同时发现工艺验证不充分、生产工艺不稳定、生产工艺或参数与核定的不一致等问题。

具体情况如下。

（一）数据可靠性问题

1. 检验数据不能溯源。没有按规定留样并进行稳定性考察。现场检查未见检查品种试制样品的留样和稳定性试验留样，也不能提供相应记录。

2. 批生产记录不真实、不完整，与申报资料不符。

（二）工艺验证不充分，生产工艺不稳定

品种的工艺验证不充分，企业在动态生产时，出现严重偏差、批量生产收率与验证批次的偏离较大、生产设备控制系统不稳定、生产线的部分设备不能完全满足现有生产要求。

（三）生产工艺或关键工艺参数、内包材与核定内容不一致，未进行研究评估

1. 生产工艺与核定的/申报的生产工艺不一致。

2. 关键工艺参数与核定的/申报的生产工艺不一致。

3. 内包材生产商与注册申报不一致，企业未进行对比研究。

（四）未进行必要的偏差调查

动态生产中出现重大异常情况时，个别企业调查不充分，找不到根本原因。某化学原料药工艺验证三批和动态生产批结果显示，4 批成品收率差距较大，企业没有分析查找原因。

第二节　药品 GMP 认证检查

一、检查基本情况

依据国家食品药品监督管理总局关于“未通过药品生产质量管理规范（2010 年修订）认证企业停止生产和下放无菌药品认证有关事宜的公告（2015 年第 285 号）”的精神，自 2016 年 1 月 1 日起，国家食品药品监督管理总局不再受理药品 GMP 认证申请。对于已经受理的认证申请，继续组织完成现场检查和审核发证。

鉴于上述情况，2016 年全年共安排检查 16 家，接收现场检查报告 16 份，完成审核件 14 份，其中 12 家药品生产企业通过药品 GMP 认证检查，2 家药品生产企业未通过药品 GMP 认证检查，发出告诫信的企业 5 家；另有两家企业其 GMP 认证检查虽然结束，但因尚未拿到相关注册批准证明性文件，认证程序暂停。

申请认证的剂型包括大容量注射剂 3 家次、小容量注射剂 3 家次、冻干粉针剂 3 家次、粉针剂 1 家次、放射性药品 1 家次、疫苗类产品 2 家次、其他类生物制品 3 家次。

二、发现主要问题

发现 220 条缺陷，包括主要缺陷 23 项，一般缺陷 197 项。其中质量控制与质量保证方面 41 项，文件管理方面缺陷 32 项，机构与人员方面缺陷 24 项，设备方面缺陷 23 项，确认与验证方面缺陷 21 项。与 2015 年检查发现缺陷的分布基本一致。

本年度认证检查的两家体外诊断试剂生产企业，结果均为不通过，主要问题如下。

（一）质量管理体系方面。质量管理体系不能有效运行，无法保证产品的生产和质量要求；人员流动性大，专业人员欠缺，培训不到位，无法满足日常生产质量管理要求；文件可操作性不强，数据记录不完整；相关变更没有按照变更程序进行变更控制。

（二）确认与验证工作方面。未对所有申请 GMP 认证的产品进行工艺验证，对公用设备设施的清洁验证工作不到位；部分验证记录不完整；部分再验证工作未按要求开展等。

第三节　药品 GMP 跟踪检查

一、检查基本情况

2016 年核查中心公告跟踪检查计划 215 家，共计 228 家次。其中停产、长期不生产等企业 58 家次，其余 170 家次全部进行了检查。另外，对省级认证的无菌药品生产企业 21

家进行跟踪检查，双随机检查 13 家。全年共完成跟踪检查 204 家次。检查派组情况及检查分布情况分别见表 2、表 3。

表 2　检查派组情况

检查总数(家次)	检查组数	检查员人数
204	197	704

表 3　检查分布情况

类别	计划检查数量	实际检查数量
2015 年度抽验不合格的企业	11	10
2015 年发放告诫信的企业	37	32
疫苗生产企业	38	36
血液制品生产企业	28	25
高风险品种生产企业	114	67
省肌腱	21	21
双随机检查	13	13
共计	262	204

跟踪检查不通过的企业有 12 家，占 6.1%，发告诫信的企业有 59 家，占 29.6%。

在检查不通过的 12 家企业中，2015 年度抽验不合格的企业有 5 家，双随机检查的企业 4 家，胞磷胆碱钠注射剂生产企业 2 家，骨肽注射剂生产企业 1 家。

（一）2015 年度质量公告品种抽查情况

共对 10 家企业进行了跟踪检查，其中 5 家检查不通过，占 50%，另对 4 家企业发放告诫信。

（二）双随机检查

为落实国务院创新事中、事后监管的要求，按照总局统一部署，药品双随机检查系统于 2016 年 12 月首次运行，采取分层双随机的方法对选出的 13 家企业开展了跟踪检查，包括化学制剂 3 个、原料药 2 个、中药 8 个，分布在 9 个省。共有 4 家企业检查不通过，通过率仅 69%，另对 3 家企业发告诫信。

（三）疫苗生产企业

对获得药品 GMP 证书的 38 家疫苗生产企业列入 2016 年跟踪检查计划，除 1 家因药品生产许可证和药品 GMP 证书于 2014 年收回、1 家因 2015 年申请变更生产地址药品 GMP 证书未拿到没有执行检查外，共对 36 家疫苗生产企业进行了跟踪检查。检查结果全部通过，共对 7 家企业发告诫信。其中一家企业因变更分析检测器，检查组现场初步认为属严重缺陷，后期专家研讨认为变更前后的检测器方法原理一致，质量风险较低，要求企业开展进一步的方法学对比验证，降为主要缺陷。总体来说，疫苗生产质量风险可控，生产企业的生产和质量管理较规范。

（四）血液制品生产企业

26 家血液制品生产企业列入 2016 年跟踪检查计划，共对 25 家血液制品企业开展跟踪检查，另有 1 家企业因停产整改未进行检查。检查结果全部通过，共对 4 家企业发告诫信。总体来说，我国血液制品生产质量风险可控，生产企业的生产和质量管理较规范，对个别企业仍需加强监管力度。

（五）2015 年发告诫信的企业

共对 2015 年发告诫信的 32 家企业进行了跟踪检查，尽管企业基本符合要求，但仍对 14 家企业再次发告诫信。

（六）认证下放后，对省级认证的无菌药品生产企业抽查情况

共抽查省级认证的无菌药品生产企业 21 家，全部通过，对其中 6 家企业发告诫信。通过抽查，省局认证检查的尺度总体把握严格，各地平稳承接了下放的认证检查职能。

（七）高风险品种的专项检查

本年度重点对骨肽、果糖二磷酸钠、胞磷胆碱钠等三个产品的注射剂进行了跟踪检查，计划进行 114 家次的高风险品种专项检查，其中有 47 家因企业未通过药品 GMP（2010 年修订）认证、品种长期停产、批准文号转移等原因未进行检查，实际检查 67 家次。1 家骨肽注射剂生产企业和 2 家胞磷胆碱钠注射剂生产企业不通过，对 21 家企业发告诫信。

二、发现的主要问题

（一）总体情况

204 家次检查共发现 2260 条缺陷项，其中严重缺陷 22 项，主要缺陷 212 项，一般缺陷 2026 项，与 2015 年 GMP 认证、跟踪检查相比严重缺陷数目有所增加。跟踪检查缺陷项目分布情况如图 3 所示。

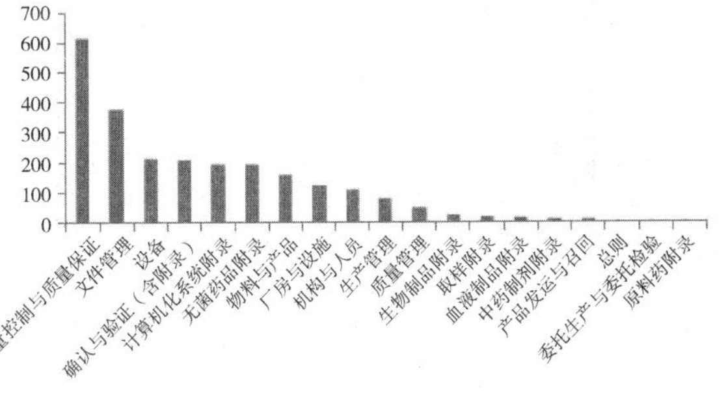

图 3　跟踪检查缺陷项目分布情况

在高风险品种专项检查的企业中品种长期停产或未通过药品 GMP（2010 年修订）认证的现象比较突出，检查发现的一些共性问题如下。

1. 个别存在生产工艺与注册工艺不一致问题。

2. 数据可靠性问题仍然存在，包括伪造生产记录，检验记录中套用图谱、擅自修改数据问题，生产、设备、物料记录中相关内容不符等问题。

3. 工艺验证不充分，特别是变更生产批量后未进行工艺验证的问题较多。

4. 数据管理的规范性问题突出，主要体现在系统权限设置、审计追踪功能、文件和数据的修改及删除权限等未进行控制，以及对删除数据和选择使用的数据没有合理控制和

解释。

5. 计算机化系统、确认和验证两个附录的实施情况与法规要求存在一定差距，发现问题较多。

6. 对偏差和变更的管理较薄弱，主要体现在对发生的偏差不能有效识别并记录，对变更缺少必要的评估和验证。

（二）2015 年度抽验不合格的企业

检查 10 家企业共发现严重缺陷 11 项，主要缺陷 27 项，一般缺陷 84 项，如图 4 所示。

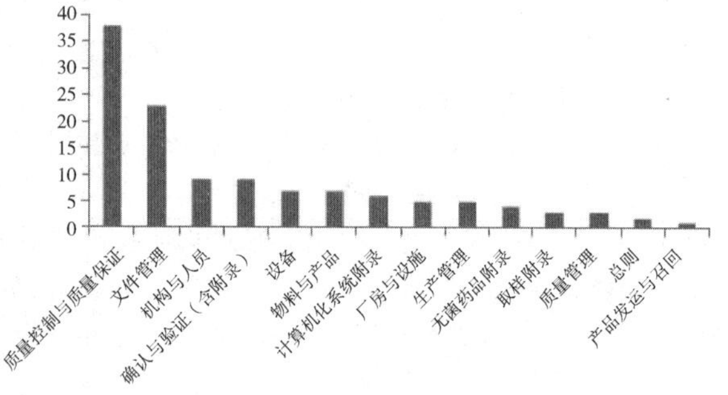

图 4　抽验不合格企业缺陷项目分布情况

发现的主要问题包括：生产工艺与注册工艺不一致，数据可靠性问题，工艺验证问题。

（三）双随机检查

发现严重缺陷 5 项，主要缺陷 24 项，一般缺陷 123 项，如图 5 所示。

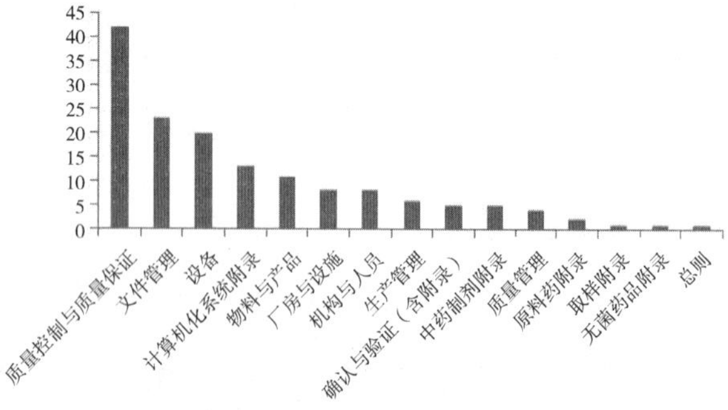

图 5　抽验不合格企业缺陷项目分布情况

发现的主要问题包括：伪造记录，产品存在质量安全隐患，数据可靠性问题，工艺验证存在问题，物料管理不规范，存在污染、混淆和差错风险，清洁不彻底，不能有效防止污染和交叉污染。

（四）疫苗生产企业

发现主要缺陷 38 项，一般缺陷 383 项，如图 6 所示。

发现的主要问题包括。

1. 设备方面　注射用水制备系统进入注射水储罐的不锈钢管路阀门到制水机之间过长。

2. 物料与产品方面　成品不合格品销毁记录有待细化；个别货位卡缺失；未建立生产用的菌毒种主种子全基因序列的背景资料。

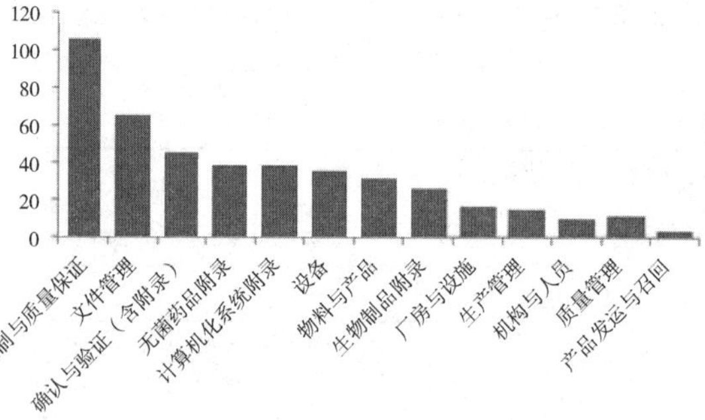

图 6　疫苗生产企业检查缺陷项目分布情况

3. 文件管理方面　个别文件规定不够具体、操作性不强，文件规定的内容与实际稍有出入；个别记录内容不全面；批生产记录设计内容不合理，实际操作时填写容易造成不及时。

4. 质量控制与质量保证方面

（1）质量实验室管理　未向接受委托检验的机构索取必要的检验数据和图谱。

（2）偏差处理　企业偏差处理相关文件的培训、执行不到位；个别偏差未能及时启动调查；少数偏差原因分析和纠正预防措施不到位，对偏差可能引起的对产品质量的潜在影响没有充分评估。

（3）变更控制　变更未按变更流程处理并申报注册补充申请。对某些变更没有进行评估或评估不充分。

（4）供应商管理　对关键物料供应商的审计内容有待细化，供应商审计内容针对性有待提高。

（5）产品质量回顾　应按品种分别进行年度质量回顾，且回顾中对 CAPA 有效性分析不足；年度产品质量回顾分析报告分析内容可进一步细化。

5. 计算机化系统　企业制定了计算机化系统管理的文件制度，但并未完全按照制度分类进行管理，对现有条件不符合文件的情形，未采取有效措施降低风险；质量检验室 HPLC 检测设备登录界面权限设置要求需细化。

（五）血液制品生产企业

共检查 25 家企业，发现严重缺陷 0 项，主要缺陷 13 项，一般缺陷 241 项，如图 7 所示。

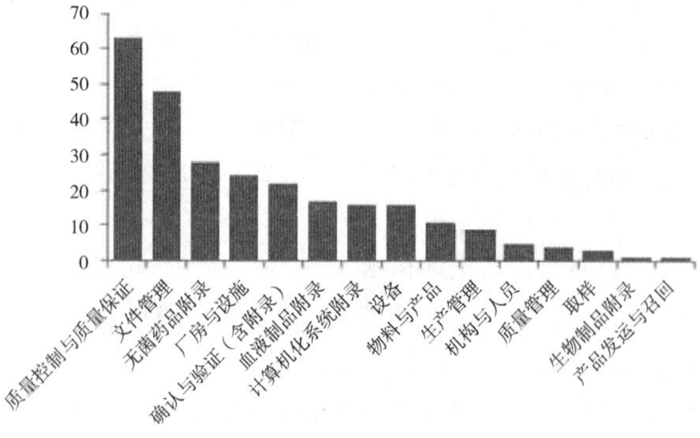

图 7　血液制品生产企业检查缺陷项目分布情况

发现的主要问题如下。

1. 机构与人员方面，对部分岗位操作人员培训欠缺。

2. 厂房与设施方面，存在不能有效控制污染和交叉污染的可能。

3. 设备方面。部分设备校准未覆盖实际使用范围；部分检验用仪器设备未定期校准或校准不充分，记录不完善；部分设备标识不全。

4. 物料与产品方面。价拨冷沉淀标签中信息不充分，标签未固定。

5. 确认与验证方面。培养基模拟灌装实验未明确干预要求、剔除标准等具体要求。

6. 文件管理方面。工艺规程、操作程序等文件内容不具体，规定不规范。记录存在不及时填写、填写不全面等不规范行为。

7. 生产管理方面。灭活前加入的辛酸钠溶液，缺少微生物的控制措施；未对沉降碟在A级层流下的放置时间进行确认。

8. 质量控制与质量保证方面

（1）质控实验室管理　检品收发台账记录内容不完整，未记录中间品、半成品检验样品的接收信息；未对外购的用于环境监测的平皿培养基进行检测；无菌试验未按药典设置阴性对照。

（2）产品稳定性考察　中间产品制定了效期，但缺少持续稳定性考察或验证数据支持。

（3）变更控制　变更控制管理不到位。对部分变更没有进行评估或评估不充分。

（4）偏差处理　个别偏差未能及时启动调查；部分偏差调查及纠正和预防措施不充分。

（5）供应商管理　冷沉淀价拨供应商未纳入企业合格供应商目录。

（6）产品质量回顾　某些信息未纳入年度产品质量回顾中。

（7）产品发运与召回　对批签发样品的发运方式未进行规定。

（8）计算机化系统　计算机化系统的管理文件不完善。QC实验室部分仪器设备无审计追踪功能；某些电子数据导入电脑打印后均没有保存和备份；系统未设置不同层级访问权限，存在数据和系统被修改风险。

（六）2015年发告诫信的企业

检查32家企业共发现严重缺陷2项，主要缺陷32项，一般缺陷328项，如图8所示。

发现的主要问题包括：数据可靠性问题，未对偏差进行记录和调查，无菌保障存在不足，相关确认与验证工作不够充分。

（七）省级认证的无菌药品生产企业

检查21家企业共发现严重缺陷0项，主要缺陷15项，一般缺陷209项。

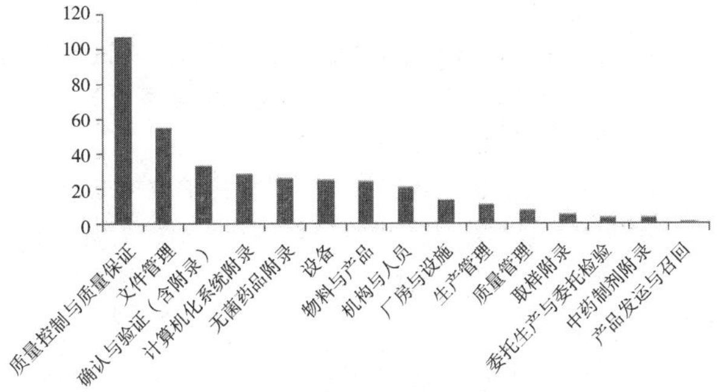

图8　2015年发告诫信的企业检查缺陷项目的分布情况

发现的主要问题表现在：小容量注射剂共线生产风险评估不充分；仅对单品种进行清洁验证，未对企业所有品种进行清洁风险评估；部分检验记录内容不完整；尚未开展计算机化系统的验证和审计工作；物料管理不当，存在混淆、差错风险等。

（八）高风险品种的专项检查

检查61家企业共发现严重缺陷3项，主要缺陷64项，一般缺陷658项，见图9、图10。

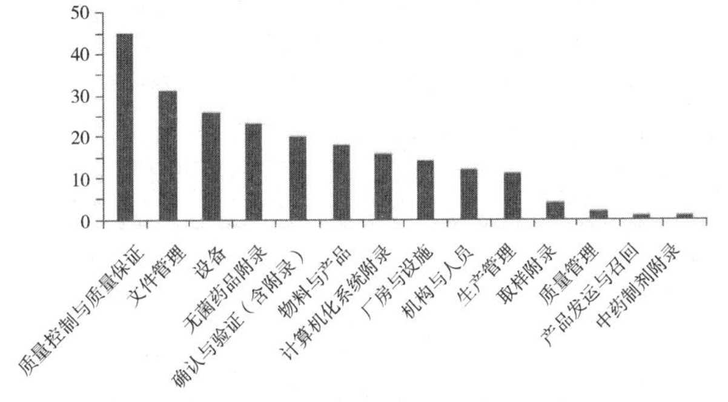

图9　省级认证的无菌药品生产企业跟踪检查缺陷项目的分布情况

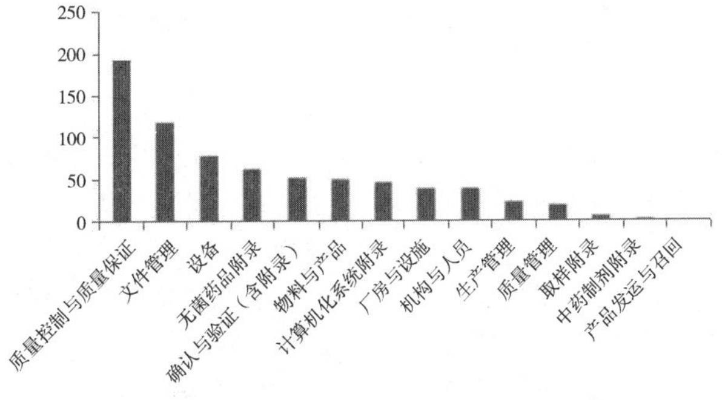

图10　高风险品种专项检查缺陷项目分布情况

发现的主要问题如下。

1. 骨肽注射液

（1）从肉制品公司购入的前腿骨，未按规定采购、验收。物料到货后，未按SOP索取、核对供应商出具的检验报告；验收时，未索取猪四肢骨冷链运输温度监测记录。

（2）复方骨肽原溶液的病毒灭活未经验证；对猪四肢骨

提取后存放时间、复方骨肽注射液从灌封到灭菌开始的时间没有验证数据支持。

(3)持续稳定性考察方案未对活性指标及相关的安全性指标加以规定及检验,如:过敏实验、热原、异常毒性等。

2. 果糖二磷酸钠注射液

果糖二磷酸钠企业内控标准中微生物限度标准未按中国药典2015年版相应规定进行修订;用于果糖二磷酸钠原料药含量测定用的复合酶试剂超过保质期后,仍用于原料药的含量测定。

3. 胞磷胆碱钠注射液

某企业胞磷胆碱钠原料药内控标准制定不合理,未参照原料药生产企业质量标准增加甲苯残留的项目。某企业胞磷胆碱钠注射液未分别对不同厂家的原料进行分开工艺验证;未提供胞磷胆碱钠注射液除菌过滤器相容性试验的相容性试验资料。

第四节 药品飞行检查

一、基本情况

2016年共接收总局飞检任务45次,完成并上报结果的药品GMP飞行检查39家次,其他于2017年开展。已上报结果的39家次中,涉及北京、江苏、广东等20个省(市),共包括9家生化药品生产企业、20家中药生产企业、9家普通化学药品生产企业及1家血液制品生产企业,如表4所示。

表4 飞行检查处理情况

产品类别	检查家次	不通过	收回GMP证书	产品召回
中药	20	14	9	2
生化药品	9	5	4	4
血液制品	1	1	1	1
普通化药	9	1	0	0

2016年的飞行检查任务中来自总局药化监管司的任务33件,来自总局药化注册司等司局的任务共计6件。总局药化监管司的任务占比约85%,是飞行检查任务的主要来源。39次飞行检查中中药占全部飞行检查工作的51%,普通化学药品和生化药品各占23%。2016年飞行检查共有21家药品生产检查不通过,占比约54%。其中有14家企业被建议收回药品GMP证书,10家企业被建议立案调查,7家企业的问题产品被责令召回。在药品GMP飞行检查中,中药和生化药品发现的问题较多。总局已经依法依规对飞行检查中发现的问题进行了处理。

二、发现的主要问题

(一)中药类企业发现的主要问题

2016年针对中药类生产企业,共派出18个检查组66人次对20家企业进行了飞行检查,其中涉及信访举报的7家企业,人工牛黄生产企业3家企业,含牛黄类产品7家企业,探索性研究检验发现问题3家企业,中药饮片1家企业。

20家中药类生产企业的飞行检查,其中12家企业不符合药品GMP要求,对3家企业的有关问题移交省局处理,对1家企业发出了告诫信,1家企业无相关生产,符合要求的有3家企业。

1. 中成药生产企业

(1)擅自改变工艺问题较为突出。

中成药口服制剂为降低生产成本,擅自改变前处理、提取工艺的现象还是一个比较突出的问题。本年度因探索性检验发现问题开展飞行检查的,均是企业将处方中部分应提取的中药材不按工艺规程进行提取,而是粉碎后直接投料。

(2)中药材、中药饮片物料管理混乱。

个别中成药生产企业,为应对各级药品监督管理部门的监督检查,编造仓库物料台账和出入库记录,根据中成药的生产量倒推出中药材的使用量,并按需用量编造物料台账。

(3)对购入的中药材、中药饮片不能严格全检,且数据可靠性存在问题。

传统中成药生产企业产品品种多,涉及的中药材、中药饮片品种也多,由于配置的精密分析仪器和QC人员与生产规模不相适应,不能保证购入的中药材和中药饮片批批全检,造成对部分批次中药材、中药饮片不进行全检,或者采用一图多用的行为应对检查。

2. 人工牛黄

部分企业不能按照药品GMP要求组织生产,尤其是对人工牛黄上游产业链供应商审计和管理要求严重不足,供应商的加工场所卫生环境恶劣,原材料来源无法溯源,加工过程不可控。主要问题包括:(1)供应商管理环节薄弱;(2)微生物限度检查结果真实性存疑;(3)未纳入质量保证体系。

3. 中药饮片

购进中药材或炮制后产品的含量检测问题突出,染色、增重问题时有发生,批生产记录真实性存疑。主要问题包括:(1)批生产记录不真实;(2)涉嫌外购饮片进行分装、销售;(3)数据可靠性问题。

(二)生化药品

1.“单唾液酸四己糖神经节苷酯钠”的检查

2016年共检查4家“单唾液酸四己糖神经节苷酯钠”生产企业,发现其在原料质量和供应商管理方面存在一定的风险。主要问题包括以下两个方面。

(1)供应商管理有待提高,企业对供应商的管理不能保证有效的追溯性。

(2)对原料冷链运输监控的电子数据管理不够。

2.“注射用促肝细胞生长素”的检查

2016年共检查4家“注射用促肝细胞生长素”生产企业,其中2家企业被收回《药品GMP证书》,对另外2家企业发出了告诫信。主要问题包括:①编造记录文件;②数据可靠性问题;③与注册生产工艺不一致;④无法有效保证肝脏原料的质量。

第五节　进口药品境外检查

一、检查基本情况

（一）年度检查任务概况

按照总局《关于执行2016年度进口药品境外生产现场检查计划的函》等文件要求。2016年度境外任务共计49个（图11）。

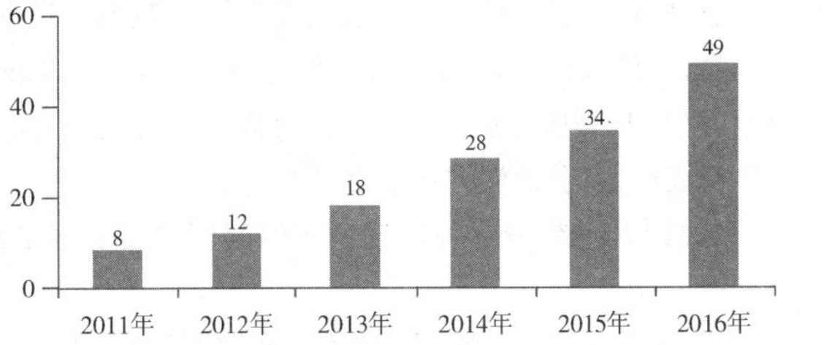

图11　2011年～2016年境外检查任务量

1. 2016年检查任务涉及19个国家。其中欧洲、北美等地区品种数量居多，药品质量地域性风险高的印度、越南等国家的检查品种也占一定比例，同时增加对南美地区和澳洲地区检查力度。

2. 遵循检查服务于审评审批的原则，兼顾已上市产品安全要求，在审品种检查比例增大，申报临床、申报生产、再注册和补充申请阶段产品均纳入检查范围，已上市产品检查的原因主要为口岸质量检验问题，增加不良反应监测风险较高品种。

3. 检查任务显现品种全面、剂型广泛等特点，并加大对化学药品制剂的延伸检查力度。涉及化学药品40个，含注射剂、固体制剂、植入剂、鼻喷剂等，其中生化药3个，延伸检查原料药6个；疫苗、血液制品、治疗用生物制品11个；植物药4个。

（二）2016年检查执行情况

由于年中总局工作安排，重新调整了2016年境外检查计划时间，生产企业排产变化导致2016年共完成15个品种检查任务，其中赴现场检查7个品种，3个品种不通过，占检查数量的42%；8个品种在检查组织期间，企业主动撤销品种进口注册证，或被退审等，占年度总计划的17%。另21个品种由于企业排产原因，于2017年第一季度完成检查，剩余12个品种，因企业无法在2017年第一季度接受检查，已纳入2017年境外检查计划。

二、境外检查发现的主要问题

已检查的7个品种中，3个品种不通过，不通过率较往年有所提高。检查共发现缺陷117项，其中严重缺陷3项，主要缺陷18项。问题主要集中在质量控制与质量保证、物料系统、变更管理等方面；严重缺陷主要为生产工艺一致性以及数据可靠性问题。对境外发现的问题都依法依规进行处理。

主要及严重问题如下。

1. 实际生产工艺、生产场地等与注册申报不一致，重大变更等情况未向我国进行申报却已执行。

2. 数据可靠性存在重大问题，严重影响产品质量。

3. 非现场检查处理品种数量增多。

第六节 药品流通检查

一、检查基本情况

2016年度，国家食品药品监督管理总局对药品流通领域违法经营行为开展了集中整治，通过企业自查整改，省局监督检查，总局实施飞检等方式进一步整顿和规范药品流通秩序，严厉打击违法经营行为。全年共组织3批，对50家药品批发企业进行了检查（表5）。飞行检查结果由总局对外进行公告。

表5　2016年度药品流通检查任务情况

飞行批次	检查企业数（家）	派出人数（人次）
第一批	28	37
第二批	11	20
第三批	11	20
总计	50	77

检查组依据《总局关于整治药品流通领域违法经营行为的公告》（2016年第94号）以及《药品经营质量管理规范》对相关企业进行了飞行检查。结果发现，药品流通企业存在的违法违规行为较为普遍。

二、发现主要问题

（一）企业违反总局94号公告情况

药品流通领域飞行检查企业违反94号公告情况见表6、图12。

表6　药品流通领域飞行检查企业违反94号公告情况

94号公告相关条例	涉嫌违反企业数	比例/%
（一）为他人违法经营药品提供场所、资质证明文件、票据等条件	10家	18.87
（二）从个人或者无《药品生产许可证》《药品经营许可证》的单位购进药品	1家	1.88
（三）向无合法资质的单位或者个人销售药品，向药品零售企业销售疫苗，知道或者应当知道他人从事无证经营仍为其提供药品	1家	1.88
（四）伪造药品采购来源，虚构药品销售流向，篡改计算机系统、温湿度监测系统数据，隐瞒真实药品购销存记录、票据、凭证、数据等，药品购销存记录不完整、不真实，经营行为无法追溯	16家	30.19
（五）购销药品时，证（许可证书）、票（发票、随货同行票据）、账（实物账、财务账）、货（药品实物）、款（货款）不能相互对应一致；药品未入库，设立账外账，药品未纳入企业质量体系管理，使用银行个人账户进行业务往来等情形	19家	35.85
（六）将麻醉药品、精神药品和古特殊药品复方制剂流入非法渠道，或者进行现金交易	3家	5.66

（续表）

94 号公告相关条例	涉嫌违反企业数	比例/%
（七）在核准地址以外的场所储存药品	6 家	11.32
（八）未按规定对药品储存、运输、进行恒湿度监测	21 家	39.62
（九）擅自改变注册地址、经营方式\经营范围销售药品	5 家	9.43
（十）向药品零售企业、诊所销售药品未做到开具销售发票且随货同行	6 家	11.32

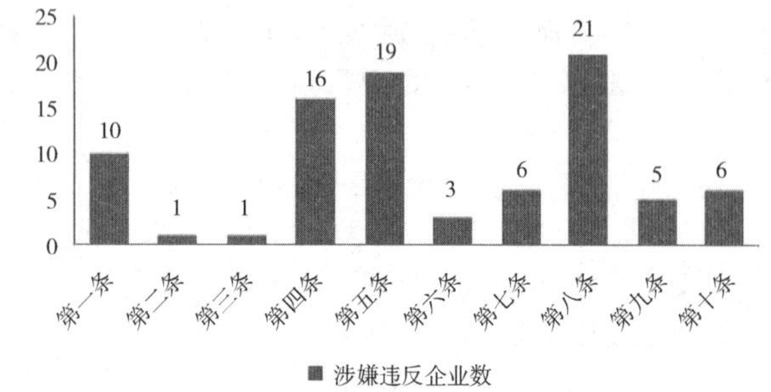

图 12　企业违反 94 号公告条款分布情况

存在主要问题。

1. 未按规定对药品储存、运输、进行温湿度监测。

2. 购销药品时，证（许可证书）、票（发票、随货同行票据）、账（实物账、财务账）、货（药品实物）、款（货款）不能相互对应一致；药品未入库，设立账外账，药品未纳入企业质量体系管理，使用银行个人账户进行业务往来等情形。

3. 伪造药品采购来源，虚构药品销售流向，篡改计算机系统、温湿度监测系统数据，隐瞒真实药品购销存记录、票据、凭证、数据等，药品购销存记录不完整、不真实，经营行为无法追溯。

（二）企业违反总局药品经营质量管理规范（GSP）情况

药品流通领域飞行检查企业 GSP 缺陷项目颁布情况见表 7 及图 13。

表 7　药品流通领域飞行检查企业 GSP 缺陷项目颁布情况

	** 严重缺陷项	* 主要缺陷项	总计	比例/%
总则	35	0	35	16.99
质量管理体系	0	8	8	3.88
机构和质量管理职责	0	17	17	8.25
人员与培训	0	9	9	4.37
质量管理体系文件	5	6	11	5.34
设施与设备	0	19	19	9.22
校准与驻证	0	19	19	9.22
计算机系统	6	9	15	7.28
采购	2	9	11	5.34
收货与驻收	0	12	12	5.83
储存与养护	0	13	23	11.17
销售	18	5	23	11.17
出库	0	0	0	0.00
运输与配送	0	3	3	1.46
售后管理	0	1	1	0.49
总计	66	140	206	

药品流通企业 GSP 缺陷主要集中于总则、储存与养护、销售等方面。主要存在问题如下。

1. 未依法经营，存在虚假、欺骗行为。

企业擅自变更经营注册地址；在经营许可范围外设仓库储存药品；为他人违法经营药品提供条件；虚构药品采购来源及销售流向；藏匿票据、提供虚假资料；自查报告不真实；纳税申报表造假；篡改温湿度监测数据等。

2. 未按规定储存药品，未对库房温湿度进行有效监测、调控。

3. 购销药品时，票、帐、货、款不一致，特药销售未执行国家规定。

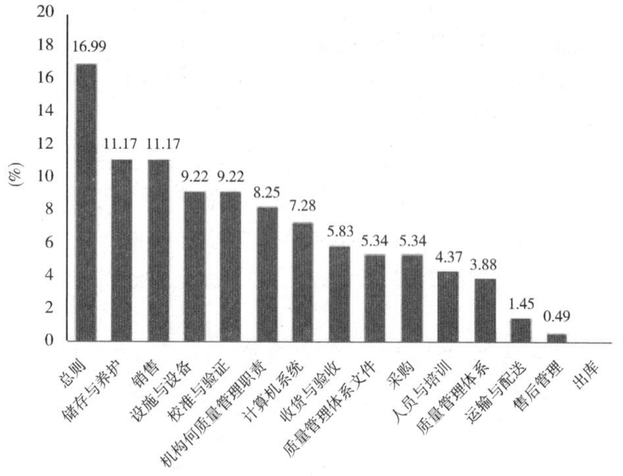

图 13　企业违反 GSP 缺陷颁布情况

第七节　国外机构 GMP 观察检查

一、检查基本情况

2016 年核查中心共组织完成药品生产企业的观察检查 81 家次，涉及企业 76 家，涵盖浙江、山东等 20 个省（市），其中浙江、山东、江苏、广东、湖北、海南、河北占 80%，与上年度相比基本一致，但各省之间比例略有变化（图 14）。

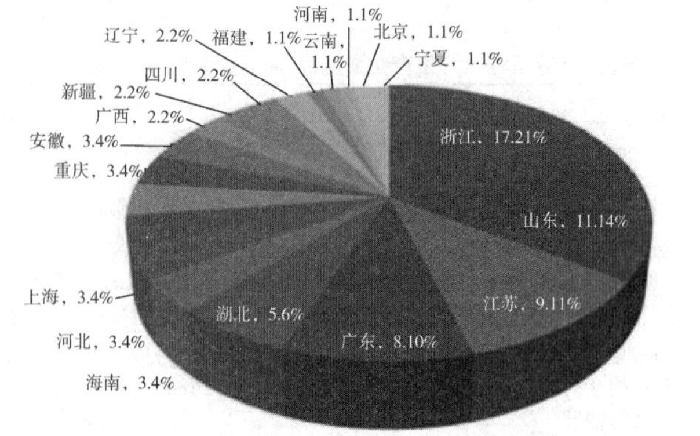

图 14　2016 年国外药品检查观察各省市分布情况

2016年检查观察涉及的检查机构包括世界卫生组织(WHO)、欧洲药品质量理事会(EDQM)、美国食品药品监督管理局(US FDA)、德国汉堡健康及消费者保护部(BGV)、巴西卫生监督局(ANVISA)、法国国家医药健康安全管理局(ANSM)等12个国际组织或国外药品监管部门(表8)。其中发现9家制药企业出现严重缺陷,未通过国外监管/检查机构的现场检查(占比约11%)。

表8　不同检查机构检查药品类型分布情况

	检查机构	WHO	EDQM	美国FDA	德国BGV	巴西ANVISA	其他机构	合计
药品类型	原料药	27	12	53	14	10	3	119
	口服固体制剂	14	0	2	1	2	4	23
	注射剂	7	0	2	0	2	8	19
	生物制品	1	0	0	0	4	0	5
	其他	0	0	3	0	0	3	6
	合计	49	12	60	15	18	18	172

与2015年相比,不通过比率有所上升。在9家未通过检查的企业中,多数严重缺陷项均涉及数据可靠性问题(包括重复测试至合格、修改系统时间后检测、删除数据、删除审计追踪记录、选择性使用数据、修改电子数据名称、试进样、记录不及时、记录不真实、数据和记录缺失、文件记录控制不足等),部分企业涉及物料标准制定不合理、避免交叉污染的措施不足等方面。总体上,数据可靠性问题较为突出,这也是2016年国内企业接受国外检查不通过率上升的主要原因,也体现出目前药品检查的变化趋势。

本年度观察检查共涉及172个药品,包括119个原料药、23个口服固体制剂、19个注射剂、5个生物制品。在81家次检查中涉及原料药的检查共62次,约占全部检查次数的69%,涉及口服固体制剂的检查12次,约占全部检查次数13%。其中原料药占比最大,其次是口服固体制剂,其他剂型出口相对较少。与2015年相比,其他剂型(包括无菌制剂、生物制品等)接受检查的比例有了一定的提升,占比由2015年的10%上升至18%。

二、发现的主要问题

2016年观察检查工作中共记录发现的缺陷项1108项,依据我国2010版GMP正文章节对缺陷项进行分类分析发现:质量控制与质量保证、文件管理、设备、物料与产品、确认与验证、厂房与设施六个类别的缺陷占了全部缺陷的88%。与2015年相比,文件管理部分缺陷由第4位上升至第2位,在目前企业逐渐加强数据可靠性管理的环境下仍增长了约7%(由10.5%增加至17.3%),充分体现出当前国外检查对数据可靠性的关注程度与严格要求。

在国外药品GMP检查中,"质量控制与质量保证"部分提出的缺陷占总缺陷数的27.3%,位居首位。主要问题集中在实验室计算机化分析仪器的管理、偏差处理与CAPA、产品质量回顾分析、变更控制、OOS/OOT结果处理、实验室未遵循控制程序的规定、微生物检验管理、质量风险管理、稳定性试验等方面。"文件管理"部分出现的缺陷居于第二位,缺陷主要集中在记录完整性和可追溯性、文件的生命周期管理、文件完整性、记录操作四个方面。"设备"部分出现的缺陷居于第三位,其中设备的使用与清洁、校准、维护与维修、制水系统管理四个方面的缺陷占该部分全部缺陷项的83.6%。"物料与产品"部分的缺陷项集中在供应商管理、物料与产品标识、物料流程管理、物料与产品标准的合规性、放行管理方面。"确认与验证"方面的缺陷主要包括验证的科学性、验证管理、验证文件与记录三类。"厂房与设施"部分的缺陷主要包括环境控制、仓储区管理、降低污染和交叉污染的措施、厂房设施的生命周期管理等四个方面。

三、不同机构药品GMP检查分析

检查内容方面,尽管不同药品GMP检查机构检查的重点存在一定的差异,但通过对2016年观察检查中的缺陷情况分析发现:质量控制与质量保证、文件管理、设备、物料与产品、确认与验证、厂房与设施等六个部分出现的缺陷相对较多。在检查最终报告中提出的缺陷条数方面,EDQM、WHO检查出具的缺陷数据相对较多,平均每次检查约20条缺陷,缺陷项目中对检查过程中发现的问题都进行描述,检查结束后整理编写最终检查报告(通常一个月左右)。US FDA在检查中提出的缺陷条数相对较少,平均每次检查约7条缺陷,并不将检查过程中发现的所有问题均作为最终缺陷项,检查员根据发现的问题结合对产品的风险进行判断后形成最终缺陷项,并在召开检查末次会时书面(483表)告知企业。

国家药品不良反应监测年度报告(2016年)

为全面反映2016年我国药品不良反应监测情况,加强药品监管,落实企业主体责任,促进临床合理用药,保障公众用药安全,依据《药品不良反应报告和监测管理办法》,国家食品药品监督管理总局(以下简称总局)组织国家药品不良反应监测中心编撰《国家药品不良反应监测年度报告(2016年)》。

一、药品不良反应监测工作进展

网络建设继续深入，监测能力进一步提升。2016 年，国家药品不良反应监测网络建设进一步深入，我国发现和收集药品不良反应信息的能力进一步增强。基层网络用户数量快速增长，全国已有 31 万余个医疗机构、药品生产经营企业注册为药品不良反应监测网络用户，并通过该网络报送药品不良反应报告。全国 97.7% 的县有药品不良反应报告，每百万人口平均报告数量达到 1068 份，较 2015 年均有所增长。

分析评价能力继续加强，风险管理和沟通更为畅通。2016 年，药品不良反应报告和监测工作有序开展。通过日监测、周汇总、季度分析等方法加强对国家药品不良反应监测数据的分析评价，深入挖掘药品风险信号，对含睾酮药品、含非那西丁药品、注射用单磷酸阿糖腺苷、复方大青叶片、复方氨基酸注射液（18AA）及同类制剂、仙灵骨葆口服制剂等 42 个（类）品种进行了安全性评价，并采取了相应的风险管理和沟通措施。根据安全性评价结果，提出修改说明书建议 35 个；发布药品不良反应信息通报 4 期；编发《药物警戒快讯》12 期，共计 63 条信息，涉及 68 个品种；对氯美扎酮和苯乙双胍两个品种发布撤市公告。

不良事件监测处置继续增强，预警工作效能得到提升。规范药品不良事件聚集性信号处置，加强预警平台建设，提高预警工作效能，对重点关注的 150 多条药品不良事件聚集性信号及时进行处置，经评价确认对黄体酮注射液等 6 起聚集事件采取风险控制措施，进一步保障公众用药安全。

企业主体责任继续落实，药品安全保障水平进一步增强。2016 年加强对企业药品不良反应监测工作的培训，推进药品生产企业提升责任意识、提高药品安全评价能力。每月向药品生产企业反馈不良反应监测数据，指导企业开展数据分析评价，及时采取措施控制风险，落实企业安全风险主体责任。

二、药品不良反应/事件报告情况

（一）报告总体情况

1. 2016 年度药品不良反应/事件报告情况

2016 年全国药品不良反应监测网络收到《药品不良反应/事件报告表》143 万份，较 2015 年增长了 2.3%。1999 年至 2016 年，全国药品不良反应监测网络累计收到《药品不良反应/事件报告表》近 1075 万份（图 1）。

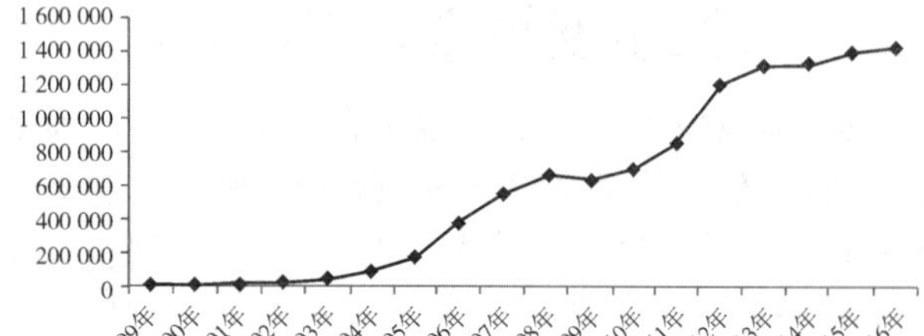

图 1　1999-2016 年全国药品不良反应/事件报告数量增长趋势

2. 新的和严重药品不良反应/事件报告情况

2016 年全国药品不良反应监测网络收到新的和严重药品不良反应/事件报告 42.3 万余份，与 2015 年比增长了 7.4%；新的和严重报告数量占同期报告总数的 29.6%，与 2015 年比增加了 1.4%（图 2）。新的和严重药品不良反应/事件报告比例持续增加，显示我国药品不良反应总体报告可利用性持续增加。

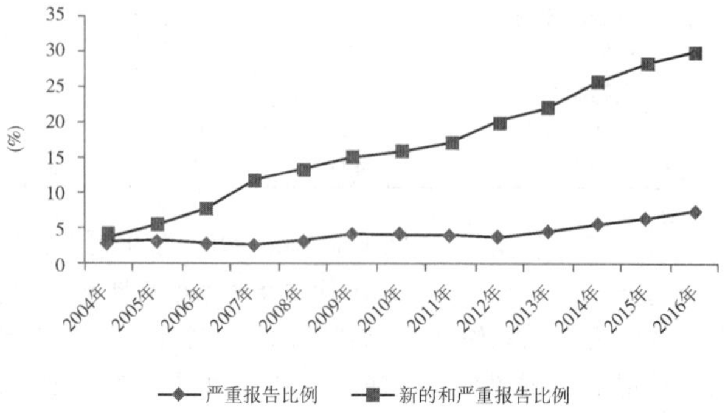

图 2　2004-2016 年新的和严重以及严重药品不良反应/事件报告比例

3. 每百万人口平均病例报告情况

每百万人口平均病例报告数量是衡量一个国家药品不良反应监测工作水平的重要指标之一。2016 年我国每百万人口平均病例报告数为 1068 份，与 2015 年相比增加了 2.4%。

4. 药品不良反应/事件县级报告比例

药品不良反应/事件县级报告比例是衡量我国药品不良反应监测工作均衡发展及覆盖程度的重要指标之一。2016 年全国药品不良反应/事件县级报告比例为 97.7%，与 2015 年相比增长了 1.1%。

5. 药品不良反应/事件报告来源

药品生产企业、经营企业和医疗机构是药品不良反应报告的责任单位。2016 年药品不良反应/事件报告按照来源统计，来自医疗机构的报告占 85.6%；来自药品经营企业的报告占 12.8%；来自药品生产企业的报告占 1.4%；来自个人及其他的报告占 0.2%（图 3）。

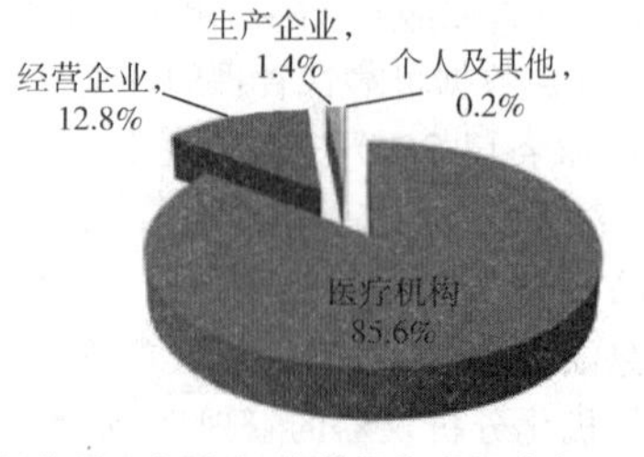

图 3　2016 年药品不良反应/事件报告来源分布

6. 报告人职业

按照报告人职业统计，医生报告占 55.5%，药师报告占 25.3%，护士报告占 15.1%，其他报告占 4.1%（图 4）。与 2015 年的报告人职业构成情况基本相同。

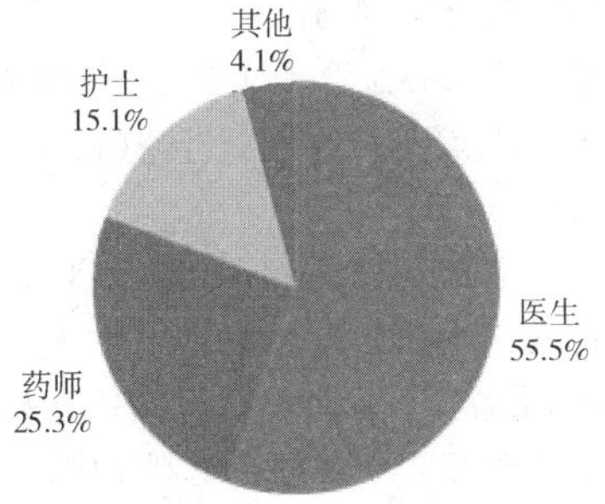

图4 报告人职业构成

7. 药品不良反应/事件报告涉及患者情况

男性和女性患者比例接近0.89∶1,女性略多于男性,性别分布趋势和2015年基本一致。2016年药品不良反应/事件病例报告中,14岁以下儿童患者的报告占9.9%,与2015年持平;65岁以上老年患者的报告占23.5%,较2015年有升高了2.0%(图5)。

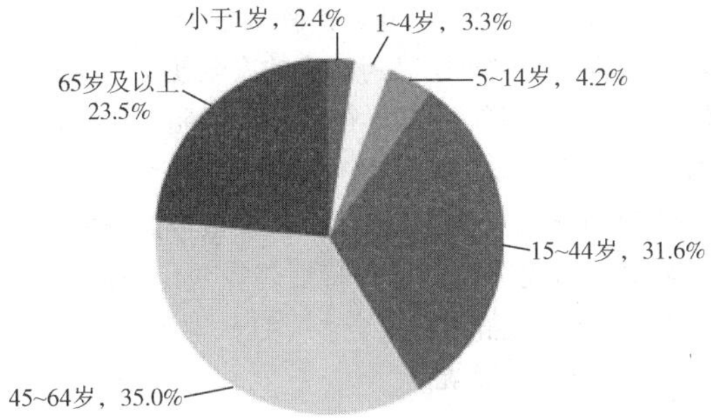

图5 2016年药品不良反应/事件报告年龄分布

8. 药品不良反应/事件报告涉及药品情况

按怀疑药品类别统计,化学药占81.5%、中药占16.9%、生物制品(不含疫苗)占1.6%(图6),与2015年基本一致。

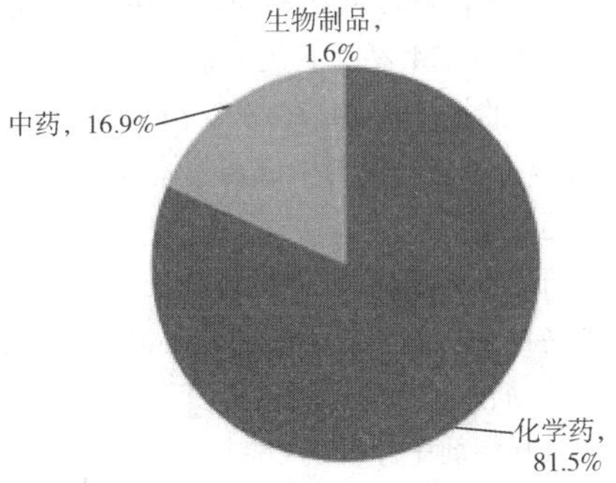

图6 2016年药品不良反应/事件报告涉及药品类别分布

按照药品给药途径统计,2016年药品不良反应/事件报告涉及的药品给药途径分布中,静脉注射给药占59.7%、其他注射给药(如:肌内注射、皮下注射等)占3.4%、口服给药占33.7%、其他给药途径(如:外用、贴剂等)占3.2%(图7)。与2015年相比,总体给药途径分布无明显变化。

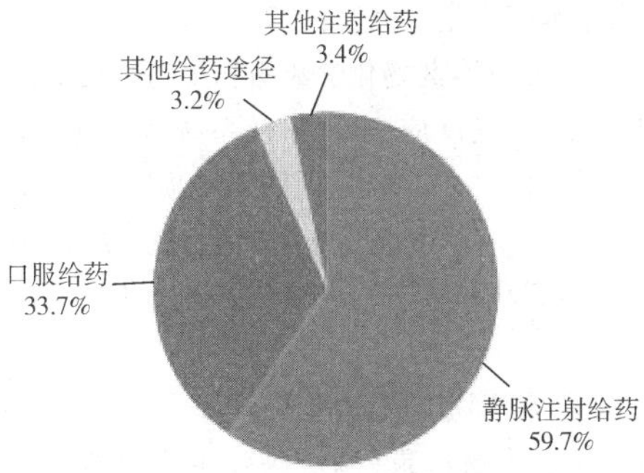

图7 2016年药品不良反应/事件报告给药途径分布

9. 药品不良反应/事件累及器官系统情况

2016年报告的药品不良反应/事件中,累及系统排名前三位的为皮肤及其附件损害(占27.6%)、胃肠系统损害(占25.4%)和全身性损害(占10.9%)。化学药、中成药累及系统前三位排序与总体情况一致,生物制品累及系统前三位与总体情况略有不同,依次是皮肤及其附件损害、全身性损害及免疫功能紊乱。

10. 药品不良反应/事件报告总体情况分析

2016年药品不良反应/事件报告总体情况与2015年相比未出现显著变化。

从药品不良反应/事件报告来源看,医疗机构占比85.6%、与2015年相比来自医疗机构的报告增加了3.4%,医生报告占比55.5%、与2015年相比增加了1.5%,表明医疗机构仍发挥药品不良反应报告的主渠道作用;来自于药品生产企业的报告数与去年持平,报告数量仍偏低,表明药品生产企业开展不良反应监测工作的努力程度不够;作为药品生产企业,应进一步加强自身对药品不良反应工作的认识,加强上市药品的安全性研究,建立风险管理制度,强化企业责任意识,及时预防和控制风险,充分发挥"药品安全第一责任人"的责任。

(二)基本药物监测情况

1. 国家基本药物监测总体情况

2016年全国药品不良反应监测网络共收到国家基本药物的不良反应/事件报告59.5万例(占总体报告的41.6%),较2015年增加2.0%。其中严重报告4.5万例,占7.5%,较2015年增长了1.1%。报告涉及化学药品和生物制品病例报告占83.4%,中成药病例报告占16.6%。

2. 国家基本药物化学药品和生物制品情况分析

《国家基本药物目录(基层医疗机构配备使用部分)》(2012版)化学药品和生物制品部分,共分25个类别,约317个品种。2016年全国药品不良反应监测网络共收到其中356个具体品种不良反应/事件报告50.2万例次,其中严重报告4.3万例次,占8.5%。

2016年国家基本药物化学药品和生物制品报告按类别统计,报告数量排名前5位的分别是抗感染药、心血管系统用药、抗肿瘤药、消化系统用药、镇痛/解热/抗炎/抗风湿/抗痛风药,占基本药物化学报告的72.2%。

2016年国家基本药物化学药品和生物制品不良反应/事件报告中,药品不良反应/事件累及系统排名前5位的是皮肤及其附件损害(占27.4%)、胃肠系统损害(占27.2%)、全身性损害(占9.7%)、中枢及外周神经系统损害(占9.0%)以及免疫功能紊乱和感染(占4.0%);前5位不良反应例次之和占77.4%。

3. 国家基本药物中成药情况分析

《国家基本药物目录(基层医疗卫生机构配备使用部分)》(2012版)中成药部分涉及内科用药、外科用药、妇科用药、眼科用药、耳鼻喉科用药、骨伤科用药6大类共203个品种。2016年国家中心监测网络共收到203个相关品种的报告9.9万例次,其中严重报告6,857例次,占6.9%。

2016年国家基本药物中成药部分六大类中,药品不良反应/事件报告总数由多到少依次为内科用药、骨伤科用药、妇科用药、耳鼻喉科用药、外科用药、眼科用药。其中内科用药报告总数占到总体报告数量的85.7%,这可能与内科用药临床使用量大,且基本药物目录中中药注射剂都属于内科用药有关。内科用药中排名前五位的分别是祛瘀剂、温理剂、开窍剂、清热剂、扶正剂,此五类药品报告占到内科用药报告数的90.0%。

2016年国家基本药物目录中成药部分药品不良反应/事件报告中,累及系统排名前三位的是皮肤及其附件损害(占29.0%)、胃肠系统损害(占23.4%)和全身性损害(占14.3%)。不同剂型报告累及系统中,注射剂不良反应/事件累及系统排名前三位的是皮肤及其附件损害(占21.4%)、全身性损害(占12.7%)、胃肠系统损害(占6.5%),口服制剂累及系统排名前三位的是胃肠系统损害(占16.1%)、皮肤及其附件损害(占5.1%)、神经系统损害(占2.6%)。

以上监测数据表明,2016年国家基本药物监测总体情况基本保持平稳。

(三)化学药、生物制品监测情况

1. 总体情况

2016年药品不良反应/事件报告中,涉及怀疑药品150.7万例次,其中化学药占81.5%,生物制品占1.6%。2016年严重不良反应/事件报告共涉及怀疑药品12.1万例次,其中化学药品占86.9%,生物制品占1.8%。

2. 涉及患者情况

2016年化学药品、生物制品不良反应/事件病例报告中,男性和女性患者比例接近0.97:1,女性略多于男性。2016年化学药品/生物制品(不含疫苗)不良反应/事件病例报告中,14岁以下儿童患者的报告占9.9%,65岁以上老年患者的报告占23.4%。2016年严重不良反应/事件报告涉及患者情况年龄分布于总体趋势基本一致。

3. 涉及药品情况

2016年药品不良反应/事件报告涉及的怀疑药中,化学药品例次数排名前五位的类别依次为抗感染药(占化学药品总例次数的43.9%),心血管系统用药(占10.4%),镇痛药(占6.2%),电解质、酸碱平衡及营养药(占5.9%),肿瘤用药(占5.8%)。

2016年化学药品严重药品不良反应/事件报告中,最常见的药品是抗感染药,构成比为35.0%,较2015年降低0.9%;其次是抗肿瘤药,占22.8%,与2015年持平。2016年药品不良反应/事件报告涉及的生物制品中,抗毒素及免疫血清占28.5%,细胞因子占23.2%,血液制品占4.9%,诊断用生物制品占0.1%。

按剂型统计,2016年化学药品不良反应/事件报告中,注射制剂占64.9%、口服制剂占32.1%;生物制品90%以上为注射给药。

4. 总体情况分析

2016年化学药品、生物制品不良反应/事件报告情况与2015年相比未出现显著变化。化学药品中,抗感染药报告数量仍居首位,但占比例较2015年降低近1%,已连续六年呈下降趋势,提示我国抗感染药临床的安全使用有所提升。在剂型和给药途径分布中,化学药品的注射制剂比例仍持续增加,提示临床应继续关注注射剂型的使用管理和安全监测。在患者年龄分布中,老年患者不良反应报告比例依然呈现缓慢升高态势,与我国人口分布特征趋势变化基本一致,提示应继续关注老年人群用药安全。

(四)中药监测情况

1. 总体情况

2016年药品不良反应/事件报告中,涉及怀疑药品150.7万例次,中药占16.6%;2016年全国药品不良反应监测网络共收到严重药品不良反应/事件报告10.2万例,中药占5.5%。

2. 涉及患者情况

2016年药品不良反应/事件报告涉及的怀疑中成药报告中男性和女性患者比例接近0.87:1。2016年中成药药品不良反应/事件报告中,14岁以下儿童患者的报告占8.0%,65岁以上老年患者的报告占24.7%。2016年严重药品不良反应/事件报告涉及患者情况与中成药整体情况基本一致。

3. 涉及药品情况

2016年药品不良反应/事件报告涉及的怀疑药品之中成药例次数排名前10位的类别分别是理血剂中活血化瘀药(29.7%)、清热剂中清热解毒药(9.7%)、补益剂中益气养阴药(8.5%)、开窍剂中凉开药(8.4%)、解表剂中辛凉解表药(6.0%)、祛湿剂中清热除湿药(5.0%)、祛湿剂中祛风胜湿药(3.2%)、祛痰剂中清热化痰药(2.4%)、补益剂中补气药(1.8%)、理血剂中益气活血药(1.5%)。与2015年相比,理血剂中益气活血药报告例次数进入前10,止咳平喘剂中止咳平喘药退出前10,其他类别与排序无变化。2016年中药不良反应/事件报告中,注射剂和口服制剂所占比例分别为53.7%和38.6%。2016年中成药严重药品不良反应/事件报告的例次数排名前10位的类别与中成药整体情况基本一致。

2016年药品不良反应/事件报告按药品给药途径分布，静脉注射给药占53.2%，其他注射给药占0.6%，口服给药占40.2%，其他给药途径占6.0%，与2015年相比，总体给药途径分布无明显变化。2016年严重药品不良反应/事件报告按药品给药途径分布，静脉注射给药占85.8%，其他注射给药占0.9%，口服给药占12.1%，其他给药途径占1.2%，与2015年相比，总体给药途径分布无明显变化。

4. 总体情况分析

2016年中成药不良反应/事件报告数量与2015年持平。从报告涉及剂型与给药途径看，中药注射剂占比较高，需要继续关注其安全用药风险。从药品类别上看，主要涉及活血化瘀类、清热解毒类、益气养阴类、凉开类中药注射剂，提示应继续关注上述类别药品用药风险，及时采取风险控制措施。

三、相关风险控制措施

根据2016年药品不良反应监测数据和评估结果，食品药品监督管理总局对发现存在安全隐患的药品及时采取相应风险控制措施，以保障公众用药安全。

（一）发布《药品不良反应信息通报》4期，通报了警惕注射用单磷酸阿糖腺苷可引起严重不良反应及超适应证用药风险、警惕仙灵骨葆口服制剂引起的肝损伤风险、关注睾酮药品的心血管事件风险、警惕新复方大青叶片长期、大量使用或与其他含同类组分的药物合并使用时，可能导致重症药疹等严重过敏反应等严重不良反应，及时提示用药安全风险。

（二）组织对罗格列酮及其复方制剂、茵栀黄注射液、复方氨基酸注射液（18AA）及同类制剂等19个（类）药品的说明书进行修改，完善了说明书中的警示语、不良反应、禁忌等相关信息。

（三）依据监测评价结果，撤销苯乙双胍和氯美扎酮两个品种的批准证明文件。

（四）发布《药物警戒快讯》12期，报道了阿立哌唑、含穿心莲产品、聚乙二醇干扰素α-2a等国外药品安全信息63条，68个（类）品种。

四、各论

（一）抗感染药

抗感染药系指具有杀灭或抑制各种病原微生物作用的药品，包括抗生素、合成抗生素、抗真菌药、抗病毒药、抗分枝杆菌药等。2016年全国药品不良反应监测网络共收到抗感染药物的不良反应/事件报告51.8万例，其中严重报告3.3万例，占6.5%。抗感染药物的不良反应/事件报告占2016年总体报告的36.2%。与2015年相比，2016年抗感染药物报告数量同期上升1.1%，严重报告同期增长18.6%。严重报告构成比与2015年（5.5%）相比增加了1.0%。

1. 药品情况

2016年抗感染药物的药品不良反应报告/事件数量排名前3位的是头孢菌素类、喹诺酮类、大环内酯类，排名前3位的品种为左氧氟沙星、阿奇霉素、头孢曲松，与2015年相比，排名无变化。严重报告中排名前3位的是头孢菌素类、喹诺酮类、抗结核病药，与2015年相比，抗结核病药超过青霉素类上升至第3名。2016年抗感染药物严重不良反应/事件报告数量排名前3位的品种左氧氟沙星、头孢曲松、头孢哌酮舒巴坦。与2015年基本一致。

2016年抗感染药物不良反应/事件报告中，注射剂占78.3%，口服制剂占19.4%，其他剂型占2.3%，与药品总体报告相比，注射剂比例偏高，与2015年的剂型分布基本一致。严重报告中不良反应/事件报告中，注射剂占82.1%，口服制剂占17.3%，其他剂型占0.6%，与药品整体严重报告相比注射剂比例偏高，与2015年相比，注射剂型下降了0.6%，口服剂型上升了0.5%。

2. 累及器官系统情况

2016年抗感染药物不良反应/事件报告中，整体报告和严重报告的药品不良反应/事件累及器官系统情况详见图8。与抗感染药的整体报告相比，严重报告的全身性损害、免疫功能紊乱和感染和呼吸系统的构成比明显升高。抗感染药整体报告中口服制剂累及系统的前3位是胃肠损害（43.0%）、皮肤及其附件损害（27.6%）、神经系统损害（6.8%）；注射剂累及系统前3位是皮肤及其附件损害（43.7%）、胃肠损害（20.2%）、全身性损害（8.6%）。

抗感染药严重报告中口服制剂累及系统排名前3位的是肝胆损害（27.1%）、皮肤及其附件损害（21.1%）、全身性损害（9.5%）；注射剂累及系统排名前3位的是皮肤及其附件损害（22.5%）、全身性损害（19.1%）、免疫功能紊乱和感染（12.7%）（图8）。

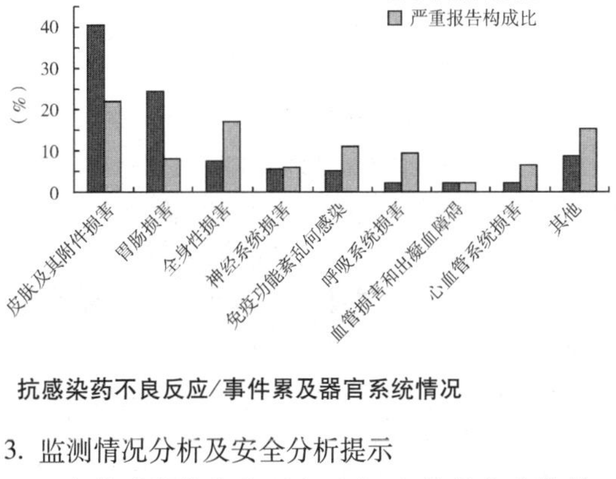

图8　抗感染药不良反应/事件累及器官系统情况

3. 监测情况分析及安全分析提示

2016年抗感染药物的不良反应/事件报告总数较2015年有所上升，严重报告数增加了18.6%，增长水平低于2016年总体病例报告增长水平。与2015年相比，2016年抗感染药物不良反应/事件报告占总体报告的比例下降了0.5%，严重报告的比例下降了0.6%。虽然抗感染药物近年来报告增长水平低于总体报告的增长水平，但报告数量仍然占据首位，其安全性一直受到关注。

抗感染药物中喹诺酮类药品严重报告比例一直仅次于头孢类药品，其中氟喹诺酮类药品严重不良反应较多。我国药品不良反应监测网络中通过口服和注射途径给药的氟喹诺酮类药品不良反应表现累及系统主要涉及皮肤及其附件损害（35.5%）、胃肠损害（27.3%）、神经系统损害（8.5%）、全身性损害（6.2%）、免疫功能紊乱和感染等（5.5%）。氟喹诺酮类药物可能会发生肌腱炎、肌腱病变、重症肌无力恶化、周围神经病变、严重心律失常、超敏反应、肝脏毒性、中枢神经系统病变、血糖紊乱、光敏感性/光毒性"等严重不良反应。

氟喹诺酮类药品的安全性一直备受关注，新的风险也不断被发现。国家食品药品监督管理总局从2003年起就开始陆续发布关于氟喹诺酮类药品的风险警示信息，通过多期《药品不良反应信息通报》警示过氟喹诺酮类药品的严重不良反应（第35期、第58期）以及环丙沙星（第5期）、加替沙星（第11期、第24期）、左氧氟沙星（第22期、第56期）等品种的严重不良反应发生情况，通报的不良反应涉及全身性损害、神经和精神系统损害、皮肤及其附件损害等常见严重不良反应，还强调了该类药品致重症肌无力加重、可能不可逆转的周围神经病变及影响糖尿病患者的血糖控制水平等风险。

氟喹诺酮类药品严重不良反应较多，且可能出现致残性的严重不良反应，提示临床医生给患者处方氟喹诺酮类药品时应权衡利弊，患者在使用氟喹诺酮类药品时应仔细阅读产品说明书，如果用药过程中出现严重不良反应，应立即停药，并尽快就医。

（二）中西药复方制剂

本报告中的"中西药复方制剂"是指按中药管理的"中药、天然药物和化学药品组成的复方制剂"。2016年全国药品不良反应监测网络共收到中西药复方制剂的药品不良反应/事件报告1.3万例（占中药不良反应/事件报告的0.52%），其中新的、严重报告4,437例，占34.2%。

1. 患者情况

中西药复方制剂的药品不良反应/事件报告中，男性患者占51.6%，女性患者占48.3%，未见明显性别差异。中西药复方制剂的严重药品不良反应/事件报告中，男性患者占35.3%，女性患者占62.9%，女性患者的构成比相对较高。

中西药复方制剂的严重药品不良反应/事件报告中，65岁及以上患者的构成比高于其在药品不良反应/事件报告中的构成比，15-44岁患者的构成比低于其在药品不良反应/事件报告中的构成比（图9）。

2. 药品情况

2016年药品不良反应/事件报告数量排名前20名的中西药复方制剂品种中，有16个是口服制剂，4个是外用制剂。严重药品不良反应/事件报告数量排名前10名的中西药复方制剂品种中，有8个是口服制剂，2个是外用制剂。

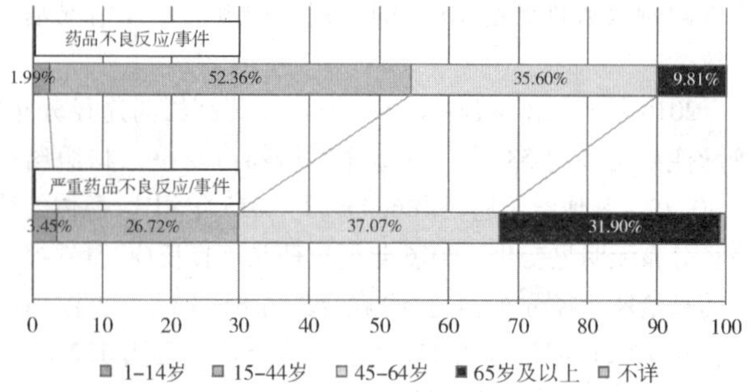

图9 中西药复方制剂药品不良反应/事件报告年龄构成比

3. 累及器官系统情况

2016年中西药复方制剂的药品不良反应/事件报告累及器官系统情况（图10），严重药品不良反应/事件报告累及器官系统情况（图11）。

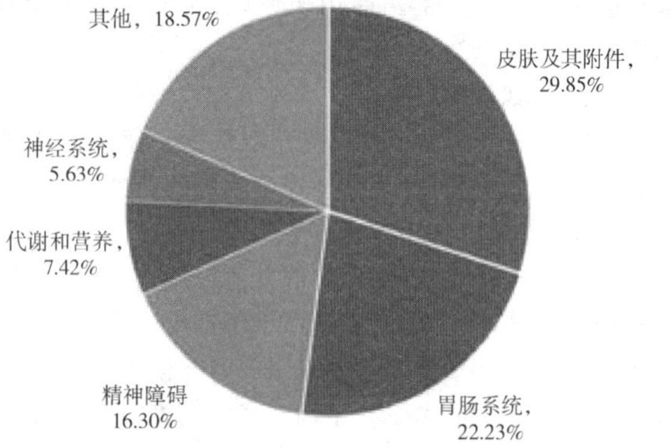

图10 药品不良反应/事件报告累及器官系统情况

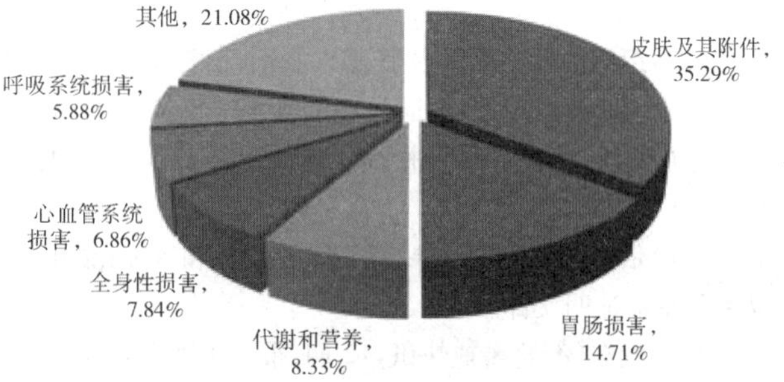

图11 严重药品不良反应/事件报告累及器官系统情况

4. 监测情况分析及安全分析提示

中西药复方制剂成分复杂，除中药外尚含有一种或多种化药成分，如解热镇痛药（对乙酰氨基酚、水杨酸、吲哚美辛等）、镇咳/祛痰/平喘药（止咳酮、盐酸依普拉酮、氯化铵、盐酸溴己新、盐酸氯喘等）、抗感染药（盐酸左旋咪唑、盐酸小檗碱、呋喃西林、呋喃唑酮、磺胺甲氧嘧啶等）、降糖/降压药（格列本脲、盐酸可乐定等）、抗过敏药（马来酸氯苯那敏、盐酸去氯羟嗪等）、维生素（维生素A、B1、B2、B6、C、D2等）、氨基酸（赖氨酸、亮氨酸、苏氨酸等）、局麻药（盐酸布比卡因、盐酸普鲁卡因等）等。

部分中西药复方制剂在临床较为常用，当与其他含有相同成分或功效类似的药品联合使用时，由于剂量或效应的叠加，有可能导致药物过量或毒性协同作用的发生。监测数据显示，与单独用药比较（13.0%），中西药复方制剂合并用药涉及胃肠系统的严重药品不良反应/事件构成比较高（20.0%）。可能与个别患者在使用中西药复方制剂的同时，服用了其他含相同或功效类似组分的药品，导致超剂量使用或效应叠加等因素有关。

总局近年对相关药品发布了不良反应信息通报，提示了珍菊降压片、感冒清片（胶囊）、脑络通胶囊、新复方大青叶片等中西药复方制剂临床应用的安全风险；同时修订了新复方大青叶片等多个中西药复方制剂的说明书，完善药品安全风险信息，指导临床安全使用。

（三）解热镇痛抗炎药

解热镇痛抗炎药又称非甾体抗炎药（NSAIDs），是一类具有解热、镇痛、抗炎（无菌性炎症）、抗风湿作用的药品。2016年全国药品不良反应监测网络共收到解热镇痛抗炎药（含解热镇痛抗炎药的单方和复方制剂）的不良反应/事件报告62,323例，占化学药总体报告数的5.2%。严重不良反应/事件报告2,951例，占解热镇痛抗炎药总体报告数的4.7%。

1. 药品情况

2016年解热镇痛抗炎药不良反应/事件报告涉及苯胺类、丙酸类、灭酸类、水杨酸类、烯醇酸类（昔康类）、选择性COX-2抑制药、吡唑酮类、吲哚类等9大类药品（如图12所示），其中包括很大比例的复方制剂，如氨咖黄敏片、复方氨林巴比妥注射液、复方金刚烷胺胶囊等。

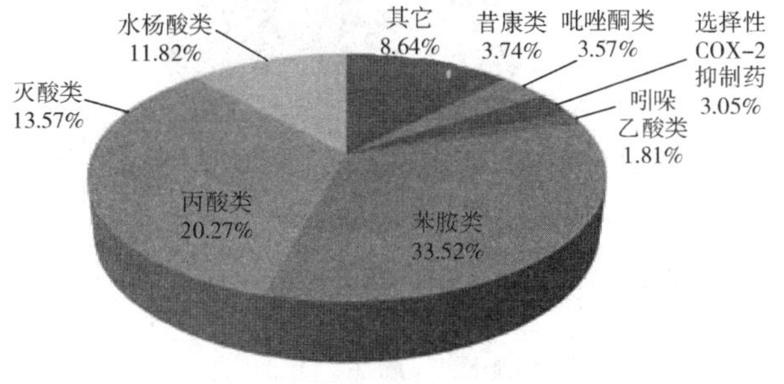

图12 2016年解热镇痛抗炎药类别及报告数

2016年解热镇痛抗炎药不良反应/事件报告中，注射剂占79.9%，高于化学药总体报告中注射剂的比例（64.9%）；口服制剂占12.7%，低于化学药总体报告中口服制剂的比例（32.1%）。

2. 累及器官系统情况

2016年解热镇痛抗炎药不良反应/事件报告中，累及器官系统排名前三位的依次为胃肠损害（44.8%）、皮肤及其附件损害（20.1%）、神经系统损害（10.2%），如图13所示。与药品总体报告相比，胃肠损害所占比例（总体25.4%）明显升高。

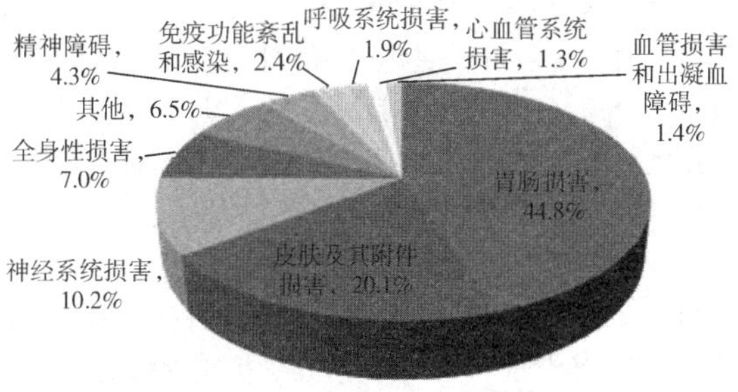

图13 2016年解热镇痛抗炎药累及器官系统分布

在解热镇痛抗炎药严重不良反应/事件报告中，口服制剂累及器官系统排名前三位依次为胃肠损害（34.7%）、皮肤及其附件损害（19.0%）、肝胆损害（6.0%）；注射剂严重报告累及器官系统排名前三位的依次为全身性损害（22.7%）、皮肤及其附件损害（18.7%）、呼吸系统损害（15.0%）。

3. 监测情况分析及安全分析提示

解热镇痛抗炎药不良反应的突出特点是胃肠损害，占比高达44.8%，较数据库总体胃肠损害高出19.4%。胃肠损害是解热镇痛抗炎药最为常见的不良反应，尤其是长期或较大剂量应用，可能导致胃肠溃疡、穿孔和出血，其中尤以阿司匹林引起的胃肠道出血病例居多，应引起关注。

在解热镇痛抗炎药中，注射制剂所占比例高于化药总体注射剂的比例。注射剂报告数量位居前二位的均为短期使用的退热针剂，其中14岁以下儿童报告比例明显偏高。严重不良反应主要表现为过敏性休克、过敏样反应、重症皮疹、呼吸困难等，其中过敏性休克尤其以青壮年群体居多。

解热镇痛抗炎药的复方制剂种类繁多。除不同解热镇痛药成方外，还可能与其他类药品成分共同组方，用于缓解疼痛或感冒等症状，临床用量较大，不良反应的发生也相对较多。在口服复方制剂中，感冒药的报告数量位居前列，严重不良反应以过敏样反应和皮疹为主。一些患者长期或超剂量使用解热镇痛抗炎药，可能导致严重肝、肾功能损害。因此，应充分权衡使用此类药品的利弊，尤其是用于普通感冒、发热、轻度疼痛等的治疗，掌握合理用药常识，或在医生及药师的指导下用药。

（四）精神障碍治疗药

全国药品不良反应监测网络中精神障碍治疗药包括抗精神病药、抗抑郁药、抗躁狂药、抗焦虑药、精神兴奋药5类药物，2016年全国药品不良反应监测网络共收到精神障碍治疗药不良反应/事件报告2.5万例，占2016年总体报告数量的1.73%；其中严重报告2714例，占总体严重报告数量的2.65%，占精神障碍用的药品不良反应/事件报告的10.9%。

1. 患者情况

2016年精神障碍治疗药的药品不良反应/事件病例报告中，男性1.3万例，女性1.2万例，性别不详78例，男性比例比女性高约5.8%；严重病例报告中，男性1450例，女性1246例，性别不详18例，严重病例报告男性比例比女性高约7.5%。

2016 年精神障碍治疗药的药品不良反应/事件的报告年龄分布从总体上看，15 ~ 44 岁年龄段占 55.0%，45-64 岁年龄段占 32.6%，65 岁以上年龄段占 11.1%，其余各年龄段患者的比例均低于 1%。严重报告的年龄分布与精神障碍治疗药总体年龄分布情况类似。

2. 品种情况

2016 年精神障碍治疗药不良反应/事件报告涉及 5 类品种 2.7 万例次（严重 3136 例次），其中抗精神病药占 73.1%（严重 73.3%），抗抑郁药占 21.5%（严重 20.8%），抗焦虑药占 3.9%（严重 4.4%）。

2016 年精神障碍治疗药药品不良反应/事件报告中，注射制剂占 7.6%，口服制剂占 92.1%，其他剂型占 0.3%，口服剂型占比明显高于国家药品不良反应监测数据库总体报告中的口服剂型占比，可能与精神障碍治疗药的剂型构成以口服剂型为主有一定关系。

3. 累及器官系统情况

2016 年精神系统用药不良反应/事件报告中，药品不良反应/事件累及系统排名前 5 位的是神经系统损害（33.7%）、胃肠损害（18.2%）、心血管系统损害（10.3%）、精神障碍（9.5%）以及肝胆损害（7.8%）；累及系统前 5 位的不良反应例次之和占 79.4%。治疗精神障碍药的严重药品不良反应/事件报告中，累及系统排名前 5 位分别是神经系统损害（28.6%）、肝胆损害（17.9%）、心血管系统损害（14.0%）、胃肠损害（8.0%）、血液系统损害（7.7%）。

4. 监测情况分析及安全分析提示

本年度报告统计的精神障碍治疗药包括抗精神病药、抗抑郁药、抗躁狂药、抗焦虑药、精神兴奋药 5 类，从精神障碍治疗药不良反应报告涉及药品情况看，抗精神病类药的报告数量和严重报告数量均居各类治疗精神障碍的药物之首，分别为精神障碍治疗药报告的 73.1% 和精神障碍治疗药严重报告的 73.3%。其中大部分病例为非典型抗精神病药物。应充分了解此类药品的安全性，指导临床合理用药，降低用药风险。

（五）儿童用药

儿童用药是指 14 岁（含）以下未成年人使用的专用药品，儿童用药报告是指患者年龄为 14 岁（含）以下的报告。

2016 年国家药品不良反应监测网络共收到来自医疗机构报告 120 万份，0-14 岁儿童患者相关的《药品不良反应/事件报告表》12.8 万份，占 10.6%，与 2015 年相比，降低了 0.2%。2016 年共收到来自医疗机构儿童严重报告 6986 份，占儿童报告总数的 5.5%，与 2015 年相比，升高了 0.4%。

1. 品种情况

2016 年儿童药品不良反应/事件报告中，化学药占 84.0%，其中占比前三位的分别是抗感染药占 76.5%、电解质、酸碱平衡及营养药占 5.9%、呼吸系统用药占 5.1%；中药占 13.5%，其中占比前三位的分别是清热剂占 36.6%、解表剂占 18.2%、开窍剂占 17.7%；生物制品占 0.9%。2016 年儿童严重药品不良反应/事件报告中，化学药占 87.3%，中药占 10.4%，生物制品占 1.4%，不详 0.8%。

2016 年儿童药品不良反应/事件报告涉及的药品剂型分布中，注射剂占 84.9%，口服制剂占 11.8%，其他制剂占 2.6%。化学药品不良反应/事件报告中，注射剂、口服制剂所占比例分别为 86.5% 和 10.3%。中成药不良反应/事件报告中，注射剂、口服制剂所占比例分别为 74.7% 和 22.2%。2016 年儿童严重药品不良反应/事件报告涉及的药品剂型分布中，注射剂占 90.8%，口服制剂占 6.8%，其他制剂占 1.9%，不详 0.5%。

2. 累及器官系统情况

2016 年儿童药品不良反应/事件报告中，整体报告和严重报告的药品不良反应/事件累及器官系统情况详见图 14、图 15。累及系统排名前三位的是皮肤及其附件损害（52.5%）、胃肠系统损害（20.5%）、全身性损害（8.3%）。化学药、中成药累及系统前三位的与总体一致，生物制品累及系统与整体排序有所差异，分别是全身性损害、皮肤及其附件损害、用药部位损害为主。2016 年儿童严重药品不良反应/事件报告中，累及系统排名前三位的是皮肤及其附件损害（27.6%）、全身性损害（23.0%）、呼吸系统损害（8.7%）。

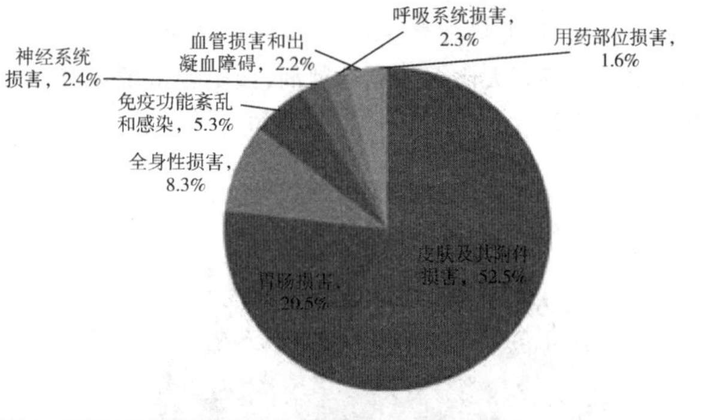

图 14 药品不良反应/事件报告累及器官系统情况

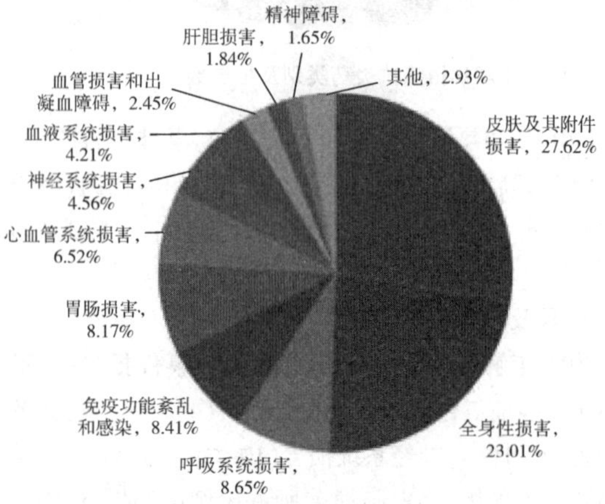

图 15 严重药品不良反应/事件报告累及器官系统情况

3. 监测情况分析及安全分析提示

2016年0～14岁(含)以下儿童报告占来自医疗机构报告总量的10.6%，比2015年有所下降。其中严重报告占儿童报告总数的5.5%，儿童患者涉及的新的一般和严重报告所占比例均低于来源于医疗机构报告整体情况。

儿童用药涉及的怀疑药品以化学药为主，占比为84.0%；涉及的药品剂型仍以注射剂为主，一般报告和严重报告的占比分别为84.9%和91.0%，但与2015年相比，分别降低了1.2%和0.8%，表明注射剂在儿童中合理使用进一步加强。注射剂在儿童中的使用，与儿童口服用药依从性差有关，但儿童作为一个相对特殊群体，由于机体脏器和组织结构的生理功能发育尚未完全，免疫力低下，药物代谢酶分泌不足或缺少，血浆蛋白结合能力差，对水、电解质的代谢功能较差，故对药物的吸收、分布、代谢和排泄等与成人不同，对药物的敏感性和耐受性与成人相差较远，对于儿童使用注射给药存在的风险也较大，因此提示临床用药时应了解儿童发育时期的生理、病理特点及体质特征，在医生指导下，合理用药，同时能选用口服、外用给药时就不选用注射给药。

五、有关说明

（一）本年度报告中的数据来源于国家药品不良反应监测数据库中2016年1月1日至2016年12月31日各地区上报的数据。

（二）与大多数国家一样，我国药品不良反应报告是通过自发报告系统收集并录入到数据库中的，也存在自发报告系统的的局限性，如漏报、填写不规范、信息不完善、无法计算不良反应发生率等。

（三）每种药品不良反应/事件报告的数量受到该药品的使用量和该药品不良反应发生率等诸多因素的影响，故药品不良反应/事件报告数量的多少不直接代表药品不良反应发生率的高低或者严重程度。

（四）本年度报告完成时，其中一些严重报告、死亡报告尚在调查和评价的过程中，所有统计结果均为数据收集情况的真实反映，有些问题并不代表最终的评价结果。

（五）专业人士会分析药品与不良反应/事件的关联性，提取药品安全性风险信息，根据风险的普遍性或者严重程度，决定是否需要采取相关措施，如在药品说明书中加入安全性信息，更新药品如何安全使用的信息等。在极少数情况下，当认为药品的获益不再大于风险时，药品也会撤市。

（六）本年度报告不包含疫苗不良反应/事件的监测数据。

国家药物滥用监测年度报告(2016年)

2016年，国家食品药品监督管理总局按照国家禁毒委员会的统一部署，认真贯彻落实习近平总书记等中央领导同志重要指示批示精神，完善监测工作体制机制，提升监测能力和水平，日常监测和专项调查并重，推动药物滥用监测工作取得新进展。

拓宽监测网络，提高数据科学性。全年31个省(区、市)上报药物滥用监测调查表27.6万份，较2015年增长10.7%。报告单位共1,794家，比2015年增加236家，主要监测对象为强制隔离戒毒机构、禁毒执法机构、美沙酮维持治疗门诊、自愿戒毒机构。结合近年来我国禁毒工作形势和药物滥用流行趋势，2016年加大了社区戒毒机构、精神专科医院和综合医院的监测力度。

突出制度建设，提升监测水平。研究起草了药物滥用报告与监测的管理办法，为药物滥用监测工作的制度化、规范化打下了基础。调整、改善、优化药物滥用监测系统，提升监测数据应用能力和水平。开展了专业技术培训，提升全国药物滥用监测机构的业务能力。

注重预防教育，强化风险意识。组织开展了以“合理用药，拒绝滥用”为主题的“6.26”国际禁毒日宣传活动，提高公众安全合理使用麻醉药品和精神药品、拒绝毒品的意识。

坚持问题导向，加强专项研究。组织开展戒毒药物维持治疗用盐酸美沙酮口服溶液滥用流行病学调查和医疗用药品滥用监测专项研究，主动评价我国医疗用药品滥用形势和面临的风险，为防治毒品滥用和进一步制定禁毒策略、规范医疗用药品监管提供科学依据。

一、药物滥用监测情况

（一）监测数据总体情况

1. 监测数据报告单位及有效报表

2016年，全国31个省(区、市)1,794家单位上报有效《药物滥用监测调查表》276 980份，来自公安机关强制隔离戒毒机构、司法行政部门强制隔离戒毒机构、美沙酮维持治疗门诊、自愿戒毒机构、禁毒执法机构、社区戒毒机构以及医院等(图1)。

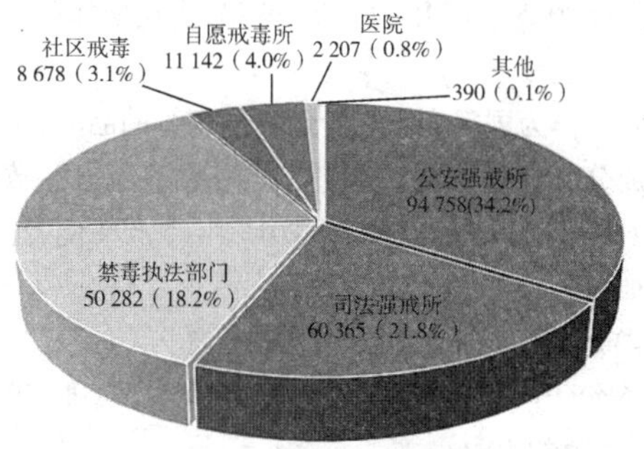

图1　填报《药物滥用监测调查表》机构及有效报表构成比

2. 药物滥用人群社会人口学特征

药物滥用人群中，男性占85.9%，女性占14.1%；35岁及以下年龄青少年占51.7%，其中25岁及以下人群占15.5%；初中及以下文化占81.5%；无业人员占61.6%。值得注意的是涉及一些敏感职业和人员，其中包括448名公务员、348 名在校学生和 212 名演艺业人员。

3. 滥用物质(药物)种类

按"过去 12 个月曾经滥用药物"统计,滥用物质(药物)前五位为"冰毒"(占 47.9%)、海洛因(占 45.0%)、"麻谷丸"(占 7.2%)、"K 粉"(占 2.5%)和美沙酮口服液/片(占 1.2%)。"冰毒"和"麻谷丸"的主要成分为甲基苯丙胺,二者合计占比为 55.1%,比 2015 年度增加 3.2%。甲卡西酮滥用例数和比例有所增加,2016 年(707 例)是 2015 年(246 例)的 2.9 倍。

4. 药物滥用人群地区分布

药物滥用者现居住地前 5 位的省份是广东(12.6%)、湖南(8.8%)、四川(8.0%)、云南(6.3%)、上海(6.2%)。

5. 总体情况分析

2016 年,来自强制隔离戒毒所、禁毒执法机构、自愿戒毒机构、社区戒毒机构、医疗机构和药物维持治疗门诊等 1,794 家单位上报有效药物滥用监测调查表 276,980 份。在继续开展对查处管控人员药物滥用调查的基础上,药物滥用监测范围不断拓展,医疗机构和社区戒毒机构的监测单位进一步增加,监测数据的代表性进一步增强。

全年监测数据涵盖了目前主要流行滥用物质(药物)及其滥用人群,反映出不同地区药物滥用流行差异。同时,监测数据还反映了药物滥用人群药物滥用史、人员异地流动等基本特征。总体来看,药物滥用人群仍以男性、初中及以下文化程度、无业人员为主,但应注意涉及一些敏感职业和人员。

2016 年度滥用各类滥用物质(药物)达 87 种,"冰毒""海洛因""麻谷丸""K 粉"和美沙酮口服液/片是主要滥用的前 5 种物质(药物);含甲基苯丙胺的毒品("冰毒""麻谷丸")滥用所占比例 55.1%,同比 2015 年度增加 3.2%,是我国流行滥用的主要合成毒品,反映了我国 2016 年药物滥用的基本趋势。甲卡西酮滥用例数和比例有所增加,2016 年(707 例)是 2015 年(246 例)的 2.9 倍,占比增加 0.2%,需要密切关注和连续观察。

氯胺酮作为国际尚未列管而我国列管的品种,是"K 粉"的主要成分。数据表明,"K 粉"滥用数量和占总数的比例 2016 年(6,844 例,占 2.5%)比 2015 年(5,694 例,占 2.3%)继续增加。

(二)新发生药物滥用人群监测情况

2016 年,全国共收集新发生药物滥用人群 29 316 例(份),占总数的 10.6%。

1. 新发生药物滥用人群社会人口学特征

新发生药物滥用者中,男性占 85.3%,女性占 14.7%;女性 25 岁及以下者占 37.1%,男性 25 岁及以下者占 27.4%;文盲占 2.6%,小学占 13.6%,初中占 63.2%;无配偶者(未婚、已婚分居、离婚和丧偶)是有配偶者(已婚、未婚同居)的近 1.4 倍;无业人员占 62.0%,有职业或学业人员占 38.0%。外企/合资单位人员 60 人,离/退休人员 47 人,公务员 27 人,演艺人员 20 人。

2. 新发生药物滥用人群药物滥用基本情况

过去 12 个月曾经滥用药物种类:新发生药物滥用人群过去 12 个月曾经滥用药物种类共 58 种。合成毒品是新发生药物滥用人群的主要滥用种类,滥用人群占 86.8%,与传统毒品滥用人群比例由 2012 年的 3∶1 上升为 2016 年的 8∶1;滥用"冰毒"的人员比例(79.1%)是滥用海洛因人员比例(9.4%)的 8.4 倍;医疗用药品的滥用比例均较低(≤1.3%)。

传统毒品、合成毒品及医疗用药品滥用变化特征:传统毒品滥用人员比例 2012 年至 2015 年持续下降,但 2016 年(10.2%)较 2015 年(8.8%)有所回升。合成毒品的滥用者比例由往年持续上升的趋势,变为五年内首次下降,但 2016 年(86.8%)仍保持在较高水平。医疗用药品滥用比例为 3.7%,略有抬头倾向,既往五年医疗用药品滥用比例处于 1.3% ~3.7% 区间变化(图 2)。

多药滥用/使用情况:新发生滥用传统毒品的 2978 例人群中,同时曾经滥用麻醉药品精神药品的人群占 1.7%(50 例),滥用其他处方药及非处方药的人群占 0.2%(7 例),滥用合成毒品的人群占 4.7%(139 例)。新发生滥用合成毒品的 25 442 例人群中,同时曾经滥用吗啡(含吗啡控/缓释片)的人群占 0.1%(33 例),滥用处方药及非处方药的人群占 0.05%(13 例),滥用传统毒品海洛因的人群占 0.4%(106 例)。

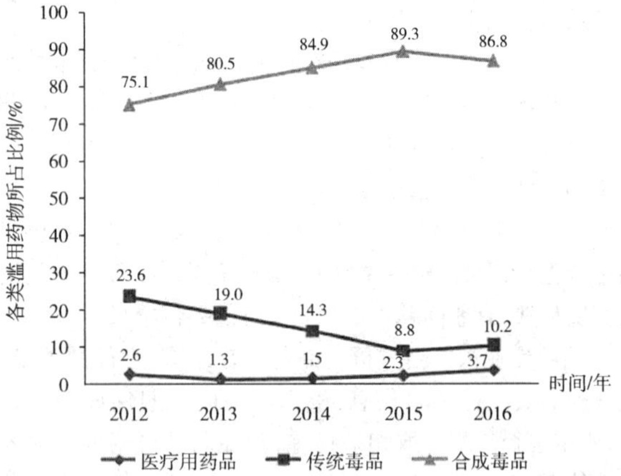

图 2　2012 年 ~2016 年新发生人群各类滥用药物所占比例变化趋势

获得滥用药物的途径:新发生药物滥用人群获得滥用药物的途径主要是"同伴"(65.0%)、"黑市"(15.0%)以及"娱乐场所"(11.7%),由"药品销售机构"(指医院、零售药店、个体诊所和药品代理商)获得的占 1.1%。

3. 新发生药物滥用人员比例及变化趋势

新发生人群占监测报表总体的 10.6%,与 2012 年相比增加 2.5%。在连续四年持续上升的情况下,2016 年比 2015 年有所降低(图 3)。

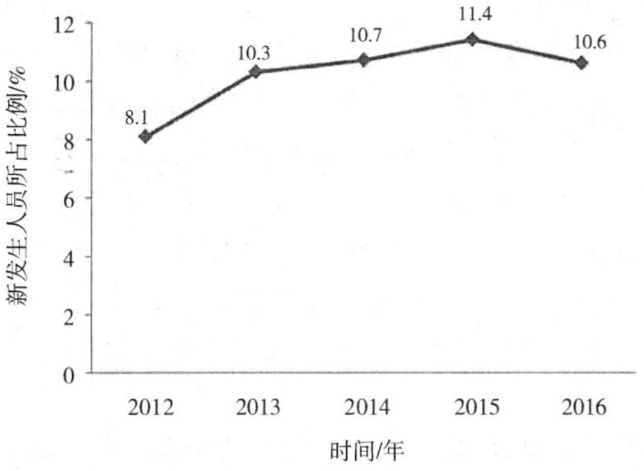

图3　2012年～2016年药物滥用监测人群中新发生人员所占比例

合成毒品滥用者中新发生人员所占比例为16.8%，同比2015年有所下降；传统毒品滥用者中新发生人员所占比例为2.4%，同比2015年有所增加；医疗用药品滥用人群中新发生人员所占比例为13.0%，同比2015年有所增加（图4）。

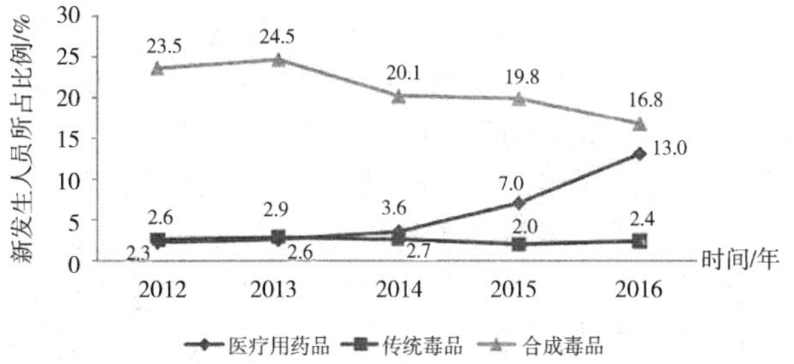

图4　2012年～2016年各类药物滥用人群中新发生人员所占比例

4. 新发生药物滥用人群地区分布

各地区新发生人群所占比例呈现地区差异，东北地区新发生人群所占比例高达40.4%，西北地区新发生人群所占比例最低，为3.7%（图5）。

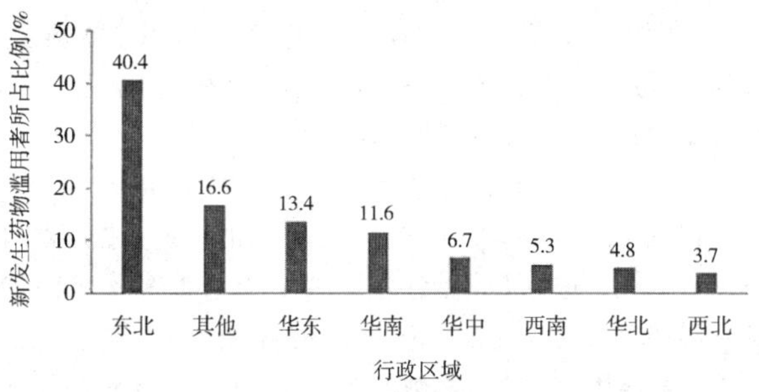

图5　2016年各地区新发生人员占药物滥用监测人群的比例

新发生人群滥用物质种类也表现出地区差异，西北地区主要滥用药物是传统毒品（64.7%），但较2015年（65.5%）有所降低；其他地区主要滥用合成毒品，其中华东地区、东北地区和华中地区的滥用比例在90%以上（图6）。

主要滥用药物为甲卡西酮的滥用者76例，其中西北地区75例；滥用"底料+黄皮"的报告在华北地区比例逐渐减少。

5. 新发生药物滥用人群监测报表来源

新发生药物滥用报表主要填报机构为禁毒执法部门和公安强戒所，本年度医院报表中，新发生人员比例为8.5%（图7）。

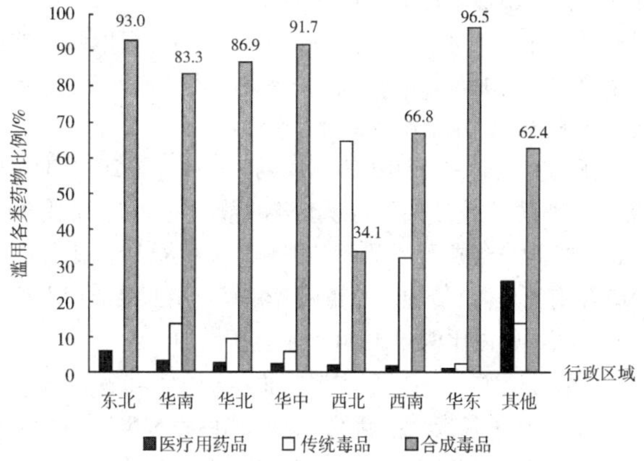

图6　2016年各地区新发生人群主要滥用各类药物比例

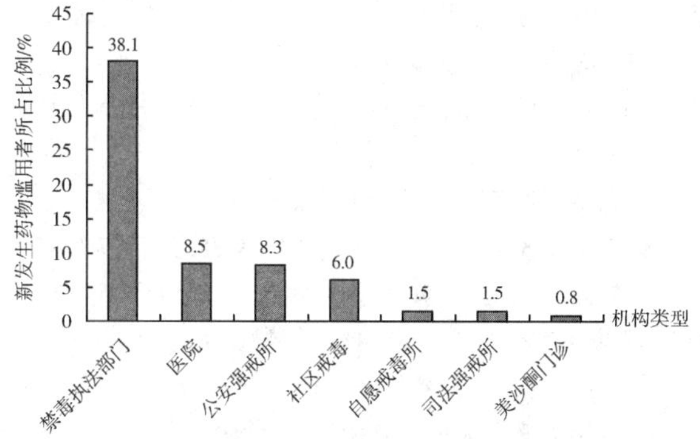

图7　各类机构报告新发生药物滥用人群所占比例

6. 新发生药物滥用人群HIV/AIDS感染情况

新发生药物滥用人群中，已明确进行HIV检查的9,896例，HIV阳性率为2.9%，提示新发生人群中的HIV感染状况应予关注。

7. 新发生药物滥用人群总体情况分析

2016年度药物滥用监测人群中新发生药物滥用者以男性、初中及以下文化程度、无配偶、无业人员为主，女性低龄化（25岁及以下年龄）问题比男性突出。新发生药物滥用者的从业状况看，外企/合资单位人员、离/退休人员、公务员、演艺人员等人群占比虽然只有0.6%，但值得注意。

在新发生药物滥用人群中，合成毒品与传统毒品滥用人群比例由2012年的3:1上升为2016年的8:1；滥用"冰毒"的人员比例是滥用海洛因人员比例的8.4倍。传统毒品滥用人员比例在2012年至2015年持续下降，但2016年较2015年有所回升，原因值得进一步关注研究。医疗用药品滥用比例为3.7%，略有抬头倾向，既往五年（2012年～2016年）滥用比例处于1.3%～3.7%区间变化。

新发生药物滥用人群获得滥用药物的途径主要是"同伴"（65.0%）、"黑市"（15.0%）以及"娱乐场所"（11.7%）。

新发生人群所占比例呈现地区差异，东北地区新发生人群所占比例高达40.4%。新发生人群滥用物质种类也表现出地区差异,西北地区主要滥用药物依旧是传统毒品,其他地区主要滥用合成毒品,其中华东地区、东北地区和华中地区的滥用比例在90%以上。主要滥用药物为甲卡西酮的滥用者76例,其中西北地区75例;滥用“底料+黄皮”的报告在华北地区比例逐渐减少。

新发生人群占监测报表总体的10.6%,与2012年相比增加2.5%。在连续四年持续上升的情况下,2016年比2015年有所降低。合成毒品滥用者中新发生人员所占比例同比2015年有所下降;传统毒品滥用者和医疗用药品滥用人群中新发生人员所占比例同比2015年有所增加。

新发生药物滥用报表主要填报机构为禁毒执法部门和公安强戒所,医院报表中新发生人员比例为8.5%。

新发生药物滥用人群中,已明确进行HIV检查的9,896例,HIV阳性率为2.9%,提示新发生人群中的HIV感染状况应予关注。

(三)海洛因滥用监测情况

2016年,全国共收集海洛因滥用人群124,565例(份),占总数的45.0%。

1. 海洛因滥用人群社会人口学特征

本年度海洛因滥用人群平均年龄为38.7±8.7岁;50岁以上者占9.1%。该人群中,男性占87.8%,女性占12.2%;文化程度多为初中(53.8%)、小学(25.0%)和高中(13.7%);无业者占大多数(61.2%)。

2. 海洛因滥用人群药物滥用基本情况

主要药物滥用种类与多药滥用/使用情况:海洛因滥用人群中多药滥用情况较为普遍,滥用物质种类(除海洛因和酒精外)为44种,除违禁毒品外,还有美沙酮口服液/片、吗啡、哌替啶等医疗用麻醉药品以及复方地芬诺酯、复方甘草片等非管制药品。

近5年来,海洛因滥用人群占全部滥用人群的比例呈逐年下降趋势,由2012年的74.4%降至2016年的45.0%(图8)。

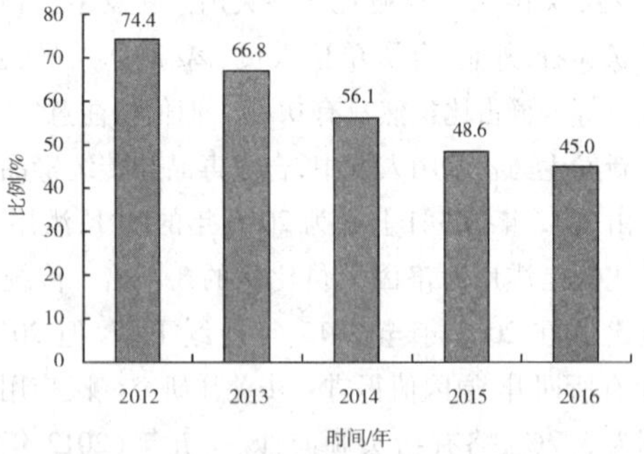

图8　近五年(2012~2016年)海洛因滥用者在全部滥用人群中所占比例

药物滥用年限:海洛因滥用人群进入戒毒机构的平均年龄为38.7±8.6岁;平均药物滥用年限为11.4±7.4年。其中,药物滥用年限在3年以下、3~10年及10年以上者分别占18.9%、30.4%和50.7%。结合海洛因滥用人群年龄分布分析,该人群中20岁以下青少年滥用者所占比例仅占1.4%,而绝大多数海洛因滥用者为滥用毒品时间10年及以上的中壮年群体。

药物滥用方式:海洛因滥用人群药物滥用方式以烫吸(踏食)和静脉注射方式为主,分别占各种滥用方式总人数的55.2%和35.9%,在注射方式滥用人群中,有共用注射器经历的占6.1%。

药物滥用场所:海洛因滥用人群药物滥用场所以居家住所(42.9%)、无固定地点(36.4%)、朋友处(33.3%)、暂住地/租住屋(23.7%)为主,提示吸毒人群滥用场所相对隐蔽,发现难度增加。

药物滥用原因:海洛因滥用人群药物滥用原因比较复杂,除主要受“追求欣快刺激”(40.4%)、“家人或同伴影响/教唆”(29.7%)、“满足好奇”(28.4%)、“空虚无聊,为消遣”(24.5%)、“吸毒环境影响”(23.0%)等因素影响外,还有一部分人吸毒是由于“缓解戒断症状”(16.4%)、“认为时尚”(8.5%)、“被诱骗”(3.1%)等因素的影响。反映了人群中药物滥用的流行或影响药物滥用的原因可能受到包括对毒品的认识误区,以及社会/心理精神和躯体等多因素的影响。

获得途径:该群体所滥用药物的获得途径多样化,主要获得途径是同伴(占62.6%)、黑市(占22.7%)、电话信息(占16.3%)和娱乐场所(占11.6%)。获得途径是“同伴”的比例由2015年的占比69.5%下降为2016年的62.6%,而来自黑市、电话信息和娱乐场所的比例上升,提示新形势下吸毒人员毒品/药品获得途径的一些新特点,建议相关部门加强监管和执法力度,采取相应措施,依法打击非法制售药品的违法犯罪活动。

新发生人群所占比例与流行趋势:2016年共上报新发生海洛因滥用数据2,759例,占本年度上报海洛因滥用人群总数的2.2%,同比2015年度有所增加。

3. 海洛因滥用人群中复发滥用者比例及药物滥用史

以既往戒毒治疗情况作为判定复发的主要依据,除本次进入戒毒机构进行戒毒治疗之外,既往有过1次及以上戒毒治疗经历者视为复发者。2016年,海洛因滥用人群有复发经历者占海洛因滥用人群总数的63.1%,其中戒毒3次及以上者占复发人群的23.0%,复吸超过5次者为复发人群的8.3%。

4. 美沙酮维持治疗人群药物滥用情况

本年度共报告参加社区美沙酮维持治疗(MMT)人员44,581例,占海洛因滥用人群总数的35.8%,比2015年降低2.1%。MMT人群中既往多药滥用情况比较突出,包括违禁毒品、医疗用麻醉药品精神药品和非管制处方药等。

5. 海洛因滥用人群HIV/AIDS感染情况

海洛因滥用人群中,做过检查人群的HIV/AIDS报告感染率为4.2%。但报告同时显示,不同药物滥用方式的海洛因滥用者均有HIV/AIDS感染病例(图9)。

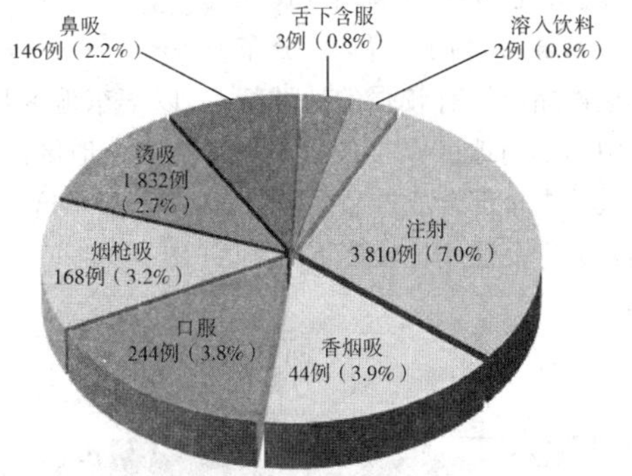

图9 海洛因滥用人群不同药物滥用方式HIV报告感染情况

6. 海洛因滥用监测总体情况分析

2016年,海洛因滥用监测数据占全部监测数据的45.0%,同比2015年下降3.6%,近五年呈持续下降趋势。新发生海洛因滥用者的比例占海洛因滥用人群总数的2.2%,同比2015年度有所增加。海洛因滥用人群现居住地以西南地区最多;外籍吸毒人员有270例,较2015年增长221%。

本年度海洛因滥用人群的社会人口学特征同2015年比较无显著变化,多数为有10年及以上吸毒史的中壮年;文化程度多为初中、小学、高中;无业者占大多数。

海洛因滥用人群中多药滥用情况普遍,除违禁毒品外,还有医疗用麻醉药品以及非管制药品。反映了近年来海洛因滥用人群中麻醉药品和精神药品交互滥用、中枢抑制作用的物质(药品)和具有中枢兴奋作用的物质(药品)交互滥用的一种新的多药滥用现象和滥用模式。据此推断我国海洛因滥用人群中的一部分人由于长期的多药滥用已由早期的单纯阿片依赖演化成为镇静催眠药及苯丙胺类兴奋剂等多药依赖/成瘾状态,目前尚难以确定该群体使用上述医疗用药品的目的、原因和性质。

海洛因滥用人群有复发(一次以上戒毒)经历者占海洛因滥用人群总数的63.1%,提示海洛因滥用人群的戒毒康复防复发仍是今后禁吸戒毒工作的一项重要内容,应加强对这一群体在戒毒后社区的管理和必要干预。

该群体所滥用药物的获得途径多样化,从"同伴"处获得的比例由2015年的占比69.5%下降为2016年的62.6%,而来自黑市、电话信息和娱乐场所的比例上升,提示新形势下吸毒人员毒品/药品获得途径的一些新特点,建议加强监管和执法力度,采取相应措施,依法打击非法制售药品的违法犯罪活动。

社区美沙酮维持治疗(MMT)人员比例比2015年降低2.1%。MMT人群中既往多药滥用情况比较突出,包括违禁毒品、医疗用麻醉药品精神药品和非管制处方药等。

海洛因滥用人群中,做过检查人群的HIV/AIDS报告感染率4.2%,但不同滥用方式的海洛因滥用者均有HIV/AIDS感染病例,反映了该群体中非注射方式(主要通过性传播方式)感染HIV的可能性。

(四)合成毒品滥用监测情况

2016年,全国共收集合成毒品滥用人群151,854例(份),占总数的54.8%。

1. 合成毒品滥用人群人口学特征

在合成毒品滥用人群中,35岁以下青少年占65.8%,与整体药物滥用人群35岁以下年龄青少年(占51.7%)相比,高出14.1%;初中及以下比例占79.4%;多为无业人员,占62.8%,有职业者以个体经营者、外出打工者居多。值得注意的是合成毒品滥用人群中包括外企/合资单位人员(378例)、离/退休人员(249例)、公务员(246例)、在校学生(226例)、演艺人员(157例)、科教文卫人员(53例)及军警(9例)等。

2. 合成毒品滥用人群药物滥用基本情况

合成毒品滥用总体趋势:合成毒品的报告滥用率为54.8%,同比2015年(51.6%)增长3.2%。2012年(25.9%)至今,呈现逐年上升的趋势,五年累计增加28.9%(图10)。

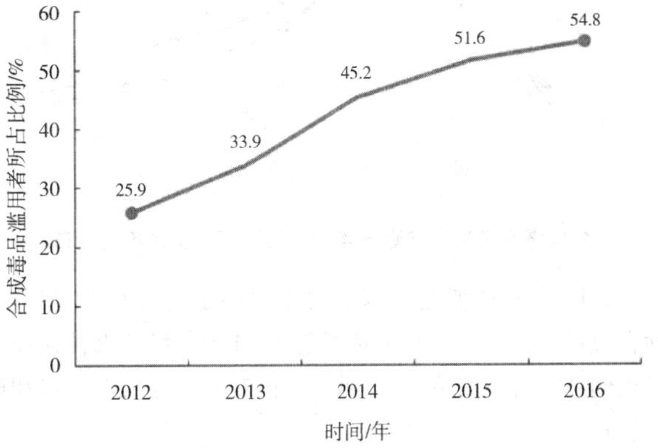

图10 2012年~2016年药物滥用监测报表中合成毒品滥用人群所占比例

主要滥用合成毒品种类:"冰毒"仍为滥用最严重的合成毒品,占合成毒品滥用人群的87.4%,五年累计上升13.5%,提示"冰毒"流行强度持续增强。其他滥用合成毒品种类依次为:"麻谷丸"(占13.2%),"K粉"(占4.5%),"摇头丸"(占1.1%)。"麻谷丸"滥用比例持续下降,五年累计下降8.7%,提示"麻谷丸"流行强度减缓(图11)。

主要滥用物质(药物)情况:合成毒品滥用者中滥用/使用过的物质达47种,包括麻醉药品(主要有大麻、吗啡、鸦片等),精神药品(主要有三唑仑、苯丙胺、丁丙诺啡片/注射液等),其他处方药/非处方药(主要包括复方地芬诺酯、复方甘草片等)以及其他物质(包括"底料+黄皮""开心水/神仙水""套装丁丙"等)。

初始滥用年龄:合成毒品滥用人群初次平均药物滥用年龄为28.3±8.6岁,男性为28.6±8.6岁,女性为26.6±8.7岁。其中35岁以下青少年远高于整体药物滥用人群,43.3%的合成毒品滥用者开始滥用毒品年龄小于25岁(图12)。

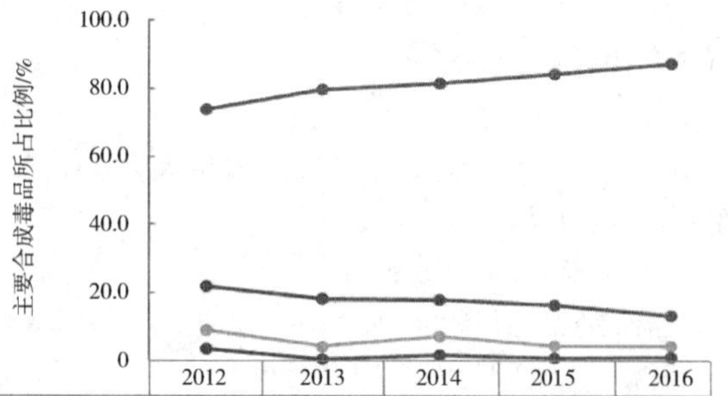

	2012	2013	2014	2015	2016
"冰毒"	73.9	79.8	81.5	84.2	87.4
"麻谷丸"	21.9	18.2	17.9	16.5	13.2
"K粉"	9.1	4.3	7.1	4.4	4.5
"摇头丸"	3.6	0.6	1.7	0.7	1.1

时间/年

图 11　2012 年 ~2016 年主要合成毒品在合成毒品滥用人群中所占比例

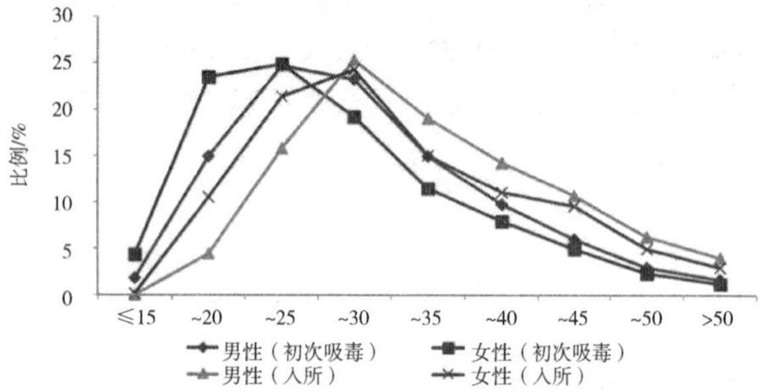

图 12　合成毒品滥用者被查获年龄和初次药物滥用年龄分布

数据显示，不管是被查获时年龄还是初次滥用年龄，女性合成毒品滥用者均较男性提前 3 ~4 岁。结合女性无业人员比例高于男性的情况，提示应重视对女性的禁毒宣传和职业教育。

滥用药物年限：该人群在本次被查获前平均滥用药物年限为4.0 年。其中复发人群的平均滥用药物年限为6.1 年，而新发生人群和新发现人群在被查获前平均滥用药物年限为0.2 年和3.6 年。90 940 名新增加的合成毒品滥用者中，平均滥用药物年限为 2.6 年，提示隐性吸毒者从初次使用合成毒品到被禁毒执法机构首次查获的时间平均为 2.6 年左右。

滥用原因及滥用场所：合成毒品滥用原因依次是"追求欣快刺激"（占 49.0%）、"满足好奇"（占 31.6%）、"空虚无聊为消遣"（占 26.3%）等，滥用场所包括朋友处（占 32.5%）、暂住地/租住屋（占 27.0%）、居家住所（占 26.0%）等，还有选择在网吧/游艺厅、洗浴中心/美容院和车内等场所滥用药物。

合成毒品获得主要途径及滥用方式：监测数据显示，"冰毒""麻谷丸""K 粉"和"摇头丸"主要获得途径均来自同伴，超过 46.0%。其次的途径，"冰毒""麻谷丸"和"K 粉"来自黑市、娱乐场所和电话信息，"摇头丸"来自娱乐场所和电话信息。另外，便利店、网络、药品代理商和成人用品店等均为合成毒品的获得途径，提示一些新的营销途径也应引起重视并加强监管。"烫吸"和"溜冰"是"冰毒"和"麻谷丸"最重要的滥用方式，鼻吸是"K 粉"的主要滥用方式，口服和溶入饮料是"摇头丸"的主要滥用方式。

3. 合成毒品滥用人群地区分布

合成毒品滥用有较强的地域特点，以华东地区最多，其次是华中和华南地区；华东、华中和华南三个地区的合成毒品报告人数占全部合成毒品人群的 69.9%，显示这三个地区是我国合成毒品滥用比较严重的地区（图 13）。

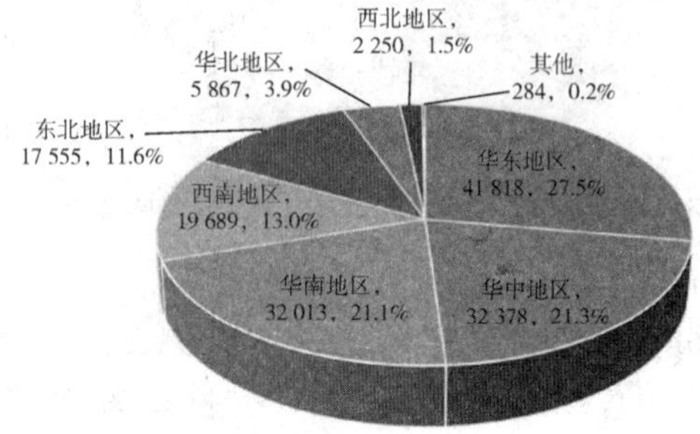

图 13　各地区合成毒品滥用人群构成

甲卡西酮滥用者主要来自山西（693 例），占甲卡西酮滥用者总数的 98.0%，河南、河北、新疆、江苏四省也有上报病例，提示重点关注甲卡西酮滥用监测，密切关注各地新发生的病例，并采取相应的管控措施。

4. 不同种类合成毒品滥用人群的地区分布

"冰毒"在所有地区中滥用比例最高的合成毒品种类，"麻谷丸"以华中和西南地区滥用比例较高，分别占 35.8% 和 26.8%，而"K 粉"在华南地区（10.2%）所占比例最高，提示在这些地区要将相应毒品作为打击重点并加强对高危人群的宣传教育。

5. 新发生合成毒品滥用变化趋势

"冰毒"新发生滥用者占合成毒品滥用人群比例在 15.0% ~20.0% 范围波动，2016 年占 15.3%，为五年最低；"麻谷丸"呈现逐年下降的趋势，五年累计下降 4.0%（图 14）。

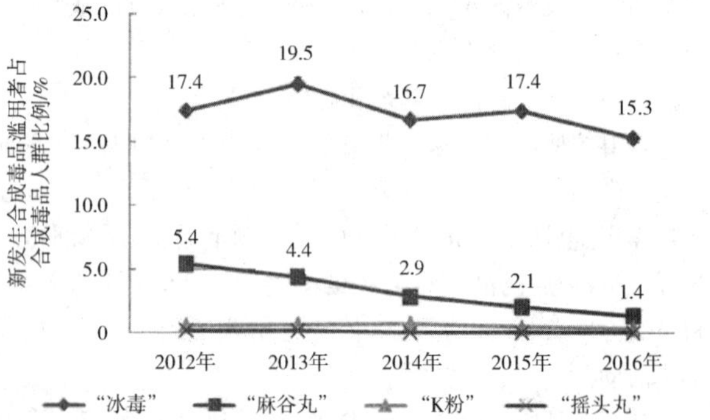

图 14　2012 年 ~2016 年主要新发生合成毒品滥用人群在全部合成毒品滥用人群中所占比例

6. 合成毒品滥用人群多药滥用情况

合成毒品滥用人群中有 16 522 例（占 10.9%）使用两种

以上成瘾性物质，其中有一半以上（8782 例，占 53.2%）滥用过海洛因。新发生、新发现及复发的合成毒品滥用人群中多药滥用/使用物质种类分别为 27 种、43 种、41 种，提示随着合成毒品滥用人群基数及滥用年限的增长，多药滥用情况日益严重。

7. 合成毒品滥用人群 HIV/AIDS 感染情况

合成毒品滥用者中完成艾滋病病毒（HIV）检测的有 81 446 例，HIV 阳性者 1521 例，占 1.9%，提示要加强合成毒品滥用人群中 HIV 感染的预防和干预。

8. 合成毒品滥用总体情况分析

2016 年合成毒品滥用人群共 151 854 例，近 5 年来合成毒品滥用形势更加严峻。“冰毒”仍为滥用最严重的合成毒品，占合成毒品滥用人群的 87.4%，五年累计上升 13.5%，提示“冰毒”流行强度持续增强，应采取强有力措施遏制其发展。“麻谷丸”比例则持续下降，五年累计下降 8.7%，提示“麻谷丸”流行强度减缓。

合成毒品滥用人群以青少年为主，文化素质以低学历居多，多为无业人员，职业以个体经营者、外出打工者较多，是现实生活中合成毒品的高危人群，应加强面向此类高危人群的禁毒预防宣传教育。

35 岁以下青少年在合成毒品滥用人群的占比远高于在整体药物滥用人群中的占比，43.3% 的合成毒品滥用者开始滥用毒品年龄小于 25 岁，合成毒品滥用人群年轻化，青少年是进行毒品危害健康宣传教育的重点人群。女性合成毒品滥用者被查获（或接受治疗）时年龄和初次滥用年龄均较男性提前 3～4 岁，应重视对女性的禁毒宣传和职业教育。

合成毒品滥用有较强的地域特点，以华东地区最多，其次是华中和华南地区。“冰毒”是所有地区中滥用比例最高的合成毒品种类，“麻谷丸”以华中和西南地区滥用比例较高，而“K 粉”在华南地区所占比例最高，提示在这些地区要将相应毒品作为打击重点并加强对高危人群的宣传教育。

2016 年度合成毒品滥用者中滥用/使用过的物质达 47 种，10.9% 使用两种以上成瘾性物质，其中有 8782 例（5.8%）合并使用海洛因。新发生、新发现及复发的合成毒品滥用人群中多药滥用/使用物质种类分别为 27 种、43 种、41 种，提示随着合成毒品滥用人群基数及滥用年限的增长，多药滥用情况日益严重。多药滥用对于身体健康的危害更大，戒断症状更严重。建议加强多药滥用的预防，以及全国范围内合成毒品滥用及相关疾病的诊疗系统建设，并提前做好相关恶性犯罪事件的干预预案。合成毒品滥用者中完成艾滋病病毒（HIV）检测者阳性检出率为 1.9%，提示要加强合成毒品滥用人群中 HIV 感染的预防和干预。

（五）医疗用药品滥用/使用监测情况

2016 年，全国共收集医疗用药品滥用/使用人群 11 132 例，占总数的 4.0%。

1. 医疗用药品滥用/使用人群社会人口学特征

医疗用药品滥用/使用人群具有以下特征：男性 9295 例，占 83.5%；女性 1837 例，占 16.5%，平均年龄 39.1 ± 10.3 岁。以高中、初中及小学文化程度为主（共占 92.9%）。从业状况以无业为主，占 52.3%，其次为农民占 12.6%，个体经营者和自由职业者分别占 11.5% 和 9.4%，还包括少数公务员、退休人员、演艺业人员、科教文卫等行业。

2. 医疗用药品滥用/使用人群滥用/使用基本情况

药品类别：医疗用麻醉药品占 53.4%（5940 例），医疗用第二类精神药品占 42.9%（4774 例），医疗用第一类精神药品、其他处方药及非处方药分别占 7.3%、9.0%。

药品品种：本年度报告滥用/使用医疗用药品涉及 58 种，数量最多的前 5 种依次为美沙酮口服液/片（3313 例）、吗啡（含吗啡控/缓释片）（2518 例）、地西泮（1749 例）、曲马多（1711 例）和复方地芬诺酯（524 例），合计占全部医疗用药品滥用/使用的 69.1%。重点关注的两种药品复方甘草片和含可待因复方口服液体制剂分别为 298 例和 814 例。

医疗用药品滥用/使用率：2016 年我国医疗用药品滥用/使用率比 2015 年（3.8%）有所升高，但低于 2014 年（4.5%）。医疗用麻醉药品、精神药品滥用/使用率为 3.7%，与 2015 年（3.6%）基本一致，比 2012 年（8.2%）下降 4.5%。其他处方药及非处方药使用率 0.4%，与 2015 年持平，比 2012 年（1.8%）下降了 1.4%。

3. 医疗用药品滥用/使用人群地区分布

有 14 个省的医疗用药品滥用/使用率大于全国平均滥用/使用率（4.0%）。内蒙古、陕西、海南 3 省/区的滥用/使用率大于 10.0%，17 个省的滥用/使用率小于 4.0%，其中有 10 个省的报告滥用/使用率低于 2.0%（图 15）。

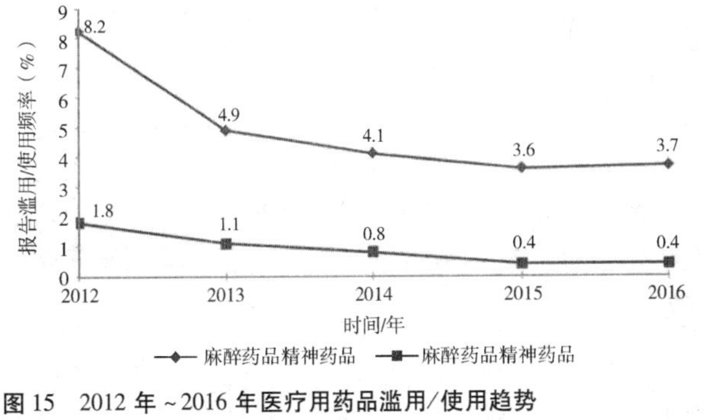

图 15　2012 年～2016 年医疗用药品滥用/使用趋势

4. 前五种滥用/使用及两种重点关注的医疗用药品分析

2016 年报告滥用/使用最多的前 5 种医疗用药品和两种重点关注医疗用药品近五年滥用/使用率有升有降（图 16）。

地西泮（安定）、曲马多和复方地芬诺酯片滥用/使用率较 2015 年降低，美沙酮口服液/片的报告例数、滥用/使用率（1.2%）在连续两年上升后保持稳定。吗啡（含吗啡控/缓释片）滥用/使用率上升明显，滥用/使用率绝对增量明显增加（0.5%）。

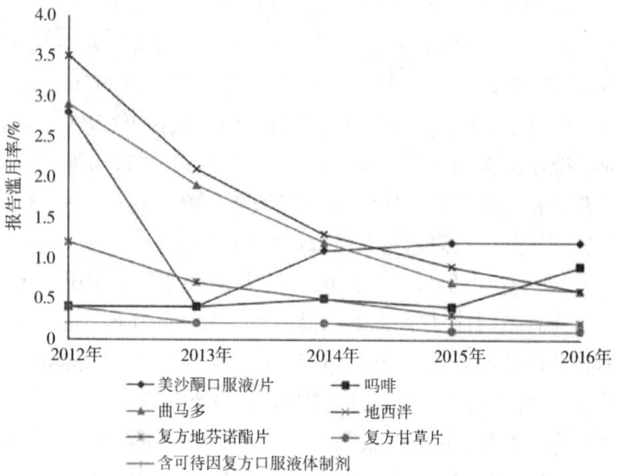

图16　2012～2016年五种主要及两种重点关注医疗用药品滥用/使用率

复方甘草片滥用/使用率为0.1%，与2015年(0.1%)相同；含可待因复方口服液体制剂滥用/使用率为0.3%，同比2015年(0.2%)有所升高。

5. 医疗用药品滥用/使用总体情况分析

2016年度监测数据显示，医疗用药品滥用/使用率(4.0%)比2015年(3.8%)略有上升但仍处于较低水平。内蒙古、陕西和海南三个省(区)报告的医疗用药品滥用/使用率超过10.0%。

滥用/使用最多的前5种医疗用药品为美沙酮口服液/片、吗啡(含吗啡控/缓释片)、地西泮(安定)、曲马多和复方地芬诺酯片。地西泮(安定)、曲马多和复方地芬诺酯片滥用/使用率较2015年降低，美沙酮口服液/片的报告例数、滥用/使用率在连续两年上升后保持稳定。吗啡(含吗啡控/缓释片)滥用/使用率上升明显，滥用/使用率绝对增量明显增加，需要引起关注。

2015年5月1日，含可待因复方口服液体制剂被正式列为第二类精神药品管理，但2011年至2015年间的监测数据没有发现该药滥用率的显著性变化。2016年，含可待因复方口服液体制剂滥用/使用的绝对数量增加，而报告滥用/使用率略增，应引起关注，并进行连续观察，以准确判断其滥用形势。

中华人民共和国
药品管理法实施条例

(2002年8月4日中华人民共和国国务院令第360号公布根据2016年2月6日国务院第666号令《国务院关于修改部分行政法规的决定》修订)

第一章　总　则

第一条　根据《中华人民共和国药品管理法》(以下简称《药品管理法》)，制定本条例。

第二条　国务院药品监督管理部门设置国家药品检验机构。

省、自治区、直辖市人民政府药品监督管理部门可以在本行政区域内设置药品检验机构。地方药品检验机构的设置规划由省、自治区、直辖市人民政府药品监督管理部门提出，报省、自治区、直辖市人民政府批准。

国务院和省、自治区、直辖市人民政府的药品监督管理部门可以根据需要，确定符合药品检验条件的检验机构承担药品检验工作。

第二章　药品生产企业管理

第三条　开办药品生产企业，申办人应当向拟办企业所在地省、自治区、直辖市人民政府药品监督管理部门提出申请。省、自治区、直辖市人民政府药品监督管理部门应当自收到申请之日起30个工作日内，依据《药品管理法》第八条规定的开办条件组织验收；验收合格的，发给《药品生产许可证》。

第四条　药品生产企业变更《药品生产许可证》许可事项的，应当在许可事项发生变更30日前，向原发证机关申请《药品生产许可证》变更登记；未经批准，不得变更许可事项。原发证机关应当自收到申请之日起15个工作日内作出决定。

第五条　省级以上人民政府药品监督管理部门应当按照《药品生产质量管理规范》和国务院药品监督管理部门规定的实施办法和实施步骤，组织对药品生产企业的认证工作；符合《药品生产质量管理规范》的，发给认证证书。其中，生产注射剂、放射性药品和国务院药品监督管理部门规定的生物制品的药品生产企业的认证工作，由国务院药品监督管理部门负责。

《药品生产质量管理规范》认证证书的格式由国务院药品监督管理部门统一规定。

第六条　新开办药品生产企业、药品生产企业新建药品生产车间或者新增生产剂型的，应当自取得药品生产证明文件或者经批准正式生产之日起30日内，按照规定向药品监督管理部门申请《药品生产质量管理规范》认证。受理申请的药品监督管理部门应当自收到企业申请之日起6个月内，组织对申请企业是否符合《药品生产质量管理规范》进行认证；认证合格的，发给认证证书。

第七条　国务院药品监督管理部门应当设立《药品生产质量管理规范》认证检查员库。《药品生产质量管理规范》认证检查员必须符合国务院药品监督管理部门规定的条件。进行《药品生产质量管理规范》认证，必须按照国务院药品监督管理部门的规定，从《药品生产质量管理规范》认证检查员库中随机抽取认证检查员组成认证检查组进行认证检查。

第八条　《药品生产许可证》有效期为5年。有效期届满，需要继续生产药品的，持证企业应当在许可证有效期届满前6个月，按照国务院药品监督管理部门的规定申请换发《药品生产许可证》。

药品生产企业终止生产药品或者关闭的，《药品生产许可证》由原发证部门缴销。

第九条　药品生产企业生产药品所使用的原料药，必须具有国务院药品监督管理部门核发的药品批准文号或者进口药品注册证书、医药产品注册证书；但是，未实施批准文号管理的中药材、中药饮片除外。

第十条　依据《药品管理法》第十三条规定，接受委托生产药品的，受托方必须是持有与其受托生产的药品相适应的《药品生产质量管理规范》认证证书的药品生产企业。

疫苗、血液制品和国务院药品监督管理部门规定的其他药品，不得委托生产。

第三章　药品经营企业管理

第十一条　开办药品批发企业，申办人应当向拟办企业所在地省、自治区、直辖市人民政府药品监督管理部门提出申请。省、自治区、直辖市人民政府药品监督管理部门应当自收到申请之日起30个工作日内，依据国务院药品监督管理部门规定的设置标准作出是否同意筹建的决定。申办人完成拟办企业筹建后，应当向原审批部门申请验收。原审批部门应当自收到申请之日起30个工作日内，依据《药品管理法》第十五条规定的开办条件组织验收；符合条件的，发给《药品经营许可证》。

第十二条　开办药品零售企业，申办人应当向拟办企业所在地设区的市级药品监督管理机构或者省、自治区、直辖市人民政府药品监督管理部门直接设置的县级药品监督管理机构提出申请。受理申请的药品监督管理机构应当自收到申请之日起30个工作日内，依据国务院药品监督管理部门的规定，结合当地常住人口数量、地域、交通状况和实际需要进行审查，作出是否同意筹建的决定。申办人完成拟办企业筹建后，应当向原审批机构申请验收。原审批机构应当自收到申请之日起15个工作日内，依据《药品管理法》第十五条规定的开办条件组织验收；符合条件的，发给《药品经营许可证》。

第十三条　省、自治区、直辖市人民政府药品监督管理部门和设区的市级药品监督管理机构负责组织药品经营企业的认证工作。药品经营企业应当按照国务院药品监督管理部门规定的实施办法和实施步骤，通过省、自治区、直辖市人民政府药品监督管理部门或者设区的市级药品监督管理机构组织的《药品经营质量管理规范》的认证，取得认证证书。《药品经营质量管理规范》认证证书的格式由国务院药品监督管理部门统一规定。

新开办药品批发企业和药品零售企业，应当自取得《药品经营许可证》之日起30日内，向发给其《药品经营许可证》的药品监督管理部门或者药品监督管理机构申请《药品经营质量管理规范》认证。受理申请的药品监督管理部门或者药品监督管理机构应当自收到申请之日起3个月内，按照国务院药品监督管理部门的规定，组织对申请认证的药品批发企业或者药品零售企业是否符合《药品经营质量管理规范》进行认证；认证合格的，发给认证证书。

第十四条　省、自治区、直辖市人民政府药品监督管理部门应当设立《药品经营质量管理规范》认证检查员库。《药品经营质量管理规范》认证检查员必须符合国务院药品监督管理部门规定的条件。进行《药品经营质量管理规范》认证，必须按照国务院药品监督管理部门的规定，从《药品经营质量管理规范》认证检查员库中随机抽取认证检查员组成认证检查组进行认证检查。

第十五条　国家实行处方药和非处方药分类管理制度。国家根据非处方药品的安全性，将非处方药分为甲类非处方药和乙类非处方药。

经营处方药、甲类非处方药的药品零售企业，应当配备执业药师或者其他依法经资格认定的药学技术人员。经营乙类非处方药的药品零售企业，应当配备经设区的市级药品监督管理机构或者省、自治区、直辖市人民政府药品监督管理部门直接设置的县级药品监督管理机构组织考核合格的业务人员。

第十六条　药品经营企业变更《药品经营许可证》许可事项的，应当在许可事项发生变更30日前，向原发证机关申请《药品经营许可证》变更登记；未经批准，不得变更许可事项。原发证机关应当自收到企业申请之日起15个工作日内作出决定。

第十七条　《药品经营许可证》有效期为5年。有效期届满，需要继续经营药品的，持证企业应当在许可证有效期届满前6个月，按照国务院药品监督管理部门的规定申请换发《药品经营许可证》。

药品经营企业终止经营药品或者关闭的，《药品经营许可证》由原发证机关缴销。

第十八条　交通不便的边远地区城乡集市贸易市场没有药品零售企业的，当地药品零售企业经所在地县（市）药品监督管理机构批准并到工商行政管理部门办理登记注册后，可以在该城乡集市贸易市场内设点并在批准经营的药品范围内销售非处方药品。

第十九条　通过互联网进行药品交易的药品生产企业、药品经营企业、医疗机构及其交易的药品，必须符合《药品管理法》和本条例的规定。互联网药品交易服务的管理办法，由国务院药品监督管理部门会同国务院有关部门制定。

第四章　医疗机构的药剂管理

第二十条　医疗机构设立制剂室，应当向所在地省、自治区、直辖市人民政府卫生行政部门提出申请，经审核同意后，报同级人民政府药品监督管理部门审批；省、自治区、直辖市人民政府药品监督管理部门验收合格的，予以批准，发给《医疗机构制剂许可证》。

省、自治区、直辖市人民政府卫生行政部门和药品监督管理部门应当在各自收到申请之日起30个工作日内，作出是否同意或者批准的决定。

第二十一条　医疗机构变更《医疗机构制剂许可证》许

可事项的，应当在许可事项发生变更30日前，依照本条例第二十条的规定向原审核、批准机关申请《医疗机构制剂许可证》变更登记；未经批准，不得变更许可事项。原审核、批准机关应当在各自收到申请之日起15个工作日内作出决定。

医疗机构新增配制剂型或者改变配制场所的，应当经所在地省、自治区、直辖市人民政府药品监督管理部门验收合格后，依照前款规定办理《医疗机构制剂许可证》变更登记。

第二十二条　《医疗机构制剂许可证》有效期为5年。有效期届满，需要继续配制制剂的，医疗机构应当在许可证有效期届满前6个月，按照国务院药品监督管理部门的规定申请换发《医疗机构制剂许可证》。

医疗机构终止配制制剂或者关闭的，《医疗机构制剂许可证》由原发证机关缴销。

第二十三条　医疗机构配制制剂，必须按照国务院药品监督管理部门的规定报送有关资料和样品，经所在地省、自治区、直辖市人民政府药品监督管理部门批准，并发给制剂批准文号后，方可配制。

第二十四条　医疗机构配制的制剂不得在市场上销售或者变相销售，不得发布医疗机构制剂广告。

发生灾情、疫情、突发事件或者临床急需而市场没有供应时，经国务院或者省、自治区、直辖市人民政府的药品监督管理部门批准，在规定期限内，医疗机构配制的制剂可以在指定的医疗机构之间调剂使用。

国务院药品监督管理部门规定的特殊制剂的调剂使用以及省、自治区、直辖市之间医疗机构制剂的调剂使用，必须经国务院药品监督管理部门批准。

第二十五条　医疗机构审核和调配处方的药剂人员必须是依法经资格认定的药学技术人员。

第二十六条　医疗机构购进药品，必须有真实、完整的药品购进记录。药品购进记录必须注明药品的通用名称、剂型、规格、批号、有效期、生产厂商、供货单位、购货数量、购进价格、购货日期以及国务院药品监督管理部门规定的其他内容。

第二十七条　医疗机构向患者提供的药品应当与诊疗范围相适应，并凭执业医师或者执业助理医师的处方调配。

计划生育技术服务机构采购和向患者提供药品，其范围应当与经批准的服务范围相一致，并凭执业医师或者执业助理医师的处方调配。

个人设置的门诊部、诊所等医疗机构不得配备常用药品和急救药品以外的其他药品。常用药品和急救药品的范围和品种，由所在地的省、自治区、直辖市人民政府卫生行政部门会同同级人民政府药品监督管理部门规定。

第五章　药品管理

第二十八条　药物非临床安全性评价研究机构必须执行《药物非临床研究质量管理规范》，药物临床试验机构必须执行《药物临床试验质量管理规范》。《药物非临床研究质量管理规范》、《药物临床试验质量管理规范》由国务院药品监督管理部门分别商国务院科学技术行政部门和国务院卫生行政部门制定。

第二十九条　药物临床试验、生产药品和进口药品，应当符合《药品管理法》及本条例的规定，经国务院药品监督管理部门审查批准；国务院药品监督管理部门可以委托省、自治区、直辖市人民政府药品监督管理部门对申报药物的研制情况及条件进行审查，对申报资料进行形式审查，并对试制的样品进行检验。具体办法由国务院药品监督管理部门制定。

第三十条　研制新药，需要进行临床试验的，应当依照《药品管理法》第二十九条的规定，经国务院药品监督管理部门批准。

药物临床试验申请经国务院药品监督管理部门批准后，申报人应当在经依法认定的具有药物临床试验资格的机构中选择承担药物临床试验的机构，并将该临床试验机构报国务院药品监督管理部门和国务院卫生行政部门备案。

药物临床试验机构进行药物临床试验，应当事先告知受试者或者其监护人真实情况，并取得其书面同意。

第三十一条　生产已有国家标准的药品，应当按照国务院药品监督管理部门的规定，向省、自治区、直辖市人民政府药品监督管理部门或者国务院药品监督管理部门提出申请，报送有关技术资料并提供相关证明文件。省、自治区、直辖市人民政府药品监督管理部门应当自受理申请之日起30个工作日内进行审查，提出意见后报送国务院药品监督管理部门审核，并同时将审查意见通知申报方。国务院药品监督管理部门经审核符合规定的，发给药品批准文号。

第三十二条　变更研制新药、生产药品和进口药品已获批准证明文件及其附件中载明事项的，应当向国务院药品监督管理部门提出补充申请；国务院药品监督管理部门经审核符合规定的，应当予以批准。其中，不改变药品内在质量的，应当向省、自治区、直辖市人民政府药品监督管理部门提出补充申请；省、自治区、直辖市人民政府药品监督管理部门经审核符合规定的，应当予以批准，并报国务院药品监督管理部门备案。不改变药品内在质量的补充申请事项由国务院药品监督管理部门制定。

第三十三条　国务院药品监督管理部门根据保护公众健康的要求，可以对药品生产企业生产的新药品种设立不超过5年的监测期；在监测期内，不得批准其他企业生产和进口。

第三十四条　国家对获得生产或者销售含有新型化学成份药品许可的生产者或者销售者提交的自行取得且未披露的试验数据和其他数据实施保护，任何人不得对该未披露的试验数据和其他数据进行不正当的商业利用。

自药品生产者或者销售者获得生产、销售新型化学成份药品的许可证明文件之日起6年内，对其他申请人未经已获得许可的申请人同意，使用前款数据申请生产、销售新型化学成份药品许可的，药品监督管理部门不予许可；但是，其他申请人提交自行取得数据的除外。

除下列情形外,药品监督管理部门不得披露本条第一款规定的数据:

(一)公共利益需要;

(二)已采取措施确保该类数据不会被不正当地进行商业利用。

第三十五条　申请进口的药品,应当是在生产国家或者地区获得上市许可的药品;未在生产国家或者地区获得上市许可的,经国务院药品监督管理部门确认该药品品种安全、有效而且临床需要的,可以依照《药品管理法》及本条例的规定批准进口。

进口药品,应当按照国务院药品监督管理部门的规定申请注册。国外企业生产的药品取得《进口药品注册证》,中国香港、澳门和台湾地区企业生产的药品取得《医药产品注册证》后,方可进口。

第三十六条　医疗机构因临床急需进口少量药品的,应当持《医疗机构执业许可证》向国务院药品监督管理部门提出申请;经批准后,方可进口。进口的药品应当在指定医疗机构内用于特定医疗目的。

第三十七条　进口药品到岸后,进口单位应当持《进口药品注册证》或者《医药产品注册证》以及产地证明原件、购货合同副本、装箱单、运单、货运发票、出厂检验报告书、说明书等材料,向口岸所在地药品监督管理部门备案。口岸所在地药品监督管理部门经审查,提交的材料符合要求的,发给《进口药品通关单》。进口单位凭《进口药品通关单》向海关办理报关验放手续。

口岸所在地药品监督管理部门应当通知药品检验机构对进口药品逐批进行抽查检验;但是,有《药品管理法》第四十一条规定情形的除外。

第三十八条　疫苗类制品、血液制品、用于血源筛查的体外诊断试剂以及国务院药品监督管理部门规定的其他生物制品在销售前或者进口时,应当按照国务院药品监督管理部门的规定进行检验或者审核批准;检验不合格或者未获批准的,不得销售或者进口。

第三十九条　国家鼓励培育中药材。对集中规模化栽培养殖、质量可以控制并符合国务院药品监督管理部门规定条件的中药材品种,实行批准文号管理。

第四十条　国务院药品监督管理部门对已批准生产、销售的药品进行再评价,根据药品再评价结果,可以采取责令修改药品说明书,暂停生产、销售和使用的措施;对不良反应大或者其他原因危害人体健康的药品,应当撤销该药品批准证明文件。

第四十一条　国务院药品监督管理部门核发的药品批准文号、《进口药品注册证》、《医药产品注册证》的有效期为5年。有效期届满,需要继续生产或者进口的,应当在有效期届满前6个月申请再注册。药品再注册时,应当按照国务院药品监督管理部门的规定报送相关资料。有效期届满,未申请再注册或者经审查不符合国务院药品监督管理部门关于再注册的规定的,注销其药品批准文号、《进口药品注册证》或者《医药产品注册证》。

药品批准文号的再注册由省、自治区、直辖市人民政府药品监督管理部门审批,并报国务院药品监督管理部门备案;《进口药品注册证》、《医药产品注册证》的再注册由国务院药品监督管理部门审批。

第四十二条　非药品不得在其包装、标签、说明书及有关宣传资料上进行含有预防、治疗、诊断人体疾病等有关内容的宣传;但是,法律、行政法规另有规定的除外。

第六章　药品包装的管理

第四十三条　药品生产企业使用的直接接触药品的包装材料和容器,必须符合药用要求和保障人体健康、安全的标准,并经国务院药品监督管理部门批准注册。

直接接触药品的包装材料和容器的管理办法、产品目录和药用要求与标准,由国务院药品监督管理部门组织制定并公布。

第四十四条　生产中药饮片,应当选用与药品性质相适应的包装材料和容器;包装不符合规定的中药饮片,不得销售。中药饮片包装必须印有或者贴有标签。

中药饮片的标签必须注明品名、规格、产地、生产企业、产品批号、生产日期,实施批准文号管理的中药饮片还必须注明药品批准文号。

第四十五条　药品包装、标签、说明书必须依照《药品管理法》第五十四条和国务院药品监督管理部门的规定印制。

药品商品名称应当符合国务院药品监督管理部门的规定。

第四十六条　医疗机构配制制剂所使用的直接接触药品的包装材料和容器、制剂的标签和说明书应当符合《药品管理法》第六章和本条例的有关规定,并经省、自治区、直辖市人民政府药品监督管理部门批准。

第七章　药品价格和广告的管理

第四十七条　政府价格主管部门依照《价格法》第二十八条的规定实行药品价格监测时,为掌握、分析药品价格变动和趋势,可以指定部分药品生产企业、药品经营企业和医疗机构作为价格监测定点单位;定点单位应当给予配合、支持,如实提供有关信息资料。

第四十八条　发布药品广告,应当向药品生产企业所在地省、自治区、直辖市人民政府药品监督管理部门报送有关材料。省、自治区、直辖市人民政府药品监督管理部门应当自收到有关材料之日起10个工作日内作出是否核发药品广告批准文号的决定;核发药品广告批准文号的,应当同时报国务院药品监督管理部门备案。具体办法由国务院药品监督管理部门制定。

发布进口药品广告,应当依照前款规定向进口药品代理机构所在地省、自治区、直辖市人民政府药品监督管理部门申请药品广告批准文号。

在药品生产企业所在地和进口药品代理机构所在地以外的省、自治区、直辖市发布药品广告的,发布广告的企业应当在发布前向发布地省、自治区、直辖市人民政府药品监督管理部门备案。接受备案的省、自治区、直辖市人民政府药品监督管理部门发现药品广告批准内容不符合药品广告管理规定的,应当交由原核发部门处理。

第四十九条　经国务院或者省、自治区、直辖市人民政府的药品监督管理部门决定,责令暂停生产、销售和使用的药品,在暂停期间不得发布该品种药品广告;已经发布广告的,必须立即停止。

第五十条　未经省、自治区、直辖市人民政府药品监督管理部门批准的药品广告,使用伪造、冒用、失效的药品广告批准文号的广告,或者因其他广告违法活动被撤销药品广告批准文号的广告,发布广告的企业、广告经营者、广告发布者必须立即停止该药品广告的发布。

对违法发布药品广告,情节严重的,省、自治区、直辖市人民政府药品监督管理部门可以予以公告。

第八章　药品监督

第五十一条　药品监督管理部门(含省级人民政府药品监督管理部门依法设立的药品监督管理机构,下同)依法对药品的研制、生产、经营、使用实施监督检查。

第五十二条　药品抽样必须由两名以上药品监督检查人员实施,并按照国务院药品监督管理部门的规定进行抽样;被抽检方应当提供抽检样品,不得拒绝。

药品被抽检单位没有正当理由,拒绝抽查检验的,国务院药品监督管理部门和被抽检单位所在地省、自治区、直辖市人民政府药品监督管理部门可以宣布停止该单位拒绝抽检的药品上市销售和使用。

第五十三条　对有掺杂、掺假嫌疑的药品,在国家药品标准规定的检验方法和检验项目不能检验时,药品检验机构可以补充检验方法和检验项目进行药品检验;经国务院药品监督管理部门批准后,使用补充检验方法和检验项目所得出的检验结果,可以作为药品监督管理部门认定药品质量的依据。

第五十四条　国务院和省、自治区、直辖市人民政府的药品监督管理部门应当根据药品质量抽查检验结果,定期发布药品质量公告。药品质量公告应当包括抽验药品的品名、检品来源、生产企业、生产批号、药品规格、检验机构、检验依据、检验结果、不合格项目等内容。药品质量公告不当的,发布部门应当自确认公告不当之日起 5 日内,在原公告范围内予以更正。

当事人对药品检验机构的检验结果有异议,申请复验的,应当向负责复验的药品检验机构提交书面申请、原药品检验报告书。复验的样品从原药品检验机构留样中抽取。

第五十五条　药品监督管理部门依法对有证据证明可能危害人体健康的药品及其有关证据材料采取查封、扣押的行政强制措施的,应当自采取行政强制措施之日起 7 日内作出是否立案的决定;需要检验的,应当自检验报告书发出之日起 15 日内作出是否立案的决定;不符合立案条件的,应当解除行政强制措施;需要暂停销售和使用的,应当由国务院或者省、自治区、直辖市人民政府的药品监督管理部门作出决定。

第五十六条　药品抽查检验,不得收取任何费用。

当事人对药品检验结果有异议,申请复验的,应当按照国务院有关部门或者省、自治区、直辖市人民政府有关部门的规定,向复验机构预先支付药品检验费用。复验结论与原检验结论不一致的,复验检验费用由原药品检验机构承担。

第五十七条　依据《药品管理法》和本条例的规定核发证书、进行药品注册、药品认证和实施药品审批检验及其强制性检验,可以收取费用。具体收费标准由国务院财政部门、国务院价格主管部门制定。

第九章　法律责任

第五十八条　药品生产企业、药品经营企业有下列情形之一的,由药品监督管理部门依照《药品管理法》第七十九条的规定给予处罚:

(一)开办药品生产企业、药品生产企业新建药品生产车间、新增生产剂型,在国务院药品监督管理部门规定的时间内未通过《药品生产质量管理规范》认证,仍进行药品生产的。

(二)开办药品经营企业,在国务院药品监督管理部门规定的时间内未通过《药品经营质量管理规范》认证,仍进行药品经营的。

第五十九条　违反《药品管理法》第十三条的规定,擅自委托或者接受委托生产药品的,对委托方和受托方均依照《药品管理法》第七十四条的规定给予处罚。

第六十条　未经批准,擅自在城乡集市贸易市场设点销售药品或者在城乡集市贸易市场设点销售的药品超出批准经营的药品范围的,依照《药品管理法》第七十三条的规定给予处罚。

第六十一条　未经批准,医疗机构擅自使用其他医疗机构配制的制剂的,依照《药品管理法》第八十条的规定给予处罚。

第六十二条　个人设置的门诊部、诊所等医疗机构向患者提供的药品超出规定的范围和品种的,依照《药品管理法》第七十三条的规定给予处罚。

第六十三条　医疗机构使用假药、劣药的,依照《药品管理法》第七十四条、第七十五条的规定给予处罚。

第六十四条　违反《药品管理法》第二十九条的规定,擅自进行临床试验的,对承担药物临床试验的机构,依照《药品管理法》第七十九条的规定给予处罚。

第六十五条　药品申报者在申报临床试验时,报送虚假研制方法、质量标准、药理及毒理试验结果等有关资料和样品的,国务院药品监督管理部门对该申报药品的临床试验不予批准,对药品申报者给予警告;情节严重的,3年内不受理该药品申报者申报该品种的临床试验申请。

第六十六条　生产没有国家药品标准的中药饮片,不符合省、自治区、直辖市人民政府药品监督管理部门制定的炮制规范的;医疗机构不按照省、自治区、直辖市人民政府药品监督管理部门批准的标准配制制剂的,依照《药品管理法》第七十五条的规定给予处罚。

第六十七条　药品监督管理部门及其工作人员违反规定,泄露生产者、销售者为获得生产、销售含有新型化学成份药品许可而提交的未披露试验数据或者其他数据,造成申请人损失的,由药品监督管理部门依法承担赔偿责任;药品监督管理部门赔偿损失后,应当责令故意或者有重大过失的工作人员承担部分或者全部赔偿费用,并对直接责任人员依法给予行政处分。

第六十八条　药品生产企业、药品经营企业生产、经营的药品及医疗机构配制的制剂,其包装、标签、说明书违反《药品管理法》及本条例规定的,依照《药品管理法》第八十六条的规定给予处罚。

第六十九条　药品生产企业、药品经营企业和医疗机构变更药品生产经营许可事项,应当办理变更登记手续而未办理的,由原发证部门给予警告,责令限期补办变更登记手续;逾期不补办的,宣布其《药品生产许可证》、《药品经营许可证》和《医疗机构制剂许可证》无效;仍从事药品生产经营活动的,依照《药品管理法》第七十三条的规定给予处罚。

第七十条　篡改经批准的药品广告内容的,由药品监督管理部门责令广告主立即停止该药品广告的发布,并由原审批的药品监督管理部门依照《药品管理法》第九十二条的规定给予处罚。

药品监督管理部门撤销药品广告批准文号后,应当自作出行政处理决定之日起5个工作日内通知广告监督管理机关。广告监督管理机关应当自收到药品监督管理部门通知之日起15个工作日内,依照《中华人民共和国广告法》的有关规定作出行政处理决定。

第七十一条　发布药品广告的企业在药品生产企业所在地或者进口药品代理机构所在地以外的省、自治区、直辖市发布药品广告,未按照规定向发布地省、自治区、直辖市人民政府药品监督管理部门备案的,由发布地的药品监督管理部门责令限期改正;逾期不改正的,停止该药品品种在发布地的广告发布活动。

第七十二条　未经省、自治区、直辖市人民政府药品监督管理部门批准,擅自发布药品广告的,药品监督管理部门发现后,应当通知广告监督管理部门依法查处。

第七十三条　违反《药品管理法》和本条例的规定,有下列行为之一的,由药品监督管理部门在《药品管理法》和本条例规定的处罚幅度内从重处罚:

(一)以麻醉药品、精神药品、医疗用毒性药品、放射性药品冒充其他药品,或者以其他药品冒充上述药品的;

(二)生产、销售以孕产妇、婴幼儿及儿童为主要使用对象的假药、劣药的;

(三)生产、销售的生物制品、血液制品属于假药、劣药的;

(四)生产、销售、使用假药、劣药,造成人员伤害后果的;

(五)生产、销售、使用假药、劣药,经处理后重犯的;

(六)拒绝、逃避监督检查,或者伪造、销毁、隐匿有关证据材料的,或者擅自动用查封、扣押物品的。

第七十四条　药品监督管理部门设置的派出机构,有权作出《药品管理法》和本条例规定的警告、罚款、没收违法生产、销售的药品和违法所得的行政处罚。

第七十五条　药品经营企业、医疗机构未违反《药品管理法》和本条例的有关规定,并有充分证据证明其不知道所销售或者使用的药品是假药、劣药的,应当没收其销售或者使用的假药、劣药和违法所得;但是,可以免除其他行政处罚。

第七十六条　依照《药品管理法》和本条例的规定没收的物品,由药品监督管理部门按照规定监督处理。

第十章　附　则

第七十七条　本条例下列用语的含义:

药品合格证明和其他标识,是指药品生产批准证明文件、药品检验报告书、药品的包装、标签和说明书。

新药,是指未曾在中国境内上市销售的药品。

处方药,是指凭执业医师和执业助理医师处方方可购买、调配和使用的药品。

非处方药,是指由国务院药品监督管理部门公布的,不需要凭执业医师和执业助理医师处方,消费者可以自行判断、购买和使用的药品。

医疗机构制剂,是指医疗机构根据本单位临床需要经批准而配制、自用的固定处方制剂。

药品认证,是指药品监督管理部门对药品研制、生产、经营、使用单位实施相应质量管理规范进行检查、评价并决定是否发给相应认证证书的过程。

药品经营方式,是指药品批发和药品零售。

药品经营范围,是指经药品监督管理部门核准经营药品的品种类别。

药品批发企业,是指将购进的药品销售给药品生产企业、药品经营企业、医疗机构的药品经营企业。

药品零售企业,是指将购进的药品直接销售给消费者的药品经营企业。

第七十八条　《药品管理法》第四十一条中"首次在中国销售的药品",是指国内或者国外药品生产企业第一次在中国销售的药品,包括不同药品生产企业生产的相同品种。

第七十九条　《药品管理法》第五十九条第二款"禁止

药品的生产企业、经营企业或者其代理人以任何名义给予使用其药品的医疗机构的负责人、药品采购人员、医师等有关人员以财物或者其他利益"中的"财物或者其他利益",是指药品的生产企业、经营企业或者其代理人向医疗机构的负责人、药品采购人员、医师等有关人员提供的目的在于影响其药品采购或者药品处方行为的不正当利益。

第八十条　本条例自2002年9月15日起施行。

2016年度十大卫生计生新闻

1. 全国卫生与健康大会召开,"健康优先"成为国家战略。

2. 第九届全球健康促进大会在上海召开,发布《上海宣言》呼吁增强共同体意识。

3.《"健康中国2030"规划纲要》印发,描画未来十几年建设健康中国的路线图。

4. 深化医改扎实推进。综合试点省份今年增加至11个,主推"三医联动"。

5. 在全国精准扶贫的大格局中,健康扶贫成为重要一环,各地纷纷制定规划并付诸行动。

6.《中医药法》酝酿33年终出台,国医终于有了国法保障。

7. 器官捐献与移植有了"中国模式",中国初步建立了符合国情、文化和社会治理结构的人体器官移植工作体系。

8. "全面两孩"政策在各省市区平稳落地,4-2-1家庭结构逐渐向4-2-2转变。

9. 全国大义诊+改善医疗服务行动计划持续开展,让优质医疗资源更接近最需要的人群,更好地改善群众的就医体验。

10. 健康中国步入互联网+和大数据时代。

2016年中医药十大新闻

1. 全国卫生与健康大会明确新形势下卫生与健康工作方针,坚持中西医并重,对新时期推动中医药振兴发展作出部署。

2.《中华人民共和国中医药法》出台,发展中医药有国法保障。

3.《中医药发展战略规划纲要(2016-2030年)》颁布,推动中医药纳入健康中国建设。

4. 国家首次表彰60名中医药高等学校教学名师。

5. 国务院中医药工作部际联席会议制度建立,加强对中医药工作的组织领导。

6.《中国的中医药》白皮书发表,向世界宣告中国坚定发展中医药的决心。

7. 中医药科技创新多点开花,"人工麝香研制及其产业化"获国家科技进步一等奖。

8. 多措并举增加中医药健康服务供给,引领健康需求。

9. 基层中医药服务能力提升工程成效显著,城乡居民获得感增强。

10. 中医药走向世界提速发力,成为里约奥运、G20峰会等重大国际活动热点。

2016年度世界中医药十大新闻

1. 中医药振兴发展上升为中国国家发展战略,开启依法发展新征程。

2. 奥运赛场上菲尔普斯身上的"拔罐印记"再度引爆全球性中医热。

3. 全球78个国家240多所孔子学院开设中医、太极拳等中华文化课程。

4. 中国首次表彰中医药高等学校教学名师,首批海外中药师职称获认证。

5. 人工麝香救活400多个中药配方,陈竺等获"欧尼斯特·博特勒奖"。

6. "第九届全球健康促进大会"首设中医药分论坛及体验区,陈冯富珍参观上海中医药博物馆并为博物馆题词。

7. 中药复方丹参滴丸完成美国FDA Ⅲ期临床试验,同仁堂发力拓展海外中医药市场。

8. 美国纽约州立法通过针灸师可使用中药等自然产品,加州恢复中医针灸医疗保健费用支付。

9. 中药编码系统4项国际标准获ISO投票通过,中药产品数字化编码有了国际通行"身份证"。

10. 英国测试用中草药替代抗生素,首次批准对中草药进行临床试验。

(袁兴胡)

索引

Index

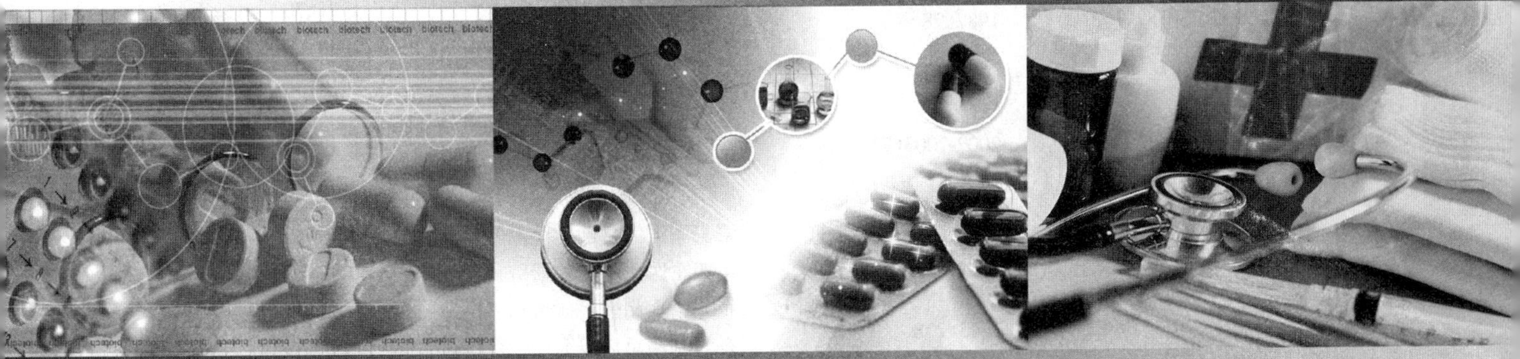

1980—2017 卷企事业机构索引

科研、情报机构

H

学　校

A

B

C

D

F

G

H

J

K

L

N

S

医药企业、药厂

T

W

X

药检、监察机构

医院药学部、药剂科

药品经营机构

1980—2017卷药学人物索引